DER WAHNSINN

Werner Leibbrand und Annemarie Wettley

DER
WAHNSINN

Geschichte der abendländischen
Psychopathologie

Werner Leibbrand und Annemarie Wettley: Der Wahnsinn – Geschichte
der abendländischen Psychopathologie
Copyright © by Verlag Karl Alber GmbH, Freiburg
Genehmigte Lizenzausgabe für die area verlag gmbh, Erftstadt
Alle Rechte vorbehalten

Einbandgestaltung: Bille Fuchs, Köln
Einbandabbildung: Teufelsaustreibung durch den
Heiligen Bernhard um 1475/76 –1537; akg, Berlin
Redigitalisierung: GEM mbH, Ratingen
Printed in Germany 2005

ISBN 3-89996-452-7

www.area-verlag.de

DEM ANDENKEN

DR. RICHARD BRODFÜHRERS

GEWIDMET

Ψυχῆς νοσούσης εἰσὶν ἰατροὶ λόγοι

Boissonade: Anecdota Graeca
Paris 1829, p. 100

VORWORT

Durch die Titelgebung wollen wir ausdrücken, daß die vorgelegten Ausführungen weder ein Handbuch noch eine pragmatische Tatsachenschilderung als Fachgeschichte sein wollen. Aus diesem Grunde mußte einerseits das Material eingeengt, andererseits erweitert werden. Die Einengung findet sich dort vor, wo das Theoretische als Wesenhaftigkeit seiner Darlegung zurücktritt; die Erweiterung zeigt sich dort, wo Exkurse in die der Psychopathologie benachbarten Regionen stattfinden müssen. Dieses Verfahren scheint uns durch die Art und Weise vorgegeben zu sein, die die bisherige Herausgabe der Bände des „Orbis Academicus" kennzeichnet. Das gleiche gilt für den Anmerkungsapparat, der keinen Anspruch auf eine vollständige Bibliographie macht. Er soll den Leser anregen, soll ihn mit dem Wesentlichen des Schrifttums bekanntmachen, um ihm freizustellen, in Details zu gehen. Fortgelassene Autoren bedeuten daher keine Wertminderung, wenn wir auch nicht bezweifeln, daß uns ein subjektiver Charakter von Gegnern zum Vorwurf gemacht werden wird. Wir sind nicht objektivitätsgläubig und meinen, daß Wahrheit im Sinne Lessings stets nur annähernd gefunden werden kann. Subjektive Darstellungen allerdings — so meinen wir dessen unerachtet — sind durchaus dazu geeignet, dieser asymptotischen Annäherung an die Wahrheit zu dienen.

Die Arbeit ist das Ergebnis einer langjährigen akademischen Tätigkeit am Münchener Universitäts-Institut für Geschichte der Medizin, wie sie sich aus Vorlesungen und aus der lebendigen Durchdringung in Seminaren und Teiluntersuchungen zusammen mit den Studierenden ergeben hat.

Besonderen Dank schulden wir der Friedrich-Baur-Stiftung, mit deren Hilfe es gelang, literarische Quellen im In- und Ausland zu beschaffen; nicht minder bewegt danken wir Herrn Direktor Letellier vom Institut Français in München, der uns mit wertvollen Leihgaben seines Landes bedacht hat; die Dante-Stiftung ermöglichte uns schließlich einen mehrwöchigen Aufenthalt in den Pariser Bibliotheken, unter denen die der Psychiatrischen Klinik in Charenton sowie der Salpêtrière (Charcot-Nachlass) uns besonders nützlich waren; allen Pariser Kollegen, die uns mit vorbildlicher Freundlichkeit dort begegnet sind, gilt ebenfalls unser persönlicher Dank, den wir auch auf die Ehre unserer ordentlichen Mitgliederschaft der dortigen Gesellschaft für Geschichte der Medizin erweitern.

München, im Frühjahr 1960

Annemarie Wettley   Werner Leibbrand

INHALT

Mit der Wahl des Wortes Wahnsinn als Titel einer längeren Ausführung ist eigentlich schon ein Programm gemeint. Es bekundet deutlich die Ablehnung reiner Fachgeschichte. Damit ist aber nicht gesagt, daß diese Fachgeschichte als integrierender Bestandteil der Beschäftigung mit dem Wahnsinn nicht mitgemeint sei. Wahnsinn ist allgemeiner gesagt. Das Wort ist nicht nur im Fachkreis angesiedelt, wenn es auch gerade in der Pionierzeit der eigentlichen Geschichte der Psychopathologie zum Fachwort besonders in der englischen und französischen Literatur wird. Noch weniger wäre das umstrittene Wort „Geisteskrankheit" verwendbar, das zwar bis heute in wissenschaftlichen wie populären Kreisen, ja sogar als juristischer Gesetzesbegriff neben Geistesschwäche erhalten blieb. Völlig ungeeignet erschien uns „Gemütskrankheit"[1]. Dieses Wort wird zwar im fachlichen Sinne gern als Ausdruck solcher Krankheiten benutzt, die weniger die intellektuelle Sphäre bezeichnen sollen als die „thymopathische". Indessen hat der Ausdruck „Gemüt" im Lauf der Zeit so geschwankt, daß ihm der Charakter des Allgemeinen fehlt.

Philologisch[2] freilich ist der Begriff „Wahnsinn" eingeengt. Er umfaßt nicht alle jene Phänomene, die hier erörtert werden, insofern er einen defizienten Modus ausdrückt. Während nämlich das Wort „Wahn" als althochdeutscher Abkömmling „unsichere, unbegründete Meinung", ja auch Hoffnung bedeutet, zugleich aber auch in dem Wort „Argwohn" enthalten ist — bei Zesen gab es noch „argwähnisch" —, wird Wahnsinn erst neuhochdeutsch aus „Wahnwitz" gebildet und bedeutet „unverständig, leer an Verstand", schwach, krank, ermangelnd, sogar unerzogen.

Der geschichtliche Entwicklungsgang des Wahnsinns wird aber zumindest im mythischen Raum sehr bald erweisen, daß der Wahnsinn als Mania, als Lyssa und Oistros diesen nur privativen Sinn selbst als Krankheit nicht beherbergt, daß er darüber weit hinausgeht, daß seine Herbeiführung im einzelnen der gesellschaftlich bedingten Rechtsquelle nicht entbehrt, daß er keinesfalls nur „leer" ist, sondern von außen herantretend zur allgemeinen Daseinsmöglichkeit des den Göttern ausgesetzten und von ihnen durchwirkten Wesens wird.

Die Benutzung des Wortes Wahnsinn im programmatischen Sinne hat aber noch einen anderen Zweck. Sie will ausdrücken, daß die Untersuchungen über den Wahnsinn nicht erklärend psychologisch vorgehen wollen, daß sie vielmehr den Begriff als eine gegebene Totalität hinnehmen, von der aus eine beschreibend-analytische Durchführung innerhalb der geschichtlichen Epochen möglich wird. Mit dem Wort Wahnsinn wird also ein nicht voraussetzungsloser Hintergrund gesetzt, vor dem das historische Geschehen verstehbar gemacht werden soll. Dieser Denkansatz schließt einen Klötzchenaufbau von vornherein aus. Der heuristische Wert besteht dann darin, daß allgemein wiederkehrende Gedanken in der Auffassung über den Wahnsinn sichtbar gemacht werden können. Sie lehren den Praktiker erkennen, daß der innere gedankliche Zusammenhang auch dort gegeben ist, wo er gar nicht bemerkt wird. Als Beispiel nennen wir etwa die stete Wiederkehr stoischen Gedankenguts in den psychotherapeutischen Methoden und Ansichten, ferner der ebenso starke Strukturzusammenhang der Trieblehren innerhalb des geschichtlichen Prozesses, sei es etwa auch nur, daß archetypische Theorien zumindest vor C. G. Jung schon in therapeutischer Absicht im Musikdrama Wagners erscheinen. So werden innerhalb einer geistigen Entwicklung „Wertzusammenhänge" auftreten, die innerhalb des aktuellen Geschehens selbst manchmal unbemerkt bleiben, die aber auf dem Hintergrund einer uns nicht künstlich erscheinenden Begriffsbenutzung sichtbar gemacht werden können, um so Gegensätze der Scheinbarkeit aufzulösen. Denn die Gegensätze werden zumeist erst in klischeehafter simplifizierender Vereinzelung durch Parteigänger oder unaufmerksame Leser gestiftet, während in Wirklichkeit der Wertzusammenhang des so anderen bedeutungsvoller ist als eine künstliche Trennung.

Eine solche Problemgeschichte des Wahnsinns enthält zugleich die Bausteine einer Fachgeschichte, die nach unserer Meinung bisher fehlt. Bücher haben weniger ihre Schicksale als vor allem ihren „Kairós". Wir glauben in aller Vorbehaltlichkeit in letzter Zeit zu bemerken, daß dieser Kairós sich in mancherlei Publikationen anzeigt. So verweisen wir auf „La psychiatrie Suisse" von H. Ellenberger, wir verweisen auf den Waldauer Kreis[3], der sich um Einzeldarstellungen der Geschichte des Fachs bemüht hat, auf die lehrreiche Darstellung von Wyrsch über die Geschichte der endogenen Psychosen, auf den Abriss einer Geschichte der Kriminologie[4] (Ellenberger) und auf die gedrängte Übersicht, die vor kurzem Ackerknecht herausbrachte. Wir kennen die vom Anliegen der Daseinsanalyse ausgehenden monographischen Bemühungen etwa über die Melancholie von H. Tellenbach[5]. Daneben gibt es die biographische Sammlung von K. Kolle[6], die allerdings in den Einzeldarstellungen in der Wertigkeit schwankt.

Freilich ist es eine solchen Bekundungen vorgelagerte Erscheinung besonders in unserem Lande, daß mit dem Vorwalten streng naturwissenschaftlichen Denkens (Ahistorizität im Sinne N. Hartmanns) in den meisten Lehrbüchern dem geschichtlichen Gang wenig Achtung bezeigt worden ist. So manches, was im Schrifttum besonders psychotherapeutischer Provenienz entstanden ist, hätte eine Einschränkung erfahren können, wäre der Autor von jener historischen Bildung, wie sie sich in den Zeiten von Heinrich Damerow[7], Friedrich Nasse bis Heinrich Lähr[8] und Friedrich[9] kundgegeben hat. Eine rühmliche Ausnahme bildet auch hier die französische neue Literatur. Ein Werk wie das zweibändige Lehrbuch des heutigen Direktors von Charenton, Henri Baruk[10], macht deutlich, in welch engem geschichtlichem Zusammenhang er sich mit den Vorgängern befindet, so daß die Berufung auf den Ahnherrn der Anstalt Esquirols nicht nur Ausdruck emotionaler Verwandtschaft ist, sondern der Kenntnis des Wertzusammenhangs, den die Geschichte lehrt.

Kranke Menschen sind eine Wirklichkeit, Krankheiten mit begrifflichen Namen sind Erscheinungen des Geistes. Sie sagen nicht nur in verschiedenen Zeitbindungen Besonderes aus, sie sind gelegentlich auch Erfindungen, die aus dem Zeitgeist emporwachsen, um entweder zu verschwinden oder mit gleichen Namen anderes zu meinen. Hierbei kann es zu eigentümlichen Ritornellen kommen, wie etwa die Entwicklung des Hysteriebegriffes zeigt, die der eine[11] von uns a. a. O. gesondert dargestellt hat. Vereinzelnde Betrachtung versagt hier vollends.

2

Am gefährlichsten aber ist die Methode der vergleichenden Identifikation, auf deren Gefahren Lain-Entralgo anläßlich seiner Ausführungen über das Corpus Hippocraticum hingewiesen hat. Am Beispiel der hippokratischen Phrenitis wird man bemerken, daß hier jeder Vergleichsstandpunkt aus der Aera Malgaigne und Littré vom Übel ist. Meningoenzephalitis und Phrenitis sind auch dann zweierlei, wenn zufällig die Phrenitis meningeale oder enzephalitische Elemente enthalten haben sollte. Zusammenhang heißt nicht Äquivokation. Das hat uns der Arztphilosoph Aristoteles in seiner Metaphysik auseinandergesetzt. Am deutlichsten zeigt sich der Unfug solcher Vereinfachungen im Gebiet des Mythos. Mit dem Zauberstab der Psychologisierung ist hier wenig Staat zu machen. Da die Titelbenutzung „Wahnsinn" keine Fachgeschichte im engeren Sinne impliziert, ging es uns um deren Theorien, nicht so sehr um nosologische Schematik. Deren genaue Darstellung hätte den zulässigen Umfang zur Unmöglichkeit gesprengt. Es lag uns daher mehr an der Schilderung der Theorienentstehung; die Schematik ist jeweils nachlesbar und bedurfte u. E. daher nur des Hinweises. Häufig schleppt sie sich auch nur formal durch das Geschehen, während die theoretische Grundlage sich wesentlich änderte. Als typische Beispiele erinnern wir an Begriffe wie Demenz, Stupor, Stupidität, die zunächst von Pinel an psychologische Begriffe waren; erst durch den Einbruch des Ereignisses des Morbus Bayle (Paralyse) erhielten sie den überwertig organischen Akzent. Wie bedeutsam diese theoretische Änderung eines gegebenen Begriffes wurde, werden wir besonders am Beispiel der Dementia praecox zeigen können.

Wenn wir im Vorwort hervorhoben, daß uns der Vorwurf des Subjektiven nicht trifft, so meinen wir dies durchaus nicht epatierend. Wir sind auch hier der Auffassung, daß nicht erst V. v. Weizsäcker dieses Subjekt eingeführt hat — dies tat er im engeren Sinne in der Medizin —, sondern daß diese Einführung sich nur bewußt wurde, der Mensch sei nicht nur ein naturwissenschaftliches Wesen, sondern gehöre in der Beschreibung seiner Lebensäußerungen auch den Geisteswissenschaften an. Diese von W. Dilthey zu Ende des vergangenen Jahrhunderts festgestellte Tatsache beruht zweifellos auf etwas Unmeßbarem und Unzählbarem. Frühere Jahrhunderte hätten gesagt, auf der Sympatheia.

„Jeder ist in sein individuelles Bewußtsein eingeschlossen gleichsam, dieses ist individuell und teilt allem Auffassen seine Subjektivität mit."

Dieser lapidare Satz steht in den Zusätzen aus den Handschriften Diltheys über die Entstehung der Hermeneutik. Er dreht gewissermaßen diesen Satz um in die Frage:

„Wie kann eine Individualität eine ihr sinnlich gegebene fremde individuelle Lebensäußerung zu allgemeinem objektivem Verständnis bringen?"

Die Antwort auf diese Frage, also die nach der Bedingung, lautet:

„Die Bedingung, an welche diese Möglichkeit gebunden ist, liegt darin, daß in keiner fremden individuellen Äußerung etwas auftreten kann, das nicht auch in der auffassenden Lebendigkeit enthalten wäre."

Hier gibt es also nur Grade der Stärke in den Anlagen der verschiedenen Menschen.

Das klingt freilich einfacher, als es ist. Denn hier hilft weder eine quantifizierende noch eine abstrahierende Methodik. Was in der Geisteswissenschaft gesucht wird, ist „ein realer, im Leben gegebener Zusammenhang". Daß er „individuell, sonach subjektiv" ist, bedarf keines weiteren Wortes. Daß dieser Zusammenhang sich in den Sprachbekundungen äußert, ergibt eine Machtstellung der Philologie. Und das Ergebnis? Es wurde von Dilthey in eine Formulierung gebracht, die ihm „höchster Triumph" war, uns aber zurückhaltende Bescheidenheit auferlegt: „besser verstehen, als der Autor sich verstanden hat".

Die heute so gern verwendete Begrifflichkeit der „Dokumentation", also das wortgetreue Redenlassen des verstehbar zu machenden Autors, ist eine Leittechnik des „Orbis Academicus". Sie bleibt als Begriff indessen nur der einer Technik, nicht etwa vermeintlicher Ausdruck der Objektivität. In der philologischen Übersetzung mancher Texte steckt zwar „das Erkennen des vom menschlichen Geist Produzierten", wie Schleiermachers Schüler Böckh es ausdrückte, aber zugleich auch die Quelle möglichen Irrtums. Zwischen der Übersetzung der Nikomachischen Ethik des Schillerlehrers Garve, der Metaphysikübersetzung Adolf Lassons und einer unserer Tage ist ein himmelweiter Unterschied.

Wir haben die Technik des Dokumentes auch da gewahrt, wo der Länge wegen die wortgetreue Wiedergabe geschrumpft werden mußte.

Was nun an „Ergebnissen" zutage treten soll, ist freilich von denen der Naturwissenschaften recht verschieden. Wir versuchen als Historiker nicht nur annähernd zu schildern, wie es war, das ideengeschichtliche Verfahren strebt zugleich, „die Tätigkeit des Menschen in der Gesellschaft über die Grenzen des Momentes und des Ortes" zu erheben.

GRIECHISCH-RÖMISCHES
ALTERTUM

I. Der vorwissenschaftliche Bereich

a) Der Wahnsinn im griechischen Mythos

Man muß die Naivität fast bewundern, mit der in der geschichtlichen Literatur das Thema des Mythos vom Wahnsinn behandelt worden ist[1]. Das Generalrezept besteht darin, mythische Vorgänge, in denen der Wahnsinn vorkommt, zu psychologisieren, um dann in äquivoker Weise Wort und jeweils historisch gebundenen Begriff zu identifizieren. Die Frage, ob jener Wahnsinn des Mythos überhaupt mit unserem gebräuchlichen Wort irgendeine tiefere Beziehung hat, wird nicht untersucht.

Ein typisches Beispiel des geistigen Vorgehens verkörpert sich in *Benno von Hagens*[2] Arbeit über den Bericht des *Agathias*. Es handelt sich hier durchaus nicht um mythisches Geschehen, sondern um eine 553 n. Chr. auftretende seuchenartige Geisteskrankheit im Lager des Leutharis. Die Schilderung ist aber mythisch durchdrungen, so daß die Ätiologie der umgebenden Luft und der üppigen Lebensweise nicht ausreicht, wenn Agathias schreibt:

Die wirkliche Ursache aber und die Zwangsläufigkeit des Unglücks durchsuchten sie überhaupt nicht. Es war dies, wie ich glaube, die Ungerechtigkeit und die Tatsache, daß sie sich frevelhaft gegen die göttlichen Rechtsordnungen vergangen hatten.

Die Schilderung des Einzelverlaufes veranlaßt nun von Hagen dazu, die Symptomatik mit damals zeitgemäßen Krankheitsbeschreibungen zu vergleichen, und so diagnostiziert er „Lyssa humana". Diese Methodik unterscheidet sich nicht von ähnlichen Versuchen der Ära Littré. Es handelt sich also um „vergleichende Identifikation".

Nicht anders verfährt *Sigismund Bezdechi*[3] bei der Untersuchung über das Mänadentum; hier redet er von religiös-epidemischer Hysterie und sieht in Dionysos einen „Suggestionsagenten". Ein Vers wie dieser: „Sie trugen Feuer im Haar, und das Feuer brannte sie nicht" wird als hysterische Anästhesie gedeutet. *Euripides* wird in solchem Zusammenhang als rationaler Aufklärer gesehen. *Waldmann* weist zu Recht auf Phaidros 229c hin, wo *Sokrates* vor solchen Simplifizierungen warnt. Mit dem Versuch, mythische Vorgänge zu somatischer heutiger Nomenklatur zu machen, ist das Problem also nicht angehbar. Man wird einen völlig anderen Weg beschreiten müssen.

Vers 877 des Gefesselten Prometheus von Aischylos läßt Jo im Wahnsinn vor Prometheus sagen:

> Wieder zerrt mich der Krampf
> und schlägt mich der Wahn,
> das Rasen erwacht, und der
> Bremse Stich erhitzt mich
> zur Flucht.

Die Angst des Herzens
schlägt mir den Sinn,
und die Augen drehen sich
ohne Rast,
und ich flieg' aus der Bahn,
vom jagenden Sturm
getrieben der Pein, nicht
mächtig des Worts.

Die für den Geisteszustand verwendeten Worte sind hier:

Maniai, Oistros, Lyssa. Mania erhält das Zusatzwort phrenoplegeis. Lyssa (auch Lytta) ist die Kampfeswut der Ilias, dann Raserei und heftige Leidenschaft. Verschiedene Wortbildungen des gleichen Stammes bedeuten rasen.

Mania als Wahnsinn, Besessenheit ist allgemein bekannt.

Oistros ist die Bremse, metaphorisch deren Stich, also etwas, was rasend macht, dann heftiges Verlangen, Süchtigkeit, Verrücktheit. Der Begriff steht in der Nähe der lateinischen Ira. In *Platons* Timaios 91b und Gesetzen 734a gibt es auch oistromania, oistromanés.

Weitere Worte sind Erinys, die sinnbetörende Erinye; das Wort bedeutet auch zornig, rasend. Das arkadische erinyo bedeutet rasen, zürnen. Das weitere Wort Katochos, bei Pausanias 10. Buch 33, 4 von einem Dionysospriester ausgesagt, heißt „niederhaltend", dann besessen von etwas. Auch Ate gilt als Betörung, Verblendung im deutlichen Zusammenhang mit frevelhafter Sünde. Bakcheúein heißt dem Bacchus dienen und wird ebenfalls als „rasen" verwendet. Verstandesstörungen werden durch Abänderungen von Phrenes bezeichnet (Ilias XV, 724; Odyssee ZIV, 178).

Die bisher genannten Begriffe drücken keine Artverschiedenheit aus. Immerhin läßt sich etwa folgendes zusammenfassen:

Verstandesverwirrungen werden bei *Homer* mit dem Wort Phrenes in Verbindung gebracht, nicht mit der als Thymos im Tode mit dem Blut dahinströmenden Seele, die dem Hades entschwebend zum Eidolon als Schattenbild wird. Als Beispiel mag Ilias VI, 234 dienen: „Da schlug Zeus des Glaukos Sinne (Phrenas) mit Blindheit."

Ähnliche Stellen finden sich in Odyssee IZ, 362 vom betrunkenen Kyklopen, ebenso XVIII, 331 ebd.

Der Zusammenhang des Oistros als Rinderbremse mit Geistesverwirrung geht aus Odyssee XXII, 29 hervor:

Doch Athene hob nunmehr die mörderische Aigis
Hoch im Gebälk empor, da wirrten sich allen die Sinne,
Und sie flohen durchs Haus gleich weidenden Rindern,
Die mit bedrohlichem Schwirren die stechende Bremse verfolgt.

Homer benutzt das Wort mainesthai und Lyssa als Kriegswut (Ilias VIII, 299; XXI, 540). Ausgeweitet bedeutet das Wort auch Triebhaftigkeit. Bedeutsamer wird die Ate, die selbst Zeus ergreift und über den Köpfen der Menschen wandelt

(Ilias IX, 95). Zeus ergreift sie bei den Haaren und wirft sie zur Erde. Ate ist den Litai, den „versöhnenden Reden", entgegengesetzt; beide sind Töchter des Zeus. Ate ist also bei Homer persönlich gedacht.

In den Xantrien des Aischylos soll Lyssa ebenfalls leiblich erschienen sein; sie hetzt die Bacchantinnen auf Pentheus und erzeugt dionysischen Wahnsinn. Fragment 139 lautet:

Von den Füßen an aufwärts zum Haupte geht der Krampf (Sparagmos). Das ist der Stachel toller Wut (Kentema Lyssas), wie der Stich des Skorpions.

Euripides führt im Herakles Mainomenos Lyssa als Göttin ein. Sie gehorcht Heras Befehl und zwingt Herakles, seine Kinder zu erschlagen, weil er sie für Feinde hält. Im übrigen setzt auch Euripides Mania und Lyssa gleich; das Bild vom Bremsenstich wird benutzt. Im „Orestes" des gleichen Tragikers erhebt Menelaos bei Orestes geradezu eine Anamnese:

Menelaos: Was quält dich denn? welch eine Krankheit peinigt dich?
Orestes: Bewußtsein, daß ich eine Freveltat verübt.
Menelaos: Was sagst du? Klar, nicht unklar reden, das ist klug.
Orestes: Die Traurigkeit (Lype) vor allem ist's, die mich verzehrt.
Menelaos: Wohl schrecklich ist die Göttin, doch versöhnlich auch.
Orestes: Und Raserei (Mania), des Muttermordes Rächerin.
Menelaos: Wann fing das Rasen (Lyssa) an?
Orestes: Als ich der armen Mutter Grab aufrichtete.
Menelaos: War's, als du bei dem Holzstoß saßest?
Orestes: Bei Nacht war's, als ich wacht' an ihrem Aschenkrug.
Menelaos: War jemand da, der hilfreich deinen Leib umfing?
Orestes: Mein Helfershelfer bei der Bluttat, Pylades.
Menelaos: Von welchen Schreckgebilden siechst du so dahin?
Orestes: Ich glaubte drei Jungfrauen, schwarz wie die Nacht, zu sehen.
Menelaos: Wohl weiß ich welche, doch sie nennen mag ich nicht.
Orestes: Furchtbare Wesen, wohlbedacht schweigst du davon.
Menelaos: Die machten rasen (bakcheuousi) dich, ob des Verwandtenmordes?
Orestes: Weh mir, wie treibt Verfolgung mich Unsel'gen um!

Die angewandten Begriffe sind hier wahllos benutzt. *Apollodor* benutzt nur Mania für Wahnsinn verschiedener Ursache. Bei *Pausanias* hat Mania ebenfalls allgemeine Bedeutung. Nur im Buch VIII, 19, 3 wird Lyssa vom tollen Hund gesagt. Er kennt ebd. 34, I ein Heiligtum der Maniai, die Orestes schwarz erschienen sein sollen. Platons dreifache Mania aus dem Phaidros 244 wird in dem ihm gewidmeten Kapitel beschrieben werden. *Cicero,* dessen Versuche einer Nomenklatur nicht sehr befriedigend sind, nennt die somatische Krankheit des Furor Irrsinn, den er von Insania als Wahnsinn abtrennt. Zusammenfassend kann man also sagen, daß trotz gewisser Nuancierungen das Urphänomen Wahnsinn bei gleicher Grundbedeutung verschiedene Namen aufweist.

Weit wichtiger aber ist die schon angedeutete Frage der Personifikation. Diese Tatsache darf aber, wie Waldmann darstellte, nicht dazu führen, von personifizierten psychologischen Affekten zu reden oder abstrakte Gottesbegriffe zu schaffen. Diese gibt es im Mythos nicht. Man opfert keinen Abstraktionen, man treibt keinen Kult mit ihnen. Die mythische Vorstellung vom Wahnsinn ist zunächst die von einer göttlichen Macht. Sie zeigt sich am Menschengeist wirksam.

Man unterscheidet vier Hauptgottesvorstellungen:

Orendismus (viele unpersönliche Götter), Animismus und Polytheismus (viele persönliche Götter), ferner Pantheismus und Monotheismus. Für die antike Volksreligion sind nur die beiden ersten in der geschichtlichen Zeit nebeneinander bestehenden Formen maßgebend. Gefordert werden muß also die Erkenntnis der Persönlichkeit und Glaube an getrennte Existenz von Geist, Kraft und dem Gegenstand, in dem sie sich zeigen (Materie).

Da Uranos dem Chaos entsprang, Chronos aber nach *Hesiod* und Apollodor seinem Vater die Zeugungsteile abschnitt, aus deren Blutstropfen die Erinyen Alekto, Tisiphone und Megaire entstanden, so muß man annehmen, daß die Erinyen sehr alte Götter sind. Die Nacht wiederum, dem Chaos entspringend, zeugt Apate, Ate, die Hesperiden und Moiren. Die Erinyen gehören dieser uralten Göttergesellschaft an. Dies bezeugt Homer (Ilias XIX, 258). Er bezeichnet sie als alte Kinder der Nacht. So werden sie bei Aischylos in den Eumeniden (V, 7 I) genannt. Der Unterwelt als Heimat nahe, sind sie mit den Wahnsinnsgottheiten verwandt. Waldmann nennt mehrere Dokumente, die diese Verwandtschaft stützen. Die Mania ist auch in der Tat bei künstlerischer Darstellung der Erinys ähnlich. Während eine personale Darstellung des *Oistros* literarisch nicht gelang, vermag man sie auf der Münchener Amphora 3296 aus Canossa als erinysähnliche Gestalt zu erkennen. Sie trägt in jeder Hand eine Fackel; über der Stirn winden sich zwei Schlangen. Lyssa bekundet bei Euripides in dessen Herakles Mainomenos ihre eigene Genealogie:

Von edlen Eltern stamm' ich ab.

(Gemeint ist die Abstammung aus den Blutstropfen des Uranos.)
Zu Iris gewendet:

Ich hab' ein Amt, den Freunden nicht beneidenswert,
Und nur mit Unlust brech' ich auf die Menschen ein,
Die unter meine Freunde zählen. Also will
Ich warnen dich und Hera, daß ihr keines Fehls
Euch schuldig macht, wofern ihr meinem Wort gehorcht.

Diese Worte bezeugen, daß sie Hera ranggleich ist, obgleich diese sie herbeizitiert.

Unter Benutzung der Arbeit *Köhms* hält es Waldmann für unwahrscheinlich, daß die Tragiker diese göttlichen Gestalten neu schufen, vielmehr benutzten sie wohl den ihnen bekannten Sagenkreis. In jedem Fall aber muß man annehmen, daß die Wahnsinnsgestalten mit den uralten Erinyen in Zusammenhang stehen. Die Erinys wird Gaia, Helios und den Unterweltsgöttern zugesellt. Sie ist auch bei Homer für die Blutrache zuständig und wahrt vor allem die mütterlichen Rechte und Bindungen. Dies beweist das Schicksal Meleagers (Ilias IX, 555). Die Erinyen sind Rächerinnen des Eides, hüten das Recht des Älteren, das Naturrecht und die Weltordnung (Ilias XV, 200). Als Hera (Ilias XIX, 418) dem Roß Xanthos menschliche Stimme verleiht, verschließt ihm die Erinys wieder den sprechenden Mund als Wahrerin des Naturrechts. Die Erinyen stehen anfänglich außerhalb der olympischen Götterordnung, sie werden erst als versöhnte Göttinnen zu Eumeniden (Aischylos). Man bringt ihnen Opfer wie den chthonischen Gottheiten (Sophokles, Öd. Kol.). Wie groß diese Macht der Erinyen ist, beweist, daß die Olympier bei ihrem Namen schwören und so ihrer Macht unterworfen sind.

Diese gewaltige Bedeutung verbindet sie mit der Geistesverwirrung. Sie stellt ebenfalls eine Macht dar, und so wird der Wahnsinn nicht zu einem Negativum, sondern zum sinnvollen Ereignis mythischen Denkens und somit in die Ordnung des Daseins verwoben.

Die weitere Frage ist, wie der Wahnsinn sich literarisch bekundet. Für Homer ist er etwas von außen Kommendes, von den Göttern Verursachtes, oder er ist wie die Ate Person. Wahnsinn, so der dem Polyphem nach Ansicht der Kyklopen von Zeus gesandte, ist ein außerhalb der Menschen wirkendes Urphänomen. Dringt er in den Menschen, so darf er nicht aus dessen Persönlichkeit hervorwachsend gedacht werden. Es handelt sich um einen exogen wirksamen Vorgang. So werden die von Athene wahnsinnig gemachten Freier weniger deskriptiv behandelt als rasend genannt. Der rasende Hektor wird als wütender Hund dargestellt. Folgen des Wahnsinns sind Uneinsichtigkeit, Traurigkeit, Einsamkeit. All dies ist Folge der Verblendung (Ate). Rationale Klarheit ist für den homerischen Menschen ein notwendiges Gut zur Erkenntnis des göttlichen Willens. Nur sie schützt vor der verblendenden Hybris. Es gibt nur zwei mögliche Veränderungen: Verblendung im Wahnsinn oder seherische geistige Erhöhung.

Betrachtet man den Wahnsinn bei den Tragikern, so gilt zunächst ebenfalls die Warnung vor Psychologisierung. Wie *Schadewaldt* darlegte, zeigen Chor und Einzelspieler (Maske!) nichts Individuelles, sondern Wesenhaftes.

Der Vorgang des Wahnsinns bei dem religiösen und frommen Aischylos wird daher in dessen Orestie zum Ausdruck des Konfliktes zwischen der Racheverpflichtung für den Vater und der Mutterbindung im rechtlichen, nicht psychologischen Sinne. Der Wahnsinn ist also Ergebnis dieser Dialektik, die dann am Schluß zum Einschreiten und Einlenken der Götter führt.

Bei Sophokles (Aias) vertritt die Hybris etwa unseren Sündenbegriff, und sie selbst entsteht in der Sinnesverwirrung. Des Aias Einsicht ist getrübt. In der Antigone heißt es:

> ... Weisheitsmund war's,
> Der das gepriesene Wort gesprochen,
> Daß das Schlechte vortrefflich erscheinen
> Müsse dem Mann, dessen Sinn
> Gott zum Unheil lenkte.

Aus dem Geschilderten ergibt sich, daß daher die eigentliche Symptomatik des Wahnsinns meist recht ähnlich geschildert ist. Es geht eben nicht um Psychopathologisches. Triefender Mundschaum, rollende Augen, Gliederverkrampfung, übermäßige Kraft, Hinundhergetriebensein, Brüllen und Stöhnen reichen für diese Symptomatik aus. Dabei sind sich die Kranken des Leidens bewußt und können darüber reden. Es handelt sich um Krankheitssymbolik, nicht um Symptomatik. Freilich zeigt sich bei den Tragikern schon der Begriff des „Wahngebildes", und so vollzieht sich hier der erste Schritt der Entpersönlichung des Wahnsinnsgottes. Und so taucht schon eine subjektive Darstellung auf, die das Interesse zum Wahnsinnsträger hin verschiebt. Naturalismus dieser Art begegnet man bei Euripides, der in übertriebener, vorschneller Weise oftmals als der Psychologe der Tragiker bezeichnet wird und somit sogar gelegentlich in die Linie zu Ibsen und Hebbel gebracht wird. Sicherlich hat er des *Hippokrates* Schriften gekannt. Epilepsiedarstellungen klingen an die Schrift über die heilige Krankheit an. Indessen darf man wohl nicht so weit gehen, ihn als Widerleger des Götterglaubens zu bezeichnen. Am bekanntesten ist die Anfallsszene im ersten Akt des Orestes, Szene 4. Wir wollen sie der charakteristischen Schilderung wegen hierhersetzen:

Elektra: Weh mir, mein Bruder, wie dein Blick verworren ist! Kaum bei
    Verstand noch, fliehst du schnell in Raserei.
Orestes: O Mutter, flehend bitt ich dich, nicht hetz auf mich die Jungfrau
    mit dem Schlangenhaar und blutgem Blick!
    Sie sind es, sie: zunächst mir springen sie empor!
Elektra: Bleib, Unglücksel'ger, harr auf deinem Lager still.
    Nichts siehst du ja, was klar du zu erkennen meinst.
Orestes: O Phöbus, mich ermorden mit ihrem Hundeblick
    Des Hades Priesterinnen, die grausen Göttinnen!
Elektra: Nicht laß ich dich, ich schlinge meinen Arm um dich,
    Nicht duld ich, daß du unheilvolle Sprünge tust.
Orestes: Laß ab: du bist der Eumeniden eine mir,
    Greifst mitten mich und schleuderst mich zum Tartarus.
Elektra: Ich Jammervolle, wessen Hilfe such ich auf,
    Nachdem auf uns geladen wir der Götter Zorn?
Orestes: Gib mir das Horngeschoß, geschenkt von Loxias,
    Womit er mich wegscheuchen hieß die Göttinnen,
    Wofern durch Raserei sie mich erschreckten.
Elektra: Wird wohl ein Gott verwundet durch des Menschen Hand?
Orestes: Es sei denn, daß er ferne meinen Augen bleibt.
    Vernehmt ihr nicht, seht nicht des fernhin treffenden
    Geschosses Flügelpfeile gegen euch geschnellt?
    Oh, oh, was zaudert ihr noch? Hebt mit den Schwingen euch
    Zum Äther auf! Klagt an des Phöbos Götterspruch!
    Ha! Was schweif' ich ratlos umher? Schwer stöhnt mein Atem auf.
    Wohin, wohin hab ich vom Lager mich verirrt?
    Nach Flutgewog erblick ich wieder stilles Meer …

Eigentümlich ist, daß Orestes um sein Wahngebilde weiß; schließlich erwacht er aus dem Zustand mit schwerem Atem. In dem Anfall aber vermag er mit seiner Schwester zu reden und gibt logische Antworten. Bei allem Naturalismus ist aber an der Realität der Erinnyen nicht zu zweifeln. Ein somatisches Krankheitsbild liegt nicht vor. Eine wichtige Quelle für den eigentlichen Mythos bedeutet der Reisebericht des Pausanias (2. Jh. n. Chr.), während andere Autoren den mythischen Gehalt verwässern. Gerade Pausanias hat viel über Wahnsinn berichtet, und zwar innerhalb des mythischen Glaubensbereiches. Ebenso bedeutungsvoll ist Apollodor, sind *Älians* Tiergeschichten und die Dionysiaca des *Nonnos,* schließlich die Fortsetzung der Odyssee des *Quintus von Smyrna* (4.–5. Jh.).

Einer der wichtigsten Wahnsinnstypen des Mythos ist der Muttermörder. Aus dem von Waldmann dargelegten Material ergibt sich, daß bei Homer und im älteren Epos diese Darstellung noch unklar geblieben ist. Eine Erinnyenverfolgung gibt es dort nicht. Erst in der Orestie des *Stesichoros* tritt sie auf. Dieser Inhalt deckt sich mit den Berichten des Pausanias und Apollodor. Vom Werk des Stesichoros an tritt die Verfolgung bei Aischylos, Euripides auf und wird bei *Hyginus* und *Vergil* genannt. Die Varianten der Darstellungen mögen hier beiseite bleiben. Wichtiger für die hier vorliegende Frage ist, daß es noch andere wahnsinnsgeschlagene Muttermörder gibt. Zu ihnen gehört Alkmaion aus Argos, Sohn des Sehers Amphiaraos und der Eripyle, älterer Bruder des Amphilochos. Amphiaraos war unter dem Zwang seines Weibes mit den Sieben gegen Theben in den Krieg gezogen, obgleich er seinen Tod als Seher vorauswußte. So trägt er seinen Söhnen Alkmaion und Amphilochos auf, sie sollten als spätere Erwachsene seinen Tod durch Ermordung der Mutter rächen. Der Muttermord wird teils in die Zeit vor, teils in die nach dem Feldzug verlegt. In einer Tragödie des *Astydamas* tötet Alkmaion die Mutter, ohne sie erkannt zu haben. Alle Quellen bezeugen den Wahnsinn nach der Tat. So kann man es bei *Diodor* 4, 65, bei Apollodor 3, 7, 5, bei Pausanias 8, 24, 8 lesen. In einer Tragödie des Euripides tritt die Heilung durch Phegeus und seine Vermählung mit dessen Tochter ein:

Euripides dagegen erzählt, Alkmaion habe zur Zeit seines Wahnsinns mit Manto, der Tochter des Theiresias, zwei Kinder gezeugt, den Amphilochos und eine Tochter Tisiphone. Er brachte die Kinder nach Korinth zu König Kreon, damit dieser sie aufziehe. Später verkaufte die Gemahlin Kreons die durch Schönheit ausgezeichnete Tisiphone, weil sie fürchtete, daß Kreon sie zu seiner Gattin nehmen würde. Alkmaion kaufte sie, ohne sie zu kennen, und hielt sie als Sklavin. Als er dann nach Korinth kam, um seine Kinder zurückzufordern, erhielt er auch den Sohn wieder. Soweit Apollodor.

Die Muttermörder Orest und Alkmaion sind Gegenspieler des Oidipus. Es geht um voll bewußte Muttermorde, und diese sind gewiß nicht Ausdruck eines Inzestes. Väterlicher Auftrag, göttlicher Befehl stehen in der Motivation gegen Bluts- und Lebensgemeinschaft. Die Muttermörder werden hierbei von Freunden und Göttern unterstützt. Nicht das persönliche oder psychologische Motiv leitet, sondern die Verpflichtung. Daher wird schließlich in der Orestie der Areopag mit der Sache befaßt. Wie kann das gewiß Furchtbare beschwichtigt werden? Wie ist sie zu entschuldigen? Hier stehen Mord und Wahnsinn nebeneinander und in Beziehung.

Aus Ilias XVIII, 497 ergibt sich, daß eine ursächliche Beziehung zwischen Mord und Wahnsinn schlechthin nicht besteht, wurde der Mord doch mit Geldbuße,

Verbannung kurzfristiger Art und Rinderabgabe gesühnt. Die Verkürzung des Menschenlebens ist also kein hinreichender Grund für den Wahnsinn. Eine andere Frage ist, ob die erlittene Verminderung der Lebenskraft des Abgeschiedenen eine Rolle spielt. Dies führt auf das Problem des Blutes und Blutvergießens. Thymos, so sahen wir, ist blutgebunden; er geht im Sterben verloren. Es verbleibt das Schatten-Eidolon, das zugleich auch Erinnerung und Bewußtsein verliert. Nur mit dem Blut ist beides wiedergewinnbar. Ein Fragment aus der Pentheustrilogie des Aischylos besagt:

„Vergießt auch keinen Tropfen Blut zum Erdengrund."

Auf die Beschreibung Homers in der Nekya mag hier verwiesen werden. Blut bedeutet gewiß Leben, Erinnerung, Bewußtsein, aber vergossenes Blut besitzt eine eigene Dämonie. Sie treibt den Mörder außer Landes. Weiterhin ist der unbestattete Leichnam Sitz für die umherschweifende Seele. Des Patroklos Seele erscheint Achill im Traum und mahnt zur Bestattung (Ilias XXV, 65). Vielleicht liegt in dieser Leichenscheu der Sinn der radikalen Feuerbestattung. In jedem Fall muß der Mörder die Rache des Dämons fürchten. Das vergossene Blut verbindet sich mit der Erde, und so steht dann das ganze Land unter der Macht des Dämons. Es wird unfruchtbar, und der Mörder — z. B. Alkmaion — wird wahnsinnig. Der Mörder muß sich in diesem Fall auf neuem, angeschwemmtem Land ansiedeln. Auch Orestes muß außer Landes gehen. Das Blut wird noch mehr als der Leichnam zum Agens des Wahnsinns. Blut ist Befleckung, die die Krankheit auslöst. Diese Feststellung deckt sich mit all dem, was Lain-Entralgo[4] über die Frage der objektivierten Schuld bei den Hellenen vorgebracht hat. Vergossenes Blut ist krankheitbringendes Miasma. Das durch vorzeitige Lebensverkürzung (Mord) verbleibende Wesen besitzt noch kein Eidolon, vermag also nicht in den Hades einzutreten. Es lebt noch im Blut unbefriedigt als Dämon und befleckt den Mörder als Miasma so, daß dieser abgezehrt zum Wahnsinn getrieben wird. Anderes Blut oder Meerwasser kann zu entsühnender Reinigung führen (Aischylos, Eum. 257 ff). Aus dieser Auffassung ergibt sich auch als Relikt die sogenannte Haimakuria bei Epileptikern, wie sie *Celsus* (III, 23) berichtet:

Einige Kranke dieser Art befreien sich gänzlich von ihrer Krankheit durch das Trinken warmen Blutes eines getöteten Gladiators; ein klägliches Mittel, das zu gebrauchen nur ein noch traurigeres Leiden die Menschen bestimmen konnte.

Ähnliches schreibt *Plinius* in der Naturgeschichte XXVIII, 10. Hier wird sogar eine Autohämatotherapie angeführt. Im Buch XXX, 27 ist Geierfleisch wirksam, weil der Geier vorher Menschenfleisch genossen hat.

Indessen, nicht jedes Blutvergießen erzeugt Wahnsinn. Entscheidend ist das Mutterblut. So fragt Apollo die Erinyen in den Eumeniden (209 ff):

Was für ein Amt ist's? Rühm dein schönes Vorrecht mir.
Chorführer: Die Muttermörder treiben wir von Haus und Herd.
Apollo: Doch wenn die Frau den Mann erschlägt, was wird mit ihr?
Chorführer: Nicht Mord ist's, eigne Hand am eignen Blut verübt.

Als schließlich Orestes sich auf Apollos Entsühnung verteidigend beruft, antworten die Erinyen:

> Das darf nicht sein. Wo Mutterblut zu Boden floß,
> Kannst du's zurück nicht rufen.
> Was quellend erdhinab geströmt, ist dahin.
> Atmend noch mußt du büßen, wir erschlürfen dir
> Die rote Sühnegabe des Leibes.

Dieses Gesetz trifft sogar, wie die Meleagersage bekundet, den Mörder des Mutterbruders.

Die hier dargelegte Übersicht erhebt keinen Anspruch auf Vollständigkeit. Sie will nur an Hauptbeispielen des Mythos deutlich machen, daß die Behandlung des Themas bisher in der Geschichte der Psychopathologie unzulänglich ist und daß der Weg einer voreiligen psychologischen Deutung zum Holzweg werden muß. Der Wahnsinn im Mythos, dessen Erscheinungen aus den Begriffen Mania, Lyssa, Oistros ableitbar sind, hat eine ganz eindeutige sinnvolle Stellung; sie wird im Wege der Vergleichung nicht treffbar und kann nur zur Erscheinung gebracht werden, wenn man, auf psychologische Methoden verzichtend, zum eigentlichen Phänomen vordringt. Das Beispiel des Muttermordes scheint eines der Leitmotive zu sein.

b) *Seelische Ordnung und Störung bei den Vorsokratikern*

Die Vorsokratiker haben zum Problem der Psychopathologie folgendes beigetragen.

Nach *Aristoteles* (De anima[1]) und *Hippias* habe Thales von Milet auch dem Unbeseelten eine Seele zugeschrieben. Als Beispiele nannte er den Magnetstein und Bernstein. Der gesamte Kosmos galt als beseelt und voll Dämonen. In der Wertskala des Seienden[2] steht Gott als ewig an erster Stelle, es folgt die Schönheit der Schöpfung Gottes, dann die Größe des Raumes; am schnellsten ist der NOUS, er durchläuft alles, am gewaltigsten ist die Ananke, da sie alles beherrscht. Nach *Suidas*[3] hielt er die Seele für unsterblich.

Anaximander, Anaximenes und *Anaxagoras*[4] sowie *Archelaos* hielten die Seele ihrer Natur nach für luftartig. Insbesondere Anaximenes[5] wird nach Aetius die Aussage zugesprochen:

> Wie unsere Seele Luft ist und uns dadurch zusammenhält, so umspannt auch die ganze Weltordnung Pneuma und Luft.

Dieses Pneuma nimmt dann 100 Jahre später der durch seine Gefäßanatomie bekannte Arzt *Diogenes von Apollonia* auf. Die Luft als kosmisches Prinzip ist zugleich Geist, wird durch die Atmung eingezogen, verbindet sich mit dem Blut der Adern und begründet so das Leben. Dieses ist gekennzeichnet durch Wahrnehmung und Denken. *Simplicius*[6] berichtet von einer meteorologischen Schrift und von einer über die Natur des Menschen. Des Diogenes metaphysische Lufttheorie nennt auch Augustin[7] in seinem Gottesstaat.

Theophrast[8] spricht ebenfalls von der Dreiheit der Luftwirkung des Diogenes: Leben, Denken, Wahrnehmen.

Von Interesse ist, daß die Luftbeschaffenheit auch als Ursache der intellektuellen Verfassung gilt. Die trockene, reine Luft ist dem normalen Denken günstig, sie verhindert das Eindringen von Feuchtigkeit, die den Verstand stört. Trinkexzesse und Nahrungsüberfüllung mindern den Geist. Je näher ein Lebewesen der Bodenfeuchtigkeit sei, um so dümmer sei es. Die Vogelwelt atme die reinste Luft, aber auch Fische hätten in dieser Hinsicht eine gute Konstitution, insofern ihr dichtes Fleisch das Pneuma in der Leibeshöhle halte.

Schließlich verweist er auf den Unverstand der Kleinkinder, da sie zu feucht seien, und die Feuchte könne nicht durch den ganzen Körper durchgehen, werde vielmehr um die Brustgegend ausgeschieden. Der Begriff dieses geistigen Defektes ist „Aphron". Genauere Charakterisierungen dieses Zustandes werden noch gegeben durch Zornmütigkeit (Orgilon) und affektive Ungeordnetheit (Oxyrrhopa). Das rasche Umschlagen der Stimmung wird mit dem Wort eumetaptoton gekennzeichnet. Die Vergeßlichkeit schließlich ist ebenfalls Pneumastörung. Gehe die Luft nicht durch den ganzen Körper, so könne man nicht leben. Bei anstrengender Erinnerung sei darum auch eine Brustbeengung vorhanden, habe man dann das Vergessene gefunden, so atme man erleichtert auf. Aristoteles[9] erwähnt noch, Diogenes habe die arterielle Herzhöhle die pneumatische genannt, und zwar im Sinne des Seelensitzes.

Auf diese überwertige Lufttheorie spielt auch *Aristophanes*[10] in den „Wolken" an.

Die Schrift des Corpus Hippocraticum über die Winde sowie[11] die Schrift über das Fleisch ist von dieser Theorie abhängig.

Sokrates: In Lüften schweb' ich und übersehe den Helios.

Strepsiades: So? Über unsere Götter siehest du hinweg?
Warum denn hoch im Korbe und nicht am Boden?

Sokrates: Wie könnte ich das Überirdische wahr deuten,
wenn schwebend nicht des Geistes zarter Äther
mit dem verwandten Element sich mischte?
Umsonst vom Boden schaut' ich auf
nach oben: denn die Erde zieht zu sich
unwiderstehlich des Gedankens Tau:
ein Beispiel hast du an der Brunnenkresse.

Strepsiades: Was sagst du da?
Das Denken zieht den Tau der Kresse zu?
Hör, Sokrateschen, komm zu mir herunter,
ich will was lernen, komm und sei mein Lehrer.

Die Pythagoreer[12] waren teilweise Ärzte. Die Medizin spielte jedenfalls innerhalb der Fragen über das menschliche Gesamtsein eine wesentliche Rolle. Freilich war die Heilkunde kein Sonderfach in unserem Sinne. Die Persönlichkeit des *Pythagoras* ist legendenumwoben, darum spricht man besser von den Pythagoreern

Von ihm selbst ist etwa folgendes überliefert: als Sohn eines Kaufmanns und Edelsteinschneiders *Mnesarchos* sei er, tyrrhenischer Abkunft, um 510 v. Ch. mit einem samischen Handelsschiff an die italienische Südostküste gelangt. In Sybaris sei er an Land gegangen. Durch König Psammetich war Ägypten den Griechen geöffnet worden, und so kamen seinerzeit die Samier mit ihren Dreiruderern nach Naukratis. Anderseits soll sich in Samos selbst unter ägyptischem Einfluß eine Kunstschule entwickelt haben, die Erzgießerei und Marmorkunst betrieb. In Samos herrschte damals Polykrates, mit dessen Söhnen Pythagoras aufgewachsen sein soll. Mit ihnen floh er als 18jähriger nach Lesbos. Dort habe er bei Pherekydes gehört, sei zu Thales nach Milet gegangen und wohl auch zu Anaximander gestoßen. Ob er in Ägypten selbst in die dortigen Priesterweihen eingeführt wurde, ist unsicher. Vielleicht erlebte er die Eroberung des Landes durch Kambyses und wurde in babylonische Gefangenschaft gebracht. 522 ist dort Zoroaster gestorben. Nach 12 Jahren soll Dareios ihm die Rückkehr gestattet haben, da das ionische Inselreich unter Persiens Oberhoheit stand. Er ging wohl nach Kreta, Elis, Sikyon und Delphi, wo er mit den Mysterien bekannt wurde. Sein Name klingt jedenfalls an Pythia an. Ob er die Tochtet seines Gastfreundes Brontinos geehelicht hat, ist unsicher; diese Theano soll ihm mehrere Kinder geschenkt haben. Jedenfalls befand sich auf des Gastfreundes Gut eine Musterschule mit genauer Tageseinteilung und Diätvorschriften. Die Mitglieder dieser Gemeinschaft trugen Kattunkleidung im Gegensatz zur griechischen Wolle mit Purpurstreifen; ihre Verfassung war religiösaristokratisch, dem alten Dorertum entsprechend. Als sich 490 Kylon erhob, habe der 80jährige Pythagoras fliehen müssen und sei mit 99 Jahren in Metapont gestorben.

Die Wirkungsweise des Pythagoras war Ergebnis seines persönlichen Auftretens, seine Technik war nicht dialektisch, sondern autoritär, weltverbessernd. Im 3. bis 2. Jahrhundert verwischen sich die Spuren, bis es im letzten vorchristlichen Jahrhundert zu einer Renaissance kam (Neupythagoreismus); zu deren Vertretern gehören *Nigidus Figulus, Apollonios von Tyana, Moderatos von Gades* und *Nikomachos*. Die Zeugnisse finden sich bei *Sextus Empiricus, Alexander Polyhistor* und Nikomachos. Die pythagoreischen Schriften stehen im Zusammenhang mit den in der Kaiserzeit dem legendären Sänger Orpheus zugeschriebenen. Monotheistische Einschläge und Beziehungen zu Moses werden im christlichen Apologetentum sichtbar. Die Orphiker befaßten sich mit toxikologischen Studien, mit Erfahrungen des Wachstums, der Schwangerschaft und Embryologie. Hinzu kamen Reinigungs- und Sühnevorstellungen. So erscheint eine ausgesprochene Seelentheologie mit Annahme einer Gehorsam erheischenden Weltvernunft. Ihre Zahlenlehre[13] begründet eine wissenschaftliche Betrachtungsmöglichkeit des Naturhaften, jedoch sind die Zahlen Qualia. So entstand die Harmonielehre. Zu den Jüngern gehörten *Empedokles, Parmenides* und das Freundespaar *Damon* und *Phintias* neben Frauenerscheinungen wie *Myllia, Phillis, Muia, Theano;* ihre Namen findet man im Katalog des Jamblichos[14].

Für unser vorliegendes Problem ist bedeutsam, daß sie etwa folgendes lehrten: Leben heißt Anteil am Warmen; alles ist beseelt[15]. Die Seele ist ein Teil des Äthers, des Warmen und Feuchten. Sie ist unsterblich. Lebewesen entstehen durch Besamung, nicht allein aus Erde. Sperma ist ein Tropfen des Hirns[16] als Sitz der

Vernunft. Wenn dem aus dem Hirn kommenden Ichor (Lymphe) im Uterus
Feuchtigkeit und Wärme zugesetzt werden, entstehen Knochen, Sehnen, Fleisch,
Haar und Körpergesamt; aus dem Hauch der Seele die Wahrnehmung. Die
Fruchtentstehung ist Ausdruck der Harmonie. Die zeitlichen Angaben benutzen
die Qualität der Siebenzahl. Von der Seele unterschied man die Vernunft, Verstand
und Instinkt; nur dem Menschen eignet die Vernunft, die beiden anderen Eigenschaften auch dem Tier. Der Anfang der Seele liegt in der Gegend vom Herzen
bis zum Hirn, das Herz ist der Sitz des Thymos[17] (das Wallende, die Lebenskraft),
die Seele wird vom Blut ernährt. Logoi (Wesenheiten) der Seele sind Winde,
Gefäße und Sehnen sind ihre Fesseln. Die unsterbliche Seele ist die höhere, Hermes
ist ihr Walter (daher sein Zuname Psychopompos); er sendet die abgeschiedenen
Seelen bei Reinheit nach oben, bei Unreinheit zu den Erinyen; die Luft ist von
Dämonen durchwaltet. Ziel ist, die Seele des Menschen vom Bösen zum Guten zu
bringen; Tugend ist Gesundheit, Liebe ist enharmonische Gleichheit. Alle diese
Lehren sind unsystematisch. Die Kategorienlehre bewegt sich in Gegensätzen und
Analogien. So ist beispielsweise gut gleich begrenzt, schlecht gleich unbegrenzt.
Die Dinge ahmen die Zahlen nach.

Wissenschaftsbereiche neben Heilkundlichem waren Musik, Mantik, Schweig-
samkeitsausbildung. Chirurgische Techniken traten zugunsten einer harmonisie-
renden Diätlehre zurück. Innerhalb solcher Erkenntnisse haben sie treffliche Definitionen gegeben; so haben sie die Süchtigkeit folgendermaßen bestimmt: Nirgendwo
eine Zentrierung haben, immer auf der Flucht ins Uferlose sein. Dieses Übel müsse
von Kindheit an ausgerottet werden. Ihre Sexualmoral war streng; das im Rausch
erzeugte Kind werde infolge asymphonischen Spermas erkranken.

Die Pythagoreer verurteilten den Selbstmord. Darauf spielt eine Stelle in Platons
Phaidon an. Erst die nicht zum Tartarusaufenthalt verurteilte Seele nach dem Tode
ist frei und eigenständig. Die verurteilte Seele durchmißt eine Seelenwanderung.
Mit dieser Vorstellung einer Ewigen Wiederkehr steht die von einer Allbeseelung
der Luft. Das caritative Moment ihrer Tugend- und Liebeslehre wird deutlich.
Ihre Diätlehre ist nicht zweckgebunden, fließt vielmehr aus dem Bestand der harmonischen Tugend- und Mäßigkeitsvorstellung. Aus diesen Gründen sind viele
ihrer Akusmata (Lehren) doppeldeutig und oftmals für uns unverständlich, so z. B.
das Verbot, einen weißen Hahn zu berühren[18], Brot[19] nicht zu brechen, Fische, da
sie heilig sind, nicht zu berühren, sich der Bohnen[20] zu enthalten, da sie den Genitalien ähnelten und den Pforten des Hades, das Malvenblatt[21] zu verehren. Manche
Bekundungen sind rein poetisch, so die Bezeichnung des Meeres als Träne des
Zeus[22]. Kreis und Kugel[23] waren optimale Formen. Gesundheit[24] ist für sie Form-
erhaltung, Krankheit deren Untergang. Das Weiseste ist die Heilkunde[25], das
Schönste die Harmonie, das Wahrste ist die Erkenntnis, daß die Menschen mühselig
sind. Frauen[26] dürfen nicht verfolgt werden, denn sie sind Schutzflehende. Diese
Stellung der pythagoreischen Frau in der Antike ist selten. Aristoteles bezeugt dies
ebenfalls in der Ökonomik.

Aristoxenos[27], ein Schüler des Aristoteles, hat uns verschiedene Apophaseis der
Pythagoreer überliefert. Als wesentliches Anliegen der Schule bezeichnet er die
Epanorthosis der Seele,
also ihre final gerichtete Aufrichtung. Die methodischen Mittel hierfür bestanden

in der Lektüre des Homer und Hesiod. Im Zusammenhang steht überhaupt eine systematische Gedächtnistechnik[28] zur Erhaltung des Gelernten und Gelesenen:

Sie ehrten gewaltig das Gedächtnis und verwandten darauf viel Übung und Sorge, beim Lehren verließen sie den Lehrstoff nicht eher, bis die Grundlage fest saß und das am Tage Erlernte erinnert werden konnte.

Der Pythagoreer[29] erhob sich nicht früher aus dem Bett, ehe er das gestern Gelernte memorierte. Diese Wiedererinnerung vollzog er auf folgende Weise: er versuchte mit dem Verstande (Dianoia) durchzugehen, was er zuerst gesagt oder gehört hatte, oder er ordnete es innerlich, dann das zweite und dritte. Mit dem folgenden machte er es ebenso ... Alles versuchte er mit dem Verstand durchzugehen, was sich am ganzen Tag zutrug, und stellte es sich geordnet in der Erinnerung vor, wie sich ein jedes zufällig ereignet hatte. Hatte er mehr Muße beim Aufwachen, so überdachte er auch das am dritten Tag Geschehene und versuchte es auf dieselbe Weise wieder aufzunehmen. Und am meisten versuchten sie die Mneme zu üben. Denn nichts sei besser für Verstand (Episteme) und Erfahrung und Denken (Phronesis) als die Fähigkeit des Gedächtnisses.

Die körperliche Behandlung bezeichneten sie als ärztlich, die seelische als musisch. Diese musische Methode nannten sie aber ebenfalls „Iatreia"[30], also ärztliche Kunst. In diesem Begriff ist auch der der Katharsis eingeschlossen.

... sie sagten, das Lebewesen sei von Natur aus hoffärtig; darin hatten sie recht, und es sei verschiedenartig hinsichtlich seelischer Aufbrüche (Hormai) und Begehrlichkeiten (Epithymiai) und hinsichtlich aller übrigen emotionalen Anfälligkeiten (Pathe). Und so bedürfe es einer Überlegenheit (Hyperoché) und Wiederaufrichtung (Epanastasis), durch die Weisheit und Geordnetheit (Taxis) entstehen werde.

Sie glaubten auch, jeder müsse eingedenk sein der Vielfältigkeit der Natur und er dürfe nie die göttliche Heiligkeit vergessen und die Betätigung (Therapeia), vielmehr müsse er vor die überblickende Verstandestätigkeit (Dianoia) und deren Überwachung die menschliche Erziehung stellen (Agoge).

Ihr Konservativismus kennzeichnet sich durch Ablehnung jeder Neuerungssüchtigkeit (Kainotomia) gegenüber der Tradition. Kinder- und Jünglingserziehung war ihr Hauptanliegen (Stobaeus).

Jamblichos[31] berichtet dann noch gesondert:

... sie achteten den Körper ..., daß er nicht zu dürr oder zu fleischhaltig sei, denn dies hielten sie für ein Zeichen anomalen Lebens. Und ebenso hielten sie es mit dem Verstand (Dianoia), daß er nicht zu fröhlich, nicht zu verstimmt sei; vielmehr solle er sich eines glatten Verhaltens freuen. Zorn, Verstimmungen (Athymia) und Erregungen (Tarache) lehnten sie ab. Und bei ihnen gab es die Weisung, daß nichts von den menschlichen Erscheinungen (Symptomata) unerwartet sein dürfe im gegenwärtigen Verhalten, sondern alles sei vorauszuerwarten, damit sie nicht sich zufällig zum Herren machten. Überfalle sie aber einmal Zorn oder Verstimmung oder irgend etwas anderes Derartiges, so gingen sie aus dem Wege, und jeder für sich allein versuchte das Pathos zu verdauen (katapettein) und zu heilen (iatreuein). Man erzählt auch von den Pythagoreern, keiner habe einen Sklaven gezüchtigt und niemand von ihnen habe im Zorn gescholten, auch niemand von den Freien, sondern jeder wartete die Wiederherstellung des Verstandes (Dianoia) ab . . . Dieses Abwarten geschah in Ruhe und Schweigsamkeit . . .

Aristoxenos[32] berichtet, sie hätten die Begehrlichkeiten als angeboren und erworben betrachtet. Während die natürliche, gesunde zweifellos nützlich sei, gebe es bei der krankhaften mehrere Formen: Unanständigkeit, Maßlosigkeit und Taktlosigkeit (Akairia).

Diese asketische Haltung wurde in der Mittleren Komödie[33] später verulkt. *Theokrit* spricht von einem kürzlich angekommenen Pythagoriktás, der blaß und unbeschuht gewesen sei; in einem Scholion wird unterschieden zwischen den „Pythagoreern", die jede Körperfürsorge getrieben hätten, und den „Pythagoristen", die sich dürftig ernährten und versteckt lebten. *Athenagoras* schließlich nennt einen gewissen Antiphanes[34], dessen Verse lauteten:

Ich traf einige der Pythagoreer, die im Wettkampf in Rinnsalen rote Spinnen, eine Art Spinat und ähnliche Scheußlichkeiten in einen Beutel sammelten.

Besonders ihre Speisevorschriften wurden satirisch behandelt, da sie nichts Seelehaltiges aßen. Alexis von Tarent verweist auf ihre Weinabstinenz, aber Epicharides habe Hunde gegessen.

Schließlich blieb nur noch übrig:

Geringe Nahrungsaufnahme, Schmutz, Kälte, Schweigen, Trauer und Ungewaschenheit[35].

Sie seien Wassertrinker[36] gewesen und in abgeschabter Kleidung herumgelaufen.

Es besteht kein Zweifel, daß die Pythagoreer als Initiatoren einer psychotherapeutischen Technik genannt werden müssen. Vieles von ihnen kehrt bei Platon wieder. Die Mnemotechnik war ein Sonderzweig ihrer psychagogischen Fähigkeiten, und gerade die Verspottungen beweisen, daß man diese Psychotherapie und Diätetik als sektiererisch empfand. Dieses Moment wird die Psychotherapie bis in die Gegenwart nicht los.

In solcher Sicht darf darauf hingewiesen werden, daß die späteren Sophisten sich viel mit Psychotherapie befaßt haben, wie *Leibbrand*[37] und *Kranz* schon dartun konnten. Dies erweist sich aus einer Stelle, die *Plutarch* in seiner Vit. orat. I von dem um 400 lebenden *Antiphon* berichtet:

Man erzählt, er habe Tragödien geschrieben, auch zusammen mit dem Tyrannen Dionysios. Außerdem aber habe er eine Kunst der Leidlosigkeit (Techne alypias) ersonnen in der Weise, wie es die Kunst der Ärzte bei

Kranken macht. In Korinth hatte er in der Nähe des Marktes ein Haus gebaut und mit der Aufschrift versehen (Proégrapse) des Inhalts, daß er imstande sei, die Depressiven (Lypoumenoi) durch Worte zu behandeln, und wenn er so die Ursachen erfahren habe, redete er den Kranken zu. Er hielt aber diese Methode für unter seiner Würde und kehrte zur Rhetorik zurück.

A. a. O. wurde berichtet, daß der Arzt *Herodikos,* der Bruder des Gorgias, diesen ebenfalls zu seelischer Behandlung an das Krankenbett hinzugezogen hat.

Von *Heraklit* berichtet *Diogenes Laertius*[38], er habe einen Teil seiner Werke infolge Melancholie halb vollendet, den anderen Teil in einem anderen Zustand geschrieben. Seine Gemütsart wird als „Megalóphron" bezeichnet oder als „Megalophrosyne", wie Antisthenes gesagt habe. Da dieser Begriff in der inhaltlichen Nähe der „Megalopsychia", der „Magnanimitas" steht, wird er hier an Ort und Stelle erwähnt. Nach *R.-A. Gauthier*[39] hat *Isidorus von Pelusia* beide Begriffe benutzt, aber auch unterschieden. Die „Megalophrosyne" wird von ihm als die aktivere des seelischen Verhaltens gegenüber der passiveren „Megalopsychía" bezeichnet. Für Heraklit würde dies also heißen „faire de grandes actions". Heraklits Lehre hat bekanntlich den die Daseinsanalyse ausbildenden Psychiater *L. Binswanger* sehr wesentlich angeregt.

Die polare Bewußtseinssituation im Wachen und Schlafen drückt sich in Fragment I[40] aus:

...Den anderen Menschen aber bleibt unbewußt, was sie nach dem Erwachen tun, so wie sie das Bewußtsein verlieren für das, was sie im Schlaf tun.

Fragment 12[41] spricht in wenig verständlicher Weise von Seelen, die aus dem Feuchten hervordünsten.

Der Mensch rührt in der Nacht ein Licht an, wenn sein Augenlicht erloschen. Lebend rührt er an den Toten im Schlaf; im Wachen rührt er an den Schlafenden.

Trotz des Fragment 35[42], worin die Vielkundigkeit gepriesen wird, hält Fragment 40[43] nichts von der Polymathie.

Fragment 45[44] lautet:

Der Seele Grenzen kannst du im Gehen nicht ausfindig machen, und ob du jegliche Straße abschrittest; so tiefen Sinn hat sie.

Fragment 46[45]: Eigendünkel nannte er fallende Sucht und das Gesicht trügerisch.

Die Leib-Seele-Beziehung ist durch Fragment 67a[46] gekennzeichnet:

Wie die Spinne, die in der Mitte ihres Netzes sitzt, merkt, sobald eine Fliege irgendeinen Faden ihres Netzes zerstört, und darum schnell dahin eilt, als ob sie um die Zerreißung des Fadens sich härmte, so wandert des Menschen Seele bei der Verletzung irgendeines Körperteiles rasch dahin, als ob sie über die Verletzung des Körpers, mit dem sie fest verbunden in einem bestimmten Verhältnis, ungehalten sei.

Der Logos ist Regulierer, er ermöglicht die Steuerungen und bekämpft das Sichverausgaben.

Der Seele Sinn[47] ist eigen, sich selbst zu mehren.

Die Vorstellung von der feuchten Seele drückt sich aus[48]:

Hat sich ein Mann betrunken, so wird er von einem unerwachsenen Knaben geführt, taumelnd, ohne zu merken, wohin er geht; denn feucht ist seine Seele.

Das Gegenstück[49]:

Trockner Glast: weiseste und beste Seele oder vielmehr trockne Seele weiseste und beste.

Hier zeigt sich deutliche inhaltliche Beziehung zu *Diogenes von Apollonia*.

Epicharm[50], der einen reinen Sinn mit der Reinheit des ganzen Körpers gleichsetzt (Fragment 26), sagt, alle Güter des Lebens, also Grundstücke, Häuser, Herrschaft, Reichtum, Schönheit und Stärke, seien bei einem verstandlosen Menschen lächerlich (Aphron), dann fährt er Fragment 44a fort:

Lüste aber sind für die Sterblichen gottlose Seeräuber; denn ins Meer versenkt ist gleich der Mann, der von Lüsten gefangen ist.

Alkmaion[51] *von Kroton* erkennt dem Menschen allein einen Verstand zu, er scheidet Denken vom Wahrnehmen im Gegensatz zu Empedokles. Bekanntlich hat *Chalcidius*[52] im Timaioskommentar geschildert, er habe als erster die Ausschneidung des Auges gewagt. Man hat behauptet, er habe den Opticus beschrieben, ja sogar die Kreuzung. Wir verweisen darauf, was in Heilkunde 24 gesagt wurde: wahrscheinlich hat er keine empirische Entdeckung gemacht, wie es *Schottky* 1943/44 annahm. *Schumacher* dachte wohl richtig, Alkmaion habe hier arterielle statt blutgefüllte Gefäße gesehen, und er wies darauf hin, daß die „angustae semitae" als Nerven kaum imstande seien, „naturalem spiritum" zu führen. Bei *Theophrast* sei daher von Poroi die Rede. Also handelt es sich nach *H. Magnus* um Hohlkanäle, nicht um den Opticus. Alkmaion vertrat die Gesundheitstheorie der Isonomie der Kräfte, während er in der Krankheit eine Monarchia sah. In Platons Phaidon wird er mit den Worten genannt[53]:

Das Hirn aber vermittelt die Wahrnehmungen des Hörens, Sehens, Riechens, und daraus entstehe Mneme und Doxa, aus Mneme und Doxa aber das Stillsein, gemäß dem die wahre Vernunft (Episteme) entstehe.

Alkmaion (sagte), im Gehirn sei das führende Prinzip (Hegemonikon) ...

Eine Stelle bei *Aetius* lautet[54]:

Empedokles[55] aus Akragas, der legendäre Wanderarzt, verlegte die Denkkraft ins Blut; Fragment 105 des Naturgedichts lautet:

Das Herz in des Blutes Fluten genährt, des entgegenspringenden, wo ja gerade das vorzüglich sitzt, was Denkkraft (Noema) genannt wird bei den Menschen. Denn das den Menschen ums Herz wallende Blut ist ihnen die Denkkraft.

Hippon[56] aus Metapont sagte nach Hippolytos:

Die Seele sei das Hirn oder Wasser. Denn auch das Sperma sei eine Erscheinung aus der Feuchte, aus der die Seele entstehe.

Der Pythagoreer *Philolaos* [57] nennt den Kopf als Prinzip des Verstandes, das Herz das der Seele und Empfindung.

Der Atomist *Demokrit* [58], dessen Euonkie-Vorstellung besonders auf *Asklepiades* später stark eingewirkt hat, kennt als oberstes Ziel seelischen Gleichgewichts die Eudaimonie. Sie äußert sich in „Orthosyne"[59] und „Polyphrosyne". Man kann dies übersetzen mit Geradsinnigkeit und zugleich Vielsinnigkeit. Auch er kennt die Megalopsychie, den hohen Sinn bei Bescheidenheit; er ist skeptisch, ob man den Dummen verständig machen kann, doch gebe es auch eine ungelernte Verständigkeit; manche Unverständige würden auch durch Mißgeschick verständig; das Tier bedarf der „Eustheneia", der Mensch aber der „Eutropie", also der Wohlbeschaffenheit des Wesens. Nur das Kind habe das Recht auf Begehrlichkeiten, nicht der Mann; heftige Begierden verblenden die Seele, Argwohn sei schlechter als Vorsicht, Lust und Unlust seien durch Zuträgliches und Unzuträgliches begrenzt. Psychotherapeutisch bedeutsam ist Fragment 191[60]:

Denn den Menschen wird Wohlgemutheit (Euthymia) zuteil durch Mäßigung (Metriotes) und des Lebens rechtes Maß (Symmetrie). Mangel und Überfluß pflegen umzuschlagen und große Bewegungen in der Seele zu verursachen. Die in großem Pendelschlag sich bewegenden Seelen sind weder wohlanständig noch wohlgemut. Auf das Mögliche also muß man den Sinn richten und mit dem Vorhandenen sich begnügen, ohne der Beneideten und Bewunderten viel zu achten und mit dem Gedanken ihnen anzuhaften; vielmehr muß man auf die Lebensschicksale schauen der Trübsalbeladenen und sich dabei wirklich vergegenwärtigen, was sie leiden, auf daß dir deine Lage und dein Besitz groß und beneidenswert erscheine und es dir nicht mehr begegne, weil du nach mehr begehrst, Übels zu erleiden in der Seele ...

II. Der Beginn der Wissenschaft

a) *Allgemeine und spezielle Psychopathologie im Corpus Hippocraticum*

1) Theoretische Vorstellungen über Lokalisation[1]:

Das *Corpus Hipp.* enthält zwei entgegengesetzte Theorien vom Sitz, also von der Lokalisation der Geisteskrankheit; gemeint ist die sogenannte Blut- und Hirntheorie.

Einmal wird betont, daß das Blut „alles" für den Verstand bedeute, daß seine Veränderungen Schlaf, Trunkenheit, Schwinden des Verstandes, Geisteskrankheiten etwa wie Phrenitis herbeiführen. Neben vielen verstreuten einzelnen Bemerkungen findet sich eine charakteristische Stelle in der Schrift „Über die Winde"[2]:

Ich meine zunächst, daß im Körper nichts mehr zum Verstand beiträgt als das Blut. Wenn das Blut in der gegebenen Verfassung bleibt, so bleibt auch der Verstand erhalten; er schlägt aber um, wenn sich das Blut verändert. Daß sich dies aber so verhält, dafür gibt es viele Beweise.

Erstens kann der Schlaf, der allen Lebewesen gemeinsam ist, zum Beweis des Gesagten dienen. Wenn nämlich den Körper Schlaf befällt, kühlt sich das Blut ab, denn der Schlaf kühlt von Natur. Hat sich das Blut aber abgekühlt, so geht sein Umlauf langsamer vonstatten. Das ist klar, denn der Körper neigt sich dann nach der Seite und wird schwer, alles Schwere strebt ja von Natur nach unten. Die Augen schließen sich, der Verstand ändert sich, und es stellen sich dabei gewisse andere Vorstellungen ein, die man Träume nennt.

In der Trunkenheit hinwiederum ist es ebenso. Wenn sich das Blut plötzlich vermehrt, artet das Gemüt und die dem Gemüt innewohnende Vernunft aus. Man vergißt seine augenblicklichen Übel und hofft auf ein zukünftiges Glück.

Ich könnte noch vieles andere Derartige anführen, wo die Blutveränderungen den Verstand umgestalten. Ist vollends alles Blut aufgewühlt, so schwindet der Verstand vollständig. Denn Wissen und Erkennen sind Gewohnheitssache. Weichen wir demnach von dem Gewohnten ab, so geht auch unser Verstand verloren ...

Damit im engsten Zusammenhang steht die Vorstellung vom Sitz des Verstandes im Herzen, das mit dem Blut zusammenhängt[3]:

Die Gnome des Menschen befindet sich in der linken Herzhöhle und herrscht über die übrige Psyche des Menschen.

Weit häufiger aber tritt das Gehirn als konstituierendes Organ der Seele auf; indes besitzt es noch nicht jene Prävalenz wie später bei Galen. In der sehr systematischen Epilepsieschrift wird festgestellt, daß „das Gehirn den Verstand darstellt",

Es nimmt die Sinnesempfindungen auf, vermittelt das Bewußtsein und ist daher auch Sitz der Ursache von Störungen der Sinneswahrnehmungen wie des Bewußtseins[4]:

Die Menschen müssen ferner wissen, daß uns von nirgends anders her Freude und Frohsinn, Lachen und Scherzen kommen als daher, woher auch Trauer und Kummer, Mißmut und Weinen herrühren. Durch dieses (Organ) erhalten wir in erster Linie die Sinnesempfindungen, durch dieses denken, sehen, hören und beurteilen wir das Häßliche und Schöne, das Böse und Gute, das Angenehme und Unangenehme, indem wir dies teils dem Herkommen nach unterscheiden, teils an seiner Nützlichkeit erkennen. Je nach den Umständen unterscheiden wir damit das Erfreuliche und Unerfreuliche, und deshalb gefällt uns nicht ein und dasselbe.

Durch eben dieses (Organ) geraten wir aber auch außer uns und delirieren wir. Ängste und Schreckbilder treten teils nachts, teils am Tag bei uns auf, ebenso Träume, unzeitige Irrtümer, unbegründete Sorgen, Unkenntnis über den gegenwärtigen Zustand, Ungewohntes und Unerfahrenheit. All dies widerfährt uns durch das Gehirn, wenn es nicht gesund ist, sondern wenn es entweder wärmer oder kälter, oder aber feuchter (durchtränkter) oder trockener geworden ist, als es seiner Natur entspricht, oder wenn es in irgendeinen anderen naturwidrigen Zustand, den es nicht gewohnt ist, geraten ist.

Schon durch ein Übermaß von Flüssigkeit (im Gehirn) kommen wir von Sinnen, denn wenn das Gehirn feuchter (durchtränkter) als normal wird, so muß es in Erregung geraten. Wenn es aber in Erregung gerät, so kann weder der Gesichts- noch der Gehörsinn in ruhigem Zustand verharren, sondern sie müssen bald dieses, bald jenes sehen und hören, und die Zunge muß das aussagen, was jene in jedem einzelnen Augenblick sehen und hören. Anderseits, solange das Gehirn in Ruhe verharrt, ist der Mensch auch bei Sinnen.

Ich glaube demnach, daß das Gehirn eine sehr große Macht im Menschen besitzt. Dieses ist es ja, welches uns, solange es gesund ist, über die von der Luft hervorgerufenen Eindrücke Aufschluß gibt. Die Luft ist es, die dem Gehirn die Sinnesempfindungen ermöglicht. Die Augen, die Ohren, die Zunge, die Hände und die Füße führen nur das aus, was das Gehirn (für richtig) erkannt hat. Denn jeder Körper hat (nur) so viel (Sinnes-) Empfindung, als er an der Luft Anteil hat. Das Gehirn ist anderseits der Vermittler zum Verstand. Wenn nämlich der Mensch die Luft eingeatmet hat, so gelangt diese zuerst in das Gehirn, und so verbreitet sie sich im übrigen Körper, nachdem sie im Gehirn ihre beste Kraft, und was an Empfindungs- und Erkenntnisvermögen in ihr war, zurückgelassen hat. Ginge sie nämlich zuerst in den Körper und dann erst in das Gehirn, so würde sie in den Fleischteilen und in den Adern das Unterscheidungsvermögen zurückgelassen haben, und sie würde erwärmt und keineswegs rein ins Gehirn gelangen, sondern mit der von dem Fleisch und dem Blut stammenden Feuchtigkeit vermischt sein, so daß sie nicht mehr vollkommen wäre.

Aus diesen Gründen behaupte ich, daß das Gehirn den Verstand darstellt.

Hier wird polemisch auf die Blut-Herztheorie eingegangen[5]. Herz und Zwerchfell sind im Gegensatz zum Gehirn nur wahrnehmende Organe[6]:

Das Zwerchfell dagegen führt seinen Namen (Gemüt) zu Unrecht, es verdankt ihn nämlich nur dem Zufall und dem Brauch, nicht aber der Wirklichkeit, ebensowenig der Natur. Ich wüßte auch nicht, welche Kraft dem Zwerchfell eigen wäre, so daß wir damit denken und empfinden könnten, ausgenommen, daß es hüpft und springt, wenn der Mensch unerwartet in große Freude oder Trauer versetzt wird. Weil es dünn und im Körper am straffsten gespannt ist und weil es keine Höhlung hat zur Aufnahme von irgend etwas Gutem oder Schlechtem, das ihm begegnet, wird es nur infolge seiner natürlichen Schwäche durch diese beiden (Gemütsbewegungen) erregt, denn es nimmt nichts früher als irgendeines der übrigen Organe des Körpers wahr, es führt demnach seinen Namen ohne Berechtigung, wie ja auch der Anhang des Herzens „Ohren" genannt wird, ohne etwas mit dem Gehör zu tun zu haben.

Andere behaupten wieder, daß wir mit dem Herzen auch denken und daß dieses das Organ sei, welches sich bekümmert und sich sorgt. Es verhält sich damit aber nicht so, sondern es zieht sich (bei Gemütsbewegung) geradeso wie das Zwerchfell zusammen, sogar noch mehr, und zwar aus folgenden Gründen. Vom ganzen Körper aus erstrecken sich nämlich Adern zum Herzen, und diese schließt es ab, so daß es wahrnimmt, wenn dem Menschen irgendein Schmerz oder eine Belästigung widerfährt. Denn wenn der Mensch betrübt ist, muß der Körper notwendigerweise sowohl zittern wie sich zusammenziehen, und wenn der Mensch sich übermäßig freut, muß ihm das gleiche nicht minder widerfahren.

Aus diesen Gründen haben das Herz und das Zwerchfell noch die meisten Wahrnehmungen; irgendwelche Sinnesempfindungen dagegen hat keines von beiden.

Für alle Sinnesempfindungen ist allein das Gehirn verantwortlich. Als erstes von allen Organen im Körper nimmt das Gehirn die Luftempfindung wahr. Daher bemerkt das Gehirn auch zuerst, wenn in der Luft irgendeine stärkere Veränderung durch die Jahreszeiten entsteht und wenn die Luft eine Änderung gegenüber ihrem sonstigen Zustand erfährt. Deshalb behaupte ich, daß (bei Witterungswechsel und bei Störung der Luftzufuhr zum Gehirn) auch die hitzigsten, schwersten, lebensgefährlichsten und für Unerfahrene sehr schwer erkennbaren Krankheiten das Gehirn befallen.

(Geistes-)Krankheiten entstehen also durch Zerrüttung des Gehirns[7]:

Die Zerrüttung des Gehirns dagegen entsteht durch Schleim und durch

Galle. Beide (Arten der Zerrüttung) wird man an folgenden Merkmalen erkennen können:

Diejenigen, die durch Schleim (im Gehirn) irre sind, sind friedlich und keine Schreier oder Lärmer.

Die andern dagegen, die durch Galle (im Gehirn) irre geworden sind, sind Übeltäter und Bösewichte, sie verhalten sich nicht ruhig, sondern tun immer irgend etwas Ungehöriges. Dies also sind die Ursachen (der Gehirnleiden), wenn sie fortgesetzt (chronisch) geisteskrank sind.

Wenn aber nur Schreckbilder und Furchtempfindungen auftreten, so entsteht solches infolge einer (vorübergehenden) Veränderung des Gehirns. Das Gehirn wird verändert, wenn es erhitzt wird. Erhitzt aber wird es durch Galle, falls diese sich aus dem Körper durch die blutführenden Adern nach dem Gehirn zu in Bewegung setzt. Die Furcht hält aber nur so lange an, bis die Galle wieder (aus dem Gehirn) in die Adern und in den Körper abgeflossen ist, dann hört sie auf.

Der Mensch wird anderseits zur Unzeit mißmutig und betrübt, wenn das Gehirn kalt und ungewöhnlich stark zusammengezogen wird. Diese (Veränderung) widerfährt ihm durch den Schleim. Durch diesen Zustand verlieren die Kranken ihr Gedächtnis.

Wenn aber einem das Gehirn plötzlich erhitzt wird, z. B. in der Nacht, so schreit und kreischt man. Das widerfährt wieder denen, die mit gelber Galle, nicht aber denen, die mit Schleim angefüllt sind.

Das Gehirn wird aber auch erhitzt und in Wallung gebracht, wenn das Blut in großer Menge in dasselbe eindringt. Diese große Blutmenge geht dann in die oben bezeichneten Adern zum Gehirn, wenn man zufällig ein furchterregendes Traumbild sieht und man (dadurch) in Schrecken versetzt wird. Wie bei einem Wachenden dann das Gesicht erglüht und die Augen sich röten, wenn er erschrickt und seine Gedanken auf irgend etwas Schlimmes gerichtet sind, so ergeht es einem im Schlaf. Ist man aber wieder erwacht und zu Verstand gekommen und hat sich das Blut wieder (aus dem Gehirn) in die Blutgefäße verteilt, so hört es (das Traumbild) auf.

2) Ursachen der Geisteskrankheiten:

In der Epilepsieschrift ergab sich, „daß die Zerrüttung des Gehirns durch Schleim und Galle" verursacht ist. Chronische Hirnleiden entstehen einmal infolge von Schleimverhaltung im Gehirn — hier handelt es sich um ruhige Geisteskranke, Spezialfall ist der Epileptiker — oder infolge von Gallenzufluß im Gehirn; diese Kranken sind unruhige Geisteskranke, speziell Hydrophobe. Neben diesen chronischen Leiden gibt es akute geistige Störungen; sie treten auf infolge vorübergehenden Zuflusses von Galle und von Hyperämie im Gehirn. Hier tritt neben Schleim und Galle (gemeint schwarze und gelbe Galle) das Blut als krankmachender Saft auf[8].

27

In der Epilepsieschrift hieß es: „Das Gehirn wird aber auch erhitzt und in Wallung gebracht, wenn das Blut in großer Menge in dasselbe eindringt."

Die rein somatische, humoralpathologische Grundlage als Ursache für alle Krankheiten und für die Geisteskrankheit ist evident[9]:

Alle Krankheiten entstehen, was die im Körper liegenden (Ursachen) anlangt, teils durch Galle, teils durch Schleim; was die von außen kommenden (Ursachen) anlangt, (so entstehen sie) durch Anstrengungen und Verwundungen, (und zwar) infolge der Wärme, die (die Galle und den Schleim) übermäßig erwärmt, infolge der Kälte, die sie übermäßig abkühlt, infolge der Trockenheit, die sie übermäßig austrocknet, und infolge der Flüssigkeit, die sie übermäßig feucht (wasserhaltig) macht.

Die Galle und der Schleim bilden sich zugleich mit den werdenden (Menschen) und sind stets im Körper vorhanden, sei es in größerer, sei es in geringerer Menge. Die Krankheiten (am Körper) verursachen sie aber sowohl infolge der Speisen und Getränke als auch infolge der Wärme, die sie übermäßig austrocknet, und infolge der Kälte, die sie übermäßig abkühlt.

oder[10]:

Alle Krankheiten bei den Menschen entstehen durch Galle und Schleim. Die Galle und der Schleim führen (dann) die Krankheiten herbei, wenn sie im Körper übermäßig ausgetrocknet, verwässert, erhitzt oder abgekühlt werden. Dies erleiden der Schleim und die Galle sowohl durch Speisen und Getränke als auch durch Anstrengungen und Verwundungen sowie durch Geruchs-, Gehörs- und Gesichts(einwirkungen) und durch Geschlechtsbetätigung, ferner durch die Hitze und die Kälte. Sie erleiden es dann, wenn irgendeine der genannten (Einwirkungen) nicht im richtigen Grad oder nicht in der gewohnten Weise, in zu großer Menge und Stärke oder in zu geringer Menge und Stärke, an den Körper herantritt. Die Krankheiten entstehen also bei den Menschen sämtlich aus diesen (Ursachen).

Galle und Schleim „führen die Krankheiten herbei" wenn Gelegenheitsursachen, von außen, wie Nahrung, Anstrengung, Verwundung, Sinneseindrücke, Sexualbetätigung oder Hitze und Kälte, auf den Menschen einwirken. Hitze und Kälte spielen hier die hervorragendste Rolle, insbesondere die Kälte und ihre ungünstige Einwirkung auf das Gehirn[11]:

Das Kalte ist feindlich den Knochen, den Zähnen, den nervösen Teilen, dem Gehirn und Rückenmark, das Warme ist nützlich (günstig).

oder[12]:

Der gesunde (Außen-)Körper, gewohnt, bedeckt zu sein, empfindet also aus dem Grund die Wärme angenehm und kann sie vertragen, weil er von der inneren Glut am weitesten entfernt, anderseits der äußeren Kälte am nächsten liegt. Das Gehirn, und was von diesem ausgeht, fühlt sich durch das

Kalte beschwert, freut sich dagegen über das Warme, auch wenn es selbst von Natur kälter und fester ist und der größte Teil von ihm von der inneren Glut weit entfernt liegt.

In gleicher Weise auslösend wirken Gifte miasmatischer Art (vgl. Hydrophobie) oder toxisch wirkende Substanzen, wie die Mandragorawurzel und Wein. Auch Affekte können zur Geisteskrankheit führen[13].

Diese „im Körper liegenden Ursachen" sind qualitative, da das Corpus Hippocraticum das konstitutionelle Moment im Zusammenhang mit den Säften außerordentlich stark betont[14]:

Der Körper des Menschen enthält in sich Blut, Schleim, gelbe und schwarze Galle, und diese (Säfte) machen die Natur (Konstitution) seines Körpers aus, und wegen dieser (Säfte) ist er krank oder gesund.

Gesund ist er besonders dann, wenn diese Säfte nach Wirkungskraft und Menge im richtigen Verhältnis stehen und vollständig miteinander vermischt sind; krank aber ist er, wenn irgendeiner von diesen in geringerer oder größerer Menge im Körper vorhanden ist oder sich vom Körper absondert und wenn einer nicht mit allen (Säften) vermischt ist[15].

Notwendigerweise wird nämlich, wenn sich irgendeiner davon absondert und für sich allein auftritt[16], nicht allein die Stelle, von wo er seinen Ausgang nahm, krank, sondern auch die Stellen, wo er zum Stehen kommt und wohin er sich ergießt, müssen durch die übergroße Anschoppung Schmerz und Krankheit verursachen. Ferner, wenn irgendeiner dieser (Säfte) in größerer Menge aus dem Körper ausfließt als (davon) zuströmt, so verursacht die Entleerung desselben Schmerz, und wenn diese wiederum im Innern des (Körpers) eine Entleerung, eine Veränderung und Absonderung von den übrigen (Säften) hervorgerufen haben, so besteht bei dem Betreffenden die starke Notwendigkeit, daß er nach dem Gesagten doppelten Schmerz verursacht, sowohl an der Stelle, von wo der Saft ausgegangen ist, wie an der, wo er die Oberhand bekommen hat.

Wenn ich gesagt habe, ich würde von dem, was nach meiner Behauptung der Mensch ist, beweisen, daß es immer dasselbe sei, sowohl nach (Sprachge-)brauch als auch nach Natur, so behaupte ich denn, daß der Mensch aus Blut, Schleim, gelber und schwarzer Galle besteht. Und erstens, behaupte ich, sind die Bezeichnungen (Namen) dieser Säfte nach (Sprachge)brauch definiert worden, und keinem von ihnen kommt der gleiche Name zu; weiterhin: die Erscheinungsformen derselben sind naturgemäß verschieden, weder gleicht der Schleim irgendwie dem Blut noch das Blut der Galle, noch die Galle dem Schleim. Wie sollten nämlich diese einander gleichen, wenn doch weder ihre Farbe dem Auge sich gleich zeigt noch sie (selbst) bei Berührung mit der Hand gleich erscheinen? Sie sind nämlich weder gleichmäßig warm noch kalt, noch trocken, noch feucht. So folgt notwendig, daß (diese Säfte), wo sie ihrer Erscheinung und ihrer Wirkung nach so erheblich voneinander verschieden sind, nicht eins sind, wenn anders nicht etwa Feuer und Wasser ein und dasselbe sind[17].

Wärme und Kälte, als kosmische Kräfte in den Jahreszeiten wirkend, lassen die durch die Säftemischung bedingten Konstitutionen des Menschen in Gesundheit und Krankheit variieren[18]:

Der Schleim nimmt im Menschen während des Winters zu, denn er ist von allen im Körper enthaltenen (Säften) dem Winter am meisten entsprechend, er ist nämlich am kühlsten. Ein Beweis dafür, daß der Schleim am kühlsten ist: wenn man etwa Schleim, Galle und Blut anfaßt, wird man finden, daß der Schleim am kühlsten ist. Er ist jedoch sehr klebrig und wird am meisten unter Anstrengung herausbefördert, aber nach der schwarzen Galle. Was aber gewaltsam herausbefördert wird, wird wärmer unter dem Einfluß der Kraftanstrengung. Aber trotzdem und in Berücksichtigung alles dessen erweist sich der Schleim seiner Natur nach als der kühlste Saft.

Daß aber der Winter den Körper mit Schleim anfüllt, kann man aus folgenden (Beobachtungen) erkennen: zur Winterszeit spucken und schneuzen die Menschen besonders schleimig; ebenso entstehen die weißen Anschwellungen am meisten zu dieser Jahreszeit und auch die übrigen Schleimkrankheiten.

Im Frühjahr ist der Schleim im Körper noch stark, und das Blut nimmt zu, es läßt nämlich die Kälte nach, und Regen stellt sich ein. Das Blut aber nimmt infolge der Regengüsse und der warmen Tage zu; dieser Teil des Jahres ist ihm nämlich der Natur nach am meisten entsprechend, denn er ist feucht und warm. Das kann man aus folgenden (Beobachtungen) erkennen: die Menschen werden im Frühjahr und Sommer am meisten von Darmkatarrhen befallen, sie bekommen Nasenbluten, sie sind am wärmsten und von geröteter Hautfarbe.

Im Sommer hat das Blut noch Kraft, und die Galle erhebt sich im Körper und das zieht sich bis zum Herbst hin. Zur Herbstzeit aber nimmt das Blut ab, denn der Herbst ist ihm seiner Natur nach entgegengesetzt. Die Galle hingegen beherrscht während des Sommers den Körper und auch den Herbst. Das kann man aus folgenden (Beobachtungen) entnehmen: die Menschen brechen von selbst zu jener Jahreszeit Galle aus, und beim Einnehmen von Abführmitteln werden sehr viel gallige Bestandteile ausgeschieden. Klar erkennbar ist dies aber auch an den Fiebern wie an der Hautfärbung der Menschen. Der Schleim dagegen ist im Sommer verhältnismäßig am unbedeutendsten, denn diese Jahreszeit ist ihm seiner Natur nach entgegengesetzt, weil sie trocken und heiß ist.

Das Blut aber wird im Herbst am wenigsten im menschlichen Körper; denn der Herbst ist trocken und beginnt bereits den Menschen abzukühlen. Die schwarze Galle hingegen ist während des Herbstes in größter Menge vorhanden und am stärksten wirksam. Wenn aber der Winter herannaht, wird die Galle abgekühlt und nimmt ab, und anderseits nimmt der Schleim wieder infolge der Menge der Regenfälle und infolge der Länge der Nächte zu.

Alle diese (Säfte) enthält also der Körper des Menschen zu jeder Zeit, aber infolge des Einflusses der Jahreszeit werden sie bald verhältnismäßig stärker, bald schwächer (wirksam), ein jeder nach der Reihe und nach seiner Natur. Wie nämlich das Jahr als Ganzes an allen Eigenschaften, an Warm und Kalt, Trocken und Feucht seinen Anteil hat — nichts könnte nämlich auch nur die kürzeste Zeit ohne all das, was in dieser Welt ist, fortbestehen, sondern wenn auch nur etwas fehlte, würde alles verschwinden; denn auf Grund der gleichen Naturnotwendigkeit ist alles zusammengesetzt und ernährt sich alles gegenseitig —, so würde auch, wenn aus dem Menschen etwas von diesen (Säften), die sich zu seiner Entstehung vereinigt haben, fehlte, der Mensch nicht (weiter) leben können.

Während des Jahres herrscht bald der Winter am meisten vor, bald der Frühling, bald der Sommer, bald der Herbst. So herrscht auch im Menschen bald der Schleim am meisten vor, bald das Blut, bald die Galle, zunächst die gelbe, dann die sogenannte schwarze Galle. Der deutlichste Beweis dafür ist: wollte man demselben Menschen viermal im Jahr dasselbe Abführmittel eingeben, so wird er im Winter am schleimigsten erbrechen, im Frühjahr am feuchtesten (flüssigsten), im Sommer am galligsten, im Herbst am dunkelsten (schwarzgalligsten).

3) Allgemeine Bezeichnungen für Geisteskrankheit:

Hermann Nasse[19], der sich als ersten Autor bezeichnet, der den Versuch gemacht hat, in der Lehre von den Geisteskrankheiten im Corpus Hippocraticum eine Systematik aufzustellen, spricht von ,,Delir''. Es habe verschiedene Arten und Namen. Später hat sich diese Vorstellung erhalten, wobei aber dieser Delirbegriff einen modernen Akzent erhalten hat, etwa im Sinn der französischen Psychiatrie des 18. und 19. Jahrhunderts. Will man diesen Begriff für das Corpus Hippocraticum weiterverwenden, muß man seinen Inhalt so allgemein fassen, wie er der lateinischen Bezeichnung: delirare = von der Norm abweichen, gleich ver-rückt, entspricht, wobei Fieber vorhanden sein kann oder nicht.

Im Corpus Hippocraticum findet sich eine Reihe Bezeichnungen, die damit identisch sind, so Paraphrosyne (παραφροσύνη), Paraphron (παράφρων), Paraphos (παράφος), Parakruein (παρακρούειν), Paralegein (παραλέγειν), Paranoein (παρανοεῖν), Parapaiein (παραπαίειν), Parakoptein (παρακόπτειν), Parenechthein (παρενέχθειν), Paralêresis (παραλήρησις), Mainesthai (μαίνεσθαι), Ekmainein (ἐκμαίνειν). Auch Mania ist keineswegs eine Spezialerkrankung, sondern bedeutet meistens allgemein Geisteskrankheit, Wahnsinn, mit der engeren Bezeichnung von furiosen, meist symptomatischen Zuständen.

4) Spezielle Nosologie der Geisteskrankheiten:

Mit der Aufnahme einer spezielleren nosologischen Thematik verbindet sich die Notwendigkeit der Untersuchung, ob und in welcher Weise man im Corpus Hippocraticum von umrissenen und begrifflich einwandfreien Krankheitsbezeichnungen reden kann. Um diese Frage zu klären, muß man eine kurze Übersicht über den Entwicklungsstand dieser Forschung geben.

Es ist das Verdienst P. Lains[20], eine Synopse dieser Thematik in seinem Werk über Geschichte der klinischen Medizin gegeben zu haben. Besteht, so muß man fragen, eine ähnliche oder gleichartige Beziehung zwischen dem, was im Hippokratischen Werk als Nousos oder Nosema bezeichnet wird, und unserem heutigen Krankheitsbegriff? Die historische Tradition von *Galen* aufwärts bis zu *E. Littré* schien dieser Auffassung zu sein. Schon bei Nennung Nasses bemerkten wir, daß er den Delirbegriff der Antike dem seiner Zeit anzupassen versuchte. Littré hat diese Richtung der Interpretation in weitestem Sinne ausgebildet. Daher lautet seine Fragestellung wörtlich so:

Zu welchen Krankheiten ganz allgemein hat man die Krankengeschichten zu rechnen, die Hippokrates in den Epidemien berichtet hat? Was soll man unter Kausos, Phrenitis und Lethargus verstehen?[21]

Littré, so berichtet Lain, und dies geht aus dessen „Argument" zu Buch I und III der Epidemien deutlich hervor, hat diese Frage minutiös untersucht, und zwar an Hand des Studiums der remittierenden und kontinuierlichen Fieberbeschreibungen; er versucht, sie der Nomenklatur seiner Zeit um 1840 zur Seite zu stellen. Er kommt zum Ergebnis, daß einmal die hippokratischen Beobachtungen sich auf keine Krankheit anwenden lassen, die man damals in Paris ärztlich zu sehen gewohnt war, daß aber das andere Mal diese Beobachtungen den Fieberarten in warmen Ländern entsprächen. Er zitiert aus einem entsprechenden Fieberwerk Maillots[22] von 1836 entsprechende ähnliche Stellen und identifiziert nun dessen „fièvre pernicieuse, comateuse, pseudo-continue au début gastro-céphalite" mit den hippokratischen Beobachtungen. Verlauf und Physiognomik der beiden Krankheiten ähnelten sich, so meint er. Auch *M. J. Clarks*[23] Beobachtungen von 1773 in heißen Ländern und *M. W. Twinnings*[24] Untersuchungen in Bengalen zeitigten das gleiche Ergebnis. Insbesondere bei Untersuchung der Details sieht Littré einen hypochondrischen Status beschrieben, der den Beschreibungen etwa *Petits* und *Bouillauds* nicht geläufig ist. Das gleiche gelte für die Beobachtungen der Kliniker *Chomel*[25] und *Genest* um 1834. Bei den Truppenerkrankungen während der Expedition in Morea fanden sich aber jene hypochondrischen Bilder, von denen Hippokrates spricht. Littré schließt endlich, die Phrenitis sei durchaus kein Symptom verschiedener Krankheiten, vielmehr eine echte Variation jener eben genannten Fieberarten. Sie stehe in engem Zusammenhang mit dem Kausos, wie auch Galen beide Krankheiten zur selben Wesenheit gerechnet habe. Er weist auf Pitschaft hin, der in Hufelands[26] Journal 1834 (April) von Phrenitis redet:

... Diese Phrenitis konnte sich zu jeder anderweitigen Entzündung und zu jedem Fieber im höhern Fortgange der Krankheit gesellen — daher man sehr Unrecht tut, anzunehmen, die Alten hätten mit Phrenitis unsere Gehirnentzündung bezeichnen wollen ...

Und einige Sätze weiter fährt der Autor fort:

Da man nun angefangen hatte, Enzephalitis auch Phrenitis zu nennen, so erkor man sich, um die Delirien zu bezeichnen, das Wort Phrenesis, Phrenetiasis, und hat den Begriff noch unsicherer gestellt.

Littré anerkennt, daß der Autor und mit ihm *Simon-Heidelberg*[27] 1834 die Phrenitis von enzephalitischen und meningitischen Erkrankungen expressis verbis abtrennt, da nach seiner Ansicht ein eigenes Krankheitsbild dieses Namens bestehe. Die Definition der Phrenitis habe daher zu lauten: délire aigu avec fièvre intense, carphologie et pouls petit et serré.

Lain nennt diese Forschungsrichtung Littrés palaeodiagnostisch. Ein solches Verfahren sei nur teilweise gültig. Die Grundfrage bleibe, ob die Krankheitsbegriffe der beiden auseinanderliegenden Zeitepochen unbedenklich gleichgesetzt werden könnten. O. *Temkin*[28] hat dieser Auffassung Littrés widersprochen. Weder seien nousos und Krankheit noch diagignoskein und diagnostizieren in unserem Sinne das gleiche; Littrés Auffassung wird als ahistorisch bezeichnet.

Temkin geht aus von jenem Satz der Diätschrift[29] bei akuten Krankheiten, der lautet:

Diejenigen, die das Buch der knidischen Sentenzen geschrieben haben, haben genau dargelegt, was die Kranken bei der jeweiligen Krankheit leiden und welchen Verlauf einige davon nahmen; in solcher Begrenzung könnte auch ein Nicht-Arzt eine genaue Beschreibung geben, wenn er sich sorgfältig informierte bei den Kranken über alles, was sie durchmachen. Aber was der (richtige) Arzt lernen soll, ohne daß es ihm der Kranke sagt, ist großenteils unerwähnt geblieben. Indessen sind diese Kenntnisse verschieden entsprechend den Fällen, und einige davon haben Bedeutung für die Deutung der Zeichen.

... Einige (der alten Ärzte) haben wohl gewußt von der Verschiedenartigkeit der jeweiligen Krankheiten, auch von ihrer Unterteilung; wollten sie aber exakt die Verschiedenheiten jeder Krankheit aufzeigen, so mißlang es ihnen.

Mit anderen Worten: das Polytrope in seiner Aufzählung langte beim Studium der typischen Modalitäten nicht.

Temkin benutzte nun einen historischen Forschungsansatz. Zwar bezweifelt er nicht das Bestehen echter Krankheitsbegriffe wie etwa Phthisis, Ophthalmie, Dysenterie, Dreitagefieber usw., aber er ist nicht der Auffassung, daß eine solche allgemeine Begriffsbildung das Wesentliche ist. Vielmehr weist er darauf hin, daß die adjektivischen Wortbildungen, also etwa phrenitisch statt Phrenitis, vorherrschten und daß man gerade diesen Unterschied genau beachten müsse. Während für uns „diagnostizieren" bedeutet: Einordnung des beschriebenen Falles in die jeweilige Krankheitseinheit, bedeutet dies für die Hippokratiker Ordnung der individuellen

Krankheitsprozesse innerhalb der allgemeinen Regelmäßigkeit der Natur. In gleicher Weise ist dann Zeichen nicht Zugehörigkeitssymptom zu der oder jener Krankheitsspecies, sondern das, was sich am Kranken zeigt, was seine individuelle Vitalität alteriert, was zu etwas Außernatürlichem führt.

Auf das Gebiet der Psychopathologie angewandt, hieße dies also: es gibt zwar phrenitische Zustände individueller Art, es gibt aber wohl kaum oder nur selten „die" Phrenitis. Inwieweit dieser Standpunkt zutrifft, wird bald dargelegt werden können.

Lain folgert jedenfalls: Littrés Ahistorizität des palaeodiagnostischen Verfahrens liefert uns dem Pragmatismus aus.

Das historistische Verfahren Temkins vereinzelt die geschichtliche Einmaligkeit zu stark, so daß ihre Data überhaupt unvergleichbar werden. Damit ist freilich zunächst einmal der pragmatistische Irrtum beseitigt. Auf der anderen Seite aber gerät die Möglichkeit der Annahme einer typisierenden Denkweise ins Hintertreffen. Mehr noch! Die Vision des Vaters der Medizin würde wie eine Fata morgana verschwinden.

Wie also kann der Weg weiterführen? Lain hat dies dargelegt. Hinter den scheinbar nur vorhandenen Vereinzelungsbeschreibungen und Aufzählungen adjektivischen Charakters taucht das Bedürfnis auf, zu allgemeinen Begriffen zu gelangen, die den modus aegrotandi erfassen, die also modi typici herausarbeiten. Grammatisch wird dann aus den Adjectivis das Substantivum Kausos, Phrenitis, Lethargus, und aus den Kausischen, Lethargischen, Phrenitischen wird doch eine Phrenitis, ein Kausos, ein Lethargus. Die Hilfsbegriffe, die zu dieser typisierenden Denkweise den Weg weisen, sind die Begriffe Eidos, Tropoi und Katastasis. Diesen Weg einer sich entwickelnden kategorialen Bestimmung wollen wir hier nicht reproduzieren; der Leser mag ihn bei Lain [30] nachvollziehen. Das uns interessierende Endergebnis ist jedenfalls: Im Hippokratischen Werk beginnt die philosophische Auseinandersetzung zwischen Allgemeinem und Einzelnem zugunsten der allgemeinen philosophischen Begrifflichkeit, ohne die das notwendige typisierende Denken des Arztes nicht auskommen kann. Wie dies nun im einzelnen zu tatsächlichen nosologischen Begriffen führen wird, soll innerhalb der Psychopathologie gezeigt werden.

Die durch Littrés und Temkins Theorien geschaffenen Etappen der Interpretation hippokratischer Begriffe ergeben folgende Vorsichtsmaßregeln:

Ein Vergleich von Krankheit im Altertum und Krankheit unserer Zeit ist nicht statthaft. Das lehrt Littrés Vorgehen. Die Auseinandersetzung Lains mit der Theorie Temkins führt zur Annahme eines nosologischen Denkens systematischer Art, wenn auch, wie Lain ausdrücklich sagt, „inchoative tantum", also gewissermaßen erst im Beginn. Das Zeitalter Platons ist noch nicht angebrochen. Platon [31] selbst hat allerdings im Phaidros wohl diesen philosophischen Frühling der Allgemeinbegriffe bei Hippokrates geahnt. Wir können also von echten nosologischen Typisierungen reden, dürfen aber keinesfalls, wie Pitschaft richtig bemerkte, diese Begriffe nun wieder im Sinne Littrés mit unseren heutigen Krankheitsbildern und -einheiten gleichsetzen. Die Fragestellung, ob Phrenitis etwas Typhöses, ob sie eine Enzephalitis, eine Meningitis sei, ist ebenso unwissenschaftlich wie die Gleichsetzung von Hypochondrie unserer Tage mit jenen hypochondrischen Beschreibungen, die von der Antike bis zum Barock laufen.

a) Phrenitis

Die Phrenitis ist eine der am häufigsten genannten Krankheiten der Antike und hat bis heute zu den verschiedensten Vermutungen geführt im Hinblick auf moderne, ihr ähnliche Krankheitsbilder. Alles was von *Nasse, E. H. Döring, Friedr. Falk, J. L. Heiberg*[32] u. a. über diese Erkrankung gesagt wurde, ist ambivalent, weil es zum mindesten im Corpus Hippocraticum keine engere Umschreibung gibt. Auch in den folgenden Jahrhunderten bleibt sie eine Krankheit ohne einheitliche Krankheitsgenese und kann vielerlei Ursachen haben. Will man den Versuch machen, eine nicht allzu künstliche Systematik innerhalb des Corpus Hippocraticum aufzustellen, so vermag man etwa mit allem Vorbehalt folgendes festzustellen:

In den verschiedenen Schriften des Corpus Hippocraticum kann man eine offenbar primäre Phrenitis von einer sekundären unterscheiden. Bei der primären oder idiopathischen Phrenitis spielt vorwiegend die Galle eine pathogenetische Rolle[33]:

Mit der Phrenitis verhält es sich folgendermaßen. Das im Menschen enthaltene Blut trägt am meisten zum Denken bei, einige sagen, alles. Wenn nun in Bewegung gesetzte Galle in die Adern und das Blut fließt, so stört sie den Blutlauf, zersetzt das Blut und durchwärmt es gegenüber seiner gewöhnlichen Zusammensetzung und Bewegung; ist es aber durchwärmt, so durchwärmt es auch den ganzen übrigen Körper, der Betreffende ist (dadurch) von Sinnen und nicht bei sich infolge der Stärke des Fiebers, der Blutzersetzung und der (Blut)bewegung, die nicht wie gewohnt vor sich geht.

Es gleichen die von Phrenitis Befallenen in bezug auf ihren gestörten Geisteszustand am allermeisten den Schwarzgalligen; denn die Schwarzgalligen bekommen, wenn das Blut durch Galle und Schleim verdorben ist, die Krankheit und kommen von Sinnen, manche werden auch geisteskrank. Bei der Phrenitis ist's ebenso. Die Geistesstörung und der Wahnsinn sind aber um so geringer, je schwächer (wirksam) die Galle gegenüber der (sonst vorhandenen) Galle ist.

Zu diesen theoretischen Erörterungen korrespondiert eine andere Stelle[34]:

Wenn jemand Phrenitis befällt, so befallen ihn anfangs ein gelindes Fieber und Schmerz in der Oberbauchgegend, und zwar mehr auf der rechten Seite, in der Gegend der Leber. Wenn der vierte und fünfte Tag gekommen ist, so werden das Fieber und die Schmerzen heftiger, die Haut wird etwas gallig und es tritt (akutes) Irresein auf.

Einem solchen Kranken gebe man gegen die Schmerzen dieselben Mittel wie einem an Brustfellentzündung erkrankten und wärme ihn (an der Stelle), wo der Schmerz sitzt. Man behandle den Leib und tue im übrigen dasselbe (wie bei Brustfellentzündung), vom Getränk abgesehen. Als Getränk verabreiche man alles beliebige außer Wein, oder man gebe Essig, Honig und Wasser. Wein ist für einen Delirierenden nicht zuträglich, weder bei dieser noch bei den übrigen (genannten) Krankheiten.

Es ist zuträglich, wenn man bei dieser Krankheit (den Kranken) vom Kopf abwärts mit reichlichem und warmem Wasser wäscht, denn indem der Körper aufgeweicht wird, tritt zugleich mehr Schweiß auf, der Stuhl und der Urin gehen ab und (der Kranke) erhält wieder mehr die (geistige) Herrschaft über sich selbst.

Die Krankheit entsteht durch Galle, wenn diese in Bewegung kommt und sich an den Eingeweiden und am Zwerchfell festsetzt. Sie entscheidet sich frühestens am siebenten, längstens elften Tag. Auch hier kommen nur wenige davon; auch sie schlägt gern in Lungenentzündung um, und wenn sie in diese umgeschlagen ist, kommen nur wenige davon.

oder über die Todesursache der Phrenitis [35]:

An Phrenitis sterben die Leute auf folgende Weise: während des Krankheitsverlaufs sind sie stets von Sinnen, weil das Blut verdorben ist und nicht mehr die gewohnte Bewegung macht. Da sie nun von Sinnen sind, nehmen sie von den ihnen dargereichten (Speisen) keine nennenswerten Mengen zu sich. Wenn die Zeit weiter vorrückt, siechen sie dahin und nehmen ab, teils infolge des Fiebers, teils weil sie keine Nahrung zu sich nehmen, und zwar schwinden zuerst die äußersten Teile an den Gliedern und werden kalt, später auch die ihnen am nächsten gelegenen Teile. Kälte, Fieber und Schmerzen beginnen so aufzutreten. Sobald das Blut in den Adern durch den Schleim abgekühlt ist, verändert es sich, es zieht sich in großer Menge bald hierhin, bald dorthin, der Betreffende zittert, schließlich wird alles kalt, und der Kranke stirbt.

Die oben angeführte Stelle kann indessen auch als sekundäre Phrenitis angesehen werden, da hier im besonderen die Zwerchfellgegend und die Präcordien als Ausgangspunkte der Erkrankung angegeben werden. Die klassische Stelle, in der die Phrenitis aus anderen Krankheiten hervorgeht oder ihnen folgt, lautet folgendermaßen [36]:

Phrenitiden:

Die Phrenitiden entstehen auch aus anderen Krankheiten. Der Leidenszustand ist folgender: das Zwerchfell schmerzt, so daß man in diese Gegend die Hand nicht legen kann; Fieber, und sie sind von Sinnen (ekphrones); starrer Blick und ähnliche Zustände wie bei den Pneumoniekranken, wenn diese ebenfalls von Sinnen sind ... Die Krankheit ist lebensgefährlich, man stirbt am dritten Tag oder am fünften oder am siebenten. In dem Fall, wo die Krankheit milder verläuft, entscheidet sich der Zustand wie eine Lungenentzündung.

oder [37]:

Diejenigen Geisteskranken mit Zittern, undeutlichem Bewußtsein und mit Umsichgreifen der Hände sind meist phrenitisch (Phrenitikai bezogen auf Paracrusais) wie auch Didymarchos in Kos.

Sehr wahrscheinlich handelt es sich bei der Phrenitis um ein akutes Krankheitsbild. Hohes Fieber, delirante Zustände in modernem Sinn, Trübung des Bewußtseins, Zittern, Konvulsionen, Umsichgreifen der Hände, schwarzes und kupfergrünes Erbrechen, weiße torpide oder dünne Stühle kennzeichnen sie. Aber auch von nachfolgender Geisteskrankheit wird gesprochen oder von zurückbleibenden Nervenleiden, wie etwa Taubheit[38]. Jedes Fieber oder andere Krankheiten können zur sekundären Phrenitis führen, aber auch die Phrenitis selbst kann in Pneumonie übergehen.

b) Lethargus

Die bei *Caelius Aurelianus* im engsten Zusammenhang mit der Phrenitis geschilderte Schlafsucht, der Lethargus, zeigt im Corpus Hipp. keinen Zusammenhang mit Phrenitis, wohl aber mit der Pneumonie, die wiederum, wie sich bei der Phrenitis ergab, in Phrenitis übergehen kann und umgekehrt. Lethargus ist eine Erkrankung des mittleren Lebensalters[39]:

Bei denen, die über die Jugendblüte hinaus sind, gibt es Engbrüstigkeit, Seitenstechen, Lungenentzündung, Schlaffieber (Lethargus), Phrenitis, Brennfieber (Kausos) usw. . . . .

Das Zustandsbild der Lethargiker wird folgendermaßen dargestellt[40]:

Die im Schlaffieber (Lethargus) Liegenden zittern bei Berührung der ärztlichen Hand, sind schlafsüchtig, mißfarbig, aufgedunsen, haben einen trägen Puls, gequollene Säcke unter den Augen; sie bekommen Schweiße und gallig unverdaute Darmausleerungen oder haben ganz verstopftes Gedärm, lassen Harn und Kot unbewußt unter sich gehen. Ihr Harn sieht aus wie Harn vom Lastvieh; sie verlangen weder Getränk noch andere Dinge; kommen sie zum Bewußtsein, so klagen sie über schmerzhaftes Genick und pfeifende Geräusche in den Ohren. Alle Kranken, die aus dem Schlaffieber gerettet werden, bekommen in der Regel Eiterherde im Inneren.

Über diese Eiterherde hat man lange gestritten. Noch *Rivière*[41] bemerkt polemisch, daß diejenigen, die vom Lethargus gerettet wurden, niemals an Empyem erkrankt seien. Einen Aufschluß mag vielleicht eine andere Stelle über den Lethargus geben, die die Ähnlichkeit des Lethargus mit der Pneumonie betont[42]:

Die Lethargus genannte Krankheit.

Es befällt einen Husten, man wirft einen reichlichen und wässerigen Auswurf aus, redet irre, und wenn das Irrereden aufgehört hat, schläft man und hat einen übelriechenden Stuhl.

Einen solchen muß man Gerstenschrotwasser, dazu einen edlen Weißwein trinken und als Krankensuppe Gerstenschleimsaft genießen lassen; man mische Granatapfelsaft hinzu. Der Kranke trinke einen edlen Weißwein dazu und bade nicht. Ein solcher stirbt innerhalb 7 Tagen; falls er aber diese übersteht, wird er wieder gesund.

oder[43]:

Bei von Lethargie Befallenen ist der (Krankheits-) Zustand der nämliche wie bei der Lungenentzündung, aber schwerer, und (der Kranke) ist von einer feuchten Lungenentzündung nicht sehr weit weg; die Krankheit verläuft aber viel langsamer. (Der Kranke) leidet an folgendem: es suchen ihn Husten und Koma heim, er befördert reichlich feuchten Auswurf nach oben, er ist recht entkräftet. Wenn der Tod bevorsteht, gehen reichlich feuchte Darmentleerungen ab. Für einen solchen besteht nur eine ganz geringe Hoffnung davonzukommen, gleichwohl bewirke man bei ihm möglichst viel Auswurf und erwärme ihn. Er enthalte sich des Weins. Wenn er aber mit dem Leben davonkommt, bekommt er ein Empyem.

Littré bemerkt in seinen „arguments" zu den Koischen Vorhersagungen, daß der Lethargus im Corpus Hippocraticum mit den Beobachtungen Clarks an schlaf-kranken afrikanischen Negern zu vergleichen sei. Grundsätzlich ist vor solchen Analogien zu warnen.

Der Lethargus und die nachfolgenden Krankheitsbilder des Koma und des Katochos haben keine eigentliche Beziehung zu den Geisteskrankheiten oder Geistesstörungen im Corpus Hippocraticum. Sie finden hier ihre Erwähnung und im Hinblick auf die weitere Tradierung in den Jahrhunderten, innerhalb deren die dargestellten psychopathologischen Erscheinungen fast ausnahmslos auf diese Grundformen zurückweisen, weil sie Beziehung zur Phrenitis oder zu spasmodisch-convulsionistischen Erscheinungen erhalten können. Der Begriff des Katochos oder der Katoché verbindet sich darüber hinaus schon im Corpus Hippocraticum mit Vorstellungen von Rigidität.

c) Koma

Es erscheint im Corpus Hippocraticum eng mit dem Lethargus verwandt, aber auch im Zusammenhang mit Phrenitis. Gemeint ist stets ein tiefer Schlaf oder eine Schlafsüchtigkeit bei Krankheiten, die mit Fieber einhergehen; also etwas Symptomatisches[44]:

Am meisten komatös waren die Phrenitiker und die vom Brennfieber Befallenen, aber auch alle, die von den anderen sehr großen Erkrankungen, soweit sie mit Fieber einhergingen, ergriffen waren. Beständig begleitete die meisten entweder eine tiefe Schlafsucht (Koma), oder sie lagen im spärlichen Schlummer.

Häufig tritt Koma (komatöser Zustand) mit spasmodischen Erscheinungen auf; sie werden als malignes Zeichen gewertet[45] oder verbunden mit Stumpfsinn und Starrsucht dargestellt[46]:

Anfälle von Schlafsucht (Koma), Stumpfsinn und Starrsucht (Katochus) mit wechselnden Auftreibungen der Unterrippengegenden ...

d) Katochus

Ähnlich wie Koma bedeutet auch Katochus oder Katoché einen symptomatischen Zustand, in dem convulsionistische und rigide Erscheinungen abwechseln oder ineinander übergehen. Häufig ist Katochus Ausdruck von Krankheitssteigerung[47]:

Krankheitssteigerungen unter dem Zeichen der Krampfsucht gehen in Starrsucht über (Katoché).

Andere Verbindungen sind die mit Kopfschmerzen[48]:

Die Kranken mit Kopfweh, die in Starrsucht darniederliegen, verstopften Unterleib, wilden Blick, blühende Farbe haben, werden in Rückenstarrkrampf geraten.

oder mit Erscheinungen von Sprachlosigkeit[49]:

Sprachlosigkeit und Auflösung der Kräfte und Starrsucht (Katochos) ist unheilvoll.

Der Begriff oder das Wort „Katalepsis" taucht im Corpus Hippocraticum noch nicht auf.

e) Epilepsie

Die Epilepsie ist neben der Hydrophobie diejenige Geisteskrankheit, die im Corpus Hippocraticum eine eigene Abhandlung besitzt und in auffallend systematischer Weise dargestellt ist. Sie enthält zugleich allgemeine grundsätzliche theoretische Vorstellungen über Geisteskrankheiten.

In besonderen Kapiteln werden in der Epilepsieschrift erste und auslösende Ursachen, anatomisch-physiologische Grundlagen, pathogenetische Entstehung, epileptische Konstitution und der epileptische Anfall deutlich unterschieden.

Grundursache ist die Vererbung der schleimigen Konstitution, auf der die Epilepsie beruht[50]:

Diese und die anderen Krankheiten nehmen ihren Anfang infolge von Vererbung. Denn wenn von einem Menschen mit schleimiger Konstitution ein Mensch mit schleimiger Konstitution, ebenso von einem Menschen mit galliger Konstitution ein solcher mit galliger Konstitution erzeugt wird, wie von einem Schwindsüchtigen ein Schwindsüchtiger . . ., was steht da im Weg, anzunehmen, daß, wenn ein Vater oder eine Mutter an dieser Krankheit leidet, auch einer ihrer Nachkommen davon befallen werde? Geht doch der Same von allen Teilen des Körpers aus, von den gesunden Teilen kommt gesunder, von den kranken kranker Same . . . Sie tritt . . . bei Menschen mit schleimiger Konstitution auf, bei solchen mit galliger Konstitution nicht.

Ort der Erkrankung ist das Gehirn, da hier bei einer schleimigen Konstitution eine Ansammlung von Schleim erfolgt[51]:

Schuld an diesem Leiden ist das Gehirn, wie auch an den anderen schwersten (Geistes-)Krankheiten. Auf welche Weise und aus welchem Grunde, werde ich nun klar auseinandersetzen.

Das menschliche Gehirn ist zweihälftig wie bei allen anderen Geschöpfen; eine zarte Haut zerteilt es in der Mitte. Wegen dieser (Anordnung) hat man nicht immer auf derselben Seite Kopfschmerzen, sondern bald links, bald rechts, bald im ganzen Kopf.

Nach dem Gehirn verlaufen nun vom ganzen Körper aus zahlreiche feine Blutgefäße, aber auch zwei starke, von denen die eine Ader von der Leber, die andere von der Milz ausgeht.

Mit der von der Leber kommenden Ader verhält es sich folgendermaßen: Ihr einer Teil zieht sich auf der rechten Seite (von der Leber) nach unten, dicht bei der rechten Niere und Lende, bis zur Innenseite des Schenkels; er gelangt bis in den Fuß und wird Hohlader genannt. Ihr anderer Teil aber zieht sich (von der Leber) durch den rechten Teil des Zwerchfells und der Lunge nach oben, dort verzweigt er sich nach dem Herzen und nach dem rechten Arm; der übrige Teil geht unter dem Schlüsselbein hindurch nach oben nach der rechten Halsseite bis in die Haut selbst, so daß er sichtbar wird. Am Ohr liegt er versteckt, und da teilt er sich. Der stärkste, größte und umfangreichste Ast aber endet im Gehirn, ein Ast davon, ein kleines Äderchen, führt zum rechten Ohr, ein anderer nach dem rechten Auge, ein anderer in die Nasenhöhle. So verhält es sich also mit den von der Leber ausgehenden Adern. Genau wie von der Leber aus zieht sich auf der linken Seite eine Ader von der Milz aus nach unten und oben, sie ist nur dünner und schwächer.

Durch diese Adern nehmen wir den größten Teil der Lebensluft in uns auf. Diese (Adern) sind nämlich die Atmungswerkzeuge unseres Körpers, sie ziehen Luft in sich hinein, sie leiten sie durch die kleinen Adern in den übrigen Körper, sie kühlen ihn, und sie geben sie (die Luft) wieder ab.

Die Luft kann nämlich nicht stehenbleiben, sondern sie geht nach oben und unten. Wenn sie (in den Adern) irgendwo stehenbleiben und zurückgehalten werden sollte, so wird der betreffende Körperteil, in dem sie haltmacht, kraftlos. Ein Beweis dafür ist folgendes: wenn einem Menschen in sitzender oder liegender Stellung die Äderchen zusammengepreßt werden, so daß (das Blut und) die Luft nicht mehr durch die Adern hindurchkann, so befällt ihn sofort Starre (Krampf). So verhält es sich auch mit den übrigen Adern.

Schleimige Konstitution als epileptische Konstitution und epileptischer Anfall werden im Corpus Hippocraticum geschieden, obwohl der Anfall selbst auf dieser Konstitution beruht. Über sie wird weiter ausgesagt[52]:

Diese Krankheit tritt also, wie gesagt, nur bei Menschen mit schleimiger Konstitution auf, dagegen nicht bei solchen mit galliger Konstitution. Sie

nimmt ihren Anfang schon im Embryo im Mutterleib. Vor der Geburt
nämlich reinigt sich auch das Gehirn und wächst ebenso wie die übrigen
Körperteile. Wird dabei das Gehirn gut und im richtigen Verhältnis gereinigt (von Schleim), und fließt nicht mehr und nicht weniger ab, als es sein
soll, so bekommt das Kind einen ganz gesunden Kopf . . . Erfolgt aber überhaupt keine Reinigung, vielmehr eine Ansammlung (von Schleim) im Gehirn, so muß der Betreffende eine schleimige Konstitution bekommen[53].

Der epileptische Anfall hängt eng mit den beschriebenen anatomisch-physiologischen Verhältnissen, insbesondere mit den luftzuführenden Gefäßen im Gehirn
zusammen[54]:

Wenn aber (der Schleim) von (allen) diesen (Abfluß-)Wegen (im Gehirn)
zurückgehalten wird, so fließt er zu den vorhin genannten Blutgefäßen (des
Gehirns) hinab. Nun verliert der Kranke die Stimme und bekommt einen
Erstickungsanfall. Aus seinem Mund quillt Schaum, die Zähne werden zu-
sammengebissen, die Hände verkrampft, die Augen verdreht. Die Kranken
haben dabei kein Empfindungsvermögen, manchen geht sogar der Stuhl
unwillkürlich ab. Die genannten Erscheinungen treten bald auf der linken,
bald auf der rechten, bald auf beiden Körperhälften auf.
Ich werde nun erklären, wie diese Zustände im einzelnen entstehen.
Der Kranke verliert die Stimme, wenn der Schleim nach seinem plötzlichen Abfluß nach den Blutgefäßen (unterhalb des Gehirns) hinab die Luft
nicht mehr einläßt und wenn (diese Blutgefäße) keine Luft mehr aufnehmen,
weder in das Gehirn noch in die größeren Adern noch in die Höhlen, wenn
vielmehr der Schleim die Atmung unterbricht.
Wenn nämlich der Mensch die Luft durch Mund und Nase eingezogen
hat, so gelangt sie zunächst ins Gehirn, dann in ihrer Hauptmenge teils in
den Magen, teils in die Lunge und in die Blutgefäße. Von letzteren aus verteilt sie sich in die übrigen Körperteile. Der Teil der Luft, der in den Magen
geht, kühlt diesen ab, sonst hat er keinen weiteren Nutzen. Die Luft aber,
die in die Lunge und in die Blutgefäße kommt, nützt, weil sie in die Hohl-
räume und in das Gehirn eingeht. Die Luft verleiht auf diese Weise den Verstand und den Gliedern die Bewegungsfähigkeit.
Wenn aber die Blutgefäße (im Gehirn) durch den Schleim von der Luft
abgeschnitten sind und sie keine Luft mehr aufnehmen können, so beraubt
dieser Zustand den Menschen der Atmung und bringt ihn von Sinnen.
Die Hände werden kraftlos und verkrampft, weil das Blut stillsteht und
es die Adern nicht wie sonst durchströmt. Die Augen verdrehen sich, weil
ihre kleinen Blutgefäße von der Luft abgeschnitten sind und deshalb heftig
schlagen. Der Mundschaum stammt aus der Lunge, denn wenn die Luft
nicht mehr in sie eindringt, so schäumt und speichelt der Mensch wie ein
Sterbender. Der Stuhl geht infolge der Gewalt der Erstickungsanfälle ab.

Diese aber entstehen, indem die Leber und der Magen nach oben gegen das Zwerchfell drücken und so der Mageneingang versperrt wird. Dieser Druck entsteht deshalb, weil die Luft nicht mehr wie sonst in den Mund eingeht. Mit den Füßen schlägt der Kranke um sich, wenn die Luft in den Gliedmaßen abgesperrt ist und infolge des Schleims nicht mehr nach außen entweichen kann. Da die (abgesperrte) Luft nun nach oben und unten durch das Blut hindurchjagt, ruft sie Krampf und Schmerz hervor, und deshalb stößt und schlägt der Kranke um sich.

Das alles haben die Patienten aber (nur) auszustehen, wenn der kalte Schleim in das warme Blut (der Gehirngefäße) fließt, denn er kühlt das Blut und bringt es zum Stehen.

Ist der Schleimfluß reichlich und zäh, so tötet er sofort, denn dann gewinnt er mit seiner Kühle die Oberhand über das Blut und bringt es zum Gerinnen. Ist der Fluß schwächer, so gewinnt er für den Augenblick zwar auch die Oberhand, weil er die Atmung verhindert. Wenn (der Schleim) sich aber dann allmählich über die Adern verteilt und sich mit vielem warmen Blut vermischt hat, so siegt das Blut über ihn; die Blutgefäße nehmen nun wieder Luft auf, und die Kranken kommen so wieder zur Besinnung.

Mangelnde Luftzufuhr zum Gehirn führt zur Erstickung, zum epileptischen Anfall des Menschen und „bringt ihn von Sinnen". Auslösende Ursachen für den Anfall sind „Windveränderungen", an erster Stelle der „Südwind, an zweiter Stelle der Nordwind"[55]:

Der Nordwind nämlich verdichtet die Luft, er scheidet aus ihr das Trübe und Feuchte und macht sie klar und durchsichtig. Dieselbe Wirkung übt er auf alles übrige aus, vom Meer und von den sonstigen Gewässern angefangen. Er sondert nämlich aus allem das Feuchte und Trübe aus, ebenso auch beim Menschen selbst, er ist deshalb der gesündeste Wind.

Der Südwind bewirkt das gerade Gegenteil. Vor allem bringt er die verdichtete Luft zur Zerschmelzung und Auflösung, und dementsprechend weht er auch nicht sofort mit voller Stärke, sondern zunächst nur schwach. Er kann nämlich nicht sofort über die vorher dicke und verdichtete Luft die Oberhand gewinnen, sondern er löst sie nur mit der Zeit auf. Ganz dieselbe Wirkung hat er auch auf die Erde, auf das Meer, auf die Flüsse, Quellen und Brunnen, desgleichen auf alles, was wächst und Feuchtigkeit enthält. Feuchtigkeit ist aber in allem enthalten, in dem einen mehr, in dem andern weniger ...

Diese Krankheit entspringt sonach und tritt hervor durch das Hinzukommende und durch das Weggehende.

Sie tritt hervor durch Kälte und Wärme, durch zu geringen Schleimabgang, durch Unterbrechung der Luftzufuhr im Gehirn. Die Zerschmelzung, die der Südwind mit sich bringt, führt im Gehirn zur Verflüssigung[56]:

Nämlich durch die Erwärmung und Ausdehnung des Gehirns. Die Absonderung des Schleimes dagegen erfolgt durch die Abkühlung und Zusammenziehung des Gehirns,

und

durch die warmen Südwinde muß das Gehirn aufgelöst und feucht durchtränkt werden, und seine Gefäße müssen erschlaffen. Durch die kalten Nordwinde zieht sich der gesündeste Teil des Gehirns zusammen, das Kränkste und Feuchteste wird aus ihm ausgeschieden und umspült es von außen. Auf die Weise entstehen beim Umschlagen dieser Winde die Flüsse.

Neben diesen auslösenden Ursachen, den Nord- und Südwinden, werden bei Kindern auch Affekte genannt[57]:

Bei wieder anderen (Kindern) entsteht aus noch unbekannter Ursache ein Fluß, wenn das Kind durch irgendeinen Anruf in Furcht versetzt wird oder wenn es mitten im Weinen nicht schnell Atem holen kann. Mag nun dies oder jenes eintreten, jedesmal erschauert sogleich der Körper der (Kinder), ihre Stimme wird unterbrochen, und sie können keine Luft mehr holen. Die Atmung steht nun still, das Gehirn zieht sich zusammen, und das Blut stockt. Und so sondert sich der Schleim ab und fließt nach den Blutgefäßen hinab.

Obwohl die Epilepsie hier als eine von allen anderen Konstitutionen klar geschiedene Erkrankung angesehen wird, insbesondere als eine schleimige, im Gegensatz zur galligen Konstitution, gibt es eine Auffassung im Corpus Hippocraticum, die einen Zusammenhang der Epileptiker mit den Schwarzgalligen, den „Melancholikern", annimmt. Diese Theorie bekommt erst später innerhalb der galenischen Lokalisationslehre größere Bedeutung und erhält sich bis in das 17. Jahrhundert[58]:

Die Schwarzgalligen (Melancholikoi) werden zumeist auch fallsüchtig (Epilemptikoi), und die Fallsüchtigen schwarzgallig. Welchem von beiden Übeln der einzelne eher anheimfällt, hängt davon ab, zu welchem Teil die Schwachheit sich neigt; wenn sie den Körper beschleicht, wird er fallsüchtig, wenn den Verstand, schwarzgallig.

f) Melancholie

Melancholie (Schwarzgalligkeit) als Ausdruck einer Geisteskrankheit gibt es im Corpus Hippocraticum nur insofern, als innerhalb der melancholischen Krankheiten ein Spezialfall von Schwarzgalligkeit besteht, der mit „Furcht (Phobos)" und „Verstimmtheit (Dysthymia)" einhergeht[59]:

Wenn Furcht und Traurigkeit lange Zeit anhalten, ist dies ein melancholischer Zustand (liegt schwarze Galle zugrunde).

Hier treten innerhalb der Schwarzgalligkeit jene von Esquirol hervorgehobenen psychischen Symptome auf, die mit dem späteren Melancholiebegriff identisch sind. Diese Schwarzgalligkeit kann aber auch als Raserei (Mania) auftreten[60]:

Bei schwarzgalligen Krankheiten werden Versätze der Galle gefährlich: sie äußern sich als Apoplexie, Spasmus, als Raserei (Mania) oder als Erblindung.

Schwarzgallige Krankheiten, meist dispositionell wie die Schleimkrankheiten, haben den Jahreszeiten entsprechend ihre Zu- und Abnahme[61]:

Die Wurmplage häuft sich im Herbst, ebenso die Schmerzen in der Magengrube, die Frostfieber und die schwarzgalligen Leiden.

oder[62]:

... die schwarze Galle hingegen ist während des Herbstes in größter Menge vorhanden und am stärksten wirksam ...

Daher kann es also bei „Versätzen von Galle" zu jenen beschriebenen Krankheiten kommen.

Zu diesen schwarzgalligen Krankheitsbildern gehören neben Raserei (Mania), Trübsinn und Furcht, Apoplexie, Spasmus, Sprachlosigkeit, Erblindung, noch weitere Allgemeinerkrankungen; so etwa „Schuppenflechte (Leprai)" und „Schwindflechte (Leichenes)". Sie[63] entstehen aus schwarzgalligen Säften.

Darüber hinaus werden im Corpus Hippocraticum eine Reihe von Krankheitsbildern geschildert, die etwa dem gleichen, was man später unter Hypochondrie versteht, wobei Angst, Bedrückung, Hang zur Einsamkeit, Neigung zum Selbstmord, verbunden mit Sensationen in den Eingeweiden, eine Rolle spielen[64]:

Die Phrontis (Bekümmernis, sorgende Betrachtung) ist eine schwierige Krankheit. Der Kranke scheint in den Eingeweiden etwas zu haben wie einen Stachel, etwas Stechendes; Ängstlichkeit quält ihn, er flieht das Licht und die Menschen, liebt das Dunkel, und Furcht befällt ihn. Das Zwerchfell schwillt außen auf und er empfindet bei Berührung Schmerz. Er ängstigt sich und sieht Gesichte, furchtbare Traumbilder und gelegentlich Tote. Diese Krankheit ergreift die meisten im Frühjahr.

Man muß diesen Kranken Helleborus geben und den Kopf reinigen, und danach soll er ein nach unten abführendes Mittel nehmen und Eselsmilch trinken ...

Sehr schön wird eine Krankengeschichte mit Selbstmordneigung, Unruhe, Gehemmtheit, Schlaflosigkeit und körperlichen Sensationen geschildert[65]:

Parmeniskos hatte zuerst Anfälle von Mutlosigkeit, dann Sehnsucht, das Leben zu verlassen; dann kehrte ihm wieder der Mut zurück. In Olynthos überfiel ihn einmal zur Zeit des Blätterfalles Sprachlosigkeit. Er legte sich zur Ruhe; als er versuchte, irgendein Wort auszusprechen, wurde er sofort im Anfang gehemmt, und wenn er schon irgend etwas gesagt hatte, war er wiederum sprachlos. Er konnte schlafen, aber manchmal war er schlaflos und warf sich schweigend hin und her, in treibender Unruhe, und seine Hand drückte er gegen die Unterrippengegend, als ob er Schmerzen hätte. Manchmal lag er mit abgekehrtem Gesicht da und blieb ruhig liegen. Stets war er fieberfrei und konnte leicht atmen. Später sagte er, er könne die eintretenden Leute erkennen. Manchmal trank er unausgesetzt Tag und Nacht; wenn ihm aber zu Trinken angeboten wurde, mochte er es nicht; manchmal riß er plötzlich den Wasserkrug an sich und trank alles Wasser aus. Sein Harn war dick wie beim Zugvieh. Um den vierzehnten Tag ließ die Krankheit nach.

Therapeutisch wird für diejenigen, die sich das Leben nehmen wollen, Mandragora empfohlen[66]:

Die Geplagten und Kranken und diejenigen, die sich erdrosseln wollen, sollen morgens Mandragorawurzel trinken, aber nur so viel, daß sie nicht zu rasen beginnen ...

Ein Zusammenhang mit den Krankheitsbildern schwarzgalliger Kranker besteht bei den zuletzt geschilderten nicht.

g) Manie

Aus dem bisher Geschilderten geht hervor, daß Manie Allgemeinbegriff für Geisteskrankheit bedeutet, im engeren Sinne Raserei, furioser Zustand, meist symptomatisch, und auch in Verbindung mit schwarzgalligen Krankheiten erscheint[67]:

In Elis trank Timokrates viel, er geriet in Raserei (Mania) infolge schwarzer Galle (Melanchole) und trank ein abführendes Mittel. Er wurde gereinigt, die Ausleerungen waren reichlich, schleimig und von schwarzer Galle.

Einen Zusammenhang im modernen Sinne von Manie-Melancholie anzunehmen ist nur insofern erlaubt, als hier Mania durch schwarze Galle hervorgerufen ist, unter deren weiteren Krankheitsbildern sich eines befindet, das Schwermut und Angst als psychischen Ausdruck besitzt.

Im übrigen bedeutet „Mania" stets einen gefährlichen Zustand[68]:

Die aus Erbrechen Ekel empfinden und eine kreischende Stimme haben und Augen mit einem gewissen staubigen Überzug, verhalten sich manisch, wie auch die Frau des Hermozygos, die nach Ausbruch einer akuten Manie stimmlos wurde und starb.

oder[69]:

Der Schmerz des Halses ist bei allen Fiebern schlecht, aber das schlechteste ist die Aussicht, manisch zu werden.

und:

Bei Kranken, die unter Lösung brennender Hitze und Hautröte rötliche Darmabgänge gußweise herauswerfen, ist ein Ausbruch von Raserei (Mania) zu erwarten.

Die Vorstellung, daß Manie und melancholische Krankheiten, soweit die Psyche beteiligt ist, ausdrücklich „ohne Fieber" vor sich gingen, findet sich im Corpus

Hippocraticum noch nicht. Gerade im manischen Zustand als akuter Krankheit ist von Fieber die Rede. Auch ist es nicht möglich, innerhalb der Krankheiten oder Krankheitszustände, soweit sie die Geistesstörungen betreffen, akute von chronischen Erkrankungen systematisch abzutrennen.

h) Hydrophobie

In der Epilepsieschrift war die Rede von zweierlei Arten von Geisteskrankheiten. Die einen entstehen durch Schleim, die anderen durch Anhäufung von Galle im Gehirn. Im 19. Brief wird dies Thema wörtlich wieder aufgenommen; dabei wird auf zwei Krankengeschichten in den Epid. hingewiesen, die sich auf die Erkrankungen durch Galle beziehen sollen. Die eigentliche Klärung dieser Krankengeschichten erfolgte erst, als *Hermann Diels* in seinem Schriftenfund in der Sammlung „Briefe des Hippokrates" eine wesentlich umfangreichere Fassung des 19. Briefes fand, in dem über die durch Galle hervorgerufene Geisteskrankheit die Rede ist[70].

Dieser Brief spricht von der Hydrophobie[71] oder Lyssa als einer „der verbreitetsten Geistesstörung", da diese Krankheit alle Menschen und jede Tierart und alle Altersstufen bedrohe[72]:

Jetzt will ich mich zuerst über die Veranlassung des Leidens selbst aussprechen. Ich glaube, daß als Veranlassung der Krankheit nichts anderes sich herausstellt, als daß sie ein Erzeugnis der infolge Trockenheit verschlechterten Atemluft ist. Deshalb treten auch nicht schlechthin bei allen Lebewesen solcherlei Krankheiten (scheinbar) von selbst auf, sondern nur bei einer bestimmten Art von ihnen, so haben sie der Löwe, der Wolf, der Hund, die Hyäne, der Ibis, der Basilisk und alle sonstigen (Tiere), die übermäßige Trockenheit in sich haben. Aus ihnen wird sie durch Bisse auf andere Lebewesen wie eine Seuche übertragen ...

Von vornherein also: die Tollwut ist eine seuchenhaft (entstehende) Schädigung des Gehirns, und sie entsteht durch Blut mit Galle. Man wird jede der beiden (Ursachen) wie folgt erkennen:

Wenn die Luft mit Miasmen (μιάσματα) erfüllt ist, die dem Gehirn schädlich sind, dann erkranken jene (Tiere) an dieser Krankheit. Wenn anderseits von einem tollwütigen (Lebewesen) ein nicht tollwütiges gebissen wird, dann gelangt die Krankheit auf dem Weg der Verbreitung aus den schwächeren in die stärkeren (Stellen). Wenn der Biß in das Feuchte erfolgt, dann ist die Feuchtigkeit verunreinigt, wenn in eine Vene, dann das Blut, wenn in eine Arterie, dann das Pneuma (πνεῦμα), und (die Verunreinigung) teilt sich dem Pneuma, dem Blut und der Feuchtigkeit mit. Es verhält sich ferner mit Folgendem so:

Ebenso wie die leergewordene Leibeshöhle bei Abmagerung des Körpers beeinflußt wird, so erleiden auch das Gehirn und die anderen Quellen (Hauptorgane) durch den (kranken) Körper eine Beeinflussung. Es zieht anderseits auch der Leib (Krankhaftes) an sich, wenn das Gehirn etwas (Krankhaftes) in sich hat, wie auch jedes der anderen Organe. Wenn nun der üble (Stoff) in den Körper eingeht, so zieht das Gehirn ihn durch die Adern an, und wenn es ihn aufnimmt, kann es geschädigt werden. Und wenn er reichlich vorhanden ist, wird er sofort in das Gehirn strömen, wenn aber wenig, wird er nicht gleich einströmen, sondern mit der Zeit seine Kraft verlieren und nach außen treten.

Ausführlich wird über die Art des Eindringens der Schädigung in das Gehirn gesprochen[73]:

So muß man auch beim Gift (ios) annehmen, daß es sich dem Gebissenen durch die Zähne mitteilt, eine Veränderung an der Stelle selbst und (dann) an den benachbarten Stellen hervorruft, und durch diese dann in das Gehirn gelangt.

Die Gehirnschädigung wird an folgenden Erscheinungen erkannt[74]:

Man wird das auch an Folgendem erkennen. Wenn sich die Tollwut vom Blut aus — sei es durch einen allgemein verbreiteten Krankheitsstoff, sei es durch einen schlimmen Biß, den man bekommen hat — einstellt, dann wird sofort das Gehirn, in dem die Funktionen (ἔργα) der Psyche liegen, durch Galle stark erhitzt, wobei das Blut über die Blutgefäße des Betreffenden hin aufkocht. Und so sieht er beängstigende Phantasiebilder. Ebenso zeugt das beißende Tier gegen sich, daß es seine Sinneseindrücke durch schlechte Luft umnachtet (bekommen) hat.

Der Betreffende redet ganz irre, sein Gesicht wird glühend heiß, seine Augen röten sich, und sein Sinn ist darauf gerichtet, etwas Schlimmes anzustellen. Dadurch daß er Schreckbilder sieht, bekommt er Angst, er glaubt davon gebissen zu werden, wird sinnlos verkrampft, vergißt außergewöhnlich stark und ist von Sinnen.

Das Krankheitsbild selbst wird eindrucksvoll beschrieben[75]:

Nun will ich sagen, wie und an welchen Zeichen die Krankheit erkannt wird. Ich sage denn: wenn die Stimme zitternd, trocken, eunuchenhaft oder heiser klingt, wenn die Augen tiefliegen wie bei Liebeskranken, wenn die Zunge trocken wird und sich nicht gut wenden kann, wenn Bröckchen unter der netzartigen Stelle (der Zunge) bei einem durch Galle und Blut Erhitzten auftreten, wenn die Adern unter der Zunge sich weiten, dick werden und hüpfen, aber auch wenn die Zunge Bläschen bekommt, wenn die Ohrläppchen rauh sind, in der Hand starke Muskeln sichtbar werden, das Gesicht blaßgrau oder bleifarbig ist, wenn die Stirne trocken, der Kopf geschrumpft und die Nase spitz und fleischlos ist, die Haare ausfallen, die Füße nicht ruhig bleiben, wenn (die Betreffenden) toben und beißen, wenn sie geistesgestört sind, schreien und Krämpfe bekommen. All das muß man als Zeichen von Tollwutverdacht oder nahender Tollwut betrachten.

Wenn der Betreffende aber auch noch Wasser scheut, so ist das ein schlechtes und sehr todverkündendes Vorzeichen. Wenn er aber auch noch die Luft (einzuatmen) scheut, so beruht die Krankheit auf der Luft.

Sowohl wenn die Krankheit von einem Biß als auch wenn sie von einem allgemein verbreiteten Krankheitsstoff kommt und dadurch ins Gehirn gelangt, muß (der Betreffende) das und was ich schon früher genannt habe durchmachen. Wenn er die Luft (einzuatmen) scheut, dann ist Gefahr, daß (der Zustand) hoffnungslos wird; auch wenn er das Wasser scheut, geht er zugrunde. Wenn er dagegen vor dem Feuer scheut und vor einem Fluß- rand, so ist die Krankheit langwierig, und er muß, falls er nicht behandelt wird, das, was ich früher gesagt habe, durchmachen. Dieser bleibt nämlich fünf, vielfach sogar sechs Jahre in diesem Zustand. Wenn es sich nicht mil- dert und Rückfälle eintreten, geht er zugrunde, denn es ist nicht möglich, daß er davonkommt. Wenn er aber behandelt wird, erleidet er keine Rück- fälle. Dies sei von mir zu diesem Punkt gesagt.

i) Stufen der Intelligenz

Vernunft (Phrenes) und Unvernunft der Psyche (Paraphrosyne) hängen ab von ihrer Mischung.

Wie alle Lebewesen bestehen[76] „sowohl alle übrigen als auch der Mensch aus Zweierlei — in der Wirkung zwar verschieden, dem Nutzen nach aber gleich- artig —, nämlich: aus Feuer und Wasser": Feuer und Wasser wirken in der Zusam- mensetzung des Körpers wie der Seele gleichartig[77]:

Diese beiden zusammen sind vollkommen genügend, sowohl gegenüber allem übrigen als auch einander (selbst), getrennt dagegen genügen beide weder sich selbst noch irgend etwas anderem. Jedes von diesen beiden hat nun folgende Wirkungskraft:

Das Feuer kann fortwährend alles in Bewegung bringen, das Wasser kann fortwährend alles (festmachen und dadurch) ernähren.

Abwechselnd erlangt das eine die Oberherrschaft über das andere, oder es wird das eine von dem anderen beherrscht, bis zum höchsten und nied- rigsten Grad, soweit es möglich ist. Keines von beiden kann nämlich die Herrschaft über das andere ganz erlangen aus folgendem Grund:

Wenn das Feuer bis an den letzten Rest des Wassers vordringt, so geht die Nahrung aus, es wendet sich folglich ab und an die Stelle hin, von der aus es ernährt werden kann. Wenn anderseits das Wasser bis zum letzten Rest des Feuers vordringt, so hört seine Bewegung auf, folglich bleibt es an dieser Stelle stehen. Wenn es aber stehenbleibt, so hat es keine Kraft mehr, son- dern es wird alsbald zur Speisung für das einfallende Feuer verbraucht. Keines von beiden kann deshalb die Oberherrschaft erlangen.

Wenn das eine von beiden aber einmal die Vorherrschaft erlangte, so wäre von den jetzt bestehenden Dingen nichts so, wie es sich verhält. Weil sie sich aber so verhalten, so werden sie immer die gleichen bleiben und es wird keines von beiden irgendeinmal ausgehen. Das Feuer und das Wasser genügen folglich, wie gesagt, fortwährend allem in gleicher Weise bis zum höchsten und niedrigsten Grad.

Wie der Körper ist auch die Seele aus Feuer und Wasser zusammengesetzt[78]:

Es schlüpft in den Menschen die Psyche, die eine Verbindung aus Feuer und Wasser hat, aus Teilen des menschlichen Körpers (bestehend). Diese Teile aber, weibliche wie männliche, viele und mannigfaltige, werden ernährt, sie ernähren sich und wachsen durch die vom Menschen geführte Lebensweise.

Diese Seele erfährt wie der Körper eine Durchbildung; wie er ist sie aus Teilen zusammengesetzt und lenkt im Körper den Austausch, die Vermehrung oder Verminderung der Teile[79]:

Alles übrige aber, sowohl des Menschen Psyche wie gleicherweise sein Leib, erfährt allmählich eine Durchbildung. In den Menschen gehen Teile von Teilen, Ganzes von Ganzem ein, die eine Verbindung aus Feuer und Wasser haben. Das eine nimmt, das andere gibt. Was nimmt, bewirkt eine Verringerung, was gibt, bewirkt eine Vermehrung.

Die Menschen schneiden Holz mit der Säge, dabei zieht der eine, der andere stößt — sie tun dabei das gleiche. Indem sie weniger machen, bewirken sie ein Mehr. Dasselbe bewirkt auch die menschliche Natur, teils stößt sie ab, teils zieht sie an, teils gibt sie, teils nimmt sie; sie gibt das eine, sie nimmt von dem anderen, und wem sie gibt, (bei dem wird es) um soviel weniger.

Jeder (Teil) bewahrt aber seinen Platz. Was nach dem Weniger geht, sondert sich nach der geringeren Stelle ab, und was zum Größer (werden) wandert, geht unter Eingang einer Verbindung nach der größeren Stelle ab. Das Fremde und Ungleichartige dagegen wird von dem (ihm) fremden Platz weggestoßen.

Jede Psyche aber, die Mehr (+) und Weniger (—) hat, wandert bei ihren eigenen Teilen herum, sie (selbst) bedarf weder eines Zusatzes noch einer Abnahme an ihren Teilen, dagegen braucht sie Platz zur Vermehrung und Verminderung ihrer vorhandenen (Teile). Sie verarbeitet alles, wohin sie auch kommt, und nimmt das Anfallende auf. Das Ungleichartige kann nämlich nicht an den unpassenden Stellen verweilen, denn das Unkundige irrt umher. Aber wenn es sich miteinander (mit Gleichartigem) vereinigt, erkennt es, an was es sich anschließt. Das Passende schließt sich nämlich an das Passende an, das Nichtzusammenpassende aber bekriegt sich und kämpft und trennt sich voneinander.

Aus diesem Grunde nimmt die menschliche Psyche im Menschen zu, sonst in keinem (Lebewesen). Und ebenso verhält es sich mit den anderen großen Lebewesen. Soweit es aber anders ist, erfolgt die Trennung (der Teile) von den anderen (Teilen) auf gewaltsame Weise.

Vernunft und Unvernunft nun sind abhängig von dieser Mischung zwischen Feuer und Wasser, aus denen die Seele besteht.

Der höchste Grad von Vernunft herrscht[80], „wenn vom Feuer der feuchteste und vom Wasser der trockenste Grad eine Mischung im Körper eingehen, ... deshalb, weil das Feuer vom Wasser das Feuchte, das Wasser vom Feuer das Trockene erhält."

Nimmt dagegen einer dieser beiden Vorgänge durch Zufuhr eines Stoffes zu oder ab, kommt etwas völlig Unvernünftiges heraus (Aphronestaton). Diese „Unvernunft" hat bei Verringerung des Feuers Gradstufen quantitativer Art, die Schwachsinnszustände bezeichnen.

1. Grad:

Wenn eine Mischung des lautersten Feuers und Wassers besteht, das Feuer aber ein bißchen hinter dem Wasser (in der Menge) zurücksteht, so sind sie zwar auch vernünftig, aber dürftiger als die der vorigen Art, weil das Feuer vom Wasser bezwungen und die Bewegung langsam gestaltet wird und dadurch auf die Wahrnehmungen empfindungsloser auftrifft. Solche Psychen sind aber ziemlich ausdauernd in dem, womit sie sich befassen.

2. Grad:

Wenn aber bei einer (Psyche) das Feuer die geringere Wirkung gegenüber dem Wasser bekommt, so ist diese notwendigerweise langsamer, solche Menschen nennt man Schwachköpfe (Elithioi). Weil nämlich ihr Umlauf langsam ist, fallen die Sinneseindrücke sozusagen kurz ein, und weil letztere rasch sind, vermischen sie sich wegen der Langsamkeit des Umlaufs nur wenig.

Die Wahrnehmungen der Psyche nämlich, die durch das Auge oder Ohr erfolgen, gehen rasch vor sich, dagegen die Sinneseindrücke durch die Berührung langsamer und stärker wahrnehmbar. Vom Kalten und Warmen und dergleichen haben zwar auch solche Leute um nichts weniger eine Empfindung, aber was man mit dem Auge oder Ohr wahrnehmen muß, das können sie nicht wahrnehmen, falls sie es nicht von früher kennen. Wenn die Psyche nämlich nicht durch das (ein)fallende Feuer in Schwingungen gebracht wird, so kann sie die Beschaffenheit eines Gegenstandes nicht recht wahrnehmen. Solche Psychen erfahren also diese (Eindrücke) wegen ihrer Dichte nicht ...

3. Grad:

Wenn das Feuer von dem vorhandenen Wasser aber in noch höherem Grad beherrscht wird, so heißen diese (Leute) nunmehr bei den einen unvernünftig (Aphrones), bei den anderen blöd (Embrontetoi).

Die Verrücktheit (Mania) solcher Leute bezieht sich auf die größere Langsamkeit, sie weinen wegen nichts und wieder nichts, sie fürchten sich vor dem, was nicht zu fürchten ist, sie härmen sich ab um Dinge, die sie nichts angehen, und sie haben von nichts eine richtige Empfindung, wie es vernünftigen Leuten zukommt.

Ist indessen das Wasser dem Feuer unterlegen, ergeben sich zwar auch Gradstufen der Vernunft, aber diese pathologischen Zustände entsprechen mehr einem zunehmenden Wahnsinn und gehören somit allgemein zu den Zuständen, die man mit Paraphrosyne und Mania bezeichnet.

Der erste Grad der Minderung der Wasserwirkung in der normalen Mischung ergibt eine gesunde Konstitution:

1. Grad:

Wenn dagegen das Wasser eine schwächere Wirkung hat, während das Feuer eine reine Mischung aufweist, so ist eine solche Psyche in gesunden Körpern vernünftig, sie nimmt die einfallenden (Sinneseindrücke) rasch wahr und erleidet keine häufige Veränderung. So ist also die Konstitution einer guten Psyche beschaffen, sie kann aber bei richtiger Lebensweise besser werden, bei unrichtiger dagegen schlechter.

2. Grad:

Wenn aber die Kraft des Wassers noch mehr dem Feuer unterlegen ist, dann ist bei einem solchen Menschen die Psyche notwendig um so scharfsinniger, je schneller sie bewegt wird, ferner muß sie den Wahrnehmungen schneller begegnen, dagegen weniger beständig sein, als bei der im vorigen Fall, weil sie die Eindrücke rascher sondiert und sich wegen ihrer Schnelligkeit mehr Gegenständen zuwendet.

Kommt es bei einer solchen Psyche durch irgendeinen Vorgang zur „Entzündung des Blutes", gerät sie in einen Zustand der Aufgebrachtheit (Mania), weil „das Wasser überwältigt, das Feuer aber herbeigezogen ist".

3. Grad:

Wenn aber bei jemandem das Wasser noch mehr gegenüber dem Feuer unterliegt, so ist eine solche Psyche allzu hitzig, und die einen Menschen sagen, diese hätten Träume, andere, sie hätten Wahnvorstellungen; ein solcher Zustand steht aber dem Wahnsinn sehr nahe. Schon bei einer unbedeutenden Entzündung und Unpäßlichkeit kommen sie von Sinnen, auch bei Trunkenheit, Fettleibigkeit und Fleischgenuß.

j) Physiognomica

Im letzten Teil des ersten Buches der Diätschriften ist von psychopathologischen Zuständen die Rede, wie Jähzorn, Leichtsinn, Verschlagenheit oder Bösartigkeit. Die Ursache dieser Charakteranlagen oder Psychopathien liegt nicht, wie bei den Schwachsinns- oder Wahnsinnszuständen, in einer falschen Mischung der Seele von Feuer und Wasser, sondern an der Beschaffenheit der Poren[81]:

An dergleichen allem ist die Beschaffenheit der Poren, durch die die Psyche ihren Weg nimmt, schuld. Je nach Beschaffenheit der Gefäße nämlich, durch die sie geht, und je nach der Beschaffenheit dessen, worauf sie trifft, und dessen, womit sie sich mischt, denkt man, daher kann man diese Zustände durch die Lebensweise verändern, denn ein unsichtbares Wesen zu verändern ist unmöglich.

Es gibt also Wesenseigentümlichkeiten, die von der Breite der Norm abweichen; sie sind hier anatomisch-morphologisch bedingt, denn in gleicher Weise heißt es von der Stimme, sie habe ihre Beschaffenheit entsprechend den Luftwegen:

Denn je nach den Wegen, durch die sich die Luft hindurchbewegt, und (je nachdem) auf welche sie trifft, so geartet ist notwendigerweise die Stimme.

Ähnlich determiniert ist das, was im Corpus Hippocraticum über „Physiognomonia" und „Physiognomikon" gesagt wird. Darüber hinaus werden hier Typen, zum Teil psychopathischer Art, geschildert, in denen Konstitution und psychosomatische Beziehungen auf das eindrucksvollste dargestellt werden. So etwa[82]:

Menschen mit rötlichem Haar, scharfer Nase und kleinen Augen sind bösartig, rötliche mit Stumpfnase und großen Augen gutmütig.

Menschen mit großem Kopf und kleinen Augen stammeln und sind jähzornig.

Leute mit starrem Blick sind jähzornig.

Oder:

Die Stammler und Stotterer sind schwarzgallig, überernährt,

und:

Die Krankheiten der Lispler und Kahlköpfe und Schwerzüngigen und Starkbehaarten sind schwarzgalliger Natur.

Dagegen:

Ein Mensch mit kleinem Kopf wird wohl nie Stammler oder Kahlkopf, er sei denn helläugig,

dennoch heißt eine andere Stelle:

Helläugige Hochgewachsene mit kleinem Kopf, schlankem Halse, schmaler Brust sind in geistigem Gleichgewicht.

Schieläugige sind prädisponiert zu Wahnsinn, Leute mit großem Kopf, schwarzen und großen Augen und dicker aufgestülpter Nase sind gutmütig. Strahlende Augen haben Menschen mit wasserreichem Fleisch, rötlichem Haar und scharfer Nase u. s. f.

Auf diese physiognomischen Betrachtungen, die zum Teil bestimmte psychopathologische Haltungen ausdrücken, gehen später die pseudoaristotelischen Physiognomica[83] zurück, in denen die Bedeutung der Affekte schon wesentlich stärker betont ist.

Eine pathognomonische Rolle der Affekte[84] wird im Corpus Hippocraticum nur vereinzelt sichtbar. Bei dem als Phrontis bezeichneten Zustandsbild handelte es sich um seelische Verhaltensweisen, die durch Angst, Bedrückung und Selbstmordneigung gekennzeichnet waren; die phobischen Symptome des Nikanor und des Demokles drückten ängstliche Obsediertheit aus, und Formen kindlicher Epilepsie wurden durch Affekte ausgelöst.

Noch stärker zeigt eine andere Stelle im Corpus Hippocraticum die Macht der besonders durch Furcht erfüllten Gemütsregungen an, wobei die stärkere Anfälligkeit der Frau betont wird[85]:

(Ich spreche) zunächst von der sogenannten „heiligen Krankheit", von den Ohnmachten und den Schreckbildern, vor denen die Menschen so sehr in Furcht geraten, daß sie irrereden und feindliche Dämonen bei sich zu erblicken meinen, bald in der Nacht, bald am Tage, bald zu beiden Zeiten. Infolge solcher Gesichte haben sich daraufhin schon viel erhängt, mehr Weiber als Männer, denn die weibliche Natur ist ängstlicher und schwächer.

Die Gewalt des Affektiven ist förderlich für die Genesung, wirkt aber auch allgemein diätetisch[86]:

... Jähzorn zieht das Herz und die Lungen in sich zusammen, zieht zum Kopf das Warme und Feuchte. Heiterkeit entlastet das Herz. Anstrengung ist für Glieder und Muskeln Nahrung; Schlaf für die Eingeweide.

Und[87]:

Förderlich für die Genesung: den Kranken in Jähzorn zu bringen, um seine gesunde Farbe herzustellen und seiner Säftemischung nachzuhelfen. Ebenso sind Aufmunterung und Furchterregung und dergleichen wirksam. Falls der übrige Körper mitleidet, muß auch dieser behandelt werden. Wenn nicht, genügt die Einwirkung aufs Gemüt.

Diese Wirkung der Affekte ist ferner aus dem Verhalten der Psyche innerhalb einer allgemeinen Diätetik aus den Gewohnheiten und den physischen Reaktionen des Menschen auf Umweltreize abzulesen[88]:

Die Psyche betreffend (hat man zu kennen): Unmäßigkeit in Getränken und Speisen, im Schlafen, im Wachen, entweder infolge irgendeiner Leidenschaft, z. B. des Würfelspiels, infolge des Berufs oder irgendeines Zwanges, ferner das Ertragen von Anstrengungen, was dabei geregeltes und ungeregeltes Betreiben derselben ist, sowie die Übergänge von einem zum anderen.

Aus den Gewohnheiten (kann man schließen auf): die Aktivität der Psyche beim Forschen, bei der Arbeit, beim Betrachten und Sprechen oder wenn irgend etwas anderes (vorliegt), z. B. Kummer, Gemütserregungen, Begierden, zufällig entstehende unangenehme Empfindungen, vermittelt durch die Augen oder Ohren; wie die Körper (sich verhalten): wenn Mühlsteine gegeneinander gerieben werden, so bekommen die Zähne ein Gefühl des Stumpfseins; wenn man an einem Abgrund vorübergeht, beginnen die Beine zu zittern; wenn einer etwas emporhebt, was er nicht emporheben sollte, so zittern ihm die Hände; eine Schlange, die man plötzlich erblickt, bewirkt Erblassen; bei Furcht, Scham, Schmerz, Freude, Zorn und den übrigen Empfindungen solcher Art, bei einer jeden (Sinneseinwirkung) reagiert der sich hierauf beziehende Körperteil mit einer (entsprechenden) Handlung, dabei treten Schweiß, Herzklopfen und anderes Derartiges auf.

k) Die Krankheit der Jungfrauen

Ein eigenartiges, stark vom Affektiven her betontes Krankheitsbild wird im Corpus Hippocraticum in der kleinen Schrift „Die Krankheit der Jungfrauen" beschrieben. Sie erscheint als eine spezifische Krankheit der virgines, die in besonderem Maße pathologischen Gemütserregungen unterliegen. Bei Verhaltungen der Menses innerhalb der Pubertätszeit kommt es hier zu schwersten psychosomatischen Störungen, die mit Wahnvorstellungen, Selbstmord- und Mordgelüsten einhergehen[89]:

Diejenigen Jungfrauen, für die die Zeit der Ehe (gekommen ist), die aber keinen Mann haben, leiden an diesen Zuständen zur Zeit des Abgangs der Monatsflüsse mehr, während sie vorher nicht sehr unter diesen Übeln litten. Nachher schart sich nämlich das Blut in die Gebärmutter zusammen, um sich einen Abfluß zu suchen. Falls nun der (Gebärmutter-)Mund für seinen Ausgang nicht geöffnet ist, anderseits das Blut infolge der Nahrungszufuhr und des Wachstums des Körpers vermehrt dorthin strömt, so fährt das Blut, das um diese Zeit keinen Abfluß hat, infolge seiner Menge gewaltsam nach dem Herzen und dem Zwerchfell (διάφραξις) hinauf. Wenn sich nun diese (Organe) gefüllt haben, so wird das Herz betäubt. Infolge dieser Betäubung (Narke) befällt dann (die Jungfrau) Erstarrung (Morosis), dann infolge der Erstarrung eine Störung des Verstandes (Paranoia).

Es ist dies ebenso, wie wenn, nachdem man lange Zeit gesessen hat, das aus dem Becken und den Schenkeln weg und in die Unterschenkel und Füße gedrängte Blut Betäubung (derselben) bewirkt. Durch die Betäubung werden die Füße zum Gehen so lange schwach, bis das Blut nach oben an seinen Platz zurückgekehrt ist. Es kehrt am raschesten nach oben zurück, wenn man aufsteht und den Teil bis oberhalb der Knöchel mit kaltem Wasser benetzt. Die Betäubung (der Beine) ist also leicht zu beseitigen, denn wegen der Geradheit ihrer Adern fließt das Blut rasch zurück, auch ist diese Körperstelle keine lebensgefährliche.

Von dem Herzen und dem Sitz des Verstandes (Phrenes) dagegen strömt (das Blut) nur langsam zurück, denn da liegen die Adern schräg und die Stelle ist lebensgefährlich, leicht zur Geistesstörung (Paraphrosyne) und Raserei (Mania) bereit. Wenn sich diese Stellen (mit Blut) gefüllt haben, sucht einen Frost und Fieber heim; das nennt man herumirrende Fieber.

(Die Betreffende) verfällt unter solchen Umständen infolge der hitzigen Entzündung (dieser Organe) in Raserei. Infolge der Fäulnis (des Blutes) sinnt sie auf Selbstmord (Tötungsgelüste=phonao), infolge der (Geistes-)Verdunkelung sieht sie Schreckbilder und fürchtet sich, infolge des Druckes um das Herz erhängen sie sich, da sich das Gemüt, das durch die schlechte Beschaffenheit des Blutes außer sich und in Angst ist, schlechtes (Blut) zu sich heranzieht. Ein anderes Mädchen spricht furchtbare Worte, sie verlangt fortzueilen und sich in die Brunnen zu stürzen, auch sich zu erhängen, weil es (so) ja besser sei und mannigfachen Nutzen habe. Ist (die Betreffende) aber frei von Wahnvorstellungen, so beseelt sie eine gewisse Lust, infolge deren sie den Tod herbeisehnt, als wenn er etwas Gutes wäre.

Nachdem (die Betreffende) wieder zu Verstand gekommen ist, weihen die Frauen der Artemis unter vielen anderen Gegenständen auch die prächtigsten Frauenkleider, auf Geheiß der Wahrsager, von denen sie sich betrügen lassen. Die Befreiung von dieser (Störung des Verstandes) erfolgt aber dann, wenn nichts den Abfluß des Monatsblutes hindert.

Ich meinesteils gebe den Jungfrauen, wenn sie an derartigen Zuständen leiden, den Rat, sobald wie möglich mit Männern eheliche Verbindungen einzugehen; denn wenn sie schwanger werden, werden sie gesund; andernfalls wird (die Betreffende) entweder zugleich mit der Geschlechtsreife oder kurze Zeit später (von diesem Leiden) ergriffen werden, sie müßte denn von einer anderen Krankheit heimgesucht werden.

Von den Frauen, die Männer haben, leiden die unfruchtbaren (στεῖρη) mehr an diesen Zuständen.

1) Hysterie (pniges hysterikai)

Die durch die „Gebärmutter hervorgerufene Erstickung" (pnix hysterike) wird im Corpus Hippocraticum als eine der häufigsten Frauenkrankheiten dargestellt. Ihre Genese ist rein somatisch, eine Verschiebung zugunsten des affektiven Momentes tritt erst sehr spät ein. Häufigste Ursache dieser Erkrankung ist eine Lageveränderung der Gebärmutter aus Feuchtigkeitsmangel und infolge von Verhaltung des Monatsflusses [90]:

Wenn nämlich einer dieser Umstände vorliegt, sowohl wenn die Frau mit dem Mann keinen Geschlechtsverkehr hat als auch wenn ihr Leib durch irgendein Leiden mehr als angemessen entleert worden ist, so dreht sich ihre

Gebärmutter. Denn einerseits ist ihre Gebärmutter an sich nicht feucht, weil (die Betreffende) keinen Geschlechtsverkehr hat, anderseits hat sie einen weiten Raum für sich, weil der Leib leerer ist, so daß sie sich, weil sie trockener und leichter als angemessen ist, dreht. Manchmal ist bei ihrer Drehung der (Gebärmutter-)Mund weitab verschoben, weil der Hals weitab von dem Geschlechtsteil (der Scheide) gelegen ist. Wenn nämlich die Gebärmutter durch Geschlechtsverkehr feucht ist und wenn der Leib nicht (von Feuchtigkeit) entleert wird, so dreht sich die Gebärmutter nicht leicht. . . .

Während der drei ersten Monatsflüsse wird es (der Betreffenden), falls der (Monatsfluß) bei ihr beim Abfließen das wegführt, was schon vorher vorhanden ist, sehr gut gehen; andernfalls wird sie folgendes zu leiden haben: es wird sie von Zeit zu Zeit Erstickungsgefühl befallen, und von Zeit zu Zeit werden sie Fieber, Frost und Kreuzschmerzen ergreifen. Darin werden ihre Leiden während der drei ersten Monatsflüsse, falls bei ihr (der Monatsfluß) nicht abgeht, bestehen.

Hinsichtlich des Feuchtigkeitsmangels sind vor allem Frauen mit fehlenden sexuellen Beziehungen betroffen [91]:

Wenn sich plötzlich Erstickungsgefühl einstellt. Es tritt vorzugsweise bei solchen (Frauen) auf, die nicht mit Männern verkehren — und zwar mehr bei den älteren als bei den jüngeren—, denn deren Gebärmutter ist leichter. . . .

Und [92]:

An diesem Zustand leiden besonders alte Jungfrauen, ferner Witwen, die noch sehr jung sind und als Witwen leben. Besonders leiden daran völlig unfruchtbare und sterile Frauen, weil sie frei von Geburten sind. Denn bei ihnen kommt keine Lochialreinigung zustande, ihre Gebärmutter schwillt nicht auf und wird nicht erschlafft, auch erbricht sie nicht.

Aber darüber hinaus vermag jede andere Ursache, außer Feuchtigkeitsmangel und Verhaltung der Menses, die Gebärmutter aus ihrer Lage zu versetzen [93]:

Jede Ursache reicht hin, um die Gebärmutter (von ihrem Platz) zu bewegen, wenn sie irgend etwas Nachteiliges erhält, sowohl durch Kälte der Füße und des Kreuzes als auch durch Tanzen, Stampfen, Spalten, Laufen, Bergauf- oder Bergabgehen und sonstiges. Diese (Ursachen) muß man also, indem man seine Aufmerksamkeit auf den ganzen Körper richtet, beobachten, wenn die vorhandenen Krankheiten zum Durchbruch kommen, denn derartige (Einflüsse) müssen (die Frauen) mit Naturnotwendigkeit in höherem oder geringerem Grad krank machen. An der Stelle, an der die plötzlich ausbrechenden Krankheiten am meisten aufflammen, werden sie offenkundig.

Wenn also diese plötzlich ausbrechenden Krankheiten zum Durchbruch gekommen sind, so muß man sich, weiter zurückgreifend, an den ganzen Menschen halten.

Das Krankheitsbild ist außerordentlich vielgestaltig; seine Symptomatik ist abhängig vom jeweiligen Ort, an den sich der Uterus begeben hat. Da die Gebärmutter nach hippokratischer Auffassung im gesamten Innenraum des Körpers umherwandern kann, sind ihrer Bewegungsmöglichkeit kaum Schranken gesetzt. Die allgemeinsten Symptome sind das „durch die Gebärmutter hervorgerufene Erstickungsgefühl" (pnix hysterike) und Schmerzen verschiedenster Art[94]:

Wenn sich die Gebärmutter von ihrem Platz bewegt, so fällt sie bald hierhin, bald dorthin auf. Wohin sie auch fallen mag, es setzen sich dort heftige Schmerzen fest.

Bevorzugte Stellen sind vor allem der Oberbauch und die Leber[95]:

Wenn sich (die Gebärmutter) dreht, so fällt sie an die Leber, vereinigt sich mit ihr und fällt in die Oberbauchgegend. Sie läuft und geht nämlich nach oben zur Feuchtigkeit hin, weil sie durch die Anstrengung mehr als entsprechend ausgetrocknet worden ist; die Leber dagegen ist feucht. Wenn sie aber an die Leber fällt, so bewirkt sie Erstickungsgefühl, weil sie plötzlich die Durchatmung in der Gegend der Leibeshöhle behindert.

Manchmal beginnt gleichzeitig (die Gebärmutter) an die Leber zu fallen, und von der Kopfhöhle fließt Schleim in den Oberbauch ab, da Erstickungsgefühl vorliegt. Manchmal kehrt sie zugleich mit dem Abfluß des Schleims von der Leber weg an ihren Platz zurück, und das Erstickungsgefühl hört auf. Sie kehrt nach unten zurück, nachdem sie Feuchtigkeit zu sich herabgezogen hat und (durch sie) beschwert worden ist; es geht ein Kollern von ihr aus, wenn sie an ihren eigentlichen Platz zurückgeht. Ist sie zurückgekehrt, so wird der Leib hernach manchmal feuchter als vorher; denn die Kopfhöhle läßt nunmehr Schleim in die Leibeshöhle abfließen.

Wenn sich die Gebärmutter an der Leber und in der Oberbauchgegend befindet und Erstickungsgefühl macht, so geht das Weiße der Augen nach oben, und (die Frau) wird kalt; manche werden auch bereits bläulich. (Die Kranke) knirscht mit den Zähnen, es fließt Speichel zum Mund und (die Betreffenden) gleichen solchen, die von der Krankheit des Herakles befallen sind. Wenn die Gebärmutter lange Zeit an der Leber und in der Oberbauchgegend bleibt, so bekommt die Frau Erstickungszustände.

Manchmal fällt die sich drehende Gebärmutter, wenn die Gefäße der Frau leer sind und sie sich körperlich anstrengt, auf den Blasen(hals) und ruft Harndrang hervor, ein anderes Übel befällt sie dann nicht. Sie wird, wenn sie behandelt wird, rasch wieder gesund, manchmal aber auch von selbst.

Bei manchen dagegen fällt die Gebärmutter infolge körperlicher Anstrengung oder Appetitlosigkeit an das Kreuz oder in die Hüftbeine und verursacht dadurch Beschwerden.

Der Kopf [96]:

Wenn sich die Gebärmutter kopfwärts wendet und dort das Erstickungsgefühl auftritt, so macht das den Kopf schwer; ein Kennzeichen davon setzt sich bei den einen an diesem, bei den anderen an jenem Teil (des Kopfes) fest. Das Zeichen ist folgendes: die Kranken sagen, daß die Adern an der Nase und die Gegend unter den Augen schmerzen, es befällt sie Koma, und wenn es ihnen wieder besser geht, steht Schaum (vor ihrem Mund).

Für den Kopf war vorher vermerkt, daß „viele Stellen mit ihr (der Gebärmutter) in Verbindung stehen, so der Vorderkopf, der Magen, das Denkorgan"[97].

Das Herz [98]:

Wenn die Gebärmutter an das Herz herantritt und Erstickungsgefühl macht, und wenn die nach oben fahrende Luft gewaltsam weht, so ist (die Kranke) von Unruhe gepeinigt und windet sich. Bei manchen dreht sich (die Gebärmutter) sofort (wieder) nach unten, und es gehen Blähungen ab, oder sie erbricht auch schaumige Massen; dies ist dann das Ende.

Ist die Gebärmutter unter das Zwerchfell gewandert[99],

… so wird (die Betreffende) plötzlich stumm (aphonisch), die obere Bauchgegend wird hart. (Die Frau) bekommt Erstickungszustände, knirscht mit den Zähnen und hört auf Anruf nicht.

Auch befällt sie Erbrechen und geschwächtes Augenlicht.

In ähnlicher Weise kann sich die Gebärmutter zum Hüftbein neigen oder auf die Blase und den Mastdarm drücken; dann zeigt sich als Folge Harn- und Stuhlverhaltung, Schmerzen in dieser Gegend, Hinken der Beine. Sie kann sich nach den „Schenkeln und Füßen wenden", dann erzeugt sie Krampfen der Fußzehen und Schmerzen, und wirft sie sich auf die Flanken, „so befällt (die Betreffende) Husten und Schmerz unter der Flanke".

In der oben zitierten Darstellung der Fixierung der Gebärmutter an der Leber und im Oberbauch wurde die „hysterische Erstickung" mit der Krankheit des Herakles verglichen. Es heißt wörtlich: „Die davon Betroffenen gleichen solchen, die von der Krankheit des Herakles befallen sind"; damit ist die Epilepsie, die heilige Krankheit, gemeint. Noch deutlicher weist eine andere Stelle auf die Verwandtschaft dieser Erkrankung mit der Epilepsie hin[100]:

Wenn (eine Frau) plötzlich die Stimme verliert, so wirst du ihre Beine, Knie und Hände kalt finden. Wenn man die Gebärmutter befühlt, stellt es sich heraus, daß sie nicht in Ordnung (=an ihrem Platz) ist. Das Herz klopft, sie knirscht mit den Zähnen, es tritt viel Schweiß auf, auch alle sonstigen Erscheinungen sind vorhanden, an denen die von der heiligen Krankheit Ergriffenen (Epileptoi) leiden, und sie tun alle möglichen unerhörten Handlungen.

Diese beiden Hinweise auf die Ähnlichkeit der Krankheitsbilder der „heiligen Krankheit" und der „durch die Gebärmutter hervorgerufenen Erstickung" sind deshalb bedeutungsvoll, weil in der späteren Entwicklung der Hysterievorstellungen dieser Zusammenhang immer stärker auftaucht und sich bis in die jüngste Zeit erhalten hat. Das gleiche gilt für die wichtigsten therapeutischen Anwendungen bei der „pnix hysterike": manuelle Redressierung der Gebärmutter, Bandagierung des Oberbauches zum Fixieren des Uterus, Zufuhr von Feuchtigkeit, Reinigungen der Gebärmutter und ärztliches Anraten von Eheschließung und Schwangerschaft.

Diese Schilderung der „pnix hysterike" umfaßt etwa alle Symptome, die als klassisch für das „Krankheitsbild" der Hysterie angesehen worden sind: das Heer der vegetativen Störungen, mit allen konvulsionistischen Erscheinungen, die die Epilepsie mit sich führt, dazu alle Phänomene von hysterischer Blindheit, Taubheit, Sprachlosigkeit, Gefühlsstörung und Lähmung bis zur allgemeinen „Starrheit". Wesentlich Neues ist im Symptomenbild der Hysterie im Laufe der Jahrhunderte nicht hinzugetreten. Gewechselt hat nur die jeweilige Auffassung dieser eigenartigen konstruktiven Erkrankung, die bis in die neueste Zeit hinein als Krankheit sui generis angesehen wurde. Das Bedeutungsvolle liegt auch nicht im Wandel ihrer theoretischen Begründungen; diesem Wechsel der Auffassung unterliegen alle unsere medizinischen Theoreme. Das Besondere der „pnix hysterike", der Hysterie, liegt darin, daß sie von vornherein als eine geschlechtsgebundene Erkrankungsform erscheint. Sie ist eine spezifisch weibliche Krankheit, und es haftet ihr daher stets etwas an von der jeweiligen Auffassung, die man über das Wesen des Weiblichen besaß. Die Hysterie gehört daher ebenso dem psychiatrischen Grenzgebiet der Sexualwissenschaft an wie der engeren Psychiatrie[101].

b) Platons Beiträge zur Psychopathologie und Trieblehre

Platons Stellung zu psychopathologischen Fragen ist nicht einheitlich. Man kann eine gewisse Zweiteilung der Auffassungen feststellen, die um die Pole des Sophistes und Timaeus kreist. Dazwischen liegen Einzelbemerkungen, in denen grundsätzlich von Heilweisen der Seele die Rede ist; die Bezeichnung hat ihre Tradition im heutigen Begriff der Psychotherapie gefunden.

Man geht am besten zunächst davon aus, was Platon im SOPHISTES[1] lehrt.

Der Fremde: Es gibt zwei Formen (Eide) der Schlechtigkeit (Kakia) inbetreff der Seele, über die zu reden ist.

Theaitet: Welche?

Fremder: Die eine Form (Eidos) gleichwie eine Krankheit (Nosos) im Körper, die andere wie eine entstehende Häßlichkeit (Aischos).

Theaitet: Ich verstehe es nicht.

Fremder: Hältst du die Krankheit (Nosos) und den Aufruhr (Stasis) nicht für dasselbe?

Theaitet: Auch darauf weiß ich nichts zu antworten.

Fremder: Hältst du den Aufruhr für etwas anderes als für einen Zwist des von Natur Verwandten aus irgendeinem Verderben heraus?

Theaitet: Für nichts anderes.

Fremder: Also! Merken wir nicht, daß in der Seele von untauglichen Menschen die intellektuelle Meinung mit den Begierden und das Gemüt mit den Lüsten und der Verstand mit Traurigkeiten und alles miteinander im Streit liegt?

Theaitet: Gewiß.

Fremder: Wahrlich verwandt ist alles notwendigerweise miteinander.

Theaitet: Ja, warum nicht.

Fremder: Wenn wir also Aufruhr und Krankheit der Seele einen schlechten Zustand (Poneria) nennen, dann werden wir uns richtig ausdrücken.

Theaitet: Vollkommen richtig.

Fremder: Was aber, wenn dasjenige, was an einer Bewegung teilnimmt und sich irgendein Ziel (Skopos) setzt und versucht, dieses Ziel zu erreichen, (wird sein,) wenn es bei jedem Beginnen daneben zielt und das Ziel verfehlt; sollen wir sagen, daß solches auf Grund von Symmetrie voneinander erfolgt oder im Gegenteil aus Ametrie?

Theaitet: Sicher aus Ametrie.

Fremder: Aber wir wissen, daß die Seele nur unfreiwillig zu falscher Erkenntnis gelangt.

Theaitet: Gewiß.

Fremder: Die falsche Erkenntnis ist hinsichtlich der Wahrheit, wenn die Seele zu ihr aufbricht und ein abweichendes Urteil entsteht, nichts anderes wie ein Vorbeidenken (Paraphrosyne).

Theaitet: Gewiß.

Fremder: Also muß man eine unverständige Seele (Anoeton) häßlich und ametrisch nennen.

Theaitet: Es scheint so.

Fremder: Es gibt also zwei Gattungen, wie es scheint, von Schlechtem in der Seele: die eine, schlechter Zustand genannt (Poneria) von den meisten, also offensichtlich eine Krankheit (Nosos) von ihr.

Theaitet: Ja.

Fremder: Die zweite nennen wir Nichtwissen (Agnoia); sie wollen aber nicht zugeben, daß diese, wenn sie allein in der Seele entsteht, eine Schlechtigkeit (Kakia) ist.

Theaitet: Offenbar muß man das zugeben, was ich, als du es sagtest, noch bezweifelte: es gibt zwei genera von Schlechtigkeiten in der Seele, und Feigheit, Zuchtlosigkeit, Ungerechtigkeit muß man in uns als Nosos bezeichnen. Hingegen das Pathos der häufigen und vielfältigen Unverständlichkeiten (Agnoia) muß man Häßlichkeit nennen.

Fremder: Sind nicht für den Körper für diese zwei Zustände zwei Künste entstanden?

Theaitet: Welche?

Fremder: Für die Häßlichkeit die Gymnastik, für die Krankheit die Heilkunde.

Theaitet: Zweifellos.

Fremder: Ist nicht gegen Hybris, Ungerechtigkeit und Feigheit am meisten von allen Künsten die züchtende Rechtskunst das Zukömmliche?

Theaitet: Wahrscheinlich nach menschlichem Urteilsvermögen.

Fremder: Was aber hinsichtlich der gesamten Agnoia? Sollte man da nicht irgendeine andere Kunst für wichtiger halten als die Lehrkunst?

Theaitet: Keine.

Fremder: Schön. Wollen wir sagen, daß es nur ein genus der Lehrkunst gibt oder mehrere und daß zwei davon die größten seien. Das gilt es zu überlegen.

Theaitet: Ich überlege.

Fremder: Und ich glaube, so werden wir es am schnellsten finden.

Theaitet: Wie?

Fremder: Wenn wir die Agnoia betrachten, ob sie in der Mitte irgendeinen Einschnitt hat; ist sie nämlich offenbar zwiefach, ob es dann nicht notwendigerweise bei der Lehrkunst zwei Teile geben muß: für jede Art von jedem eine.

Theaitet: Was nun? Ist dir schon klar, was wir jetzt suchen?

Fremder: Von der Agnoia scheint sich mir eine große und schwierige Art abzugrenzen, die allen anderen Teilen von ihr entgegensteht (τὰ ἄλλα μέρη).

Theaitet: Was für eine?

Fremder: Wenn man zu wissen glaubt, was man nicht weiß; dadurch gerät alles in Gefahr, worin wir uns in der Erkenntnis (Dianoia) täuschen.

Theaitet: Richtig.

Fremder: Diese Art der Agnoia allein verdient den Namen der Unkenntnis (Amathia).

Theaitet: Gewiß.

Fremder: Wie sollen wir den uns hiervon befreienden Teil der Lehrkunst nennen?

Theaitet: Nun, ich glaube, das andere ist demiurgische Lehrkunst, dies aber wird von uns *Paideia* genannt.

Fremder: Und, o Theaitet, bei allen Griechen! Aber wir müssen noch darauf achten, ob alles schon eingeteilt ist oder ob es noch irgendeine nennenswerte Teilung gibt.

Theaitet: Darauf muß man also achtgeben.

Fremder: Ich glaube, es muß auch dies noch gespalten werden.

Theaitet: In welcher Hinsicht?

Fremder: In der Lehrkunst durch Reden scheint mir ein Weg rauher zu sein, ein Teil des anderen glatter.

Theaitet: Wie beschaffen ist nun ein jeder von diesen Wegen?

Fremder: Der eine ist traditionsgemäß väterlich; man gebraucht ihn am meisten gegenüber den Söhnen, und viele tun dies noch heute, wenn sie sie ermahnen im Fall von Verfehlungen, teils heftig, teils sanft zusprechend. Dieses Ganze nennt man wohl am richtigsten die Ermahnungskunst.

Theaitet: Das ist so.

In diesen Ausführungen des Dialogs zeigt sich noch eine strenge Teilung von Körper und Seele. Als Grundprinzip der Störung gilt der Begriff der Poneria, nicht, wie später, der Mania. Sie fließt aus der Agnoia; daneben besteht die Amathia. Diese Störungsbegriffe werden zur Krankheit in das Verhältnis der Entsprechung, nicht der Identität gesetzt. Das wird sich im Timaios ändern.

Die Grundkategorien, von denen ausgegangen wird, sind ethischer Natur. Von der ethischen Forderung, also auch von der Forderung einer ethischen Beeinflußbarkeit her, werden die Einteilungsmodi erst gesucht. Die Finalität also ergibt die praktische Notwendigkeit der Unterteilung. Das, was untereinander im Streit liegt, ist eine intellektuelle und emotionale, also triebhafte Einheit. Im Hinblick auf die weitere Entwicklung der Einheitslehre der Stoa ist diese Bemerkung von Wichtigkeit, leitet sich doch von hier aus eine ganze Traditionssäule der Einheitslehre ab, die bei *Gall, Comte* und den Psychoanalytikern enden wird. Typischer Ausdruck dafür ist der Satz des Fremden: „Wahrlich, verwandt ist alles notwendigerweise miteinander." Die Verwandtschaft vollzieht sich begrifflich in der Poneria als Einheit von Nosos und Stasis. Sie enthält die Ametrie. In dieser wieder zeigt sich die Paraphrosyne. Dies alles ist aber auch ästhetisch häßlich. Alle diese Begrifflichkeiten werden gewonnen aus der therapeutischen Absicht.

Hier zeigen sich mehrere Möglichkeiten; neben der körperlichen Gymnastik steht auch die juristische Praxis. Höchster Grad der Agnoia ist die völlige Amathia. Hier gibt es nur das Mittel der Erziehung überhaupt, der Paideia, um ihrer Herr zu werden. Innerhalb dieser hat dann die fast unwissenschaftlich zu nennende häuslich familiäre Ermahnung und Unterweisung der patriarchalen Gewalt ihre berechtigte Stellung als Überzeugungsweg.

Es handelt sich also im Sophistes um eine ethisch gerichtete psychopathologische Nosotaxe, bei der aber zwischen Körper und Seele streng unterschieden wird; die Beziehungen zu körperlichen Begriffen stehen in Entsprechungen, sind keine echten Verähnlichungen oder gar Gleichsetzungen. Im einzelnen gesehen, sind die Triebhaftigkeiten im Begriff der Poneria enthalten, während die Amathia jede Form der Dummheit und Borniertheit enthält (vermeintliches Wissen, also etwa das, was der Franzose als Fraîcheur d'ignorance bezeichnet).

Ruess in seiner Dissertation hat eine ähnliche Auffassung. Er betont die strenge Dichotomie der Begriffe, einerseits Nosos-Poneria, anderseits Aischos-Anoia. Die Anoia ist eine Form der Amathia. Er weist darauf hin, daß die Zweiteilung der Kakia in Nosos und Aischos ebenfalls später im Timaios verschwindet.

Von Wichtigkeit scheint ebenfalls zu sein, daß schon im Sophistes der Gedanke auftaucht, kein Mensch wolle freiwillig in falscher Erkenntnis verharren.

Der Primat der Seele geht aus folgenden Äußerungen im KRATYLOS[2] hervor:

Sokrates: Wenn ich nun jetzt darüber reden soll, so glaube ich, diejenigen, die die Seele benannten, meinten, daß das, was bei dem Leibe ist, Ursache seines Lebens bedeutet. Es gibt nämlich in ihm die Fähigkeit des Atmens und Erfrischens (anapnein dynamis). Wenn nun dieses Erfrischen wegfällt, geht der Leib unter und stirbt, und darum scheinen wir dies Seele zu nennen. Aber warte noch: ich glaube etwas zu sehen, etwas Zuversichtlicheres als das, was den Leuten um Eutyphron vorschwebt; denn dies, wie mir scheint, dürften sie verachten und für ungeschickt halten. Erwäge aber dies, wenn es auch dir gefällt.

Hermogenes: Also sprich.

Sokrates: Hinsichtlich der Natur des ganzen Leibes, also auch des Lebens und Umhergehens, wie, glaubst du, wird er anders gehalten und geleitet als durch die Seele?

Hermogenes: Durch nichts anderes.

Sokrates: Glaubst du aber nicht, wie Anaxagoras, daß auch die Natur aller anderen Dinge Vernunft und Seele sei, die als Kraft leitet und das Sein hält?

Hermogenes: Ja.

Sokrates: Also sehr schön bezeichnet dann dieser Name jene Kraft, die die Natur leitet und hält, so daß man sie zusätzlich Naturerhalterin nennt. Dann ist es aber auch erlaubt, sie verschönernd Seele zu nennen.

Hermogenes: Jawohl, das scheint mir geschickter zu sein als jenes.

Sokrates: So ist es. Lächerlich scheint mir zu sein, wenn man es genauso nimmt, wie es heißt.

Hermogenes: Aber wie sollen wir von dem Nachgeordneten reden?

Sokrates: Meinst du den Leib?

Hermogenes: Ja.

Sokrates: Das scheint mir vielfältig zu sein; wenn man nämlich nur ein wenig ändert, dann sagen einige auch, er sei ein Sema der begrabenen Seele im jetzigen Körper, und weil die Seele durch ihn Zeichen gibt, über das, was anzuzeigen ist, darum heißt es für sie berechtigterweise ein Sema. Die Orphiker scheinen mir diese Bezeichnung am besten eingeführt zu haben, weil die Seele Strafe leidet weswegen auch immer, und darum müsse sie diesen festen Umriß zu ihrer Erhaltung wie in einem Gefängnis haben.

Die Stellung der Seele, wie sie aus dem Kratylos hervorgeht, erheischt gewiß deren ganz besondere Besorgung innerhalb der gesamten Paideia. In vielen Dialogen wird der Therapeia dieser Seele Raum gegeben. Therapeia ist ein gehobenes Wort; mit dem einfachen Dienen, Bedienen ist es nicht erschöpft. Es gibt ein anderes Wort der niederen Dienstbeflissenheit, nämlich das Wort Diakonos. Hier ist der Bedienstete gemeint, der eifrig hinundher eilende Sklave, der den Tisch bereitet, aufwartet. Dieser Begriff wird für die Besorgung der Seele nicht verwendet. Therapeia hat vor allem Beziehung zum Gottesdienst. In solchem Zusammenhang wird das Wort bei Euripides (Elektra 744) benutzt, ebenso bei *Isokrates*. Das Wort birgt hochachtungsvolle Verehrung, Kulthandlung, Rücksichtnahme, Teilnahme und wird freilich dann auf das ärztliche Fach ausgedehnt im Sinne von Pflege und Wartung. All dies fehlt dem Wort Diakonos, sosehr es später als christlicher Dienst galt.

Seelentherapie (ψυχὴν θεραπεῖν) ist ein echt platonischer Begriff.

Im Kriton[3] werden Sokrates die größten Geheimnisse im Traum durch eine wohlgestaltete schöne Frau in weißer Kleidung vermittelt. Nach Darstellung der leiblichen Schäden wird der Besorgung der Seele wesentlicher Wert beigemessen. Im Laches[4] ist von der Seelenbildung der jungen Leute die Rede. In frühplatonischer Weise wird gezeigt, wie zu dem Ding, also dem Sinnesorgan etwa, die Schönheit hinzutritt, um es schön werden zu lassen. Zur Seele tritt in dieser Weise die Tugend hinzu. Im Hippias Minor[5] wird der Begriff ἰᾶσθαι τὴν ψυχήν verbis expressis benutzt. Im Gorgias[6] steht das Gesundsein an erster Stelle, das Schöne an zweiter Stelle. Der Paidotribe aber übt seine Tätigkeit neben dem Arzt in gleicher wichtiger Weise aus. Der Therapiebegriff steht auch hier sittlich höher als der Diakonos. Sokrates fühlt sich hier als Seelen-Arzt. Im Protagoras ist der Sophist der Seelentherapeut. Der Nährstoff ist gewissermaßen der Lehrstoff der Seele. Darum soll der seelische Gehalt nicht händlerisch verhökert werden, denn dies wäre eine falsche Behandlungsmethode. Der wahre Philosoph läßt sich nichts aufschwatzen. Der Arzt des Leibes allerdings vermag die Seele nicht ausreichend zu behandeln.

In den Gesetzen[7] wird ausgeführt, daß der Arzt auf die Anamnese nicht verzichten kann. Hier wird dann die Frage ironisch behandelt, insofern es heißt, ob etwas Derartiges noch Behandlung genannt werden könne, oder nicht vielmehr Erziehung. Wie wichtig dennoch die seelische Gestimmtheit ist, geht im gleichen Dialog hervor, wenn analog der Gelassenheit Gottes gefordert wird, daß die Graviden eine sanfte Stimmung pflegen sollten.

Die Gewichtigkeit seelischer Behandlung zeigt sich im Charmides[8]. Die Situation ist folgende:

Kritias bemerkt jugendlich hereinstürmende Jünglinge in lustiger Verspieltheit. Sie erwarten den schönen *Charmides,* dessen Erscheinen angekündigt wird. Bei seinem Eintritt ist auch Sokrates von seinem Eros bezaubert.

Da rief *Chairephon* mich an und sagte: Nun, Sokrates, wie findest du den Jüngling? Nicht schön von Angesicht? Über die Maßen, sagte ich. Und doch, sprach er, wenn er sich entkleiden wollte, würdest du sagen, sein Gesicht ist nichts, so durchaus schön ist er von Gestalt. Auch die anderen sagten alle dasselbe wie Chairephon. Herakles, rief ich darauf, wie unwiderstehlich beschreibt ihr den Mann, wenn nur noch *eine* Kleinigkeit sich bei ihm findet! Welche doch, fragte Kritias. Wenn er, sprach ich, auch der Seele nach wohlgebildet ist . . .

Charmides wird nun unter dem Vorwand einer ärztlichen Consultation wegen seines Kopfschmerzes hereingerufen. Sokrates wisse ein Mittel dagegen. Als Sokrates seine Besinnung nach dem erotischen Schock wiedergefunden hat, fährt die Erzählung so fort:

. . . Dennoch als er mich fragte, ob ich das Mittel gegen den Kopfschmerz wüßte, brachte ich, wiewohl mit Mühe und Not, die Antwort heraus, ich wüßte es. Was, fragte er, ist es denn? Ich sagte darauf, es sei eigentlich ein Blatt, aber es gehört noch ein Spruch zu dem Mittel; wenn man ihn zugleich spräche, indem man es gebrauchte, mache das Mittel ganz und gar gesund, ohne den Spruch aber sei das Blatt zu nichts nutze.

So werde ich denn, sagte er, den Spruch von dir abschreiben. Nun, wenn du mich überredest, fragte ich, oder auch wenn nicht? Da lachte er und sagte: Freilich, wenn ich dich überrede, Sokrates. Schön, sagte ich, auch meinen Namen weißt du? Das wäre ja übel, sagte er, denn es ist nicht wenig die Rede von dir unter den Jünglingen; auch erinnere ich mich ja noch, als ich ein Knabe war, dich bei dem Kritias hier gesehen zu haben. Um so freimütiger werde ich auch zu dir reden können von dem Spruch, wie er beschaffen ist, denn vorher war ich verlegen, auf welche Weise ich dir seine Kraft erklären sollte. Sie ist nämlich, o Charmides, von der Art, daß sie nicht nur den Kopf gesund macht, sondern, wie auch du vielleicht schon von guten Ärzten gehört hast, wenn etwa einer, der an den Augen leidet, zu ihnen kommt, daß sie sagen, es sei unmöglich, die Augenheilung für sich allein zu unternehmen, sondern sie müßten zugleich auch den Kopf behandeln, wenn die Augen hergestellt werden sollten, . . . ebenso, Charmides, ist es auch mit diesem Spruch. Gelernt aber habe ich ihn dort im Felde von einem jener Ärzte unter den Zalmoxischen Thraziern, von denen man sagt, sie machten auch unsterblich. Dieser Thrazier sagte nun, in jenem, was ich eben gesagt habe, hätten die Hellenischen Ärzte recht; aber Zalmoxis, unser König, sprach er, der ein Gott ist, sagt, so wie man nicht unternehmen dürfe, die Augen zu heilen ohne den Kopf, den Kopf nicht ohne den ganzen Leib, so auch nicht den Leib ohne die Seele; sondern dieses wäre eben auch die Ursache, weshalb bei den Hellenen die Ärzte den meisten Krankheiten nicht gewachsen seien, weil sie nämlich das Ganze verkennten, auf das man Sorgfalt richten müsse und bei dessen Übelbefinden sich unmöglich irgendein Teil wohl fühlen könne.

Denn alles, sagte er, entspringe aus der Seele, Böses und Gutes, dem Leibe und dem ganzen Menschen, und ströme ihm von dort her zu wie aus dem Kopf den Augen. Jenes also müsse man zuerst und am sorgfältigsten behandeln, wenn es um den Kopf und um den ganzen Leib gut stehen solle. Die Seele aber, mein Guter, sagte er, werde behandelt durch gewisse Besprechungen, und diese Besprechungen seien die schönen Reden. Denn durch solche Reden entstehe in der Seele Besonnenheit, und wenn diese entstanden und da sei, werde es leicht, auch dem Kopf und dem übrigen Körper Gesundheit zu verschaffen. Als er mich daher das Mittel und die Besprechungen lehrte, sagte er, daß dich ja nicht jemand überrede, mit dieser Arznei seinen Kopf zu behandeln, der dir nicht zuvor auch seine Seele darbietet, um sie mit den Besprechungen von dir behandeln zu lassen. Denn auch jetzt ist dieses der Fehler bei den Menschen, daß es welche unternehmen, abgesondert für eines von beiden Ärzte zu sein ...

Es erscheint uns erstaunlich, daß die Psychosomatiker unserer Tage diese Charmides-Stelle noch nicht an den Kopf ihrer literarischen Unternehmungen gesetzt haben. Über die Vielschichtigkeit seines Mania-Begriffes hat sich Plato zunächst im PHAIDROS⁹ geäußert:

Sokrates: Nicht richtig ist die Rede, die meint, daß, wenn ein Liebhaber da ist, man dem Nicht-Liebhaber mehr verpflichtet sei, weil der eine von Sinnen ist (μαίνεται), der andere bei Sinnen; denn wenn es so einfach wäre, daß die MANIA ein Übel (Kakon) wäre, dann hätte er recht. Aber nun ist es so, daß die größten Güter der Welt durch die MANIA entstehen, die in göttlicher Schenkung gegeben wird. Die Prophetin nämlich in Delphi und die Priesterin in Dodona sind von Sinnen und haben vieles Gute im einzelnen und in der Öffentlichkeit für Hellas getan, und sie waren dabei nur wenig oder gar nicht bei Verstand. Und wenn wir noch die Sibylle nennen und andere, die durch begeistertes Wahrsagen vielen vieles für die Zukunft richtig gesagt haben, so würden wir langweilig werden, wenn wir so Bekanntes alles vorbrächten. Wichtig ist aber folgender Hinweis, daß auch die von den Alten, die die Bezeichnung aufgestellt haben, die MANIA nicht für häßlich und auch nicht für schädlich gehalten haben. Sonst hätten sie die schönste Kunst der Zukunftsbeurteilung nicht mit diesem Namen MANIA bezeichnet, und sie hielten den Namen für schön, sofern er durch göttliches Schicksal entsteht. Und in diesem Glauben setzten sie die Bezeichnung, und die Heutigen haben ein „T" dazwischen geschoben und die Kunst mantisch genannt ...

Ebenso hat auch von Krankheiten und schwersten Plagen, wie sie aus altem Götterzorn einigen Geschlechtern verhängt waren, sich eine MANIA entwickelt und ausgesprochen für diejenigen, die sie brauchten. Und sie erfand eine Errettung in der Flucht zu Göttern, Gebeten und Verehrungen in reinigenden Gebräuchen (Katharmoi) und sicherte den Teilhabern für Gegenwart und Zukunft (die Existenz) und erfand dem in richtiger Weise wahnsinnig Befindlichen und vom Wahnsinn Ergriffenen eine Lösung vom gegenwärtigen Übel.

Die dritte KATOCHE und MANIA von den Musen ergreift eine zarte und heilig-tiefe Seele, erweckt und begeistert sie (Ekbakchoiousa) zu Gesängen und zu der anderen Dichtung, schmückt Tausende von Taten der Urväter aus und erzieht so die kommenden Generationen. Wer aber *ohne* Mania der Musen sich den Toren der Poesie nähert in der Überzeugung, er werde allein durch die Beherrschung des Kunsthandwerks zum Dichter geeignet, der ist unvollkommen und die Dichtung der Nüchternen verblaßt neben der der Feuertrunkenen (Mainomenoi).

So viel und noch mehr habe ich zu künden von den herrlichen Taten der von den Göttern kommenden MANIA. Und so haben wir das nicht zu fürchten, daß uns irgendeine Rede bange machen sollte, man müsse den besonnenen Freund dem von MANIA Ergriffenen vorziehen ...

Wir aber müssen ... zeigen, daß zum höchsten Glück eine solche MANIA von den Göttern verliehen wird. Diese Feststellung wird von den nüchternen Denkern nicht geglaubt werden, den Weisen aber eine Gewißheit sein ...

Mit dieser poetischen Mania im Zusammenhang steht auch eine Stelle im ION[10], die besagt, daß Dichter nicht vermittels Techne schaffen, sondern vermittels einer Theia Dynamis irrationalen Grundes, sie sind besessen, wie auch die Korybanten nicht bei Verstande tanzen (emphrones). Dichter sind wie Bakchen, für sie gelten Bezeichnungen wie Entheos, Hieros, jedenfalls bar des Nous.

Es handelt sich hier um Zustände der mantisch-prophetischen, der religiösen, musisch-poetischen und erotischen Mania. Dichter sind auch in den „Gesetzen" (719) „ekphrones". Die moderne Psychopathologie, sofern sie daseinsanalytische Gedanken einbezieht, wird diese Bemerkungen anders werten als frühere psychiatrische Generationen. Es geht hier nicht um die Frage gesund oder krank, vielmehr um anthropologische Grundbefindlichkeiten und deren Zusammenhang mit dem irrationalen Raum. Es handelt sich aber ebenso nicht um simplifizierte abergläubische Relikte, sondern um echte Seinsweisen der Ekstasis. Hierfür wird ein Begriff wie MANIA benutzt, der gewissermaßen vom personifizierten Mythos über die gottgebundene Seinsweise bis zur Psychopathologie reicht. Denn MANIA hat zugleich auch einen pathologischen Charakter im engeren medizinischen Sinne. In diesem Fall bezeichnet sie das Triebhafte schlechthin, das Unterliegen der Vernunft. Aber nicht jedes solches Unterliegen muß unbedingt Krankheit sein. Die hier geschilderten Formen jedenfalls sind es nicht. Mania als Krankheit wird dann im Timaios erscheinen.

Die Schwierigkeit der leibseelischen Beziehung geht aus Phaidon[11] hervor:

Denn der Leib macht uns tausenderlei zu schaffen wegen der notwendigen Nahrung; dann auch wenn uns Krankheiten zustoßen, verhindern uns diese, das Wahre zu erkennen, und auch mit Gelüsten und Begierden, Furcht und mancherlei Schattenbildern und vielen Kindereien erfüllt er uns; so daß wir so recht in Wahrheit, wie man zu sagen pflegt, um seinetwillen nicht einmal dazu kommen, irgend etwas richtig einzusehen. Denn auch Kriege und Unruhen und Schlachten erregen uns nicht anders wie der Leib und seine Begierden. Denn über den Besitz von Geld und Gut entstehen alle Kriege, und dieses müssen wir haben des Leibes wegen, weil wir seiner Pflege dienstbar sind, und daher fehlt es uns an Muße, der Weisheit nachzutrachten, um aller dieser Dinge willen wegen alles dessen. Und endlich, wenn er uns Muße läßt und wir etwas untersuchen wollen, so fällt er uns wieder bei den Untersuchungen selbst beschwerlich, macht uns Unruhe und Störung und verwirrt uns, daß wir seinetwegen nicht das Wahre sehen können. Sondern es ist uns wirklich ganz klar, daß, wenn wir je etwas rein erkennen wollen, wir uns von ihm losmachen und mit der Seele selbst die Dinge selbst schauen müssen. Erst dann haben wir offenbar, was wir begehren und wessen Liebhaber wir zu sein behaupten, die Weisheit, wenn wir tot sein werden, wie die Rede uns andeutet, solange wir leben aber nicht. Denn wenn es nicht möglich ist, mit dem Leibe irgend etwas rein zu erkennen, so können wir nur eines von beiden, entweder niemals zum Verständnis gelangen oder nach dem Tode. Denn dann wird die Seele für sich allein abgesondert sein vom Leibe, vorher aber nicht. Und solange wir leben, werden wir, wie sich zeigt, nur dann dem Erkennen am nächsten sein, wenn wir möglichst wenig mit dem Leibe zu schaffen haben, außer was unumgänglich nötig ist, und wenn wir uns nicht mit seiner Natur anfüllen, sondern uns von ihm rein halten, bis der Gott selbst uns befreit . . .

Zentrale theoretische Bedeutung für eine allgemeine Psychopathologie anthropologischen Gepräges gewinnt der „Philebos" Platons. Dieser ungemein schwierige und nicht ganz zuverlässig überlieferte Text wurde bisher unter solchem Gesichtspunkt nicht behandelt. *Julius Stenzel* machte schon 1928 darauf aufmerksam, daß hier die Idee des Guten mit dem Begriff der Lust und der Phronesis zusammengebracht wird, daß Sokrates aber zugleich feststellt, es gebe böse und gute Lust. Im „Philebos" ist von der Vereinbarkeit der Lust und Phronesis die Rede; sie beide bilden den Grund des wahren Erlebens, und es wird erkannt, daß eine Ausklammerung der Lust unmöglich ist. Zwar kann sie nicht als Maßstab des guten Lebens gelten; sie ist mit dem Guten nicht identisch, aber es gibt zwischen beiden eine seltsame Beziehung, ist doch die Lust die Triebfeder des Handelns, und hier liegt der innere Zusammenhang mit dem Guten. Die Problemstellung wird zugleich zur Korrektur eines einseitigen Intellektualismus der Tugend. Wo vom Handeln die Rede ist, kann die Lust als Triebfeder nicht fehlen. Die Lust „rührt an eine innere Stelle des Menschen" (Stenzel). Aus dieser Sicht heraus hat Platon die kyrenaische Lehre besser behandelt als die kynisch-antisthenische. Aufgabe der Lust erschien ihm als Philistertum; es konnte sich nur darum handeln, diese Lust nicht als die rasch verfliegende Emotionalität anzusehen. Anderseits kannte er die Lehre von der Ataraxie des Demokrit, und im Phaidon (69a) hatte er die Entsagung gepriesen. Aber in den Gesetzen (732e) hatte er deutlich gemacht, daß zum menschlichen Wesen Lust, Schmerz und Begierden gehören. Wie aber ist der wahre Lustzustand zu beschreiben, der sich „am Richtigen freuen, über Verkehrtes Unlust empfinden" kann (Gesetze 653b)? Gerade dieser Zustand unerschöpflicher Freude wird im Staat als Gesundheit bezeichnet. Dies ist die dialektische Thematik des „Philebos", der somit an den Anfang aller Trieblehren zu stellen ist und von dem aus alle weiteren Theorien der Identität von Trieb und Intellekt ausgehen. Besteht doch gerade für Plato der Eros in der „lustvollen Gegenwirkung der einzelnen Personen aufeinander", ist doch ohne diese die eigentliche Paideia als sinnvolles Handeln undenkbar.

Aber nicht die Ärzte weisen auf diese Wichtigkeit des Dialoges hin, sondern die Philosophen. *H. G. Gadamer* hat dem Problem 1931 eine eigene Arbeit gewidmet und nach ihm *W. Szilasi* 1946 in seinem Werk „Macht und Ohnmacht des Geistes".

A. Bremond nahm das Thema 1911 auf, ältere Arbeiten von *H. Hoffmann* und *F. Bolte* erschienen zwischen 1888 und 1890. Eine neue Textübersetzung lieferte *O. Kiefer* 1920.

Die Psychopathologie muß aufmerken, wenn, wie Gadamer sagt, die damals viel diskutierte Frage begegnete, ob körperliche Lust und Unlust um einen Gleichgewichtszustand schwanken, ob die affektiven Momente von Verlangen und Hoffnung auf einer Meinung über Zukünftiges beruhen, ob Lust und Unlust oder Mischung eines Zugleichseins beider gelten. Besonders eng ist der Zusammenhang durch die Tatsache geknüpft, daß die im Phaidros behandelte Frage der vernunftlosen Begierde später als Wahnsinn bezeichnet wird. Als brennend aktuell geradezu bezeichnet Szilasi die Untersuchung der Seinsmöglichkeiten, wobei sowohl Macht und Ohnmacht der Psyche in bezug auf den Geist befragt als auch die Macht des Geistes im Bündnis mit der Seele (als Koinonia) sichtbar gemacht wird. So wird in der Tat die ganze Stufenordnung der Seinsmöglichkeiten entworfen, ihre gegenseitige Beziehung innerhalb der Staffelung geprüft, so werden die einzelnen Seinsmächte im Hinblick auf ihr Zusammenwirken nach ihrem Leistungsbereich abgegrenzt. Die Analyse der Einzelfragen ist im Sinne Platons der Tugendlehre integriert, d. h. alles, was an Seinsmöglichkeiten auftritt, dient der Eudaimonie, dem Geglücktsein der Arete als Eupraxie, als erfüllendes Handeln. Aber die Verfahrensdialektik geht dieses Mal nicht von den geistigen Kräften aus, sondern von der Seele. Darum beginnt sie mit dem Genießen und Leidenkönnen, mit der Psychologie der Lustgefühle. Psyche ist hier die Kraft, die ein Lebewesen zum Lebendigen macht, sie ist in verschiedenen Lebewesen verschieden. Die Totalität des Menschen besteht aus Seele und Geist. Zwischen diesen beiden Möglichkeiten ist das Alltagsleben ausgespannt; hier walten die Emmetrie, die Techne, Phronesis und Episteme nicht minder als die Noesis. Untersucht man die Hexis dieser Freude, dieses Sichbesinnens, so stellt man fest, daß der Mensch zunächst in der Befangenheit des Alltags untergeht, daß die Freude als eine vom Pathos besessene Macht imponiert. Die Verteidigung dieser affektiven Lust als höchste Steigerung, von *Philebos* selbst vertreten, wird schon äußerlich dadurch zurückgewiesen, daß Philebos zu deren Verteidigung die weitere Rede an *Protarchos* abgibt, um nur liegend zuzuhören. Hierdurch wird erst der Weg zur unvoreingenommenen Untersuchung der Frage frei, ob Lust eine einheitliche Verfassung der Seele sein könne. Die Extreme einer Genießerlust und Freude der Gesitteten am Verzicht erheischen Unterscheidungsarten. Sokrates plädiert für eine Verschiedenheit innerhalb genetischer Gleichheit und Namensidentität. Der Name soll auf das Eidos weisen. Es ergibt sich die weitere Frage, wie ein Eines zugleich ein Vieles sein kann. Begriffen werden kann dies nur durch Überstieg über die einzelnen Dinge, durch Hinwendung zu reinen Einheiten des Guten oder des Menschen; sie ist ein Göttergeschenk, wie das einstige Feuer des Prometheus ein Geschenk an die Menschen war. Der psychologische Weg wird aufgegeben, als auch Protarchos schon seinen Auftrag zurückgeben will, und die neue dialektische Situation ergibt, daß weder Lust noch Phronesis, für sich genommen, das Gute sein können. Damit ist die Hedone-Dogmatik erledigt.

Szilasi bemerkt hier, daß diese an der Idee erworbene Erkenntnis, durch die eine Mannigfaltigkeit erst mittels der Einheit gewonnen wird, die wiederum selbst zu einer Mannigfaltigkeit gehört, um nach Einheit zu verlangen, an eine menschliche Leidenschaft gebunden ist, die als Leistung ein Göttergeschenk ist, also im Dasein nicht erst erworben wird, sondern mitgegeben ist. Dies gerade will der Prometheus-mythos ausdrücken. Die Apriorität der Einheit durchleuchtet die Gestaltung. Somit ist die Idee dem Seienden innewohnend. Die Vielfalt von Lust und Denken kann vermittels der Idee geordnet werden. Da nun die Vereinzelung beider, im Extrem gedacht, unmöglich ist, so bleibt nur die Koinonia beider übrig, diese heißt dann Mischung im Sinne gefügter Staffelungseinheit. Diese Koinonia ist aber wiederum keine zufällige Vergesellschaftung, sie wird in ihrer tieferen Begründung erst sichtbar durch den transzendentalen Charakter ihrer Möglichkeit. Wird also die Mischung als Möglichkeit erfaßt, so erhebt sich die weitere Frage nach der Ursache, und diese ist keine Frage nach dem Werden der einzelnen Seienden, sondern nach dem des Seins selbst. Die Seinsmöglichkeiten zerfallen in das Unbegrenzte (Apeiron) und Begrenzte (Peras), und da das Apeiron nur Privation des Peras ist, so zeigt sich eine graduelle Struktur des Unbegrenzten. Das Ergebnis bleibt zunächst: Ohne Phronesis ist keine Lust möglich, weder Hedone noch Phronesis für sich können das Gute sein, der Genuß bliebe ohne Denken ungenossen. Der absolute Genuß schafft keine absolute Selbstvergessenheit; diese ist nur scheinbar, in Wahrheit enthält sie noch einen Modus primären Wissens des Daseins um sich selbst, also einen Genuß in der Vergessenheit, ist also kein Aufheben des Selbstverständnisses des Daseins, im Gegensatz zum Tier.

Diese Feststellung hat psychopathologische Bedeutung für all das, was die daseinsanalytische Richtung etwa unter dem Begriff des Präsentischsein im manischen Taumel oder im Rausch versteht. Die Katamnese megalomaner Zustände der Paralyse zeigt, daß diese Selbstvergessenheit nicht absolut ist. Die Verfechter des Genußlebens glaubten an dieses Mitgenommensein vom Gegenstand des Genusses, glaubten somit an die höchste Genußstufe des Vergessens. Die Verabsolutierung der Phronesis wird gar nicht besonders durchgeführt, ihr Nonsens erscheint sogleich evident. Viel schwieriger erweist sich die Untersuchung der Mischung beider. Wie kann der Einzelanteil bestimmt werden? Anderseits ist klar, daß die Phronesis in irgendeiner Weise der Arete verwandt sein muß. Es versteht sich bald, daß unter Mischung kein Nebeneinander der Komponenten begriffen werden kann; im Schema der Mischung muß ein allgemeinerer Seinscharakter stecken. Dieser wird im Bestimmtsein ergriffen. Im Apeiron ist eine solche Maßmöglichkeit (Poson) unmöglich. Das unendliche Fortlaufen des Werdens kann keine Bestimmung des Seins ausmachen. Das Bestimmbarsein ist nur gewährt durch Maß und Zahl. Gutsein und Bestimmtsein sind für Platon identisch. Ohne Harmonie, ohne Angemessenheit des Anteils entgegengesetzter Bestandteile ist das Rechte nie faßbar; hier liegt, wie Gadamer betont, der Zusammenhang zur Krasislehre der Hippokratiker: „Die ontologische Mischung des Unbestimmten und des Bestimmenden zur Bestimmtheit ist also die Bedingung der Möglichkeit des Seins und Einheitseins von ontisch Gemischtem." Das Bestimmte muß angebbar sein.

Nun sind Genuß und Besinnen durch Apeiron und Peras gekennzeichnet. Die Art der Mischung wiederum ist gekennzeichnet durch das Bedürfnis nach Koinonie. Dieses Bedürfnis ist die Maßlosigkeit der Seele. Sie ist, wie Szilasi bemerkt, in ihrer Wirksamkeit ziel- und endlos. In ihrer Unfähigkeit einer Begrenzung liegt das

Pathetische (316) in doppelter Hinsicht: einmal infolge dieser Maßlosigkeit, anderseits dadurch wieder infolge der Verhinderung des Geistes, zu erstarren, intellektuell unbeweglich zu werden und somit einer Apathie zu verfallen. Es versteht sich, daß aus dieser Dialektik die spätere Mesotes des Aristoteles Nutzen zieht.

Das vorläufige Ergebnis ist also: Körperliche Lust, seelische Lust sind der Mischung menschlichen Lebens mitgegeben, haben aber als generisch Unbestimmtes keinen Anteil am Guten. Wie also geht das Begrenzte in diesen Zustand ein? Diese weitere Frage wird am Leitfaden des Lebens gewonnen. Die ideale Mischung ist Harmonie als festes Verhältnis des Zusammen entgegengesetzter Bestandteile. Aber gerade an dieser Harmonie treten nun die Affekte auf. Der Schmerz erscheint als Störung und Lösung dieser Harmonie, die Lust als Wiederherstellung. Das Beispiel von Durst und Stillung, am Körperlichen, wenn auch seelisch empfindend, gewonnen, gibt nicht allzuviel aus. Anders liegt es bei Untersuchung der Erwartung von Angenehmem und Unangenehmem, also von Hoffnung und Furcht, die als rein seelisch, unkörperlich, bezeichnet werden. Hier kommt man mit den Begriffen der Füllung und Leerung nicht aus, hier geht es nicht nur um Störung und Wiederherstellung, hier ist weder Lust noch Unlust, hier zeigt sich ein Weder-Noch. Gewiß ist ein reines Weder-Noch göttlich, der Mensch aber weiß sich stets in Lust und Unlust begriffen, aber dennoch ist hier ein Teil des Nous mitwirksam. Das Geheimnis dieser neuen Art der Lust kann nur gelöst werden durch die Feststellung, daß sie auf der Mneme basiert.

Den Weg zu dieser Wiedererinnerung und Vorerwartung setzt Szilasi etwa folgendermaßen auseinander:

Die Seele gehört dem Maßlosen des Apeiron an. Die untersten Seelenkräfte des Genießens und Leidens werden aus ihrer unbestimmten Maßlosigkeit zu immer höheren Einheiten herausgeführt, die zwar die Maßlosigkeit bewahren, zugleich aber die Unbestimmtheiten beheben in Richtung auf die Koinonie mit dem Geist; dies geschieht genetisch und nicht in zufälliger Folge. Genuß und Leidensfähigkeit, im Körperhaften gründend, lassen im Bündnis das „Gebilde", also das Eidos entstehen. Dieses einheitliche Gebilde des Erfreulichen und Bedrohlichen als Eidos ist das Vorerwartenkönnen, die Prosdokia, das erhoffte Süße wie das befürchtete Schmerzhafte. Diese Prosdokia ist eine Seelenmacht, die nicht aus der Verbindung mit dem Körper erwächst (34c), sie ist vielmehr Bewältigung ihrer Distanzierung, ist also rein seelische Macht. Vorerwartung als Seinsmöglichkeit ist apriori transzendental. Seele ist also nicht Bewußtwerden physischer Eindrücke. Bewußtsein mithin nicht Zwischenglied von Seele und Geist. Vorerwartung als ursprüngliche Macht der Seele selbst ist zugleich Erwartung von etwas, aber in unbestimmter, daher ergänzungsbedürftiger Weise. Ebensowenig ist die Mneme nur empirisches Gedächtnis, die nur auf Wahrnehmung aus wäre. Die phänomenologische Sicht Szilasis spricht hier von einem Einschalten des Bedürfnisses als Leere (Kenosis), also als eine Erinnerung, die die seltsame Eigenschaft hat, das Wodurch des Genießens oder Leidens zu vergessen. In diesem Bedürfnis ist dann ein Erwartetes behalten, und zwar in der Weise des Ungegenwärtigen. Das ist die Wiedererinnerung. Sie bedeutet zugleich ein Getriebensein zur Füllung (Plerosis), um den Bestand der Koinonie zu retten.

Auch Gadamer setzt auseinander, daß das anwesende Pathos des Menschen als solches nicht allein bestimmend ist für sein Befinden. Das in der Hoffnung und Verzweiflung auf Zukünftiges Aussein sei eine eigentümliche Möglichkeit der Seele als freie Möglichkeit, von sich aus zu hoffen oder zu befürchten. Es geht um die Feststellung eines eigentümlichen Vor-Charakters der Möglichkeit der Seele. Sind also Hedone und Lype Grundmodi des Sichbefindens, so sind die Affekte Pathe intentionaler Natur (Lust „über", „auf", „an"). Dies zeitigt die Möglichkeit falscher Lust, da die Affekte den Charakter der Doxa tragen. Die mnemische Beeinflussung stempelt die Doxa zu einer solchen synthetischen Charakters. Falsche Lust kann übertriebene oder eingebildete Vorfreude sein (41b–44a). Zu viel der Erwartung macht sie trügerisch. Das ist der Sinn des Verkennungsbeispiels (42b). Was Platon also besonders bemerkt, ist die Intentionalität.

Szilasis Interpretation läßt hier eine eigenartige Instinktlehre Platons sichtbar werden. Schon beim Tier liegen die Verhältnisse nicht einfach. Das zum erstenmal hungernde Tier, das nichts davon wissen kann, wie es das Bedürfnis durch Vorfindbares befriedigt, ist dennoch vom Bedürfnis getrieben, um das Befriedigende zu suchen. Dieses Pathos ist ein Vergessen-Behalten. Spontane Nahrungssuche ist ein Zurückholen des Vergessenen. Auf diese Weise wird also das Suchen nicht vom peinigenden Gefühl allein getrieben, sondern von einem Erwarten des Angenehmen selbst. Hierbei kann es zu verschiedenen Situationen kommen, je nachdem Wiedererinnerung oder Vorerwartung „verhüllter" sind, einmal im Sinne der Epithymie, also des Triebes, das andere Mal im Sinne der Horme, also des Instinktes. Beide haben gemeinsamen Ursprung. Dieser wird freilich im Außerkörperlichen gesehen. Beide, Trieb und Instinkt führen aus dem Leiden heraus. Dies geschieht durch die Macht der Seele. Trieb als Treibendes, Instinkt als Führendes enthüllen beide „durch eine archaische Weise" die vergessene Erinnerung an den entgegengesetzten Zustand. Zugleich wird erkannt, daß die falsche Lust, der falsche Schmerz auf der Empfänglichkeit des Sichfürchtenkönnens, also der Angst beruhen, die ins Leere führen. Zwar sind die Sinneseindrücke in diesem Fall (Verkennen) durchaus richtig, aber die affektive Empfänglichkeit fälscht. So wird vermittels der Ähnlichkeit die Statue von Ferne als Mensch verkannt. Ähnlich geht es mit dem Erschrecken. Auch dies liegt nicht in der Annahme, sondern im spezifischen Erschreckenkönnen als Empfänglichkeit. Diese wiederum besteht im Leiden, worin das Bedrohliche erwartet wird. Angst macht in gewisser Weise vernehmungsfähig. Angst ist ein ständiges Vorerwarten des Furchtbaren, sie ist also ergänzungsbedürftig, sie bedarf der Koinonie mit dem Vertrauen (Elpis). Angst und Vertrauen sind aber nie auf bestimmtes Bedrohliches oder zu Erhoffendes gerichtet, vielmehr sind sie allgemein: die ganze Welt ist entweder Angst oder Vertrauen. Einheit von Angst und Vertrauen sieht das Vernehmen von Vertrautem und Schrecklichem vor. Herrscht Vertrauen vor, so wird das Schreckliche vergessen und umgekehrt. Indessen ist dem Dasein das Ganze des Seins eher vertraut als erschreckend (39d–e). Auch in der weiteren Analyse von Angst, Vertrauen und Irrtum (39e–47d) zeigt sich immer deutlicher das Vorherrschen der menschlichen Hoffnungsfähigkeit; trotz extremer Annahme von Angst und Hoffnung, ist dennoch ein Bündnis beider möglich, so daß die Betrachtung im Satz gipfelt „Der Mensch ist immer von Hoffnung erfüllt" (39e8). Fast könnte dies heißen, es gebe also nur Genießen, kein Leiden, nur Vertrauen, keine Angst; aber auch dies wäre undenkbar, weil leer und

ohne Vorerwarten. Das Vertrauen wäre dann völlig diffus. Es wäre wirklichkeits-
los, wie reines Nur-Genießen leere Freude wäre. Hier fehlt die Adäquatheit wie bei
der Freßlust in ihrer Übertreibung. Analog gibt es auch die isolierte Angst, abgetrennt von der gesamten Seinsmöglichkeit der Seele; auch sie geht ins Leere. Es ist
ungemein bezeichnend, daß Platon aber die Angsttheoretiker der Richtung Demokrits und des *Antisthenes* nicht aburteilt; sie seien ernsthafte Leute, wenn sie auch
nur das Schreckliche sähen und den Genuß verurteilten, aber sie hätten die Macht
des Vertrauens übersehen. Dieses Vertrauen ist nicht etwa nur privativ erschließbar,
weil verdeckt, vielmehr zeige es sich bei Versenkung der Seele in das verborgene
Ganze, dessen geheimnisvolle Tiefe Vertrauen bringe. Und wieder zeigt sich nur
die Mischung als wahrhaft weltgewinnend. Am besten erfährt man dies am extremen Beispiel von Krankheit und Gesundheit. Durststillung des Fiebernden, Kratz-
neigung des vom Jucken Geplagten sind beide maßlos und wirken krankheits-
steigernd. Beides verstärkt das Gefühl des Brennenden. Die Maßlosigkeit also ist
die Grenze der Mania, der besessenen Verrückung. Isolierung jedenfalls führt zum
Wahn, Lebenssinn wird dann Wahnsinn. Echte Empfindsamkeit ist die Koinonie
aller seelischer Seinsmöglichkeiten in gestaffelter Ordnung; sie nimmt alle niederen
Stufen in Dienst. Und so sind gerade die heftigsten Freuden keine reinen Freuden,
die rein seelischen Affekte haben nicht den Charakter reiner Lust: hierher gehören
Zorn, Furcht, Liebe, Eifersucht, Verlangen, Mißgunst. Wahre Lust kann nicht in
solchen gemischten Affekten liegen, muß in reiner ungemischter Lust gründen, muß
Freude am Erfreulichen sein (50e–52d). Es ist eine Lust, die weder durch Überdeckt-
werden noch Vergessenwerden des Schmerzes entsteht, die vielmehr immer an sich
erfreulich ist. Sie allein hat den Dauercharakter des Gutseins. Platon nennt solche
Beispiele: Freude an schönen Farben, Figuren, Gerüchen, Tönen, an reinen Grundformen. Freude am Wissen ohne pathischen Hunger am Lernen. Und so ist dann
die Mischung aller Hedone mit aller Phronesis untauglich, nur die Mischung der
reinsten Arten beider hat Wert. Die Wissenschaften aber entscheiden selbst über die
Zulassung der Lüste und schließen die heftigsten aus, da die Mischung eben Maß
haben muß (64d, e). Das aber bedeutet den Vorrang des Nous, der das Gute nicht
als jenseitige Norm zeigt, sondern als Schönheit, Gemessenheit und Wahrheit
menschlichen Seins.

Wenn eingangs gesagt wurde, der Philebos habe zentrale Bedeutung für eine
allgemeine Psychopathologie, so darf daraus nicht geschlossen werden, daß der
Dialog eine solche sensu strictiori erstrebt. Die Grundlage einer Lust- und Trieblehre vermittelt lediglich den Ausblick auf die Psychopathologie; Behandlung etwa
des einzelnen abwegigen Individuums war gewiß nicht Platons Sache. Überbetonung
ärztlicher Gesichtspunkte hielt er für eine bedenkliche Sache, Symptomatik fiel
nicht in seinen allgemeinen Blick. Er hat im Staat (406d) deutlich gemacht, wie sich
der kranke Zimmermann benimmt, der nach einiger Zeit, vom Arzt behandelt,
zur Erkenntnis kommt, daß seine Krankheit nicht schwindet. Er übersieht sie und
begibt sich wieder an die Hobelbank: entweder es geht wieder, oder „er stirbt eben
und ist aller Händel ledig". Stenzel weist darauf hin, daß er Verzärtelungen des geistigen Menschen durch Nosotrophie ablehnte. Kranke sollen sterben, und zwar
möglichst, bevor sie Nachkommen zeugen. Gymnastik soll nicht der Kranken-
behandlung gelten, vielmehr der Steigerung des Mutvollen im Menschen. Dies

auch der Grund seiner Stellungnahme gegenüber der Musik als psychotherapeutischem Verfahren:

Der von Natur Mutvolle, der sich übermäßig den Wirkungen der Musik hingibt, und gar nach modernen, süßen, weichlichen und rührseligen Melodien jammert oder jubelt, dem wird das Harte in seiner Seele zwar zunächst geschmeidig gemacht und dessen unbrauchbare Rauheit gebessert. Doch wenn er ein solches Leben fortsetzt, so verweichlicht er sich ganz und gar, und zwar, wenn er wenig Strenges und Scharfes in der Seele trug, sehr rasch. Ist dieses jedoch von Haus aus stark in ihm entwickelt, so wird das Mutartige in seiner Seele noch nicht ganz ertötet; aber jene Verweichlichungen durch verkehrte geistige Beschäftigung nimmt diesem Mute die Haltung, die Stetigkeit; er wird reizbar, jähzornig, zu Temperamentsausbrüchen ebenso geneigt wie zu rascher Versöhnung, und das Zusammenleben mit ihm macht viel Verdruß. Gewiß gibt es auch das Gegenbild des Übermaßes an körperlicher Betätigung ohne musische Erziehung. Daraus erwächst der Tölpel. Er ist ein „Hasser vernünftiger Rede".

Dennoch gibt es bei Platon genauere Äußerungen über die Seelenkrankheiten, und zwar im *Timaios*.

Wie schon bemerkt, hatte Platon im Phaidon (81c–83c) eine Veränderung der Seele durch den Körper behauptet. Dieses Thema wird im Kapitel 41 des Timaios wieder aufgenommen.

Die Krankheiten der Seele aus körperlicher Ursache verhalten sich so: Man muß zugeben, daß die Anoia eine Krankheit der Seele ist, und so gibt es zwei Arten der Anoia, die Mania einerseits, die Amathia anderseits. Jedes der beiden Leiden, das der Leidende hat, muß Krankheit genannt werden, und die überschüssigen Freuden und Verstimmungen sind die größten unter den Krankheiten. Ist ein Mensch überheitert oder im Gegenteil depressiv, so bemüht er sich, das eine unmäßig zur Unzeit zu ergreifen, das andere zu fliehen, und er vermag nicht richtig zu hören und zu sehen, er rast und ist nicht imstande, am vernünftigen Denken — dies am allerwenigsten — teilzunehmen. Wenn aber das Sperma reichlich und fließend im Mark entsteht, so daß es wie ein früchtevoller Baum über die Maßen wächst, der hat in jedem Fall viel Ungemach, verfügt über viele Lüste in Begierden und deren Folgen und wird für den größten Teil des Lebens wahnsinnig infolge der allzugroßen Lüste und Verzweiflungen, und so erkrankt infolge des Leibes die Seele und wird unverständig (aphron), und er wird nicht als Kranker, sondern als aus freien Stücken Schlechter in schlechtem Sinne beurteilt. In Wahrheit aber entsteht die Zuchtlosigkeit in sexueller Hinsicht zum großen Teil infolge des Verhaltens eines einzelnen Teiles infolge der Durchlässigkeit der Knochen im Körper; sie ist flüssig und feucht, und so kommt es zu einer Krankheit der Seele. Und alles, was

zu dieser triebhaften Maßlosigkeit gehört und vorwurfsvollerweise als freiwillige Schlechtigkeit bezeichnet wird, wird zu Unrecht moralisch getadelt.
Denn niemand ist aus freien Stücken schlecht, aber infolge krankhaften
Verhaltens des Körpers oder mangelhafter Erziehung wird der Schlechte
schlecht, und dies geschieht ihm mißhellig und wider Willen. Und wiederum infolge dieser Verzweiflungen bekommt die Seele infolge des Körpers viel Schlechtigkeit. Denn wo die bitteren und galligen Säfte der scharfen und salzigen Flüsse im Körper umherschweifen und den Weg nach
außen nicht finden, da bleiben sie innen und vermischen sich mit ihrem
Dunst mit der Bewegung der Seele und machen so vielfältige Krankheiten
mehr oder minder enger und ausgedehnter und verfallen auf die drei Teil-
gegenden der Seele, und wo eine jede dieser Störungen hinfällt, bereitet sie
ein buntes Bild von Mißmut und Verstimmung (Dysthymia) und schafft
die Gestaltungen des Übermuts und der Feigheit, schließlich auch des Vergessens und der schweren Faßbarkeit (Dysmathia) . . .

Der dieser Aussage zugrunde liegende somatische Determinismus hat von jeher
Staunen und Skepsis ausgelöst. Noch in neuester Zeit hat sie den Platonkommen-
tator *A. E. Taylor* zu wesentlichen und ausführlichen Mitteilungen angeregt.
Zunächst aber muß noch folgende Ausführung des Textes hinzugefügt werden:

Kommen dann zu diesen Mißbildungen des Körpers noch schlechte
Staatseinrichtungen und schlechte Reden, die im Staat bei öffentlichen und
privaten Angelegenheiten gehalten werden, und steht die Pflege der Wissenschaften, als ein Heilmittel dagegen, nicht in Blüte, dann werden wir alle,
die wir schlecht sind, es, ohne es im geringsten zu wollen, aus zwei Ursachen.
Die Schuld hiervon muß man zwar immer mehr den Erzeugern als den
Erzeugten und mehr den Erziehern als den Erzogenen zuschreiben, es muß
aber auch jeder von sich aus, so gut er kann, die Mittel benutzen, die ihm
Erziehung, öffentliches Leben und wissenschaftliche Tätigkeit darbieten,
um der Schlechtigkeit zu entfliehen und ihr Gegenteil zu erfassen. Doch
erfordert diese Sache eine andere Art von Behandlung . . .

Es besteht kein Zweifel, daß die Ausführungen des Timaios im Gegensatz zu
jenen Ausführungen im Staat Buch 10 stehen, die die Eigenverantwortlichkeit des
Menschen strikt herausstellen und die bezeugen, daß die stete Sorge um die Erziehung der Seele das eigentliche Anliegen des Sokrates ist. Für die hier interessierende
Sicht aber ist es von geringerem Interesse, festzustellen, ob die Ansichten des Timaios
nicht die Platons sind. Tatsache ist nun einmal, daß hier, ausgehend von dem Grundsatz, niemand sei aus freien Stücken schlecht, ein Determinismus dargestellt ist, wie
er sonst in Platons Schriften nicht zutage getreten ist. Im Staat (617e3) hieß es ausdrücklich:

> ἀρετὴ δ᾽ ἀδέσποτον ἣν τιμῶν καὶ ἀτιμάζων
> πλέον καὶ ἔλαττον αὐτῆς ἕκαστος ἕξει.

Aus dieser Stelle schloß später *Proklos,* wie Taylor ausführt, unsere Entscheidung für gut und böse sei eine Ursache des Zusammenwirkens des Laufs der Ereignisse und nicht einbeschlossen in der Heimarmene, im Schicksal, wie bei den deterministischen Stoikern. Der entscheidende Punkt in dem Mythos ist der: der Charakter ist das einzige, was „in den Grundzügen des Lebens", aus dem die Seelen ihre Wahl treffen müssen, nicht spezifiziert ist.

Taylor nähert sich der bekannten Römerbriefstelle, indem er ausführt, der Mensch wähle nicht das Böse, weil es böse ist, sondern weil er es fälschlich für gut hält; das aber sei kein Determinismus. Jedenfalls sei eine deutliche Distanzierung Platons (Sokrates) von der Ansicht eines grundsätzlichen Determinismus spürbar. Die Ausführungen des Timaios widersprächen vor allem den Ausführungen im 10. Buch des Staates.

Auch H. Ruess stellt fest, daß im Gegensatz zu „Sophistes" hier im Timaios zwar die Amathia eine Form der Anoia ist, jedoch ist diese kein Aischos mehr, sondern Nosos. Jegliche Poneria gehört zur Anoia, denn kein Mensch will freiwillig schlecht sein. Daraus ergibt sich im Timaios, daß nicht wie ehedem die Poneria zu bestrafen sei, sondern gegen die Anoia geht man mit Unterweisungen und Besserungsmethoden vor, zumal ausgesprochenes Schurkentum außer acht fällt. Diese Auffassung im Timaios bekundet einen Stellungswechsel: im „Sophistes" ist noch eine strenge Trennung von Körper und Seele durchgeführt, im Timaios aber handelt es sich um eine Wechselwirkung. Eine körperliche Ursache im „Sophistes" gibt es nicht, wohl aber im Timaios. Diese Auffassung gegen Taylor vertritt auch *Flashar.*

Ruess dient der medizingeschichtlichen Sicht mit den Worten:

Alkmaions Isonomie und die hippokratische Humoralpathologie erscheinen miteinander verwoben und mit neuem Sinn erfüllt[12]: die Leib-Seele-Einheit ist von Plato zur letzten Gültigkeit erhoben worden; die jeweils in sich wohlstrukturierten körperlichen und seelischen Elemente finden sich zusammen, und Gesundheit und Krankheit treten vornehmlich als ein sich integrierender Komplex von körperlichen und seelischen Faktoren auf.

Er verweist auf die vorbereitende Arbeit der Pythagoreer, die Platon hier zur Zusammenschau gebracht habe. Endergebnis bleibt dann die psychophysische Harmonisierung im Gegensatz zu der in den vorangegangenen Dialogen behandelten physisch und ethisch orientierten Nosologie.

c) *Wahrnehmung, Trieb und leibseelischer Konstitutionalismus bei Aristoteles*[1]

Aus der Wahrnehmungslehre des Aristoteles soll zunächst folgendes zusammengefaßt werden:

Wahrnehmung als ein Bewegtwerden ist ein Pathos. Dieses Leiden oder Leidenkönnen geschieht entweder als Untergang durch Gegenteiliges, d. h. ein Eindruck, der folgt, löscht den vorangegangenen aus, oder aber als Rettung des Seinkönnenden durch das Wirklichseiende (417b3). In diesem Falle tritt bei Erkenntnis des Geistigen eine verwirklichende Vertiefung ein. Aristoteles sagt: „eine Steigerung in sich selbst und zur Entelechie". Die Streitfrage, ob dieses Wahrnehmen ein gewissermaßen homöopathischer Akt sei (Empedokles' Sehakt) oder ein Vorgang des Prinzips des Gegensatzes, verschwindet in der theoretischen Vorstellung einer Analogie, die zwischen Wahrnehmbarem und Wahrnehmenkönnen besteht. So heißt es ausdrücklich (418a3): „Das Wahrnehmbare ist der Möglichkeit nach schon wie das in der Entelechie Wahrgenommene." Das Wahrnehmbare teilt sich in ein Wahrnehmenkönnen an sich (καθ'αὐτό), in ein beiläufiges (κατὰ συμβεβηκός) und in ein gemeinsames (κοινόν). Im Grunde ist Wahrnehmen auf das Einzelne, Besondere gerichtet. Daraus ergibt sich eine Sinnesspezifizität. Sie läßt grundsätzlich keine Täuschung zu. Man kann Farben nicht riechen, Gerüche nicht sehen. Ist also das Sehenkönnen in Ordnung, so wird die Farbenskala als „unwandelbarer Besitz" wahrgenommen. Erst wenn dieses Können irgendwie umschlägt, redet man von einer Beraubung dieses Vermögens. Zugleich gibt es aber ein allen Sinnen zukommendes Gemeinsames, das den Kantischen Gegenständen der reinen Anschauung entspricht. Ferner ist der Wahrnehmung noch ein „Mitfolgendes", Beiläufiges gegeben (κατὰ συμβεβηκός).

Besondere Schwierigkeiten macht nun die Feststellung, daß die Wahrnehmung ein Aufnehmenkönnen ist von wahrnehmbaren Anblicken (αἰσθητῶν εἰδῶν) ohne die Materie (ἄνευ ὕλης) (424a18). Die Stelle lautet:

. . . gleich wie das Wachs des Siegelrings das Zeichen aufnimmt ohne das Silber und Gold als solches, ebenso erleidet die Wahrnehmung eines Jeden unter dem Bezug die Farbe, den Saft oder das Geräusch, aber nicht als ein Jedes (οὐχ ᾗ ἕκαστον) von jenen, sondern als das, was es gerade ist (ᾗ τοιονδί) und gemäß einer Entsprechung (κατὰ τὸν λόγον).

Walter Bröcker hat darauf hingewiesen, daß es sich hier nicht um eine Bildertheorie handelt, ebenso kann es nicht heißen, die Wahrnehmung erfasse nicht das Einzelne, sondern bloß Eigenschaften als Sinnesqualitäten. Vielmehr erläutert er, das Wahrnehmbare bewege das Wahrnehmenkönnende so, daß es, „selbst in einer Phase seiend, das Wahrnehmenkönnende in dieselbe Phase bringt". Rot als Rotseiendes hat zugleich die Möglichkeit verschiedener Farben. „Das Wahrnehmen wird also so verstanden, daß das Wahrnehmbare das Wahrnehmenkönnen in die seiner eigenen Phase entsprechende Phase bringt." Diese Phase heißt dann der „wahrnehmbare Anblick" (424a18). Was nun dieses Seiende noch außerhalb dieser Situation sein kann, bleibt verborgen, also verborgen bleibt eben die Materie als Hypokeimenon, als Zugrundeliegendes, verborgen bleibt also Materie in diesem Fall als das Seiende selbst. Der ontologische Ansatz des Aristoteles zeitigt eine Phänomenologie der Sinneswahrnehmung, innerhalb deren die jeweilige Phasenentsprechung zwischen Wahrnehmbarem und Wahrnehmenkönnen entschieden wird. Ist diese Entsprechung gestört, z. B. durch ein Übermaß des Wahrnehmbaren, so kommt es zur störenden Auflösung (λύεται ὁ λόγος 424a30). Schon hier zeigt sich, daß auch die Wahrnehmung nur innerhalb einer gewissen Mitte (μεσότης 424b1) funktionieren kann.

Die Sinneswahrnehmung kann anderseits nie Allgemeines erfassen, als Erfassen des Einzelnen bleibt sie der sinnlichen Phase der Entsprechung verhaftet. Die Mitte (Mesotes) ist schwebend, da sie in einem Ausschlagsbereich gründet, der ihr viele

Möglichkeiten gibt. Diese Mitte zeichnet das Lebewesen vor der Pflanze aus, die über keine „aufnehmenden Anblicke" verfügt.

Für Aristoteles kann nur die Wahrnehmung des Besonderen wahr sein, die des Gemeinsamen (κοινόν) kann falsch sein (430b1). Das Falsche betrifft die zur Anschauung gehörige Synthesis. Zur mitfolgenden Wahrnehmung gehört zugleich integrativ und nicht etwa abgeteilt ein noetischer Akt (mitfolgende Wahrnehmung), durch die das Mitfolgende (συμβεβηκός) erkannt wird. Dies eignet selbst den Tieren, wenn auch in eingeschränktem Sinne. Aristoteles hat es beim Tier Phronesis, also Instinkt genannt. Hier ist es dumpfes Wissen um etwas. Beim Menschen besteht die erkennende Vernunft. Dazwischen liegt die Phantasia, die Einbildungskraft. Sie ist von Wahrnehmung und Verstehen (Dianoia) verschieden (427b14). Ohne Wahrnehmung gibt es aber keine Phantasia. Im Traum allerdings erscheint sie selbständig. Einbilden ist ein von uns abhängiger Zustand, bei dem wir etwas vor Augen bringen; in dieser gewissen Freiheit können wir, ohne Urteil oder Meinung zu haben, Wahres und Falsches vorstellen. Gewisse Tiere besitzen sie auch (428a10). Bekanntlich ist dem allem gegenüber der Nous nicht affizierbar, er ist reine Spontaneität im Sinne Kants, er ist apathes (auch ἀμιγῆς 428a18, vgl. Anaxagoras Frgm.12). Vernunft hat nicht wie die Sinne eine Natur, sie ist frei und herrschend gegenüber jeder Seinsregion. Sie hat keine „regionale Einschränkung". Sie besitzt kein leibliches Organ.

Bröcker sieht hier keinen Widerspruch dazu, daß Denken an eine Hirnfunktion gebunden ist. Das Hirn ist kein Sinnesorgan, „das das Begegnende durch seine physischen Wirkungen auf den Körper erfaßt. Daß die Funktion der Vorgänge des Verstehens eine körperliche Gehirnfunktion erfordert, hindert nicht, daß das Verstehen sich vollzieht ohne Einwirkung des Verständlichen als solchen auf den Körper." Abschließend, ohne es auszuführen, sei bemerkt, daß die Vernunft sich nicht mehr mit Seinsgehalten befaßt, diese vielmehr in ihrer Zerstreuung im verstehenden Anblick zu sich selbst bringt (das Rote zur Röte, die gerechten Handlungen zur Gerechtigkeit).

Auch die Lustproblematik[2] des Aristoteles muß kurz zusammengefaßt werden, zumal sie an Platons „Philebos" anknüpft und ihre Darstellung besonders in der Rhetorik zu einer zunächst von der Ethik unabhängigen Aufstellung einer Tafel der Lüste führt.

G.*Lieberg* hat in letzter Zeit dieses Problem genauer untersucht. Die dort angeführten historischen Testimonia zeigen, daß schon *Musaios* mit dem Satz: „Lustvoll ist es, zu erfahren (πυνθάνεσθαι), was die Unsterblichen den Sterblichen als deutliche Grenzlinie zwischen Erbärmlichem und Edlem gaben" sich später bei Aristoteles spiegelt, wenn er Lust der geistigen Erfassung der reinen Wahrnehmung gegenüberstellt (II 75a 27). *Solon* stellt das Lustvolle dem Besten gegenüber, während Aristoteles das schlechthin Lustvolle mit dem Guten gleichstellt (1237a26 und 1236a, 7–10). Freilich ist dieses Lustvolle (ἡδύ) nichts „Mitlaufendes" (συμβεβηκός). Die Pythagoreer lehrten, man solle sich vor Lust in acht nehmen, und *Archytas* stellte Geist gegen Lust. Empedokles sah in ihr eine Art Wahrnehmung, und wie schon dargestellt wurde, vertritt Platon im „Philebos" die These, sie sei Erfüllung eines Mangelzustandes. Demokrit bedeutet eine Zuwendung zur Ethik, wenn auch unsystematisch und in Verbindung mit seinem Begriff der Euthymie. Diese selbst wird erst erfaßbar durch Herausarbeit verschiedenartiger Lüste. So ergibt sich der maßhaltende, heitere Euthymos, der den radikalen Stimmungsumschlägen entgeht. Lieberg weist darauf hin, hier liege der Beginn des Mitte-Gedankens (μεσότης). Der xenophontische Sokrates kennt das Getriebensein, das wahres Wissen unmöglich macht. Mit den Kynikern beginnt eine neue Phase, und Antisthenes spricht von *Herakles,* der behauptete, verrückt zu sein sei besser als Lust zu empfinden. Der Lustbewunderer solle besser nach Anticyra geschickt werden, wo er Nieswurz (Helleborus) genießen könne. Bekannt ist die Stelle bei *Clemens* (Strom. 1120): „Wenn ich Aphrodite fände, ich würde sie mit dem Bogen niederschießen, weil sie uns viele schöne und edle Frauen verdorben hat." Der Verfasser zielt auf die sexuelle Liebe als Fehlerscheinung der Natur und nennt sie eine Krankheit, obzwar man sie als Göttin verehren wolle. Immerhin widerspricht er nicht einer maßvollen Befriedigung. Diogenes hält die Verachtung der Lust für lustvoll, da es eine naturgemäße Anstrengung sei. *Aristipp der Ältere* kannte die Lust als sanfte Bewegung im Gegensatz zur stürmischen des Leides, und diese Lust schloß Sorge um Vergangenheit und Zukunft aus zugunsten der Beschäftigung mit der Gegenwart. Der *jüngere Aristipp* kannte drei Befindlichkeiten der Natur, Schmerzempfindung, Lustverspüren und ein Mittleres, das weder das eine noch das andere war. *Speusippos* trat ebenfalls für ein Mittleres der gegensätzlichen Unwerte Lust und Schmerz ein.

Speusippos kennt den Wert der „Alypia"; *Herakleides von Pontos* verwirft den üppigen Lebensstil. Von ihm wird bei *Athenaios* (XII, 544e) berichtet, er habe eine „Schrift über die Lust" verfertigt, worin er das psychopathologisch interessante Beispiel des wahnsinnigen *Trasyllos* brachte, der in wahnsinnigem Reichtum befangen die ein- und ausfahrenden Schiffe im Piraeus als sein Eigentum betrachtet habe. Dies sei für ihn eine Quelle des Glücks gewesen, und als er nach Ablauf dieser Psychose sich äußerte, erklärte er, nie habe er sich im Leben je wieder so lustvoll und schmerzlos befunden, da die Lustfülle alle Grenzen überschritten habe. Herakleides gehörte zu denen, die die radikalen Hedoniker für beachtenswert hielten, obzwar er das Beispiel des Trasyllos alarmierend fand. Lieberg bemerkt, an ihn knüpfe Aristoteles an, indem er Körperlust außer im Übermaß grundsätzlich anerkenne, während Platon im „Philebos" ihn nicht nenne, da jener die Mischung in den Vordergrund stelle.

Des Aristoteles Ansicht über die Lust wird sowohl in der Rhetorik wie in den Ethiken abgehandelt (1369b30–1372a3, ferner Nik. Ethik Buch VII und X). 1936 hat auch *Festugière* dieses Thema behandelt. Lust gilt als „totale und wahrnehmbare Wiederherstellung in die zukommende Natur". Sie ist also eine bestimmte Seelenbewegung. Damit schließt Aristoteles an Platons „Philebos" (34a) an; die Formulierung „zukommende Natur" findet sich bei Platon nicht. Der zugrunde liegende Gedanke für diesen Begriff betrifft die Vorstellung von einer Rückkehr in die Natur, die selbst wieder als normative Befindlichkeit eines Lebewesens gilt. Es handelt sich also um einen Prozeß, dessen Wahrnehmung Lust bedeutet.

Subjekt des Zukommenden ist die Natur, aber Lieberg fragt, welches Seiende ist es nun, dem die Natur zukommen soll. Wo ist das Objekt? Lust kommt grundsätzlich nur bei beseelten Lebewesen vor, denn sie ist wahrnehmbar. Den beseelten Lebewesen muß eine bestimmte, nämlich die jedem gehörige Natur zukommen. Es geht also um eine dem beseelten Lebewesen zukommende arteigene Natur, die wiederhergestellt wird. Unlust ist dann das Verlassen, Hinausgeworfensein aus der dem Lebewesen je eignenden Natur. Die Lust bewerkstelligt ein Wiederhereinkommen in diese Natur. Über Platon hinaus kennt Aristoteles die Lust und das Lustvolle (ἡδύ), das Lustbewirkende (1369b35). Lustvoll ist das Naturgemäße. Es kann als Prozeß daher nur von der Störung her visiert werden. Lustmaximum bedeutet dann Minimalisierung der auch nur geringsten Störung; Lust ist die Nachwirkung dieser Wiederherstellung. Die Darstellung setzt also eine Privation voraus. Außerdem besteht Verwandtschaft zwischen Natur und Gewohnheit (1370a6–10). Unlustvolle Zustände kann man als Gewöhnung angenehmer machen. Lust als Wahrnehmung ist ein Pathos bei Erinnerung und Erwartung. Wahrnehmung zielt auf Gegenwart, Erinnerung auf Vergangenes, Erwartung auf Zukünftiges. Dies alles steht im Zusammenhang mit dem „Philebos". So ergibt sich eine Lusttafel (1170b10):

1) Zorn (lustvoll in der Erwartung des Strafenkönnens)
2) die meisten Begierden, die mit Lust verbunden sind (Hunger, Durst usw.)
3) Siegen auch im Spiel
4) Ehre, Ansehen
5) Freundschaft (lieben und geliebt werden)
6) Tun desselben (Vertrautsein)
7) Veränderung (läßt Übermaß einer Verfassung meiden)
8) das Seltene
9) Erkennen und Verwundern
10) Wohltun und Wohltaten empfangen
11) Plötzliche Umschwünge und knappe Errettung
12) Jede Tätigkeit des Nachahmens
13) Das Artverwandte
14) Anschein des Weiseseins
15) Andere tadeln
16) Verweilen, wo man sich vorzüglich dünkt
17) Lachen

Diese Darstellung ist, vom Werden ins Sein gehoben, Ausdruck reiner Äußerung seelischen Lebens als ungehinderter Tätigkeit. Wertfragen werden hier nicht erörtert. Hier herrscht die psychologische Schilderung vor. Jede Lust ist somit Motiv einer Handlung. Erst in der Ethik wird dies alles wertbezogen. Nun soll die einzelne Lusterscheinung dazu dienen, den Wert der Lust schlechthin zu bestimmen. (1152a36–1154b31). Lieberg weist hier darauf hin, daß das Wort νοσώδης nicht etwa nur krankhaft heißen kann, sondern vor allem auch Krankheit erregend, Krankheit fördernd. Und so gelangt Aristoteles zu der Feststellung, ein Übermaß von Lust vermag auch den Körper krank zu machen, und damit erstrecke sich die Wirkung auch auf die Seele (1153a17–20). Die Sucht und Lust führt zu unnatürlicher Erregung, da sie nicht abwarten läßt. Überlasse man sich dieser Genußsucht, so könne schon in der Jugend der Körper leiden, er werde unfähig und im Alter elend. Dies aber war die populäre Ansicht der antihedonischen Philosophen. Bei

Aristoteles wird Lust zur Energeià. Diese wirkt fördernd. Wer also an geistiger Tätigkeit Lust empfindet, übt diese Tätigkeiten sorgsam aus (1157a29).

Soweit des Aristoteles Ansicht von der Lust, die stark verknüpft mit dem Wahrnehmungsproblem ist.

Der Zusammenhang mit der hippokratischen Humorallehre wird nun deutlich in den „Problemata". Die bekannteste Stelle lautet:

Warum kommt es, daß alle diejenigen, die bedeutend geworden sind in Philosophie oder Politik oder Dichtkunst oder in den Künsten, deutlich an schwarzgalligem Temperament leiden, und einige von ihnen in solchem Ausmaß, daß sie von Krankheiten betroffen sind infolge schwarzer Galle, wie das unter den Heroen dem Herakles zugestoßen sein soll?

Die benutzten Begriffe sind μελαγχολικοί und ἀρροστήματα.

Diese Stelle wird auch in Ciceros Tusculanen I, 33 erwähnt. Herakles gilt als schwarzgallig-epileptisch. Der Spartaner *Lysander* litt vor seinem Tode an der gleichen Krankheit. Ferner werden *Aias* und *Bellerophon* genannt, unter den Jüngeren Empedokles, Platon, Sokrates und zahlreiche andere Leute, besonders unter den Dichtern. Sie alle werden als schwarzgallig bezeichnet.

Die Ursache mag verstanden werden, wenn man als Beispiel von der Wirkung des Weines ausgeht, der, in größeren Mengen getrunken, solche Eigenschaften hervorbringt, wie wir sie den Schwarzgalligen zuerkennen, indem er nach Genuß viele verschiedene Charakteristica zeigt; er macht die Leute einen Augenblick reizbar, wohlwollend, leidenschaftlich oder sorglos, während solche Ergebnisse nicht erscheinen bei Honig, Milch, Wasser oder ähnlichem. Man kann leicht sehen, daß Wein eine verschiedene Wirkung hat, wenn man beobachtet, daß er diejenigen stufenweise verändert, die ihn trinken. Denn findet man sie als Ergebnis der Abstinenz abweisend und schweigsam, so macht der Wein sie gesprächiger, eine größere Menge beredsam und unerschrocken, und wenn sie weiter trinken, sorglos, und bei noch größerer Quantität macht er sie unverschämt, und schließlich macht er sie wahnsinnig (Manikoi), und zügellose Exzesse entkräften sie und machen sie stupid wie diejenigen, die von Kindheit her epileptisch geworden sind, und sehr ähnlich denjenigen, die über die Maßen schwarzgallig sind. Trinkt jemand Wein in verschiedenen Mengen, so ändert er seinen Charakter, und so sind sie Leute, die jeden Charakter verkörpern können.

Es ist also klar, daß jede Eigenschaft vom Wein hervorgerufen wird, und durch die Natur infolge gleicher Mittel, denn der ganze Leib funktioniert unter der Leitung der Hitze; jetzt sind beide, nämlich Wein und Schwarzgalligkeit, voll Pneuma, und die Ärzte sagen, daß Flatulenz und Magenstörung auf schwarze Galle zurückzuführen sind. Der Wein hat die Eigenschaft der Lufthaltigkeit, und so sind Wein und Schwarzgalligkeit von ähnlicher Natur. Der Schaum, der sich im Wein bildet, zeigt den Luftgehalt an; denn Öl bildet keinen Schaum, auch wenn es heiß ist, wohl aber Wein in großen

Mengen, und dunkler Wein mehr als weißer, weil er mehr Hitze und Substanz enthält. Das ist der Grund, warum Wein die Sexualität anregt, und Dionysos und Aphrodite gehören zusammen, und schwarzgallige Leute sind im allgemeinen lustvoll, denn Sexuallust bedarf der Gegenwart von Pneuma, und das geht aus der Tatsache hervor, daß das männliche Organ schnell wächst . . .“ (Zusammenhang mit Pneuma der Spermawege).

. . . Und so sind solche Nahrungsmittel und Flüssigkeiten, die die Sexualgegend mit Pneuma füllen, als Aphrodisiaca zu betrachten. Und so schafft dunkler Wein mehr als anderes die Grundbedingung der schwarzgalligen Menschen . . .“

. . . Um aber auf unsere vorigen Diskussionsgegenstände zurückzukommen: dieser besondere schwarzgallige Körpersaft ist ursprünglich in die körperliche Natur vermengt, denn sie ist Mischung von heiß und kalt, aus deren beidem die Körpernatur besteht. Schwarze Galle wird sowohl sehr heiß wie sehr kalt. Bei den meisten Menschen verändert die durch tägliche Ernährung erzeugte schwarze Galle nicht deren Charakter, sondern schafft nur eine schwarzgallige Krankheit; aber diejenigen, die von Natur aus schwarzgalliges Temperament besitzen, entwickeln verschiedene Eigenschaften, z. B. die, die von Hause aus voll von schwarzer Galle sind, werden langsam und stupid, während die, die eine große Menge heißer Galle besitzen, wahnsinnig werden (μανικοί) oder erotisch oder geistreich (εὐφυεῖς) oder leicht geneigt zu Wut (θυμός) und Begehrlichkeit (ἐπιθυμία); andre wieder werden schwatzhafter; wenn diese Hitze der Gegend des Intellektes sich nähert, werden sie von Geisteskrankheit und Besessenheit ergriffen, und das ist der Ursprung der Sibyllen und Wahrsager und aller Inspirierten, wenn es sich nicht um Krankheit handelt, sondern um physische Mischung. . . Diejenigen, bei denen übergroße Hitze auf eine mittlere Temperatur herabsinkt, sind zwar schwarzgallig, aber sie sind klüger und weniger exzentrisch und in mancher Hinsicht andern in der Erziehung wie auch in den Künsten überlegener. Hinsichtlich des Anpackens von Gefahren zeitigt ein Schwarzgalliger große Verschiedenheit, insofern Verschiedene von ihnen in solcher Lage inkonsequent sind unter dem Einfluß der Angst. Denn sie verändern sich von Zeit zu Zeit im Verhältnis zu dem Zustand, in dem ihr Körper sich bezüglich des schwarzgalligen Temperaments befindet. Die melancholische Mischung, gleich wie sie auch in den Krankheiten Abnorme macht, so ist auch diese Mischung abnorm, denn sie ist wie Wasser, das eine Mal kalt, das andere Mal warm. Daher entsteht etwas Furchtsames, wenn zufällig eine kältere Mischung auftritt und macht feige. Und das zeigen die Furchtsamen, denn sie zittern. . . So ist es auch bei der Verzagtheit, die jeden Tag entstehen kann — denn wir befinden uns oft im Zustand einer Verstimmung, ohne dafür einen Grund angeben zu können, während wir zu anderen Zeiten uns heiter fühlen, ohne zu wissen, warum — solche

Stimmungen und gewöhnlich oberflächlich genannte Gefühle führen zu einem geringen Grad bei jedermann, denn etwas von der Kraft, die sie hervorbringt, ist in jedem Gemisch vorhanden. Aber bei denen, die davon völlig durchdrungen sind, sind sie als ständiger Teil der Natur vorhanden. Die Menschen unterscheiden sich nämlich im Äußeren nicht, weil sie Gesichtsausdruck haben, sondern weil sie bestimmte Arten davon haben, und zwar die einen schön, die anderen häßlich, wieder andere indifferent, und das sind die, die in der Mitte sind. So sind die durchschnittlich, die einen leichten Grad von schwarzgalligem Temperament haben, aber die, die viel davon haben, weichen ziemlich ab von der Mehrheit der Menschen.

Denn wenn ihre Konstitution sehr schwarzgallig ist, dann sind sie sehr schwarzgallig, wenn sie aber ein schwarzgalliges Temperament haben, neigen sie zu schwarzgalligen Krankheiten; der Teil des affizierten Körpers variiert bei den verschiedenen Leuten; bei manchen erklären sich epileptische Symptome von selbst, bei anderen apoplektische; wieder bei anderen besteht heftige Niedergeschlagenheit oder schreckhafte Angst. Wieder bei anderen eine Übermütigkeit, so bei Archelaos, dem König der Mazedonier. Die Kraft, die zu solcher Konstitution führt, besteht im Temperament, sofern es Hitze oder Kälte enthält. Überschreitet die Kälte das normale Maß, erzeugt sie grundlose Verstimmung, daher kommt Selbstmord durch Erhängen am häufigsten bei jungen Menschen vor, gelegentlich auch bei älteren. Viele verüben Selbstmord nach Trunkenheit in der Depression infolge Trinkens. Denn die Hitze des Weines löscht die natürliche aus. Hitze in der Denkgegend und wo wir Hoffnung haben, macht uns heiter. Und darum wünschen alle bis zur Vergiftung zu trinken, denn Überfluß an Wein macht alle Leute hoffnungsvoll, so wie die Jugend alle Kinder fröhlich macht. Denn das Alter verzweifelt, die Jugend ist hoffnungsvoll. Manche ergreift Verzweiflung, weil sie trinken, denn dieselbe Ursache ist es, die andere nach dem Trinken verzweifelt macht. Diejenigen, die niedergeschlagen werden, wenn die Hitze in ihnen herabsinkt, neigen dazu, sich aufzubäumen. Daher neigen Junge und Alte mehr dazu, sich aufzuhängen, denn das Alter setzt die Hitze herab und in der Jugend bewirkt es die Konstitution, die ihr natürlich ist. Ist die Hitze plötzlich ausgelöscht, so töten die meisten sich zum größten Erstaunen aller, da diese keinerlei vorhergehende Zeichen eines solchen Entschlusses gezeigt haben . . .

Traurigkeit post coitum wird ebenfalls in dieser Weise erklärt; sie fehlt nur dort, wo ein Überangebot von Sperma vorhanden ist, dessen sich der Betreffende entledigt und frei fühlt.

Zusammengefaßt besteht die Tatsache, daß die Wirkung der schwarzen Galle verschieden ist, und so zeigen schwarzgallige Leute verschiedene Eigenschaften. Denn die schwarze Galle wird sehr heiß und sehr kalt. Und das hat eine Wirkung auf den Charakter, denn heiß und kalt haben eine Wirkung von größerer Ausdehnung als irgend etwas anderes.

Diese Tatsache wird wieder mit dem Wein verglichen entsprechend seinem Mischungsverhältnis. Das Ergebnis ist, daß es überschüssige Eigenschaften des Verhaltens gibt, die nicht als Krankheit zu werten sind, da es sich um natürliche Ursachen handelt. Buch XIV der „Problemata" (909a) erörtert die Frage noch genauer:

Warum werden die, die unter exzessiver Hitze und Kälte leben, im Charakter und Aussehen wild (tierisch)? Ist die Ursache hier gleich? Denn die beste Mischung der Bedingungen ist für Körper und Geist in gleicher Weise nützlich. Aber Exzesse aller Arten verursachen Störung, und wie sie den Körper zerstören, zerstören sie auch das geistige Temperament. . . . Warum sind die in warmen Gegenden Lebenden weiser als die, die in kälteren leben? Es ist aus demselben Grunde, aus dem heraus der Alte weiser ist als der Junge: denn diejenigen, die in kalten Gegenden leben, sind viel heißer, weil ihre Natur in der Gegend, in der sie leben, zurückschreckt, so daß sie sehr die Trunkenheit lieben und nicht eine geistige Untersuchung. Aber sie sind mutig und sanguinisch. Die Bewohner von heißen Gegenden sind nüchtern, weil sie kühl sind. Und die Ängstlichen machen mehr Versuche, in das Wesen der Dinge einzudringen, als die Selbstzufriedenen, und so entdecken sie mehr . . .

Schließlich ist noch a. a. O. die Rede von Angsthalluzinationen bei Erschrecken und Angst infolge der Hitzeverteilung (949, II).

Warum sind Schauspieler im allgemeinen Leute schlechten Charakters? Es ist, weil sie nur wenig an Vernunft und Weisheit teilhaben, weil sie die meiste Zeit des Lebens in der Verfolgung von Künsten verbringen, bei denen sie sich um die täglichen Sorgen bemühen und weil sie sich in Unzulänglichkeit und Mangel bewegen, was beides den Weg zur Niederträchtigkeit bereitet.

Das Dargelegte bisher stellt eine Lehre dar, die unter dem Titel „Körperbau und Charakter" zusammenfaßbar ist. Im Gegensatz zur Lehre etwa *Kretschmers* geht die Untersuchung aber nicht vom Pathologischen aus, vielmehr von der humoralen Grundsituation, die am Musterbeispiel der Schwarzgalligkeit exerziert wird. So entsteht zwischen Krankheit und Gesundheit ein gradueller Weg ohne Rücksicht auf echte nosologische originelle Einheiten etwa endogener Art, wie Hippokrates sie klinisch gezeigt hatte. Vielmehr liegt eine Einheitslehre vor, die es dann notwendig macht, neben Gesunden (Indifferenten) und Kranken die produktiven Abnormen einzuschalten. Diese sind Überschüssige (περιττοί), die an sich noch nicht krank sein müssen. Das naturwissenschaftliche Experiment wird ersetzt durch die Analogie der Weinwirkung, die als Musterbeispiel herhält, da Hitze und Pneuma als Vergleichsmoment dienen können. So entsteht eine nosologische

Einheitstheorie, ohne besonderes Abgrenzungsbedürfnis von Krankheitsbildern, die das Corpus Hippocraticum schildert.

Der in Rhetorik und Ethik gewonnene, historisch vorbereitete Mesotesbegriff spielt auch hier herein. Indessen vermag Szilasi[3] noch weitere Phänomene aufzuzeigen, die mitteilenswert sind. Auch er interpretiert die Textstelle der Problemeta (953a15). Er sieht hier eine tiefergehende Hintergründigkeit. Nicht die pathologischen Einzelheiten seien wichtig, sondern die daraus ableitbaren existenzialen Merkmale, so daß eine strukturmäßige Bedingung möglicher philosophischer Existenz erscheine. Nicht die Mythen als biographische Einzelheiten würden berichtet, vielmehr ihre existenzielle Bestimmung, die dann die Physis der Heroen charakterisiert. Trunkenheit ist eben auch ein Wesensmoment der Melancholie und somit der Philosophie. Diese Melancholie nämlich sei in der Schrift über Hellsehen betreffs des Schlafes (463b12–464b18) mit der Nacht verbunden, mit Traum und Traumgesicht, also mit der Möglichkeit des Sehens von Nichtgegenwärtigem. Dies liege in der Nacht verborgen. Philosophische Melancholie ist also nicht Krankheit, sondern Natur. Ja, die gleichbenannte Krankheit ist erst aus dieser Existenz verständlich. Jede Krankheit ist ein Übermäßigwerden eines latenten Moments des Ethos, das im sogenannten gesunden Zustand verdeckt bleibt. Jeder kann nur daran erkranken, was zu seiner Physis gehört, und zwar nur dann, wenn die Krankheit das bestimmte Element der eigenen Natur selbständig und dadurch zum Übermäßigen macht. Nun gibt es aber Naturen von grundsätzlich Übermäßigem; sie sind nicht krank, vielmehr schwingt die eigene Natur zu diesem Übermaß über (955a28). Es geht dann um Übersteigerung zu Überschwang. Hier bedarf es keiner auslösenden Weinzufuhr. In einer solchen Verfassung bekundet sich ein göttlicher Auftrag, und dieser wird als Kampf gegen den dumpfen Widerstand der Welt bei den Heroen sichtbar. So bei Herakles, Aias, Bellerophon. Aias ergreift das Verrücktsein, Bellerophon läßt die dumpfe Welt verschwinden, indem er eigene Pfade einsam wandelt. Die Tragik liegt dann darin, daß dieser Auftrag zur Übersteigerung nicht gelingt, das Menschsein wird auf sich selbst zurückgeworfen. Melancholie aber ist ein In-Berührungsein mit der Nacht als Element der Philosophie (464a).

Über Krankheit (infolge geistiger Erkrankung), Gewöhnung und Naturanlage unterrichtet Buch VII der Nik. Ethik. Kap. 6 (1148b ff). Hierbei wird die Ethnologie benutzt, so bei dem Beispiel des Mannes, der seine Mutter als Opfergabe schlachtete und verzehrte oder bei dem des Sklaven, der die Leber seines Mitsklaven aufaß. Unter krankhafte Entartungen rechnet er Gewöhnungsfolgen wie Nägelkauen, Haarausrupfen und auch Päderastie. Diese Ansicht hatte auch Platon (Gesetze 636c5). Dann fährt er fort:

Da nun, wo die Ursache in der Naturanlage liegt, wird niemand von Unbeherrschtheit sprechen, genausowenig wie bei den Frauen, weil ihnen bei Vereinigung der Geschlechter nicht der Aktive, sondern der passive Teil zufällt. Und bei denen, die infolge Gewöhnung in einen krankhaften Gesamtzustand gekommen sind, ist es nicht anders. So gilt denn: wenn man mit einer dieser Entartungen behaftet ist, dann steht das außerhalb der Grenzen der sittlichen Minderwertigkeit, genauso wie auch tierisches

Wesen. Ist man aber damit behaftet, so bedeutet Herr oder nicht Herr darüber werden nicht etwa Beherrschtheit oder Unbeherrschtheit schlechthin, sondern nur etwas damit Verwandtes. Wie wenn man in Hinsicht auf den Zorn in dieser Weise anfällig ist: hier darf nur von unbeherrscht im Zorn, nicht aber von unbeherrscht schlechthin gesprochen werden. Denn jedes Übermaß von Unverstand, Feigheit, Zuchtlosigkeit und übler Laune ist entweder tierisch oder krankhaft: wer von Natur dazu neigt, vor allem und jedem Angst zu haben, selbst vor dem Rascheln einer Maus, der hat eine Feigheit, die tierisch ist; ein anderer hatte Angst vor einem Wiesel; da kam es von einer Krankheit. Unter den Dummen gibt es solche, die von Natur gedankenlos sind und nur ihren Instinkten leben, z. B. manche Barbarenstämme in entlegenen Zonen, das ist tierisch. Bei anderen wieder kommt es von einem Leiden z. B. von einem epileptischen oder von Geistesstörung; das ist krankhaft . . .

. . . Wie es nun bei der Minderwertigkeit eine Form gibt, die sich in den Grenzen der Menschennatur hält und schlechthin, ohne nähere Bestimmung, als Minderwertigkeit bezeichnet wird, und eine andere Form tierisch oder krankhaft, die also nicht schlechthin so heißt, im selben Sinne gibt es selbstverständlich auch bei der Unbeherrschtheit eine tierische und krankhafte Form, während als Unbeherrschtheit schlechthin nur jene gilt, die sich in ihrem Erscheinungsbild mit der Zuchtlosigkeit der normalen Menschennatur deckt.

. . . Daß also Unbeherrschtheit verabscheuungswerter ist, wenn es sich um Begierden als wenn es sich um zornige Erregung handelt, und daß sich Beherrschtheit und Unbeherrschtheit auf körperliche Begierde und Lust beziehen, ist uns klar geworden; wir müssen nun aber die Unterschiede eben dieser letzteren fassen. Denn wie wir anfangs festgestellt haben: einige sind sowohl ihrer Gattung als ihrer Größe nach normal und mit der Naturanlage gegeben, andere sind tierisch und wieder andere sind Folgen von organischen Störungen (Nosos kai Perosis) und Krankheiten. Nur auf die ersten unter den eben genannten (normalen und natürlichen) beziehen sich Besonnenheit und Zuchtlosigkeit. Daher nennen wir die Tiere weder besonnen noch zuchtlos, es sei denn in übertragenem Sinne. Und wenn im ganzen gesehen eine Tiergattung sich von der anderen, sagen wir, durch Geilheit, Zerstörungswut und Gefräßigkeit hervortut. Denn hier ist keine freie Willensentscheidung und kein Reflexionsvermögen, sondern das sind Entartungsformen wie unter Menschen die Geistesgestörten.

Hier begegnet unseres Wissens erstmalig ein Entartungsbegriff im Zusammenhang der Geisteskrankheit. Denn „Heraustreten aus der Natur" ist Entartung. Die Geisteskrankheit wird aber ganz allgemein hier in diese Rubrik gestellt. Die hier genannten Stufungen ergeben sich gemäß der Finalität der Schrift aus der sittlichen Wertung und Verantwortung. Es gibt die natürliche Minderwertigkeit (κακία), es gibt das weniger arge tierische Verhalten (θηριότης), das seiner ganz anderen Natur nach freiheitsgemindert ist, obgleich es erschreckend wirkt, da hier das menschliche Edeltum verloren ist. Hier ist das Gebiet der emotionalen Begehrlichkeiten, während der Zorn überhaupt kein Unwert ist; er kann bekanntlich gerecht sein, er ist nur im Handeln kurzschlüssig, wie etwa ein Diener, der den Befehl nicht zu Ende anhört und rasch auszuführen bestrebt ist.

Die Verantwortlichkeitsfrage hat Aristoteles bei allem Verständnis für die Weinwirkung als Beispiel psychischer Störungen gerade an dem Beispiel des Trinkens beantwortet. Nicht das Ergebnis der Weinwirkung ist strafbar, sondern der erste Schritt; das Trinken konnte bei natürlicher Anlage verhindert werden und damit auch die Folgen der Trunkenheit. Nachher ist es zu spät; dann gleicht der Betreffende einem Mann, der den Stein geworfen hat und der ihn nicht zurückholen kann[4].

Unterschieden wird außerdem zwischen dem Zuchtlosen und dem Unbeherrschten. Dieser ist des nachdenkenden Bedauerns fähig, er ist gewissermaßen psychotherapeutisch führbar durch die Paideia, der Zuchtlose ist ein trostloser Fall:

Denn sittliche Minderwertigkeit ist wie eine Krankheit, z. B. Wassersucht und Schwindsucht, die Unbeherrschtheit dagegen gleicht dem epileptischen Anfall; die erstere ist eine chronische, letztere eine intermittierende Störung (πονηρία). Mehr noch: Unbeherrschtheit und Schlechtigkeit sind völlig verschiedene Gattungen; die Schlechtigkeit ist der Zustand, der dem Träger gar nicht mehr zum Bewußtsein kommt, wohl aber ist das bei der Unbeherrschtheit der Fall.

Der Unbeherrschte wird dann in seiner graduellen Symptomatik der Zustände wieder mit dem Wein-Intoxierten verglichen. Hier gibt es Zustände, die der pathologischen Alkoholreaktion ähneln, insofern es eben Menschen gibt, die auf kleine Reize mit großen Erregungen antworten. Die Unbeherrschtheit als nur relative Schlechtigkeit ist sympathischer, weil in ihr die Willensentscheidung aussetzt, während sie bei der Schlechtigkeit im negativen Sinne vorhanden ist. Der Unbeherrschte ist also dem Ungerechten nicht prinzipiell gleichzusetzen, er handelt aber ungerecht. Was der Unbeherrschte nur in übermäßiger Emotionalität tut, tut der Zuchtlose bewußt. So ist der eine umstimmbar, der andere nicht. Indessen wird auch die Unbeherrschtheit zu den minderwertigen Charakterhaltungen gerechnet, sie ist aber grundsätzlich Minderwertigkeit.

Besonders betont wird dann noch die katathyme Einengung des Starrsinnigen, der nie durch sachliche Argumente überzeugbar ist, da er immer emotional eingeengt ist. Meist sind sie auch Unwissende oder Rüpel. Die Erfahrung dieser Typen gewinnt Aristoteles offenbar aus der Kasuistik des parlamentarischen Verhaltens (1151b).

Innerhalb des normalpsychologischen Bereiches — dies sei hier nur kurz angedeutet — hat Aristoteles in Buch IV der Nik.-Ethik die Forderungen der Eigenschaften des Philosophen und künftigen Staatsmanns aufgestellt. Die verwendeten Begrifflichkeiten haben, wie vor einiger Zeit in eindrucksvoller Weise R. A. Gauthier[5] nachwies, ihre historische Vorgeschichte und Tradition. Der nicht geldgierige, besonnene, dem Kleinlichen ferne, großzügige Mensch dieser bestmöglichen Typik gehört unter die Kategorie der Megaloprépeia und Megalopsychia (Magnanimität). Es gibt auch karikaturistische Übertreibungen, die man als Raffketum bezeichnen könnte; dieses Parvenutum wird ebenfalls geschildert (1123a). Sein Gegenteil ist der Mikroprepés, der Engherzige; ihm fehlt auch jede Gelassenheit. Der Gelassene ist indessen nicht etwa affektlos, er ist des echten Zornes fähig:

Denn wer sich nicht zu erregen weiß, wo es am Platz wäre, darf als blöde angesehen werden, desgleichen, wer es nicht in der richtigen Weise und nicht zur richtigen Zeit und nicht gegenüber den richtigen Personen vermag.

In diesem Zusammenhang werden die natürlichen Abarten der Temperamente erörtert, so die cholerische Natur (1126a), die „wütend auf alles und bei jeder Gelegenheit" ist. Dann gibt es die Herben, deren Zorn lang anhält, die Bösartigen in ihrer Unversöhnlichkeit, die Phlegmatischen, die Subalternen, die Streithähne.

Aristoteles macht darauf aufmerksam, es werde wohl noch andere Typen geben, für die bisher noch keine Namen bestünden, sie müßten erst gefunden werden. Man wird bemerken, daß die Stoa sich dieser Aufgabe unterziehen wird.

In seiner Schrift über Wachen und Schlaf wird der Schlaf als Privation des Wachens aufgefaßt, beiden Zuständen aber eignet die für das beseelte Lebewesen charakteristische Wahrnehmung. An dieser also kann Wachen und Schlaf nicht geschieden werden. Vielmehr ist der Schlaf eine Art Kraftlosigkeit infolge der Übermäßigkeit des natürlichen oder krankhaften Wachens. Schlaf ist Pathos des wahrnehmenden Teils, und zwar wie eine Fessel. Wahrnehmungslosigkeit ist jedenfalls kein Kriterium, denn sie eignet auch dem Bewußtlosen und Geistesverwirrten. So sind auch Leute, bei denen die Nackenvenen ergriffen sind, unempfindlich. Im Grunde ist der Schlaf nützlich und gut, er besteht also der Gesundheit wegen. Physiologisch wird Bewegung, Pneuma und Abkühlung ins Herz verlegt. Wesentlich beim Zustandekommen des Schlafes sind die durch die Ernährung nach oben steigenden Ausdünstungen, so daß der Schlaf besonders nach Nahrungsaufnahme zwingend wird. Auf diesem Ausdünstungsprinzip beruhen Weinwirkung und Hypnotica. Auch Anstrengungen verflüssigen, enthalten also ungekochte Nahrung, und einige Krankheiten entstehen aus Feuchtigkeitsüberschuß, so die Lethargien und Fieberarten. Kinder schlafen erheblich, denn gerade bei ihnen wird die Nahrung wegen des Wachstums nach oben getragen. Diese Feststellung führt nun dazu, den Schlaf unter diesem Aspekt mit der Epilepsie zu vergleichen.

Der Zusammenhang des Schlafes mit der Epilepsie war ihm bekannt. Anfälle aus dem Schlaf erklärt er aus dem aufsteigenden Pneuma, dem Anschwellen der Venen mit folgender Abflußstockung, so daß die Atmung behindert ist. Daher ist der Wein den Kindern schädlich, auch wenn er auf dem Wege der trinkenden Amme hingelangt. Schlafliebhaber sind Leute mit verborgenen Venen, Zwerge und Großköpfige, deren Flüssigkeit nicht abwandern kann, während Venenreiche mit breiten Gefäßen nicht schläfrig sind, ebensowenig Melancholiker, deren innerer Raum kalt ist, so daß keine wesentlichen Ausdünstungen nach oben vorkommen; sie sind auch starke Esser. Der Schlaf ist ein Mitläufer der inneren Wärme. Die verschiedenen humoral-mechanistischen Folgerungen sind nicht immer ganz eindeutig geschildert.

Der psychosomatische Zusammenhang geht aus „De anima" (402a16) nochmals deutlich hervor:

Es scheint, als ob alle Erfahrungen der Seele nur in Verbindung mit einem Leibe zustande kommen, Entschlossenheit, Nachgiebigkeit, Furcht, Mitleid, Mut, auch Freude sowie Lieben und Hassen; in allen diesen Fällen geht auch mit dem Leibe etwas vor. Das beweist der Umstand, daß sie sich bisweilen auch unter der Einwirkung starker und spürbarer Eindrücke nicht aufregt und fürchtet, ein andermal aber selbst bei kleinen und schwachen in Bewegung gerät, wenn der Leib erregt ist und in dem Zustand, in dem sich die Aufregung zeigt. Dies kann noch klarer zutage treten: auch ohne daß etwas Furchtbares in den Erfahrungen begegnet, treten Angstgefühle infolge der körperlichen Zustände auf, wie sie ein Fürchtender hat. Wenn es aber so ist, dann enthalten offenbar diese Eigenschaften schon in ihrem Begriff etwas Stoffliches. Daher sehen solche Begriffe so aus: zürnen etwa ist eine gewisse Bewegung einer so und so beschaffenen Körperstelle oder -kraft unter der Einwirkung zu dem und dem Zweck. Und das ist schließlich auch der Grund, warum der Physiker zuständig ist für die Untersuchung der Seele, sei es jeder oder einer bestimmt gearteten.

d) Pneuma, Tonus und Affektenlehre der Stoiker [1]

Die Grundzüge der stoischen Lehren sind noch nicht systematisch einer Geschichte der Psychopathologie integriert worden. Bisher findet man nur Einzelpersönlichkeiten, so etwa *Groos*, die stoisches Gedankengut geäußert haben. Auf diese Persönlichkeiten wird zurückzukommen sein. Von psychologischer Seite zeigen die Lehren *Fr. Benekes*[2] und *Waitz'* in der Annahme von Urvermögen deutlich stoische Spuren.

Stoische Erkenntnis ist vorwiegend Psychologie der Strömungen und Gestaltungen des Pneuma. Die bewegende Ursache ist Körperlichkeit. Es gibt schlechthin nichts Unkörperliches. Strömung, Spannung als Tonos sind die dynamischen Grundbegriffe dieser Lehre, die so keinem atomistischen Mechanismus erliegt, da die Idee dieser Kraftvorstellung mehr ist als nur formloser Stoff. Ja diese Kraft ist selbst Logos, Gottheit. Aus dem Urpneuma, der gemeinsamen Quelle, gehen vermittels des Tonos die „logoi spermatikoi" als Weltbildungskräfte hervor. Im Grunde wird das Urpneuma als Absonderung des Feuers im Sinne luftartigen Dunstes gesehen. Dieser Absonderungsweg hat die Richtung von oben nach unten (ὁδὸς κάτω) und wird so zu Erde und Wasser. Feuer und Luft sind dann wirkende, Wasser und Erde leidende Materie. Dieser Verdichtungs- und Verdünnungsweg erleidet nach unten zu einen steten Spannungsverlust nach Feinheitsgraden. Aus dem einstigen heraklitischen Fluß der Dinge wird eine Art Stoffwechselvorstellung. Der Tonosbegriff ist kynisches Erbe, enthält in sich den der Eutonia, Ischys, Atonia als Asthenia[3]; lateinisch entspricht diesen Begriffen die Intentio Senecas. Bewegung und stoßende Triebkraft der Wärme machen den Tonos; daher sagt *Plutarch:*

πληγή πυρὸς ὁ τόνος ἐστί. Das Urpneuma geht nicht völlig in den Elementen auf, vielmehr bleibt ein Rest in Äthergestalt als ἡγημονικὸν κόσμου.

In ihm ist der Tonos von höchster Ausbildung. Indessen beherbergen auch die Elemente davon einen großen Teil, vor allem Feuer und Luft, um ihn den niederen Elementen Wasser und Erde mitzuteilen. So kommt es zur pneumatischen Durchdringung der Dinge des Seins als κρᾶσις δι' ὅλων. Die ursprüngliche Weltseele wird zum technischen Feuer, das als Absenker die Logoi spermatikoi enthält. Damit ist die Welt sowohl beseelt wie vernünftig. Was sind nun diese Logoi spermatikoi? Sie sind Tätigkeiten des technischen Feuers, sie treiben vermittels des Tonos zum vernunftmäßigen zweckhaften Werden, zu Fortpflanzung und Weiterentwicklung an. Als immanenter Trieb der Dinge zeigt er sich besonders im menschlichen Zeugungstrieb selbst, und das Sperma gehört dank dem pneumatischen Gehalt dessen Vernunftsubstanz an. Die anaximandrische Lehre von der Verdickung und Verdünnung überträgt sich hier auf die Pneumabeschaffenheit: je feiner das Pneuma, desto größer der Tonos, desto belebter und beseelter. Die Entwicklungsleiter nennt die Stufungen: unbelebte Hexis, vegetative Physis, belebte Psyche[4]. Diese wurde den Tieren abgesprochen, man verlieh ihnen nicht einmal ein Begehrungsvermögen; erst Epiktet kennt eine Phantasia der Tiere. Menschliche Knochen gehören als leblos zur Hexis.

Die menschliche Seele ist Feuerhauch[5], Pneuma von hohem Wärmegrad, und so ist die vernünftigste zugleich die wärmste Seele, die sich aus dem Blut vermittels dessen Ausdünstungen (ἀναθυμιάσεις) ernährt[6].

Geistige Eigenschaften, psychische Gewohnheiten werden durch die Zeugung von Eltern auf Kinder verpflanzt. Physische Vorgänge veranlassen psychische Affekte, ebenso vermag der Körper von der Seele her affiziert zu werden.

Nach *Kleanthes,* so überliefert *Nemesius* in De natura hominis, Kap. II, 33, heißt es: „Nichts Körperloses leidet mit dem Leib, auch der Leib nicht mit Körperlosem, aber der Leib mit dem Leib. Die Seele leidet aber mit dem Leib, wenn er krank ist oder geschnitten wird, und der Leib mit der Seele" (beispielsweise beim Erröten). Die Seele ist embryonal nur Pflanzenleben, bei der Geburt wird sie durch Berührung mit der äußeren Luft abgekühlt, erhärtet, so daß Physis in Psyche verwandelt wird. Die Seele ist durchaus körperlich (σῶμα ἄρα ἡ ψυχή).

L. Stein hat zu Recht bemerkt, daß die Bezeichnung „Seelenteile" aufgegeben werden sollte zugunsten des Begriffes Seelenströmungen, um dem dynamischen Gehalt der Lehre entgegenzukommen. Vor allem entsteht durch das Wort „Teile" der falsche Gedanke von Absonderungen, obwohl es im Grunde immer das gleiche gesamte Seelenpneuma ist, das sich nach der jeweiligen Strömungsrichtung wandelt und sich so verschiedenartig betätigt. Man unterscheidet deren acht: das Führende Prinzip (Hegemonikon), die fünf Sinne, Stimme und Zeugung. So ergießen sie sich in die Körperteile. Man verwandte das Bild von Polypenarmen (Plutarch) oder vom Gezweig (Chalcidius). Bei Diogenes Laertius heißt es (VII, 159) „Das Hegemonikon ist das Hauptprinzip der Seele, in dem die Phantasien und die Antriebe (ὁρμαί) entstehen und von wo aus der Logos hinaufgesandt wird." Die Sinne unterliegen einer Hierarchie, wobei, wie zumeist in der antiken Sinnenlehre, das Sehen an erster Stelle steht (Empedokles), denn nach *Chrysipp* strömt das Sehpneuma unmittelbar aus dem Hegemonikon in die Pupille. Es besitzt einen großen

Tonos, prallt mit der das Auge umgebenden Luft zusammen als kegelförmige Wellenbewegung. So berührt es sich mit den Dingen und erzeugt den Sehakt in weit dynamischerer Weise als bei dem viel sanfteren Vorgang bei Empedokles.

Während noch in ähnlicher Weise der Hörvorgang gedacht ist, werden die übrigen Sinne stiefmütterlich behandelt. Wichtiger erschien die Stimme, die sich vom Zentrum des Menschen bis zur Zunge erstreckt, während sich der Zeugungsvorgang nach der hippokratischen Lehre richtet, wie sie in der Diätschrift dargetan ist[7]. Finales Prinzip ist auch dort die Eukrasia (τὸ σύμφορον τῷ συμφόρῳ). Seelensitz ist das Herz. *Seneca* sagt in „De ira" (II, 19) „effervescente circa cor sanguine"[8], Chrysipp bestimmt sogar den Sitz in der linken Höhle der Kammer. Das Herz ist Sitz der Persönlichkeit.

Es gibt Krankheiten der Seele. Sie betreffen die Affekte, und so nennt *Zeno* nach einem Zitat des *Lactantius*[9] das Mitleid gewissermaßen eine Krankheit der Seele. Ist diese doch den Krankheiten unterworfen wie der Körper. Trotz mancher entgegengesetzter Stelle bei Clemens oder *Marcus Aurelius,* tritt besonders *Tertullian* im Kapitel V des Animatractats für diese Ansicht ein; die dortige Ausführung ähnelt der vorhin angegebenen des Kleanthes, der auch zitiert wird, um die Körperlichkeit der Seele zu erweisen[10]. Leitende Vorstellung dabei ist die Veränderung des Wärmegehalts der Seele, von der Diogenes Laertius[11] spricht. Dadurch leidet die Eukrasia. Aetiologisch spielen die Ausdünstungen des Blutes eine Rolle, ebenso die schlechte Luftqualität. Diese verschlechtern die Seele, während der Schlaf nur eine Schwächung ist, also ein Tonosverlust der sinnlichen Energie. So erklärt dies auch im stoischen Sinne Tertullian[12]:

Stoici somnum resolutionem sensualis vigoris haberi videntur. Epicurei deminutionem spiritus animalis, Anaxagoras cum Xenophane defetiscentiam, Empedocles et Parmenides refrigerationem, Strabo segregationem consati spiritus, Democritus indigentiam spiritus, Aristoteles marcorem circumcordialis caloris.

Besonders bedeutungsvoll wird die Wahrnehmungslehre der Stoiker, in deren Mittelpunkt die Lehre von der Katalepsis steht.

Zunächst wird nur der Eindruck des Gegenstandes dem Verstand zugeführt. Zwischen der Aisthesis und der Dianoia steht als Vermittler die Phantasia als Tätigkeit des Hegemonikon; sie hat prüfenden Charakter als Durchgang in Richtung auf den Verstand und bedient sich auch abstrakter Verstandesbegriffe[13]. Es handelt sich zwar um einen pathischen Zustand, der aber nicht nur leidend, sondern bewußtmachend gedacht ist. Die Phantasia fügt also der Wahrnehmung bewußte Beobachtung hinzu, sie trägt den Charakter der Energeia, der Verwirklichung. So entsteht, wie Stein und *Eduard von Zeller* bemerken, eine Vorstellung als noch nicht abgeschlossenes Urteil und somit von vorläufiger Annahme. Volle Wahrheit vermag sie nicht zu treffen. Chrysipp hat daher noch einige Unterscheidungen gradueller Art versucht. Von den Vorstellungen sind nach *Sextus* und *Diogenes*[14] einige kataleptisch, andere nicht. Die kataleptischen zeichnen sich aus durch eine adäquate Abbildung eines wirklichen bestimmten Dinges, die akataleptischen sind entweder gar nicht existierend oder sie haben keine Grundlage im Sinne des real Vorhandenen. Diese Katalepsis ist wieder vom Tonos abhängig; seine überwältigende Pression führt zur erzeugenden Zustimmung. Der Tonos ist eine gewaltsame Nötigung. Er ist nachdrücklich in seinem Einwirken auf die Phantasia, und so hat er etwas Aktives an sich. Genötigt wird der Verstand zur Auseinandersetzung, damit er das zustimmende Urteil abgibt. Nur der starke Tonos aber vermag das Außending richtig abzubilden. Das Trugurteil ist also abhängig von der Schwäche des Tonos. Und so steht in der Lehre von der Katalepsis der Tonos als bewegendes energisches Moment im Mittelpunkt.

Gerade diese Theorie zeigt deutlich, daß das Hegemonikon als Einheitskraft nicht zerfällt, vielmehr Attribute besitzt, die verschiedene Wirksamkeit zeitigen. Es ist eben ein πνεῦμα πως ἔχον, wie *Chrysipp* sagte. Die Graduationen dieses Pneuma sind: grob bei Zeugung, Sprache, feiner bei Phantasia, hochdifferenziert bei Dianoia, also dem Urpneuma nahe. Erkenntnisgrad ist gleich Tonosgrad. Gemütsbewegungen und Krankheiten erzeugen mancherlei Vorstellungen, die aber nie kataleptisch sind, sie können sogar wahr sein; denn die Katalepsis bezieht sich nicht auf Abstracta, nur auf die Abbildung des Außendings. Sextus bringt hierfür eine bemerkenswerte Stelle[15]:

Einige (Vorstellungen) sind kataleptisch, andere nicht. Die nichtkataleptischen entstehen ihnen als Pathos; Tausende Nachdenkende und Schwarzgallige (μελαγχολοῦντες) führen eine wahre Phantasia herbei, aber keine kataleptische, sondern eine, die von außen oder durch Zufall so zutrifft ...

Die bisherige Darlegung macht deutlich, daß das, was als Urteil bezeichnet wird, infolge des Tonosgehalts eine subjektive Färbung im Sinne der Zustimmung behält. Das Drängende, Zwingende, Zustimmung Erheischende unterstellt eine Wahlfreiheit, eben den Beifall. Man muß zu seiner Existenz Ja sagen, es hat keinen Sinn, sich ihrer Tätigkeit zu entziehen. Das geht aus *Hippolyts* Bild hervor: Der Hund kann einen Wagen freudig ziehen, kann aber auch dazu gezwungen werden. So soll der Mensch sich seinem eigenen Schicksalszuge anschließen, ihn unterstützen, sonst wird er gegen seinen Willen fortgerissen. In der Zustimmung liegt also eine „freudige Aneignung". Bezeichnenderweise heißt es daher:

„συγκαταθέσεως καθ' ὁρμὴν οὔσης."[16]

Diese Überzeugung steht im Gegensatz zu allem Skeptikertum. Der Pathosbegriff darf nach Steins Auffassung nicht zu eng gepreßt werden. Er kann Lustgefühl bedeuten. Gesundheit ist dann eine seelische Verfassung, bei der eine Eukrasia zutreffender Urteile besteht:

τὴν τῆς ψυχῆς ὑγίειαν εἶναι εὐκρασίαν τῶν ἐν ψυχῇ δογμάτων[17].

Seelische Störung ist dann eine solche des Gleichgewichts, bei der die krankhafte Stimmung zu keiner klaren Erkenntnis kommt. Harmonischer Druck entspricht reinem, disharmonischer Zusammenstoß dem verwirrten Denken. Hier spiegelt sich die hippokratische Eukrasia.

Das Hegemonikon vermittelt aber nicht nur die Wahrnehmung, ebenso auch die Affekte, ja alle unsere Triebe. Es ist der eigentliche Knotenpunkt, und die Begierden sind nur falsche Urteile. Das Hegemonikon ist ein Vernunftpneuma, das den jeweiligen Organen entsprechend zur jeweiligen Tätigkeit hingeordnet ist. So ist die Phantasia nur eine Typosis, eine Heteroiosis des Hegemonikon. Das

Hegemonikon ist als Tonos eine selbsttätige Kraft, dem Neuron des Hippokrates vergleichbar[18]. Der Tonos beherrscht die Affekte, macht die Energie aus, ist aggressiv gegen die Außenwelt. Dieser Tonos waltet traduzianistisch im Sperma und wird weitergegeben an die Generationen; das bezieht sich auch auf die geistigen Anlagen des Kindes. Der Weise ist dadurch charakterisiert, daß er gesunde Sinne und gesunden Tonos hat.

Im einzelnen sei folgendes angeführt.

Zenon[19] aus Kition auf Cypern, des Mnaseos oder Demeos Sohn, ein asthenischer Typus mit geneigtem Nacken, vielleicht, wie man annahm, ägyptischer Herkunft, ein Schüler des *Krates* und *Stilpon,* von Galen in der Pulslehre erwähnt, von Cicero wegen seiner neuen Terminologie, schrieb außer einer Politeia u. a. eine Schrift über die Pathe[20], über griechische Erziehung, über das Sehen usw. Seine Philosophie zerfiel methodisch in Physik, Ethik und Logik. Cicero[21] beschreibt seine Theorie der Katalepsis, die zur richtigen Zustimmung führen soll (Synkatáthesis). Die falsche nennt er trügerisch und schwach. Die Episteme sei eine sichere und unumstößliche Katalepsis. Die Katalepsis stehe zwischen Einsicht und Meinung. Er unterschied Leiden (Materie) und Tun (in der Materie wirksamer göttlicher Logos). Aus der Materie entstammen die vier Prinzipien. Die Vorstellung (Phantasie) nannte er einen Abdruck in der Seele; diese Formulierung wurde von seinem Schüler Kleanthes als Abdruck eines Petschafts im Wachs gedeutet, während Chrysipp dieses Bild bekämpft und die Vorstellung eine Veränderung (ἑτεροίωσις) der Seele nennt. Die zunächst leere Seele wird von außen und innen mit Bildern erfüllt wie mit Schriftzeichen[22].

Tierischer Samen sei Feuer, nämlich anima und mens. Wärme und Pneuma sind identisch[23].

Das Sperma, das der Mensch entläßt, ist Pneuma mit Feuchte, ein Teil der Seele, ein Apospasma, eine Mischung des Samens der Vorfahren, eine Mischung von Teilen der zusammengetretenen Seele ...[24]

Zenon von Kition (sagt), das Pneuma sei als warmes die Seele, so seien wir von Pneuma erfüllt und würden dadurch bewegt.

Tertullian[25]:

Schließlich lehrt Zeno, die Seele sei in solcher Weise ein consitus spiritus, daß das Lebewesen nach dessen Fortgang stirbt; also ist dieser beigelagerte Spiritus ein Körper, also ist die Seele ein Körper.

Macrobius:

Zenon sagte, die Seele sei ein konkreter Körper[26].

Ähnlich äußert sich *Chalzidius* im Timaios-Kommentar.

Galen[27] führt aus:

Folgt Diogenes der Babylonier dem Kleanthes, Chrysipp und Zenon, wenn er sagt, die Seele werde aus dem Blut ernährt, ihre Substanz bestehe aus Pneuma.

Eusebius[28]:

Zenon sagt, die Seele sei eine wahrnehmende Ausdünstung, wie auch Heraklit.

Die Seelenströmungen zählt Nemesius[29] auf:

Der Stoiker Zenon sagt, die Seele sei achtteilig, indem er sie teilt in das Hegemonikon, in die fünf Sinne, Stimme und Samenprinzip.

Wenn Tertullian[30] nur drei Teile nennt, so zieht er die fünf Sinne zu einem Teil zusammen.

Galen führt noch aus:

Die eigentümliche stoische Lehre des Zenon lautet:

Die Stimme geht vom Pharynx aus; ginge sie vom Hirn aus, könnte sie nicht aus dem Pharynx hervorgehen. Daher ergibt sich von dort der Logos und die Stimme geht von dort aus. Der Logos aber geht wiederum von dem Verstand aus und daher ist im Hirn kein Verstand.

Jamblichus[31]:

... die Stoiker sagen, nicht sogleich wachse der Logos, erst später setze er sich sammelnd zusammen aus den Wahrnehmungen und Vorstellungen um das 14. Lebensjahr.

Zenons Ethik gipfelt in der bekannten Forderung des ὁμολογουμένως ζῆν; Cicero übersetzt diese Homologia mit convenientia, und Lactantius mit „cum natura congruenter" oder „cum natura consentanee vivere". Und so wird die Eudämonie zu einem guten Lebensfluß (Euroia[32]). Hieraus entwickelt sich das der Natur Ungemäße als „Durum", heute noch verwendet in der französischen Aussage: „La vie est dure."

Die ethische Werttafel des Zenon ergibt sich aus Stobaeus[33]: „Die Güter sind: Phronesis, Weisheit, Gerechtigkeit, Mannhaftigkeit und alles, was Tugend ist oder an ihr teil hat. Schlecht ist: Weisheitslosigkeit, Zuchtlosigkeit, Ungerechtigkeit und alle Schlechtigkeit oder was an ihr teilhat.

Zu den Adiaphora gehören: Leben und Tod, Meinung und Meinungslosigkeit, Lust und Unlust, Armut und Reichtum, Krankheit und Gesundheit und Ähnliches."

Bedeutsam sind die Begriffe, die Zenon in der Lehre von den Affekten[34] schafft. Als eigentliches Pathos gilt für Zenon eine seelische Bewegung, die „gegen die Natur" (παρὰ φύσιν) gerichtet ist und die er bezeichnet als das Maß übersteigenden Trieb. Gegen die Natur ist jene Bezeichnung, mit der Galen bekanntlich die Krankheit überhaupt benennt. Trieb (ὁρμή) als wogender Andrang ist vor allem Gegensatz des Willens. Cicero[35] übersetzt das Wort mit perturbatio (pathos), als „aversa a recta ratione", als „contra naturam animi commotio". Ist der Zustand kurzfristig, so nennt er dies „appetitum vehementiorem". Diese Heftigkeit entfernt die Seele von der naturgegebenen Standhaftigkeit. Die „perturbationes" sind allzugroße Seelenbewegungen, die der Ratio nicht gehorchen. *Stobaeus*[36] bemerkt, schon das Befindlichsein in der Unmäßigkeit, im Pleonasmos sei bezeichnend, nicht erst das Gewordene des Zustandes. Daher das Bild vom flatterhaften Flug der Seele, von der „πτοία ψυχῆς". Der Zustand galt als krankhaft, als morbus, wie Cicero[37] sagt; diese Krankheit kennt der Weise nicht. Galen betont abermals, es seien nicht die Krisen selbst, sondern die Bedrängungen (Systolai), die dabei auftreten, die Zerstreuungen (Diachýseis), die aufwallenden Erhebungen (Epárseis) und Flatterhaftigkeiten der Seele, die man Pathe nannte. Es gebe keine andere Erklärung hinsichtlich Furcht, Trauer und allen solchen Pathe, die im Herzen zusammenträten. Darin seien Zenon und Nachfolger einig. Im ganzen werden vier Grund-Pathe aufgestellt: Traurigkeit, Furcht, Begierde und Lust. Die Vorstellung eines gegenwärtigen Übels ist Krankheit (aegritudo), sagt Cicero[38], ebenso zitiert dies Galen. Hierher gehört die schon genannte misericordia, die Zeno nach Lactantius morbus nennt, Gemütskrankheit. Dieses Mitleid, nach Ciceros Rede für Murena nur Sache des Dummen und Leichtfertigen, zeigt sich in der Seele des Weisen nur wie eine abgeheilte Wunde, Mitleid selbst aber hat er nicht[39].

Diese Auffassung ermöglicht eine einfache Zweiteilung der Menschen in Weise und Dumme, also in Reife und Unreife. Der Reife ist zugleich in seiner Erhabenheit (ὕψηλος) ein Mensch, dessen geistiger Umfang dauernd wächst, so daß er unübertroffen und unbesiegbar wird (ἀκαταγώνιστος[40]). Er ist von königlichem Sinn, seelisch reich und gottliebend. So ist er auch schön, denn schöner sind die Konturen der Seele als die des Leibes. Seneca rühmt seine Nüchternheit. Das Bild von der Seele zeichnet Plutarch in diesem Sinne wie eine Meeresstille in der wellenlosen Tiefe. Dies drückt sich nach Clemens' Zeugnis des Zeno auch physiognomisch aus[41].

... Rein sei das Antlitz, die Braue nicht gesenkt, das Auge weder offen noch geschlossen, der Nacken nicht zurückgebogen, die Körperglieder nicht nachlassend, sondern wohl gespannt. Die Vernunft sei auf den Logos gerichtet, scharf, festhaltend sei das rechte Wort, Haltung und Bewegung sollen keiner Zuchtlosigkeit Raum geben, echte Scham und Mannhaftigkeit zeige sich. Fern von ihm sei Müßiggang ...

Hierher gehört auch eine sexuelle Enthaltsamkeit. Anderseits war der Inzest kein Verbrechen[42].

Stobäus nennt ein Wort des Zenon, das den Ersten Aphorismus des Hippokrates ausweitet: „ ... mehr (Wert) ist die Möglichkeit, die Krankheiten der Seele zu heilen."

Kleanthes, nach des Antisthenes Worten ursprünglich Faustkämpfer[43], kam mit vier Drachmen nach Athen und wurde des Zenon Schüler. Da er arm war, mußte er nachts als Werkstudent Geld verdienen. So arbeitete er als Gartenbewässerer. Auch er hält die Seele für körperlich und in gegenseitiger Abhängigkeit vom Leib. Im Tonos sieht er einen Feuerschlag, der Kraft bedeutet; als Körperspannung zieht sie zu den Nerven; analog dazu gibt es eine Kraft der Seele als Tonos, wirksam im Entscheiden und Handeln. In einem dichterischen Zwiegespräch versucht er den Logismos vom Thymós zu trennen[44].

Sein Schüler ist Chrysipp. Er soll aus Heliopolis stammen. Die Dreiteilung verglich er mit dem Bau des Lebewesens und des Eis. Die Logik entspricht dem Knochen- und Sehnen(nerven)gerüst, die Ethik dem Fleisch und seinen Bändern, die Naturwissenschaft der Seele. Er unterschied Phantasie von Phantaston, Phantastikon und Phantasma. Phantasie ist ein in der Seele entstehendes Pathos. So ist, wenn wir vermittels der Sicht das Weiße sehen, dieses ein in der Seele entstandenes Pathos infolge der Sicht[45]. Ebenso verhält es sich bei Berührung und Geruch. Das Wort enthält den Stamm Licht (Phos). Das Licht zeigt sich und das andere, was in ihm enthalten ist, so zeigt die Phantasie sich und das, was diese gemacht hat. Das Phantaston ist das die Phantasie machende; so z. B. das Weiße und Feuchte und alles, was die Seele irgendwie bewegen kann, ist Phantaston. Phantastikon ist ein dürftiger Zug, ein Pathos in der Seele, das von keinem Phantaston ausgeht wie bei einem Schattenkämpfer und einem, der die Hände ins Leere streckt; denn der Phantasie unterliegt ein Phantaston, dem Phantastikon nicht. Phantasma ist etwas, wohin wir gezogen werden gemäß dem Phantastikon. Und dies geschieht bei Schwarzgalligen und sich Erinnernden; sie sehen nichts, sie vermeinen es nur. Hierfür zitiert er eine Stelle aus Euripides' Orestie. *Diokles Magnes* erklärt dies[46]:

Er unterscheidet Phantasia und Phantasma: Phantasma ist eine Denkmeinung, wie sie im Schlaf auftritt, Phantasia aber ist ein Abdruck in der Seele, also eine Veränderung, wie Chrysipp im Buch II über die Seele annimmt.

Sextus Empiricus[47] sagt: Erinnerung ist eine Anhäufung von Phantasien.

Im allgemeinen lehren die Stoiker[48]: wenn der Mensch entstanden ist, besitzt er ein Hegemonikon der Seele wie eine wohlgeformte Karte. In dieses wird jeder einzelne Gedanke eingetragen. Die erste Weise der Einschreibung ist die der Wahrnehmungen. Nehmen sie etwas wahr, wie beispielsweise etwas Weißes, so geht es ab, und sie haben eine Erinnerungsspur. Sind viele solche von gleicher Form, dann reden wir von Erfahrung. Denn Erfahrung ist die Gesamtmenge der gleichgeformten Phantasien. Von den Gedanken entstehen die einen phasisch in der besagten Weise und (ἀνεπιτεχνήτως), die anderen durch das Lernen und unsere Besorgung. Diese nun werden allein Gedanken genannt, jene nur Annahmen (προλήψεις) ... der Gedanke ist aber ein Phantasma des Denkens des Lebewesens. Liegt nämlich das Phantasma der vernünftigen Seele auf, dann heißt es Gedanke, und der Name hängt mit Vernunft zusammen (νοῦς). Was daher bei vernunftlosen Lebewesen anfällt, ist nur Phantasma, was aber uns und den Göttern beifällt, das sind der Art nach Phantasmata, der Form nach aber Gedanken.

Chrysipps Verteilungsdarstellung der seelischen Strömungen schildert Galen[49]; zunächst zählt er die fünf Teile auf, die als Stimme zur Trachea, als Sicht zu den Augen, als Gehör zu den Ohren, als Geschmack zu der Zunge, als Getast zum Fleisch, als besondere Leistung zu den Sexualorganen gehören. Dennoch läuft alles im Herzen zusammen als Teil des Hegemonikon. Für diese Annahme besteht verschiedene Meinung. Die einen nennen den Thorax, die anderen den Kopf, und es besteht Streit darüber, wo im Kopf oder Herzen dies vorgehen soll. Platon hatte bekanntlich die dreiteilige Seele beschrieben, das Logistikon im Kopf, die Affekte im Thorax, die Begehrlichkeit im Unterleib. Diese Anschauung kritisiert Galen. Er folgt im Gegensatz zu Chrysipps der auf der opinio communis aufgebauten Theorie Platons. Im übrigen hält er ihn für unlogisch. Er sei an Stelle logischer Darstellung in poetische Zitate ausgewichen, um aus der Ilias zu beweisen, daß Thorax und Herz alles enthalte. Die Auseinandersetzung ist weitschweifig, gipfelt aber immer wieder seitens des chrysippischen Textes in dem Gedanken:

... dies alles ereignet sich offenkundig um die Herzgegend, da (das Seelische) aus dem Herzen durch Pharynx, Stimme und Logos herausgesandt wird.

Die Beweisführung des Chrysipp ist ausgesprochen physiognomisch. So sagt er beispielsweise:

Die Frauen aber zeigen noch mehr davon: wenn ihnen das Gesprochene nicht heruntersteigt, dann führen sie oftmals den Finger herab bis zur Herzgegend und sagen, das Gesprochene steige nicht abwärts.

Diese physiognomische Deutung veranlaßt Galen zur Äußerung, Chrysipp gebe zu, in Anatomie unerfahren zu sein.

Kein Zweifel ist, daß er die seelischen Störungen vom Herzen ausgehen läßt: Eukardioi sind identisch mit Eupsychoi, und der seelische Schmerz nimmt im Herzen den Ausgang. Der Sprachgebrauch benutze das Herz als seelisches Organ, so sage man, ich greife ans Herz, nicht ans Hirn oder an die Därme oder Leber. Und so fährt er zum Leidwesen Galens fort, die Dichter als Beweismaterial anzuführen, um schließlich auch diejenigen zu widerlegen, die aus der mythischen Tatsache, daß Athene aus dem Haupt des Zeus geboren sei, etwa den Schluß ziehen wollten, dies sei ein Beweis für das Hirn als Sitz des Hegemonikon. Die Gegner seiner Ansicht widerlegt er durch Rückgriff auf Hesiod.

Chrysipps allgemeine Krankheitsauffassung erörtert das Problem, wieso eine die Finalität des Guten anstrebende Schöpfung dennoch den Widerspruch des Schlechten, also auch der Krankheit, zulassen könne, und kommt zu dem modernen anthropologischen Ergebnis, daß die Feinheit und Verfeinerung des Organismus zugleich die Gefahr der Entsicherung und Schwächung mit sich bringe[50].

In der Affektenlehre wird aber von dem Widernatürlichen der Zustände geredet, von dem παρὰ φύσιν, weil es sich ereigne gegen den rechten naturgemäßen Logos. Hier wird das Widernatürliche im Zwang gesehen, im πάθος βιαστικόν, das dem ungehorsamen Pferd verglichen wird und somit Alogon ist; bekanntlich heißt heute noch im Neugriechischen das Pferd Alogaki. So entsteht eine Tyrannis, eine Einsichtslosigkeit gegenüber allem vernünftigen Zureden[51]. Dieser Zustand ist geradezu eine Aussonderung, ja Ausstoßung des Logismus, durch die sie zu den falschen Handlungen geführt werden. Die überschüssige Dranghaftigkeit wird zu einem widernatürlichen Verhalten. Traurigkeit ist eine vernunftlose Aufblähung, Furcht eine vernunftlose Wegwendung (Ekklisis), eine Flucht vor vermeintlicher Gefahr, Begierde eine vernunftlose Appetenz und Verfolgung vermeintlichen Gutes, Lust eine vernunftlose seelische Erhebung zu vermeintlichem Gut[52]. Diese Begriffe werden traditionell als Gegensatz zur seelischen Harmonie. Aus diesen vier werden die anderen affektiven Zustände abgeleitet. Andronicus[53] hat die Formen der Begehrlichkeit zusammengestellt. 27 unterschiedene Formen werden abgeleitet:

ORGÉ, sie ist eine Begehrlichkeit, den vermeintlich Unrechttuenden zu strafen.

THYMOS aber ist beginnende Orgé (Zorn, Wut, Leidenschaft).

CHOLOS ist durchgehende Orgé (Zusammenhang mit Galle).

PIKRIA ist ein akut ausbrechender Zorn.

MENIS ist ein auf Kampf abgestellter Zorn.

KOTOS (haßartiger Groll) ist auf Straftermin abgepaßter Zorn.

EROS ist eine Begehrlichkeit körperlich-sexueller Art.

EROS ferner als Liebesbegierde, aber auch als Gottesdienst.

HIMEROS ist Sehnsucht nach Liebe des fernen Freundes.

POTHOS ist Begehrlichkeit nach fernem Eros.

DYSMENEIA ist feindselige Stimmung.

DYSNOIA ist Lust am Bösestun gegen jemanden wegen eines andern.

APSIKORIA ist eine rasch sich ansammelnde Begehrlichkeit.

RIPSOPHTHALMIA ist rasche optische Sehnsüchtigkeit.

SPANIS ist eine unvollendete Begierde.

TRACHYTES ist eine unebene Begierde.

ERIS ist Begierde streitbarer Opposition.

PROSPATHEIA ist knechtische Begierde.

PHILEDONIA ist maßlose Begier nach Lust.

PHILOCHREMATIA ist Geldgier.

PHILOZOIA ist vernunftlose Liebe zu Tieren.

PHILOSOMATIA ist eine körperliche Begierde des Wohlergehens entgegen dem Zweck.

GASTRIMARGIA ist Völlerei.

OINOPHLYGIA ist unmäßiger Weingenuß.

LAGNEIA ist unmäßiger Sexualtrieb.

Vergleicht man diese Begriffe mit dem aristotelischen Bestand, so zeigt sich eine wesentliche Erweiterung krankhafter Zustände. Sie alle sind ἄλογοι und „gegen die Natur".

ASMENISMOS als Lust an unerwarteten Gütern.

TERPSIS als optische und akustische Lust.

KELESIS ist eine auf Täuschung beruhende Lust.

EPICHAIREKAKIA ist die Schadenfreude.

GOETEIA ist magische Täuschungslust.

Unter die Furchtformen gehören:

OKNOS ist Furcht einer entstehenden Verwirklichung.

AISCHYNE ist Furcht vor schlechtem Ruf.

DEIMA ist Furcht des Mißtrauischen.

DEOS ist Furcht des Bittenden.

EKPLEXIS ist Furcht bei ungewohnter drohender Phantasie.

KATAPLEXIS ist Furcht infolge größerer Phantasie.

PSOPHODEEIA ist leere Furcht.

AGONIA ist Furcht vor Niederlage.

MELLESIS ist das Zögern.

THORYBOS ist Furcht mit drängender Stimme.

DEISIDAIMONIA ist Dämonenfurcht (spätere Dämonomanie?).

Zu den Traurigkeitsformen gehören:

ELEOS als mitleidige Trauer um einen ungebührlich Leidenden.

PHTHONOS ist neidische Traurigkeit.

ZELOS ist Eifersucht.

ZELOTYPIA ebenfalls Eifersucht.

DYSTHYMIA ist Traurigkeit über Unlösbares, Unbewegliches.

SYMPHORA ist Trauer über schlechte Begegnisse.

ACHTHOS ist beschwerende Trauer.

ACHOS ist Stimmlosigkeit machende Traurigkeit.

SPHAKELISMOS ist schwere Traurigkeit.

PENTHOS ist Traurigkeit bei unzeitigem Ende.

DYSCHERANSIS ist Trauer bei schwierigen entgegengesetzten Begriffen.

OCHLESIS ist traurige Wegbeengung.

ODYNE ist akute Traurigkeit.

ANIA ist Traurigkeit der Überlegungen.

METAMELEIA ist Trauer über selbst gemachte Fehler.

SYNCHYSIS ist traurige Unfähigkeit, das Bevorstehende zu sehen.

ATHYMIA ist Hoffnungslosigkeit.

ASE ist hin- und hergeworfene Traurigkeit.

NEMESIS ist Traurigkeit des Sicherhebens gegen Zukömmliches.

DYSPHORIA ist Aporie im Gebrauch des Gegenwärtigen.

GOOS ist Wehklagen in Trauer.

BARYTHYMIA ist eine schwere Traurigkeit ohne Wink.

KLAUSIS ist das Weinen des Traurigen, der zum Geringen blickt.

PHRONTIS ist die gedankliche Traurigkeit (ein Wort, das bei Hippokrates vorkommt).

OIKTOS ist Jammern über allerhand Schlechtigkeit.

Cicero hat diese Begriffe teilweise latinisiert.

Diesen negativen Pathe stehen positive gegenüber:

BOULESIS als wohldurchdachtes Streben.

CHARA als wohldurchdachte seelische Erhebung.

EULABEIA als wohldurchdachte Ekklisis.

EUNOIA als gute Beratungsfähigkeit auch eines anderen wegen.

EUMENAIS als Dauerzustand des vorigen.

ASPASMOS als Form der Eunoia.

AGAPESIS als Liebe.

Die CHARA hat die Unterbegriffe der EUPHROSYNE als Liebe zu weisen Handlungen, die EUTHYMIA, die LIDOS und HAGNEIA.

Die Pathologie der Affekte im engeren Sinne kennt drei Begriffe: Die Euemptosia, das ist das leichte Hineingleiten in schlechte Zustände, dann die Krankheit (Nosema) und das Arrostema, also Schwäche.

Leicht hineingleiten kann man in das Pathos oder in Zustände „gegen die Natur", z. B. in Betrübnis, Hoffart, Neid, Blässe und ähnliches[54]. Dann aber auch in kriminelle Handlungen, wie Diebstahl, Ehebruch, Hochmut. Krankheit ist gekennzeichnet durch ein gewisses dauerndes Verhalten, das sich in Schürzenjägerei ausdrückt, in Völlerei und Sauflust. Interessant ist, daß hierzu auch die Gegensätze gerechnet sind, wie Weiberhaß, Weinhaß, Menschenhaß. Sind diese Krankheiten mit Schwäche verbunden, so heißen sie Arrostemata.

Die Analogie des Krankheitsbegriffes lautet bei Diogenes[55]:

Wie man von körperlichen krankhaften Schwächen redet, wie Podagra, Arthritis, so von der Seele von Philodoxia, Philhedonia und ähnlichem. Denn Arrostema ist eine Krankheit mit Schwäche, Krankheit aber ist οἴησις σφόδρα δοκοῦντος αἱρετοῦ.

Und wie man beim Körper auch von leichtem Hineingleiten redet, wie Katarrhe und Diarrhöen, so gibt es dies auch bei der Seele, wie Neid, Mitleid, Streitsucht und ähnliches.

Cicero[56] hat dieses Thema in den Tusculanea aufgenommen, aber begrifflich nicht gerade klarer gemacht.

Wie einige zu gewissen Krankheiten geneigter sind, so auch einige zur Furcht (metus), andere zu irgendeiner anderen Verwirrung (perturbatio). Dadurch spricht man bei einigen von Ängstigung und daher von Ängstlichen, bei anderen von Jähzorn, der vom Zorn unterschieden ist; und es ist etwas anderes, wenn man jähzornig ist, etwas anderes, wenn man erzürnt ist, wie auch die Ängstlichkeit von Angst unterschieden ist. Nicht alle, die irgendwann einmal Angst haben, sind ängstlich, und es sind auch nicht diejenigen, die ängstlich sind, immer von (echter) Angst ergriffen, so wie es einen Unterschied gibt zwischen Trunkenheit und Trunksucht (ebrietas, ebriositas), und ein Liebender ist nicht das gleiche wie ein ständig auf Liebe Ausgehender (amans, amator).

Denn wenn errafftes Geld und nicht angewandte Vernunft auf die Dauer nicht eine gewisse Sokratische Medizin ist, die diese Begierde heilen könnte, dann rinnt sie in die Venen und verbleibt in den Eingeweiden als ein Übel, und so entsteht eine Krankheit (morbus) und Schwäche (aegrotatio), die, einmal eingewurzelt, nicht ausgerissen werden können: der Name dafür heißt Habsucht.

Hier ist also die Organzuordnung des Geizes, die Beziehung von Geld zur viszeralen Zone in ähnlicher Weise wie in der späteren Psychoanalyse ausgesprochen.

In ähnlicher Weise andere Krankheiten, wie Ruhmsucht, Weibersüchtig-keit (muleriositas), wie ich das Wort Philogynia der Griechen nennen möchte; so entstehen in ähnlicher Weise auch die anderen Krankheiten und Schwä-chen. Das diesen Entgegengesetzte, das, so meint man, entstehe aus Furcht (metus), so etwa Weiberhaß, wie beim Misogynen des Tilius, ferner wie allgemeiner Menschenhaß, wie wir ihn bei Timon kennen, der Misanthrop genannt wird, oder wie die Ungastlichkeit ist. Dies alles sind Gemütsschwä-chen (aegrotationes) krankhafter Art, sie entstehen aus einer gewissen Furcht vor denjenigen Dingen, die gemieden und gehaßt werden.

Der Angstcharakter dieser genannten Störungen ist evident. Die Behebung solcher Zustände ist schwer.

So ergibt sich als Eigenschaft des Weisen die Voluntas (βούλησις), denn sie ge-schieht unter Vernunftregelung; das Gegenteil ist die Libido oder Cupiditas, ein Zeichen der Dummen. Dementsprechend wird der diese Regungen begleitende Freudeaffekt als gaudium und laetitia unterschieden.

Sind gaudium und laetitia von gefälliger Konstanz, so sind sie vernünftig, andern-falls weichen sie von der Natur ab und sind vernunftlos. Die Verwahrung gegen diese Vernunftlosigkeit gelingt nur dem Weisen. Aus der Vernunftlosigkeit, also aus Mangel an Verwahrung (cautio) entsteht Furcht (metus), die dann definiert wird als „a ratione aversa cautio". Die Aegritudo wiederum ist „animi adversante ratione contractio".

Die weitere Frage bezieht sich auf die Therapie. Hier gehen die Ansichten aus-einander. Bekanntlich hat Seneca von der Notwendigkeit gesprochen, die Affekte auszutreiben, und diese Forderung als stoisch bezeichnet, während die Peripatetiker sich mit der Mäßigung begnügt hätten. Das gleiche berichtet Lactantius [57]: Be-gierde, Freude, Furcht, Traurigkeit müssen beseitigt werden. Sie werden alle vier als Krankheiten genannt (morbi), seien sie doch weniger von Natur aus vorhanden als durch falsche Meinung (prava opinione) aufgenommen. Gerade diese Tat-sache des Unnatürlichen erfordert ihre Exstirpation von der Wurzel aus (radicitus). Derselbe Autor meint in „De ira" [58], diese therapeutische Maßnahme geschehe insofern prophylaktisch, als man das Rechte vom Verkehrten nicht unterscheiden könne; da also ein Zorn gerecht und ungerecht sein könne und es dagegen keine Therapie gebe, wollten sie ihn fast ausschneiden (penitus excidere). Jedes Pathos, so meint auch *Philo* [59], hat den Charakter des Überfalls (ἐπίληπτον), sei also als übermäßiger Antrieb alogisch und daher der Grundlage nach naturwidrig. Auch *Hieronymus* [60] beruft sich auf Chrysipp; Übung und Meditation vollzögen eine mögliche Exstirpation, so daß keine Faser oder Wurzel des Lasters im Menschen zurückbleibe. Und so wird der Weise nach Diogenes' [61] Worten ein Apathes, da er in Affekte nicht gebracht werden könne. So wird die Unerschütterlichkeit der Seele erzeugt (ἀταραξία τῆς ψυχῆς) als Ergebnis der Logomachia.

Die Logomachia (Varro) ist also die Logotherapie (Frankl). Zwischen der Auf-fassung Chrysipps und Zenons bestand allerdings ein Unterschied, wie Galen mit-teilt: Chrysipp [62] meinte, Krisen seien Pathe des Logistikon; Zenon lehrte, nicht die Krisen seien dies, sondern nur die Zusammenziehungen (Systolai), die über-mäßigen Erhebungen und Flatterhaftigkeiten. Jedenfalls hat Chrysipp nach Galens

Zeugnis die vollständige Analogie zwischen körperlichen und seelischen Krankheiten aufgestellt. Er benutzt die gleichen Begriffe von Stärke und Schwäche, von Krankheit und Gesundheit, von Eutonie und Atonie. Sie werden synonym gebraucht.

Und so wird auch dies nicht unpassend auf den Leib gesagt, insofern die in Warmem und Kaltem, Feuchtem und Trocknem entstandene Symmetrie und Asymmetrie Gesundheit oder Krankheit ist, die Symmetrie oder Asymmetrie in den Nerven Stärke oder Schwäche, gute oder schlechte Spannung, die Gliedersymmetrie oder Asymmetrie Schönheit oder Häßlichkeit.

Galen kritisiert diese ihm zu billige Analogie und Ähnlichkeitsbeziehung, habe doch Chrysipp es unterlassen, klar darzutun, was diese Seelenteile im einzelnen nun seien und ob nun Gesundheit und Krankheit allein im Logistikon säßen; hier werde er unklar. Eines aber scheint Chrysipp erkannt zu haben, was die spätere Psychoanalyse wieder aufgreift: Angst (Phobos) und Libido (Epithymia) sind die pathischen seelischen Grundkräfte krankhafter Art. Sie sind dem Logos ungehorsame Verfassungen. Diese Störungen zeigen sich dann nicht etwa in der Unterhaltung, wie manche glaubten, sondern lediglich in der Abwendung vom Logos. Die weitere grundsätzliche Feststellung ist das Dranghafte der Seelenbewegung (βίαν τινὰ τὴν κίνησιν). Galen weist allerdings darauf hin, dieses Dranghafte komme von innen her, nicht von außen.

Indessen war *Panaitios* klar, daß es mit der Affektausrottung seine Schwierigkeiten hat. Und auch Seneca[63] hält dies für unmöglich. Er spricht im Sinne der modernen Schicksalspathologie von angeerbten Naturfehlern, die unüberwindbar, wohl aber mäßigungsfähig sind:

Was festsitzt und eingeboren ist, kann durch Psychotherapie (arte) gemildert werden, es wird aber nicht besiegt.

Hier zeigt sich jener Mäßigungsgedanke, der auch in *Freuds* Lehre und vor ihm bei dem *Schopenhauer*-Voluntaristen *Rokitansky* sichtbar wird. Mögen auch Gesundheit und Krankheit, wie man sah, als Adiaphora gelten, wertlos waren sie dennoch nicht. In diesem Falle wären sie nur Abstraktionshülsen. Diese Mäßigung war um so mehr zu betreiben, als nicht jedem gegeben sein kann, ein Weiser zu sein. Er allein freilich ist nicht befallbar vom Kranken. Er besitzt jene vertrauensvolle Tapferkeit, die der Krankheit widersteht[64]:

Krankheit befällt den Weisen nicht.

So ist der Weise selbstverständlich Magnanimus, denn er ist unbesiegbar; er vermag das Niedrige zu verachten, weil es ihm nichts anhat.

Dagegen ist Krankheit eine seelische Verwirrung; von ihr wird der Weise stets frei bleiben.

Solche freilich ethisch ausgerichtete Feststellungen findet man als stoisches Gut auch in *Augustins* Frühschrift „De beata vita"[65]. Der Weise wird zum Beatus. Er ist auch reich und schön, mag er noch so schmutzig von außen sein.

Der Gedanke der Apatheia ist, wie *Th. Ruether*[66] festgestellt hat, kein origineller stoischer Conceptus. Man kann ihn überhaupt nur verstehen aus der geistesgeschichtlichen Entwicklung heraus. Die vorbereitenden Ideen erwachsen aus dem Geist-Materie-Gegensatz, aus dem zwischen Geist und Sinnenleben, aus dem Streben nach Freiheit der Persönlichkeit. Sie allein ermöglicht Selbständigkeit, die durch Abhängigkeit von außen gefährdet ist. Anaxagoras[67] kannte den Nous apathes. Demokrits Athambia, Athaumasia, Ataraxia bestand schon. Aber gerade Demokrit denkt weniger an Apatheia als an Maßhalten. Die Darstellung der Ansichten Platons und Aristoteles' bewiesen, daß der Mesotes-Begriff von der Apatheia weit entfernt ist. Auch der xenophontische Sokrates kennt nur die Gegensätze des Enkrates und Akrates; ihnen entsprechen der Sophos und Asophos. Antisthenes und die Kyniker rührten als Praktiker keinen Finger für die Hedone. Lust wurde gefährlicher als Wahnsinn. Aristipps Lehre war, wie wir darstellten, zwar lustbetont, aber Freiheit suchend. *Epikur* wollte die Triebe bestehen lassen, erstrebte aber die Ataraxie. Die Stoiker setzten Vernunft gleich Natur, aber selbst das Begehren ist nicht vernunftwidrig, Triebäußerungen können aber als verkehrte Verhaltensweisen der Vernunft erscheinen. Im Gegensatz zu jenen, die Vernunft und Trieb scheiden wollten, lehrte *Karneades,* das Triebleben gehöre zur Natur, und besonders Panaitios erkannte die Hormai an. Nur das Übermaß war dann das eigentliche Pathos. *Poseidonios* schließlich lehrte, sich gegen Chrysipp wendend, einen Monismus. Auch er anerkennt das Triebleben wenn auch als niederen Teil des Seelenlebens. Und so wird bei Philon schließlich die Apatheia erst möglich mit Gottes Hilfe. Clemens, der nur den schlechten Gebrauch der Leidenschaften für krankhaft hält, ist ein Anhänger des Philo.

P. Rabbow[68] hat, ohne die Absicht, der Geschichte der Psychopathologie im besonderen zu dienen, zu Recht erklärt, die stoische Seelenleitung sei über die gymnastische Übung oder Bewältigung eines schulmäßigen Lehrstoffes weit hinausliegend, insofern sie als bestimmter Akt der Selbstbeeinflussung einen sittlichen Effekt erstrebe. Rabbow denkt in erster Linie an die Zwillingsverwandtschaft zu den geistlichen Exerzitien. Wir würden zunächst an die Verwandtschaft zur äußeren Lage im soziologischen Sinne denken. Stoische Psychologie kommt aus der Praxis, sie entsteht als Notwendigkeit in Zeiten einer stark erlebten menschlichen Geworfenheit, so etwa zunächst nach Verlust des politischen Korsetts der alten Polis. Diese praktische Notmaßnahme, aus der heraus die stoische Psychologie erwächst, setzt sie ab von den Versuchen ähnlicher Art bei den Sophisten, bei Platon und Aristoteles. Bezeichnenderweise ist es bei Beginn des Neostoizismus im Barock das gleiche Motiv, das die Wiederbelebung zur Zeit *Charrons, Vaninis* und *Lipsius'* erzeugt. Jedesmal ist es die äußere Alarmsituation, die diese Inwendung bewirkt. Das ist geradezu wörtlich gemeint, denn die Dialoge „De constantia" bei Lipsius etwa beginnen mit einem Alarm, der beunruhigend und ängstigend ist und aus dem heraus existentiell philosophiert wird. Diese Geburt aus der historisch bedingten verstärkten Lebensangst setzt das Verfahren auch ab gegen ein gewaltsam verkündetes Sektierertum; gerade der Bezug zur Lebenspraxis ist bei weitem sinnfälliger als die theoretische Struktur, die sogar leicht faßbar genannt werden kann.

Die Logosbetontheit freilich kennt keine Macht des anzugehenden Unbewußten; im ganzen gesehen ist die Methodik bewußtseinsgebunden.

Man kann von einer der angenommenen Materialität der Seele entsprechenden Handfestigkeit reden; es wird verlangt, daß die Erkenntnisse ins Mark dringen (in medullas demittere), somatisch geradezu amalgamiert werden (partem sui facere). Dies kann nur geschehen durch die Unablässigkeit der inneren Arbeit (συνεχῶς ἀναπολεῖν). Das Verfahren ist ferner echt analytisch, zerlegend, in solchem Sinne ähnelt es all dem, was das 19. Jahrhundert unter der Demaskierungspsychologie verstand, zu der auch die Psychoanalyse zu rechnen ist. Das alles wirkt zersetzend bis zur Verekelung des früher als Wert Erlebten. Die psychologischen Mittel dazu entstammen der Praxis der Rhetorik, von der auch der psychotherapeutisch interessierte Sophist Antiphon herkam. Die Analyse dieses rhetorischen Verfahrens ist von Rabbow eingehend geschildert worden. So entsteht eine systematische Psychagogie, wie Platon dies nannte. Die Rhetorik liefert auch die bildhafte Anschaulichkeit, die den kathartischen Schock in der emotionalen Sphäre vorbereitet. Hier liegt die Wurzel zu aller suggestiv-persuasiven Wirkung, die später in psychotherapeutischen Methoden etwa bei *Dubois* und *Coué* geübt wird. Dort freilich ist sie durch das historische Filter der Übungen des *hl. Ignatius von Loyola* gelaufen, wie Rabbow deutlich macht. Gerade das Mittel der Affekterregung ist bei der christlichen Meditation betonter. Die psychosomatische Einheit wird hier noch unterstrichen durch Anweisungen über körperliche Haltungen, Atemtechnik u. a. Im Gegensatz dazu ist die antike Methodik autarker. Sie kennt aber die Wirksamkeit der Prämeditation, so etwa bei Poseidonios und Epiktet:

Woher kommt es, daß wir so hartnäckig uns selbst bejammern? Weil wir kein Schlimmes uns vorstellen, eh' es kommt, und nicht durch fremde Schicksalsfälle uns erinnern lassen, daß sie allgemein sind. So viele Leichenzüge gehen an unserem Haus vorbei, wir denken nicht an den Tod; so viele Grabgeleite früher Jugend, die Mannheit unserer Kinder, ihren Heeresdienst und ihre Erbnachfolge nach dem Vater bewegen wir im Sinn; so viele plötzliche Verarmung Reicher fällt uns in die Augen, und niemals kommt uns der Gedanke, auch unsere Mittel seien ebenfalls auf Sand gebaut. Notwendigerweise brechen wir daher zusammen, es trifft uns wie ein Hieb von unversehens ...

Der Stoiker ist ein Verbalist, er weiß um die Macht des gesprochenen Wortes, er benutzt das heutigentags selten gewordene Selbstgespräch. Die Wirkung protestantischer Losungen geht auf diese Erkenntnis zurück.

Daß Vorbild und Begegnung mit dem Andern alle diese Möglichkeiten verbessern, wußte besonders die Zeit des Kaisertums. Hier entsteht der später im Barock bekannt werdende „directeur d'âme", der Gewissensrat in Gestalt des älteren braven Beraters. Man geht zu ihm wie zum Chirurgen. Rabbow meint:

Diese ernsten Bilder nicht ernst und wirklich zu nehmen haben wir weder Anlaß noch Berechtigung; die philosophische Erziehung ist einer Operation gleich, sie schneidet in den Organismus ein, der Jünger muß Schmerzen leiden unter dem Messer, das die kranke Seele heilt; und die tiefe Wunde, welche die Philosophie gebissen, brennt in der Seele mit

Schmerz und Lust gleich dem Biß der Liebe, daß er sie nimmer vergessen kann, von Sehnsucht umgetrieben, wenn er abgerufen wird durch weltliche Geschäfte, Geld, Ehe und Freundschaft und Heeresdienst ...

Für all dies gab es Fachliteratur. Rabbow nennt vor allem das Buch des Philodem „Vom unverhohlenen Wort"; es entstammt dem epikureischen Kreis und enthält eine Zusammenfassung der zenonischen Lehre; am bekanntesten sind die Briefe Senecas an *Lucilius*. Epikur verwarf allerdings die Prämeditation, weil er wohl erstmalig ein Phänomen sah, das in der Psychopathologie eine große Rolle spielen sollte, die katathyme Einengung, die in ihrem zwanghaften Hingewendetsein zum ängstigenden Inhalt so zerstörend auf die Seele wirkt. Entsprechend der rationalen Haltung der stoischen Methode sah er allerdings kein besseres Mittel, diese quasi-Monomanie zu bekämpfen, als durch Ablenkung der Aufmerksamkeit. Das ist eine Überschätzung der Macht des Denkens.

Wie konkret dies selbst im Bereich des Körperlichen gemeint war, besagt jener Brief des Sterbenden an seine Schüler:

Wie ich dies schreibe, erlebe ich meinen Seligkeits-, zugleich meinen Sterbetag. So große Qualen von der Blase und dem Leibe habe ich, daß sie nicht größer sein können. Doch aufgewogen werden sie alle durch die Seelenlust, die ich genieße durch die Erinnerung an meine philosophischen Lehrsätze und Entdeckungen.

Abreaktionsweisen waren ebenfalls nicht unbekannt; man solle etwa die eigene Unlust auf die Feinde projizieren; Verdrängungsvorschriften versuchten den schwatzhaften zur schriftlichen Abreaktion zu ermuntern. Hier zeigen sich Erkenntnisse, die schon an *Breuers* Versuche gemahnen. Plutarch nannte dies Apokatharsis

... gleichwie die Hunde, wenn sie an Steinen und an Hölzern ihren Kraftmut ausgelassen haben, weniger gefährlich für die Menschen sind.

Ebenso bekannt war aber auch die gegensätzliche Methode: bei Zorn bewußt zu schweigen, um ihn zu stillen, man lächle lässig, spreche betont leise und gehe bewußt ruhig einher. Hier soll also die niedergehaltene Motorik erfolgreich auf die Seele zurückwirken. Das schon erwähnte Korybantentum gehört nicht in den Bereich der rationalen Stoiker.

Zum Schluß muß noch der glanzvollen Erscheinung des Stoikers Poseidonios[69] gedacht werden, weil er in der Polemik gegen Chrysipps Theorien eine Eigenständigkeit gewonnen hat. Als Philosoph, Historiker, besonders als Ethnologe hochbedeutend, lebte der aus Apameia in Syrien stammende Bürger von Rhodos etwa 84 Jahre. Er bekleidete zeitweilig das Amt eines Gesandten, in welcher Eigenschaft er den kranken Marius als Verhandler besuchte. *Pompeius* hat während eines Seeräuberkrieges in Rhodos Vorlesungen von Poseidonios gehört. Nach anderer Version soll der Philosoph gichtischer Leiden wegen nicht gelesen haben, weshalb Pompeius ihn nur besucht habe. Bei solchem Anlaß habe er über den Schmerz und seine Nichtigkeit philosophiert. Als Hörer des Panaitios muß Poseidonios etwa um 135 geboren sein. Hellene von Abstammung, war zugleich orientalisches Milieu bei ihm wirksam; so zeigte sich an ihm eine Mischung von rationaler Kühle und natürlicher Religiosität. Er unternahm viele erfolgreiche Forschungsreisen, schrieb über fremde Völker, über Moses und die Juden, über Geologie und Mantik. So kam er nach Rom, Etrurien, Ligurien, Gallien, Spanien, um in Gades Ebbe und Flut zu beobachten. In Sizilien und Unteritalien studierte er die Vulkangebiete.

Um des Poseidonios Psychopathologie zu verstehen, muß man sich folgende Etappen der stoischen psychologischen Theorien ins Gedächtnis zurückrufen:

Der nicht ausreichend starke und gesunde Logos liefert uns den Pathe — ein Begriff Zenons — aus. Pathos, affectus, passio sind gleichbedeutend. Pathos ist eine Triebart, es wird durch Vorstellungen geweckt, bedeutet eine Seelenbewegung in Richtung auf einen Gegenstand und umfaßt alle Gefühle und Begehrungen. Die erste Etappe ist durch Zenons Theorie bestimmt; sie besagt, daß dieses Pathos neben dem Logos selbständig besteht. Es wird zum pathologischen Triebleben, sofern es die Grenzen des beaufsichtigenden Logos überschreitet; daher nannte man diesen Zustand Ptoia (Flatterhaftigkeit). Logos ist etwas Natürliches, also ist Überhandnahme des Pathos etwas Naturwidriges. In solchem Zustand kommt es zur bloßen subjektiven Meinungsbildung der Doxa. Die einzelnen Affekte sind Doxaträger und haben eine Rückwirkung auf das Pneuma. Es entstehen also Seelenregungen im Sinne der Zusammenziehung, der Ausweitung, Erhebung und Niedergeschlagenheit. Diese gleiche Zweiteilung lehrte auch Kleanthes.

Die nächste Etappe ist Chrysipps ändernde Lehre monistischen Gepräges. In seinem dreibändigen Werk über die Affekte einschließlich des Therapeutikon wird zwar formal Zenons Lehre bestätigt, aber zugleich wird ein selbständiges Triebleben im Sinne des frühen Platon bestritten: Intellekt und Trieb sind eines. Damit werden die Triebe zu etwas Intellektuellem, sie sind dem Urteil wesensverwandt, denn Medea wußte um ihre Grausamkeiten und hielt sie für richtig. Es handelt sich also um ein falsches Urteil.

Wie aber stand es bei dieser Theorie um die Erklärung des Nachlassens der Affekte? Zwar erkannte Chrysipp die körperlichen Begleiterscheinungen an, hielt sie aber für sekundär.

Der Begriff des frischen Affektes wurde vom Beginn auf den ganzen anhaltenden Zustand ausgedehnt. Therapeutisch hieß dies, man kann im Affekt selbst, also in seiner „Frische" überhaupt nichts tun, sowenig man einem Geisteskranken seine Wahnvorstellungen ausreden kann. Man muß warten oder prophylaktisch verhindern. Warten bedeutete, man benutzte theoretisch jenen Augenblick, in dem der verdrängte Logos wieder durch eine Seitentür eindrang. Es gibt also nur Radikalkuren wie bei Beseitigung der schwarzen Galle; mit Mahnungen erreicht man nichts. Die Verkehrtheiten sind also gleich Verrücktheiten.

Poseidonios griff die monistische Theorie des Chrysipp in toto an, hielt sie für verkehrt, und zwar besonders auf Grund des Zeitmoments. Klingt der Affekt ab, so kann man nicht sagen, der Intellekt werde dadurch schwächer. Das müßte aber der Fall sein, wenn der monistische Zusammenhang beweisbar wäre. Es ist also besser, auf Zenon zurückzugreifen. In der Tat muß man nach Poseidonios die Tier- und Kinderpsychologie Chrysipps tadeln. Sein Schnitt zum Erwachsenen hin ist als Hiatus zu groß. Galen läßt daher Poseidonios sagen:

Daher ist Poseidonios überzeugt, daß das Laster nicht von außen kommt, ohne daß es in der Seele selbst eine Wurzel hat, aus der es sprießen und wachsen kann. Nein! Das Gegenteil ist der Fall: wir tragen auch vom Laster einen Samen (Sperma) in uns, und wir haben es alle nicht so sehr nötig, die Schlechten zu meiden, wie die Menschen es machen, die uns reinigen und das Wachsen der Schlechtigkeit verhindern können ...

Poseidonios war gewiß der Ansicht, daß die Affekte dann einen Einfluß auf uns haben, wenn der Logos eben schwach wird. Sie stehen auch mit dem Körper in Wechselwirkung; in diesem Sinne besteht ein Zusammenhang mit der späteren Auffassung Galens von der Säftewirkung auf die Pathe der Seele. Ebenso vermögen körperliche Krankheiten Wahnvorstellungen zu erzeugen. Das wird schon deutlich am körperlichen Zittern, das meist mit Angst verknüpft ist.
Poseidonios hat auch manches über Physiognomik gesagt. Als ethnographischer Kenner war ihm hier die Vielschichtigkeit der Menschen bekannt. Elemente und deren Zusammenhänge wirken auf die Seele, ebenso das Klima. All dies muß die Erziehung berücksichtigen.

Die Apatheia als Denkpostulat hat er praktisch verworfen; eine völlige Gefühllosigkeit dürfe nicht das Ziel der Erziehung oder Behandlung sein. In dieser Hinsicht folgte er Platon. Entscheidend blieb der „aufrechte" Logos im Sinne der Pythagoreer.

III. Der Aufbau der Wissenschaft

a) Symptomatologische und soziologische Verfeinerungen

Der römische Enzyklopädist Celsus[1], gleichzeitig der früheste römische ärztliche Schriftsteller, hat, ohne selbst Arzt zu sein, in seinem Sammelwerk „Artes", das unter *Tiberius* verfaßt wurde und neben der Landwirtschaft Kriegswissenschaft, Rhetorik, Philosophie und Jurisprudenz umfaßt, auch die Medizin[2] behandelt.

Seine „Arzneiwissenschaft" enthält 8 Bücher; in Buch 3 Kap. 18 werden die Geisteskrankheiten behandelt. Zu Beginn des dritten Buches geht Celsus auf seine Methodik ein. Er unterscheidet im Gegensatz zu den Griechen, die nur akute und chronische Krankheiten gekannt hätten, 4 Klassen von Krankheitsformen:
1. Die akut verlaufenden Krankheiten;
2. die chronisch verlaufenden Krankheiten;
3. Krankheiten, die bald akute, bald chronische Verlaufsformen zeigen;
4. Krankheiten, die zwar akut genannt werden können, weil sie den Kranken nicht töten, aber die auch nicht chronisch verlaufen, weil sie heilen, wenn man sie behandelt.

Zu dieser Verlaufssystematik tritt bei Celsus der Versuch hinzu, die Krankheiten zu lokalisieren:

Ich teile alle Krankheiten in solche ein, die in dem ganzen Körper ihren Sitz haben, und in solche, die in den einzelnen Teilen entstehen[3].

Zu den ersten, den allgemeinen Erkrankungen gehören die Geisteskrankheiten. Celsus kennt also im Gegensatz zu Hippokrates keine Geisteskrankheiten infolge von Gehirnleiden. Er nennt „drei Formen des Irreseins" (vesaniae genera).

Die erste Art stellt jene dar, „welche akut und mit Fieber verbunden ist. Die Griechen nennen sie Phrenitis. Als erstes muß man hierbei wissen, daß die Kranken während dieser Anfälle bisweilen unsinnig handeln und Unsinn reden."[4]

Hier muß man beliebige Fieberattacken, die mit leichter Vernunftlosigkeit einhergehen und sich rasch bessern, von der echten Phrenitis unterscheiden:

Phrenitis ist erst dann vorhanden, wenn das Irresein (dementia) anhaltend wird oder wenn der Kranke, wiewohl er noch bis dahin bei Verstande ist, wenn das Denken (mens) von jenen irrigen Vorstellungen ganz beherrscht ist. Es gibt übrigens mehrere Abarten hiervon. So sind z. B. einige Phrenitische lustig, andere traurig, einige lassen sich leicht in Schranken halten und reden nur irre, andere dagegen springen auf und vollführen gewaltsame Handlungen. Von den Kranken der letzteren Art sind nur einige wegen ihrer gewalttätigen Handlungen selbst gefährlich, andere dagegen wenden selbst List an und sehen oft täuschend aus wie Gesunde, wenn man sie die Gelegenheiten, Böses zu tun, so richtig erhaschen sieht; der Ausgang aber überführt sie[5].

Die zweite Form des Irreseins ist die interessanteste, da sie, wie schon Falk bemerkte[6], die Quelle der heutigen Anwendung des Wortes Melancholia zu sein scheint.

Die zweite Art des Irreseins dauert länger, da sie gewöhnlich ohne Fieber beginnt und erst im weiterenVerlaufe leichtes Fieber erregt; sie besteht in Traurigkeit (tristitia), welche durch schwarze Galle verursacht zu werden scheint[7].

Diese Annahme, die auf Hippokrates zurückgeht, ist ihm aber zweifelhaft. Caelius Aurelianus, *Oribasius*, Aetius, *Alexander v. Tralles* und *Paulus v. Aegina* beziehen sich später gerade auf diese Bemerkung von Celsus.

Die dritte Art des Irreseins ist von den angeführten die langwierigste, so daß bei ihr das Leben selbst ungefährdet ist[8].

Sie tritt meist bei kräftigen Personen auf; Celsus unterscheidet zwei verschiedene Arten: Irresein mit Wahnvorstellungen bei erhaltenem Intellekt, und gänzliche Verrücktheit.

Einige Kranke leiden ohne Geistesverwirrung bloß an solchen Wahnvorstellungen, wie z. B. die Dichter uns den Zustand des geisteskranken Ajax und Orestes beschreiben[9].

Hier wird die mythische „mania" des *Ajax* und des *Orestes,* die schon bei Euripides eine starke Rationalisierung erfuhr, als körperliche Geisteskrankheit betrachtet.

Von der zweiten Gruppe heißt es:

Ist der Kranke dagegen gänzlich verrückt, so wendet man am besten Zwangsmittel an[10].

Diese drei Formen des Irreseins sind die eigentlichen Geisteskrankheiten. Sie sind Allgemeinerkrankungen; ihre psychopathologischen Kennzeichen stellen vor allem die Wahnvorstellungen dar, sie können heiterer oder trauriger Art sein. Dieses Irresein kann, wie bei der echten Phrenitis und bei der gänzlichen Verrücktheit, den Verstand mitergreifen.

Ist der Verstand beteiligt, kommt es zu unsinnigen Handlungen und zur Gewalttätigkeit.

Wie stark das psychopathologische Moment bei Celsus berücksichtigt wird, zeigt sich in der Therapie. Sie richtet sich nach dem Grad der Schwere der Krankheit — diese liegt hier vor allem in der Mitbeteilung des Verstandes — und nach dem Inhalt der Wahnideen. Schwere Phrenitiker werden mit Zwangsmitteln behandelt, bis das Fieber und ihre Gewalttätigkeit gebessert sind. Den Wahnvorstellungen wird psychologisch begegnet:

Man muß aber die Gemüter aller Kranken dieser Art dem Verhalten des einzelnen gemäß behandeln. Bei einigen hat man eine eingebildete Furcht wegzuschaffen, wie z. B. bei einem reichen Manne, der sich vor dem Verhungern fürchtet; ihm werden von Zeit zu Zeit falsche Nachrichten über gemachte Erbschaften mitgeteilt[11]. Bei anderen Patienten muß die Vermessenheit unterdrückt werden. So hat man z. B. bei einigen, um sie zu bezähmen, selbst Schläge anzuwenden; bei einigen muß man dem unzeitigen Lachen durch Schelte und Drohungen Einhalt tun; andere muß man wieder von ihren traurigen Grübeleien abzubringen versuchen, wobei sich Musikstücke, das Getön von Becken und Getöse nützlich bewähren. Öfter muß man freilich dem Kranken beistimmen als ihm widersprechen und beim Reden seine Gedanken allmählich und ohne daß er es merkt zur Vernunft zurückführen. Bisweilen muß man auch die Aufmerksamkeit des Kranken zu erwecken suchen, z. B. beim Gelehrten dadurch, daß man ihm ein Buch vorliest, und zwar richtig, wenn er daran Vergnügen findet, falsch dagegen, wenn ihn dies unangenehm berührt. Denn indem die Kranken das ihnen falsch Vorgelesene zu verbessern suchen, fangen sie an aufzumerken[12].

Für gänzlich Verrückte sind „Hunger, Fesselung und Schläge zur Bändigung nötig", aber auch die Anwendung von psychischen Schockmethoden:

Auch ist es bei diesem Krankheitszustande nützlich, die Kranken plötzlich in Schrecken und Furcht zu versetzen; hierbei hat auch meistens alles, was die Seele heftig erschüttert, eine gute Wirkung[13].

Schlafsucht, Apoplexien, Lähmungen und die Epilepsie gehören bei Celsus nicht zum Irresein. Die Epilepsie ist eine der „bekanntesten" Krankheiten; auf eine Ätiologie wird verzichtet, dagegen wird der epileptische Anfall und die Krankheit geschildert[14]:

Der Kranke stürzt plötzlich zusammen, und vor den Mund tritt Schaum; nach einiger Zeit kommt der Kranke wieder zu sich und steht von selbst wieder auf. Diese Krankheit befällt öfter Männer als Weiber, auch pflegt sie chronisch zu sein und das ganze Leben hindurch zu dauern, ohne dasselbe zu gefährden. Bisweilen rafft die Krankheit indessen, auch wenn sie noch nicht lange bestand, den Menschen hin; oft aber wird sie, während alle Mittel nichts helfen, bei dem männlichen Geschlecht durch das Eintreten der Mannbarkeit, bei dem weiblichen durch das Eintreten der Regel behoben. Ein solcher Kranker stürzt bald unter klonischen Krämpfen, bald ohne diese nieder[15].

Bei Schilderung der Gebärmutterkrankheiten (de vulvae morbo) wird ein der Epilepsie ähnlicher Zustand beschrieben:

Bisweilen macht die Erkrankung derselben (der Gebärmutter) die Kranke so bewußtlos, daß sie, wie bei der Epilepsie, niederstürzt. Jedoch unterscheidet sich dieser Zustand von der Epilepsie dadurch, daß hierbei weder die Augen verdreht werden noch Schaum vor den Mund tritt, noch klonische Krämpfe entstehen; nur Schlafsucht ist vorhanden[16].

Entgegengesetzt der Phrenitis hinsichtlich des Verhaltens zum Schlaf ist jene Krankheit, die die Griechen Lethargos genannt haben. Während der Schlaf bei den

Phrenitikern durch allzu wache Gedankentätigkeit gestört sei, befalle den Lethargiker unwiderstehlicher Schlaf, aus dem er nur schwer erweckbar sei. Echtes Erwachen kündige die Heilung der akuten und oft tödlich verlaufenden Krankheit an, von der Celsus selbst nicht sicher sagen kann, ob sie eine Krankheit sui generis oder auch nur ein Zustand im Gefolge verschiedener Grundkrankheiten darstelle.

Hatte Celsus erstmalig die Tristitia als psychopathologischen Ausdruck der Melancholie beschrieben, geht der Arzt *Aretäus v. Kappodokien*[17] noch einen Schritt weiter, um schließlich bei der Melancholie-Manie als einem einheitlichen Krankheitsbild zu enden. Seine beiden uns überlieferten Werke „Über die Ursachen und Symptome der akuten und chronischen Krankheiten" und „Über die Therapie der akuten und chronischen Krankheiten", im jonischen Dialekt geschrieben, zeichnen sich durch Klarheit und logische Systematik aus. Die Nosologie stützt sich wie bei Celsus auf den Verlauf der Krankheit, aber Aretäus gründet die gesamte Krankheitslehre auf den Gegensatz akut — chronisch.

Die großen Geisteskrankheiten sind Manie und Melancholie; sie gehören zu den chronisch verlaufenden Erkrankungen. Die Beschreibung der Melancholie erscheint zunächst traditionell:

Wenn die schwarze Galle ... bei chronischen Krankheiten ... nach unten geht, führt sie zu Dysenterie und Leberkrankheit; bei Frauen ist sie eine Reinigung anstelle der Menses; ... wenn sie nach oben in den Magen kriecht oder zum Zwerchfell, erzeugt sie Melancholie; sie macht gasartige Aufblähungen, stinkende Aufstöße nach Fischgeruch, sie schickt nach unten geräuschvolle Blähungen und verwirrt den Geist. Daher nannten die Alten die an Melancholie leidenden die Aufgeblähten[18].

Dann aber folgt ein entscheidender Satz:

Bei manchen kommen weder Blähungen noch schwarze Galle vor, dafür aber Zornmütigkeit und Traurigkeit und Niedergeschlagenheit[19].

Auch bei Celsus war die schwarze Galle als Krankheitsursache schon fast zur Hypothese geworden; er meinte, diese Insania scheine durch schwarze Galle verursacht zu werden. Dennoch ist die Tradition so stark, daß Aretäus fortfährt:

Wir nennen diese Leute Melancholiker, weil Galle und Zorn zusammengehören und die schwarze Galle besonders mit Wildheit gekoppelt ist[20].

Diese Ambivalenz zeigt sich bei ihm mehrfach; sie ist Ausdruck der langsamen Ablösung von der hippokratischen Auffassung und der Hinwendung zu einem eigenständigen Krankheitsbild, dessen Wesen vor allem psychopathologisch zu fassen ist.

Wie deutlich dies von Aretäus schon gesehen wird, zeigen die klassischen Sätze:

Die Athymie bewegt sich um einen Gedanken, ohne Fieber. Es scheint mir aber die Melancholie Anfang und Teil der Manie zu sein. Denn bei den Rasenden (manies) verändert sich die geistige Verfassung zur Zornmütigkeit, bei anderen zur Heiterkeit, bei der Melancholie aber zur Traurigkeit und Athymie allein[21].

Aretäus sieht hier nicht nur das psychopathologisch Wesentliche des Depressiven in der Melancholie, sondern auch erstmals die Überheiterung beim Manischen. Die Manie, als Insania bisher mehr allgemein benützt, erhält bei ihm einen spezifischen Charakter.

Der Vorstellungsinhalt der „Melancholikoi" hat verschiedenste Formen:

Die Melancholiker haben nicht ein und dieselbe Art von Symptomen; sie fühlen sich vergiftet, verlassen den Umgang mit Menschen und fliehen in die Einsamkeit, oder sie sind von Dämonengläubigkeit ergriffen, oder sie hassen das Leben[22].

Am Anfang der Melancholie zeigen sich die Kranken auffällig ruhig; sie sind erschöpft, moros, langsam; ohne psychologische Gründe werden sie jähzornig, gereizt, schlaflos und haben turbulente Träume. Wächst die Krankheit, werden sie schreckhaft, geängstigt, und ihre Träume spiegeln ihre Befürchtungen wider.

Auf der Höhe der Krankheit

ändern (sie) ihre Gesinnung, sind häßlich, geizig, kleinlich, liederlich, aber nicht aus der Tugendhaftigkeit ihrer Seele heraus, sondern infolge der Vielfältigkeit ihrer Krankheit. Wenn die Krankheit sie mehr bedrückt, erscheinen Haß, Menschenflucht, und sie sind voll von leeren Klagen. Sie fliehen das Leben und suchen den Tod. Bei vielen verwandelt sich die geistige Verfassung zur Gefühllosigkeit und Morosis, so daß sie in nichts mehr Bescheid wissen und ihrer selbst vergessend leben, nach Art der Tiere. Es folgt auch eine schlechte Verfassung des Körpers ... wenn aber die Traurigkeit eine Zeitlang zurückgeht, dann kommt es bei den meisten zu einer Art Überheiterung, und sie toben[23].

Noch einmal wird als somatische Begründung für den Wechsel von Melancholie-Manie die These der schwarzen Galle benützt, die bei der Schilderung der Manie fortfällt.

Wenn die Ursache in den Präkordien liegt und sich am Zwerchfell zusammenzieht, dann geht die Galle bei den Melancholikern nach oben oder unten. Und wenn sie per consensum den Kopf ergreift, dann wendet sich übermäßiger Jähzorn die meiste Zeit des Lebens in Heiterkeit und Lachen und diese werden manisch, und zwar mehr aus dem Wachsen der Krankheit als infolge der Affektion der Krankheit[24].

Zu diesem konstitutionellen Element, das die Schwarzgalligkeit bei Aretäus verkörpert, tritt wie bei Hippokrates die Trockenheit hinzu, die den Ausbruch der Erkrankung im Erwachsenenalter verursacht. Aretäus endet seine Schilderung der Melancholie bezeichnenderweise — und das mag sich aus seiner Ambivalenz hinsichtlich der schwarzen Galle ergeben — mit der Darstellung einer traurigen Verstimmung, die „keine atrabile" Erkrankung bedeutet: mit der Schilderung der Liebeskrankheit. Hier wird die depressive Verstimmung exogen infolge unerfüllter Liebe verursacht; die Symptome zeigen sich in gleicher Weise wie dort, wo die

Tristitia durch schwarze Galle erzeugt ist; aber die Heilung gelingt allein auf psychischem Wege.

Der Beschreibung der Melancholie folgt die der Manie. Der Art nach gibt es nur eine Manie; wie die Melancholie erscheint sie in vielgestaltiger Form.

Sie ist ein chronischer Zustand von Außer-sich-Sein (Ekstasis), ohne Fieber[25].

Tritt Fieber hinzu, ist es akzidentell. Befallen werden „Warme", „Blutreiche", also jugendliche Menschen in der Pubertät. Wie bei der Melancholie eine besondere Konstitution bemerkbar war, neigen zur Manie „von Natur aus Jähzornige, Heftige, Betriebsame, Kindlich-Spielerische". Das konstitutionelle Moment liegt hier allein im psychischen Temperament. Infolge der Krankheitseinheit von Melancholie-Manie können beide Konstitutionen stets in ihr Gegenteil umschlagen.

Von der Manie werden differentialdiagnostisch toxische Zustände (Alkohol, Mandragora), Phrenitis und Leresis des Alters abgetrennt.

Die Leresis beginnt im hohen Alter und hört nicht auf bis zum Tode[26],

und bei den Phrenitikern sind der Kopf und die Sinnesorgane betroffen anstelle der Präkordien.

Bezeichnend für die Manie ist ihr intermittierender Charakter. Gelegentlich kann sie vollständig sistieren, gewöhnlich jedoch bricht sie immer wieder aus. Auslösende Faktoren sind diätetische Irrtümer, Freßsucht, jahreszeitliche Schwankungen, unmäßige Libido und Trunksucht. Frauen erkranken, wenn sie in geschlechtsreifem Alter nicht menstruiert sind, d. h., wenn die natürlichen Säfteausscheidungen unterbleiben; aus gleichen Gründen kann auch der Mann erkranken.

Die Manie ist so vielgestaltig, wie es Menschen gibt, die von ihr befallen werden:

Es erkrankt jeder auf seine Weise.

Diese Betonung des Subjektiv-Persönlichen der Krankheit ist auffallend; sie muß hier als Ausdruck des zunehmenden Interesses für psychopathologische Erscheinungen gedeutet werden.

Dieser Formenreichtum der Manie wird von Aretäus eindrucksvoll geschildert:

Die überheiterten Manischen lachen, spielen und tanzen Tag und Nacht, und sie werden in die Öffentlichkeit getrieben und verhalten sich wie Sieger, die aus einem Kampf bekränzt hervorgehen. Diese Art ist für die Umgebung nicht belästigend; andere aber werden vom Jähzorn erregt, zerreißen gelegentlich ihre Kleider, töten ihre Diener und sind suicidal; dieses Verhalten ist für die Umgebung nicht ungefährlich. Es gibt tausend Arten. Gebildete und Wohlerzogene lernen Astronomie ohne Lehrer, betreiben von sich aus Philosophie und sind sachverständig in Poetik, wie gleichsam von der Muse geküßt. Es gibt nämlich auch bei Krankheiten eine Wohlerzogenheit brauchbarer Art. Ungebildete tragen Lasten und bearbeiten Ton, arbeiten auf dem Bau oder schneiden Steine. Es entstehen eigentümliche Phantasien; einer fürchtete das Herunterfallen von Flaschen; ein anderer trank nicht, in der

Meinung, er sei selbst ein Dachziegel, damit er nicht durch Feuchtigkeit aufgelöst würde. Es wird auch folgendes erzählt: ein Bauarbeiter, der zu Hause ein kluger Arbeiter beim Hausbau war, vermaß Holz, hämmerte, schnitt, fügte zusammen, machte Zargen, egalisierte und vollendete das Haus. Mit den Auftraggebern konnte er umgehen und den gerechten Lohn seiner Arbeit verlangen. Und innerhalb seines Arbeitsortes war er unauffällig. Wenn er auf den Markt ging oder zum Bad oder aus einem anderen Grunde fortging, setzte er zuerst das Werkzeug hin und seufzte; dann spannte er die Schultern an beim Herausgehen, und wenn er außerhalb des Gesichtsfeldes der Diener war und weg von der Arbeit und dem Platz, wurde er erregt, und wenn er wieder zurückkam, war er vernünftig. Und so war sein Geist und der Ort seiner Tätigkeit einheitlich[27].

Aretäus ist auch der erste, dem das Partielle des Ergriffenseins der Persönlichkeit bei einigen Formen der Mania auffällt:

Einige schneiden sich die Glieder ab für ihre Götter, die das von ihnen zu verlangen scheinen, und glauben aus irgendeiner religiösen Meinung dafür bedankt zu werden. Und die Manie dieser vermutlichen Annahme ist allein (manie munon), steht für sich, in anderen Dingen sind sie gesund ... diese Manie ist von den Göttern geschickt (entheos), und wenn sie wieder ruhig sind, sind sie heiter und von Sorgen befreit, wie wenn sie durch den Gott zu diesem Ziel gebracht worden sind[28].

Hier klingt der erst viel später auftauchende Begriff der Monomanie an, und zugleich, wie auch Falk bemerkt, wird hier unter Hinweis auf „eine besondere Form der Manie" der Inhalt einer religiös gefärbten Psychose hervorgehoben.

Diese klassische Schilderung des manisch-melancholischen Irreseins, die wir Aretäus verdanken, wird von seinem Zeitgenossen *Marcellus von Sidon* insofern noch erweitert, als Marcellus[28] die Lykanthropie, die er erstmals schildert und deren Bezeichnung aus dem mythischen Raum stammt[29], als eine Form der Melancholie bezeichnet. Das Fragment „peri lykanthropon", ein Teilstück aus seinem 40–42 Bücher umfassenden medizinischen Gedicht ist uns durch Oribasius[30], Aëtius und Paulus v. Aegina, des hexametrischen Versmaßes entkleidet, überliefert worden.

Die Beschreibung des Krankheitsbildes stimmt bei allen dreien fast wörtlich überein und lautet bei Aëtius folgendermaßen:

Wer von Kynanthropie oder Lykanthropie befallen wird, geht nachts aus und ahmt in allem Wölfe und Hunde nach, und bis zum Tagesgrauen verweilt er an den Gräbern. Man erkennt die daran Leidenden an folgenden Symptomen: Sie sind blaß, schwachsichtig, haben trockene Augen und weinen nicht. Man sieht bei ihnen Hohlaugen, trockene Zunge und kein Speichelvermögen. Sie sind durchsichtig, haben schwer heilbare Tibiageschwüre wegen fortwährender Zufälle und Hundebisse. Solcherlei sind die Symptome; man muß wissen, daß diese Krankheit eine Form der Melancholie ist[31].

114

Ihre eigentliche Bedeutung erhält die Lykanthropie erst später als dämonologische Erkrankung; sie wird daher erst dort ihre Besprechung erfahren.

Im Gegensatz zur Melancholie-Manie gehört bei Aretäus die Phrenitis und der Lethargus zu den akuten Krankheiten. Die Epilepsie nimmt eine Mittelstellung ein: sie wird einmal als Anfallschilderung bei den akuten Krankheiten, das andere Mal als epileptisches Krankheitsbild bei den chronischen abgehandelt.

Die diagnostische Abtrennung von Manie und Phrenitis erfolgt bei der Manie durch die Unterscheidung der Sinnestäuschungen in beiden Krankheiten:

... diese (die Phrenitiker) haben falsche Wahrnehmungen und sehen Nichtgegenwärtiges, und sie betrachten, was irgendeinem anderen gar nicht erscheint. Die Manischen sehen so, wie man sehen muß, aber sie erkennen nicht davon, was sie erkennen müßten[32].

Phrenitiker haben „vanas imagines", also echte Sinnestäuschungen, wie es in dem Kapitel über die Therapie der Phrenitis heißt (das analoge Kapitel der Pathologie der Phrenitis ist verloren).

Die akut verlaufende Phrenitis geht einher mit hohem Fieber; Ort der Erkrankung ist der Kopf. Hier wird zu dieser Krankheit nichts Neues berichtet. Ebenso verhält es sich mit dem Lethargus. Die Beschreibung entspricht der Überlieferung; man kann sie wie bei der Phrenitis nur wieder aus dem Therapiekapitel schließen, da die Pathologie des Lethargus ebenfalls nicht mehr vorhanden ist. Er ist eine „Verfinsterung" (Zophus), seine Ursache die innewohnende Kälte, und er wird durch Fieber und Schlafsucht gekennzeichnet.

Die Epilepsiedarstellung erfolgt in der erwähnten Zweiteilung. Die Krankheit sitzt im Kopf oder in den „Nerven, die weit vom Kopf entfernt sind, also per consensum mit dem Ursprung verbunden" sind. Ätiologie und Therapie halten sich in traditionellen Grenzen; entsprechend Aretäus' Vorliebe für psychopathologische Phänomene bemerkt er die auffällige geistige Verlangsamung dieser Kranken, die oft in geistiger Störung und Demenz enden. Als echter Grieche beklagt er den Verfall, den die Krankheit in der Schönheit der Jugend auslöst:

... leicht geht die Krankheit nicht fort bei demjenigen, der gewöhnt ist, das Jünglingsalter in Schönheit zu verbringen[33].

Diese Krankheit „mißbildet" einige von den Jünglingen, „als beneide sie sie um ihre Schönheit, sei es durch Harmoniestörung der Hand oder durch eine Entformung des Gesichts oder durch Befallen irgendeines Sinnes". Neben diesen nun schon seit Hippokrates zur „Insania" gehörenden Krankheiten beschreibt Aretäus Geistesstörungen vorübergehender Art bei der Pneumonie, wo von wahnhaften Vorstellungen und kindischem Geist die Rede ist, und bei akuter Leber- und Blasenkrankheit. Erstere erzeuge auf der Höhe der Krankheit „Singultus wie bei Convulsionen und trägen, wahnhaften Geist", während bei der Blasenstörung Tremor, Angst, geistige Verwirrung und Spasmen aufträten.

Aretäus' Hysterieauffassung, die unmittelbar auf Hippokrates zurückgeht — Hippokrates ist der einzige Arzt der Antike, den er erwähnt —, vermerkt den Uterus als „ein Lebewesen wie im Lebewesen, und wenn er plötzlich zu den oberen

Teilen strebt und längere Zeit dort bleibt und die Eingeweide heftig bedrängt, dann wird die Frau erstickt nach Art der Epileptiker, aber ohne Spasmen"[34].

Zur Psychopathologie der Hysterie erfahren wir bei Aretäus nichts. Er erwähnt dabei interessanterweise eine Krankheit, deren Symptomatik der der Hysterie entspricht, ohne daß hier aber der Uterus Ausgangspunkt bedeutet. Diese Erkrankung findet er in gleicher Weise beim Mann, wo sie nach „Art des Katochus" auftritt. Hier wird bei Aretäus der Katochus erwähnt, der später wieder in der Nosologie der *Insania* als selbständige Krankheit erscheint. Daraus indessen den Schluß zu ziehen, Aretäus habe die „Hysterie" schon beim Mann beschrieben, erscheint uns nicht gerechtfertigt.

An die Schilderung der Hysterie schließt sich die Satyriasis an, die, wie wir von Cael. Aurelianus erfahren, zum ersten Male von Themison v. Laodizea beschrieben wurde[35]. Wie die Hysterie gehört sie zur Psychopathologie, darüber hinaus aber ist sie wie die Hysterie eine geschlechtsgebundene Erkrankung — sie befällt nur den Mann — und ist in gleicher Weise der Sexualpathologie zuzurechnen. Satyriasis ist ein akutes Krankheitsbild; ihr liegt zugrunde ein entzündliches Genitalleiden, durch das es auf sympathischem Wege zu psychischen Erscheinungen kommt, zu einem „unmäßigen" Wollusttrieb und zu Konvulsionen.

Weniger ergiebig als des Celsus Psychopathologie der Psychose und des Aretaeus Klärung des Krankheitsgeschehens Manie — Melancholie[36], dafür aber um so fruchtbarer für Ansätze einer psychosomatischen Physiognomie, erweist sich der Polyhistor Plinius d. Ä.[37]; er ist ebenfalls nicht Arzt. Er vermerkt zwar, „bei den Menschen aber bringt schwarze Galle Wahnsinn, und wenn sie ganz von ihm abgeht, den Tod"[38], und nennt Nießwurz (Helleborus) und Mandragora geeignet für die Behandlung von Insania, „die schwarze (Nießwurz) hilft bei der Lähmung, dem Wahnsinn"[39], aber darüber hinaus nennt er lediglich im Zusammenhang mit der Anwendung von Kräutern oder anderen Heilmitteln die Schlafsucht und mehrfach die Epilepsie. Als eigene Krankheiten werden sie nicht beschrieben.

Seine zoologisch-anthropologischen Ausführungen, in denen er vergleichend anatomisch-physiologisch vorgeht, überschreiten die bis jetzt bekannten Physiognomika. Er stellt fest, der Mensch habe, verglichen mit der Tierwelt, das größte Gehirn; das männliche überwiege das weibliche. Wie Hippokrates betont er die Prävalenz des Gehirns:

Es ist das erhabenste der Eingeweide, der Wölbung des Kopfes am nächsten, ohne Fleisch, ohne Blut, ohne Schmutz. Hier haben die Sinne ihre Burg, hierher strebt vom Herzen alle Kraft der Adern und endet hierher; hier ist der höchste Gipfel, hier die Legierung des Geistes[40].

Weiter vergleichend-anatomisch stellt Plinius fest, daß nur der Mensch ein Angesicht habe; dieses Angesicht mit Stirn, Augenbrauen und Augen ist Träger der Physiognomik. So verrate die Stirn „Traurigkeit, Fröhlichkeit, Güte und Strenge, und ihr Ausdruck beruht auf der Gemütsstimmung"[41]. Das gleiche gilt von den Augenbrauen:

Auch an ihnen gibt sich ein Teil des Gemütes kund; wir verneinen damit und stimmen damit bei; besonders verraten sie den Hochmut; der

Stolz hat anderwärts sein Versteck, hier aber seinen Sitz; er entsteht im Herzen, steigt hierher und schwebt hierher; am ganzen Körper fand er keine höhere und steilere Stelle, wo er hätte allein sein können[42].

Am Auge zeigt sich „Mäßigung, Güte, Barmherzigkeit, Zorn, Liebe, Traurigkeit, Fröhlichkeit. Auch durch den Blick gestalten sie sich (die Menschen) auf vielerlei Weise, wild, finster, feurig, ernst, verstört, schielend, niedergeschlagen, schmeichelnd. Wahrlich in den Augen wohnt die Seele."[43]

Die Wangen aber „sind Sitz der Scham; hier hauptsächlich zeigt sich die Röte"[44].

Diese Gemütsbewegungen und Stimmungen, die an dem Ausdruck des Antlitzes feststellbar sind, werden psychosomatisch begleitet von den Bewegungen des Blutes:

Es ergießt nicht nur seine Masse nach dem Antlitz, sondern gibt ihm auch nach den einzelnen, durch Scham, Zorn oder Furcht veranlaßten Gemütsbewegungen mehrere Arten von Blässe oder Röte, denn diese ist eine andere bei dem Zorne und eine andere bei der Verschämtheit[45].

Am interessantesten aber ist zweifellos die Schilderung der Trunksucht. Plinius nimmt hier so etwas wie den modernen Begriff der Süchtigkeit voraus; er anerkennt das Pathologische der Trunksucht, ohne indessen die Differenziertheit von Cicero in dieser Problematik zu besitzen:

Überhaupt wird man bei genauer Überlegung einsehen, daß sich die Welt in keiner Beziehung mehr Mühe gemacht hat; als ob uns die Natur nicht die heilsamste Flüssigkeit, das Wasser, dessen sich auch alle übrigen Tiere bedienen, zum Tranke gegeben hätte. Wir aber zwingen sogar das Zugvieh, Wein zu trinken, lassen uns ihn so viel Mühe, so viel Arbeit und Geld kosten, damit er den Verstand der Menschen verrücke und Wahnsinn erzeuge, welcher in tausend Laster stürzt, und finden darin eine solche Süßigkeit, daß ein großer Teil keine andere Glückseligkeit im Leben kennt. Ja, um mehr zu uns nehmen zu können, brechen wir seine Kraft durch den Seihsack, und noch andere Reizmittel werden erdacht, und des Trinkens wegen sogar Gifte bereitet; so nehmen manche vorher Schierling, damit die Todesangst sie zu trinken zwingt, andere Bimssteinmehl und sonstiges, was ich mich durch Anführungen mitzuteilen schäme. Wir sehen, daß die Vorsichtigsten von ihnen sich in den Bädern schmoren lassen und besinnungslos herausgetragen werden, daß andere nicht mehr das Bett erreichen und dann wieder nicht abwarten können, bis sie den Rock angelegt haben, sondern noch nackt, sogleich lechzend die großen Humpen ergreifen, gleichsam um ihre Kräfte zu zeigen, und in einem hinabgießen, um sich sogleich zu erbrechen und dann wieder zu trinken, und so zum zweiten und dritten Male, als seien sie zur Vertilgung des Weines geboren und als könne dieser nicht anders ausgegossen werden als durch den menschlichen Körper. Dahin gehören auch die den Fremden entlehnten Leibesübungen, das Wälzen im Kote und das prangende Verdrehen des zurückgebogenen Nackens, wodurch man sich, wie es heißt, Durst machen will. Und welche Unzuchtsbilder sind auf den Trinkgefäßen eingegraben! als ob die Völlerei an und für sich nicht genug zur Geilheit reize; so wird der Wein aus Geilheit selbst getrunken, ja sogar ein Preis auf den Rausch gesetzt und dieser, so die Götter wollen, erkauft. Einer nimmt nach dem Saufgesetze als Bedingung des Preises an, daß er ebensoviel esse, als er getrunken hat, ein anderer trinkt so viel, als ihm der Würfel bestimmt. Alsdann schätzen die Augen lüstern das Weib ab, vom Weine schwer verraten sie es dem Manne; alsdann werden die Geheimnisse des Herzens ausgekramt; diese plaudern ihr Testament aus, andere schwatzen Halsbrechendes und halten Worte nicht an sich, die ihnen an die Kehle gehen. Viele haben so ihr Leben eingebüßt, und schon das Sprichwort sagt, im Wein liegt Wahrheit[46].

Der bis zum Exzeß Trinkende ist gekennzeichnet:

. . . bleiche herabhängende Wangen, Augengeschwüre, zitternde Hände, welche die vollen Becher verschütten, und (eine sogleich eintretende Strafe) höllische Träume und nächtliche Unruhe und endlich der letzte Lohn der Völlerei, eine ungeheure Leidenschaft und Wohlgefallen an dem Laster[47].

Obwohl auch die Völker des Abendlandes ihre Berauschungsmittel besitzen, also das Sichberauschen und das Trinken etwas Allgemeinmenschliches darstellt, ist Plinius der Auffassung, daß „die Gewohnheit zu trinken überall die Begierde steigert". Im Zustand der Trunksucht, d. h. der Süchtigkeit, gibt es dann nur noch Steigerung, es kommt zur Insania und zur vollen Ausbildung allgemeiner Lasterhaftigkeit.

b) Erster wissenschaftlicher Versuch einer Neurologie, Psychopathologie und Psychopädagogik (Galen)

Galenos aus Pergamon[1], Leibarzt von Marc Aurel, verkörpert nicht nur großartige Synthese und Abschluß dieser hellenischen Medizin, einer 700jährigen Epoche. Er ist zugleich ein Eigener, der besonders für die Neurologie, aber vor allem für die allgemeine Psychopathologie neue theoretische Vorstellungen schuf, auf denen die gesamte mittelalterliche Psychologie und Psychopathologie bis über den Barock hinaus beruhte.

Seine Nosologie der Geisteskrankheiten ist vorwiegend hippokratisch; die allgemeine Einteilung in akute und chronische Krankheiten wird beibehalten, nur erscheint sie bei ihm wesentlich differenzierter, da Galen der erste ist, der die Vorstellung von einem Krankheitsverlauf in Form eines Anstiegs, eines Gipfels, dessen Verharren und Abstieg, also eines natürlichen Verlaufes der Krankheit, systematisch einführte. Ganz bewußt und methodisch unterscheidet er primäre Krankheiten von konsensuellen; der Krankheitsprozeß ist vorwiegend humoral-pathologischer, aber auch solidarischer Art. Geisteskrankheiten selbst sind Erkrankungen des Gehirns. „Die Geisteskrankheit konstituiert sich in dem ganzen Kopf", heißt es wörtlich. Wie seine Ventrikel-Lehre und allgemeine

Psychopathologie wird sie unverändert bis über das 17. Jahrhundert hinaus beibehalten.

1) Spezielle Psychopathologie (Nosologie)

Phrenitis

Sie ist eine primäre, eigenständige Hirnaffektion und entsteht durch zu reichlich
vorhandene gelbe Galle oder Schleim im Gehirn. Ist die gelbe Galle blaß, verläuft
die Phrenitis leichter, ist sie gelber, ist auch die Affektion heftiger. Humoral- und
solidarpathologische Vorstellungen gehen eine innige Verbindung ein. Klinisch
imponiert eine hoch-fieberhafte Erkrankung mit schweren psychischen Erscheinungen:

Die Phrenitis ist eine Ekstasis des Geistes mit schwerer Abgeschlagenheit
und sinnlosem Herumfuchteln der Hände, Flockenlesen und akutem
Fieber[2].

Bei diesen auffälligen psychischen Veränderungen sind die „Phrenes, der Geist
betroffen, den sie Intellekt und Intelligenz nennen". Die Affektion muß also dort
sitzen, wo „sich das Denken der Seele befindet", im Gehirn, „denn das Gehirn
wird nämlich bei dieser Krankheit nicht sympathetisch betroffen, sondern durch
eine primäre eigenständige Affektion"[3].

Die Krankheit entsteht allmählich; die psychischen Erscheinungen, vor allem
die Verwirrtheit und Halluzinationen, treten langsam auf und sinken nicht gleichzeitig mit dem Fieber ab. Charakteristisch ist der Gedächtnisverlust auf der Höhe
der Erkrankung. Die Atmung ist groß, der Puls „klein und sehnig", die Augen
tränen, die Nase blutet. Berührt man die Kranken, fühlen sie nichts, und sie haben
Schmerzen im Hinterkopf. Differentialdiagnostisch muß das phrenetische Delir
von dem anderer Fieber abgetrennt werden. Delirien auf Grund von Fiebern sind
stets konsensuell; diese Kranken delirieren, beruhigen sich aber mit Abfall des
Fiebers.

Das psychische Verhalten der Phrenitiker zeigt verschiedene Formen[4]:

1. Phrenitiker, die sich bei der Beurteilung dessen, was sie optisch
aufnehmen, nicht täuschen, deren Urteil ebenfalls ungestört ist;

2. Phrenitiker, bei denen sich die Sinneswahrnehmung verschiebt, sie
täuschen sich;

3. Phrenitiker, die sich im Urteil und in der Sinneswahrnehmung täuschen.

Als Täuschung wird dann jenes Beispiel von Galen angeführt, das in der
Folgezeit immer wieder erscheint. Ein Kranker wurde mit einem woll-
arbeitenden Knaben im Haus zurückgelassen. Er stand auf, ging zum Fenster
und zeigte den Vorübergehenden gläserne Gefäße und fragte, ob er sie
hinunterwerfen sollte. Als diese lachten und bejahten, warf er alles hinaus
und fragte, ob er auch den Wollarbeiter hinauswerfen sollte. Auf Bejahung
warf er zum Schrecken der Menschen den Arbeiter hinaus, die den Verletzten wegtrugen. Um die Täuschung weiter zu demonstrieren, schildert

Galen seine eigene Krankheit, die er im Jugendalter durchmachte. Er wurde von hitzigem Fieber überfallen und hatte allerlei Halluzinationen, die er mit den Händen greifen wollte. Da hörte er, daß zwei Freunde sagten: er sammelt Flocken und Fasern. Als er das vernahm, wußte er, daß er wirklich Flocken sammelte, und sagte zu den Freunden, paßt auf, daß ich keine Phrenitis bekomme. Im Verlauf dieser eigenen Krankheitsschilderung kommt Galen zu einer physiologisch-pathologischen Erklärung der Halluzinationen bei Phrenitis:

„Wenn sich bei jemand im Gehirn ein galliger Saft zugleich mit brennendem Fieber sammelt, dann leidet er natürlich infolge des durch das Fieber Gerösteten, und so entsteht demgemäß irgendein Rauch wie bei Ölleuchtern. Dieser Rauch gelangt durch die Gefäße zum Auge und ist dann Ursache für entsprechende Sinnestäuschung."

Fieber ist bei Galen ein der Entzündung verwandter Zustand, der wesentlich auf einer allgemeinen krankhaften Steigerung der Wärme beruht, die sich vom Herzen aus durch die Arterien dem ganzen Körper mitteilt. Veranlassung zum Fieber ist eine örtliche Entzündung oder Fäulnis der Cardinalsäfte. Die Fieber unterscheiden sich durch anhaltenden oder intermittierenden Charakter. Das Delir bei Fieber, das häufig auftritt, wird als Symptom gewertet. Je nach der Art des Delirs, ob es vorübergehend oder fortwährend ist, kann man auf die Grundkrankheit schließen. Ist das Gehirn in einer bestimmten Weise affiziert, wie eben geschildert wurde, kommt es zum fortwährenden Delir im Gegensatz zum vorübergehenden. Dieses fortwährende Delir ist Ausdruck der Gehirnaffektion. Galen sagt:

Von irgendeinem anderen Teil entsteht kein fortwährendes Delir,

allerdings mit einer Einschränkung, und hier gelangt man zu der Vorstellung von Zwerchfell=Phrenes=denkender Teil. Pneumonie und Pleuritis machen Delire, die der Phrenitis ähnlich sind. Pneumonie und Pleuritis befinden sich in der Nähe des Zwerchfells, dem Organ der Atmung; durch seine Störung und Entzündung tritt ein erregtes Delir auf, „wenig entfernt von dem kontinuierlichen, so daß die Alten geglaubt haben, wenn dieser Teil sich entzünde, komme es zu Phrenitis, und deswegen redeten sie von Phrenes, als handele es sich um einen nachdenkenden Teil" [5]. Von diesem wird die Psychose der echten Phrenitis unterschieden durch die Augensymptome, Nasenbluten und den Typus der Atmung. Die cerebrale Form habe große Atmung, während Zwerchfellentzündung einen kleinen häufigen Atemtypus besitze. Pneumonie und Pleuritis als Nachbarn des Zwerchfells machen also eine ähnliche Erscheinung. Letztes differential-diagnostisches Element zwischen der spezifischen Krankheit der Phrenitis und allen Delirien bei Fieber sind die Prodrome der Krankheit, die allein bei der Phrenitis als „phrenitische Zeichen", die in der späteren Phrenitis-Literatur ständig umstritten werden, bekannt sind: Schlafstörung, Unruhe, Charakterveränderungen, Vergeßlichkeit.

Lethargus

Wie die Phrenitis ist der Lethargus eine akute Krankheit, die mit Fieber einhergeht.

Lethargus ist ein Absinken in einen bewußtseinsgeschwächten Zustand mit Entfärbung und flatuloser Schwellung, mit Atonie der soliden Teile und des Pulspneuma, mit Kraftlosigkeit und fieberhafter Erkrankung. Die lethargischen Zustände entstehen entweder primär oder durch Abszeß[6].

Er entsteht durch Ansammlung schleimiger Feuchtigkeit im Gehirn und durch Kälte. Gedächtnis und Urteilsfähigkeit gehen zugrunde. Mit der Phrenitis besteht ein Zusammenhang offenbar insofern, als ausdrücklich betont wird, auch schleimige Ansammlung im Gehirn könne Phrenitis erzeugen in der gleichen Weise wie Anhäufung von gelber Galle oder Vermischung beider. Die Erwähnung dieses Zusammenhangs ist deshalb wichtig, weil die Verbindung beider Krankheiten das Bild der sogenannten „Typhomanie" erzeugt, ein Begriff, der bis ins 19. Jahrhundert benützt wird.

Die Typhomanie ist eine lethargische, geistige Erkrankung oder ein lethargischer Wahnsinn, oder die Typhomanie ist eine Mischung aus Phrenitis und Lethargus[7].

Oder an anderer Stelle:

Man findet viele Phrenitiker, die weder aufspringen noch die Augen heben und den Lethargikern ähneln; das verwechseln viele oder glauben, es sei eine Mischung von beiden, und sagen, es sei eine Typhomania, andere sagen, eine neue Krankheit[8].

Lethargus ist eine Winterkrankheit, und in physiologischer Hinsicht ähneln ihm die alten Leute, da ihre Affektionen „kalte Ursachen" haben. So ist der Lethargus im Alter ein „coma veternum". Ganz allgemein machen Kälte und Feuchtigkeit sowie Trockenheit und Wärme die Vielfältigkeit in den Ursachen für die Verletzung psychischer Funktionen aus. Gallige und warme Krankheiten führen zu Schlaflosigkeit, Wahnhaftigkeit, Phrenitis und Katochus, während schleimige und kalte Krankheiten Trägheit und Unruhe, Epilepsie und Lethargus erzeugen. Bei den Schleimreichen herrscht also Feuchtigkeit und Kälte vor, bei den Schwarzgalligen Trockenheit und Wärme.

Catochus = Katalepsis = Katoche

Er wird von Galen als „eine Gefühllosigkeit der Seele mit Starre des ganzen Körpers" bezeichnet. Es werden 3 Arten von Katalepsie unterschieden. „Die erste ist schläfriger Art und liegt dicht beim Lethargus." In der zweiten Form ist der Mensch wach; sie wird mit dem Tetanus verglichen „und wird auch praefocatio uteri genannt", d. h., hier spielt die „pnix hysterike" hinein. Eine dritte Art des Katochus „wird nicht mit Unrecht Phrenitis genannt". Dieser Katochus entsteht aus den gemischten Krankheiten „Katochus und Phrenitis wie eine Typhomanie"[9].

Katochus ist eine Krankheit des Gehirns, die den ganzen Körper ergreift[10]; er wird als Leiden „zwischen Phrenitis und Lethargus"[11] bezeichnet mit getrübtem Bewußtsein und sinnlosen Reden; die an Katochus Leidenden sind Kranke, die sich „in Spannung befinden"[12], mit „unterbrochenem Stuhlgang und Opisthotonus"[13]. Durch die Pulsbeschaffenheit ist die Diagnose differentialdiagnostisch zu stellen.

Melancholie[14]

In der Frage der Melancholie geht Galen auf *Diokles* ein, der besonders auf das hypochondrisch-flatulose Krankheitsbild hinwies, aber er tadelt, daß Diokles das wichtigste Symptom beiseitegelassen habe: „Er vergaß . . ., das, was aus dem Namen der Krankheit selbst hervorgeht und worüber wir bei Hippokrates folgendermaßen gelernt haben: ‚wenn Furcht und Traurigkeit lange Zeit anhalten, dann ist das eine Melancholie‘.“

Galen beschreibt folgende Formen der Melancholie:

Die erste Form entsteht aus dem Magen. Irgendeine Stelle des Magens, die entzündet ist und wo infolgedessen das Blut dicker und schwarzgalliger ist, sendet heiße, rauchige Ausdünstungen zum Gehirn. „So entstehen die melancholischen Symptome im Verstand.“ Somatisch treten Durchfälle, Erbrechen, Flatulenz und Aufstoßen auf. „Dann werden wir diese Krankheit hypochondrisch-flatulent nennen, und wir werden sagen, daß ihre Symptome Traurigkeit und Angst sind.“

Hier ist Melancholie eine konsensuelle Hirnerkrankung.

Bei den anderen beiden Formen der Melancholie unterscheidet Galen, ob der melancholische Saft — die schwarze Galle — sich im ganzen Körper befindet oder nur das Gehirn melancholischen Saft enthält (oder schleimigen). Befindet sich der melancholische Saft — im Übermaß, muß hinzugefügt werden — im ganzen Körper, bedeutet dies Konstitution.

Die Diagnose muß also auf Grund dieser Gegebenheiten geschehen, nämlich ob der ganze Körper melancholischen Saft enthält oder ob dieser nur im Gehirn angesammelt ist. Und so muß man zunächst achten auf die Verfassung des Körpers, in welchem Zustand er ist; und man muß sich daran erinnern, daß die weichen und weißhäutigen und dicken Menschen am wenigsten melancholischen Saft haben; die kräftigen und dunkelfarbigen und behaarten Menschen mit breiten Venen sind zur Erzeugung dieses Saftes am geeignetsten. Und es ist so, daß die rötlichen Menschen sehr gerne in melancholische Mischung verfallen, dann der Reihe nach die gelblichen . . .[15]

Diese konstitutionell belasteten Menschen können durch äußere Einwirkungen und Lebensgewohnheiten, ganz besonders aber durch bestimmte Speisen, die gewissermaßen melancholische Blutbildner darstellen, in die manifeste Krankheit fallen.

Die dritte Form der Melancholie kann man als eine primäre Erkrankung des Gehirns ansehen. Hier hat sich der melancholische Saft nur im Gehirn angesammelt. Galen meint dazu einmal, der melancholische Saft erzeuge eine Melancholie, wenn er im ganzen Organ des Gehirns verbreitet sei, dagegen eine Epilepsie, wenn er in den Ventrikeln zurückgehalten werde. An anderer Stelle zitiert er Hippokrates, der gesagt habe, Epileptiker können Melancholiker und Melancholiker Epileptiker werden, je nachdem „die Schwäche in diesen oder jenen Teil fällt; wenn in den Körper, werden sie Epileptiker; wenn in den Verstand, werden sie Melancholiker“.

Das psychopathologische Bild der Melancholie ist vielgestaltig. Im allgemeinen zeichnen sich alle diese Kranken durch Angst aus. Dagegen haben nicht alle „dieselbe Art der krankhaften Vorstellungen". Einer glaube, er sei ein Scherben und müsse daher, um nicht angestoßen zu werden, den Entgegenkommenden ausweichen. Ein anderer breite seine Arme aus, um mit seinen Flanken das Geschrei krähender Hähne nachzuahmen. „Wieder einer hat Angst, daß der Atlas, der die Weltkugel trägt, ermüdet und diese auf ihn abschüttelt, so daß er, selbst zerdrückt, uns mit ins Verderben stürzt."

Einige verdammen das Leben, andere fürchten den Tod, wieder andere fürchten den Tod und wollen zugleich sterben. Galen erklärt diese Widersprüchlichkeit damit, daß die Symptome der Melancholiker zwiefach seien, nämlich Angst und Verstimmung. In der Verstimmung hassen sie alle und alles, in der Angst aber fürchten sie sich, wie sich Kinder in tiefem Dunkel fürchten. Fast dichterisch beendet er die Beschreibung der psychischen Symptome:

Und wie äußere Dunkelheit fast bei allen Menschen Angst erzeugt, außer bei Mutigen oder Gescheiten, so färbt die Farbe der schwarzen Galle in ähnlicher Weise den Ort des Denkens, indem sie ihn verdunkelt und Angst erzeugt. Darin sind die besten Ärzte und Philosophen sich einig, daß die Säfte und im ganzen die Mischungen des Körpers die Vermögen der Seele verändern[16].

Galen erweist sich hier in besonderem Maße als Hippokratiker. Hippokrates wird mehrfach zitiert. Der Zusammenhang indessen von Manie—Melancholie, der im Vordergrund der Auffassung dieses Krankheitsbildes bei Aretaeus von Kappadokien stand, ist ihm nicht bekannt. Aretaeus wird nirgends erwähnt. Wie Hippokrates sieht Galen nur einen Zusammenhang zwischen Melancholie und Epilepsie.

Epilepsie

Wie bei der Melancholie gibt es drei Formen der Epilepsie; „allen Formen gemeinsam ist das Hirnleiden"[17]. Es kann sich im Gehirn selbst befinden „wie bei den meisten der Epileptiker" und ist dann eine primäre Hirnerkrankung. Es kann konsensuell das Gehirn ergreifen, wenn es vom Magenmund, der Cardia ausgeht, oder es kann drittens von irgendeinem weiter entfernten Teil des Körpers entstehen.

Die primäre Gehirnepilepsie entsteht „wenn dicker Schleimsaft" oder „dicker melancholischer Saft in den Gehirnventrikeln zurückgehalten wird, entweder im mittleren oder hinteren Ventrikel". Hier besteht, wie auch bei der zweiten Form der Epilepsie, die schon erwähnte enge Beziehung zur Melancholie, in die die Epilepsie übergeht, wenn die genannten Säfte das gesamte Gehirnorgan im Überfluß erfüllen.

Die zweite Form der Epilepsie geht vom Magenmund aus:

Der Mund des Magens wird von den Alten Cardia genannt und nimmt den Namen, wie sie sagen, von den Symptomen, die die Cardia hervorbringt. Es handelt sich dabei ... auch um Spasmen, um schlafähnliche Zustände, um Epilepsie und Melancholie, vor allem um Symptome von Flüssen ...[18]

Diese Erscheinungen sind zurückzuführen auf dyskrasische Zustände, auf Anhäufung schlechter Säfte an der Cardia, die meist aus der Milz stammen und deren Ausdünstungen „gleichsam in Flüssen" aufsteigen und das Gehirn konsensuell ergreifen. Wie diese Säfte flatulente, hypochondrische Erkrankungen, Traurigkeit, Verzweiflung und Verwirrtheitszustände erzeugen, können sie ebenso Epilepsie bewirken. Am praktischen Beispiel eines jungen Grammatikers, „der zuviel lehrte und nachdachte und zu lange hungerte und sich aufregte"[19] und eine Epilepsie bekam, stellt Galen innerhalb der Untersuchung die Diagnose einer konsensuellen Epilepsie, deren Ausgangspunkt die Cardia darstellt, und heilt ihn.

Die dritte Form der Epilepsie ist die interessanteste, da von Galen hier ein Giftbegriff erörtert wird, der an viel spätere toxikologische Vorstellungen anklingt.

Es kommt aber auch selten vor, daß man eine dritte Form der Epilepsie nennt, deren Leiden von irgendeinem Teil beginnt, dann dem Kranken selbst bewußt wird und zum Hirn steigt[20].

Am Beispiel eines 13jährigen Knaben berichtet Galen, was er meint:

Ich hörte nun, wie der Knabe erzählte, daß der Anfang des Leidens am Schienbein begonnen habe und dann von dort ganz rasch über den Oberschenkel und das darüber gelegene Darmbein und die Flanken hinaufgelaufen sei, schließlich bis zum Hals und Kopf; als es diesen erreicht hatte, habe er ihm nicht mehr folgen können. Auf die Frage der Ärzte, was denn da nach oben gelaufen sei, vermochte der Knabe nicht zu antworten. Aber ein anderer junger Mann, der schon verständig war und auch ausreichend empfinden konnte, was vor sich ging ... sagte, es sei eine kalte Aura, was da aufsteige[21].

Galen diskutiert ausführlich die Frage durch, was von diesem „Etwas" zu halten sei. Schon sein Lehrer *Pelops* habe darauf hingewiesen, daß zwischen den Giften mancher Tiere und einem Saft, der „para physin" entstanden sei, kein Unterschied bestehe. Vielmehr wohne beiden „eine Kraft" inne. Diese Kraft komme von einer Substanz, „pneumatisch" oder „feucht", auch wenn sie noch so geringfügig sei.

Der Stachel des Seerochens wie auch der des ... Skorpions läuft in einen äußersten, ganz spitzen Teil aus, wo kein Loch ist, durch das er das Gift ausspritzt. Dennoch ist es notwendig, eine irgendwie geartete pneumatische Substanz oder eine feuchte anzunehmen, die bei *geringster* Masse *größte* Wirkungskraft besitzt ... Und so steht fest, daß allein durch die Haut die Kraft des Giftes in den ganzen Körper gelangen kann. Denn die Haut ist an sich ... nervenhaltig, und so ist es nicht unmöglich, daß die Kraft des Giftes schnell verbreitet wird[22].

Durch Kontaktwirkung also gelangt das Gift schließlich ins Gehirn.

Daher glaubte Pelops, es sei nicht unmöglich, daß im Körper ohne äußeren Grund eine ähnliche Substanz entstehen könnte, die, wenn sie sich an einen nervösen Teil heftet, kontinuierlich ihre Wirkung bis zum Nervenanfang sendet ... wie ich selbst sage[23].

Diese Vorstellungen führten dazu, bei Skorpion- und Schlangenbissen die über den infizierten Stellen gelegenen Teile abzubinden oder einzelne Glieder abzuschneiden.

Hydrophobie

Der Giftbegriff wird von Galen bei der Abhandlung über die Hydrophobie wieder aufgenommen.

Die Hydrophobie ist eine Affektion infolge des Bisses eines rasenden Hundes mit Abneigung zum Trinken, Konvulsionen, Singultus und einem deliranten Zustand (paracope)[24].

Er geht ausführlich auf die Verse des *Damokrates*[25] ein und entnimmt ihm folgendes klinisches Bild über die Hundswutbisse (Lyssodektoi).

Bisse rasender Hunde rufen wasserscheuenden Wahnsinn hervor und vernunftlose Angst, besonders vor Feuchtem, so daß diese Kranken überall Wasser vor sich sehen und von Zittern, Konvulsionen, Schlaflosigkeit und Wahnsinn sofort ergriffen sind und auf das rascheste sterben. Und wenn sie plötzlich ihren Furchtvorstellungen entkommen sind, dann bleiben solche Symptome chronisch, nämlich jene Symptome, die plötzlich infolge des vorherigen Bisses entstanden sind[26].

Dieser klinischen Schilderung folgt eine längere Erklärung über den pathologischen Prozeß, der dieser schweren Affektion zugrunde liegt:

Das tierische Gift des Hundes wirkt ganz allmählich und verändert die soliden Teile

wie die Weißflecken, die Leukai, eine ebenso gefürchtete Krankheit. Durch das Gift kommt es zu einer allmählichen Diathese der festen und flüssigen Teile[27], die zunächst noch keine Affektion bedeutet. Die ergriffenen Teile können abgestoßen werden etwa durch Entleerung, so wie ein feuchtes Holz, in Feuer geworfen, sich nicht gleich entzündet und bei Herausnahme aus dem Feuer die Veränderung, die mit ihm geschehen ist, die äußere Verkohlung, abstoßen kann. Die scheinbare Gesundheit ist aber eine Täuschung, denn der schwelende Prozeß der Vergiftung, die Diathese, geht weiter, bis es zur vollständigen Affektion kommt und der Kranke an erneuten akuten Erscheinungen zugrunde geht. Dieser pathophysiologische Prozeß wird von Galen deshalb so eingehend geschildert, weil er damit eine heftige Polemik gegen die Methodiker verbindet, die bei der Hydrophobie an keine Ätiologie glauben, obwohl der Hundebiß offensichtlich sei. Falle nämlich ein Hydrophober in ihre Hände,

glaubt er selber ein wildes Tier zu sein, stirbt verdientermaßen, dieser Sekte erliegend, da er infolge deren Sektiererei keiner echten Ätiologie gewürdigt wird[28].

Interessant ist eine Bemerkung der Therapie; Galen berichtet, einige Ärzte seien der Auffassung, daß die Leber eines lyssakranken Hundes als Antidot beim gebissenen Menschen mit Erfolg gegeben werden solle. Er selbst kenne einige solche Fälle, glaube aber, dieses Mittel habe kombiniert mit anderen schließlich zur Heilung geführt[29].

Manie

Die Darstellung der Manie ist bei Galen auffallend dürftig. Was er über sie berichtet, entspricht fast völlig dem, was bei Hippokrates darüber bekannt ist. Der Tradition entsprechend wird ihre Fieberlosigkeit betont. Manie ist eine Geistesverwirrung „ohne Fieber, abhängig von der gelben Galle und der Temperamentsstörung des zu warmen Gehirns"[30]. Über den Inhalt der Geistesverwirrung äußert er sich an anderer Stelle: „Wer daran leidet, wird verwirrt und überschüssig im Affekt und hoffärtig."[31] Der manische Zustand unterscheidet sich von der Phrenitis durch eben jene Fieberlosigkeit[32], von der Melancholie „wegen der Schlechtigkeit in den galligen Säften (gelbe Galle), gleichwie auch die melancholischen (Zustände) wegen der schwarzen Galle entstehen"[33]. Ein echter Zusammenhang zwischen Melancholie und Manie besteht nicht. Wie bei Hippokrates ist sie eine Erkrankung des Frühlings; es bleibt aber unklar, ob sie eine Erkrankung sui generis oder nicht vielmehr nur ein Symptom darstellt.

Hysterie

Auch sie ist wie bei Hippokrates geschlechtsgebunden. Durch die Autorität von Galen ergibt sich, daß sich die Auffassung von der Hysterie als einer Krankheit sui generis so stark durchsetzt, daß erst im Beginn des 20. Jahrhunderts eine neue Begrifflichkeit dieser sogenannten Erkrankung entsteht. Zwei wichtige Neuerungen aber bringt Galen bei der Hysterie. Er führt einmal den Namen dieser „Erkrankung" in die Literatur ein und verwirft die Vorstellung vom Umherwandern des Uterus. Er ist der erste, der diese Krankheit mit dem Namen hysterisch bezeichnet; er führt Hebammen an, die diesen Namen erfunden hätten:

Ich aber habe viele hysterische Frauen gesehen (gynaikas hysterikas) — wie sie sich selbst nennen, und vor diesen Hebammen (Iatrine), von denen es wahrscheinlich ist, daß auch jene den Namen gehört haben —, und zwar solche, die bewußtlos und unbeweglich daliegen, mit minimalem Puls oder ohne Puls, andere wieder mit Bewußtsein und Bewegung und ohne Verstandesschädigungen, aber seelisch krank und kaum atmend, wieder andere mit kontrahierten Gliedern; und ich glaube, es gibt viele unterschiedliche Uterus-Affektionen . . .[34]

Von Galen erfahren wir, daß Herakleidos von Pontos ein Buch über diese Krankheit geschrieben habe mit dem Titel „Die Atemlosen" (apnoi). An diese Schrift schließt Galen grundsätzliche Erörterungen über die Atmung an. Bei dem Fall der hysterischen kranken Frau fragt er sich, wie eine solche Disposition aussehe, durch die die Atemtätigkeit verschwinden könne und inwiefern Leben ohne Atmung möglich sei. Diese Frage wird gelöst unter Hinweis auf jene Tiere, die sich im Winterschlaf befinden. Hier sei die Kälte ursächlich. Erfahrungsgemäß erkranken an Hysterie vor allem jene Frauen, die infolge von Witwenschaft von einer regelmäßigen Samenentleerung durch Coitus ausgeschlossen seien.

Und vielleicht mehr wegen Zurückhaltung des Samens und deren großer Gewalt und insofern dieser feuchter und kälter ist und eine Exkretion besonders bei denjenigen Frauen erfordert, die sehr viel Sperma haben[35].

Wesentlich geringere Wirkung hat die Zurückhaltung der Katamenien als die retentio seminis. Retentio seminis aber wirkt wie ein Gift und wird von Galen mit dem Biß giftiger Schlangen und Skorpione verglichen. Beide, retinierte Semina und Menstrua, machen Vergiftungserscheinungen wie die Lyssa; es kommt zu allen jenen Krankheitserscheinungen, die schon bei Hippokrates beschrieben worden sind. Hier wird eine Giftwirkung in dem Sinne angenommen, wie sie Galen bei der reflektorischen Epilepsie und Hydrophobie beschrieb. Über die These allerdings, die Hippokrates und Platon von einer umherwandernden Gebärmutter vertraten, macht sich Galen lustig.

Auf die von Galen beschriebenen schädlichen Wirkungen einer retentio seminis wird sich später das gesamte Mittelalter bis zum Barock beziehen. Sie sind die physiologisch-ärztliche Begründung dafür, daß es bis zum Beginn des 18. Jahrhunderts keine „Onanie-Frage" gegeben hat[36].

Satyriasis

Im Zusammenhang mit der Hysterie muß kurz die Satyriasis erwähnt werden. Hippokrates hatte sie mit Elephantiasis gleichgesetzt. Galen definiert:

„Satyriasis ist eine Affektion mit Jucken am Penis und an den sich ausdehnenden Teilen. Es gibt auch eine Samenejakulation mit Lustgefühl. Dabei kommt es zu einer geistigen Verwirrung und einer Spannung der Nerven und des Sperma."[37]

Erst sehr viel später wird die Nymphomanie bei der Frau zu einer der Satyriasis entsprechenden Erkrankung und gleichzeitig zu einer Analogie der Uteromanie = Hysterie.

2) Lokalisation und Ventrikellehre

In der Nosologie der Geisteskrankheiten wurde der hirnlokalistische Charakter stark betont. Das Gehirn ist entweder primär geschädigt oder konsensuell ergriffen. Hier muß kurz darauf eingegangen werden, was Galen, der in besonderem Ausmaß Hirnanatomie betrieb und viel experimentierte, vom Gehirn selbst bekannt war[38]. Durch seinen Lehrer Pelops von Smyrna, der ein Schüler *Rufus' von Ephesus* war, dieser wieder ein Schüler des großen Anatomen *Marinos,* der das neuroanatomische Erbe von *Herophilos* und *Erasistratos* weitergab, stand Galen in mittelbarer Tradition alexandrinischer Anatomie. Bekannt war der knöcherne Schädel aus Stirnbein, Scheitelbein, Hinterhauptsbein, Schläfenbein und Keilbein sowie ihre Verbindung durch Nähte. Galen unterscheidet eine harte und eine weiche Hirnhaut, letztere dient zum Fixieren der Arterien und Venen des Gehirns. Vom Gehirn — das relativ größte besitzt der Mensch — wird unterschieden Großhirn oder Vorderhirn. Von ihm ist durch Duplikatur der harten Hirnhaut das Kleinhirn getrennt, das mit dem Rückenmark in Verbindung steht. Von den Gehirnventrikeln werden die Vorderkammern (die zwei Seitenventrikel), eine mittlere

Höhle (der dritte Ventrikel), die durch Vereinigung der beiden Vorderkammern eine Verbindung mit dem Kleinhirn ermöglicht, der dritte Ventrikel (der vierte), der zum Kleinhirn gehört, beschrieben. Der Aquädukt (Poros) verbindet Großhirn und Kleinhirn. Das Rückenmark wird vom Gehirn erzeugt und hängt mit ihm zusammen. Wie das Gehirn, ist es Organ der Empfindung und Bewegung. In der Gesamtheit ist die Anatomie des Nervensystems dreigeteilt: in Gehirn, Rückenmark und periphere Nerven. Bekanntlich beschrieb Galen sieben Hirnnervenpaare und etwa 50 Rückenmarksnerven; darüber hinaus Nerven, die längs der Wirbelsäule verlaufen und sich mit Rückenmarksnerven verbinden. Galen kannte Ganglien, die er mit dieser Bezeichnung benannte. Diese stichwortartige Aufzählung der wichtigsten anatomischen Kenntnisse mag genügen. Was für die Psychopathologie Galens bedeutsam geworden ist, hängt mit seiner Lehre von den Ventrikeln, des in ihnen enthaltenen Pneuma und seiner Seelenvorstellung zusammen.

Galen hatte die platonische Dreiteilung der Seele und deren Lokalisation übernommen. Das Hegemonikon mit seinen intelligiblen Funktionen hatte seinen Sitz im Gehirn, der Zorn im Herzen, Affekte und Begehrlichkeiten in der Leber[39]. Aber Galen ist Arzt, und obwohl philosophierender Arzt, ist er bemüht, die Lehren der Philosophen, soweit sie sich auf die Physis des Menschen beziehen, experimentell nachzuprüfen. Was sich auf die Physis bezog, war das jeweilige Organ der Seele, aber vor allem das Pneuma. In welcher Beziehung stand es zur Seele, was war seine Funktion, was bedeutete es selbst? Galen erklärt:

Schneidet man den Knochen des Schädels beim lebendigen Tier aus und legt man die dura mater frei und schneidet man dann von beiden Seiten die mittlere Länge ein oder das ganze aus, so sieht man den Plexus in doppelter Weise aufliegen, und wenn man diesen Teil mit Haken hochhebt, dann kommt es weder zu Gefühl- noch Bewegungslosigkeit . . ., denn nicht . . . wird das Tier bewegungs- oder gefühllos, bevor man nicht mit dem Schnitt bis zu einer der Höhlen des Gehirns vordringt[40].

Die gleiche Erscheinung findet Galen beim Menschen nach Kontusion mit Knochenverletzungen. Aus beiden schließt er auf das in den Hirnhöhlen gelegene Pneuma. Sei die Seele körperlos, müsse das Pneuma sozusagen als ihr Wohnsitz betrachtet werden; sei sie dagegen ein Körper, müsse das Pneuma die Seele selbst darstellen. Da aber das Lebewesen sich nach wieder geschlossenen Höhlen wahrnehme und wieder bewege, sei es besser, anzunehmen, „die Seele, was immer auch sie in ihrer Wesenheit darstelle, wohne im Gehirn", und weiter, „aus den Folgerungen der Erscheinungen der Anatomie erschien es mir klar, daß die Seele selbst in dem Organ des Gehirns wohnt. Dort geht auch das Denken vor sich und dort hat das Gedächtnis der wahrgenommenen Vorstellungen seinen Platz. Das in den Gehirnhöhlen, und zwar am meisten in der letzten, liegende Pneuma ist das Hauptwerkzeug der Seele für alle Sinnes- und Willenstätigkeit. Aber dennoch ist der mittlere Ventrikel als ein nicht ganz so wichtiger nicht zu verachten . . ."[41]

Schließlich wird erklärt, der Schnitt in irgendeinen der Ventrikel oder auch nur eine Quetschung führen Empfindungs- und Bewegungslosigkeit mit sich.

Diese Ausführungen sind deshalb wichtig, weil die Lehre Galens der Ausgangspunkt und die Grundlage wird für die im 5. Jahrhundert entstehende neue Lehre von der Lokalisation der einzelnen Seelenvermögen Phantasia, Ratio und Memoria, die in die vorderen, hinteren und mittleren Ventrikel verlegt wurden, und zwar durch den Arzt *Posidonius,* Nemesius von Emesa und Augustin.

Für die vorliegende Problematik ist wichtig: Gehirn ist Wohnsitz der Seele, das Pneuma aber ihr hauptsächlichstes Werkzeug. Historisch muß also jede spätere Lokalisationstheorie in der psychopathologischen Theorienbildung auf Galen zurückgehen. Pneuma entsteht dadurch, daß

die Gefäße es ausatmen und am meisten die Arterien, und zwar in die Hirnventrikel, wo ein netzförmiger Plexus aus den Arterien des Kopfes entsteht, wenn sie zuerst das Kranium überschritten haben und nach innen zur Hirnbasis gelangen[42].

Das Arterienpneuma ist zunächst das „Lebenspneuma", der spiritus vitalis, der in Herz und Arterien entsteht und seinen Stoff der Entstehung aus der Einatmung und Säfteausdünstung bezieht. Erst aus ihm wird das Pneuma psychikon, die spiritus animales, gebildet,

aber nicht so, als sei es die Seelensubstanz, sondern als sei es ein Primärorgan, das im Hirn selbst wohnt, welcher Substanz auch immer[43].

Das Netzwerk des Plexus choriod. ist deshalb notwendig, weil hier die spiritus animales, die aus den spiritus vitales sozusagen als allerfeinste Substanz ausgehaucht werden, durch die unendliche Verzweigung der Gefäße lange genug dem Kochungsprozeß ausgesetzt werden können. Hier besteht eine Ähnlichkeit zum Sperma und zur Milch.

Wenn auch Sperma und Milch noch so sehr von der Potenz der spiritus animales entfernt sind, so hat dennoch die Natur das Bedürfnis gehabt, sie exakt zu schaffen, damit sie möglichst lange in den Organen der Kochung verbleiben, und hat darum vor den Hoden für das Sperma eine Schlängelung getroffen und für die Milch die Länge der in die Brust gehenden Gefäße[44].

Vom Gehirn gehen alle Nerven in die verschiedensten Körperregionen aus. Diese Nerven enthalten das Pneuma psychikon. Wie es indessen dort hineingelangt, ist für Galen zweifelhaft.

Ob man nun glauben muß — ebenso wie das Tier bei Verlust des spiritus in den Gehirnventrikeln gefühllos ist und wir darum sagen, der spiritus sei für die Empfindung der Teile und der Bewegung nützlich —, daß auch in den einzelnen Nerven ein spiritus sei und ob dieser sozusagen lokalisiert und ihnen eingepflanzt ist und wie ein Ursprung oder wie ein Bote getrieben, gereizt wird oder ob er den Nerven nicht eingepflanzt ist, aber aus dem Gehirn in dem Moment abfließt, in dem wir das Glied bewegen wollen, das vermag ich nicht zu sagen[45].

In der Folgezeit wird dieses von dem Arzt Galen charakteristisch als offene Frage bezeichnete Problem als Hypothese geklärt, und dadurch wurde jene Psychosomatik begründet, die bis ins 18. Jahrhundert führend blieb.

3) Allgemeine Psychopathologie

Das Gehirn als ganzes ist Sitz des Hegemonikon. Seine einzelnen Funktionen Phantasia, Ratio und Memoria werden nicht ventrikelbezogen lokalisiert. Es heißt zwar an einer Stelle, wo von der Schädigung des Vorderhirns die Rede ist: „denn wenn einmal der Vorderteil des Gehirns affiziert ist, muß sogleich die Gegend der höchsten Höhlung mitleiden, und es werden die Verstandesfunktionen betroffen" [46], aber die folgenden Ausführungen reden doch ganz allgemein vom Betroffensein des Gehirns im ganzen bei den verschiedensten Störungen:

Und der so Leidende liegt gefühl- und bewegungslos. Seine Atmung ist nicht geschädigt, und dieser Zustand wird Karus genannt, so wie eine schwere Schädigung der Atmung, so daß bei größter Anstrengung kaum geatmet werden kann, Apoplexie genannt wird. Sie atmen ähnlich denen, die in schwerem Schlaf röcheln. Löst sich die Apoplexie, so folgt meistens die sogenannte Paraplegie; löst sich der Karus, so folgt größtenteils Gesundheit. Karus entsteht nach Ansicht von Hippokrates bei Affektion der Schläfenmuskeln und bei akuten Krankheiten. Zwischen Karus und Apoplexie steht die Epilepsie sozusagen in der Mitte, mit Konvulsionen im ganzen Körper, aber ohne Ausgang in Paraplegie. Die Ursache aller drei Krankheiten ist kalter, fetter und visköser Saft. Beim Karus und der Epilepsie sind mehr die Ventrikel, dagegen der Gehirnkörper weniger, bei der Apoplexie mehr der Gehirnkörper beteiligt, und zwar beim Karus mehr der vordere Teil, bei Apoplexie und Epilepsie beide Teile. Bei der Katalepsie und dem Katochus werden die hinteren Teile des Gehirnkörpers betroffen. Bei Knochenverletzungen wird der mittlere Ventrikel gedrückt, dann überfällt den Menschen Karus ohne Krampf und ohne Atmungserschwerungen ... [47]

Entscheidender spricht sich Galen an anderer Stelle aus, wo überhaupt nicht von Lokalisation gesprochen wird, sondern allein von Schädigungen der Seelenfunktionen des Hegemonikon, die sich bei den einzelnen Geisteskrankheiten, die in der Nosologie beschrieben wurden, zeigen. Hier wird dann das, was als Krankheit erscheint, zum Symptom, und hier beginnt schon eine allgemeine Psychopathologie.

Weiterhin muß über die Schäden der Verwirklichung des Hegemonikon gesprochen werden, und zwar erstens über die Vorstellung (Phantastike), deren Verletzung wird einmal Paralysis, dann wieder Karus und Katalepsis genannt. Dann wieder verkehrte, abirrende Bewegung, und zwar im Sinne des Delir (Paraphrosyne), dann wieder in Form einer schwachen und geschwächten Bewegung wird es Koma und Lethargus genannt. Die Schädigung der Verstandesfunktion heißt einmal Paralysis und Anoia und die defekte Bewegung (dieser noetischen Tätigkeit) heißt Moria und Morosis; die abirrende Bewegung aber heißt Paraphrosyne. Meistenteils besteht bei beiden Wahnhaftigkeit (Paraphronein), und zwar beim falschen Vorstellunghaben ebenso wie bei der falschen Verstandestätigkeit (Logizesthai) [48].

Diese Ausführungen werden durch folgende Krankengeschichten erläutert:

So ereignete es sich bei dem kranken Arzt *Theophilus,* der in anderem ganz gescheit war und die ihn umgebenden Menschen kannte. Aber er glaubte, daß Flötenspieler die Ecke des Hauses, in der er lag, besetzt hätten und dauernd Flöte spielten und Geräusche machten; er glaubte sie zu sehen, die einen stehend, die anderen sitzend, immer flötend, auch nachts nicht aufhörend und auch am Tage nicht im geringsten Ruhe gebend. Daher schrie er durchs ganze Haus, er befehle, man solle sie hinauswerfen. Und das war bei ihm die Form (Eidos) der Verrücktheit (Paraphrosyne). Als er wieder gesund wurde und die Krankheit weg war, erzählte er alles, was jeder der Eintretenden gesagt und getan hatte, und er entsann sich der Sinnestäuschung (Phantasma) mit den Flötenspielern.

Manche haben keine visuellen Wahnvorstellungen (Phantasma), aber sie reden nicht verständig, weil der Verstandesteil der Seele krank ist (Dianoetikon). Das kam bei einem Phrenitiker vor, der bei innen verschlossenen Türen einzelne Gefäße ans Fenster trug und die Vorbeigehenden fragte, ob sie wollten, daß er sie herunterwerfe. Die Namen der einzelnen Gefäße bezeichnete er ganz genau. Dadurch bewies er klar, daß weder sein Vorstellungsvermögen noch sein Namensgedächtnis gestört war. Warum wollte er aber alles herunterwerfen und kaputt machen? Das konnte er nicht mehr zusammenbringen, sondern ganz offenkundig abirrend vollzog sich in ihm diese Handlung.

Daß aber das Gedächtnis der Seele nicht nur bei Kranken, sondern auch bei solchen, deren Krankheit zu Ende ist, Symptome zeigt, das lehrt das Beispiel aus Thukydides, der erzählt, daß einige von der Pest Geretteten so weit alles Vorangegangene vergessen hätten, daß sie nicht nur ihre Familienangehörigen, sondern sich selbst nicht mehr erkannt hätten[49].

Allgemein können die führenden Seelenfunktionen durch Fieber gestört werden wie „bei Phrenitis und Lethargus, fieberlos dagegen bei Manie und Melancholie, ferner durch Consensus und durch primäre Erkrankung des Gehirns"[50]. Bei Phrenitis erfüllt gelbe Galle oder Schleim „den Ort des Hegemonikon". Ort des Hegemonikon ist das Gehirn, und hier ist es sein Primärorgan, das Pneuma, das affiziert wird.

Bisher handelte es sich um somatische Störungen im Bereich der Funktionen des Hegemonikon; betroffen waren in erster Linie die spiritus animales. Damit aber sind die Leiden der Seele nicht erschöpft. Platon hatte gesagt, und das gilt auch für Galen, Gesundheit bestehe, wenn alle drei Seelenteile und ihre Elemente symmetrisch sind. Ihre Harmonie bedeutet Gesundheit, ihre Asymmetrie Pathos der Seele. Wie kann diese Asymmetrie hervorgerufen werden? Grundsätzlich, und hier dokumentiert sich das stoische Erbe von Galen, ist die Seele des Weisen gegen Schäden geschützt[51].

Ursache der Pathe, der Unebenheit und des unglückseligen Lebens ist, wie der Philosoph Posidonius sagt, „dem in uns wohnenden Daimon, der dem ähnlich ist, der den Kosmos durchwaltet, nicht zu folgen, sondern von einem Geringeren und Animalischen fortgerissen zu werden". In einer großangelegten Polemik gegenüber Chrysipp, dessen Monismus er ablehnt, vertritt Galen einen dualistischen Standpunkt: „Es liegt vor, zu zeigen, daß weder in einem Teil der Seele noch in einer ihrer Funktionen die Urteile vor sich gehen und die Pathe bestehen, wie Chrysipp sagte, sondern daß es mehrere verschiedenartige Funktionen gibt und mehrere Teile der Seele." Und weiter:

Posidonius und Aristoteles erklären, daß es drei Funktionen der Zahl nach gibt, nämlich Begehren, Zürnen und Vernünftigsein, daß sie lokalisatorisch voneinander getrennt sind und daß unsere Seele nicht nur in sich viele Funktionen hat, sondern auch aus Teilen verschiedener Art und Substanz zusammengesetzt ist; das ist die Lehre von Hippokrates und Platon[52].

Zwar zeigen sich die Affekte in der Brust, doch sei dies kein Grund dafür, anzunehmen, daß im Herzen Trieb und Vernunft zugleich zu lokalisieren seien.

Gesundheit der Seele und Gesundheit des Körpers aber dürfen nicht, wie Chrysipp es meint, in ein Analogieverhältnis gebracht werden, sondern richtiger sei es, zu sagen,

daß die Seele der Schlechten entweder der körperlichen Gesundheit, die eine Neigung zur Krankheit hat, oder der Krankheit selbst sich anähnelt ... die Seele aber der Zornigen und Begehrlichen, die im ganzen von irgendeinem Affekt beherrscht sind[53],

müsse man vergleichen mit „den schon kranken Körpern". Hier wird deutlich auch für die psychopathische Persönlichkeit etwas Konstitutionelles ausgesprochen. Was prozeßhaft vor sich geht, ist die Autarkie des Affektes, losgelöst vom Hegemonikon der Seele.

Denn der Trieb beim Lebewesen entsteht gelegentlich im Interesse des Verstandesurteils, häufig aber im Interesse der affektiven Bewegung. Diesem Gedanken fügt Posidonius das zu, was in der Physiognomik erscheint; denn bei Tieren und Menschen, die breitbrüstig und wärmer sind, besteht von Natur aus eine größere Zornmütigkeit, die aber starkknochig und kälter sind, sind furchtsamer. Und auch hinsichtlich der Gegenden unterscheiden sich manche Menschen in ihrer Gesittung[54].

Hier identifiziert sich Galen gleichzeitig mit der Psychosomatik von Hippokrates wie mit der, die in Platons Timaios zum Ausdruck kommt.

Die genannten drei Seelenteile bewegen den Antrieb des Menschen. Nur die Autarkie ist Asymmetrie und Pathos. Was autark wird im Sinne alkmaionischer Monarchie, sind die Begierden und Affekte, zu denen der Zorneifer, der im Herzen sitzt, nicht gehört. Er ist, wie Platon ausdrücklich sagt, „ein Verbündeter der Vernunft". Trotzdem aber ist die Zornmütigkeit keine reine Energeia und hat nicht an der Episteme, am Logos teil. Sosehr sie Helferin der Vernunft bedeutet, ist sie grundsätzlich von der reinen Energeia geschieden. Eine längere Untersuchung ist dieser Problematik gewidmet: sind alle drei Seelenkräfte Energeia, wenn nicht, wie verhalten sie sich zueinander, was bedeutet Pathos?

Für Galen ergibt sich folgendes:

Energeia als Bewegung des Tuns ist reine Selbstbewegung. Pathos hingegen ist „eine Bewegung in einem anderen aus einem anderen"[55]. Das Schneidende ist Energeia, das Geschnittenwerdende Pathos. Zornmütigkeit ist eine Energeia des Zornmütigen, aber Pathema der beiden anderen Seelenteile und für den ganzen Leib, wenn er durch den Zorn zu Handlungen getrieben wird. Energeia ist eine Bewegung gemäß der Natur, Pathos ist eine Bewegung gegen die Natur. Eine Bewegung gemäß der Natur ist das, was die Natur als Finalität (Skopus) umfaßt. Nur dies ist reine Energeia. Dieser metaphysische Realismus Galens ist deutlich aristotelischer Prägung. Pathos aber ist Bewegung gegen die Natur, und zwar infolge ihrer Unmäßigkeit. So kann schon Zornmütigkeit hinreißen, und Jähzorn unterscheidet sich nicht von den Geisteskrankheiten. So entstehen die Pathe der Seele aus sinnloser Triebhaftigkeit.

Die Pathe, die jeder kennt, sind: Jähzorn, Zorn, Furcht, Traurigkeit, Neid und heftige Begehrlichkeit. Denn nach meiner Auffassung bedeutet Pathos, eine Sache mit besonderer Vehemenz lieben oder hassen. Vollkommen richtig scheint daher die Auffassung, daß Mäßigung das beste ist und daß nichts Ordentliches geschehen kann, was maßlos ist[56].

Die Antriebe, die von den beiden vernunftlosen Seelenteilen ausgehen, sind gefährlich.

Vor dieser Kraft müssen wir uns am meisten hüten, bevor ihre Vermehrung eine unbesiegbare Gewalt erwirbt, denn dann vermagst du sie nicht einzuschränken, wenn du auch wolltest. Und dann wirst du sagen, wie ich es von einem Liebenden hörte, du wollest aufhören, kannst es aber nicht[57].

So führt vermehrte Libido oft in einen unheilbaren Liebeszustand „nicht allein sexueller Art, sondern auch zu Lüsternheit, Schlemmerei, Trunkenheit und krankhafter Schamlosigkeit". Wie beim Jähzorn kann es zur Geisteskrankheit kommen.

Überwältigt werden von einem Affekt oder Trieb führt also dazu, daß man „zur allgemeinen Schlechtigkeit" neigt.

Die Therapie ist wie bei Platon und bei den Stoikern die Paideia. Sie beginnt damit, daß man in selbstkritischer Weise Gewissenserforschung treibt.

Glaubst du nicht, daß der Jähzorn eine Krankheit der Seele ist? Und glaubst du nicht, daß von den Alten mit Recht als Pathe der Seele diese fünf genannt werden: Traurigkeit, Zorn, Jähzorn, Begehrlichkeit und Furcht? Aber mir scheint es besser zu sein, sich zunächst einmal ohne die genannten Pathe zu verhalten. Und wenn man sich vom Bett erhebt, jedes zu tuende Werk vereinzelt zu betrachten, ob es besser ist, unter der Herrschaft der Pathe zu leben oder in allem die Vernunft zu gebrauchen ... denn wenn du so handelst, dann wirst du die Jähzornskraft in dir wie ein unverständiges Tier zähmen und beschränken[58].

Nach dem Beispiel des geübten Reiters, der wilde Pferde in kurzer Zeit bändigt, müsse es dem Menschen gelingen, die unvernünftige Gewalt in der Seele, die nicht wie ein Tier von außen komme, in einer gewissen Zeit zur Mäßigung zu bringen. Denn auch den unvernünftigen Seelenteilen wohne immer auch Vernunft inne.

In den unverständigen Teilen der Seele gibt es gewisse Habitus und Dispositionen als Tugendanlage.

Daher entsprechen den niederen beiden Seelenteilen Tugenden, wenn die Paideia wirksam war, und zwar dem Zorn die Virilitas, und in dem begehrlichen Teil der Seele kann Sophrosyne (temperantia) entstehen[59].

Da aber die Macht der Selbstkritik nicht ausreicht, auch „wenn wir jeden Tag über uns selbst nachdenken" und Zornlosigkeit üben, „Lüsternheit, Begehrlichkeit, Trunksucht, Neugier, Neid" zu beseitigen versuchen, muß man sich einen erfahrenen Mann suchen, der die „Technik der Beherrschung" (Eukrateia) lehren kann, wie die Kinder der Erwachsenen und der Paideia bedürfen. Aber nicht nur die Beherrschung dieser Technik muß gelernt werden. Galen kennt ein eigentümliches Skotom im Menschen, ohne dessen Beseitigung eben jene Paideia und Technik sinnlos ist:

... aber einiges bleibt uns in uns selbst infolge Kleinheit und Übersehbarkeit verborgen; aber bei den anderen ist es infolge seiner Größe nicht zu übersehen. Daher ist es zweckmäßig, irgendeinen Älteren zu finden, der richtige Sicht hat, und ihn zu bitten, er möge alles frei erörtern. Und wenn er etwas sagt, sollen wir ihm danken ... und versuchen, das Pathos auszutreiben, und zwar nicht nur so, daß es allein von den anderen nicht bemerkt wird, sondern so, daß es überhaupt keine Wurzeln mehr in der Seele zurückläßt. Denn aus dem Rückstand schießt sofort wieder etwas hervor, wenn es in verkehrter Weise angeregt wird ... Man kann es ausrotten, solange es entsteht, bevor es durch Wachstum unheilbar ist[60].

Besser kann von einer Katharsis auch im modernen Sinne wohl kaum gesprochen werden, und zwar von einer Katharsis, die in einem Prozeß das Skotom bewußtmacht, um den Menschen mit Hilfe der Paideia und bewußter Übung davon zu befreien. Der Optimismus von Galen ist aristotelisch, hier wird der Logos des Arztes in der Seele des Kranken wirksam als Logos der Gesundheit. Das ist zugleich Sinn der Paideia, die in der Kindheit einzusetzen hat.

c) Vorbereitende Ventrikel-Lokalisation und byzantinische Compilation

Die Fortsetzung der psychopathologischen Erkenntnisse Galens führt über den Arzt Posidonius in den byzantinischen Kulturkreis. Dessen Arbeit ist im wesentlichen kompilatorisch. Ehe auf Posidonius eingegangen werden kann, muß kurz Caelius[1] Aurelianus gestreift werden. Sein Hauptverdienst besteht in der Weitergabe der Lehre der Methodiker, vor allem von Asklepiades von Bithynien, *Themison von Laodicäa, Soranus* u. a. m. *Sprengel* betont mit Recht, ohne die Darstellung von Caelius Aurelianus wäre eine genaue Kenntnis der Lehren der Methodiker nicht möglich gewesen. Für unsere Thematik ist bedeutungsvoll, daß die psychopathologischen Auffassungen von Asklepiades und Soranus vorwiegend von Caelius tradiert worden sind.

Caelius' Behandlung der akuten Krankheiten beginnt mit der Phrenitis; sie ist eine Erkrankung des gesamten Körpers, vorwiegend des Kopfes, eine „krankhafte Veränderung des Geistes mit akutem Fieber, leeren irrtümlichen Handbewegungen, als wenn sie etwas mit den Fingern heranzuziehen scheinen, was die Griechen Krokodismus und Karphologia nennen"[2]. Phrenitis wird differentialdiagnostisch vom Furor als manikalischer Erregtheit ohne Fieber, von Melancholie, Pleuritis, Peripneumonie, exogenen Geistesverwirrungen durch andere Krankheiten und von Geistesstörung durch Gifte abgetrennt. Das Gemeinsame dieser Krankheitszustände ist die geistige Verwirrtheit. Er beschreibt den Lethargus mit seiner Abgrenzung zum gesunden Schlaf. Er ist eine schwere Erkrankung, in die die Phrenitiker durch eine „Strictura" fallen können. Alle diese genannten Krankheiten werden in differenziertester Weise durch Puls- und Atemverschiedenheit abgetrennt. Katalepsis ist ein „aphonischer Zustand". Unter Beziehung auf Chrysipp wird der Kranke mit gespanntem Hals, Fieber, roten Wangen, geistiger Stumpfheit, ohne Lidschlag, mit Augen, die starr auf irgend etwas gerichtet sind, im Bett liegend geschildert. Diese Kranken möchten reden, können es aber nicht[3].

Die Epilepsiebeschreibung dagegen ist wenig originell, die Alkoholintoleranz der Epileptiker und die dem Anfall vorangehende Aura werden betont. Manie und Melancholie als Strikturkrankheiten ohne Fieber bringen ebenfalls nichts Neues. Der Melancholie liegt schwarze Galle zugrunde; hier wird trotz der solidarpathologischen Auffassung der Methodiker, der sich Caelius im wesentlichen anschließt, auf humoralpathologische Vorgänge zurückgegriffen.

Interessanter ist die Darstellung des Caelius über die Satyriasis. Aus ihr geht hervor, daß Themison von Laodicäa als erster — und nach Caelius als einziger der Ärzte — diese Erkrankung beschrieben hat. Daß Aretäus von Kappadokien sich mit ihr auseinandersetzte und, offenbar auf Themisons Formulierung zurückgehend, bestreitet, die Frau könne nicht an Satyriasis erkranken infolge kälterer Mischung, ist Caelius nicht bekannt. Das Krankheitsbild wird folgendermaßen beschrieben:

Die Satyriasis ist eine sexuelle Begehrlichkeit mit Spannung infolge körperlichen Leidens. Sie wird wegen der Ähnlichkeit mit Satyrn so genannt, die nach dem Mythos betrunken und zum Geschlechtsverkehr geneigt geschildert werden. Andere wieder sagen, infolge einer Pflanzenwirkung, die Satyrion heißt . . ., aber die Ursachen dieser Krankheit sind . . . Arzneien, die Satyrica heißen. Sie sind scharf brennend und für die Nerven ungesund. Dadurch entsteht ein unmäßiger und unzeitgemäßer Sexualgebrauch. Diese Krankheit ist Männern und Frauen gemeinsam, und zwar in mittleren und jugendlichen Jahren, denn die gebietende Kraft der Lebensalter treibt zum Sexualgenuß. Es kommt zur geistigen Verwirrung, Pulsdichte, schnellem Atem, Verzweiflung, Schlaflosigkeit, Halluzinationen . . . und zuletzt zu einer Nervenerscheinung, die die Griechen Spasmos nennen, und zu unfreiwilligem Samenabgang[4].

Diese Schilderung einer Giftwirkung mit psychotischen Erscheinungen, die unterschiedslos auf beide Geschlechter einwirkt, erweckt den Eindruck großer ärztlicher Erfahrung und Beobachtung. Dafür spricht auch die außerordentlich differenzierte Therapie, die innerhalb der Behandlung Geisteskranker psychische Methoden kennt, etwa wie sie Celsus beschrieb. Im Gegensatz zu ihm lehnt er Schläge und Zwangsmittel ab.

Etwas früher als Caelius, am Ende des 4. Jahrhunderts, lebte der Arzt Posidonius[5], der für die psychiatrische Theorienbildung ein besonderes Interesse beansprucht. Er ist uns im wesentlichen durch Aetius von Amida[6] überliefert, dessen Texte hier benutzt wurden. Bedeutungsvoll sind seine Ausführungen über die Phrenitis. Nahm schon *Asklepiades von Bithynien* an, die Phrenitis beruhe auf einem Stagnieren der Korpuskel oder einer Verstopfung der Hirnmembranen, wie Caelius berichtet, erklärt Posidonius, Phrenitis sei „eine Entzündung der Hirnhäute um das Gehirn herum mit akutem Fieber und führt Delirium und geistige Verwirrung herbei"[7]. Aetius übernahm diese und die folgenden Darstellungen vom Gehirnsitz bestimmter Seelenvermögen. Für die Auffassung des Krankheitsbildes der Phrenitis bedeutet es etwas Neues, daß hier ausdrücklich von Meningen geredet und die frühere theoretische Vorstellung von einer Ansammlung von Schleim oder gelber Galle im Gehirn nicht genannt wird. Wichtig ist Posidonius' allgemein-psychopathologische Darstellung der psychischen Ausfallserscheinungen bei Phrenitis, die sich stark an Galen anlehnt:

Die Symptome der Phrenitis sind mehrere, vor allem drei. Entweder ist die Imaginatio geschädigt, während Verstand und Gedächtnis erhalten bleiben. Oder der Verstand ist geschädigt, wobei Imaginatio und Gedächtnis erhalten bleiben. Oder Imaginatio und Ratio sind geschädigt, und das Gedächtnis ist erhalten. Wo aber das Gedächtnis bei Fieberkrankheiten verlorengeht, geht auch Verstand und Imaginatio verloren. Wenn der vordere Teil des Gehirns verletzt ist, wird allein die Imaginatio geschädigt; wird der mittlere Ventrikel verletzt, geschieht eine Umwendung (paratropé) des Verstandes, bei Schädigung des hinteren Teiles um das Occiput herum geht das Gedächtnis verloren und mit ihm auch alle anderen Vermögen[8].

Hier wird das Thema der Lokalisation der Funktionen des Hegemonikon erstmals bewußt aufgenommen[9] und ausdrücklich bejaht. Vorderer Hirnteil ist Sitz der Imaginatio, mittlerer Ventrikel Sitz der Ratio, hinterer Hirnteil Sitz der Memoria. Gleichzeitig etwa mit Posidonius tritt diese Lokalisation bei Nemesius von Emesa und bei Augustin auf mit der Abwandlung, daß Imaginatio, Ratio und Memoria nur ventrikelbezogen genannt werden. Diese Tatsache hängt mit der Pneuma-Auffassung zusammen und führt bei Nemesius und bei Augustin zu einer Psychologie, während sich Posidonius als Arzt nur mit der Nosologie beschäftigt. Diese Beschäftigung allerdings geschieht deutlich in Weiterführung galenischer Tradition mit der Auseinandersetzung allgemein-psychopathologischer Vorstellungen. So ist bei Karus eine Schädigung der Hauptvermögen der Seele erkennbar, während bei Manie Imagination und Verstand verletzt, Gedächtnis aber erhalten ist. Bei der Melancholie ist die „anima rationalis in ihrem Grundvermögen von schwarzer Galle belegt", und es entsteht Traurigkeit, Angst und Todesfurcht. Die Beschreibung dieser Krankheitsbilder erfolgt in der üblichen Weise im Anschluß an Galen.

Lethargus, Katochus, Karus, Koma und Skotomatikus (schwarzer Schwindel) werden streng getrennt. Lethargus ist Schlafsüchtigkeit mit Fieber, aus der der Kranke erweckbar ist, eine primäre oder konsensuelle Hirnerkrankung; Karus ein Zustand tiefer Bewußtseins- und Bewegungslosigkeit mit geringem Fieber, während komatöse Zustände leichte, nur über die Natur hinausgehende Schlafzustände darstellen, hervorgerufen durch Vapores. Der Schwindel entsteht durch scharfe und warme Vapores, die das psychische Pneuma verändern. Posidonius unterscheidet weiter zwei Schwachsinnszustände, Morosis und Lerus. Lerus ist die Altersschwachsinnigkeit mit inadäquatem Reden, während Morosis eine geistige Störung im jugendlichen Alter nach vorangegangenen Krankheiten darstellt.

Die byzantinischen Ärzte Oribasius, Aetius von Amida, Alexander von Tralles und Paulus von Aegina sind die großen Kompilatoren. Oribasius[10], Leibarzt des Julian Apostata, unter Valens und Valentinianus verbannt, aber infolge seiner starken Autorität wieder zurückgerufen, geht in seiner Darstellung der Geisteskrankheiten völlig auf Galen zurück. Seine Nosologie bringt nichts Neues bis auf eine ausführliche Beschreibung der Gehirnentzündung (inflammatio), die von den Geisteskrankheiten die schlimmste sei. Er schildert Schwellung des Gehirns, Kopfschmerzen, Fieber, geschwächtes Hörvermögen, gelegentlich mit Krampfzuständen verbunden, Nach-außen-Drängen der Augen.

Bedeutungsvoller ist Aetius von Amida[11], der, wie schon bemerkt, die Lokalisation von Imaginatio, Ratio und Memoria von Posidonius übernahm. Auch seine übrige Darstellung der Geisteskrankheiten entspricht dem, was bei Posidonius gesagt wurde. Darüber hinausgehend aber findet sich bei ihm eine Schilderung der Katalepsie, die diejenige von Caelius Aurelianus weit übertrifft.

Die Kranken schlafen manchmal oder haben offene Augen ohne Zwinkern, schauen starr und haben festgeheftete Augen, die Lider fast unbeweglich, so daß sie sie auch nicht schließen, wenn sich jemand mit den Händen den Augen nähert. Sie sind stimm- und wahrnehmungslos und hören und antworten nicht. Manchmal bewegen sie die Hände zu Kopf, Augen und Nase, gleichsam wie wenn sie gekniffen wären, und fühlen nichts. Die Pulse sind klein, matt und schwindend, die Atmung dicht und selten, und in Intervallen haben sie eine bestimmte große Atmung. Stuhl und Urin sind angehalten, aber nicht infolge Trockenheit, denn sie sind sehr feucht, sondern infolge der Gefühllosigkeit. ... Aber im ganzen gleichen sie weder den Phrenitikern noch den Lethargikern. Gelegentlich entsteht die Krankheit auch wegen der Menge des Blutes, das zum Kopf zieht und diesen überfüllt, wie wir das bei einem blutreichen jungen Mann gesehen haben. Dieser hat nach drei Tagen weder die Lider geschlossen noch auf heftiges Drohen die Augen bewegt noch geantwortet; am vierten Tag aber kam es zu einem weitgehenden Nasenbluten, und er wurde von allen Beschwerden befreit.

Die Lykanthropie wird wie bei Oribasius[12] und später bei Paulus von Aegina in der schon bekannten Form beschrieben[13]. An sie schließt sich die Abhandlung über den sogenannten Ephialtes (Inkubus) an, der nicht als Dämon, sondern „als Vorbote der Epilepsie, Manie oder Apoplexie" angesehen wird.

Die Ventrikel des Gehirns sind mit fetten, kalten Vapores gefüllt und verhindern die Spiritus, durch die Nerven zu gehen. Und so bewirken sie eine Reizungskrankheit, so daß eine vernünftige, sinngemäße Funktion nicht möglich ist. Und so bleiben sie (die Spiritus) in jeder Beziehung unbeweglich. Voran geht ein Erstickungszustand, Aphonie, Schwere und Bewegungslosigkeit. Wenn in dem harten Kampf das Pneuma wieder leichter und durcheinanderbewegt wird und wenn die Gänge sich öffnen, dann wachen die Kranken wieder auf[14].

Was die Epileptiker im Wachen durchmachen, geschieht beim Ephialtes im Schlaf. Diese pneumatische Erklärung der Vorgänge beim Ephialtes entspricht völlig den späteren in der Renaissance und im Barock, wo etwa die Hysterie, Epilepsie und andere geistige Störungen in der gleichen Weise gedeutet wurden. Zustände von Morosis-Schwachsinn treten verschiedentlich auf, vor allem bei Gedächtnisverlust, da hier die Ratio miteinbezogen ist. Dies trifft zu für Lethargus und somnolente Zustände. Wie Oribasius trennt Aetius Inflammatio des Gehirns ab von Erysipel und Phrenitis.

Alexander von Tralles[15] und Paulus von Aegina[16] bringen in der Nosologie der Geisteskrankheiten nichts Neues, so ausführlich wir auch bei Alexander von Tralles die Geisteskrankheiten beschrieben finden. Interessant ist, daß er innerhalb der Epilepsie eine Art differentialdiagnostischen Tests beschreibt[17]:

Wenn man einen Kranken mit einem mit Meerwasser befeuchteten Ziegenfell bedeckt, bekommt er sofort einen Anfall. Wäscht man seinen Kopf mit Bockshorn und bringt ihm das in die Nase, fällt er hin. Ein vor dem Feuer genäherter Gagathesstein[18], der in die Nase gesteckt wird, löst den Anfall aus . . . Mäßige Ingwermengen in die Nase gebracht, lösen den Anfall aus.

Phrenitis ist bei Paulus von Aegina eine Entzündung der Gehirnhäute und des Gehirns, während Alexander von Tralles weiter die humoralpathologische Auffassung vertritt. Wie Aretäus innerhalb der Formen der Manie, schildert Paulus bei der Melancholie eine Art besonderen religiösen Wahns:

Andere aber glauben von einer höheren Macht besessen zu sein, und prophezeien die Zukunft, nicht anders wie die Seher und Propheten, die die Griechen Entheazontes nennen[19].

Die Liebeskrankheit, Platons Mania, wird bei Paulus zu einer somatischen Hirnerkrankung, wie später die Erotomanie Esquirols.

Die Liebeskranken den Gehirnleidenden zuzuzählen ist nicht absurd, da es Phrontides sind. Die Phrontis ist ein Leiden der Seele, es zeigt sich als eine ermattete Bewegung des Verstandes[20].

Die Symptome sind hohle, tränenlose Augen ohne Lidschlag; die Kranken erscheinen voller Wollust, der Puls ist kaum fühlbar, springt aber indessen bei Wahrnehmung des geliebten Gegenstandes wieder hervor.

Paulus von Aegina ist der letzte bedeutende Kompilator der Nosologie der Geisteskrankheiten im byzantinischen Kulturkreis. Er wurde bereits zwei Jahrhunderte nach seinem Tode in der Frühzeit des Arabismus mit Galen und Hippokrates von *Honain Ibn Ishak* ins Arabische übersetzt.

Kurz erwähnt sei noch der psychopathologische Teil innerhalb des Lehrgedichtes des *Michael Psellos*[21]. Dieser um 1020 geborene Polyhistor, der unter Constantin Monimachus IX. und Constantin X. Dukas in einflußreicher Stellung lebte, dann aber bei Nikophoros Botoniates in Ungnade fiel und sich ins Klosterleben zurückzog, hat unter anderem 1373 iambische Verse über Krankheiten verfaßt. Er behandelt die Phrenitis, Lethargus, Katoche und Epilepsie in üblicher Weise, erklärt die beiden Schwindelarten (Skotos und Dine) als Pneumadrehung des Kopfes oder als Quetschungsfolge der vorderen Ventrikel, schildert sehr lebendig den Ephialtes, den er auch als Pnigalion bezeichnet; er ist Folge des apeptischen Magens, der den Dunst zum Kopf sendet. Das Krankheitsbild ist immer betäubender Art, tritt plötzlich, meist nachts, auf und beeinträchtigt durch die Unfähigkeit, zu sprechen oder sich zu bewegen, obzwar der Kranke beides auszuführen meint, täuscht eine schwere Last vor und verursacht Sinnestäuschungen. Die Lykanthropie bezeichnet er als Abart der Melancholie. Melancholische und manische Leiden behandelt er mehr in sympathetischen Formen als eine Wendung des Fiebers. Gedächtnisstörungen sind Folgen dyskrasischer Feuchte, während die Morosis, Karus und Hirnkälte verschlossene Ventrikel als Ursache zeigen.

Mit *Johannes Aktuarius* endet der Beitrag des byzantinischen Kulturkreises für unsere Thematik. Er überliefert die übliche, bisher bekannte Nosologie. Seine Psychologie ist für die Weiterentwicklung in der Scholastik von besonderer Bedeutung, so daß sie an entsprechender Stelle behandelt werden wird.

IV. Die Lokalisationslehren und deren Folgen

Die orientalische christliche Kirche und deren geistige Vertreter versuchten die Verknüpfung platonischer, neuplatonischer und aristotelischer Gedanken mit der christlichen Lehre durchzuführen. Einer dieser Vertreter des 4. Jahrhunderts war der Bischof *Synesius*. Für unsere Probleme bedeutungsvoller wurde aber Nemesius[1] von Emesa, Bischof in Phönizien, ein jüngerer Zeitgenosse des Synesius; auch seine Ausführungen stellen eine Mischung aristotelischen und platonischen Denkens dar. Gegner jeden Fatalismus', lehrte er die Präexistenz der Seele und die ewige Fortdauer der Welt. Von Wichtigkeit aber wird seine Schrift über die Natur des Menschen, weil er neben Platon den physiologischen Fragen Galens folgt. Er konstruiert den Menschen „von oben", nicht vom Leibe her, er verwirft den Mischungsgedanken von der Seele, aber auch den der Harmonie, ebenso den pythagoreischen von der Zahl, er verwirft den Fortpflanzungsgedanken der Seele im Sinne des Apollinaris, er stimmt Jamblichos bei, der die Menschenseele wenigstens von Mensch zu Mensch, nicht von Mensch zu Tier wandern lasse, und er wendet sich gegen die materiell vorgestellte Weltseele der Manichäer.

Zweifellos gab es, wie *W. W. Jäger* darlegt, zur Zeit des Kaisers Claudius eine platonisierende Mystik, zu der man *Porphyrius, Amelios* und den Philosophen Poseidonios rechnet. Die christliche Philosophie hatte es nicht leicht, sich von diesen Lehren abzusetzen. Nemesios benutzte gerade Galen als Bürgen gegen die Häresie, weil er in ihm den Platoniker wiedererkannte.

Wir befinden uns in einer Zeit, in der aus dem Orient trinitarische und christologische Formeln durch *Basilius* und *Gregor* vordringen. Stoisches Nachzüglergut vermischte sich mit der peripatetischen Logik, mit der Physik und Wissenschaftslehre zu neuplatonischen Mischsystemen. Nemesios war in diesen Lehren aufgewachsen. Die galenische Wissenschaftslehre, Apodeixis, die Nemesios gekannt hat, ist arabisch überliefert. Eine kleine Fragmentensammlung existiert, von *I. Müller* herausgegeben. Sie wurde neben der bekannten galenischen Konkordanzschrift, die sich auf sie vielfach bezieht, deshalb sehr geschätzt, weil sie, auf Erasistratos' Erfahrung fußend, die Stoiker abzudrängen vermochte, deren anatomische Kenntnisse zu gering waren. Im 5. Buch dieser Apodeixis behandelt Galen das Wahrnehmungsproblem ausführlich mit medizinischen Beispielen. Nemesios benutzt sie nebst einer Philosophiegeschichte *Pseudoplutarchs* und der Konkordanzschrift Galens.

Nemesios beginnt seinen Traktat mit einer neuplatonischen Stufenschau des Unbeseelten und Beseelten. Selbst der Stein habe seine Dignität, es ähnle nicht einer dem andern, wie man beim Magnetstein sehen könne. Der Mensch als animal rationale ist zugleich eine elementare Komposition, die wiederum der Excisio, Permutatio und dem Discursus sowie den Passiones ausgesetzt sei. Die Ausleerung erfolge durch manifeste Gänge, aber auch durch unsichtbare; den Ausscheidungen müßten entsprechende Zusetzungen zugesetzt werden, sonst löse sich das Leben auf. Trocknes, Feuchtes und Spiritus garantierten die Nahrung, die im Sinne der Ähnlichkeit erfolge, während die Behandlung durch Gegensätzliches vor sich gehe.

Im Vergleich zur groben Verfassung anderer Lebewesen sei der Mensch aber von empfindsam-gesteigerter Vielseitigkeit. Dies erfordere die Benutzung von

Ärzten, die die Temperamente wiederherstellen; indessen sei das Vorrecht des Menschen „in paenitendo venia". Er allein widerstreite mit dem Verstand den Leidenschaften. Diesen Ausführungen folgen zoologische Vergleichsbeispiele.

Das folgende Kapitel gibt eine geschichtliche Übersicht über die Theorien von der Seele; es beginnt bei Demokrit und endet bei Galen und Hippokrates. Hier beschäftigt ihn die Krasenlehre. Sie dürfe nicht verallgemeinert werden. Galen rede von 9 Krasen, und diese eigneten auch Unbeseeltem. Eine Identifizierung der Seele mit der Krasis bedeute dann deren Veränderlichkeit und Wandelbarkeit. Krasis vermöge nicht den körperlichen Begehrungen zu widerstehen, wohl aber vermöge die Seele dies. Krasis, so schließt er, ist weder Qualitas noch Seele. Sie erscheine trennbar, und gerade die Ärzte veränderten therapeutisch die Krasis. Die Seele aber sei intelligibel. Das gleiche gelte von der Säfteharmonie; auch sie sei nicht Seele. Eukrasie sei nicht Seele. Indessen gingen Schlechtigkeiten und Tugenden aus der Krasis hervor. Dennoch: Krasis ist etwas, Seele etwas anderes. Der Körper als Instrument der Seele wird von dieser informiert. Das ist das Leben. Es ist Seele und Körper eingeboren. Hier polemisiert er auch gegen Aristoteles. Nemesios' eigenes Ergebnis ist: Seele ist körperlose Substanz. Wie aber, so erörtert das 3. Kapitel, ist sie mit dem Körper geeint?

Die Problematik ist: Wie bleibt der mit der Seele geeinte Körper dennoch Körper, wie eint sich die körperlose Substanz und Seele an sich mit dem Körper, und wie behält der Seelenteil eigene Wesenheit, die unvermischt und ewig ist? Bei der Weinmischung wird beides verändert. Daher glaube Plato nicht, daß das Lebewesen aus Körper und Seele bestehe, vielmehr sei ein instrumentales Verhältnis vorliegend, das sich vorzustellen auch seine Schwierigkeiten habe, da ja auch Kleidung und Bekleidetes nicht eines seien. *Ammonios* habe eine Lösung versucht. Bei Körperlichem sei es einfach, da sich Elemente in Composita wandelten, wie Speisen in Blut, Blut in Fleisch usw. Bei den Intelligibilia vollziehe sich die Einung ohne Änderung. Intelligibles verliert sein Wesen nicht, besteht entweder integer oder gar nicht, wird auch nicht zur Nichtexistenz, andernfalls wäre es nicht ewig. Das existierend Körperlose ändert zwar, kann aber nicht verändert werden. Hier wird das Beispiel von der Sonne gebracht, aber zugleich wieder zurückgenommen, da die Seele nicht lokal sei, sondern überall im Körper. Die Seele eint sich dem Körper, bleibt in dessen Besitz, ohne selbst Körper zu sein. Ihre Erscheinung ist also wie die Gottes eine Koexistenz. Das eben begriffen die Heiden nicht.

Im 4. Kapitel wird vermittels der hippokratischen und aristotelischen Lehre die Auffassung von Elementen, Humores, Solida und Spiritus entwickelt; Nemesios bedient sich der Homoiomerienlehre des Körperaufbaus. Sie braucht hier nicht wiederholt zu werden. Das gleiche gilt für die Elementenlehre. Hier betont er die gegenseitige Umwandlungsmöglichkeit. Gegen die Unitarier setzt er Hippokrates. Dann folgt die Beschreibung der Seelenkräfte; sie beginnt mit dem phantastischen Vermögen:

das Phantasievermögen ist irrational und betätigt sich vermittels der Sinne. Das Phantaston ist etwas Bildhaftes, das der Phantasie unterliegt, wie Empfindung und Empfindungshaftes. Die Phantasie selbst ist Einbildungskraft (Imaginatio) als ein irrationales Affiziertwerden infolge eines Bildhaften.

Das Phantasma ist ein gehaltloses Affiziertsein innerhalb des irrationalen Seelenbereichs ohne Bildhaftigkeit.

Hier folgt Nemesios den Stoikern und erklärt, daß bei diesen betont wird, das Phantasma komme besonders bei Manie und Melancholie vor. Indessen sei der Unterschied zwischen diesen Begriffen nominalistisch. Wichtiger aber seien die organischen Werkzeuge: die vorderen Hirnhöhlen und die animalen Spiritus, die in ihnen befindlich seien, ferner die Nerven, die den Spiritus abträufeln lassen (rorantes), sowie die Zusammensetzung der Sinne. Deren gebe es fünf, die Empfindungsfähigkeit sei aber eine, sie ermögliche durch die Sinne die Kenntnis der passiones in ihnen; das Tasten sei erdhaft, das Sehen lufthaft, der Geschmack sei feucht und von schwammiger Grundlage, und so gebe es also eine Sinnesspezifizität. Eigentlich gebe es 4 Sinne; Vapor und Geruch lägen zwischen Luft und Wasser, wie man beim Schnupfen sehen könne, und darum sei der fünfte Sinn, der Geruch, nötig. In jedem Falle aber sei die Wahrnehmung kein Ausdruck der Veränderung, sondern deren Erkenntnis:

Die Sensibilia ändern sich, Erkennen aber leistet infolge der Veränderung die sensibilitas.

Diese ist ein animales Vermögen, und der Sensus ist ein Werkzeug zur Aufnahme der Sensibilia.

Im Sinne Platons seien seelisches Vermögen und körperliches Instrument stets aufnahmebereit für die Phantasie.

Die Sehtheorien werden historisch behandelt. *Hipparchs* Augenstrahlen als greifende Hände machten der Staubtheorie der Geometer Platz. Epikur habe die Eidolatheorie aufgestellt, Aristoteles habe die Qualität der Luftmischung in der Umgebung des Objekts genannt, Platon habe eine koexistente homoiopathische Theorie des Lichts gelehrt, und Galen sei ihm gefolgt. Hier habe besonders die Frage des Größe-Sehens gelehrt, daß man mit der Spirituslehre nicht weiterkomme. Vielmehr sei klar, daß die Luft selbst zu einem zeitlich wirkenden Instrument werde, daß ferner körperlich der Nervus opticus existiere, der von der Luft affiziert werde. Der Sonnenglanz gelangt zu dem Nerv als ein pneumatisches Wesen. So vollzieht sich eine Veränderung beim Einfall in den Körper. Die Luft ist für das Auge Organ, wie der Nerv es für das Hirn ist. Es besteht also ein Verhältnis Hirn zu Nerv, wie Auge zu Luft, und dieses wird vom Sonnenglanz beseelt. Sie assimiliert sich den nahen Körper und nimmt jeweils Farben auf. Gewisse Gegenstandsgrößen erfassen wir unmittelbar, größere nur vermittels des Gedächtnisses und Intellekts. Das gleiche gelte für Zahlen über 4 hinaus. Zur richtigen Sicht bedarf es also ungeschädigter Wahrnehmung, mittlerer Bewegung, des Abstands und reiner, klarer, heller Luft.

Wenn sich lokalistisch die Wahrnehmungen in den vorderen Hirnventrikeln befinden, so fragt es sich, wie kann dann die Berührung am ganzen Körper zustandekommen? Klar ist freilich, daß auch Nerven vom Hirn kommen, um sich überallhin zu verzweigen, so daß dem Einzelglied das Tasten gelingt.

Die Tatsache aber, daß bei einer Dornverletzung am Fuß sogleich das Haupthaar sich starr aufrichtet, ließ einige zur Erkenntnis kommen, unser Affiziertsein oder dessen Wahrnehmung werde zum Hirn gesandt und dies selbst empfinde. Wäre es so, dann könnte aber nie das betroffene Glied schmerzen, sondern nur das Hirn. Also sei es besser, zu sagen, der Nerv ist das Hirn. Ein gewisser Teil des Hirns liegt eben im ganzen Körper und besitzt Pneuma wie das feurige Eisen. Wo also ein empfindender Nerv ist, da besteht Empfindlichkeit und macht empfindlich. Das Hirn ist als organische Verdichtung eine Alarmmöglichkeit der Passio. In ähnlicher Weise werden die übrigen Sinne abgehandelt. Im Kapitel 12 kommt er auf das phantastische Vermögen zurück. Hier geht es ihm um den Bereich der Erkenntnisfähigkeit: sie reicht von der Unterscheidungsfähigkeit über Lust und Unlust bis zur Kenntnis des Existierenden, dann aber auch bis zu Gerechtigkeit, Wissen, Grammatik, Artes, Architektonik, Raterteilung, Vorsehen, Zukunftserschließung im Traum. Der Sitz liegt in der mittleren Höhle einschließlich des Vorhandenseins der Spiritus animales. Kapitel 13 erörtert das Gedächtnis als Ablagerung der Phantasie mit Sitz in der hinteren Hirnhöhle. Hier bezieht er sich ausdrücklich auf Platon: Conservatio sensibilitatis notitiae. Wahrnehmbares wird sinnlich erfaßt, Intelligibles mit dem Intellekt. Die wahrgenommenen Figuren werden als erkannte im Gedächtnis bewahrt.

Er weist aber auf die feinen platonischen Unterschiede hin, die besagen, daß die Aufnahme des Intelligiblen nicht aus vorangegangener Phantasie heraus erfolge, sondern aus einem natürlichen ingenium und „ex disciplina". Die weitere Kompliziertheit bestehe darin, daß zwar Tatsachen und Vorübergehendes erinnert werden, nicht aber Abwesendes durch Abwesendes. Vielmehr gebe es noch die Wiedererinnerung des Vergessenen, das sich zwischen die Erinnerungen stelle, so daß eine Wiederbeschaffung zerstörten Gedächtnisses vor sich gehe. Der Gedächtnisausfall könne dauernd und quantitativ sein. Es gebe auch ein Vergessen nicht nur des durch Sinne und Denken Erfaßten, sondern des durch natürlichen Geist Hinzugefundenen. Dieses betreffe das in allem fest Enthaltene, z. B. Gott, kurzum das, was Platon Idee genannt habe. Auf die lokalistische Ventrikellehre zurückkommend will er nun diese im Beweis festigen, indem er von einer Demonstration naturwissenschaftlicher Art ausgeht. Er tut dies in echt galenischer Gefolgschaft: Sind die vorderen Höhlen verletzt, so werden die Sinne behindert, Erkennen bleibt unverletzt. Leidet die Mitte, so wird die ratio betroffen, die Sinne bleiben integer; sind Vorder- und Mittelhöhle verletzt, so fehlen Verstand und Sinne; leidet das Gedächtnis, dann auch Sinne und Verstand. Leidet mit dem Vorderteil auch die Mitte mit hinterem Teil, so sind Verstand, Wahrnehmung und Gedächtnis zerstört; bei Verletzung des Ganzen geht das Lebewesen zugrunde. Modellbeispiel wird die Phrenitis.

Nemesios erzählt uns abermals die Geschichte des Wollarbeiters, der bei unbeeinträchtigten Sinnen einen geschwächten Verstand hatte. Andere Phrenitiker zeigen unbegründete Phantasie und glauben zu sehen, was sie nicht sehen können, sehen andere Dinge, worüber sie im Verstand nachdenken. Hier sind die vorderen, nicht die mittlere Höhle zerstört.

Im folgenden Kapitel „De occulta et manifesta occasione" beschreibt er gewissermaßen das „Zeug" des Redens.

Die von ihm aufgezählte stoische Seelenvermögensordnung Zenons und Panaitios' vergleicht er mit der aristotelischen in der Physik und Ethik. In jener gibt es das Nascible, Sensible, Ortsbewegung, das Appetible, Dinoscible; das Nascible wird mit dem Nutritiven als Sexus gefaßt. In dieser erscheint die Teilung in Rationales und Irrationales, also in Vernunft Gehorchendes und Nicht-Gehorchendes. Hier ist der Bereich der Passio und der Begehrlichkeit. Appetitus ist zugleich Bewegung, vor allem Bewegungsanfang, denn appetente Lebewesen bewegen sich nach Belieben. Der gehorchende Teil wird in einen verlangenden und zornmütigen geteilt. Jener gehört der weichen Leber an, dieser ist Instrument in Form des harten Herzens. Es handelt sich um vitale constitutive Passiones, ohne die der Mensch nicht lebensfähig ist. Und so ist das Wort Passio doppeldeutig (aequivoce): als Krankheit wird es benutzt wie Geschwür, als animale Erscheinung ist es Verlangen, Zorn, Lust, Unlust. Auch diese ist nicht ohne weiteres pathologisch, sonst müßte jeder Betroffene Schmerz haben. Das Unempfindliche ist auch ein Affiziertsein, schmerzt aber nicht. Passio ist also nicht Dolor, sondern sensibilitas passionis.

Die endgültige Definition der Passio lautet dann:

Passio ist eine irrationale Seelenbewegung zwecks Aufnahme des Guten und Schlechten ... Passio ist Bewegung aus etwas zu etwas. Verwirklichung ist verwirklichende Bewegung.

Das „Activum" heißt soviel wie selbstbewegend. Hierher gehört der Zorn als zornmütige Verwirklichungsbewegung; als solcher ist er natürlich. Eine Bewegung kann Actus sein, so der Herzpuls, aber die Herzsprünge (Extrasystolen) sind gegen die Natur, also passio. So kann also etwas zugleich Actio und Passio sein. Kleinere, nicht bemerkbare Bewegungen sind keine passiones. Unter den Begehrlichkeiten gibt es Freude und Schmerz (Afflictio); sie können gut, schlecht, gegenwärtig, zukünftig sein. Zu erwartetem Gut gehören Begehren schlechthin und Freude. Zu erwartetem Schlechtem gehören Furcht und Trauer (Afflictio). So ergeben sich also die Formen: Desiderium, Delectatio, Timor, Angustia. Eine schlechte Passio kann angeboren sein; dies zeigt sich bei der Erziehung in Disziplinlosigkeit und durch schlechte Gewohnheit. So entsteht von Kindheit an eine Unmäßigkeit; hinzu kommen Urteilsschwächen für Gut und Böse. Somatisch gesehen, sind die Zornmütigen schwarzgallig, warm, feucht. Ihre pathologischen Formen sind sowohl psychisch wie somatisch heilbar. Die Afflictio wird eingeteilt in Neid (Mißgunst), Mitleid, stummes Klagen (Achos) und dessen Steigerung (Achthos). Jede Afflictio ist ein „malum in sua natura". Zorn kann mit Begehrlichkeit zu drei Formen gelangen: Furor und permanenter Zorn (Menis), verdrängter Zorn (ira reposita), Kotos genannt. Beim permanenten Zorn ist Gedächtnis tätig. Die Furcht (Angst) zeigt 6 Arten: pigritia, verecundia, turpitudo, stupor, obumbrantia, fatigatio. Verecundia ist eine Furcht in Erwartung des Tadels. Verecundia unterscheidet sich von Turpitudo insofern, als der Turpis für seine Tat außer Fassung gerät, der Verecundus aber fürchtet die Infamie. Dies werde gelegentlich verwechselt.

Nemesios fügt diesen Zustandsschilderungen somatische Begleiterscheinungen seitens Herz und Magenmund hinzu.

Man kann auch die Vermögen der Seele einteilen in freiwillige animale, in unfreiwillige naturale und vitale. Zu jenen gehören beliebige Bewegung und Empfindlichkeit; diese sind nicht in uns, geschehen vielmehr im ernährenden, wachsenden und zeugenden Sinne. Als vitale Erscheinungen sind sie getrieben (pulsativae). Das Prinzip ist das Hirn, Werkzeug sind die Nerven, die vom Hirn ausgehen mit ihren Verknüpfungen zu den Muskeln. Diese wieder bestehen aus Fleisch und nervigen Saiten mit Häuten für die Nerven. Daher nehmen einige Empfindsamkeit an. Die Chorda (Tenon) besteht aus einer Ligatur und feinen Nerven. Immerhin unterscheidet sich Tenon vom Nerven. Sehne ist härter als der runde, weiche Nerv, der vom Hirn ausgeht; die Sehne geht vom Knochen aus, ist weniger empfindlich und breit. Alles, was aber mit Muskeln und Nerven bewegt wird, geschieht seelisch willentlich. Selbst die Schlackenbeförderung nach außen können wir eine Zeitlang willentlich unterdrücken. Sensible weichere Nerven gehen vom mittleren und den vorderen Höhlen, härtere bewegliche vom hinteren Ventrikel und Rückenmark aus.

Der Actus ist willentlich, es gibt aber Theoretiker, die auch Unwillkürliches als Akt bezeichnen. Im ganzen wird als Actus die Verstandesoperation bezeichnet (Lob, Tadel in Lust und Unlust, dauernd und zeitweilig, verzeihlich, bessernswert und quälend). Willensindizien sind Operationen, die dem Handelnden gefallen. Das Unwillkürliche vollzieht sich gewaltsam oder unwissend.

Bei gewaltsam von außen bestimmten Handlungen kann allerdings auch Willen beteiligt sein. Unwillkürlich ist die Handlung dann zu nennen, wenn sie ohne Hinzutun eigenen Gefallens seitens dessen geschieht, dem die Gewalt zustößt. So kann auch Gefährliches oder Schlechtes zu gutem Zweck geschehen; Zenon biß sich lieber die Zunge ab und spie sie dem Tyrannen vor die Füße, um kein Geheimnis auszuplaudern; *Anaxarchos,* der Philosoph, ließ sich zur Verhinderung der Denunziationsbeteiligung vom Tyrannen untertauchen. Bei solchen Handlungen wird eine Vorwahl getroffen. Erregung der Sexuallust kann daher auch nicht als unwillkürlich gelten, da die veranlassende Erregung oft nicht unfreiwillig ist. Unfreiwilligkeit bedeutet also im ganzen gesehen Unlust. Das Trunkenheitsbeispiel entspricht der Forderung der Nikomachischen Ethik: der erste Schritt konnte verhindert werden.

Die Macht der Sexuallust wird anatomisch-physiologisch gedeutet; die Weichheit des Organmaterials (Testikel) und dessen Gewundenheit der Wege bedingt raschere Wollust zur Spermaausschüttung. Und so ist ein Teil des Generationsvorgangs in der Tat der Vernunft nicht unterworfen, wie die Pollutionen lehren. Der Vorgang selbst wird humoral-vasculär erklärt.

Die Ventrikellokalisation des Nemesios zeitigt eine lange Überlieferung. Aus *W. Sudhoffs*[2] Darstellung ergibt sich, daß die Einteilung Phantasie (Imaginatio, Sensus) vorn, Verstand Mitte, Gedächtnis hinten, von folgenden Autoren beibehalten ist: dem Arzte Posidonius[3], von dem Nemesios abhängt, von *Johannes Damascenus*[4], von dem arabischen Mittler *Quosta Ben Luca*[5], von den Lauteren Brüdern[6], von *Avicenna, Constantinus Africanus, Averroes, Wilhelm v. Conches,* einigen Salernitanern, den Hochscholastikern *Albertus* und *Thomas* sowie den mittelalterlichen Chirurgen von Heinrich *v. Mondeville* bis *Guy de Chauliac.* Eine Ausnahme bildet die Lehre Augustins[7]. Sie muß daher kurz gesondert behandelt werden. Bekanntlich besaß er keine griechischen Kenntnisse; Platoniker hat er wohl über *Marius Victorinus*[8] lateinisch kennengelernt; vom heidnischen Porphyrius rückte er ab. Die Verbindung zu *Origines* war dichter. Damit wäre aber auch eine stärkere Anlehnung an Galen gegeben. Dieser hatte bekanntlich gesagt, daß die Höhle des Kleinhirns nicht doppelt angelegt sein könne, da aus ihr nur *ein* Rückenmark hervorgehe. Das Rückenmark[9] war für ihn der Übermittler der Empfindung, vor allem aber der Bewegung des Körpers. Diese Vorbemerkung ist nötig, weil ohne sie die folgenden Ausführungen Augustins in „De genesi ad litteram" nicht verständlich werden. Dort heißt es[10]:

Und da ja die körperliche Bewegung, die der Wahrnehmung folgt, ohne zeitliches Intervall nichts ist, die Verwirklichung zeitlicher Intervalle durch freiwillige Bewegung aber nur mit Hilfe des Gedächtnisses möglich ist, so lassen sich gleichsam drei Ventrikel des Hirns aufzeigen: einer vorn dem Gesicht zu, von dem die Wahrnehmung ausgeht, einer hinten zum Nacken hin, von dem alle Bewegung ausgeht, ein dritter zwischen beiden, in dem das Gedächtnis seine Kraft ausübt.

Dieser Stelle entspricht ein späterer, früher *Hugo von St. Victor,* jetzt *Alcher von Clairvaux* zugeschriebener Text, der zugleich auch Gedanken des Nemesios enthält, die wiederum im 12. Jahrhundert durch die Übersetzung des *Alfanus von Salerno* bekannt war. Auch in diesem Text ist die Rede von Bewegung und deren Sitz im hinteren Ventrikel. Dann aber lautet die Fortsetzung des Textes:

... Im ersten Hirnteil wird das Seelenvermögen phantastisch genannt, d. h. mit Einbildungskraft versehen (imaginaria), weil darin die Ähnlichkeiten und Bilder körperlicher Dinge enthalten sind, daher der Name Phantasticum genommen ist. Im mittleren Hirnteil wird es verstandesartig genannt (rationalis), weil die Seele dort untersucht und urteilt, was ihr von der Vorstellung geliefert wird. Im letzten Hirnteil heißt es Gedächtnis (memorialis), weil dort die Seele dem Gedächtnis übereignet, was mit dem Verstand beurteilt wurde.

Jos. Leyacker macht zu Recht darauf aufmerksam, daß es sich um eine aus beiden Autoren zusammengestückelte Formulierung handelt. Sie sei innerhalb der Mystikerkreise des 12. Jahrhunderts ein Beleg für die waltende neuplatonische Lehre. Bedeutsamer aber als diese Abweichung der Auffassung durch Einführung des Motus wird Augustins Auffassung über das Gedächtnis. In den Confessiones (X, 8) heißt es:

... und gelange in die Gefilde und weiten Gebiete des Gedächtnisses, wo die Schätze unzähliger Bilder jeglicher Empfindung eingefahren liegen. Dort ist untergebracht, was wir auch denken, im Auf und Ab, im Wechsel dessen, was die Sinne trifft; und alles andere Übergebene und Lagernde, sofern das Vergessen es noch nicht verschlungen und begraben hat. Dort fordere ich in meiner Existenz auf, daß das, was ich will, hervortrete und sogleich nützlich bereit sei; manches wird länger gesucht und bricht gleichsam aus gewissen tieferen Behältern vor; anderes wieder erscheint gruppenweise (catervatim) und springt, während anderes gesucht und befragt wird, in die Mitte, als wolle es sagen: sind wir nicht etwa da? Und ich verscheuche sie mit der Hand des Herzens vom Gesichtsfeld meiner Wiedererinnerung, bis sich entwölkt, was ich will, und aus den Abgründen ins Betrachtungsfeld heraufkommt. Anderes wird herbeigeschafft in ungestörter Folge, wie man es will, und Vorangehendes weicht dem Folgenden, und im Weichen bewahrt es sich, um je nach Wunsch zu erscheinen. Das alles geschieht, wenn ich etwas wiedererzähle. Da ist alles unterschieden und gattungsweise aufgehoben, was jeweils seinen Eingang fand, wie Licht und alle Farben und körperlichen Formen durch die Augenbewegungen, durch die Ohrenwege alle Arten von Klängen, alle Gerüche durch die Nasenwege, alle Arten von Geschmack durch den Weg des Mundes; von der Empfindung des gesamten Leibes, was hart, weich, warm und kalt, lind und rauh, schwer und leicht, innen und außen ist. Das alles bearbeitet und behält je nach Bedarf der stolze Raum des Gedächtnisses, und ich weiß nicht, welcher seiner geheimen und unaussprechlichen Schlupfwinkel, soweit es von außen eindringt, zu ihm oder in ihm ruht. Aber dennoch tritt es nicht selbst ein, vielmehr stehen die Bilder der Wahrnehmungen dem sich wiedererinnernden Denken zur Verfügung. Wer mag sagen, wie sie gebildet sind, wie sie erscheinen, welchem Sinn sie geraubt wurden und immer verarbeitet werden? Denn selbst im Dunkeln und in Ruhe hole ich aus dem Gedächtnis, wenn ich will, Farben, unterscheide weiß und schwarz und andere Farben nach Belieben; und keine Töne kommen dazwischen und stören, was ich mit Augen betrachte, mögen sie auch dasein und abgesondert verborgen liegen. Auch sie fordere ich nach Belieben, und schon sind sie da. Und mit stummer Zunge und Kehle singe ich nach Belieben, und auch hier schieben sich keine Farbbilder dazwischen, obschon auch sie nicht minder da sind, und unterbrechen nicht, wenn ein anderer Schatz aufbewahrt wird, der von den Ohren einfließt.

Die Schilderung des Geruchs folgt analog und dabei die Bemerkung, alles auf der Welt sei verfügbar, sofern es nicht vergessen werde.

. . . und ich begegne mir selbst, wiederhole materiell, zeitlich und örtlich meine Handlungen, auch in welcher Weise ich während der Handlungen gestimmt war. Ich erinnere mich an alles Erfahrene und Geglaubte.

Magna ista vis est memoriae, magna nimis, Deus meus, penetrale amplum et infinitum.

Wer gelangte an deren Grund? Es ist eine Seelenkraft, und sie gelangt zu meiner Natur, und ich begreife selbst nicht, was ich bin.

Aber das ist noch nicht alles, was meine ungeheure Gedächtnismacht leistet. Dort ist auch alles, was an erfaßten edlen Lehren noch nicht entschwand, an einem inneren Ort verdrängt (remota), nicht örtlich und nicht deren Bilder, sondern die Dinge selbst betreibe ich (geistige Dinge, tamquam in cellis).

Hier werden Abstracta behalten, Stimmungen erinnert, jeweils entweder distanzierend von der damals erlebten Stimmung oder sogar in entgegengesetzter Stimmung reproduziert.

Das Gedächtnis ist wie ein Bauch der Seele, Freude und Trauer sind die Speise, sie kann süß oder bitter sein, aber vielleicht ist es überhaupt lächerlich, solche Ähnlichkeiten zu konstruieren. Und nun folgen die „perturbationes animae", aufgebaut auf Begehrlichkeit, Freude, Angst und Trauer. Er fragt, ob es vielleicht, wie im Leib, so etwas wie ein Ruminieren des Gedächtnisses gebe. Von Vielem ist das Bild im Gedächtnis, nicht aber von den Zahlen, denn diese sind selbst darin. Das Vergessen ist die Privation des Gedächtnisses.

A. Dempf macht darauf aufmerksam, es sei für Augustin typisch, daß er für seine passivistische Erkenntnismetaphysik gerade das Gedächtnis als Seinsgrundlage der Seele gewählt habe. Anderseits bestehe die Macht der willentlichen Aufmerksamkeit, die die geistige Kombinationsfähigkeit in Gang bringe. Noch wichtiger wird eine Stelle aus „De quantitate animae" (388). Hier macht Augustin die Entdeckung der quantitas virtutis, also der seelischen Intensität. Ferner hat er neben einer Unsumme feinster Beobachtungen der Phänomene zweifellos die Bewußtseinsenge der wachen Seele festgestellt, aus der auf das Unterbewußte geschlossen werden kann. Gerade die Lehre vom Gedächtnis ist dazu angetan, die Tiefe der Seele nach unten auszuloten. Diese Sicht hatte er noch nicht zur Zeit etwa von „De beata vita"; hier ist er Ideenplatoniker. Gerade der spätere Neuplatonismus vermittelte die tiefenpsychologische Steigerung. Das Erkennen ist ein Aufstöbern Gottes im Gedächtnis.

Im Gottesstaat[11] werden die Passiones (Pathe), wie Furcht, Begehren, Schmerz und Freude, als Ausdruck menschlicher Schwäche angesehen; wir müssen sie empfinden, wie auch Jesus sie empfand, sonst wäre er abnorm gewesen. Die radikalen Stoiker hätten nicht recht gehabt. *Gellius* sei einmal mit einem Stoiker zur See gefahren, der seekrank geworden sei. Die Verspottung, die stattgehabt habe, sei nicht gerecht; auch der Weise vermöge der Phantasia nicht grundsätzlich zu widerstehen; das hänge von der Situation ab. Ciceros Invektiven gegen Platon seien Nominalismus. Vergil habe gesagt: Mens immota manet, lacrimae volvuntur inanes. Und so schließt er sich den feinen Unterscheidungen des Aristoteles an: nicht, daß man zürne oder traurig sei, sei wichtig, sondern warum, wann und zu welchem Ende. Schließlich konnte der Christ Augustin auch die Misericordia nicht entbehren, sie sei nicht abzulehnen, da echte Compassio den Menschen hilfsbereit mache.

MITTELALTER

I. Zwischen Arabismus und Scholastik

Unter den Arabern hat *Avicenna*[1] (980—1038) über die Seele geschrieben. Es handelt sich um einen Traktat in Form eines Kompendiums, das in Venedig 1546 in lateinischer Übersetzung von *Andreas Alpajus* vorlag. Darin werden die Seelenkräfte als notwendig angenommen. Ihre Eigentümlichkeit besteht in Bewegung und Empfindung. Ebenso nimmt er Wahrnehmungskräfte an. Aus der allgemeinen Bewegungslehre läßt er die Seele hervorgehen. Die Wahrnehmung kann ebenfalls von den Seelenkräften nicht getrennt werden. Nach diesem ersten Abschnitt, der die Seele existent macht, folgt die Einteilungsfrage der Seelenkräfte. Er kennt drei Klassen, die Pflanzenkraft, die animale und die rationale. Jeder Naturkörper hat Stoff und Form; Körper unterscheiden sich nicht durch Stoff, sondern durch Form. Jener verleiht dem Naturkörper potentiell die Eigentümlichkeiten. Auch der Begriff Mensch ist nicht aktuell, sondern potentiell bestimmt durch die 4 Elemente. In aristotelischer Denkart ist ihm Seele als Form Entelechie im Körper. Es gibt deren zwei; die eine ist Prinzip der Handlungen und Wirkungen, die andere ist Wesen der Handlungen und Wirkungen selbst. So gibt es also Prinzip und Handlungs-Wirkung. Die Seele als erste Entelechie ist Prinzip, nicht Resultat eines solchen. Es gibt Entelechien des Körpers und solche körperloser Substanzen. Unter Körpern gibt es natürliche und künstliche. Natürliche Körper verrichten ihre Handlungen teilweise vermittels Organen, teilweise nicht. Die Seele ist die erste Entelechie eines natürlichen organischen Körpers. Man kann hinzufügen, eines natürlichen Körpers, der der Möglichkeit nach Leben hat, d. h. Seele ist Quelle der Handlungen potentiell lebender Wesen.

Avicennas weitere Ausführungen finden sich im Buch VI der Naturalia. Hier ist eine vollständige Psychologie gegeben. Sie wurde vom hl. Thomas und dem hl. Albertus genannt, aber dann vergessen. *Martin Winter* stellt fest, daß es zwei Ausgaben gibt: eine Inkunabel aus Pavia 1492 und eine Ausgabe aus Venedig 1588 von *Locatellus Bergomiensis* in Mittellatein. Das alchimistische Buch über die Seele (Basel 1572), verwendet im Speculum des *Vinzenz von Beauvais,* wird Avicenna nicht zugeschrieben. Albertus bezieht sich viel auf das Buch VI (Band 35 der Pariser Ausgabe).

Dieses Buch VI (Gumla) behandelt Naturalia, also wie bei Aristoteles die Lehre von den Naturerscheinungen und von der Natur der Dinge, bedeutet also eine Spekulation auf Grund von Beobachtungen in 5 Teilen und 33 Kapiteln.

Es beginnt mit der Darlegung der Seele und ihrer Kräfte, handelt dann von der vegetativen Seele und äußeren Wahrnehmung der animalen Seele, von der Gesichtswahrnehmung, dem inneren Sinn und den Affekten. Hauptvorzug der menschlichen Seele ist der Intellekt. Seele hat zweifellos Substanz. Das trifft nicht für die vegetative wie animale Seele zu, aber auch sie hängt nicht als ein Accidens an einem Substrat, sondern konstituiert das ihr eigentümliche Substrat und gibt ihm als solchem das Sein der Wirklichkeit. Die Seele ist das, was den Leib in seiner Fortdauer erhält, und die Komplexion hört mit dem Tod auf. Die Lebewesen haben auch nicht zwei Seelen; das Animale kommt nicht zu einem vorher schon konstituierten vegetativen Substrat hinzu. Die vegetative Seele überhaupt ist ohne Intellekt undenkbar, sie ist eine allgemeine Kraft und so nur eine unter den die zweite Verwirklichung begründenden Kräften der animalen Seele. Selbst die Rückwirkungen, die seelische Erregungen wie Haß und Liebe, aber auch vernünftige Freude und Schmerz auf die Körperkomplexion haben, so daß es zur Stärkung, Schwächung, selbst zum Tod kommt, beweisen die sensitiven und vegetativen Kräfte einer einzigen Seele.

Die Systematik ist folgende: Die vegetative Seele hat drei Kräfte, die ernährende, wachsende, zeugende. Die animale Seele ist die vitale sensible, Bewegung erfassende Kraft. Die Bewegung selbst ist antreibend und ausführend, auch appetitiv, zwei weitere Teile sind concupiscibel und irascibel. Die erfassende (apprehensive) Kraft besteht aus den fünf Sinnen und dem inneren Sinn. Dieser selbst ist wieder fünfgeteilt: in die Phantasia (sensus communis), der vorderen Hirnhöhle angehörig; hier werden alle Formen aufgenommen, die von den äußeren Sinnen zugeleitet und dem inneren Sinn wiedergegeben werden; in die Imaginatio als formende Kraft im äußeren Teil der vorderen Höhle, die Eindrücke festhält; in die Vis imaginativa als Vorstellungsvermögen, auch vis cognitiva genannt, als Denkvermögen mit Sitz im mittleren Ventrikel, wo der Wurm sich findet; sie verbindet etwas von dem, was in der Imaginatio ist, mit anderem; in die Vis aestimativa als Beurteilungsvermögen mit Sitz zuhinterst im mittleren Ventrikel; sie umfaßt die nicht mit den Sinnen wahrgenommenen begrifflichen Vorstellungen (intentiones) und hält sie fest im Sinne der Recordatio.

Die menschliche Seele als rationale besitzt einen Intellekt als vis activa, als virtus agendi im Sinne der praktischen Vernunft als bewegendes Prinzip für die Handlungen sowie einen contemplativen Intellekt als theoretische Vernunft im Sinne des Erfassens der Intelligibilia. Beide Intellektformen besitzen Potenz und Akt. Die Potenz hat drei Möglichkeiten: den intellectus materialis= potentia absoluta materialis= Urmaterie, den intellectus potentialis (facilis et possibilis) = zuständlicher Intellekt (potentia perfecta) und den intellectus accommodatus (perfectio adepta) als eingegossenen Intellekt. Dieser steht mit dem Intellectus agens in Verbindung.

Das Ganze bildet eine Stufenleiter, wobei die niederen Kräfte den oberen dienen, so daß hinter dem Intellectus accommodatus dann zuletzt die untersten Qualitäten stehen, das Trockne und Feuchte.

In der Metaphysik Abt. VI Kap. 5 befaßt er sich mit der Einteilung der Handlungen. Die aristotelische Zweiteilung von αὐτόματον und ἀπὸ τύχης aufnehmend, stellt er zunächst fest:

Jede Ursache hat ein Prinzip,

Jedes Ding hat Materie und Form,

Jede Bewegung hat letztes Ziel.

Es gibt Weltvorgänge zweckloser und zufälliger Art.

Es gibt Vorgänge wie die des himmlischen Körpers: der Kreis kennt keinen Endzweck, ebenso Entstehen und Vergehen.

Das letzte Ziel ist gewissermaßen eine Idealannahme, da man es praktisch nie findet.

Avicenna will zunächst Verständnis erzeugen für die zwecklose Handlung. Jede auf Grund freien Willens erfolgende Handlung hat: ein Principium proximum und remotum. Das Proximum ist die gleich bewegende Kraft in den Muskeln. Dieser

Ursache nahestehend ist der Ausführungsentschluß. Das Remotum ist eine Vorstellung der Phantasia und der Cogitativa als einer ratio partialis.

Bildet sich in der Phantasia und Cogitativa unter Vernunfteinfluß eine Erkenntnisform ab, dann regt die begehrende Kraft die Impulse der Glieder zur Ausführung an. Der Handlung dient also die bewegende Kraft in den Gliedern. Hier ist dann das Endziel, da dort die Bewegung endet. Manchmal ist sie ein anderes Ding; es verhält sich aber so, daß man nur durch die Bewegung zu ihm gelangt, d. h. zu dem Punkt der Ruhe oder zum Übergang in beständige Bewegung.

Empfindet der Mensch manchmal Überdruß am Verweilen am Ort, so bildet er sich Phantasievorstellungen eines anderen Ortes. Er verlangt nach ihm, bewegt sich dorthin. Dort endet die Bewegung. Hier ist das intendierte, zugleich das erreichte, reale Ziel. Es lief von innerer Vorstellung über Begehren zur Gliedbewegung.

Treffe ich einen Freund, so bewege ich mich sehnend zum Treffpunkt. Dasjenige aber, an dem die Bewegung endet, ist nicht dasselbe wie das, was ich ursprünglich begehrte und was mich als intendiertes Ziel antrieb. Das ist vielmehr etwas anderes. Das ursprünglich Erstrebte, die Begegnung, ereignet sich nach dem Endziel, nämlich der Begegnung mit dem Freund.

Beim ersten Beispiel hat die bewegende Kraft kein anderes Ziel als dieses Endziel und kommt zur Ruhe. Manchmal aber hat eine weiter zurückliegende Fähigkeit als umfassendere bewegende Kraft, als höhere Fähigkeit der inneren Wahrnehmung ein anderes Ziel als das der bewegenden Kraft. Es kann sich also einmal um Übereinstimmung, dann wieder nicht um diese handeln. Die bewegende Kraft mit Sitz in den Gliedern ist Prinzip der Bewegung. Die begehrende Kraft ist ebenfalls erstes Prinzip für jene Bewegung der Glieder, denn es ist nicht möglich, daß eine seelische Bewegung (anima sensitiva) erfolge, ohne aus Verlangen hervorzugehen. Dies ist eine Wirkursache. Also ergibt sich:

1. eine bewegende Kraft in den Nerven,
2. eine Begierde, sie folgt
3. einer Phantasievorstellung oder einer Cogitativa.

Von diesen dreien ist 1. und 2. notwendig, 3. nicht.

Stimmen nun 1.–3. überein, so ist die Handlung nicht zwecklos. Stimmen 1.–3. nicht überein (ist etwa 2. anders als 1.), so ist die Handlung ebenfalls nicht zwecklos.

Ist das Endziel der Bewegung in sich selbst liegend, dabei aber 2. und 3. ohne Beteiligung der Cogitativa, so besteht eine zwecklose Handlung. Die Cogitativa als ratio partialis enthält das intellektuelle Moment und bestimmt daher das intendierte Ziel. Weil aber dieses Ding konkret ist, kann es nicht vom abstrakt denkenden Verstand, der auf Universalia gerichtet ist, erkannt werden. Daher ist die Annahme einer anderen, zwar verstandesähnlichen, Fähigkeit nötig.

Jedes Ziel, das nicht Endpunkt der Bewegung ist, dessen Prinzip nur auf Grund der vorstellenden kombinierenden Phantasie ohne Beteiligung der Cogitativa geschieht, oder wo Phantasie zugleich mit Naturkraft oder Körperkomplexion (Atmen usw.) oder Gewohnheit zusammengeht, bei dem ist die kombinierende Kraft der Phantasie erstes Prinzip oder die genannte Verbindung mit Naturkraft. Dies geschieht ohne äußere Wahrnehmung. Bei Vorwalten der Phantasie allein ist die Handlung zufällig, jedoch nicht zwecklos. Als naturgemäße und zweckmäßige Handlung in Kombination mit dem Character ist sie Gewohnheit.

Ist das Ziel, das der bewegenden Kraft vorschwebt — und dieses ist zugleich der Endpunkt der Bewegung — real existierend, und existiert zugleich kein weiteres Ziel, das auf dieses folgt, so daß dieses das Ziel der Begierde wäre, so ist die Handlung resultatlos oder vergeblich.

Der Bewegungsablauf der lebendigen wie leblosen Natur hat folgende Staffelungen und Ähnlichkeiten[2]:

Wir lehren ... ferner, daß jeder, der eine Bewegung ausführt, die nicht seiner Natur von außen aufgezwungen ist, dieselbe ausführt in der Richtung auf ein Ding und auf Grund einer Sehnsucht nach einem Gegenstand, so daß dasselbe auch von der Bewegung einer Naturkraft gilt; denn die Sehnsucht der Naturkraft ist ein der leblosen Natur entsprechender Vorgang. Sie bedeutet die Vollendung, die dem Körper wesentlich zukommt, entweder seiner Form oder seinem Ort oder seiner Lage entsprechend.

Die Sehnsucht des geistigen Willens ist ein Vorgang, der der Natur des geistigen Willens entspricht. Er ist eine Willensrichtung, die sich auf ein sinnliches Objekt richtet, wie z. B. die Lust, oder auf ein Objekt der inneren Vorstellung der Phantasie, wie z. B. der Sieg über die Gegner, oder wie eine unsichere Meinung, wie z. B. auf ein Scheingut. Die Kraft aber, die nach dem Genuß strebt, ist die Begierde. Diejenige, die nach der Besiegung des Gegners strebt, ist der Zorn und diejenige, die auf ein Scheingut gerichtet ist, das der Mensch sich nur einbildet, ist die Einbildung; diejenige, die auf das wahre und fehlerlose Gute gerichtet ist, ist der Verstand (gleich freier Willensentschluß).

Horten merkt an, daß die Begierden sich nur auf veränderliche Substanzen der sublunaren Welt richten und ebenso veränderlich sind wie ihre Objekte.

Avicenna kommt es darauf an, zu zeigen, daß auch die zwecklose Handlung nicht ziellos sei. Existenz eines Zieles ist in jeder menschlichen Handlung nachweisbar. In dieser Feststellung ist die Teleologie seiner naturwissenschaftlichen Ansicht enthalten. Hier wird dann das berühmte Beispiel[3] des Fricare barbam angeführt, das in der Scholastik wiederkehrt. Das nächste Prinzip sitzt in den Muskelfähigkeiten. Das weiter zurückliegende Prinzip ist ein Verlangen und eine Vorstellung der kombinierenden Phantasie ohne Beteiligung der Cogitativa. Das Prinzip dieser unbewußten Handlung ist ein Gedanke oder eine Tätigkeit dieser Cogitativa. Die Handlung hat kein Ziel, das die Cogitativa ihr vorsteckt, aber diese besitzt ein Ziel, das der begehrenden Kraft mit der kombinierenden Phantasie eigen ist und ebenso der bewegenden Kraft zukommt.

Die kombinierende Phantasie ist vom Bewußtsein verschieden. In der Habituslehre schließt sich Avicenna weitgehend dem Mesotesbegriff des Aristoteles an:

Dieser Habitus medii existiert in der vernünftigen Seele und zugleich in den animalischen Fähigkeiten. In diesen zeigt er sich dadurch, daß in den tierischen Potenzen die dispositio des Gehorchens auftritt (gegenüber dem Geist). In den vernünftigen Fähigkeiten zeigt er sich, indem in ihnen die dispositio des Befehlens, nicht des sich passiven Verhaltens erworben wird. Ebenso existiert der Habitus[4] des Zuviel und Zuwenig betreffs der Handlungen real in der vernünftigen Kraft und zugleich in den animalischen Fähigkeiten. Jedoch verhält er sich umgekehrt (wie der Habitus der Handlungen, die sich zwischen diesen beiden Extremen bewegen). Es ist bekannt, daß das Zuviel und Zuwenig in den Handlungen Folgeerscheinungen der animalischen Fähigkeiten sind. Sind die animalischen Kräfte stark und besitzen sie den Habitus, über die anderen Fähigkeiten zu herrschen, dann tritt in der vernünftigen Seele der Zustand ein, daß sie den sinnlichen Kräften gehorcht und von ihnen in passiver Weise Einwirkungen empfängt, die in die vernünftige Seele eindringen. Dieser Zustand ist so beschaffen, daß er die Seele innig verbindet mit dem Körper und sie dem Körperlichen sehr zuwendet . . .

Avicennas Abschnitt über die Geisteskrankheiten im Kanon umfaßt 17 Kapitel. Sie wurden — darauf hat *Anton Bumm*[5] schon 1898 hingewiesen — von *Vattier*[6] 1659 zusammengefaßt in lateinischer Übersetzung dargestellt. Es handelt sich also hier nicht um eine neue eigene Schrift, sondern um einen Auszug aus III und IV des Kanon.

Die anatomischen Anfangsbemerkungen halten sich an Galen. Die übliche Ventrikeleinteilung der Seelenvermögen wird wiederholt. Störungen bestehen in Mischungsverhältnissen des Hirns und seiner Teile; so entstehen die geistigen Störungen. Dabei spielt Lokalisation und Intensität eine Rolle; ferner können einzelne Vermögen betroffen sein oder die ganze Seele. Dann kommt es zu Geisteskrankheiten und -schwächen im Sinne der Melancholie, Manie, des Schwachsinns oder Blödsinns.

Im 3. Kapitel ist vom Vorkommen von Gesichtshalluzinationen bei Erkrankung des Vorderhirns die Rede. Das folgende Kapitel behandelt die Phrenitis als geistige Störung mit Verwirrtheit und Bewegungsunruhe bei Fieber nebst Vergeßlichkeit für die jüngste Vergangenheit. Als Ursachen werden Tumores genannt. Dieser Name (Onkos) bedeutet eine circumscripte oder diffuse Schwellung, die bei Avicenna auch durch Luft, Kälte, Wärme hervorgerufen wird. Die Konsistenz kann hart, weich sein, der Vorgang kann gut und schlecht sein. Zu weiteren Ursachen gehört die gelbe Galle in den Hirnhäuten oder im Hirn.

Der Lethargus ist eine durch intracranielle Schleimschwellung bedingte Krankheit mit Vergeßlichkeit, Erschöpfung bei mäßigem Fieber, Tremor und profusen Schweißen. Der Zustand führt zur Geisteskrankheit. Das Coma vigilii hat die gleiche Ursache zusätzlich gelber Galle; es zeigt Schlafsucht und Unbesinnlichkeit oder schreckhaften Schlaf.

Das Delirium als „mentis alienatio" zeigt allgemeine Symptomatik. Geistesstörung aus schwarzer Galle ist die Melancholie mit Ängstlichkeit und Pessimismus. Die gelbe Galle verursacht eine reizbare Verwirrtheit mit Gewalttätigkeit. Geistesstörungen aus roter Galle stellen nur einen höheren Grad des vorigen Zustandes dar;

er zeigt sich bei pestilenzialischen Fiebern, und hier kommt es häufig zu Tierverwandlungswahn. Als Schwachsinnsformen gelten amentia und fatuitas; sie stumpfen das Denkvermögen ab, ebenso die Einbildungskraft; vorgeschrittene Zustände der amentia vernichten beides völlig, so bei den Senilen. Hier ist besonders der mittlere Ventrikel beteiligt, während der Sitz der Gedächtnisstörungen natürlich im hinteren Ventrikel zu suchen ist. Kapitel 10 beschäftigt sich mit Wahrnehmungsstörungen im vorderen Ventrikel als Ausdruck von Mischungsfehlern. Die Mania wird auch als Mania canina beschrieben, die Melancholie ist verbunden mit Größenideen und Suicidneigung, mit Herzklopfen, Ohrenklingen und Hypochondrie. Eigentümlicherweise werden hierher auch sittliche Verderbtheiten gerechnet. Bumm meint, dies sei auf Aretaeus' Darstellung in Buch I, 5 zurückzuführen. Dort werden die Melancholiker als „iracundi" und als „deiecti" bezeichnet. Genannt wird die Lykanthropie aus verbrannter gelber und schwarzer Galle. Unsinnige Liebe rechnet zur Melancholie und wird am Puls erkannt. Der Incubus wird wie üblich geschildert. Eigentümlich aber bleibt eine Darstellung in Kapitel 16 „De mollibus sive pathicis".

Es handelt sich um eine passive Päderastie, deren Folgen die Zeichen einer Verweichlichung tragen, wobei offenbar eine masochistische Gewohnheit auftritt. Der daran Leidende sei von schwülen Gedanken erfüllt, es bestehe eine gewisse schläfrige und torpide Haltung bei schwacher Erektionsmöglichkeit. In der Kanonausgabe des *Gerard v. Cremona* ist die Rede von einer Gewohnheit krankhafter Art, bei der in Sexualibus die Incubuslage homosexueller Art bevorzugt wird. Es ist immerhin wichtig, daß hier eine sexualpathologische Schilderung innerhalb der Darstellung der Geistesstörungen erfolgt.

Ein anderer Traktat über Melancholie muß noch benannt werden, der längere Zeit dem Constantinus Africanus[7] zugeschrieben worden ist (1087 in Cassino gestorben). Schon 40 Jahre nach dessen Tode hat *Stephanus Antiochenus* in der Vorrede zu einer lateinischen Übersetzung des „Liber regius" von *Ali Abbas* den Vorwurf des Plagiats erhoben, während *Petrus Diaconus*[8] (1140 gest.) in „De viris illustribus Cassionensibus" sich weniger vorwurfsvoll äußert. Anton Bumm hat in einer eigenen Untersuchung die Identität dieser Schrift mit der des Ishak Ibn Amran festgestellt. Der Träger dieses Namens „Zuflucht der Zeit" war ein Moslem aus Bagdad, der zeitweilig in Afrika lebte, dann in Kairowan, wo er den genannten Traktat schrieb. Nach der Entfremdung mit seinem Fürsten wurde er gekreuzigt. Constantin Africanus' Geburtsjahr ist unbekannt. Er stammt aus Karthago, bereiste Asien und Afrika, kehrte 39jährig nach Karthago zurück, ging nach Salerno und wurde schließlich unter Abt *Desiderius* Mönch in Cassino.

Eine zusammenfassende kritische Besprechung der Quellen dieser Abhandlung hat *Steinschneider* gegeben. Dort werden auch weitere arabische Autoren genannt, die über das gleiche Thema schrieben. Bumm, der die Basler Ausgabe von 1536 benutzte, gab eine Übersetzung. Die Melancholie ist hier nicht Wesen der Krankheit, sondern nächste Ursache (schwarze Galle). Es wird dann die hypochondrische Form beschrieben, die aus dem Körper in den Magenmund dringt. Die andere Form zeigt ein Eindringen des verursachenden humoralen Stoffes ins Hirn selbst. Als seelische Symptome gelten Furcht und Traurigkeit; sie werden als besonders gravierend angesehen, weil dadurch ein Verlust all dessen entsteht, was dem

Kranken lieb und teuer ist; die Trauer selbst ist die Befürchtung (bange Erwartung) von Ereignissen, die einen Abscheu erregen. An und für sich ist die Erkenntnis dieses Zustandes leicht wegen des auftretenden Kummers, der den Patienten befällt eben der Trauer wegen, die ihn bewältigt, und der Furcht wegen, die ihn umfängt. Die Melancholie wird dann definiert als durch schwarze Galle gestörtes Vorstellen und als Verwirrtheit dieses Vorstellens der Seele. Die Vorstellungen selbst existieren in Wirklichkeit nicht. Aber diese Vorstellungsstörungen sind nicht das Wesentliche; das ist vielmehr Furcht und Bangigkeit, deren Einwirkung auf die Seele mit den Zuständen hochgradiger Schreckhaftigkeit. Die qualitative Erklärung ihrer Entstehung sieht der Verfasser im Sinne Galens[9] im Dunst der schwarzen Galle, der zum Hirn aufsteigt, zum Sitz des Verstandes dringt, um ihn zu verdunkeln, zu trüben, zu schädigen. Dadurch entstehen die Störungen des Vorstellens, so daß die Gegenstände falsch vorgestellt werden. Traurigkeit und Furcht entstehen im Herzen, der Dunst breitet sich im Körper aus und erzeugt Schlaflosigkeit, Abmagerung und eine Schwächung der natürlichen Funktionen als Veränderung der normalen Verlaufsweisen.

Ursächlich steht im Vordergrund die Verderbnis der ursprünglichen Säftemischung[10], vor allem des Sperma und Menstrualblutes. Gewinnt diese krankhafte Mischung Herrschaft über den Körper infolge Wärme und Trockenheit, aber auch infolge Kälte und Trockenheit, so verdirbt sie die natürliche Substanz, so daß der Körper in diese schwere Krankheit fällt. Das kann im ganzen geschehen oder nur im Hirn, sofern die krankhafte Mischung dessen Substanz austrocknet. Dieser somatische Vorgang wirkt sich auf die dirigierenden Vermögen aus, auf die Kräfte der Einbildung, des Verstandes und Gedächtnisses, die getrübt und verwirrt werden infolge der schlechten ungereinigten Nahrung, die sie von der Substanz des Hirns erhalten. Es gibt verschiedene, Körper und Seele nach der Geburt schädigende Einflüsse, so etwa diätetische Unmäßigkeit in der Nahrungsaufnahme, Unterlassung der Reinigungen des Körpers. Zur Verhütung von Störungen müssen sich folgende 6 Funktionen gegenseitig das Gleichgewicht halten: 1) Ruhe und Bewegung, 2) Wachen und Schlafen, 3) Evacuation und Retention, 4) Aufnahme von Nahrung und Getränken, 5) Ein- und Ausatmen der Luft, 6) seelische Vorgänge.

Es folgen einige Beispiele falscher Diät, die hier übergangen werden können. Interessant ist die Mitteilung, daß es feinfühlige Körperorgane gibt etwa für heiße Mischung, die dann die Krankheit seelisch vorausbemerken. In jedem Falle wird ausdrücklich betont, daß die Krankheit Leib und Seele gemeinsam trifft und daß daher auch die Ursache der seelischen Erkrankung die gleiche ist wie die der körperlichen, und umgekehrt.

Dies wird mehrfach variiert und wiederholt. Der bei Aristoteles in den Problemata begegnende Modellfall des dunklen herben Weines und seiner Folgen wird hier auch angeführt, da sein Genuß das Blut vermindert, eindickt, trübt und in schwarze Galle verwandelt und weil der Wein den Körper mehr ernährt als das Blut infolge seiner Konsistenz und Qualität der Farben. Erstaunlich aber sei bei der Melancholie, daß sie auch aus entgegengesetzten Ursachen entstehen könne. Ungenügende Nahrungsaufnahme kann sie ebenfalls auslösen, wie man bei asketischen Philosophen erfahrungsmäßig feststellt, die ihr Leben Allah weihen, bei Tage fasten und nachts wachen. Auch hier kommt es rasch zu Blutveränderung und

Minderung bis zur Verderbnis und Verwandlung in gelbe Galle. Dauert der Prozeß lange an, so nimmt die gelbe Materie und ihr süßliches Serum zu, wird schwarzgallig und trüb.

Zum Schluß geht der Verfasser nun auch zu den seelischen Ursachen über:

> Wir sagen, daß die Gemütszustände jederzeit schwanken zwischen zorniger Erregung und friedlicher Stimmung, Tollkühnheit und Furcht, zwischen Schamgefühl, Schreck und dergleichen mehr.

Die genannten Zustände gehören der tierischen Seele an, die Tätigkeiten aber der vernünftigen Seele sind angestrengtes Denken, Erinnern, Studieren, Forschen, Einbilden, Untersuchen der Bedeutung (Dinge, Phantasie, Urteile), die zutreffend sind oder bloße Vermutungen, und alle diese Zustände, die teils Dauerseelenvermögen, teils zufällige Affekte sind, versetzen die Seele, wenn sich diese zu sehr in sie vertieft, binnen kurzer Zeit in Melancholie.

Der 1135 in Cordoba geborene *Maimonides*[11] war nicht nur ein bedeutender Theologe und Philosoph, sondern auch Leibarzt des Sultans *Saladin zu Fostal* bei Kairo. Für dessen Sohn, der ab 1198 regierte, verfaßte er eine diätetische Schrift, da dieser an Melancholie litt. Es handelt sich gewissermaßen um eine Art von Kompendium der allgemeinen Gesundheitslehre, das besonders ins Hebräische übersetzt wurde, vor allem schon 1290 von *Blasius von Montpellier* ins Lateinische. Das Kapitel III befaßt sich mit den seelischen Affekten.

Im großen und ganzen wiederholt Maimonides die theoretische Seelenlehre des Aristoteles. Die Seele ist konkrete Einheit mit verschiedenen Tätigkeiten (Vermögen). Zum Körper steht sie im Verhältnis von Hypokeimenon und Eidos, sie ist die erste Wirklichkeit eines natürlichen Körpers, der der Möglichkeit nach Leben hat. Die fünf Vermögen sind Empfinden, Ernährung, Einbildung, Begehren und rationelles Vermögen. Aristoteles hatte die Einbildungskraft nicht als besonderes Vermögen genannt. Im wesentlichen hält sich Maimonides an den Kommentator *Alexander Aphrodisias,* bezeichnet aber den intellectus agens nicht als mit Gott identisch, sondern als stoffloses Vernunftwesen. Das irdische Seelenleben hat drei Potenzen, die vegetative, tierische und menschliche. Das rationelle Vermögen des Menschen ist für ihn nur eine Anlage, keine angeborene platonische Vernunfterkenntnis. Es tritt in ein Verhältnis zum Begehren. Wichtig wird auch für ihn als Ausgangspunkt aller Untersuchung der menschliche Handlungsakt als freiwilligbewußter. Zwang und Wahnsinn fallen als ohne Bewußtsein bedingte Zustände aus. Daher handeln auch Tiere nicht.

Gesucht wird das Prinzip der Handlung; es liegt in den Seelenvermögen, jedoch weder in dem der Ernährung noch in der Einbildungskraft oder dem Sinnesvermögen, weil in ihnen keine Bewegkraft zur Tätigkeit liegt, sondern nur triebhaftes Begehren. Das bedeutet nur Tierverwandtschaft. Weder Trieb noch rationelles Vermögen können Prinzip sein, sondern nur die Verbindung beider oder mehrerer Vermögen. Der Trieb ist freilich das Erstbewegende. Aus der Kombination mit dem vernünftigen Vermögen entsteht beim Menschen das Prinzip der Handlung, nicht aber die Handlung selbst. Diese liegt außerhalb der Seelenvermögen. Es gibt deren somatische und künstlerische. Zu den letzteren zählen die geistigen Werke, die der Mensch hervorbringt. Ferner gibt es eine theoretische und praktische Vernunft. Die guten Handlungen werden gemäß Aristoteles als Ausdruck einer Mesotes gesehen.

Aus dem Sendschreiben an den Sohn des Sultans mag folgende psychotherapeutisch interessante Stelle verzeichnet werden:

Es ist unserem Herrn bekannt — Gott lasse lang dauern seine Tage —, daß die seelischen Affekte große, allgemein einleuchtende und bezeugte Veränderungen dem Körper bringen. Man sieht, wie bei einem Menschen von kräftigem Körperbau, klangvoller Stimme, blühender Gesichtsfarbe, wenn ihn plötzlich eine Nachricht trifft, die ihn gar sehr bekümmert, sofort die Farbe blaß wird, der Gesichtsglanz weicht, die Körperhaltung gebeugt wird, die Stimme schwach wird, und wenn er seine Stimme mit aller Macht erheben wollte, er das nicht vermöchte, seine Kraft geschwächt ist, ja oft zittert er infolge der Schwäche, sein Pulsschlag wird kleiner, seine Augen treten in die Augenhöhlen zurück. Seine Augenlider werden so schwer, daß sie sich nicht bewegen können, die Körperoberfläche wird kalt, und sein Appetit schwindet. Der Grund für alle diese Erscheinungen ist das Zurückweichen der natürlichen Wärme und des Blutes in den Körper hinein. (Es folgt die Umkehr des Bildes bei Freude.)

... deshalb ordnen die Ärzte an, die seelischen Bewegungen ins Auge zu fassen, sie stets zu erforschen, daß man suche, sie im Gleichgewicht zu halten, im Zustand der Gesundheit wie Krankheit, und daß dafür keine andere Behandlung angewandt werde. Es trachte der Arzt danach, daß jeder Kranke stet sei, und jeder Gesunde werde heiteren Gemüts, und daß er ihm die seelischen Affekte nehme, die ein Herzpressen verursachen, denn damit behauptet sich die Gesundheit des Gesunden. Es ist das erste bei der Heilung eines jeden Kranken, und ganz besonders bei seelisch Erkrankten, wie z. B. bei den Leuten mystischer Stimmung und Melancholikern, denn das Beobachten der seelischen Erregungen bei diesen ist sehr wichtig. Ebenso bei jedem, dessen sich ein Wahn und eine fixe Idee bemächtigt, oder ein Angstempfinden vor etwas, wovor man nur möglicherweise Angst haben könnte, oder ein Versagen der Freude über das, womit man sich gewöhnlich freut, ja bei allen diesen soll der Arzt nichts vor der Hebung ihrer Seelenzustände vornehmen, indem er eben diese Erregungen beseitigt.

Diese Technik ist aber Teil der praktischen Philosophie und Morrallehre.

Daher finden wir Affekte, die einen sehr großen Eindruck machen, nur bei Individuen, die keine Kenntnis von den philosophischen Maximen und keine von der normativen Ethik und den Morallehren haben, wie Jünglinge, Frauen und Unwissende im Volke. Siehe, diese sind bei der Weichheit ihrer Seele furchtsam und kraftlos, und wir finden, daß, wenn sie eine Not trifft oder irgendein Unglück von den Unglücksfällen des Lebens, ihre Angst stark wird, sie schreien und weinen, schlagen sich auf Wangen und Brust. Manchmal wird für sie das Ereignis so schwer, daß der Betreffende entweder sofort oder nach geraumer Zeit stirbt, ganz nach dem, was ihn an Kummer und Betrübnis trifft.

Im umgekehrten Falle einer ungemäßen Überheiterung:

Es wird ihr Lächeln und ihre Ausgelassenheit so stark, daß einige im Übermaß der Freude sterben, da das Pneuma aufgezehrt wird infolge seiner zu starken plötzlichen Hinneigung nach außen, wie es auch Galen erwähnt. Der Grund von all diesem ist die Schlaffheit der Seele und ihre Ignoranz in der Realität der Dinge ...

In diesen Zusammenhang mag passen, daß die salernitanische Medizin, wie sie etwa in der Sammlung von *J. Curio*[12] 1594 zusammengestellt ist, ebenfalls die sogenannte 6. res non naturalis behandelt, nämlich die accidentia animae. Man stützt sich auf Galen, der die Gefährlichkeit der Affekte dargetan habe, und verbietet unmäßige Affekte, wie plötzlichen Schreck, übermäßige Freude und Wollust, nicht minder Zorn, Wut, Neid, da sie den Körper alterieren und vom natürlichen Status abhalten. Dadurch werden die Spiritus geschwächt, lösen die Kräfte auf. Heftige Gemütsbewegungen machen den Menschen gallig und warm, so daß er fiebert, oder schleimig kalt bis zur Darmobstruktion. Dabei können Epilepsie und Apoplexie entstehen. Die salernitanische Sammlung verweist darauf, daß Galen nicht wenige Kranke „solis animi motibus ad debitum modum revocatis" geheilt habe. Es zeigt sich also wieder der alte stoische Mäßigungsgrundsatz und das Streben zur aristotelischen Mitte. Dabei werden als Hilfsmittel Musik und Schauspiel genannt. Besonders humoristische mimische Darstellungen werden gerühmt, und man sieht, daß hier die Wurzel des Hofnarrentums liegt. Schließlich wird auch der Sexus als Therapeuticum gegen heftige Affekte genannt, da er den Körper befreit, die Seele erheitert, den Zorn mäßigt und schwarzgallige melancholische Säfte abführt, den Schwindel beseitigt und Hirndünste vertreibt. Die Schilderung der Melancholie durch *Conrad v. Megenberg*[13] in seinem Buch über die Natur im 14. Jahrhundert unterscheidet sich in nichts von dem bisher Geschilderten. Er nennt Wacholder, Oleander und Galbaum als Mittel dagegen, lobt die Nieswurz und zitiert Ishak Judaeus, der Rauch aus Päoniensamen für die Daemoniaci verwandte sowie für die Fallsüchtigen. Unter den Edelsteinen nennt er Amethyst gegen Trunkenheit und böse Gedanken, roten Schwalbenstein gegen Mondsucht, den medischen Stein gegen Phrenitis und Lasur gegen Melancholie.

In den „Causae et curae" der hl. *Hildegard von Bingen*[14] zeigt sich auf hippokratisch-humoraler Basis eine besonders dichte psychosomatische Beziehung der seelischen Zustände. Das Werk ist neuerdings von *Heinrich Schipperges* ins Deutsche übersetzt worden. Über die seelischen Zustände erfahren wir im Abschnitt V „Vom gesunden und kranken Körper". Die Elemente halten nicht nur die Welt, sondern auch das Gefüge des menschlichen Organismus zusammen. Sie haben eine strukturelle Ausbreitung (effusio) und funktionelle Aufgaben (officia). So entsteht ein gleichgestimmter Organismus. Aus den 4 Elementen hat der Mensch seinen Bestand. Das Feuer wird dem Sehen zugeteilt, die Luft dem Hören, das Wasser der Beweglichkeit, die Erde dem Gang. Rechte Ordnung der Elemente ist Gesundheit, diskordante Funktionsstörung Krankheit. Die Koagulationen der Säfte in ihrer Abhängigkeit von Wärme, Feuchtigkeit, Blut und Caro (Gewebe) können die Harmonie verlieren; die Folge der Erbsünde Adams ist die Möglichkeit einer Verwandlung der genannten organischen Elemente in Phlegmata. So kann die Wärme des Feuers in ein trocknes Phlegma, ebenso die luftartige Feuchtigkeit in ein feuchtes, die wäßrige in ein schaumiges, das erdhafte Gewebe in ein lauwarmes Phlegma entarten. Die Monarchie des einen, sofern es nicht durch das andere niedergehalten wird, macht den Menschen krank:

> Wenn eines von diesen im Menschen übermäßig anwächst, so daß es nicht mehr von einem Gegenspieler eingeschränkt und temperiert wird, dann zerstört es den Menschen und macht ihn hinfällig. Bewahrt aber ein jedes von ihnen sein richtiges Maß, so daß es von je einem anderen temperiert ist und so angehalten wird, die richtige Ordnung einzunehmen, dann erhält es den Menschen gesund oder bringt ihm die Genesung wieder. Wenn das eine bei seiner Herrschaft die Überhand bekommt, steht das andere unter seiner Dienstbarkeit; die beiden übrigen kommen dann mit den Livorsäften langsam nach: so befindet sich der Mensch körperlich in Ruhe.

> Die beherrschenden Säfte heißen Phlegmata, die von beiden abhängigen Livores.

> Ein jeder Saft ist, wenn er das Übergewicht hat, dem nächst folgenden um den vierten Teil und die Hälfte des dritten Teils überlegen. Dieser abhängige Saft aber temperiert die beiden Teile und den Rest des dritten Teils, so daß sie ihre Schranken nicht überschreiten. Der oberste Saft beherrscht auf diese Weise den zweiten (diese beiden zusammen heißen Phlegmata), der zweite herrscht über den dritten, der dritte über den vierten (die beiden letzten = Livores). Die beiden oberen wirken mit ihrem Überschuß auf die niedrigeren erregend, und die beiden unteren wirken durch ihren Mangelcharakter (vacuitas) auf deren Übermaß hemmend ein. Befindet sich der Mensch in solcher Gleichgewichtslage, dann hat er seine Ruhe. Überschreitet aber einer der Säfte seinen Bereich, so gerät der Mensch in Gefahr.

> Die Anwendung dieser Grundsätze zeigt sich in einer psychosomatisch begründeten Psychopathologie:

> Gewinnt beim Menschen das trockene Phlegma über das feuchte die Überhand, das feuchte aber über das schaumige und lauwarme, dann steht dieses Trockenphlegma wie eine Herrin da, das feuchte aber wie die Magd und das schaumige und lauwarme wie geringes, unterwürfiges und neidvolles (lividus) Gesinde. Dann sind diese beiden nachfolgenden Säfte gemäß ihrer besonderen Funktion der Livor jener höheren Säfte. Unter solchen Umstän-

den ist der Mensch natürlicherweise klug, daneben aber zum Zorn geneigt und ungestüm in seinen Verrichtungen. Dabei ist er keineswegs ausdauernd, weil das Trockne seine Aktionskraft so rasch verbraucht, anderseits aber auch rasch erneuert wie eine Flamme, die leicht abfällt, aber auch schnell wieder aufflackert. So ist er gesund und kann lange leben, wenn er auch das volle Greisenalter nicht erlangt, weil er nach der Austrocknung seiner Gewebe durch das Feuer nicht mehr die ausreichende Hilfe aus dem Feuchten hat.

Der Mensch aber, der solches Durcheinander und solche Widersprüchlichkeit in seinem Körper auszustehen hat, wird hirnwütig werden. Da nämlich seine inneren Säfte sich dermaßen widereinander auflehnen, muß jener Mensch wider sich rasen und würde sich selber umbringen, wenn er nicht in Stricke gelegt würde. Dies sein Verhalten dauert so lange, bis sich das Schaumige und Lauwarme ausgetobt haben und bis sie wieder zur alten Ordnung finden; ein solcher Mensch wird aber nie alt.

Bei Vorwalten des Feuchten über das Trockene, dieses über das Schaumige und Lauwarme, wobei diese für jene den Livor bilden, erscheint ein kluger, beständiger Mensch mit Ausdauer. Er ist gesund und langlebig:

Bei wem das Trockene das Schaumige und das Schaumige das Feuchte und Lauwarme überschreiten, der ist in seiner Tollheit bald zornig und bald aus lauter Blödsinn vergnügt. Dabei ist er nicht hinfällig, kann ziemlich robust sein und lange leben, wenn es Gottes Wille ist.

Wenn der Schaum das Trockene und das Trockene das Feuchte und Lauwarme überragen, dann hat der Mensch einen guten Charakter, ist voller Güte, wenn auch körperlich zart, so wird er nicht lange leben können.

Stellt das Feuchte und Lauwarme den Livor des Schaumigen und Trockenen dar, dann wird das Feuchte „wie ein Rad herumgewälzt" und es kommt zu plötzlichen affektiven Attacken, wobei der Wahnsinn durch das Lauwarme hervorgebracht wird. Der Mensch wird einsichtslos, ist von Sinnen, aber weder gesund noch krank.

Wenn aber bei jemandem das Trockene das Lauwarme und das Lauwarme das Feuchte und das Schaumige überschreiten, die beide unmittelbar folgen, dann ist der Mensch krank an Geist und Leib.

Dieser Mensch als Schreckbild für die Mitmenschen ist unsozial, aber geschäftsfähig und so als einigermaßen gesund zu bezeichnen. In ähnlicher Weise werden weitere Überschüssigkeiten des Gemüts nach der manischen und depressiven Seite dargetan. Wichtig ist, daß aber jeder beschriebenen Gemütsart auch ein somatisch genau bestimmbares Bild entspricht. Dieses enthält auch zugleich eine Lebensprognose. Tritt das Trockene und Lauwarme aus seiner Bahn, der Livor des Schaumigen und Feuchten, so entstehen suicidale Tendenzen. Die hl. Hildegard schildert auch den paranoiden Schlemmer, den unangemessen Traurigen und Überheiterten, den durch luftartige Geister Gestörten, den sich selbst Zerpflückenden. Die Tatsache des von Dämonen umgebenen Lucifer gibt ebenfalls Anlaß zu Besessenheiten.

Schipperges weist darauf hin, daß bei diesem psychopathologischen Konstitutionalismus die Elementarkräfte keineswegs als starr gedacht sind; vielmehr herrscht hier ein konkretes Vermögen dynamischer Lebensenergien vor, aus denen heraus die Vielfalt des psychopathologischen Aspektes konstruierbar wird. Grundlagen der Sicht sind die Begriffe der Eu- und Dyskrasie. Die Diathese steht in engstem Zusammenhang mit den Phlegmaveränderungen.

Im Abschnitt XIII werden die Gemütsbewegungen noch gesondert behandelt. Sie imponieren als Traurigkeit, Verzweiflung, Haß, Überdruß, Langeweile, Ekel, Bitterkeit, Zorn und Wut, Reue, Weinen und Lachen. Der Genuß des paradiesischen Apfels ist die Geburtsstunde der schwarzen Galle, die vor dem Fall ohne diabolischen Einfluß bleibend unschädlich war. Traurigkeit und Verzweiflung aber erwachsen erst aus Melancholia. Diese ist also Übertretungsfolge. Die Sünde ist in ihrem somatischen Aspekt gleich Gerinnungsvorgang zu schwarzer Galle. Der Ekel der Seele tritt auf, wenn der Mensch von einer in die andere Stimmung umwechselt. Dauernder geschäftiger Wechsel ekelt sie an; sie möchte am liebsten den Leib verlassen. Nochmals auf das Psychopathologische eingehend, redet sie vom Rauch, der, unmittelbar ins Hirn gelangend, dort Torheit und Vergeßlichkeit anrichtet. Die Galle des Menschen nach dem Fall war vorher eine leuchtende Morgenröte in ihm. Erst danach wurden aus Traurigkeit Zorn und andere schädliche Affekte. Der Zorn hat bei der hl. Hildegard keine positive Wertung. Er hat Raserei zur Folge, und diese kann als Zornabkömmling ärger sein als eine andere Geistesstörung.

Diese so konkret anmutende Affektenlehre und Affektpathologie hat indessen eine metaphysische Hintergründigkeit, die in der Erbsündelehre verankert ist. Die Traurigkeit nämlich ist, psychologisch gesehen, Folge der Erinnerung an den einst verlorenen paradiesischen Zustand. Sein Versagen macht ihn wütend. Diese Wut in ihrer Ähnlichkeit mit der des Teufels über das Gute hat tragischen Gehalt. Es kommt zu einem diabolischen Zirkel, innerhalb dessen ihm das Selbstvertrauen fehlt. So wird der pathologische Affekt, moralisch gesehen, zur Unzucht schlechthin, zum Fehlen der Zucht. Das Gegenteil ist der freudige Mensch, der das Heilige bejaht.

Die rechte Psychologie, in der „Scivias" zu Worte kommend, gründet in Erkenntnisvermögen und Willen. Besonders dieser wird als der Seele rechter Arm bezeichnet, „mit dem sie Adern und Mark in Zucht nimmt". Gehäuse dieses Willens ist das Gemüt. Der akute Affektbefall mit seinen humoralen Folgen ist nicht allzugefährlich; anders der Daueraffekt, weil er den Organismus ruiniert. Das Umgekehrte vom Somatischen her ist ebenfalls möglich. Daraus ergibt sich also eine geschlossene psychosomatische Kreisbewegung, von der aus die Therapie anzusetzen ist. In der Darstellung von Weinen und Lachen benutzt die hl. Hildegard eine allgemeine Sexualtheorie. Beide Äußerungen werden gewissermaßen als sexuelle Abreaktionen gesehen. Für die Tradition der Libidotheorie ist diese Feststellung bedeutsam.

II. Passiones animae

Nach den Ausführungen *O. Lottins*[1] entwickelte sich die vorscholastische Situation wesentlich aus der Problematik des freien Willens (liberum arbitrium). Zwischen 1063–1079 nahm *Anselm von Canterbury* in der Abbaye du Bec das Thema von Augustin her auf. Er findet eine für Gott und Engel, nicht aber für den gefallenen Menschen allgemein gültige Definition des freien Willens als Würde der moralischen Ordnung. Anders die Schule von *Anselm von Laon* (1117 gest.) und von *Guillaume von Champeaux*. Hier besteht ein von der Bibel ausgehendes Interesse für die Frage innerhalb der Geschichte der Menschheit, insbesondere für die Situation des Menschen vor dem Fall, mit dem Ergebnis der Annahme einer Tendenz zum Guten auch ohne Gnade. Außerdem gab es die Auffassung, Gott habe den Engeln das liberum arbitrium gegeben (also peccare oder non peccare), während er dem Menschen die Macht gut oder schlecht zu handeln gab. Der *hl. Bernhard von Clairveaux* (1127) definiert: die Gnade rettet uns, Rolle des liberum arbitrium ist, sie zu finden im Sinne des consensus als einer menschlichen Eigennatur, die unterschieden wird vom natürlichen appetitus des Instinktes. Hier spielt immer die Ratio[2] als Fußfolge des Willens mit. Und so gibt es eine natürliche Freiheit, eine der Gnade und der Glorie (Auserwähltsein). Wesentlich naturalistischer denkt Hugo von St. Victor (1141 gest.) in „De sacramentis christ. fidei (zwischen 1135–1140): es gibt Körperbewegung, Bewegung der Sinnlichkeit und des Geistes. Liberum arbitrium liegt in einem Appetitus des Willens. Die körperliche Bewegung ist durch innere Vermögen mit der Bewegung des liberum arbitrium spontan verbunden. Der Geist bewegt sich „per se". Domäne ist nicht Gegenwart und Zukunft, sondern das contingent Zukünftige.

Abaelard[3] (ca. 1138) in Introd. ad theologiam geht auf *Boethius* zurück: gewisse Dinge sind nicht in unserer Macht oder ereignen sich unabhängig von unseren Wünschen und Widerständen, liegen also außerhalb des Willens, andere innerhalb der Willensmacht. Bei den Tieren sind sie noch nicht freier Wille; ihnen fehlt die Beschlußfassung (deliberatio), die vernünftig ist. Freier Wille ist die Fähigkeit, freiwillig zu verwirklichen, den Vernunftbeschluß ohne Zwang herbeizuführen. 1140 wurde seine Lehre verurteilt. Der Wille bleibt Herr, die Vernunft konsultiert. *Gilbert de la Porrée* fragt, ob der gefallene Mensch sich zum Guten wenden kann. In der Folgezeit gilt der freie Wille als ein freies Vermögen, das Gute und Schlechte zu wollen. Hierbei wird angenommen, daß es ein natürliches Vermögen, eine vis naturalis gibt, unerachtet der Übung. Die Schule des *Lombardus* geht auf Augustin zurück und spricht von „discretio boni et mali cum electione unius et destestione alterius". Unter Ratio und Voluntas erhält die Ratio einen besonderen Akzent. Der Wille vollzieht nur die Vernunftgebote. Die Vernunft ist der Führer, die Voluntas der Arbeiter. *Peter von Capua* sieht im freien Willen weder Vernunft noch Willen, sondern etwas Drittes, also eine Sonderfähigkeit zur Garantie der Freiheit. *Stephan Langton* geht aus vom appetitus concupiscibilis, irascibilis und dem Vernunftvermögen. Als Ort des freien Willens glaubt er Ratio und Voluntas gemäß Lombardus anzunehmen. Er ist aber der erste, der den freien Willen als Funktion der Synderesis, also des Habitus zur Bewahrung des Sittengesetzes, ansieht. Zwar sündigt die Ratio nicht, sie ist aber nicht ausreichend. Die Synderesis verneint das Böse als eine natürliche Kraft des Menschen; sie ist unzerstörbar. Synderesis ist eine Ordnungsmacht der Vernunft. Sie protestiert gegen das Böse und neigt zum Guten. Allerdings konstituiert die Vernunft allein nicht den freien Willen, umfaßt aber die Synderesis. Als Funktion der Vernunft hält *Wilhelm von Auvergne* sie nicht für eine Fähigkeit; die Schwachsinnigen und Tobenden (morosi und furiosi) erfahren einen Verlust der Synderesis bis zur Lasterhaftigkeit, weil der moralische Sinn überhaupt fehlt. Synderesis ist nicht übernatürlich; auch Gnadenlose besitzen sie als Funktion der Ratio; so wird sie um 1235 zum Garanten moralischer Ordnung. Die Frage, ob sie irrt oder verlischt, ist controvers; wahrscheinlich irrt sie, wenn sie sich anstatt auf Gott auf untere Teile richtet. *Bonaventura* hält sie für ein natürliches Vermögen, das aber in der Ausbildung gehindert und zeitweilig durch Leidenschaften geblendet sein kann. Hierher gehört dann Schamlosigkeit und Willensobstination der Verdammten. Thomas tritt für ihren Habitus-Charakter ein. *Wilhelm von Auxerre* (1220) trennt liberum arbitrium und Freiheit. Er geht von Ratio und Voluntas Augustins aus: Einige sähen im liberum arbitrium ein Sondervermögen aus der Mischung von Vernunft und Willen; man könne aber ein weitergehendes Vermögen annehmen, das aus Vernunft, Willen und diesem Sondervermögen bestehe; neben Begehren, Reaktionsvermögen (irascibilis) und Vernunft nähmen einige noch eine Fähigkeit des Wählens an (potestas eligendi). Johannes Damascenus sieht das Wahlvermögen in der Vernunft. Schließlich wird der freie Wille zu Wahl und Consensus. Die weitere Frage bezog sich auf die Unterscheidung von Vermögen und Habitus. Bei Anerkennung des Habitus bekäme dann der freie Wille Qualität. *Philipp der Kanzler* (Paris) entschied sich für beides, schlägt aber den Willen zur Ratio, nicht zu einem Dritten. *Roland von Cremona* behandelt nun die Seelenvermögen: Sinne, Wahrnehmung, Gedächtnis, Ingenium, Intelligenz, Reaktionsvermögen (appetitus irascibilis), Begehren, und fragt, ob nicht auch der freie Wille ein Vermögen sei. Er entscheidet sich für Wilhelm von Auxerres Facilitas. Die Ratio wird in eine obere (Synderesis) und untere geteilt wie bei Hieronymus. Schließlich entsteht eine Wahlgeschicklichkeit unter Diktat der Synderesis. *Albertus Magnus* kennt bei Tieren weder Urteilsfreiheit noch Appetitus. Der freie Wille ist moralisch ausgerichtet.

Vernunft, Wille und Freiheit in der französischen Schule sind nicht gleich, sondern verschieden in den Akten. Jedes Vermögen hat eigene Objekte, die es spezifizieren. Freier Wille ist zwar an Ratio und Voluntas beteiligt, aber nicht dessen Compositum. Er besteht nicht in den Vermögen, ist vielmehr der Entscheider zwischen ihnen. Bei *Alexander von Hales* wird der freie Wille zum habitus naturalis, besser zur potentia habitualis, zur Disposition des Menschen, die den Akt erleichtert. Der Willensakzent wird wieder betont. Bonaventura lehrt, nur Vernunftwesen haben freien Willen. Die Frage, ob Ratio und Voluntas verschieden sind, führt zu Meinungsverschiedenheiten. Es kommt zu Kompromißlösungen; das Ergebnis ist jedenfalls, daß der freie Wille keine neue Wirklichkeit schafft, die zu Ratio und Voluntas hinzukäme. Der von dritter Seite unterstützte, zu schwache Lastenträger erhält nichts Neues hinzu, wohl aber wird sein Lasttragen erleichtert (facilitas). Der hl. Thomas von Aquin nimmt die Frage auf, ob die Freiheit des liberum arbitrium Vermögen oder Habitus sei. Habitus schließt eine gewisse Vollendung ein; das sei unhaltbar; auch die Facilitas ermögliche den Habitus nicht.

Potentia habitualis aber sei kein geeigneter Begriff, da liberum arbitrium auch noch keine Verwirklichung zum Guten sei, wie es der Habitus erfordere. Hier bestehe noch eine Indifferenz. Im übrigen handle es sich um nichts Erworbenes, sondern um einen Naturvorgang. Liberum arbitrium sammelt nicht die Vermögen real, sondern virtuell, es ist imprägniert vom Einfluß der rationalen Vermögen, ist selbst eines, aber hat teil an Ratio und Voluntas.

Nach Verurteilung des Averroismus in Paris zwischen 1270 und 1277 kommt es zu neuen Ansätzen bei *Siger von Brabant*. Es entsteht eine Gegnerschaft zwischen den Lehren Bonaventuras und des Thomas von Aquin (Vertretern der Willenstheorie und des aristotelischen Intellektes). Bonaventura findet Anklang bei den Franziskanern und weltlichen Theologen, der Thomismus wird von *Godefrid de Fontaines* vertreten. Nun mündet die Serie der partiellen Akte als Gesamt in eine Theorie der psychologischen Prozesse ein. Hierfür ist des hl. Thomas Summa I/II charakteristisch. Zur Voluntas tritt nun die Intentio; sie unterliegt einer Entscheidung, gefolgt von einem Urteil, demgemäß der Wille wählt, und zwar in Richtung auf den Consensus. Thomas übernahm bei Lombardus einige Augustinische Elemente, so die Begriffe des Usus, des Frui. (*Fruitio* = Freude am Besitz des Zieles als menschliche Fähigkeit, während die unvollkommene Ratio des Tieres sie nur in geringem Maße ermöglicht. *Usus* ist der Gegensatz oder auch synonym mit fruitio). Anderes entnahm er der Nikomachischen Ethik und Johannes Damascenus. So wird der psychologische Prozeß des menschlichen Aktes instruktiver. (Der Traktat des Nemesius wurde im 13. Jahrhundert *Gregor von Nyssa* zugeschrieben. Er wird als Aristoteliker viel genannt.)

Mit dieser wegweisenden Übersicht vermag man nun die Psychologie der Passiones bei Thomas näher zu betrachten.

Thomas ist der erste, der in zusammenhängender Darstellung eine systematische Ordnung und Lehre de passionibus animae[4] gibt. 27 quaestiones der Summa theologiae, quaest. 25 und 26 der quaest. disput. de ver. und seine Kommentare zu verschiedensten aristotelischen Schriften beschäftigen sich mit dieser Thematik.

Thomas trennt die passiones animae in zwei Hauptteile, passiones im allgemeinen und passiones im besonderen[5]. Der Aufbau und die Systematik der passiones umfaßt den ersten Teil, Teil 2 beschäftigt sich mit den einzelnen passiones innerhalb ihrer Ordnung. Der Begriff passio entspricht dem aristotelischen pathos[6], und wie Aristoteles benennt Thomas jede Betätigung psychischen Lebens von der Aufnahme der sensiblen Qualitäten durch die Sinne bis zur Aufnahme der intelligiblen Species durch den Intellekt mit pathe. Der Begriff passio ist daher vieldeutig; Thomas kommt zu einer dreifachen Art:

    a) passio communiter dicta als passio im allgemeinen und uneigentlichen Sinn,
    b) passio proprie dicta als passio im eigentlichen Sinn,
    c) passio propriissime dicta als passio im eigentlichsten Sinn[7].

Passio im allgemeinsten Sinn bedeutet jede passive Aufnahme „ganz allgemein in der Hinsicht, daß alles Aufnehmen ein Affiziertsein ist, auch wenn nichts von der Sache fortgeht, gleichsam wie man sagt die Luft sei affiziert, wenn sie erleuchtet wird. Das bedeutet eigentlich mehr einen Zuwachs im Sinn der Vollendung als ein Affiziertsein."[8] Hier bedeutet passio mehr Vollendung des Seins im Sinn des Überganges von Potenz in Akt. Diese passive Aufnahme, receptio, entsteht „ex impressione alicuius agentis". Die Tätigkeit des recipiens ist passiv; diese passio erstreckt sich über das Reich des Körperlichen ins Geistige, insoweit dieser Potentialität zukommt. Sie ist eine allgemeine Kategorie jedes geschöpflichen Seins.

Passio im eigentlichen Sinn:

Wie der uneigentlichen passio und der passio propriissime ist ihr der motus passivus eigen. Sie ist nicht mehr Terminus für die geistige Tätigkeit des Menschen; sie wird nur dort ermöglicht, wo Materie und Form vorhanden ist, d. h. wo die Seele mit dem Körper verbunden ist. Damit kommt ihr Korruption und Kontrarietät zu. Hier „bedeutet Leiden, wenn etwas aufgenommen wird mit Verlust eines anderen ... eine passio aber mit Verlust gibt es nur infolge körperlicher Veränderung; also kann eine passio im eigentlichen Sinn der Seele nur etwas anhaben per accidens"[9]. Das bedeutet: Subjekt der passio ist nicht die Seele an sich, sondern sie ist es nur auf Grund der Verbindung mit dem Körper. Diese passiones sind, wie *Matthias Meier* betont, actus compositi, wie bei Aristoteles pathe Bewegungen der Seele darstellen, aber so, daß die Seele nicht selbst Bewegung, sondern deren Prinzip ist.

Die Seele ist in zweierlei Weise mit dem Körper verbunden: „einmal als Form, sofern sie dem Körper sein Sein gibt und ihn belebt; sodann als bewegendes Prinzip, sofern sie durch den Körper ihre Tätigkeit ausübt. Auf Grund beider Verbindungsweisen erfährt die Seele Passiones, aber auf verschiedene Weise. Denn was aus Materie und Form zusammengesetzt ist, das wirkt qua Form (agit ratione formae) und erleidet Wirkungen qua Materie (patitur ratione materiae), und so nimmt die Passio ihren Anfang von der Materie und erstreckt sich in gewisser Weise akzidentell auf die Form; aber die Passio des Erleidenden leitet sich von dem Wirkenden her, weil die Passio die Wirkung einer Aktion ist. In doppeltem Sinn wird also die Passio des Körpers akzidentell der Seele zugeschrieben. Einmal in der Weise, daß die Passio vom Körper ausgeht und in der Seele ihr Ziel findet, sofern diese mit dem Körper als Form vereint ist; und das ist eine körperliche Passio ... Auf andere Weise so, daß die Passio von der Seele ausgeht, sofern diese den Körper bewegt und im Körper ihr Ziel findet; und dies nennt man seelische Passio; so ist es offenbar bei Zorn, Furcht und dgl.; denn solche Regungen vollziehen sich durch eine Auffassung und ein Streben der Seele, worauf eine körperliche Veränderung folgt."[10]

In der passio proprie dicta ist die psychosomatische Sphäre des Menschen betroffen, und die psychischen passiones bewirken eine organische Veränderung, eine transmutatio corporalis. Diese Art von passiones spielt sich vorwiegend im appetitiven Vermögen der Seele ab, denn die Seele wird mehr „durch die appetitive Kraft als durch die apprehensive" zum Objekt gezogen. „Denn durch jene (die appet. Kraft) hat die Seele ein Hingeordnetsein zu den Dingen selbst, wie sie in sich selbst sind. Daher sagt Aristoteles, daß Gut und Böse als appetitive Objekte der Möglichkeit nach in den Dingen selbst sind."[11] Die apprehensive Kraft aber wird nicht von den Dingen gezogen, sondern erkennt sie entsprechend ihrer Intention, sie ist viel mehr auf die Universalien gerichtet als auf partikuläre Dinge. Die Bewegung dieser passio geht aus von der Vorstellung von Gut und Böse als den Dingen immanente Kräfte; sie ist das Agens, von dessen Einwirkung die passions abhängen.

„Passio est motus appetitivae virtutis sensibilis in imaginatione boni et mali. Et aliter: passio est motus irrationalis animae per suspicionem boni et mali."[12]

Passio propriissime dicta.

War passio proprie dicta jede Alteration, dem leidenden Subjekt entsprechend oder nicht entsprechend, ist passio propriissime dicta nur die transmutatio in deterius; damit ist sie eine naturwidrige Veränderung des Organismus. Sonst entspricht sie in ihrem Wesen der passio proprie dicta.

So fällt passio animalis inhaltlich zusammen mit der passio proprie und passio propriissime dicta. Bei beiden handelt es sich um eine Bewegung der Seele und eine Veränderung des Körpers; beide verhalten sich wie Grund und Folge. Entsprechend der Auffassungstätigkeit, von der die passiones abhängen, wird das Begehrungsvermögen verschieden bewegt und eine körperliche Veränderung bewirkt. Die vis sensitiva animae betätigt sich daher doppelt:

1. als Concupiscibilität; als Begehrungsvermögen erstrebt sie ein Gut oder flieht ein malum,

2. als Irascibilität; als Reaktionsvermögen, wie es *E. Stein*[13] übersetzt, kämpft sie gegen Hindernisse, die sich der Erreichung des Guten oder Abwendung des Übels in den Weg stellen.

Nach der ausgezeichneten Darstellung von M. Meier gestaltet sich die Systematik der passiones in folgender Weise: der primäre Unterschied zwischen diesen beiden begehrenden Kräften der Seele ist im Formalobjekt bonum et malum gegeben, d. h., er liegt darin, unter welchem Gesichtspunkt Gut und Böse dem begehrenden Subjekt entgegentreten: einmal als Gut und Böse schlechthin, zum anderen als Gut und Böse, sofern ein Hindernis zu überwinden ist. Das bonum et malum simpliciter bewegt mittels der perceptiven Sinnlichkeit das concupiscible, das bonum et malum arduum das irascible Vermögen.

Durch diese Unterscheidung der sinnlichen Begehrungsvermögen sind auch die passiones animae als dessen Akte verschieden. Um zu erkennen, welche passiones dem ersten oder zweiten Vermögen angehören, muß man den Gegenstand beider Vermögen ansehen. Der Formalunterschied zwischen beiden Vermögen gilt auch für die passiones, d. h.:

1. diejenigen passiones, die schlechthin auf das Gut und Böse gerichtet sind, gehören zum concupisciblen Vermögen. Sie sind in ihrer verschiedenen Form bestimmt durch das wechselnde Verhältnis des Gegenstandes zum Subjekt. Ist er ein bonum und abwesend und übt Einfluß auf das Subjekt, erzeugt er Liebe; aus ihr entspringt der Affekt der Sehnsucht oder des Verlangens, durch die Gegenwart des begehrten Gegenstandes steigert sich das Verlangen in Freude. Ist er ein malum, wendet sich die Seele ab. Ist er fern, haßt ihn die Seele (odium); nähert er sich, flieht sie ihn (fuga); wird er gegenwärtig, empfindet sie dolor et tristitia;

2. diejenigen passiones, die auf das bonum et malum arduum gerichtet sind, gehören zum irasciblen Vermögen. Ihre Formen sind bestimmt durch die Gegensätze des subjektiven Verhaltens zum Gegenstand. Hier spielt das individuelle Moment eine wesentliche Rolle. Dem bonum arduum gegenüber ist der Mensch in Hoffnung, wenn er es zu erreichen glaubt, in Verzweiflung, wenn er es nicht zu erreichen glaubt. Dem malum difficile gegenüber kann er sich mit Kühnheit verhalten, wenn er glaubt es abwenden zu können; wenn nicht, fällt er in Furcht. Das

bereits gegenwärtige Übel kann noch die Widerstandskraft des Zornes wachrufen. Er allein hat kein contrarium unter den passiones.

Es bestehen also die Gegensatzpaare:

1. amor — odium
2. desiderium — fuga
3. delectatio — tristitia in der concupisciblen Seelenkraft und
4. spes — desperatio
5. audacia — timor in der irasciblen Seelenkraft.

Diese Gegensatz-Inhalte ergeben sich aus dem Gegensatz Gut – Böse. Ira hat kein contrarium, weil sie Freude oder Trauer zur Folge hat, je nachdem ob die Rache gelingt oder nicht. Freude und Trauer sind aber nicht der ira entgegengesetzt, sondern untereinander und gehören dem concupisciblen Vermögen an. Thomas datiert, wie Meier besonders betont, die Unterscheidung der vis concupiscibilis et irascibilis auf Joh. Damascenus[14], Nemesius[15] und Aristoteles[16] zurück. Diese teilten den vernunftlosen aber doch an der Vernunft teilnehmenden begehrlichen Seelenteil, die Orexis, in Epithymia und Thymos. Während Joh. Damascenus als Einteilungsgrund nicht das Formalobjekt wie Thomas, sondern das Materialobjekt nahm, erklären Nemesius und Aristoteles wie auch Thomas, Epithymia gehe auf das Gute und Schlechte als solches, Thymos richte sich auf die Beseitigung von Hindernissen, die der Erreichung des Guten oder der Abwehr des Übels im Wege stehen. Daher sei Thymos Vorkämpfer der Epithymia bei Plato über Aristoteles, Nemesius, Joh. Damascenus, Albert bis zu Thomas. Im Gegensatz aber zu Plato und Aristoteles, die auch dem Logistikon Pathe zugesprochen haben, wie allgemein die griechische Philosophie, weise erst Thomas die eigentliche passio den begehrenden Kräften der sinnlichen Seele zu, während dieselben passiones sich nur übertragen im geistigen Leben des Menschen finden können und mit den eigentlichen passiones nur die nominelle Bezeichnung gemeinsam haben.

Lag die primäre Unterscheidung der passiones in concupiscible und irascible in der Verschiedenheit der Formalobjekte, ergibt sich ein zweiter spezifischer Unterschied der passiones durch die Materialobjekte, die materiellen Gegensätze von Gut und Böse. Thomas entnimmt ihn wieder, wie Meier zeigt, der Nik. Ethik: „Nach dem Guten streben wir, das Böse fliehen wir." Dieser Gegensatz der Bewegung findet sich bei concupisciblen wie den irasciblen passiones, insofern beide Gut und Böse, einmal als solches, ein andermal mit Schwierigkeiten verknüpft, zum Gegenstand haben.

Zu diesen beiden Gegensätzen tritt noch ein dritter, den Thomas ebenfalls Aristoteles entnimmt, der in der Rhetorik Furcht — Kühnheit entgegesetzt sein läßt. Da diese beiden nur dem irasciblen Vermögen angehören, unterscheiden sie sich nicht durch die Gegensätze des concupisciblen und irasciblen Vermögens, aber auch nicht durch die Gegensätze von Gut und Böse, da beide ein mit Schwierigkeiten verknüpftes Übel zum Gegenstand haben. Dieser dritte Gegensatz ergibt sich bei Thomas wieder durch den Gegensatz des subjektiven Verhaltens, der schon innerhalb der ersten Unterscheidung hinsichtlich des Formalobjektes im irasciblen Vermögen verantwortlich war. So ist Kühnheit eine Bewegung zum Übel hin; sie richtet sich gegen das Übel zur Abwendung, während Furcht eine Bewegung vom Übel weg ist. Es ist ein Gegensatz des subjektiven Verhaltens zu einem und demselben Objekte. Dieser Gegensatz wird von Thomas „secundum accessum et recessum ab eodem objecto"[17] genannt. Er findet sich nur bei den irasciblen passiones, denn die concupisciblen beziehen sich schlechthin auf das erkannte Gute, das erstrebt wird, das man aber nicht fliehen kann. In den irasciblen passiones ist mit dem Objekt stets ein difficile verbunden. Der Mensch geht mit Kühnheit darauf zu (accessus), wendet sich aber vom gleichen Gegenstand mit Furcht ab (recessus), wenn die Schwierigkeiten seine Kräfte übersteigen. Thomas beruft sich hier auf Avicenna, der diesen Gegensatz schon betont hatte. Meier weist darauf hin, daß bei Avicenna der accessus nur vom Guten, der recessus nur vom Übel gelte, während Thomas diesen Gegensatz auf ein und dasselbe Objekt beziehe. Diese geschilderten Gegensätze gelten für alle passiones, jedoch liegt der letzte nur im Reich des irasciblen. Nur der Zorn hat keinen Gegensatz, weil er von einem schwer zu überwindenden gegenwärtigen Übel verursacht wird, wo ein Zurückweichen nicht mehr möglich ist. Er hat auch keinen Gegensatz von Gut und Böse, weil für das gegenwärtige Gut sich in der irascibilis keine passio finden kann: „quia bonum adeptum non habet rationem ardui."[18]

Die irasciblen passiones gehen entsprechend Aristoteles und Thomas aus den concupisciblen hervor und münden wieder in sie ein[19]. Nur um des Guten willen, das wir in den concupisciblen passiones erstreben, bekämpfen wir in den irasciblen die Schwierigkeiten. Durch ihre Beseitigung wird der Gegenstand wieder Objekt der concupisciblen Leidenschaften. Der Intention und Theorie nach sind die Leidenschaften der vis concupiscibilis früher als die der vis irascibilis. Letztere fügen zum Objekt der vis concupiscibilis erst die Schwierigkeiten der Erreichung und der Beseitigung hinzu. Der Ausführung nach aber sind die irasciblen passiones die früheren: die Hoffnung geht der Freude voraus, die Furcht der Trauer. Infolge der Trauer aber kann wieder Zorn entstehen und nach Vollzug der Rache Freude eintreten, d. h., die Inhalte der concupisciblen und irasciblen Leidenschaften sind als korrelate anzusehen. Ihr Verhältnis ist fließend[20]. Von diesen Seelenstimmungen haben einige einen besonderen Vorzug. Nach Augustin ist passio principalis unter den concupisciblen Leidenschaften die Liebe, die Hoffnung dagegen ist Grundaffekt der irasciblen passiones[21]. Die Bewegung aller passiones ist demnach

    amor et odium
    desiderium et fuga
    spes et desperatio
    audacia et timor
          ira
    gaudium et tristitia.

Als die 4 hauptsächlichsten passiones läßt Thomas nach der Lehre von Boethius Freude und Trauer, Hoffnung und Furcht gelten, eine Vierteilung, die sich von Plato bis Thomas erhält.

Hinsichtlich der moralischen Qualität der passiones animae unterscheidet Thomas zwischen passiones animae an sich und passiones als Strebeakte der sensitiven Seele, die unter dem Einfluß von Vernunft und Wille steht. „Man muß die Leidenschaften einmal an sich betrachten, das andere Mal insofern sie der Vernunft und der Willensherrschaft unterliegen. An sich als Bewegungen sind sie vernunftloser appetitus, und in dieser Weise ist in ihnen kein moralisch Gut und Böse, das von der Vernunft abhängt. Betrachtet man sie aber unter der Herrschaft von Vernunft und Wille, dann gibt es moralisch Gut und Böse."[22]

Die Leidenschaften an sich sind Mensch und Tier gemeinsam, die Vernunft nur dem Menschen eigen. Die niederen appetitiven Strebekräfte heißen auch vernünftig, soweit sie irgendwie an der Vernunft teilnehmen. Unter Berufung auf Aristoteles können wir „nicht gelobt oder getadelt werden hinsichtlich der absoluten Betrachtung der Leidenschaften, aber sie können löblich oder tadelnswert werden hinsichtlich der Zuordnung zur Vernunft"[23]. Daher können sie zur sittlichen Verbesserung beitragen. Noch einmal erfolgt hier bei Thomas eine entscheidende Auseinandersetzung zwischen den Stoikern und den Peripatetikern. „Bekanntlich gab es über dieses Problem die Auffassungen der Stoiker und Peripatetiker. Die Stoiker sagten, alle Leidenschaften sind schlecht, die Peripatetiker sagten, die gemäßigten Leidenschaften sind gut." Weil die Stoiker nicht zwischen sensus und intellectus unterschieden und als Sitz der Affekte die Vernunft betrachteten, kamen sie damit in Widerspruch. Wie Galen gegen den Monismus von Chrysipp polemisierte, so kritisiert auch Thomas die stoische Auffassung der Pathe als Krankheiten der Seele, die sich Cicero zu eigen machte. Aber Thomas polemisiert gegen alle Stoiker, während Galen die Auffassung von Posidonius akzeptierte, der sich von Chrysipp durch seine dualistische Auffassung unterschied. Die Peripatetiker, meint Thomas, konnten diesen Widerspruch lösen, indem sie die Pathe dem vernunftlosen Seelenteil zuerkannten: „Die Peripatetiker nennen alle Bewegungen des sensitiven appetitus Leidenschaften, und sie halten die für gut, die von der Vernunft gemäßigt sind, schlecht aber die außerhalb der Vernunft stehenden."[24] Für Thomas neigen Leidenschaften der Seele außerhalb der Vernunftsordnung „zur Sünde, innerhalb gelangen sie zur Tugend". Man soll sie nicht ausrotten, sondern mäßigen.

Nicht nur *J. Wyrsch*[25] hat zu Recht in letzter Zeit betont, daß die Richtung der sogenannten Somatiker im 19. Jahrhundert unter den Pionieren der Psychiater theoretisch dem Thomismus in der Lehre von den passiones verhaftet ist. Bei der Wichtigkeit dieser geistesgeschichtlichen Feststellung mag daher auf eine Arbeit von *Alex. Usenicnik*[26] (Ljubljana) aus dem Jahre 1930 hingewiesen werden, die sich des Unbewußten in dieser Lehre besonders annimmt und charakteristischerweise sogleich mit einem Satz Kretschmers beginnt, der lautet: „Wir werden an Stelle des einseitigen Parallelismus Gehirn und Seele bewußt und endgültig den anderen, Soma und Psyche, setzen, eine Denkweise, die ja überhaupt klinisch mehr und mehr sich einbürgert." Usenicnik hebt richtig hervor, daß dieser nach unserer Meinung vielleicht gar nicht so philosophisch gemeinte Satz in der Tat philosophisch bedeutet: Zurück und fort vom cartesianischen Dualismus von Seele und Leib! Voran zur Philosophia perennis, d. h. zur Lehre der substanziellen Seinsverbindung eben von Leib und Seele. Nicht nur im Hirn findet der Kontakt beider statt, vielmehr ist die Seele die Entelechie des Leibes, innerstes Formprinzip, das die ganze Seins- und Wirkungsweise des Leibes bestimmt. Von Wichtigkeit wird nun aber, daß die thomistische Lehre trotz des universalen Gehalts dennoch die Individualisierung ermöglicht. Die Frage erhebt sich also: Gibt es in dieser Lehre eine Strukturtypik und Seelentiefen?

Es steht fest, daß die Seele als Entelechie des Leibes in ihrer funktionellen und virtuellen Wirkungsweise die niederen somatisch gebundenen Formen beherrscht und daß ebenso die Seele durch ihre Beziehung und Hinordnung zu einem bestimmten Körper individualisiert wird; ferner wäre ohne diese Beziehung ein individueller Unterschied menschlicher Seelen unmöglich, denn jeder formale Unterschied der Seele begründet ihre spezifische Verschiedenheit. Wyrsch stellt nun schließlich einen engen Zusammenhang der heutigen Zeit mit der Auffassung des Thomas über die Seelen- oder Geistesstörungen her. Er zitiert aus De anima I, 10:

Deren Ursache ist, daß wir sehen, daß alle Schwächezustände intellektueller Art solche der Sinne sind und daß sie nicht die Seele an sich ergreifen, sondern aus der Schwäche des Organs hervorgehen. Daraus ergibt sich, daß der Geist und jede Seele unzerstörbar ist und daß die Schwächung in der Betätigung nicht daraus entsteht, daß sie beide zerstört werden, sondern daraus, daß ihre Organe geschwächt werden.

Wyrsch setzt diese Feststellung mit der der organischen Psychosen gleich. Er ist sogar der Auffassung, daß die Intoxikationspsychosen einbegriffen sind, da es an der angeführten Stelle weiter heißt:

Maxime corrumperetur quae est in senectute.... sicut in aegritudinibus et in ebrietatibus.

Die weiteren Ausführungen Wyrschs geraten freilich in bedenkliche Nähe dessen, was wir als vergleichende Identifikation ablehnen müssen, denn er identifiziert nun die thomistischen Auffassungen gewissermaßen mit der Lehre der endogenen Psychosen. Auch seine Meinung über die Besessenheit glauben wir im späteren Verlaufe unserer Darstellung dokumentarisch genauer belegen zu können. Darin aber sind wir mit ihm freilich einig, daß der Thomismus überhaupt die Grundlage dafür abgibt, was heute als „psychosomatisch" bezeichnet wird. Daraus aber ergibt sich, daß die Theorien der sogenannten Somatiker des 19. Jahrhunderts der thomistischen Auffassung am nächsten stehen.

Ad hoc sunt plura individua in una specie, in rebus corruptibilibus, ut natura speciei quae non potest perpetuo conservari in uno individuo conservetur in pluribus.

Als unbewußt gilt „alles, was sich im Subjekt vor allem Bewußtsein vorfindet und, ohne selbst in sich bewegt zu werden, das Lebewesen und seine Eigenart mitbestimmt" (Usenicnik). Thomas erkennt seelische Unterschiede an, und zwar vor aller individueller Betätigung, dann auch Unterschiede, die erst durch persönliche Betätigung (der Tugenden, Laster, Krankheiten) entstehen. Zu den aller Betätigung vorangehenden Unterschieden gehören natürliche Anlagen zu Tugenden und Leiden, seelische „Ähnlichkeiten". Bei der Erbsünde unterscheidet er allen gemeinsame Folgen (poena taxata) und individuelle (poena concomitans).

Diese sind dann Folgen, in denen sich die Erbsünde in verschiedenen Individuen nach Eigenart eines jeden verschieden auswirkt, sowohl körperlich wie seelisch. Es gibt im Menschen auch keimartige Anlagen (inchoationes naturales) zu Tugenden, und zwar gemäß Genuß und individueller Natur; sie sind wieder seelisch und körperlich bedingt. So gibt es zweifellos gewisse Dispositionen zur Keuschheit infolge der Körperkomplexion. Der innige psychosomatische Zusammenhang besagt allerdings, daß körperliche Unterschiede sich seelisch auswirken, weil der Körper eine Wesenheit des Menschen ist. Ebenso ist dieser zugleich Organ der Seele, also durch seine somatischen Anlagen wieder bei der Seele mittätig. Die körperlichen Anlagen rechnet Usenicnik zum Unbewußten, das sich in seelischen Verschiedenheiten auswirkt. Ferner gibt es verschiedene Neigungen zur Tugend (inclinationes), die sich wiederum aus dem Körper ergeben. Neigung ist aber seelisch intentional gemeint. Nicht alle Menschen haben die gleiche körperliche Beschaffenheit. Da der Körper mit seinen Organen und Kräften auch der Seele behilflich ist, so kann sich aus der körperlichen Verschiedenheit auch eine solche der seelischen Befähigung zur Geistesarbeit (Hirn) ergeben. Ein fein gebautes Hirn ist auch ein feines Organ. Auch Umwelteinflüsse können unbewußt bestimmend auf Leib und Seele werden. Wohltätige und verderbliche Gifte schon im Mutterleib samt allen sonstigen Erlebnissen haben latente Wirkung und sind nicht untätig.

III. Zusammenfassung einer humoralpneumatischen Psychopathologie

Von zusammenfassender Bedeutung ist das Werk des Johannes Actuarius[27], eines byzantinischen Arzt-Philosophen des 13. Jahrhunderts. Der Name drückt eine Beamteneigenschaft aus, die etwa mit Hof- oder Medizinalrat wiederzugeben wäre. Neben einer Urinschrift ist für die Psychopathologie die Schrift „De spiritu animali" wichtig. Zu Anfang seines Werkes betont er nach Übersicht der sinnvollen Einrichtungen der alogischen Lebewesen die physische Pleonexie des Menschen. Sie hat eine intrahumane Vielfältigkeit zur Folge, die sich über tierische Wildheit und Angst zu unterschiedlichen psychischen Mischungen und Trennungen erhebt. Daraus wiederum ergibt sich Wahlfreiheit statt Determiniertheit. Sie repräsentiert etwas Göttliches analog der Schöpfung des Kosmos.

Die Seele ist der Zahl nach eine (μία), sie ist aber dem Vermögen nach vielgestaltig (πολυειδές). Ihr Wesen ist unzusammengesetzt (ἁπλή), ihre Potentialität ist vielfältig (ποικίλη). Dem Leib ist sie verhaftet; dies erweist sich aus pharmakologischen Versuchen. Ihr gegenüber besteht der Nous, der in keiner Gemeinschaft mit dem Pneuma steht; indessen ist er die erste Kraft der Denksubstanz, die zweite ist die Dianoia als umstimmende Brücke vom Nous zu den Vermögen als farblose Anschauung.

Anders der Nous pathetikos. Er ist farblich, schematisch, qualitativ affizierbar. Phantasia ist ein Ruhepunkt, eine Schatzkammer der Wahrnehmungen, führendes Prinzip der Tiere, für uns Urheberschaft (Arche) psychischer Fähigkeiten nach der Wahrnehmung:

1, 10

Weil nun die Seele in sich unaffizierbar ist (apathes), steht sie in Gemeinschaft mit den in uns befindlichen Pathe (Affizierbarkeiten) des psychischen Pneuma, dieses wie ein Fahrzeug benutzend, und so vollzieht sie ihre Vermögen.

Die Ökonomie dieses stets zu- und abfließenden Zustandes muß hinsichtlich ihres Ausgangs und ihrer Unversehrterhaltung untersucht werden. Auszugehen ist zunächst von den ersten Stufen, also den Säften, dann von den durch sie hervorgehenden Pneumata. Diese wiederum werden nur verständlich durch die voranliegende Ernährungsphysiologie. Ist die Nahrung zerstückelt und zur Kochung in die Leibeshöhle gelangt, so wird sie im Gesundheitsfall gutsäftig und gut gekocht völlig unblähend im Magen verwertet; sie verstopft nicht, und es geht nur wenig oder gar kein Pneuma nach oben oder unten. Nur dampfartig geht etwas zum Kopf und verursacht Ausdünstungen. So öffnet der Vorgang die Gesamtordnung der Wahrnehmungen und zwingt zu Ruhe und Wachbewegung. Das ist die Summe des gesunden physiologischen Vorgangs. Folgendes kann geschehen: Zwar können die Nahrungsmittel gut sein, aber eine gewisse Dyskrasie durch Säfteanfüllung kann vorkommen; nun wird der Magen krank, die Kochung unzweckmäßig; es entstehen Dünste dicker und wolkiger Art, ja rauchig und qualmig. Nun gelangt das Pneuma sekundär in Unruhe, je nach dem Störungsgrad. Sind nun auch die Nahrungsmittel schlecht, so wirken auch sie dyspeptisch. Wieder kommt es zu Pneumaveränderung.

Unter normalen Verhältnissen geht der beste Saft als Ursache und Materie der Pneumata zur Leber, wird dort assimiliert (Exhomoiotheis) und erzeugt das Pneuma Physikon (Spiritus naturalis); zugleich zeigt sich das in unserer Seele vorhandene Begehrungspneuma (Epithymetikon). Dieses bestimmt alles Logosfreie. Bei Störung dieses Vorgangs entsteht Bitterkeit und Zorn; ist sie nur Folge einer sympathetischen Magenstörung, so kann man sie therapeutisch rasch beseitigen. Reichert ein dazukommendes feuchtes und kaltes Pneuma die Begehrlichkeit an, so kommt es zu zügelloser Maßlosigkeit. Der Vorgang greift auf die Leber über (größere Begehrlichkeit.)

Dieses Pneuma physikon wird von den Gefäßen der Leberwölbung nach oben und unten weiterbefördert; der eine Teil gelangt so vom rechten zum linken Herzventrikel (Septumlöcher) und erzeugt durch Anreicherung das Pneuma zotikon (Spiritus vitalis) wie von einer Quelle des Herzens; er verteilt sich auf arteriellem Wege im ganzen Leib und wird zu einem natürlichen Lebensorgan. Rascher als diese Entwicklung entsteht zuletzt das Pneuma psychikon (Spiritus animalis). Seine Leichtigkeit ist eine Folge des Feuchtigkeitsverlustes. Die Gefäße bilden nämlich mit Venen und Arterien schließlich den Plexus reticularis und von dort mittels der Pia eine Inhaltsübernahme durch das Hirn. Dieses wird vom Pneuma psychikon ernährt entsprechend den Hirnhöhlen als Sitz der Seelenvermögen. Seine Dignität besteht in der Leichte. Diese Feinheit macht die vielfältigen Vermögen aus. Es hat teils strahlende Eigenschaften. Er schildert die bekannte Ventrikeleinteilung und betont die subtile Veränderungsfähigkeit dieses Pneuma. So gelangt er unter Beschreibung der abgehenden Nerven zur Wahrnehmungstheorie der Sicht, die er unter Zitierung des Empedokles völlig im Sinne einer adaptativen Homoiopatheia angibt. Analog werden die weiteren Sinnesverrichtungen beschrieben, da sie ja stets als geringe Veränderung des Sehaktes gelten.

Während sich das tierische Leben in Wahrnehmung und Phantasia erschöpft, entfaltet der Mensch diese Ergebnisse mit dem Logos. Der Logosanteil der menschlichen Phantasia sucht zu vervollständigen und auszuwählen. So entsteht eine Gestaltung dessen, was geglaubt werden könnte. Hierbei kann es zu einer so anmaßenden Sicherheit kommen, daß der Mensch den ärgsten Täuschungen unterliegt. Hier hat die Oberaufsicht des Logos einzusetzen. Er zügelt die Maßlosigkeiten dieses undisziplinierten Denkens, und der so gezügelte Rest wird dem Gedächtnis übergeben wie einem Aufbewahrungsasyl des von Wahrnehmung und Phantasie Angelieferten.

Nach dieser allgemeinen Übersicht werden die Störungsmöglichkeiten erörtert. Sie haben folgende Ursachen:

1. das Organ selbst kann leiden, 2. Das Pneuma kann verändert sein (aus der Symmetrie gehoben), 3. Dyskrasien oder ein hinzukommender störender Saft, 4. Störungen im Sinnesorgan selbst.

Diese Folge wird am Sehakt erläutert. Hier gibt es eine Hirndyskrasie der zum Auge abgehenden Nerven, etwa im Sinne eines zufließenden Saftes. Das stört die Sicht. Ferner können die Augen selbst erkranken, so daß die innere Feuchte der Hüllen leidet (Phymata). Weiterhin kann es zu vom Magen ausgehenden sympathetischen Störungen kommen, so daß Haare, Mücken, Mäuse gesehen werden, weil sich Überschüsse dem Pneuma zugesellen, und zwar in so wechselnder Stärke, daß es beispielsweise bei Ikterischen zu Farbentäuschungen kommt. Blutwallungen erzeugen Flimmern in den entsprechenden Öffnungen. Die anderen Sinnesorgane werden wieder analog behandelt.

Allgemein pathologisch wird bemerkt, daß das Hirn das Pneuma aussendet wie eine Quelle, und zwar zu Sinnesorganen und anderen Körperteilen. Besondere Leiden des Sensorium commune sind Epilepsie, Apoplexie, Koma, Katalepsie, je nach Belastung. Therapeutische Maßnahmen können chirurgischer Natur sein, ferner Reinigungen, Antispasmodica und Derivantien. Am genauesten neben den Sehstörungen werden die des Gehörs behandelt (Gehörsymptomatik). Nun folgt die Aufgliederung nach den einzelnen Pneumataarten.

Was an physischem Pneuma zur Leber, dann zu den Venen abgeht, darüber freuen wir uns. Wir zeigen physisches Begehren mit dem Organ, das die physische Fähigkeit der Seele trägt. Damit werden wir ernährt, und wir schaffen ähnliches zuerst, und in Gemeinschaft hierzu auch die weiteren Pneumata. Die physischen Vermögen aber entstehen so: Dieselbe Entelechie bei den Pflanzen erleben wir auch bei der Leber und deren Blutbereitung. Harmonische Bildung erzeugt gute Stimmung und Wahrnehmung. Das physische Pneuma ist abhängig von der Gefäßqualität der Venen, von Verbreiterungen und Verengungen, ganz ähnlich wie auch bei den Pflanzen. Dyskrasien machen hier ebenfalls Pneumastörungen.

Der in den Gefäßen befindliche Spiritus vitalis gelangt nach Abspaltung der Vena cava zum rechten Ventrikel in die Herzhöhle und durch die Septumlöcher zum linken. Durch diesen Vorgang wird er feiner infolge der steten Bewegung und Organwärme. Es kommt zu Feuchtigkeitsschwund mit verschiedenen Pneumaschwankungen. Hierbei ist sein Kräftigerwerden gefährlich, wenn es ohne Einfluß des Logos geschieht; es entstehen vernunftlose Affekte, Furchtsamkeiten, Traurigkeit und Athymie oder das Gegenteil, die Überheiterung. Und zwar geschieht diese Zustandsänderung ohne irgendeinen exogenen Einfluß. Daher muß man angehalten werden, so früh wie möglich auf den Logos zu hören, andernfalls werden wir von den Begehrungen verzaubert.

Kein Zweifel besteht darin, daß aber das Pneuma psychikon das bedeutendste für den Menschen ist. Hier ruhen die größten und wunderbarsten Mysterien menschlicher Physiologie. Seine Feinheit bringt die Differenziertheit der Vermögen. Anregung und Wachheit gehen von seiner mäßigen Wärme aus. Größere hinzukommende Schärfe drückt sich auch im Bewegungsablauf aus; dann wird es unstabil, fließt hierhin und dorthin. Bei zu großer Kälte macht es die Menschen träge und aktionslos. Mittlere Feuchtigkeit zeigt Wohlbeeindruckbarkeit, zu rascher Fluß führt zu Ideenflucht oder Gedankentilgung. Ebenso schlecht wirkt übergroße Trockenheit.

Es versteht sich, daß man diese mittlere Harmonie des Spiritus animalis diätetisch unterstützen und ausgleichen kann.

Bei der Wahrnehmung kann der Sitz der gemeinsamen Entstehung der Katalepsis gestört sein. Das geschieht durch fehlerhafte oder falsch zufließende Säfte und Dämpfe. Sind diese Störungen beseitigt, so kehrt die natürliche Wahrnehmungsfähigkeit wieder. Sie beruht auf dem richtigen Verhältnis der Menge und Qualität der andrängenden Säfte und Dämpfe. Auch die mittelmäßige Betrübnis ist so zu erklären. Man muß dann den an der Symptomatik erkannten schlechten Saft bei Berücksichtigung von Zeit, Klima, Alter beseitigen (Reinigungstherapie). Die Wahrnehmung liebt keine ständige Störung, sie ist eine somatische Seelenkraft und hat starke Gemeinsamkeit mit dem Körper.

In ähnlicher Weise sieht er die Störungen der Phantasie infolge Dyskrasie, die sekundär das Pneuma schädigen. Ihr gegenüber liegt die Mneme wie eine Schatzkammer, die die Abdrücke der Phantasie aufnimmt. Auch hier gelten die gleichen Vorstellungen von Störungen. Es gibt schwere amnestische Zustände und mittlere. Grundsätzlich kann auch die Sorge die Tätigkeit der Mneme verlegen, da immer die schwächere Energeia der Seele der stärkeren weicht. Bei leidender Mneme kann die unaffizierte Phantasie verschont bleiben; ebenso kann bei leidender Phantasie die Mneme ihre eigene Energeia aufrechterhalten. Schlimm ist eine Erkrankung jenes Teiles, wo das Logistikon annehmbar ist; denn dann ist gewissermaßen die Prytanis erkrankt, und so gehen Phantasie und Mneme zugrunde. Während die bisher geschilderten Vermögen einigermaßen lokalisierbar sind, ist das bei den intellektuellen Vermögen der Vis opinatrix und intellectiva schwierig. Hier gibt es weder Sitz noch materielle Bindung. Niemand weiß, wo Doxa und Dianoia sitzen. Ein Teil der seelischen Vermögen ist körpergebunden, ein anderer arbeitet für sich allein. Nur das ungeschädigte Pneuma liefert das Material der Seele angstlos. Sobald sie aber von irgend etwas tangiert ist, so teilt sie dies der Wahrnehmung mit und erteilt so dem Kranken einen falschen Glaubensgehalt. So fürchtet er sich bei Trockenheit, irgendeinem Harten zu begegnen, mit dem er kollidiert. Er flieht das Wasser in Unkenntnis des Feuchten bei trocknem Pneuma (Hydrophobie), bei Kälte flieht er alles und meidet die Begegnungen. Bei gesteigerter Wärme bricht er auf, ist unstet und sprunghaft. Schon kleine Pneumamängel schädigen den Meinungsbereich (Doxastikon). So entstehen die Urteilsschwächen, Täuschungsmöglichkeiten. Nur die echten Philosophen können ihnen entgehen. Hier wird die alte Geschichte jenes Philosophen wieder überliefert, der beim Baden in seiner Erkrankung einen Hund halluzinierte, dieser Täuschung aber als Weiser nicht nachgab, weil er wußte, daß im Wasser kein Hund sein könne. Er schloß dies eben aus dem Bestand des gewohnten Zusammenhanges. Manchmal hilft eine Phlebotomie, entsprechend Galens Schrift über den Zusammenhang der Säfte mit den seelischen Vermögen.

Im zweiten Buch werden die Pneumaarten noch einmal innerhalb Diät und Therapie behandelt. Auch hier wird der Philosophie als Verhaltensweise (Hexis) gedacht. Die Ausführungen des Johannes Actuarius stellen eine zusammenfassende Summa der allgemeinen Psychopathologie dar, die unseres Wissens bisher wenig berücksichtigt wurde. Im Vordergrund steht ein traditionsgebundener Physiologismus, der die Grundlage der somatischen Pneumatologie bildet. Die bekannten Lokalisationslehren werden verwendet. Bei aller deterministischen Gebundenheit dieser allgemeinen Pathologie des Spiritus animalis und seiner Verflochtenheit mit dem humoralen Geschehen zeigt sich die Überschätzung eines den Stoikern benachbarten philosophischen Dogmatismus, der besagt, daß die Erziehung zur Weisheit die somatischen Störungen abzudrängen vermag, so daß diese dann ärztlichtherapeutisch angehbar sind. Wichtig ist die Feststellung, daß die höheren intellektiven Fähigkeiten unlokalisierbar sind und nicht in die Gruppierung des Ventrikelsystems gehören.

RENAISSANCE

I. Der naturphilosophische Auftakt

Die Renaissance wird für die Geschichte der Psychopathologie nicht jene wesentliche Geisteswendung bringen, die für die übrige Medizin, insbesondere für Anatomie, Physiologie und Embryologie, sichtbar wird. Die Naturphilosophie bereitet mit ihrem teils stark betonten Sensualismus jenen Boden vor, der sich dann etwa in der Leidenschaftslehre Spinozas zeigen wird. Averroistische Änderungen des Aristoteles werden von *Pomponazzi*[1], dem Lehrer *Fracastoros,* bekämpft. Für ihn steht der Mensch zwischen Sterblichkeit und Unsterblichkeit, er verfügt über eine körpergebundene vegetative und sensitive Seele, nicht minder ist er Träger einer intellektiven Seele der Unsterblichkeit. Diese ist Akt des organischen, physischen Körpers. Zwischen den Intelligentiae und der menschlichen Seele besteht keine Identität. Denn jene bedürfen zum Erkennen in keiner Weise des Körpers, weder als Subjekt noch als Objekt. Sie sind von Zeit und Continuum getrennt; anders die Virtutes. Sie sind in der Empfindungssphäre der Materie verhaftet, erkennen „singulariter", reflektieren nicht über sich selbst. Der Mensch als Mittelwesen ist mit Intellekt und Willen ausgestattet; er ist aber unvollkommen, da beides nicht immateriell ist, sondern „secundum quid" und „diminute". Man solle daher besser von Ratio reden, denn sein Intellekt ist nur ein vestigium oder ein Schatten des wahren Intellektes. Pomponazzi stellt Stufen des lebendigen Seins auf: die sich in reinem Dasein erschöpfenden Pflanzen, das Tier mit sozialen instinktiven Eigenschaften, und schließlich der Mensch, dessen Form jedoch kein intellectus agens sei, vielmehr erkenne er, wie Gregor von Nyssa gelehrt habe, gelegentlich, dann aber wieder nicht vermittels des intellectus possibilis. Sein Sensitivum, also die sensatio, ist vergänglich. Es gebe vom Körper unabhängige Himmelskörper, subjekt- und objektabhängige Tiere und dazwischen den Menschen; er ist zwar subjektiv unabhängig vom Körper, nicht aber objektiv. Die Folge sei, daß er das Universale nicht einfach und das Einzelne nicht wie die Tiere betrachte, sondern nur das Universale in dem einzelnen betrachten könne. Die menschliche Seele sei nur uneigentlich unsterblich, da sie sterblich sei, wohl aber an den Eigenschaften des Unsterblichen teilhabe, zumal sie das Allgemeine erkennen könne, wenn auch diese Erkenntnis sehr gering und verworren sei (obscura). Organologisch ist Pomponazzi Herztheoretiker wie Aristoteles, da das Hirn nicht so vollkommen sei wie das Herz. Indessen sei alles eine „commensurata diversitas", deren Störung er als Krankheit bezeichnet. Über Affekte sagt er wenig; im ganzen sei der Mensch unstabil und habe das Ziel der Temperierung. Tägliche Erfahrung lehre, daß es durch Strafandrohung oder Lob Unbelehrbare gebe, wie überhaupt die meisten nur aus Furcht vor Verdammnis sittlich seien, nicht aus Hoffnung auf die Ewigkeit. Über Geistesstörungen spricht er im Anschluß an die Daemoniaci, die an schwarzer Galle oder Insania litten. Sie seien „quasi inanimati" und „irrationales"; so erlägen sie eher einem lymphatischen Impetus, als daß sie richtig handelten. Plato und Aristoteles hätten daher recht mit dem Tiervergleich. Anderseits sei auch das alte Sprichwort richtig, das besage, Kinder und Stulti prophezeiten, der Weise hingegen sei seiner selbst mächtig, und daher sei ihm diese Seinsweise fremd.

Pomponazzis Schüler *J. Caesar Scaliger*[2] (1484–1558) hat in seiner Schrift „De subtilitate", die sich polemisch gegen *Hieronymus Cardanus* wendet, vieles berührt, was zur allgemeinen Psychosomatik gehört. Er spricht über die Theorien der sexuellen Abstinenz, nennt als Folgen abgerissener Hoden die Glatzenbildung und mangelnden Bartwuchs; anderseits erzeugt der Zustand Schutz vor Podagra, Wärmeminderung und somit Haarmangel am Kinn mit Sexualitätsverlust. Aber auch der normale Sexus in seiner Betätigung schaffe Körperschwächung und Abfluß vom Hirn. Seine Seelenbegriffe sind mens, intellectus, ratio, ratiocinatio, dianoia. Gegen Cardanus nimmt er die Affekte nicht als im Willen befindlich an, zumal der Wille im Logikon befindlich sei; darum seien Tiere willenlos. Affekte säßen im Instinkt. Sie seien pathische Eigenschaften, wie aus De anima III hervorgehe (res bruta et rectione carens). Eher könne man umgekehrt sagen: der Wille sitze in den Affekten.

Der Affekt also erzeugt selbst die Handlung. Die Handlungen schaffen den Habitus, aber zwischen Affekt und Wirkung steht die Horme, also das Begehren selbst. Der Affekt ist Seelenbewegung, die noch nicht Handlung geworden ist.

Der Habitus wird als Form der Handlungen bezeichnet und somit als „Orthos Logos".

Unter den Passiones versteht er Trübsinn, Traurigkeit, Furcht, Scheu, Scham, Angst, Erschütterung, Konsterniertheit, Besinnungslosigkeit (exanimatio), Zittern, Abscheu, Haß, Willenlosigkeit, Grausen, Zweifel, Erschrecken, Cauchemar, Ekstase, Hundefurcht, Bewunderung. Die letzte befindet sich bekanntlich später auch unter den Passiones *Descartes'*. Er geht die einzelnen Affekte definitorisch durch.

Traurigkeit ist eine Spirituszusammenziehung. Trübsinn ist dauernde Traurigkeit „quasi fatalis". Die Furcht wird traditionell definiert als seelische Herabstimmung wegen Erwartung zukünftigen Leides, wobei die Standhaftigkeit verlorengeht. Scheu und Scham werden als verwandt gesehen, wobei die Scham im Geheimen gründet. Formido bezieht sich wesentlich auf Gesichte (Spectra). Melanchthons Zorndefinition als Mischzustand zwischen Traurigkeit und Begehren der Rache hält er für schlecht, da in der Rache eine Wollust liege, der Zorn aber eine „privatio voluptatis" sei. Auch die Hoffnung sei kein Gegensatz der Traurigkeit. In der Dämonenauffassung bekämpft er Cardans Meinungen, der Averroist sei und die Körperlichkeit der Dämonen in absurder Weise behaupte.

Kurz mag bemerkt werden, daß sich *Erasmus*[3] in seinem „Encomium moriae" der stoischen Affektenlehre gegenüber sehr satirisch äußert. Jupiter habe den Menschen Leidenschaften gegeben, die das 24fache der Vernunft ausmachten (eine halbe Unze zum As), und als Gegner der Vernunft habe er ihnen den im Herzen sitzenden Zorn verliehen sowie den lüsternen Trieb im Bereich der unedleren Teile. Seine Ironie und Satire richten sich auch gegen Seneca und dessen Vorstellung vom leidenschaftslosen Weisen, der nur ein menschliches Marmorbild sei. Er sei dann „bar jeder Gefühlsregung". So sei er denn ein Gespenst. Welche Stadt möchte einen solchen Typus zum Staatsbeamten machen! In echt humanistischer Manier bringt Erasmus die alten Beispiele der platonischen Mania wieder vor, die er von der rein krankhaften mit Sinnestäuschungen trennt; er erzählt die Geschichte von dem Kranken, der im leeren Theater sitzend sich vor Lachen ausschüttete und dann seine spätere Heilung bedauerte. Der Abschnitt bringt die Folgerung:

Ob man jedwede Störung der Sinne und des Geistes Raserei nennen dürfe, darüber habe ich mich noch nicht geäußert. Wenn jemandes Augen so schlecht sind, daß er ein Maultier für einen Esel ansieht, oder wenn jemand elende Verse als geistreich bewundert und lobt, so wird man doch nicht gleich behaupten wollen, er sei ein Rasender. Wenn hingegen ein Mensch nicht nur mit seinen Sinnen unrichtig auffaßt, sondern infolge tiefer geistiger Störung beständig die absurdesten Urteile fällt, so daß er beim Schreien eines Esels jedesmal eine herrliche Symphonie zu hören glaubt oder trotz der bittersten Armut die Reichtümer des Lyderkönigs Krösus zu besitzen meint, der scheint in der Tat der Raserei sehr nahe zu kommen. Wenn diese aber zur heiteren Schwärmerei wird, wie es meistens geschieht, so ergötzt sie sowohl die von ihr Ergriffenen selbst wie auch die nicht rasenden Zuhörer. Diese Art Raserei ist überhaupt viel verbreiteter, als man gewöhnlich glaubt.

Die überwertigen Leidenschaften monomanen Gepräges schildert er dann als offenbar ausgesprochener Jagdgegner am Beispiel der feudalen Jäger, die fast so wild seien wie die Tiere, die sie hetzten. In ähnlicher Weise behandelt er den „Bauteufel" und schließlich die systematisierenden Philosophen selbst. Er schildert Pseudologisten und verkauzte Menschen nebst den Spielern, Kunstsnobs, Kohlhas-Naturen und skurrilen Philologen.

Eine ausgesprochen sensualistische Wendung gegen Aristoteles findet sich bei *B. Telesio*[4] (1508-1588). Der ätherische Körper des Spiritus animalis wird anerkannt; er entsteht aus Samen zugleich mit dem Leib und wohnt als empfindender Nerven und Hirn inne. Er ist Urheber der Bewegungen, Mittelpunkt alles sinnlichen und geistigen Lebens. Er ist im gesamten Körper verbreitet, zugleich im Hirn angehäuft, und in seiner Empfindlichkeit gegen Stoß, Druck, Wärme und Kälte wird er zum Vermittler zwischen menschlichem Leib und Außenwelt. Für die Erkenntnis selbst liefert er nur die Möglichkeit eines Ähnlichkeitsurteils, keiner Gewißheit, während ein höheres Seelengenus als forma superaddita des Körpers und Geistes ohne Sinnenhilfe göttliche Erkenntnis vermittelt. Trotz seiner Polemik gegen Aristoteles kann also auch er nicht ohne Annahme zweier Seelenformen auskommen. Seine Grunderkenntnisquelle bilden die Sinne. Die Wahrnehmung ist nicht wie bei Locke in innere und äußere geteilt. Die formale Erkenntnis verdankt der menschliche Geist keiner besonderen Spontaneität, keinem besonderen Verstandesvermögen. *B. Spinoza* vorangehend, will er die Geometrie als Muster der Erkenntnis benutzen. Diese ist Empfindung. Allerdings wertet er auch das Werk der Erfahrung, vor allem aber das der Natur. Die Erkenntnisteile haben wir freilich nicht von ihr, wenn auch die Werkzeuge angeboren sind. Verschiedene Geistesvermögen werden nicht angenommen. Sinnes- und Verstandesvermögen haben beide dieselben Dinge als Erkenntnisobjekt. Es gibt eine unmittelbare Einwirkung der Dinge auf uns, dann aber auch eine solche zum Teil unbekannter und entfernter Dinge, die nicht aus der direkten Affektion des Geistes vermittelt werden, sondern die durch Ähnlichkeit gewonnen werden können. Jedenfalls dürfen Verstand und Wahrnehmung nicht getrennt werden. Die eine Substanz reproduziert auch das früher Wahrgenommene, ist Quelle der einbildenden Tätigkeit; alle Geistesfunktionen werden also einer Substanz zugeschrieben, und so ist das Bewußtsein einheitlich.

Nicht die Sinne, sondern der sich bis in diese erstreckende Nervengeist liefert den Grundstock des Erkennens. Nicht mehr das Sehen ist für ihn Modell, sondern das Tasten, also Betasten der Objekte. Der Nervengeist leistet die Empfindung. „Sentire" ist Grundtätigkeit der Erkenntnis. Seine Darstellung der Erinnerung bleibt erklärungslos, er redet von verborgenen, nicht verschwindenden Erinnerungsteilen. Gedächtnis und Wiedererinnerung sind eine Fundgrube, aus der die Phantasie ihre Kombinationen schöpft, und so sind sie Basis der sekundären Erkenntnisquelle.

Die aus diesem Sensualismus abgeleitete Ethik hat wie bei Spinoza als Zentrum die Selbsterhaltung, und so sind die Affekte die Summe der Cupiditates und des Odiums im Sinne des Begehrens und Verabscheuens. Aus den leidenschaftlichen Antrieben ergeben sich die Handlungen; sie können gut oder böse sein. Auch durch Erlebniserfahrung ist es dem Menschen nicht möglich, das Maß im aristotelischen Sinne der Mesotes zu erkennen. Aus diesem Grunde muß ein Kanon geschaffen werden. Er berücksichtigt Mangel oder Übermaß im Sinne dauernden Einflusses. Wie ist also dann die Anwendung eines Maßes auf die Affekte möglich? Im empfindungsgebundenen Geist liegt eine Macht, Neigungen und Abneigungen anzuregen oder zu unterdrücken. Die Tätigkeit des Erkennens wirkt regulierend. Maßstab der Norm sind die von Affekten und Handlungen erstrebten Güter. Ein höchstes Gut wird bejaht neben Scheingütern. Die Beziehung zwischen Norm und Affekt ergibt sich aus der Selbsterhaltung. Der Geist ist durch die Körpermasse schwer behindert und bedarf der Hilfsmittel. Zu diesen gehört „intelligere".

Auch die sozialen Triebe sind nicht angeboren, sondern Folge der Selbsterhaltung. Dieser Begriff ist mindestens seit Cicero (de finibus bonorum) bekannt. Die eigentliche Tugendlehre betont die Variabilität der Tugenden, die beispielsweise durch das Alter Veränderungen ausgesetzt sind, und so entspricht dem Durchschnitt der weniger reine Geist. Seine aufgezählten Tugendbegriffe sind: Sapientia (oberster Ausgangspunkt), dann Solertia (Geschicklichkeit), begrenzt von Liberalitas und deren Begleiterin Parcimonia; Sobrietas und Castitas sind geschützt durch Fortitudo; es folgen Gerechtigkeit und Wahrheit, Humanitas und Aequabilitas, Hilaritas und Mansuetudo. Daneben rangieren als Schicksalsteilnahme Benignitas, Indignatio und Misericordia. Die Erhabenheit der Sublimitas bildet den Schluß. Diese Aufteilung hält Telesio für eine Verbesserung der aristotelischen Ordnung.

II. Die Auffassung der Ärzte

Die Ärzte der Renaissance haben sich in verschiedener Weise über Psychopathologie geäußert. Recht allgemeiner Art sind die Angaben des Lehrers von Vesal, *Jacques Dubois (Sylvius)*[1], 1478 bei Amien(s) geboren. Er war ein geiziger Sonderling, war zunächst Latinist und Graecist, betrieb Pädagogik und Medizin, hielt in Paris verbotene Kurse ab, war aber auch in Montpellier immatrikuliert. Seine psychopathologischen Ratschläge, die therapeutisch auch in Stockschlägen bestanden, erwachsen aus dem Patientenumgang. Theoretisch erklärte er die Melancholie als Humor, der, wie Hefe im Faß, so in den Venen sitze oder Folge der gelben Galle sei. Die Phrenitis wies er den Meningen zu. Eigentümlich ist eine Lokalisationstechnik, bei der er angerührte Kreide benutzte. Er sah die Störung an der Kopfstelle, an der diese am raschesten trocknete. Bei Teilerkrankungen benutzte er Evacuantien und Resolventien, die die Ausdehnung hindern sollten. Die völlige Ausbreitung hielt er für infaust. Im übrigen huldigte er einer Polypragmasie mit heroischen Mitteln. Die Epilepsie erklärte er im klassischen Sinne als Schleimkrankheit. *M. L. Battus*[2] (1591 gest.) behandelte sie durch Kopföffnungen.

G. Baillou[3] (1538 geb.) ist psychosomatischer Unitarier; seine Krankheitseinteilung ist traditionell. Auch *Capivaccio*[4] (1589 in Padua gest.) trennt die Manie als „affectio ignea" von der Melancholie ab, während diese durch Verdunkelung der Lebensgeister entstehe.

Tomaso Garzoni[5] *da Bagnacavallo* schrieb: „L'hospidale de pazzi incurabili novamente formato e porto in luce". Die sehr schwülstige, belletristisch und humanistisch geformte Arbeit widmete er *Bernardino Paterno* (Ferrara 1568). Der Angesprochene ist ein in Salò geborener Arztsohn, der Professor der Medizin in Pisa war. Garzoni spricht von imaginativen und cogitativen Hirnstörungen, von „Spiritus vaccillantes"; er betont aus den Aphorismen des Hippokrates, die Kranken fühlten keinen Schmerz, die Geisteskrankheiten durchzögen alle Berufsstände; dies alles belegt er mit dichterischen Beispielen antiker Autoren. In der Besprechung der Krankheitsbilder folgt er Galen und den Byzantinern, bezieht sich auf Fernel in der Unterscheidung von Phrenitis und Delir, vermag aber selbst beides nicht zu unterscheiden.

Alte kasuistische Berichte verknüpft er mit eigenen Beispielen. In typisch humanistischer Manier durchsetzt er die Schilderung von Phrenitis, Delir, Melancholie und Manie mit Ansprachen an Minerva, mit einem Gebete an Zeus. Die Einteilung ist sehr willkürlich. So redet er von „Pazzi manicomici e salvatici", nennt die traditionelle Lykanthropie wohl ohne eigene Erfahrung, erzählt von der Klasse der Müßiggänger (Pazzi scioperati o trascurati), die den Schlaf des Epimenides schliefen und die Seneca schon gekannt habe. Bei Besprechung der Alkoholiker nennt er ein Gebet an den Gegner des Bacchus namens Abstemius, und bei Nennung der „Amemorati" und Dementen beruft er sich wieder auf Fernel, Galen, Seneca, Plinius, um mit einem Gebet an einen Herrscher der Sümpfe, des Kokytos und Lethe zu enden. Stupidi seien wie unbewegliche Steine, für die ganz Blöden weiß er ein Gebet an den ägyptischen Apis, die Dummen werden mit *Horazens* Böoter verglichen. Er kennt Fatui, Vitiosi mit bizarren katatoniformen Eigenschaften, Streithansel, Ridicoli, Gloriosi, Simulati, Lunatici, Liebeskranke, Verzweifelte und verkauzte Heterocliti. Für sie alle sind Schutzgötter zur Hand. Im Abschnitt über die

Frauen schildert er eine traumatische Psychose mit Empfindungs- und Gedächtnisverlust, wobei die Kranke tobte und delirierte.

Von allgemeineren theoretischen Voraussetzungen geht der seinem Lehrer
Pomponazzi folgende *Girolamo Fracastoro*[6] aus. Nach Schilderungen der Natur-
stufungen in dessen Sinn beschreibt er die einfachsten primären Seelenbewegungen
als Erweiterung und Zusammenziehung, so daß der „motus tremulus" aus beiden
Arten zusammengesetzt ist. Die Consensus werden zur Phantasie gebracht, die
Denkerkenntnisse vermittelt, und was zum Ganzen Bezug hat, gerät zum Herzen,
das wiederum die Spiritus als Famuli benutzt. So gibt es eine Beziehung von Herz
zu Phantasie, andernfalls fände die Zusammenziehung und Erweiterung nicht
statt. Wie Sensus und Phantasie dem Intellekt dienen und ihn versorgen, so sind
auch Intellekt und andere Kräfte zum Herzen als König hingeordnet. Dieser bild-
liche Vergleich kommt später noch bei Harvey vor. Die Spiritus gehen nach oben,
unten und in die Breite, sie sind von den Körpergliedern getrennt, sonst könnten
sie ihre Bewegungen nicht ausführen; allerdings bestehen sie nicht wie Atome
abgetrennt, sondern sie bilden unter sich eine kontinuierliche Wolke. Ihre Beseeltheit ist kontrovers. Wahrscheinlich sind diejenigen, die in den Gliederteilen sind,
beseelt. Es gibt primäre und sekundäre Teile.

Fracastoro gibt in Kapitel 17 ff. eine Übersicht über die Passiones. Er beginnt mit
der Freude, die unbestreitbar als Aufnahme des Guten entsteht, bei dessen Beurteilung auch die Phantasia beteiligt ist. Dies ist deshalb anzunehmen, weil nicht alle
Lebewesen, die Freude empfinden, Intellektträger sind. Die gegenwärtige Freude
wird als simplex und als „fruitio" bezeichnet, im nicht gegenwärtigen Falle ist sie
appetitus (=motus animalis ad prosequendum bonum non habitum aut non bene
habitum) und daher mit Traurigkeit gemischt, so daß Herzerweiterung erfolgt.
Der mit Intellekt vollzogene Appetitus ist der Wille. Ein weiterer Affekt mit
Freude ist Liebe sowohl als Verlangen (desiderium) wie auch abgeleitet Wohlgefallen (benevolentia) und Wollust (Voluptas); sie wird auch Libido genannt und
als göttliche Sache bezeichnet, da sie bei Tieren bis zum Schutz und der Speisung
der Jungen führt. Der Herzzusammenziehung entspricht die Traurigkeit (Tristitia)
als Aufnahme des Schlechten und nicht Übereinstimmenden; als Appetitus ist auch
sie eine Seelenbewegung zur Abwehr des Schlechten in verschiedenen Modi. Die
Traurigkeit ist einfach, oder soweit die Ursache betrachtet wird, ist sie Haß in verschiedenen Graden. Die Verschiedenheit der menschlichen Lust und Trauer ist von
den Kardinalverfassungen abhängig. Bei geringer Wärme kommt es zu Schwäche
und geringer affektiver Widerstandsfähigkeit; besonders zur Traurigkeit neigen
die Schwarzgalligen (amarioris sanguinis). Diese Leute haben wenig Neigung zu
Theater und Liebeserlebnissen, sie meiden Gesellschaften und Spiel. Der Jähzorn ist
ebenfalls freudelos, da er mit Traurigkeit gemischt ist. Am besten daran sind die
Leute süßen und sanften Blutes, da sie jederzeit optimistisch und umgänglich sind.
Im allgemeinen trifft dies bei jungen Leuten zu.

Unter den Optimisten gibt es auch die Viel-Liebenden. Auf der anderen Seite
gibt es die aktiven Dauerhasser. Selbst diejenigen, die wie Schlangen sind, hängen
eben von ihrer Komplexion ab. Die Furcht als Traurigkeit infolge drohenden
Übels erzeugt ein Zurückweichen der Wärme nach innen. Die Herzwärme selbst
gerät dann in die Nachbarschaft. Auch hier sind Blässe und Zittern akute Formen,

während es bei Mensch und Tier konstitutionell Furchtsame gibt. Das Lachen ist aus Bewunderung und Freude zusammengesetzt, und der Cauchemar (Ephialtes) wird wie üblich geschildert. Zorn ist Folge intellektueller Beleidigung, bei Tieren entsteht er durch die Phantasie. Ihm ist der Haß benachbart. Es kommt zum Blutandrang zum Herzen, wobei das Blut kocht. Die „Verecundia" ist ebenfalls eine Art Traurigkeit über den eigenen Defekt in Gegenwart eines anderen. Für diesen Zustand ist somatisch die Schamröte bezeichnend. Am Schluß dieses Abschnittes ist noch von suggestiv wirkender Sympathie die Rede.

Ein weiterer Aufsatz behandelt Geist und Intellekt thematisch. Hier handelt es sich um jenen Raum der Erkenntnis, der nach innen hinter der Sinneswahrnehmung liegt. Innerhalb dieser Analyse taucht die Frage auf, ob Intellekt eine Passio der Seele ist oder eine Actio, und er entscheidet sich für die Passio. Die Seele erkennt, das Objekt wird erkannt. Die Erkenntnis erfolgt durch die Species. Die Erkenntnis ist also die Repräsentation des Gegenstandes vermittels der aufgenommenen Species des Objektes. Nicht alles gehört zu diesen, so etwa Gott oder Abstracta. Im allgemeinen werden die Species mittels der Luft zu den Sinnen geleitet, da sie durchsichtig ist, während hinter der Sinnengrenze alles opak ist; also ist zweifelhaft, welches Medium nach innen leitet. Angenommen werden die luftähnlichen Spiritus; sie befinden sich dauernd in beiden Gefäßarten.

Eine weitere Frage ist, ob die Species für die Sinne das gleiche sind wie für den Intellekt. Dies wird bejaht, sie sind aber „ratione" verschieden. Im Intellekt findet sich eine längere Dauer. Im übrigen braucht die äußere Wahrnehmung Organe, die innere nicht. Überhaupt gibt es stärkere und schwächere Organe, die untergehen (beim Altern), oder aber es gibt Störungen derjenigen Disposition, die der Erhaltung dient. Das ereignet sich bei Krankheiten, insbesondere beim Fieber. Gehen hierbei Spiritus zugrunde, so werden sie von anderen übernommen. Bei solchem mehrfachem Wege können sie allerdings geschwächt werden.

In der Gedächtnislehre scheidet er noch eine „Subnotio" ab. Sie bedeutet soviel wie Species-Aufbewahrung, ohne die das Gedächtnis überhaupt nicht funktionstüchtig ist. Aber diese Bewahrung ist keine eigentliche Intellectio, wohl aber ist das Gedächtnis eine Reintellectio. Der Wiedererinnerungsbegriff ist der übliche. Innerhalb der Analyse des Schlafes ist die Rede von der Weinwirkung als Spiritusverwirrung. Ähnliches begibt sich bei Fiebern und Phrenitis. Und so ist es zweierlei, was bei diesen Krankheiten vor sich geht: einmal ist es die verletzte Ratio, das andere Mal eine besondere Ursache, so etwa Dünste in den Augen oder am Sitz der Phantasie, die zur Täuschung führen. Die Ratio, sofern selbst gestört, vermag dann keinen Widerstand zu leisten. Solche Zustände können bei Gesunden und Kranken vorkommen. Sie sind ergriffen von der „species rei formidabilis". Ähnlich ergeht es Ekstatikern. Emphatisch betont er:

O Freunde, gewaltig ist die unglaubliche Macht der Species bei der Seelenbewegung, und die Seele wiederum bewegt den Körper durch die Seele selbst.

Und so kann es kommen, daß der Mensch tatsächlich über Wasser zu gehen vermag, ja sogar in die Luft mit der Gewalt dieser Species fliegen kann.

Als Geisteskrankheiten nennt er Insania, Amentia, Melancholia. Fracastoro geht aus von der Gesundheit in Form der Sapientia. Sie ist das Vermögen, den Intellekt zur guten Operation zu bringen. Also ist die Insania ein Unvermögen (Impotentia); indessen wird man Kinder, die dies nicht vermögen, nicht Insani nennen, ebensowenig Greise, da ja beide Altersstufen unzulänglich sind (indebita). Die einen haben noch keine Erfahrung, die anderen haben sie verloren. Das gleiche gilt von Schlafenden. Nicht anders werden Betrunkene beurteilt und ebenso unter Narcoticis Stehende. Und so gehört zur Begrifflichkeit des geistig Gesunden die „Aetas debita", das „Tempus debitum", das nicht durch das Momentane, Flüchtige bestimmt wird. Als weitere Kategorien nennt er Stolidi, Fatui (von Geburt an) im Sinne des Organdefektes. Über diese Fälle ist seiner Meinung nach wenig zu sagen. Anders steht es mit den Melancholici zu gewisser Zeit oder chronischer Art. Hier entscheidet der humorale Befund die Modalitäten der einfach Traurigen, der Einsamen, Furchtsamen oder Frechen, der Phantasiereichen mit Suicidneigung. Hierher rechnen alle anderen kasuistischen Wahnvorstellungen, wie z. B. bei denen, die sich gehörnt glauben oder als gläsern erleben und die sich für tot oder in Tiere verwandelt halten. Innerhalb dieser Analyse faßt er alles das in der Pathologie zusammen, was er am Anfang theoretisch ausgeführt hatte. Im übrigen verweist er auf das Wein-Modell des Aristoteles. Versetzte Evaporatio wandelt Melancholie in Epilepsie. Auch die alte Frage des Stagiriten, warum gerade die Weisen melancholisch sind, wird traditionell behandelt. Der scharfe Geist der Melancholiker steht im Gegensatz zur berühmten „pinguis Minerva". Der temperierte Melancholiker besitzt geistige Vorteile. Das Prophezeien ist Wirkung göttlichen und dämonischen Einflusses, zumal die Dämonen sich gerade die Größe des Ingenium zu ihrer Stätte wählen.

Fracastoro bietet Ergebnisse von Tiersektionen: Er kennt drei Ventrikel, die membranenumkleidet sind, ferner die ihnen angelagerten „Processus". Der hintere Ventrikel ist membranlos und hart. In den Ventrikeln und Nebenteilen lokalisiert er die Intellectio und die Spiritus. Wo jene sitzt, ist kontrovers. Was macht überhaupt die Intellectio? Sind es die Hirnsubstanz, die Membranen oder die Nerven? Oder gar die Spiritus?

Sind es etwa andere Nebenteile? Die Spiritus sind weder warm noch empfinden sie, sie sind nur Seeleninstrumente. Auch das ernährte Hirn empfindet nicht. Also sind es die Nerven, die Membranen; sie empfinden, laufen zum Hirn und leiten die Species. Am ehesten sind es die Membranen, da sie die Ventrikel bekleiden und in Nähe der Spiritus sind. Der Erkenntnisort ist wohl einer, aber die Prinzipienteilung ist mehrfach. Der Sensus communis gehört dem Ersten Ventrikel an, an seinem Ende sitzt die Phantasia bis zum Beginn des Zweiten; das zeigen die Verletzungen. Wo aber sitzt der Intellekt? Er könnte an der Vereinigung aller sitzen, am Conus, der in den letzten Ventrikel ausläuft, aber auch die Mitte wäre als Sitz annehmbar (Bregma); denn dessen Verletzung beseitigt die Ratio, während eine Hinterverletzung das Gedächtnis trifft. Dort ist auch, wie bemerkt, keine Membran, in der die Cognitio sitzt, dort werden die Species aufbewahrt, also kann dort kein Intellekt sein. Gerade die Intellectio braucht Dynamik der Bewegung, Aufbewahrung ist aber ein Ruhemoment, und daher ist diese Gegend membranlos hart. Und so entscheidet er sich für den Sitz in der Mitte als „principalis potentia". Beim

Philosophen ist der mittlere Ventrikel kräftig. Nicht minder bei den Poeten. Es folgen die Musiker und Mathematiker, während die Redner gutes Gedächtnis haben.

In einem Seele-Traktat gibt er die Übersicht der Tradition. Organdisposition und Komplexion sind die Instrumente der Seele. Daher „ist" Harmonie nicht die Seele, ebensowenig sind es die Spiritus.

Der Ende des 15. Jahrhunderts geborene *Jean Fernel*[7], Leibarzt der Kataharina von Medici, die er angeblich von der Sterilität befreite, wird der französische Galen genannt. Mit Heinrich II. zog er als Arzt ins Feld. 1557 ist er gestorben. In seinem Werk befindet sich ein Abschnitt über die Seelenvermögen. Die Kopfkrankheiten sieht er symptomatisch. Er unterscheidet anatomisch Membranen, Hirnsubstanz und Ventrikel. Kopfschmerz und Migräne sind Membranwirkungen. Die Zentralsubstanz des Hirns ist Sitz und Organ der Primordialfähigkeiten: Intellekt, Imaginatio, Gedächtnis. Die Krankheitserscheinungen sind: Phrenesie, Delir, Melancholie mit Manie, Lykanthropie. Als Defektzustände gelten Dummheit, Amenz, Gedächtnisverlust, Katochus, Lethargus.

Zu den Ventrikelstörungen zählen spiritusbedingte Leiden: Schwindel, Epilepsie, Apoplexie, Lähmungen und Convulsionen, Zittern und Katarrh (im alten Sinne).

Auch die Einteilung G. *Rondelets*[8] (1507–1566) bringt nichts Neuartiges außer einer dramatischen Schilderung der Lykanthropie, die Bodinus wiederholt.

Das gleiche gilt für *Jodocus Lommius*[9] (1500–1564). Kasuistik findet man bei *Montanus*[10], *J. Schenk von Grafenberg*[11], *Francois Valleriola*[12]. *Vittore Trincavalla*[13] schildert die konsensuellen Psychosen, *Zaccutus Lusitanus* reicht zeitlich ins Barock, zeigt aber galenistische Tradition und versucht psychotherapeutische Gewaltkuren: einen wahnhaft Frierenden nähte er in einen Pelz, den er anzünden ließ. *Christoph Wirsungs*[14] Darstellung ist kompilatorisch. *Reiner Solenander*[15] schildert in Sectio III seiner Consilien besonders die hypochondrische Melancholie als Folge der Obstruktion der zwischen Leber und Milz gelegenen mesaraischen Gefäße. Er beruft sich auf Galens Buch „de locis affectis" III. In Sectio II Consilium VII geht er abermals auf die Melancholie ein. Hier beruft er sich auf des Hippokrates Symptomatik (Aphorismen VI, 23).

Der 1589 in Schmalkalden geborene *Henricus Petraeus*[16] hat eine Dissertationssammlung herausgegeben unter dem Titel „Nosologia harmonica dogmatica et hermetica", die sich mit psychopathologischer Thematik befaßt. Der Herausgeber selbst stürzte sich 1620 in einer Depression aus dem Fenster. Er war ein vielgereister Gelehrter und Professor in Marburg für Anatomie, Chirurgie und Botanik.

Die inneren Sinne der Imaginatio, Ratiocinatio und Memoria können mit den äußeren gemeinsam verletzt sein. Die Zustände sind graduell verschieden (Depravatio, Diminutio, Abolitio). Entsprechend nennt er die Anoia (Amentia), die Gnomes Narkosis und die Morosis (Stupiditas). Daneben mentis Torpor, Fatuitas, Stultitia. Auffallend ist die Analogie zu den alten hippokratischen Bezeichnungen. Diese subsumiert er unter Delirium leve und grave. Dieses kann fieberhaft und fieberlos sein; dadurch scheiden sich Phrenitis und Melancholie (Manie). Bei Phrenitis erkrankt das Hirn entzündlich einschließlich Gefäßen und Membranen. Unter Beziehung auf Paracelsus, dessen Schriften „Opus paramirum" und „de Tartaro" er besonders nennt, spricht er von einer merkurialen Krankheit, die durch innere und äußere Wärme entstehe.

Eingehende Symptomatik widmet er dem Wurm, der Pia und Dura samt Gefäß-
verstopfung. Auf die enge Verwandtschaft der Melancholie und Manie im Sinne
der antiken Tradition wird aufmerksam gemacht. Schon Alexander Trallianus habe
die Manie nur einen melancholischen Exzeß genannt. Immerhin unterschieden sie
sich durch Art, Affekt, Delirform und Ursache voneinander, sosehr auch beider
Ursache in den Spiritus sitze. Seine Manie-Definition lautet dann:

Manie ist eine Störung (Depravatio) und Veränderung (Alienatio) der
hauptsächlichen Hirnfunktionen, eine andauernde Erregung des Geistes, verbunden mit Verwegenheit und Tobsucht ohne Fieber und Furcht infolge
heißer Temperaturstörung des Hirns und der Spiritus, und zwar entweder
primär oder zusammen mit humoralen Störungen oder mit Schwellung
verbunden.

Der Autor kennt also einen klinischen Unterschied bei gleicher humoraler
Grundlage. Äußere und innere Ursachen werden aufgezählt, und als Hochformen
werden Kynanthropie, Lykanthropie und melancholische Ekstasis genannt. Hinzu-
genommen wird der Furor uterinus infolge Spermaretention und Menstrualbehin-
derung besonders bei Unverheirateten; hier kommt es zu Leibauftreibung mit Kopfweh, Schlaflosigkeit, Rigor und Tremor ohne Fieber. Erscheinungen des Prophe-
zeiens könnten dämonische Zustände vortäuschen. Auch hier wird auf die andersartige Einteilung des Paracelsus verwiesen, der von Destillation und Sublimation
ausgehe. Carus und Lethargus bieten definitorisch nichts Neues.

Der hochgelehrte *J. Goraeus*[17] hat in seinen lexikographisch geordneten medizinischen Definitionen die Geisteskrankheiten ebenfalls berücksichtigt. Recht didaktisch schildert er zunächst den natürlichen Chymos melancholicus mit den Eigenschaften: kalt, trocken, schwarz, gutartig, dick, faeculent. Er ist dem Blut zur Ernährung beigemischt. Ähnliches findet sich bei gewissen Weinen; dann wird diese
Eigenschaft von der Milz angezogen und ins Blut secerniert. Anders die Chole: sie
kann über Gebühr brennen, sie ist warm und trocken, scharf, beißend, sauer, glühend und ist vom Chymos ganz verschieden.

In traditioneller Weise wird die Melancholie als Art der Paraphrosyne definiert,
wobei die Grundlosigkeit der Depression gekennzeichnet wird. Die Krankheit ergreift Imaginatio und Ratio entsprechend Buch VI, 23 der Aphorismen. Eine andere
Form ist die Manie, die Hippokrates auch Ekstasis nenne. Bei kleinem mildem Delir
heiße sie Leros. Niemals handle es sich um Schleimbildung, sondern um Schärfen
der gelben Galle mit melancholischem Humor. Manchmal werde der Begriff zu
generalisierend benutzt. Er nennt die Anoia (Amentia) als Verstandesverlust bis
zur Lähmung. Ursache ist die Hirnabkühlung bei schwächlicher Hirnkonformation;
sie wird von Morosis und Paraphrosyne abgetrennt. Morosis ist Fatuitas oder
Stultitia oder Stoliditas. Hier handelt es sich um einen Defekt oder um eine schwache
Bewegung des Verstandesvermögens. Morosis ist keine einfache Krankheit, sondern
zunächst eine des Verstandes, dann aber auch des Gedächtnisses. Sie befällt Jugendliche, während das Delir Greise betrifft. Narkosis bedeutet verminderte Sinne und
Bewegung der nervösen Teile. Synonym ist Stupor, und dieser ist sowohl Krankheit
wie geschädigtes Vermögen, wobei die Krankheit treibt, das Vermögen aber sich

widersetzt. Das zeige sich besonders bei der Berührung, die unvollkommen und mit stumpfem Sinn vor sich gehe. Der Zustand wird abgetrennt von Apoplexie und Paralysis; hier ist alles ausgelöscht wegen der Größenausdehnung der Störung.

Schwierig sei der Seelebegriff, wie schon Galen gesagt habe. In jedem Falle schütze die Seele die Gesundheit, diene der Krankheitsheilung und sei gemeinhin das, was lebendig sei und alle Handlungen hervorrufe. Trotz ihrer Einheitlichkeit unterscheide man Begehren, Zorn und Vernunft. Ob es eine oder mehrere Substanzen gebe, wolle er nicht untersuchen. Er geht auf die Einteilung der Stoiker ein, um schließlich zu erklären: sie ist das Primum agens, im Körper bedeutet sie Leben, von ihr hängen die Spiritus ab, nicht minder alle Organe. Das Seelenvermögen (Facultas, Dynamis) ist hirngebundener Seelenteil und somit Urheber der Sinne, Bewegung und des Verstandes. Das alte platonische Bild vom Hirn als der Burg wird wiederholt. Die Spirituseinteilung ist die übliche, ebenso die Vaporesvorstellung (unrein, wasserähnlich, dunstig).

Nosologisch benutzt er die alte Ordnung, ätiologisch ist er Humoralist. Er schildert einen katatoniformen Zustand eines Mitschülers als Folge von Überarbeitung. Katochos, Katoche, Katalepsis und Sopor vigilans nimmt er als identisch an. Es handelt sich dabei um eine Hirnabkühlung heftiger Art mit Trockenheit besonders im hinteren Hirnteil im Gegensatz zum Carus.

Seine anatomischen Vorstellungen sind:

Das Hirn ist ein weicher Teil des Kopfes, weiß, biegsam, Prinzip seelischer Vermögen, dem Rückenmark ähnlich, daher auch von einigen mit diesem synonym benannt. Indessen ist das Knochenmark andersartig. Der Aggregatzustand des Hirns ist unterschiedlich von Weichheit bis zu Dichte. Es wird in zwei Teile geteilt entsprechend der antiken Nomenklatur. Vorn ist es gedoppelt in rechte und linke Hälfte, hat zwei Sinus. Das Corpus callosum ist bekannt. Vier Ventrikel sind vorhanden. Sie enthalten die Spiritus, die zugleich das gesamte Hirn durchdringen einschließlich Kleinhirn und Rückenmark. Die Nerven gehen vom Hirn und Rückenmark ab, die weicheren dienen der Empfindung, die harten der Bewegung. An nervösen Teilen nennt er Nerven im eigentlichen Sinne aus Hirn und Rückenmark, dann Aponeurosen (tenontes) und Syndesmoi (= nervi colligentes) einschließlich Uterus, Blase, Pudenda, da sie nervenähnlich seien. Diese Organe können sich nämlich stark dehnen und zusammenziehen.

Von den Affekten nennt er die Oxythymoi, die Jähzornigen, die, echten Zornes unfähig, bei leisestem Anlaß erregt werden. Gegenteil ist der Animosus, der nur langsam und bei gerechter Sache zürnt. Er kennt den Magnanimus, den Pusillanimus als Gegenteil. Seine Affektdefinitionen sind galenistisch.

Hieronymus Cardanus[18], 1501 in Pavia geboren und zeitweilig auch Professor der Medizin, 1576 in Rom gestorben, erweist sich als traditioneller hippokratischer Galenist mit umfangreichen literarischen Kenntnissen auch der byzantinischen medizinischen Literatur. Seine gelegentlichen Angriffe auf diese Tradition sind nicht revolutionär; er hat die Hauptvertreter der Araber und die einschlägigen römischen Schriftsteller gelesen. Seine philosophische Bildung beherrscht Platon, Aristoteles, Averroes und die Stoiker. So ist er ein typischer Universalwissenschaftler seiner Zeit, gefürchtet als Dialektiker und Disputator. In seiner Eigenbiographie bezeichnet er Medizin neben der Mathematik als Hauptfach mit Ausnahme der Chirurgie. Sein Eigenlob gilt der Diagnostik und den Heilerfolgen, sein Sonderinteresse der Magia naturalis.

Die Gesamtwerke enthalten 4 medizinische; psychopathologische Fragen werden erörtert: in De causis, signis ac locis morborum; im Aphorismenkommentar des Hippokrates; in den 3 Büchern über die Gifte; in den Fragmenten und Paralipomena Frgm. II und Paralip. 7, 13; in der Abteilung Physica und Moralia, besonders in Buch III, in der Schrift De subtilitate und de rerum varietate einschließlich einer Schrift über den Menschen, seine Natur und Merkwürdigkeiten.

Theoretisch bietet seine Seelenauffassung (Mens-anima-Corpus, Spiritus als Vermittler) nichts Neues. Cardanus glaubt an einen spezifisch menschlichen begleitenden Genius und an Dämonen.

Die Humorallehre bewegt sich nach antikem Vorbild. Ebenso verhält es sich mit der Spiritusauffassung und Ventrikellehre. Die seelischen Fähigkeiten sitzen im Hirn, dessen Verletzung Ausfälle bekunden. Eine besondere Lokalisationslehre vertritt er nicht. Die Empfindung verlegt er allerdings in die Hirnhäute. Störungen des äußeren und inneren Sinnes samt Gedächtnis ergeben verschiedene abgeänderte, auch krankhafte Bewußtseinszustände einschließlich solche der Erkenntnis. Störungsgrade sind vom wachen Zustand abwärts: attoniti, deprehensi profundo somno. Der Ausfall der äußeren Sinne ausschließlich Gehör ist Ekstasis (erhalten bleiben Ratio und Memoria); die Spiritus sind dabei im Hirn zusammengezogen. Es gibt ausgefallenen äußeren bei erhaltenem inneren Sinn. Folge sind erinnerte Träume. Fällt dabei das Gedächtnis aus, so entsteht bei Schwächung der Körperkräfte infolge Spiritusstörung ein imbeziller oder träumerischer Zustand, oder die Vorstellungskraft wird verwirrt wegen zu rascher Spiritusbewegung. Fällt der innere Sinn aus, so entstehen die Perturbati mit nichterkennender Mens, falschem Urteil infolge verwirrter Ratio und Gedächtnisfehlern. Alle diese Störungen sind abhängig von der Intemperies des zu kalten oder feuchten Hirns. Bei Fieberzuständen schädigt die Wärme und Trockenheit.

Bedeutsam ist die Vis appetendi als innerer Antrieb der Seelenbewegung (Trieb und Wille); genannt wird er appetitus communis mit Hirnsitz; von dort strömen die seminaria in Hoden, Magenmund und andere Organe. Er ist Urheber der Libido und „wirft den Zunder ins Herz". Der abgemilderte appetitus naturalis ist Tieren und Pflanzen eigen. Darüber hinaus besitzt der Mensch den appetitus intellectivus, den freien Willen, der Vernunft teilhaftig. Hieraus ergeben sich drei Vermögen. Cardanus gelangt zu einer Trieblehre: überwältigen die Triebe den Willen und die Vernunft, so wird der Mensch seelisch krank. Er verstößt gegen die Sitten, treibt Exzesse. Die Therapie dagegen beruft sich auf die stoischen Praktiken. Epiktets Weisheit liegt Cardanus nahe. Am schlimmsten ist die Ungeduld als iracundia, intemperantia und impatientia in deliberando (Überstürztheit). Diese habe Galen zu wenig berücksichtigt, stehe sie doch der stultitia nahe. Von hier sei nur ein kleiner Schritt zur Geisteskrankheit, zumal wenn noch eine gestörte imaginatio oder Urteilsschwäche hinzutrete.

Der Stultus und Impatiens handelt immer unsinnig. Die weiteren Seelenkrankheiten sind die üblichen: Ira, Invidia, Odium, Ambitio, Jactantia, Crudelitas, Tristitia, Contumacia, Ludus, Furtus, Importunitas, Petulantia et morositas, Timor,

Ebrietas, Voracitas, Libidinosus, Avarus, Prodigalitas, Segnities, Vanitas, Misericordia inutilis, Stupiditas, Irrisor, Indignabundus, Vecordia, Impudentia, Taediosus, Rusticitas, Perfidia, Improbitas, Curiositas, Adulator. Neben stoischen Praktiken gegen diese psychopathischen Eigenheiten werden Amulette, Diät und göttliche Hilfe empfohlen. Eine bedeutende Rolle spielt die Auswahl eines rechten Freundes. Nicht minder wirksam sind Steinkräfte, die die guten Kräfte des Menschen sammeln und zum Anklingen bringen.

Ich sage, die Edelsteine fügen der Seele patientia, laetitia, memoria und veritas somniorum zu.

Daher trage er selbst immer Hyazinth und Smaragd. Zusätzliche Wirkung sei aus der Imago inclusa und den Gestirnen zu erhoffen. Auch die Wirkung der Töne sei beachtlich. Starke Seelenerschütterungen vermögen tödlich zu wirken, andere führen zu Geisteskrankheiten. Hier wird wieder Aias' und Orests Leiden lebendig.

Ausführungen über eine allgemeine Nosologie sind reichhaltig. Als Ursachen stehen zunächst Alter, Körperkrankheit und Gift. Körperleiden sind oftmals ebenfalls endogene Giftwirkungen. Das nosologische Schema wird von Galen in üblicher Reihenfolge übernommen und bedarf daher hier keiner Wiederholung. Zum Teil gründet sie in Celsus' Einteilung. Psychopathologie sei ebenso Sache des Arztes wie des Philosophen; daher sei die spöttische Behandlungsart des Problems von Erasmus zu tadeln.

Zur eigentlichen Insania rechnet er Verstandesfehler, die vom Willen, von Fehlleistungen der äußeren Sinne unabhängig sind. Weiterhin werden unterschieden Insania aegra bei Fiebern und Delirien und Insania bei gesundem Körper, sie wird auch morbus genannt, eine andere Gruppe ist alltägliche Dummheit (. . . ut admirationem error pariat).

Dieser Allgemeinbegriff der Insania ist verbunden
1. mit Furcht (blande Form)
2. mit Tobsucht (furor, audacia)
3. als Mischform der beiden ersten.

Die Ursachen entsprechen der humoralen Temperamentenlehre. Besonders erwähnenswert ist daher nur die aus Warmem und Trockenem resultierende Perversio und die aus Kälte und Feuchte entstehende Impotentia. Diagnostisch bedeutsam sind die Hirnexkremente und die Schlafstörungen. Im Hippokrateskommentar werden Krankheitsformen genannt:
1. Hebetudo als leichteste Form (fatuus)
2. Mentis alienatio (wenn der Mensch etwas sieht, was nicht da ist)
3. Stultitia (wenn er unschöpferisch ist oder schon Erkanntes schlecht beurteilt).
Der Delirbegriff ist dem Fieber vorbehalten.
Auch diese Kategorien werden humoralpathologisch im alten Sinne gedeutet.

In der Schrift De causis usw. (III, 8) wird noch der Oblivio gedacht und dazu folgender Krankheitsarten:
1. Hebetudo (Blödsinn)
2. Cum imaginantur falsa (mentis alienatio)
3. Maeror (Depression)

4. Perturbatio (Verwirrtheit ohne Furor)
5. Furor in ratione.

Die Gruppeneinteilung geschieht in Morbi cerebri sine (und cum) materia. Zu der ersten Gruppe gehören äußere Einwirkungen einschließlich Sonnenstich oder übermäßige Hitze- und Kältewirkung. Zu der zweiten rechnen Gehirnerkrankungen innerer Ursache durch körpereigene Substanzen, also durch Flatus, Humores einfacher und komplizierter Art. Die Wirkung der Materien kann diffus (langsame Faulung) oder lokal sein. Die Materie kann aber auch verschiedene Angriffspunkte im Hirn haben. So entstehen Prozesse in der harten Hirnhaut (Kopfschwere bei Zurücktreten von Fieber, Schmerz und Schlaflosigkeit), in der weichen Hirnhaut (Verschlimmerung) und in der Falx mit schweren Symptomen und Schläfenpulsation. Am übelsten ist die Hirnsubstanzbeteiligung (ohne Schmerz bei geschlossenen Augen, Fußkälte, Gesichtsverfärbung, Erlöschen der Sinne).

Als Hirnentzündungen gilt das Erysipel.

Die geschilderten einzelnen Krankheitsbilder entstammen Hippokrates.

Erkrankungen des Magenmundes gelten als konsensuelle Ursache. Hierher gehören Synkope, Lipothymie, Niesen, Melancholia comitialis, Convulsio, Sopor, Schwindel.

Auch die Milz kann besonders bei Angstzuständen durch Schwärzung leiden. Dann kommt es zu Blutbrechen oder Hervorbringen schwarzer Galle. Schüttet die Milz diese atrabilen Säfte bei der Cardia aus, so entstehen besondere melancholische Zustände.

Als Sexualleiden werden genannt Satyriasis, Hysterie, Samenverderbnis (auch der Menses) als Umwandlung in kaltes Gift. Aus den Problemata (Buch X) entnimmt er die Melancholikerschilderung des Aristoteles. Aus seinem Begriff „Amor puerorum" geht hervor, daß er Homosexualität als Jugenderkrankung ansieht. Tollwut und Lykanthropie sind traditionell geschildert. Ebenso traditionell ist die Einteilung in fieberhafte und fieberlose Krankheiten. Zu den Störungen der Sensibilität und Motorik gehören Convulsio, Tentio, Epilepsie. Bei dieser folgt er Avicenna und Paulus v. Ägina. Das Petit mal wird erörtert.

Am interessantesten ist seine Darstellung über die Gifte. Deren Definition lautet:

Gift, so sagen wir, ist das, was heftig zu schädigen fähig ist, und zwar auf eine uns verborgene Weise, wenn auch die Ursache bekannt ist.

Die Juristen hätten eine andere Definition; jedenfalls ist das Auftreten einer Insania ein Hauptkriterium. Dieser Zusammenhang ist im Hinblick auf den späteren Napellusversuch *Helmonts* bedeutsam. Die Besonderheit liegt in der Feinheit der Substanz.

Jedes Gift hat eine subtile Substanz, und sie ist ihm so eigen, daß ich fast sagen möchte, jede subtile Substanz sei Gift, wenigstens so, daß es mit irgend etwas verbunden oder als kleinstes schädliches Medikament sogleich in Gift übergeht.

Je feiner die Substanz, desto rascher die Wirkung. Sie vollzieht sich immateriell.

Man unterscheidet Gifte nach Ursprung und Wirkung. Die wichtigsten sind exogene und endogene Gifte.

Bei den endogenen liegt die Entstehung im Körper selbst. Das kann geschehen einmal hereditär, dann durch schwerste Krankheiten und äußere Einflüsse, ja auch bei seelischer Erregung durch Änderung der Körpersäfte. Hier ist die Melancholie gemeint. Diese kann wieder andere Symptome, wie Convulsionen, Apoplexie, Toben, Blindheit, hervorrufen. Auslösend wirken Diätfehler, Affekte, Alkohol, Schlaflosigkeit. Schulbeispiel ist die Hysterie. Auch die toxische Theorie der Epilepsie Galens wird genannt. Zu den exogenen Giften rechnet er die Luft, Biß, Schlag, Wunde, dann das Veneficium, Fascinum und die Praestigia dämonischen Ursprungs, Verfluchungen, Zaubertränke. Im Sinne der alten Lehre von der Giftwirkung der Logoi oder des bekannten Reuchlinschen „verbum mirificum" werden auch „aliena verba" genannt. Genauerer Beschäftigung mit dämonologischen Fragen weicht er aus.

Gifte können tödlich und nicht tödlich sein. Gerade die nicht tödlichen schädigen chronisch die Organe, besonders das Hirn. Zu ihnen sind zu rechnen das venenum amatorium (Kleopatra), das venenum manicum (zu Insania führend oder zur Debilität); mit ihm hat Caesonia ihren Gatten Caligula vergiftet, während mit jenem schwächenden Olympiadis den Aridaeus vergiftete. Auch das venenum contagiosum führt eher zur Insania als zum Tode. Warme Gifte machen Fieber, Darmerscheinungen, Schlaflosigkeit, Geistesverwirrung und Lähmungen, kalte erzeugen eine Verderbnis der natürlichen Wärme und wirken schmerzlos (Schierling), greifen aber das Nervensystem besonders heftig an. Hierher gehören Mandragora, Opium, Hyoscyamus und Cicuta.

Pflanzengifte wirken durch Faulung, tierische durch Antipathie. Des Cardanus Metoposkopia ist von *Girolamo Visconti* übernommen. Sie bringt kaum Neues.

E. Rivari hat darauf aufmerksam gemacht, daß Cardanus als Vorläufer lombrosianischer Anthropometrie gelten kann. Insbesondere sind Stellen aus „De utilitate ex adversis capienda" maßgebend, die den Begriff der Improbitas zur moralischen Geisteskrankheit wenden. Daher heißt es Buch III, cap. 9:

Daher sind die Improbi weit mehr Geisteskranke als die Stulti. Denn Improbitas ist nichts weiter wie Schwachsinnigkeit (stultitia), die nicht bis dorthin gelangt und die Zeichen vollendeter Geisteskrankheit vorzieht, da sie nur wenig die Vernunft benutzen, und zwar nur zur Schlechtigkeit und Bosheit.

Er unterscheidet diese Gruppe, indem er sie in Vecordes und Perversi teilt; damit geraten sie in die Nähe des Delinquente nato Lombrosos. Cardanus versuchte schließlich, anthropologische Merkmale dieser Gruppe festzustellen, also Degenerationszeichen, unter denen auch die Linkshändigkeit auftritt.

Vergegenwärtigt man sich die bisherigen Systeme und Einteilungsversuche, so wird man *Felix Plater*[19] zwar eine gewisse Originalität zusprechen; indessen ist sie wohl nicht so groß, wie dies besonders in den jüngsten Arbeiten betont worden ist. Er ist als Sohn des Prof. *Thomas Plater* 1536 in Basel geboren, wo er 1556 promovierte, um dann nach Montpellier zu gehen; er unternahm Reisen nach Frankreich und Deutschland, kehrte aber 1560 nach Basel zurück. Er wurde Archiater und

Professor der praktischen Medizin und starb in seiner Heimatstadt 1614. Anhänger Vesals, hat er als einer der ersten fleißig seziert, gründete einen Botanischen Garten, ein Theatrum anatomicum und war bei der Pestepidemie sehr rege.

Seine Grundeinteilung der Psychopathologie besteht in Mentis Imbecillitas, Consternatio, Alienatio, Defatigatio.

Die Schwäche (Imbecillitas) liegt vor bei geringer Fähigkeit der Apprehensio, des Ingenium, Iudicium, der Ratio und Memoria. Dieser Zustand eignet Gesunden wie Kranken. Er spricht auch von Hebetudo mentis. Hierher gehören alle schwer Sprechenden und Lernenden, geistig Schwerfälligen und Urteilslosen (Imprudentia). Eine andere Klasse umgreift diejenigen, die diese Fähigkeiten hatten und verloren haben (Oblivio). Hierher gehören die Greise. Ursache sind Hirnschäden bei jeweils verschiedenem Grade je nach Verletzung totaler oder partieller Art, die die drei Ventrikel betreffen. Es gibt hereditäre Gründe, Alterseinwirkung und äußeres Trauma mit Hirnflüssen oder solchen aus anderen Körperteilen, ferner Spirituserschöpfung. Sexus schwächt das Gedächtnis und eine langwierige Krankheit den Calor nativus, insbesondere nach Carus, Melancholie und Convulsionen. Dann gibt es toxisch Geschädigte, Schäden durch Philtra amatoria und Narcotica. Auch Schlafstörungen und Überarbeitung werden genannt. Bei Greisen konstatiert er die Unfähigkeit, Neues aufzunehmen. Auch inadäquate Hirnform ist Ursache von Leiden. Ganz gewiß sind Leiden durch Intemperies. Für all dies gibt er reichlich Rezepturen an. Consternatio nennt er einen Zustand, wenn bei betroffenen Sinnen oder deren Aufhebung der Kranke schläft oder stupid ist. Zugleich erfolgt körperliche Schlaffheit bis zur Lähmung. Manchmal kommt es zu Erregung, Starre und Krampfbereitschaft. Er schildert die Schläfrigkeit von abnormer Stärke bis zu tiefen Graden mit und ohne Fieber. Zum Sopor gravis rechnet er Carus, Coma, Kataphora, Lethargus und die Subeth genannten Zustände. Sie sind charakterisiert durch übermäßige Wärme, raschen Puls, gefärbten Urin bei Lethargus und Carus. Ferner gibt es scheinbar Schlafende, die halluzinieren und das Geträumte nachher berichten. Sie nehmen Reize auf, springen aber nicht aus dem Bett. Für die Kataphora benutzt er auch den Namen der Typhomanie und der Attonitiertheit. Ekstatiker werden hinzugerechnet einschließlich des dämonischen Sopor, dessen Betroffene meinen, durch die Luft zu fliegen und mit Dämonen zusammenzukommen. Oftmals korrigieren sie diese Erlebnisse im Wachen nicht. Zu den lähmungsbehafteten Stupiditäten gehört die Apoplexie. Die Attonitierten findet er besonders unter den Pubeszierenden, ihr Leiden ist mondbedingt. Da er die Herkuleskrankheit nennt, handelt es sich hier um epileptiforme Zustände; die Knabenform nennt er Geycht. Hierbei kommt es zu Atembehinderung und Spermatorrhoe. Katoche identifiziert er mit dem Namen der Congelàtio. Das Hirn ist der Sitz der Leiden. Der Hirnbefund besteht in Schwellung, Blutfülle, Vaporese und Spiritusdefekten. Kaltes und zugleich feuchtes Hirn macht Somnolenz und Katalepsie. Unter Schleim versteht er alle Hirnexkremente wäßrig-feuchter kalter Art. Bei Stauung kann es zur Faulung kommen (Lethargus); gelegentlich ist Galle beigemischt (Katalepsis), bei Blutüberfüllung entsteht Carus und Apoplexie. Bei Aetius heilte ein solcher Fall durch Nasenbluten. Alienatio ist die eigentliche Paraphrosyne und Halluzinose. Innere Ursachen und Angeborensein lassen diesen Zustand entstehen. Indessen gibt es auch äußere Ursachen, die zur Desipientia führen. Ist sie fieberlos, so entstehen die üblichen Melancholien; mit Manie (Insania) oder mit Fieber entsteht Phrenitis.

Unter den Autoren, die die Intelligenzdefekte nennen, zitiert er Erasmus und *Sebatian Brants* „Narrenschiff". Hierbei schildert er besonders die schwer Erziehbaren unter den Jugendlichen und spricht von gewissen Gegenden, so etwa Kärnten, in denen man Schwachsinnige mit veränderten Kopfformen findet. Die Struma spielt hier eine Rolle. Sie sitzen auf der Straße, blöd vor sich hinstierend, wirken lächerlich und wundersam, während es auch den Typus der Kunstbegabten gibt, die dennoch dumm sind und von Magnaten gern gesehen sind und Phantastici heißen. Die Fatui sind emotional labil. Er kennt die Verdummung der Alkoholwirkung mit gesteigerter Erregung und Lachen, anderseits gibt es unter den Trinkern auch depressive Formen.

Die „Commotio animi" von heftiger Dauer kann der Geisteskrankheit sehr ähnlich sein. Es gibt den Typus des rachgierigen, jähzornigen, kritiklosen Menschen, aber auch Angst und Traurigkeit können zu echter Melancholie führen. So kommt es zur Phantasia pertinax der Liebenden infolge Kritiklosigkeit und Störung der Einbildung. Das ist die Dementia hereos. Sie kommt bei Heroen und reichen Müßiggängern vor. Manchmal geht alle Scham verloren, und sie werden obszön. Manche klagen sich selbst an und töten sich. Diese Schilderung geht über in die der Melancholiker und deren grotesker Wahnvorstellungen bekannter Art. Auch fehlt die Lykanthropie nicht als Abart. Die Manie wird ebenfalls wie schon üblich geschildert; hier kennt er besonders sexuell gefärbte Inhalte bis zur Sodomie bei Frauen, die er selbst gesehen habe. Erwähnt wird die Tanzwut, die er nicht für konvulsionistisch hält, sondern nach einiger Kenntnis für eine Psychose. Die Phrenitisschilderung bringt nichts Neues; hingegen spricht er von Spiritus malignus und zitiert Matthiolus, der annahm, daß die Kakodämonen den Weg der schwarzen Galle wählten. Er nimmt dazu keine eigene Stellung, glaubt aber, die Historie beweise die Richtigkeit der Auffassung.

Von Intoxikationen beschreibt er Wirkungen von Lupulus, Musca, Canabis, Lolium, Cavuin (Indien), Hyoscyamus, Mandragora, Opium mit starkem Wein (von den Türken in der Schlacht bevorzugt). Rondelet kannte auch Einreibung mit Hyoscyamus. Tabak werde von den Engländern getrunken und lasse Hunger ertragen; Solanin wird erwähnt. Plinius habe angegeben, daß getrunkenes Menstrualblut Menschen und Tiere zur Raserei bringe. Dies und der Hundebiß verursachten manische Erregungsbilder. Die Affekte in ihren Störungen sind Folge der Spiritusbewegungen.

Neu ist sein Begriff der Stultitia simulata. Hierunter versteht er etwas Besonderes. Er glaubt nämlich, daß die ständige Clownerie, wie sie von Hofnarren als sogenannten Moriones gefordert werde, schließlich zu einem Dauerzustand führen könne. Die Vapores-Vorstellung ist die übliche.

Diese Systematik Platers hat gewisses literarisches Ansehen erlangt; sie ist aber im Vergleich zu dem, was die Renaissance-Literatur bietet, nicht allzu schöpferisch. Neuartig ist vielmehr die oft betonte eigene Beobachtung.

Der histologisch interessierte Malpighi hat über Funktionen des Nerven- und Seelenlebens wenig Wertvolles geleistet.

Zum Schluß dieses Abschnittes seien noch einige Bemerkungen über *Vesals*[20]

Auffassung gesagt. In der Spirituslehre bringt er Herkömmliches. An die Realität des Spiritus vitalis hat er geglaubt, ebenso an die Spezialtätigkeit des Spiritus animalis; er wollte nicht untersuchen, ob der Weg des Spiritus durch Kanäle der Nerven gehe oder, wie Licht, die Substanz durchdringe. Sicherlich gehe der Einfluß des Hirns durch die Nerven; dies hätten die Vivisektionen ergeben. Ebenso lehrt ihn das Experiment der Ligatur und Durchschneidung, daß Muskelbewegung vom Nerv abhängt; dieser also und nicht die Membranen ist der wesentliche Faktor. Er kennt ferner die Lähmungsfolgen der Querschnittsdurchtrennung des Rückenmarks. Schwieriger wird seine Einschätzung der Hirnanatomie. Hier kommt er den Theologen ins Gehege, die insbesondere den Tieren jede Verstandestätigkeit absprechen, kurz, alles bei ihnen negieren, was beim Menschen zur Hauptseele rechnet. Untersuchungen von Affen, Vögeln und Fischen liegen vor. Die Sektion werde kaum darlegen können, daß die Tierfunktionen anders zu behandeln seien wie die des Menschen. Dieser hat das größte Hirn.

Je mehr er über diese Dinge nachdenke, meint er:

... um so mehr wundre ich mich über das, was ich bei den scholastischen Theologen lese und bei den ordnenden Philosophen hinsichtlich der drei Ventrikel, von denen sie sagen, daß das Hirn damit ausgerüstet ist.

Recht polemisch wird die traditionelle Lokalisationslehre der Ventrikel behandelt, und er endet:

Die Leute haben ihr Handwerk nicht gelernt und kennen den Schöpfer nicht.

Die Hauptseele ist für Vesal die Totalität der Spiritus animales, so wie die Vitalseele die Totalität des Spiritus vitalis ist. Es besteht eine Verkettung der ersteren mit dem Hirn, während die Vitalseele mit dem Herzen verbunden ist. Er hofft in Zukunft auf eine bessere Kenntnis der psychischen Phänomene und will vorerst von Spekulationen nichts wissen.

III. Neuplatonische Variationen

a) Dämonologie

Mit der vereinfachten Formulierung, im Mittelalter und in der Renaissance gebe es nicht viel über Psychopathologie zu berichten, weil man Geisteskranke als Besessene angesehen habe, wird man wenig anfangen können. Schon die bisherige Darlegung zeigt, daß die psychopathologischen Theorien reichhaltig sind und daß auch die nosologische Seite zwar nicht allzu viel Neues brachte, jedoch immerhin Einteilungssysteme weiterreichte, die nicht zulassen, die Begriffe einseitig auf Wirkungen der Besessenheit zu reduzieren.

Ebensowenig ist damit gedient, wenn man vom aufgeklärten Kothurn her die unbegründete Meinung verallgemeinert, es habe sich bei den führenden Persönlichkeiten, die eine psychische Epidemie ausgelöst hätten, um Verrückte, Hysteriker und Psychopathen gehandelt.

Will man zunächst einmal erfahren, was im frühen Mittelalter an Dämonenvorstellungen vorhanden gewesen ist, so betrachtet man am besten etwa die augustinische Zeit. Sie ist uns durch *F. van der Meers*[1] Werk nahegebracht worden. Hippos Hafenvolk feierte Saturnalien des alten Kalenders in Frauenkleidern oder mit johlenden, brüllenden und tanzenden Tierkopfgestalten. Der Jahreswechsel wurde karnevalistisch mit Masken begangen. Da gab es das „cervulum facere", die Attis- und Kybelefeste, den Gebrauch der Selbsttaufe im Meer. Das waren die Vorgänge des Jahres 418. Dagegen stand 1. Korinther 10: „Aber ich sage, was die Heiden opfern, das opfern sie den Teufeln und nicht Gott. Nun will ich nicht, daß ihr in der Teufel Gemeinschaft sollt sein." Astrologische Determiniertheiten und Planetenerrechnungen standen gegen Augustins Willenstheorie. Er hielt das Theater, den heidnischen Pomp, Wahrsagerei, schwarze Magie und Astrologie für im Dienst der Dämonen stehend. Diese „gewissen niederträchtigen Wesen in der Luft, die man Dämonen nennt", heißt es in Contra acad. I, 7, 20. Angenommen wurden halbgeistige Geschöpfe mit Körper aus flüchtigem Stoff, unsterblich und schändlich. Sie sind Leidenschaften unterworfen und unsichtbar. Dem Glauben an das jahrhundertelange Existieren dieser angebeteten Wesen lag die Vorstellung zugrunde, die alten Götter lebten als vergöttlichte Menschen oder Dämonen. Diese sind mächtig. Ihre Gefahren bestehen in ihrer Subtilität, einem ätherischen, alles durchdringenden Wesen. Zwar ist ihr Verstand nicht groß, um so schärfer sind ihre Sinne. Diese frühe Meinung hat Augustin etwas gemildert; so zweifelte er später, daß sie geheime Gedanken durch Eindringen lesen könnten oder sich mittels Phantasievorstellungen einmischten. Der Schaden reicht nur so weit, als es Gottes zulassender Wille ist. Immerhin verpesten sie die Luft zwischen Erde und Mond mit Krankheitskeimen und die Herzen mit schlechten Eingebungen. Geheime Zeichen leiten sie an die Mathematici weiter und erzeugen astrologische Furcht. Zu den technischen Symbolen gehören Ligaturen, Remedia und Nekromantie. Der Anfällige erliegt dem allem durch freiwilliges Paktieren oder durch sklavische Unterwerfung. So besteht eine Gegenapparatur zu den Sakramenten. Das abwehrende Kreuz als Mausefalle der Dämonen hat hier seinen Entstehungsort. Augustin war erfüllt vom spätantiken neuplatonischen Weltbild, das seinen Realismus erklärt. Das Weltall als eine Reihe ineinandergeschobener Himmelskugeln trägt im Innern den Fixsternhimmel mit den sieben Planetensphären, außen ist das Empyreum gestaltet. Den Dämonen ist der sublunare Ort, den Engeln das Empyreum zugewiesen. Zwar meinte er, die Dämonen seien im Rückzug begriffen, aber freiwillig gingen sie nicht.

Zunächst war die Hexe (=hagazussa) nur die Maske, das Gespenst, der Popanz; sie war flink, geschickt hantierend wie ein Zauberer. Diese Zauberer wurden zunächst als Einzelerscheinungen gesehen, aber im 13. Jahrhundert erschien ein sektenmäßiger Zusammenschluß, eine Gruppierung, die die Zauberer als Abgefallene und Teufelsverbündete ansah. Dies geht hervor aus der 1233 erschienenen Bulle „Vox in Rama", und die erweiterten Anschauungen der Avignoneser Päpste führten zur Aufnahme ins kanonische Recht. Die frühere saga, stria, masca machte der eigentlichen Hexe begrifflich Platz, zumal auch scholastische Rechtfertigungsversuche entstanden. Die Frau erhält eine gewisse Praevalenz, das Unzuchtsmoment wird deutlicher; die Begriffe des Incubus und Succubus festigen sich, in der Summa des *Antoninus Florentinus* erscheint der Katalog von den bösen Weibern. Die Erscheinung der Waldenser und Albigenser erforderte Sondermaßnahmen.

Ausdruck dieser Haltung ist die bekannte Bulle[2] des am 12. September 1484 zum Papst gekrönten Genuesers *Johannes Baptista Cyba*, Bischofs von Amalfi, unter dem Namen *Innozenz VIII*. Vorkommnisse in der Mainzer, Trierer und Kölner Gegend, in Salzburg und Bremen sowie anderen Teilen Deutschlands hatten ihn davon überzeugt, daß mehrere Personen beiderlei Geschlechts, des eigenen Heiles uneingedenk und vom katholischen Glauben abweichend, mit Dämonen, Incubi und Succubi Umgang pflegten, sich zauberischer Gesänge bedienten und mit anderen verbrecherischen Exzessen auf die Geburtsvorgänge der Frauen, auf die Früchte der Tiere und des Feldes, auf Weinreben und Baumerträgnisse Einfluß gewännen und so Menschen, Vieh und Landerzeugnisse zerstörten, erstickten und auslöschten. Es entstanden Zeugungsunfähigkeit, Konzeptionsschwierigkeiten und Behinderungen des Fortpflanzungsumgangs. Die inquirierende Tätigkeit der dominikanischen Gelehrten *Heinrich Institutor* und *Jakob Sprengel* werde behindert. Viele Schuldige blieben unbestraft. Gegen solche Maßnahmen schreite er mit aller Strenge ein, um die Vergiftungsgefahr zu bannen, und so werde er „opportuna remedia" finden und zum Glaubenseifer antreiben.

Diese Formulierungen gründen in der Realität der Dämonen, wie sie seit 1233 festgelegt worden war. Damals wurde ausdrücklich erklärt, daß Dämonen nicht etwa in der Einbildung des Menschen bestünden, nicht etwa nur aus ihrem Innern hervorgebracht würden, sondern sie seien real existierend, und zwar erkennbar an schädigenden Handlungen, insbesondere an der Behinderung der Fruchtbarkeit. „Denn wenn auch der leibliche Stoff in bezug auf die Annahme von Formen weder den guten noch den bösen Engeln, sondern allein dem schaffenden Gott gehorcht, so ist die leibliche Natur doch dazu geschaffen, der geistigen in bezug auf eine örtliche Bewegung zu gehorchen."

Mit dieser zum Teil maurisch beeinflußten Auffassung wurde der mildere Kanon Episcopi von Ancyra um 900 außer Kurs gesetzt. In ihm waren die Zauberfahrten als Illusion gekennzeichnet worden.

Die im „Hexenhammer" dargelegte Inquisitionstechnik ist bekannt; sie hat kulturhistorische Bedeutung und braucht nicht nochmals geschildert zu werden. Tatsache ist, daß die nun geschaffenen Grundlagen des Denkens von allen Konfessionen geteilt wurden und daß Protestanten wie Kalvinisten daran beteiligt waren. Hier interessieren die theoretischen Vorstellungen, nicht so sehr die Praktiken.

In solcher Hinsicht ist es von Bedeutung, wie etwa die Persönlichkeit *Martin Luthers*[3] zu diesen Fragen stand:

Wo ein melancholischer Kopf ist, da hat der Sathan seine Badestätte.

Luther hatte seinen eigenen Ritus der Exorzisation; er spricht von Krankheiten, die der Teufel ihm geschickt habe. Dazu gehören häufige Ohnmachten, unter denen er 1531 litt: „alle farlichen Morbi sind des Teufels Schläge". Er bedient sich dabei natürlicher Werkzeuge. In antiärztlicher Stellungnahme interpretiert er Melanchthons Krankheit als höllisches Feuer und „Halitus ipsissimi Sathanae". Der Teufel treibt die Leute zum Selbstmord. Luther glaubt an Spezialteufel im biblischen Sinne; er übernimmt die antiken Luft- und Wassergötter mit Angabe des Standortes und unter Deutung von Naturereignissen. Auch die fleischliche Verbindung wird zeitstilistisch bejaht. 1516 übernimmt er die Meinung der Autoren, daß der Teufel sich zuerst in Weibsgestalt bringe, um dann nach vollzogener Empfängnis in Männergestalt mit einem Weibe wirkliche Kinder zu erzeugen; ähnliches findet sich auch im Genesiskommentar von 1523: „potest succubus daemon a viro accipere semen et incubus aliquam feminam praegnantem". Diese Auffassung hat er später geändert. Die so erzeugten Kinder nennt er „a diabolo deformatos"; sie sind also nicht gezeugt, gelten aber als fleischgewordene Diaboli. Schon die Scholastik sprach vom gestohlenen Samen. Ferner gab es die Theorie der gestohlenen Kinder oder „suppositi". So sagt Luther: Potest furari puerum seque in locum oblati pueri in cunas collocare.

Dämonenartige Mißgeburten werden ebenfalls bejaht. Hierbei deutet der Kropf auf Wasser. Liebeszaubergemische gibt es: „omitto hic menstrua mulierum, quibus aliquae philtra insani amoris saepius mortis conficiunt." Haßerzeugung und Impotenz sind ähnliche Dämonenwirkungen: restringunt vim generativam. Und so wird die Differentialdiagnose zwischen angezauberten und natürlichen Krankheiten bedeutsam; den natürlichen fehlen die unheimlichen Begleiterscheinungen, wie Zurückbleiben von Kohlen, Haaren oder Pfeilen des Hexenschusses.

Erleichtert wurden diese Auffassungen durch eine besonders im 15. Jahrhundert einsetzende animose Kritik an der Frau als Urheberin des Bösen, vorbereitet in der schon genannten Summa des Antoninus Florentinus, gefördert durch den Hexenhammer. Es kam zu maßlosen Definitionen wie „avidum animal, bestiale baratrum, concupiscencia carnis, damnosum duelleum, aestuans aestus, falsa fides, garrulum guttur, invidiosus ignis, calumniarum chaos, lepida lues, monstrosum mendacium, prima peccatrix" usw.

Melanchthon[4] befaßte sich mit Astrologie und Chiromantie. Dies ist das geistige Klima der Zeit; in ihm stehen Mensch und Arzt in ihrer damaligen Existenz. Um so anerkennenswerter sind die Äußerungen eines Paracelsus über die Frau, deren besonders starke Imaginatio zu Krankheiten führen könne, die über die der Männer hinausgehen. Sie seien bedauernswert. Psychiatrischer Jargon, so betonte schon *Behr* 1906, reicht hier nicht aus; er muß ersetzt werden durch die historische Methode. Dennoch erlag dieser Verfasser der Hysterie-Analogie. Auch die Narcoticatheorie etwa *Adolf Wuttkes* oder *L. Meyers*[5] ist zu einseitig. In ähnlicher Richtung gehen die Auffassungen *O. Snells*[6].

Der große naturwissenschaftliche Gelehrte *Athanasius Kircher*[7] hält auch in der Barockzeit die Tatsache der Dämonen für profan und theologisch erwiesen. In Kapitel VII des Werkes über den Mundus subterraneus hat er sich über die Koboldwelt in den Metallbergwerken geäußert. Dort findet sich all das, was bis heute in die Welt des Rübezahl führt. Diese Wesen treiben um in den Bergwerksgängen (in subterraneis fodinarum metallicarum cunculis), sie sind zwergartig und vexieren die Grubenarbeiter bedrohlich und teilweise mit tödlichem Ausgang.

Ludwig Lavater[8] hat in seinem 1570 in Leiden erschienenen Werk „De spectris, lemuribus et magnis fragoribus" die Gesamttradition definitorisch zusammengefaßt. Visum ist das Spectrum in Wachen und Schlaf, wie es *Brutus* als Genius sah. Phantasia und Visio sind die Synonyma. Terricula menta sind Schreck erzeugende Phantasmata; Phasma ist die Larve; Lemuren sind schlecht, Manes ambivalent, Laren sind Menschenseelen oder niedere Götter, Hostilii bewahren das Haus vor Feinden, der Genius beherrscht Ort, Sache und Menschen; er entsteht mit der Geburt (a gignendo). Penaten sind Hausgötter, Umbrae Totenlemuren, Maniae larvenähnlich. Momo ist eine monströse weibliche Lamia. Lamien ziehen junge Männer an und verschlingen sie, Striges sind Blutsauger, Gorgonen sind gefräßig, Ephialtes und Hyphialtes sind Dämonen, die von den Ärzten als Krankheiten bezeichnet werden, Empusa sind formverändernd, mitternächtig. Lavater nennt weiter Plutarchs Bezeichnungen des Acco und Alphito als monströse Frauen. Er nennt die menschlichen und tierischen Wesen in Wäldern (Pan, Satyr, Onocentaurus, Hippocentauren, Harpyen, Nereiden, Sirenen). Ostenta und Portamenta erscheinen vor Katastrophen. Das Wort Monstrum selbst bedeutet Hinweis auf irgend etwas Katastrophales. Er verweist darauf, daß Epikureer und Sadduzeer die Existenz dieser Dämonen leugneten, ebenso einige Moderne. Dann begibt er sich auf psychopathologisches Gebiet unter kasuistischer Verwendung von Galen, Horaz und Athenaios. Melancholiker bildeten sich akustisch und visuell manches ein; er nennt die Lykanthropie und Hydrophobie nach Paulus von Aegina. Die Furiosi hätten den Verstand ganz verloren oder seien mit Gottes Erlaubnis von Dämonen gequält. Die alten mythologischen Beispiele werden von ihm rationalisiert. Furcht erzeuge Spectra, besonders unter Beteiligung der schwarzen Galle bei Frauen. Furchtsam seien auch jene Jünglinge gewesen, die den auferstandenen Christus für ein Spectrum gehalten hätten. Tapfere Völker wie die Türken und Skythen kennen keine Visionen, so wenig wie der Löwe vor Larven erschrecke. Schwächlicher Visus und Gehördefekt führen zu Täuschungen. Das gleiche gelte vom Alkohol. Allgemeine Schwächung, Augenschwäche und die anderer Sinne zusammen können ohne Korrekturfähigkeit zu Massensuggestionen bei den Heeren führen, insbesondere zu furchtbaren Fluchtereignissen. Künstliche Furchterzeugung werde gelegentlich bei Kindern und Sklaven als pädagogisches Disziplinierungsmittel benutzt. So wirkten Verkleidungen auf einfache Gemüter. Manches geschehe hier auch mit unlauteren Mitteln. Als Zauberpäpste nennt er wieder *Silvester II., Gregor VII.* und den Freund

Arnalds von Villanova, Bonifaz VIII. Mögen auch viele Kritiklose gewissermaßen jeden Dreck umdeuten, so geschehe doch eben vieles praeter naturam. Das lehre die tägliche Erfahrung. Schwierigkeiten bereitet die Frage der vom Körper abgeschiedenen Seelen. Gibt es sie oder nicht? Mit Platon nimmt er an, ausgezeichnete und heroische Seelen stiegen reiner empor, feige und wollüstige irrten um Gräber. Und auch der nicht beerdigte Leichnam irre umher nach Beispielen Homers. Die Juden seien anderer Ansicht und sagten, Tote kehrten nicht zur Erde wieder, aber bei den Rabbinen gebe es auch die Vorstellung des Umherirrens. Schließlich, so sagt er, sei das Wo und Wann des Erscheinens regellos und liege ganz in Gottes Ermessen, oftmals seien akustische Zeichen eher vorhanden als visible. Er gibt weiterhin an, wie gute und böse Geister sich unterschieden. Der Typus Gabriel tröste und richte auf; unter den sichtbaren Gestalten erscheine Taube und Lamm im Glanz des Lichtes, während Katzen, Schlangen und Löwen nebst Hunden schlechte Zeichen seien. Die Stimmqualität sei wichtig, und inhaltlich wichen sie von der Apostellehre ab. Er selbst entscheidet sich gegen eine Rückkehr der Geister auf die Erde, da es nur Apotheose oder Verdammnis gebe. Man könne auch die Omnipotenz Gottes nicht als Argument der Möglichkeit benutzen, er gebe den Geistern nicht quasi Urlaub vom Topos, um Menschen zu belehren. Er wisse, daß die Konzilien die Erscheinungen der Seelen bestätigten, aber sie könnten irren. Wenn nun heutzutage weniger Geister gesehen würden, so sei dies ein Zeichen wachsender Reife in Glaubensverteidigung und Bußanregung.

Zehn Jahre später erschien des *J. Bodinus*[9] Dämonomanie in 4 Büchern in Basel. Er war Gegner des aufklärenden *Johann Weyer*. Sogleich zu Anfang scheidet er den Magier vom Kranken mit der Definition:

Der Magier ist ein ruhiger, kluger Mann und versucht mit diabolischen Mitteln zu etwas zu gelangen ...

Also ergibt sich für ihn:

Der Kranke nimmt also die diabolische Medizin vom Magier, weil er ihn für einen guten Mann hält, und bedient sich guten Glaubens, er ist also kein Magier.

Griechen und Lateiner stellten die Existenz guter und böser Geister fest.

(Prophetie) kommt vom Begriff Manteia, also eine quasi-Maneia, weil die göttlich Faszinierten und von bösem Geist Besessenen zumeist rasen; auch die pythische Priesterin weissagte nicht ohne Furor.

Nun aber gelangt er in die ärztliche Sphäre. Nach Auseinandersetzung mit dem aristotelischen Seelenbegriff und der Unsterblichkeit schildert er Ungläubige, die die Seele aus mehreren Formen bestehend annehmen. Das sei absurd. Und so komme es dann zu der Definition:

Ekstasis sei ein melancholischer Schlaf, in dem Seelenkräfte so begraben seien wie ein Toter. Das sei lächerlich. Satan und Dämonen könnten mehr. So habe sich Cardanus beliebig oft außerhalb seines Körpers begeben, so daß dieser anästhetisch zurückblieb. Das aber sei ein echtes Magiersymptom. Von hier ist nur ein kleiner

Schritt zur Annahme der Hexensalbe. Nun meinten aber einige wieder, so etwas sei narkotische Folge vom Genuß der Mandragora und somit nur Illusion. In solchem Falle halte die Wirkung nur kurze Zeit an, und somit sei dies differential-diagnostisch zu trennen. Zauberer benutzen keine Narkotika. Das ergebe sich aus der Kasuistik *Jakob Sprengers.* In „De Civitate Dei" XIX werde schon der Fall geschildert, bei dem einer in ein Pferd verwandelt im Stall erschienen sei, während der Körper daheim ruhte. In dieser Weise wird dann die alte Lykanthropie erklärt. Es folgen phantastische Berichte von *Julius II.* und *Johannes Scotus.* Solche Vorgänge werden mit Epilepsie und Apoplexie zusammengebracht. Und so fehlen auch nicht die Hebammen, die Kinder für den Teufel aus dem Uterus holten. Hierbei beerdigte eine die Opfer oder verspeiste sie nach Kochen. Das Fett verwandte sie zu ihren Zwecken. Und so etwas machte sie nach Sprengers Berichten 40mal. In gleicher Weise wird von der Teufelskopulation berichtet. Wichtig ist die Feststellung eines Sperma frigidum beim Teufel. Auch in der Frage der Nachkommenschaft aus diesem Bund steht er bejahend bei Sprenger.

Bodinus meint auch, der Exorzisierte verhalte sich anders als der Epileptiker. Jener spränge nach überstandener Ohnmacht (Lipothymie) auf und sei gesund, anders der Epileptiker. Er verfalle in Schlaf.

Es gebe dämonische Lacher und Überheiterte, sofern sie nicht von Geburt Schwachköpfe seien. Lethargus sei eine Hirnkrankheit, an der Galen selbst einmal gelitten habe. Sprenger könne er nicht folgen, wenn er einen solchen Fall, der dabei ertrank, ebenfalls für dämonisch hielt. Bei den klerikalen Zeremonien könne der Priester selbst ergriffen werden.

Kurz vor der Drucklegung war *Weyers* Werk erschienen. Schwere Angriffe richtet Bodinus gegen diesen Schüler des Magiers *Agrippa von Nettesheim,* dessen geleugneter Teufelspakt beweisbar sei. Im Laufe dieser Auseinandersetzung taucht die wichtige Frage auf, wie die Maleficia Melancholie bringen. Am groteskesten erscheint ihm die Annahme melancholischer Weiber. Das sei humoralpathologisch undenkbar. Von der Freude seien sie vielleicht schon getötet worden, nicht aber von Melancholie. Frauen sind nämlich kalt und feucht, können also nie von verbrannter schwarzer Galle oder von gelber ergriffen werden. Anderseits sind sie nach Galen durch die Menses sogar gesundheitlich gesicherter als der Mann, sage doch Hippokrates, nie erkranke eine Frau während der Menses an Podagra oder Lungenulcus, an Epilepsie oder Apoplexie, noch weniger an Phrenitis, Lethargus oder Convulsionen. Das alles könne Weyer nicht leugnen, ebensowenig, daß aber gerade Frauen häufiger und stärker als Männer dämonenbehaftet seien. Ganz abstrus sei es, zu behaupten, die Sagae hätten ihre Starrezustände — als Folge der Seelentrennung vom Körper — von der Melancholie. Melancholie ist eine gefährliche Krankheit, Sagae aber vermögen ihre Zustände 40 Jahre und länger zu wiederholen, und zwar schon vom 12. Jahr an; daraus ergebe sich die völlige medizinische Ignoranz Weyers.

Solche Krankheiten gebe es also bei Frauen sowenig wie beim Wasser das Feuer. Noch falscher sei die Behauptung; die Frauen seien nur Teufelsverführte. Hier irre Weyer nicht nur ärztlich, sondern auch dialektisch, da er alles auf die Imaginatio beziehen wolle. Daher seine Definition: Saga est quae putatur foedus habere cum daemonibus ... Und so müsse sein Buch vernichtet werden. Schließlich sei auch die Identität der Hautanästhesie durch Narcotica mit der Feuer-Unempfindlichkeit der Hexen verkehrt. Ebensowenig sei Schlaf und Seelentrennung das gleiche.

Wir haben bei unserem Unternehmen nicht zu untersuchen, ob die Wirkungen solcher Lehren zu kollektiven Psychosen geführt haben, sondern unser Anliegen sind die theoretischen Begründungen, wie sie in diesen dargebotenen Zeitdokumenten erscheinen und wie sie also zum Rüstzeug des Patienten wie des Arztes gehört haben. Nur aus solcher Sicht heraus kann man dem Verständnis dieser neuplatonischen Welt nahekommen.

Der Heidelberger Arzt *Thomas Erastus*[10] hat ebenfalls zwei Dialoge ähnlichen Inhalts über die Macht der Hexen und von der Bestrafung, die sie verdienen, verfaßt. Auch er war im gleichen Jahrhundert Basler Professor und Paracelsist.

Der wohl aus Arles stammende *André Du Laurens*[11], Inhaber des Lehrstuhls von Joubert in Montpellier, ordentlicher Arzt Heinrichs IV. und der Maria Medici, noch 1606 erster Arzt des Königs nach Marescots Tode, bringt die übliche Einteilung im Hirn: Imaginatio, Ratio, Memoria. Dementsprechend handelt er die humoralen Hirnstörungen ab und vergleicht die Melancholie mit den Träumen. Er übernimmt die Dämonologie Avicennas, glaubt an die Besessenheit der Hexen und lehnt die humorale These wie Bodinus ab.

Der große aufklärende und menschenfreundliche *Johann Weyer*[12] aus Grave a. d. Maas (Brabant) (1515–1588), ein rheinischer Arzt, stand nun grundsätzlich in der gleichen geistigen Tradition. Er war Agrippas Schüler, befand sich in Paris, Orléans, bereiste Griechenland und den Orient, wurde Stadtarzt in Arnheim 1550 und Leibarzt des Herzogs Wilhelm IV. von Jülich-Cleve. Neben einer Arbeit über Skorbut wurde er berühmt wegen seines Werkes „De daemonum praestigiis" um 1560. Auch dieses Werk erschien in Basel. Seine heftigsten Gegner waren, wie schon bemerkt, Sprenger und Bodinus.

Seine schon aus dem bisher Dargelegten zu erschließende These ist, daß melancholische und hysterische Frauen von zerrütteter Einbildungskraft als Hexen angesehen werden. Die Hexensalben erklärte er für Narcoticawirkungen auf die Phantasie.

Weyer hat noch einen wichtigen Traktat über den Zorn verfaßt, den er nicht im Sinne Senecas erklärt, sondern als Wut darstellt. Diese Arbeit ist dem Grafen *Hermann von Neuenahr und Moers* gewidmet, „um die menschlichen Herzen von schmählichen Henkersgelüsten zu befreien". Was hier geschildert wird, ist ein soziologisches Faktum der Zeit. Seine Ira meint den epidemisch um sich greifenden Sadismus der Zeit. Dieser Sadismus sei gefährlicher als die Pest. Nur wer den Zorn beherrscht, wird auch die übrigen Leidenschaften meistern. Eigennutz und Begehrlichkeit sind seine Quellen. Sie gründen in der innerlichen Sünde dessen, der zürnt, in der äußeren Gelegenheit, die Zorn erweckt. Die Gründe sind folgende: Krankhafte Körperbeschaffenheit mit beschränktem Urteilsvermögen, Sinnestäuschungen oder seelische Affektverklammerungen. Und so gibt es unter den Zornigen Melancholiker, Sanguiniker, Unvernünftige, Taube (mißtrauisch), Egoisten, Eifersüchtige. Hinzu kommen Erlebnisse widrigen Geschicks, Verachtung, Schmach und Antipathie. Der Geist ist durch den Zorn mit bleibender Störung bedroht.

Und nun entwirft er die alte stoische Prophylaxe: Können wir Affekte zwar nicht verdrängen, so können wir ihre Ausbildung verhindern. Das geschieht durch christliche Liebe, Selbstbesiegen, Ertragen von Tadel und durch ästhetische Betrachtung der Häßlichkeit des Zürnenden. Vor allem ist die Ignoranz zu meiden. Dies wird mit antiken Autoritäten belegt. Und so nennt er Sokrates, Plato, Aristipp und Perikles. Die eigentliche Therapie hat im Säuglingsalter zu beginnen und ist rein medizinischer Art. Man meide die zornige Amme, die mit der Milch die Charaktereigenschaften übertrage, man meide aufbrausende Lehrer, bevorzuge Umgang mit Leuten von gutem Gallenfluß, erzeuge diesen mit Rhabarber und Rosensyrup. Sexus und Musik sind dienlich.

Von Weyer beeinflußt ist der im Barock lebende und 1722 verstorbene *J. C. Westphal*[13], Arzt in Sachsen. Auch er verfaßte eine Pathologia daemoniaca.

Von Bodinus hingegen abhängig ist der Pastor und Superintendent *Hermann Samson*[14] in seinen Hexenpredigten. Er schildert zwar auch die zerrütteten Melancholiker, glaubt aber nicht an die humorale Grundlage oder Übertragungsmöglichkeit und sucht die theologische Erklärung in der Verführung. Wie Bodinus hält er die Melancholie-Theorie für eine faule Ausrede. Der Vorsatz sei entscheidend. Indessen lehnt er die Teufelsbuhlschaft ab. Weyer wird zitiert; er meint, dieser Mann hätte besser manches verschwiegen. Er ist Gegner der Hexen- und Zauberproben. Zulässige Mittel sind Zeugenbeschaffung und Bekenntnis ohne Folter. Die Melancholie ist straflos:

> Denn Melancholie und Phantasey ist kein Laster, sondern des Herzens und des Hauptes Krankheit.

Die als echt erkannten Fälle von Hexen müssen getötet werden. Unter den molinistischen[15] Irrtümern findet sich im 17. Jahrhundert folgende Formulierung:

> Gott gestattet und will zu unserer Demütigung und wahren Verwandlung, daß der Teufel (Dämon) bei einigen vollendeten Seelen, die noch nicht wahnhaft sind (arreptitiis), in ihren Leibern Gewalt einführt und im Wachen und ohne geistige Verdunkelung physisch deren Hände bewegt und andere Glieder gegen deren Willen. Und ebenso sagt man dies hinsichtlich anderer an sich sündiger Handlungen: in solchem Falle besteht keine Sünde, da bei diesen Handlungen ein Beistimmen nicht vorhanden ist.

Es kommt gelegentlich vor, daß derartige Gewalthandlungen zu fleischlichen Akten führen, und zwar gleichzeitig von zwei Personen, also Mann und Frau, und so folgt von beiden Seiten her die Verwirklichung.

b) Paracelsus

Bei *Paracelsus* finden sich zwei verschiedene Auffassungen und Versuche fast systematischer Betrachtung der Geisteskrankheiten. Einmal in der zusammenhängenden Schrift „De morbis amentium" (1524–28) im 7. Buch der Medizin und in verstreuten Einzelabhandlungen. Sie alle vertreten mehr oder weniger die Auffassung der Krankheit im engeren Sinne. Eine andere Sicht über Wesen und Entstehung geistiger Störungen ergibt sich in den Kapiteln „De Lunaticis" und „De generatione stultorum" seiner „Philosophia magna" (1529–32). Hier handelt es sich um eine christliche Anthropologie, die die Problematik der „Geistesstörung" vom philosophisch-religiösen Blickpunkt her löst.

Beide Auffassungen sind dadurch ausgezeichnet, daß sie entsprechend dem neuplatonischen Weltbild seiner Zeit eine neue Krankheitsauffassung über Geisteskrankheiten wie die bisher vertretene bringen. Paracelsus ist „*der*" Arzt dieser neuplatonischen Renaissance, der seine Lehre von Krankheit und Gesundheit auf dieser uns heute oft so seltsam anmutenden Welt aufbaut, in der jedes Einzelding nie isoliert, sondern stets in einer Fülle von gesetzmäßigen Beziehungen mit dem Gesamtkosmos verbunden ist. Aber Paracelsus ist über seine Zeitverhaftung hinaus, in der er Träger besten antik-hellenischen Erbes ist, zugleich ein Neuerer und Moderner, der bewußt mit der Tradition brach und sich auf sein eigenes, selbständiges Forschen verließ.

Beide Elemente dieses Paracelsischen Denkens finden sich vereint in seinen Auffassungen von der Geisteskrankheit.

1) Geistesstörungen in engerem Sinn als natürliche Krankheiten

„De morbis amentium, von den krankheiten, die der vernunft berauben" zerfällt in zwei Teile. Der erste behandelt Ursprung und Beschreibung einzelner Krankheitsgattungen, der zweite die Therapie. Da diese Schrift eine methodische Abhandlung darstellt, war es sinnvoll, innerhalb der einzelnen Kapitel entsprechendes Material aus anderen Schriften mit einzubeziehen, wie es auch *H. Damerow*[1] in seiner ausgezeichneten Abhandlung „Paracelsus über psychische Krankheiten" getan hat. Damerow hat sich indessen nur auf Kapitel 2 und 5 der vorliegenden Schrift bezogen. Teil I umfaßt folgende Kapitel:

1. von fallenden siechtagen;
2. von mania;
3. von sanct Veits tanz und die ime gleichen;
4. vom ursprung suffocationis intellectus;
5. vom ursprung der rechten unsinnigen leuten.

Teil II bringt in 6 Kapiteln die Therapie der behandelten Krankheitsgruppen und deren Vorbeugung.

Morbus caducus

Entsprechend dem Unternehmen einer generellen Darstellung beginnt Paracelsus mit der allgemeinen Feststellung, daß es sich um Krankheiten handele, „die da berauben unserer vernunft" und die wie die körperlichen Krankheiten „aus der natur entspringen und wachsen". Die Auffassung, Geisteskrankheiten werden von „incorporalischen geschöpfen und diabolischen geistern" verursacht, wird eindringlich zurückgewiesen. Geisteskrankheit und Besessenheit sind vielmehr bei Paracelsus geschieden. Im 5. Kapitel von den „rechten unsinnigen leuten" heißt es unmißverständlich, daß die Geisteskrankheiten nichts mit dem Teufel und seinem Anhang zu tun haben, „denn der teufel und sein geselschaft gehen in kein unbesinnten cörper, der nit nach seiner eigenschaft mit ganzer vernunft geregirt wird"[2]. Deshalb behandelt Paracelsus die „obsessi" gerade nicht an dieser Stelle, sondern verweist ausdrücklich auf seine Schrift „De spiritibus et vatis"[3]. In seiner Abhandlung über die Hexe in der „Philosophia magna" bewirkt die Hexe und ihr Aszendent nur scheinbar „also dobig und unsinnig leut" als Deckmantel, hinter dem die „hexerei verborgen bleibt".

Mit dieser Auffassung weicht Paracelsus von derjenigen Weyers ab, der gerade die melancholici als die für teuflich-dämonische Einflüsse anfälligsten Menschen bezeichnete.

Die „fallenden siechtage", als „fünf geschlecht... das ein ist in dem hirn, das ander in der lebern, das drit in dem herzen, das viert in den intestinen, das fünfte in den glidern"[4], finden sich entsprechend der mikro-makrokosmischen Bezogenheit in der gesamten Natur. So im Vieh, „das gleichwol also hinfellet und paroxysmirt in form und gestalt als in dem menschen"[5], und in den Pflanzen; dort zerspaltet der Paroxysmus auch Bäume. Alles, was Leben hat, paroxysmiert, nur mit dem Unterschied, daß es empfindliche und unempfindliche Kreaturen gibt.

Ursache ist der „spiritus vitae"[6], ohne den ein Leben nicht möglich ist. Von diesem spiritus vitae und seinen Veränderungen rührt der morbus caducus her. Er kann einmal durch die Nahrung, die „alles Leben erhält", verändert werden im Sinn einer Giftwirkung, aber vor allen Dingen kommt es zum caducus „vom ufwallen der dempfen in spiritu vitae und nicht durch andere humores oder qualitates, so auch im Leib seind"[7]. Diese Äußerung bezieht sich auf die Galenische Säftelehre, auf die Dogmatik von den 4 Kardinalsäften, gegen die Paracelsus überall polemisiert. Seine eigene Theorie wird weiter erläutert: „wenn der spiritus vitae verwandelt wird aus seiner rechten disposition, so ersiedet er und gibt ein ufwallen; das selbig ist also schnel, das es die memori und vernunft ganz zerstöret, gleich zu verstehen, als wen ein ertbidem kompt, der den ganzen boden erzittert, also ist auch die krankheit nichts dan gleich ein ursach wie das ertbidem."[8] Paracelsus hatte schon in seiner früheren Schrift[9] aus dem Jahr 1520 den caducus behandelt. Auch dort hatte er ihn mit einem Erdbeben verglichen. Die fallende Krankheit wird als eine Gehirnkrankheit angesehen mit „überwindung der vernunft". Diese Überwindung der Vernunft erfolgt interessanterweise durch etwas, was berauschenden Stoffen ähnlich ist. Wie Pflanzen Stoffe in sich bergen, die berauschen, birgt auch der Mensch in seiner Substanz solche „simplicia", aus denen der „caducus" kommt. Diese Vorstellung könnte an die toxikologischen anklingen, die seit Galen innerhalb der Epilepsie behandelt wurden. Bei Paracelsus geht sie auf die Grundstruktur des Menschen aus der „prima materia" zurück, den Elementen, aus denen der Mensch besteht, und ihrer Beziehung zu den astri und deren Influenz.

Die „fünf geschlecht" der Krankheit, von denen in „De morbis amentium" die Rede war, sind fünf Formen der Epilepsie, jeweils charakterisiert durch den anderen Ausgangspunkt des „ertbidems".

Diese „fallende Krankheit" ist „in mutterleib geboren"; schwaches und verändertes Sperma erzeugt einen unvollkommenen spiritus vitae als sein Erbteil. Deshalb gibt es zwar ein Auslösen dieser Krankheit durch Affekte, wie Schreck und Freude, aber die Ursache liegt tiefer, „sie ist vor in im gelegen mit der wurzen". Affekte sind dann nur ein Anzünden, das „den spiritum vitae lezet und siden macht".

Einige Jahre später wird das Thema von Paracelsus wieder aufgenommen in „caducus" liber I und liber II; letzteres behandelt die Hysterie als Caducuserkrankung. Beide Schriften gehören für Paracelsus, wie auch Sudhoff betont, zusammen. Vergleicht man sie mit den oben beschriebenen kleineren Abhandlungen, so fällt auf, daß hier einmal der kosmologische Aspekt der Krankheit wie auch eine ständig zunehmende religiöse Vertiefung im Vordergrund stehen. Liber caducus I umfaßt 4 Bücher; das erste handelt ausschließlich von der Barmherzigkeit als einer angeborenen Tugend des christlichen Arztes, ohne die er gerade jene schwere Krankheit nicht behandeln könne. Barmherzigkeit als Ausdruck der Liebe zum kranken Menschen ist das Ethos des Arztes. Aus ihm entspringt sein ärztlicher Optimismus, der metaphysischer Natur ist:

. . . auf das so wissent, das sich der arzt zur lieb treiben und nötigen sol. auf das leg ich im für die krankheit caducum, das er sich dieselbigen lass bewegen, die also erschröcklich vor unsern augen ligt. und betrachte in im selbst sein ampt das im der gesunt zu machen zustehet, das got den im für die augen gelegt hat, das er durch den kranken got loben sol und preisen in seinen werken. nit das er mit dem verzweifelten sathan sag, es ist unmüglich. der arzt sol got ein grössers und merers vertrauen und wissen, das got allen krankheiten ir arznei geschaffen und gegeben hat, die du lernen und erfaren soltest . . .[10].

Ursache der Krankheit ist wieder „also das der mensch ist die klein welt, darumb hat er in im alles was die gross welt begreift und in ir hat, gesunts und ungesunts"[11]. Daher ist die äußere Welt „der spiegel des menschen und seine theorica und sein anatomei", und der Arzt muß bei Beschreibung des „caducus" vom Kosmos ausgehen. Dazu besitzt er das „licht der natur", das irdische Erkenntnisvermögen, mit dem es ihm möglich ist, diese gesamte Welt zu erkennen. Um die Lehre vom Caducus besser zu verstehen, muß ganz kurz auf dieses neuplatonische Weltbild des Paracelsus eingegangen werden[12].

Der Urstoff der Welt, der Hyliaster, der Geist und Materie in Potenz enthält, besteht aus den drei Grundprinzipien Mercurius, Sulphur und Sal. Sie sind die „prima materia", die aller organischen und unorganischen Substanz zugrunde liegt. Sie gliedert sich in die vier Elemente Feuer, Luft, Erde, Wasser und stellt sich in jedem Element in einem besonderen Mischungsverhältnis dar. Diese vier Elemente nennt Paracelsus auch Mütter aller Dinge, denn sie bilden den gesamten Kosmos, der sich als obere und untere „globul" darstellt. Die obere aus den Elementen Feuer und Luft enthält Sonne, Mond, die Sterne, Planeten und die kosmischen Kräfte, während die untere „globul" aus den Elementen Wasser und Erde die Welt der Steine, Metalle, der Pflanzen und Tiere hervorbringt. Im bekannten neuplatonischen Bild des Eies — es ist das ptolemäische Weltbild — sieht auch Paracelsus die Welt: die Luft als Eierschale schließt den Kosmos gegen Gott ab, der jenseits als Schöpfer des Kosmos steht. Das Eiweiß als siderische Welt umgibt als die obere „globul" die Erde von allen Seiten, die der Dotter verkörpert und die zentral liegt. Der Mensch ist indessen nicht nur ein Geschöpf der unteren „globul" wie die Pflanzen und Tiere, sondern vielmehr ein Auszug, eine Tinktur aus allen vier Elementen. Daher nennt Paracelsus ihn die „Quinta essentia", der das Wesen aller vier Elemente enthält. So ist er der Mikrokosmos im Makrokosmos. Unsichtbarer siderischer und sichtbarer elementarer Leib leben in ihm ungetrennt.

Der morbus caducus bezieht sich auf die Elemente, auf ihre Bewegungen und

„Impressiones". Alle vier Elemente nun gelangen zum Paroxysmus auf Grund ihrer Beschaffenheit aus der prima materia, aus Mercurio, Sulphur und Sal. Dazu bedürfen sie der jeweiligen Konjunktion der ihnen zugeordneten astri. Die Elemente Feuer und Luft erzeugen aus sich den Donner, das Element Erde das Erdbeben, Wasser den Lorinth, das Beben des Wassers.

Dieser vierfache Donner der Elemente ist die Ursache des morbus caducus beim Menschen und in der gesamten Natur.

Innerhalb dieser Auffassung wird das Angeborensein der Krankheit als Erblichkeit wie in der früheren Epilepsieschrift betont. Wurde aber dort wesentlich biologischer für unsere Begriffe die letzte Ursache im schadhaften Samen gesehen, werden hier die kosmologischen Zusammenhänge zur Erklärung benützt. Aber es handelt sich doch stets um Krankheit und nicht um ein Naturereignis. Liber caducus II „von den hinfallenden siechtagen der mutter" führt aus, wie die Krankheit im kosmologischen Zusammenhang von Mensch und astrum sich bildet. Beide, Mensch und Gestirn, haben Gutes und Böses, Gesundheit und Krankheit und alle Eigenschaften in sich liegen. Werde der Mensch empfangen und geboren, dann komme es auf die jeweilige Influenz des Gestirns an. Krankheit kann dann nur hervorgehen durch ein astrales Überwiegen gleicher sich entsprechender Eigenschaften: „solichs, das nun überwigt zu dem hinfallenden siechtagen, dasselbig ist der donnerstral, das ist des ertbidems astrum und die andern zwei. also ist da ein angeborne krankheit, die euch leichtlich zu verstehen ist nach inhalt der astronomei und der vier elementen."[13]

Für den Arzt gilt es daher, neben der Philosophie auch die Astronomie zu beherrschen, um die conjunctiones astri der vier Elemente zu erkennen, die die vierfache Auslösung des „caducus" sind.

Die Schrift liber caducus II „von den hinfallenden siechtagen der mutter", der alten Hysterie, ergänzt das bisher Gesagte; Paracelsus betont ebenso den Zusammenhang wie den Unterschied zwischen beiden Krankheiten. Sie können „in ursachen, ursprung und wesen nicht geschiden werden, sondern ein ding begreift sich in eim ding"[14]. Der Unterschied liegt darin, daß der Ausgangspunkt der Krankheit bei der Frau auch noch in der „mutter" geschieht. Diese „mutter" ist Himmel und Erde zugleich, denn der Mensch stammt aus dem Makrokosmos und ist der Mikrokosmos. Diese „kleine Welt" erhält er von der „mutter", die dadurch, daß sie Himmel und Erde ist, diese „kleine Welt" schafft. Gott hat dies so angeordnet, nachdem er in einem einmaligen Schöpfungsakt Adam erschuf, der in dem Makrokosmos empfangen und geboren wurde. Seitdem „ist nun fürohin dieselbig matrix keins kints matrix mer sonder in den frauen geschaffen, jedoch mit aller art und eigenschaft der matrix, darin Adam geborn ist"[15]. Daher sind in den „hinfallenden siechtagen der mutter" wie bei der „grossen fallenden sucht", der Epilepsie, die Krankheit und die Paroxysmen in gleicher Weise von den Konjunktionen der astra der vier Elemente geschmiedet, und in diesem Prozeß liegt wieder jene Gesetzlichkeit, die Paracelsus überall auch im mikro-makro-kosmischen Krankheitsgeschehen sieht. Die matrix aber liegt „durch den ganzen leib der frauen ... und ist ein mensch, dan sie ist nit anders dan wie ein mensch"[16]. Daher hat die Frau „zwo welt in einer haut begriffen ... darumb sie auch mer leiden und krankheit haben und gedulden müssen als die mann"[17]. Die Krankheit selbst ist daher für sie gefährlicher als für den Mann, da sie einmal von der matrix sowie von der großen Welt kommt. Schwäche und Gefährdung zeichnen die Frau aus, in die Gott als Imitation seines Schöpfungsaktes die matrix legte. Der Paroxysmus als ein am meisten kennzeichnendes Merkmal „der fallenden sucht" und der Hysterie überfällt die Frau durch ihre makro-mikrokosmische Verwobenheit in doppelter Weise, als „caducus" und als „hinfallende siechtage der mutter". Das heißt aber hier erstmalig innerhalb der Hysterieauffassung, daß die Frau und der Mann dem gleichen Krankheitsgeschehen ausgesetzt sind. Es zeigt sich nur bei der Frau in besonders gefährdender Weise, so daß die Epilepsie die Frau aus den geschilderten Zusammenhängen heraus stärker bedroht.

Mit dieser neuen Auffassung vom Wesen der Hysterie als paroxysmierender Krankheit, die der Epilepsie entspricht, wird zum erstenmal die alte uterine und libidinöse Theorie der Hysterie durchbrochen. Mit der Vorstellung vom Paroxysmus als Ausdruck eines Phänomens, das allem Lebendigen zukommt, wird für den Menschen etwas Grundsätzliches ausgesagt, das bis heute nicht erschüttert ist.

Mania

Sie ist „ein verenderung der vernunft und nit der sinnen ... und mania kompt in der gestalt mit toben und unsinniger weis, nimmer kein ru, vil unglüks machen"[18]. Man erkennt sie als Krankheit mania am Verlauf, und zwar dadurch, daß sie kommt und geht, von selbst aufhört, auch gelegentlich ganz wegbleibt, manchmal mit dem Mond zusammentrifft oder nach äußeren Einflüssen ausbricht. Wichtig ist der periodische Verlauf, der klar gesehen wird. Paracelsus unterscheidet zwei Arten von Mania: „eins so von gesundem leibe entspringt, und eins so von andern krankheiten erwachset"[19]. Ursächlich ist für beide „die materia daraus mania wachst". Sie ist ein „destillirter humor in das haupt". Dieser Humor entsteht oberhalb und unterhalb des Diaphragma und in den äußeren Gliedern, und die drei Destillate unterscheiden sich in ihrer Art und Wirkung. So ergeben sich drei klinische Formen der Mania[20]:

1. ... was under dem diaphragmate entstet zu distilliren, die selbige mania ist fast tumb und umbesinnig, fallen gleich nider, mögen nit essen, kozen vil, haben auch fast den durchlauf und brumlen vil mit inen selbst, haben nicht sonder acht auf die leut oder uf ire wonung.

2. ... die ob dem diaphragma wachset, die selbig ist fast grimig mit grossem trucken umb das Herz und an der brust und mit vil stichen ...

3. ... das aus den glidern kompt das selbig macht frölich und frisch und ganz wilt.

Der Prozeß der Destillation und der damit verbundenen Vorgänge wird alchimistisch erklärt, wobei sich Paracelsus strikt gegen die Galenisten absetzt, die die vier „complexen"[21] als je eine Ursache der Mania betrachteten. Mania kommt nicht aus den „complexen", sondern aus der materia maniae, die mit dem spiritus vitae in Zusammenhang gebracht wird. Hier hat sie die Eigenschaft der „anzünderin der heimlichen und eigenschaften der menschen, die sie verborgen in inen haben", ja manche Mania zeigt nicht nur die Natur des Menschen an, sondern auch seinen Kampf gegen die Mania. Die Materia mania bringt also das latente Temperament und die Konstitution ans Licht. Hier erfährt der Begriff Mania eine allgemeinere Bedeutung. Von Mania spricht Paracelsus noch an anderer Stelle. So wird Nachtwandeln als „mania somnii" bezeichnet, und im 5. Kapitel der Philosophia sagax handelt ein Abschnitt von der „ebricata mania". Ebriecatum ist, „. . . so der mensch von seiner menschlichen weisheit fellt und kompt, und kompt in eine andere frembde weisheit"[22]. Paracelsus nennt hier zwei Arten von Weisheit, „die humana sapientia und zum andern aliena sapientia". Humana sapientia ist jene Weisheit, die Gott dem Menschen gegeben hat, damit er die Welt, in die er gesetzt ist, zu erkennen vermag; es ist das lumen naturale, das Licht der Natur, von dem er in früheren Jahren redete. Aliena sapientia bedeutet: „so ein mensch von menschlicher weisheit weicht und nimbt ein andere an sich und nach derselbigen urteilt er alles, was er sicht"[23]. Mit dieser „aliena sapientia"[24] gelangt er niemals zur vollen Wahrheit und Erkenntnis; sie verhält sich wie ein vom Wein berauschter Mensch, der nichts aus humana sapientia tut, sondern „aus frembder weisheit, die nichts ist als alein ein toller unverstandener grober filz, stettig und eigensinnig, bleiben auf iren eigen köpfen, ermessen nichts nach rechter mass, sonder nach toller unverstandener weisheit"[25].

Fünf Formen dieser aliena sapientia kennt Paracelsus:

1. . . . die ebriecata oder inebriata mania; sie zeigt sich darin, daß die Befallenen „pochen in der geschrift und legens alles nach der frembden weisheit aus und interpretirens widersinns"[26].

2. . . . die inebriata phrenesis[27]; „dieselbigen wollens alles mit schwertern durchbringen und vergessen der menschlichen vernunft"[28].

3. . . . die inebriata phantasmata; ihre Träger sind voll seltsamer Possen „wie es ein frembde weisheit ist, also habent sie auch frembde sitten und geberd"[29].

4. . . . die imaginatio inebriata; hier herrschen seltsame Phantasmen vor wie bei Betrunkenen, „der meinet, die wend reden mit im, das bett laufe mit im im zirkel umb, erkent sich selbs nicht"[30].

5. . . . die immutatio inebriata; hier „ist keiner des sins als der ander ist, ein ieglicher beugt das argument nach seiner nasen".

Diese Trunkenen zeichnen sich alle dadurch aus, das „kein narr dem andern" folgt, „eim ieglichen gefelt sein weis am besten und komen in kein volkomene warheit zu keiner zeit"[31]. Die Ursache dieses Herrschens der aliena sapientia liegt in astrischen und firmamentischen Einflüssen.

Ehe auf das 3. Kapitel de morbis amentium übergegangen wird, erschien es uns zweckmäßig, an dieser Stelle jene früheste Schrift von Paracelsus über Geisteskrankheiten einzufügen, die etwa um 1520 geschrieben wurde: „von der taubsucht"[32]. Auch Damerow hat sie an die Mania angeschlossen, weil er sie als ihren höchsten Grad ansah. Die Definition der Taubsucht „als einig krankheit" klingt stark an die der Mania an. „so ein gesunt man der vernunft die vernunft verleurt, und entrünt ir, ist der selbigen, so er gehabt hat, beraubt, und braucht sie nit dohin, dohin er sie gebrauchen sol, dorumb sie im beschaffen ist, sonder unbesinnt wütet und tobet mit aller ungestümikeit, der ist iezt in der taubsucht."[33] Damerow faßt diese hier geschilderte Taubsucht als chronische Erkrankung auf, obwohl nicht ausdrücklich darauf verwiesen wird, wohl aber im 5. Kapitel de morbis amentium, wo es sich um „taube leute" handelt, die nicht paroxysmieren im Sinne von periodischem Auftreten der Krankheit, sondern immer krank sind. Obgleich diese Schrift, wie sich zeigen wird, einen ersten Versuch einer mehr generellen Betrachtung der Geisteskrankheiten bedeutet, ist sie doch durch den Begriff der „Taubsucht" mit der Mania innerlich verbunden.

Schon hier wird die Trennung von Geisteskrankheit und Besessenheit betont, denn Paracelsus grenzt nach der Begriffsbestimmung der „taubsüchtigen" diese sofort von den „besessenen, trunkenen, narren, thyrannen" ab, bei denen es sich nicht um Krankheit, sondern um „andre weis und zufell"[34] handelt.

Die Ursache der Taubsucht ist vielgestaltig. Sie kann elementischer Herkunft sein, von „influenz, ... constellation, ... coniunction" herrühren, d. h. aus dem Makrokosmos stammen, oder auch als ens veneni, wie es 1525 in der Entialehre des volumen paramirum heißt, in der Nahrung als Gift in Erscheinung treten, das das „hirn in eine chronische, acutische und toubi bringt". Paracelsus kennt aber auch psychische Ursachen seelischer Störungen, so, wenn er meint, ein „überbrauch" der natürlichen Kräfte der Vernunft führe zur Tobsucht. Oder es kommt zur „unsinnigkeit" bei jenen Menschen, „die der engen gewissni halben zerrüt werden, die also tief, als sies heißen, im geist leben, die sich selbs in zweifel und in sorgen bringen, darumb sie ir hirn auch tobig machen und unsinnig"[35].

Am interessantesten ist die Feststellung von Paracelsus, daß es eine verborgene Ursache gebe, schwer für den Arzt und „astronomus" zu unterscheiden, „ob ein fremdbder geist oder die natur do ein ursach sei". Das bezieht sich auf die „spitzsinnikeit deren, die anderst ir weisheit brauchen, dan in angeboren ist, das sie die selbig aus den geistern haben welche mit fantasiren in das hirn gebracht werden"[36].

Solche Phantasien, die die Paracelsische Welt als eine Wirkung der Geister ansieht, besonders der Geister der Sterne — wieder wird hier eindringlich betont, daß es sich nicht um Besessene handelt —, sind gefährlich. Als „fremdbe spekulationes" nennt er sie „mirmidones", die sich in das Gehirn einbeißen und den Menschen plagen. Sie sind unter sich zwieträchtig, kämpfen ständig miteinander, und eine Behandlung dieser Kranken ist meist aussichtslos. Wären sie Besessene, könnten sie exorziziert und geheilt werden.

St. Veits tanz und die ime gleichen
Paracelsus ist einer der ersten Ärzte im 16. Jahrhundert, der den St. Veitstanz dem Dämonenbereich entzog und ihn nicht nur vom ärztlichen Gesichtspunkt betrachtete, sondern ihn darüber hinaus in „de morbis amentium" behandelte[37]. Aus einem Dämonen- oder Teufelsbesessenen, aus einem durch „eine Plage" geschlagenen Menschen wird der tanzsüchtige Mensch des Mittelalters bei Paracelsus zu einem echten Kranken.

Er unterscheidet drei Formen des Veitstanzes entsprechend ihrer Ursache:
1. die Chorea aestimativa seu imaginativa,
2. die Chorea lasciva,
3. die Chorea coacta seu naturalis.

Die Chorea aestimativa oder imaginativa entspricht schon dem, was Paracelsus etwas später in den unsichtbaren Krankheiten mit „falschen glauben" bezeichnete. Anzunehmen, Gott oder die Heiligen schicken bestimmte Krankheiten als „plage", sei „unnützes gesprech". Nicht die Heiligen oder Dämonen bringen diese Krankheit hervor, sondern wie alle Krankheiten, „so der vernunft berauben", erwachsen sie aus dem Menschen, allerdings im Zusammenhang mit der Welt, in die er gestellt ist. „Aestimaz" und „imaginaz", jene beiden alten Seelenvermögen der Spirituslehre, bilden hier, verbunden mit einem „zornmütigen" Affekt, den psychologischen Prozeß, der schließlich zur Krankheit führt, die „auch eine verenderung der vernunft" bedeutet. Es ist wichtig, und das gilt ganz allgemein von der Tanzsucht, daß diese Krankheit auch dann auftritt, wo „kein imaginaz oder aestimaz nit ist"[38]. Hier bestätigt sich offensichtlich der Nachahmungstrieb, so daß es schließlich gegen den Willen der Betroffenen zum Tanz kommt. Kinder und Erwachsene werden mitgerissen. Sie sehen und hören „die werk des tanzes"; so wird ihr „visio und auditus meister in der vernunft", und gegen ihren Willen „kompt sie ein solch tanzen an und ein freud".

Die Chorea lasciva entspringt „aus leichtfertigkeit des gemüts und mit verhengung des willens"[39]. Auch hier wird die imaginatio benützt, aber sie entspringt der „geile", den sexuellen Affekten. Frauen sind in der Mehrzahl betroffen, da sie „kreftiger imaginiren". Wesentlich ist hier, im Gegensatz zu der Chorea aus körperlichen Ursachen, daß die „erwilligung" des Menschen eine Rolle spielt, und zwar deshalb, weil sie mit Lust verbunden ist. Daher richtet sich die Therapie darauf, „das ir die geile da enzogen wird per abstinentiam". Sie geschieht durch Isolierung, Einsperren, Fasten und Reue.

Die Chorea coacta oder naturalis entsteht aus körperlichen Ursachen, durch sogenannte „lachende adern", in denen sich mittels des spiritus vitae chemische Prozesse abspielen, die zu Anfällen von Freude und unwillkürlicher Tanzlust führen.

In den „Unsichtbaren Krankheiten" wird die Chorea imaginativa, aus falschem Glauben entstanden, nochmals behandelt. Diese Schrift, eine Pathologie des Glaubens[40], behandelt zunächst ausführlich den Mißbrauch des Glaubens, und „wie der glaube den leib krank mache". Diese Vorgänge vollziehen sich innerhalb des Bereiches des „ens spirituale". Hier muß kurz auf die Entiallehre von Paracelsus eingegangen werden[41]. Der Mensch, erschaffen aus den vier Elementen, ist ein Spiegel des Alls. Seine Beziehungen zur Welt dokumentieren sich aber innerhalb bestimmter Seins- oder Ordnungsbereiche, die Paracelsus mit Entia bezeichnet. Als ens veneni, ens naturale und als ens astri sind sie auf den Leib, als ens spirituale auf den Geist bezogen. Krankheiten, die mit dem falschen Glauben des Menschen zu tun haben, spielen sich im ens spirituale ab. Dieses ens spirituale umschließt die geistige Welt des Menschen, die gut und böse sein kann. Geist bedeutet hier Qualität; er ist irdisch und von der unsterblichen Seele abgegrenzt. Der Geist stammt aus dem Willen des Menschen, der mit der Imaginatio und Phantasie zusammenwirkt.

Nicht selbst materiell, kann er sich materialisieren und wird von den Affekten Haß und Liebe bewegt. Mit diesem geistigen Bereich nun, der ontisch ist, geschieht die Einwirkung auf den eigenen Leib oder auf den geistigen Bereich des anderen Menschen. Das beste Werkzeug besitzt hier der Mensch im Glauben, den er gebrauchen, aber auch mit Erfolg mißbrauchen kann. Paracelsus ist der Auffassung, der Mensch besitze die Potenz, mit Hilfe des Glaubens Werke zu vollziehen, die Gott allein dem Menschen aus Barmherzigkeit schenkt. Die Menschen aber schlagen diese Barmherzigkeit aus und fallen in Hoffart „und achten uns selber für götter und brauchen unsers glaubens kraft und gewalt, glauben einander lam und unglückhaftig . . .“[42].

Der Mißbrauch des Glaubens in der Krankheit des St. Veitstanzes besteht darin, daß die erste Erscheinung dieser Tanzsucht, die ursprünglich eine „erdichtete“ Krankheit war — Paracelsus läßt sie aus einem Haßaffekt hervorgehen —, als Krankheit geglaubt wird; man hält die Tanzsucht für eine Buße, macht sie abhängig vom St. Veit als „glaubensgeist“ und gibt ihr schließlich den Namen des Heiligen selbst. Paracelsus bemerkt hier sehr richtig, daß schon die „erdichtete“ Krankheit, aus dem Affekt geboren, vom Träger geglaubt wurde. Die Folge ist die Ausbreitung dieses falschen Glaubens mit der unheilvollen soziologischen Wirkung auf die Masse.

Hier muß das 3. Buch der unsichtbaren Krankheiten berücksichtigt werden, wo die Imaginatio der Frau eine besondere Rolle spielt. Es ist das „drit buch von den krankheiten der einbildung, wie die einbildung on alle materia sich selbes geberen mag“, und beschäftigt sich mit der „kreft der eingebilten werken, so alein den frauen angehörig sein zu der zeit so sie schwanger sein“. Der psychologische Vorgang der Wirkung der Imaginatio ist immer der gleiche; sie ist gekoppelt an einen Affekt, meist lustvoller Art, und kann häufig angeregt von einem sinnlichen Eindruck in Bewegung gesetzt werden. Sie wird so stark, daß sie dem „Willen“ des Zimmermanns vergleichbar wird, der ein Haus bauen will; so „bauet ir imagination ein haus inwendig im unsichtbaren cörpel“. Diese Imagination ist ein „werkmeister in ir selbs“, kann alles realisieren, was sie wünscht, und im Kind besitzt die Frau einen plastischen Boden für ihre Werke. Darum kann sie „meisterstücke“ vollbringen, die der Mann nicht bewirken kann. Ihre Fähigkeit der Verwirklichung der Imaginatio ist bei ihr größer als beim Mann, aber dadurch ist sie auch gefährdeter und mit ihrem affektiven Leben stärker an die kosmischen Mächte gebunden. Imaginiert werden Muttermäler, äußere Formen und Farben des Kindes bis zur Deformation des kindlichen Körpers. Wenn aber eine „solche imaginirung ein mutter ist der uppigen unkeuschheit daraus dan entspringt, so solche buler oder bulerin durch ir große imagination zusamen kommen, nicht fruchtbar sind“, werden molae geboren und monstren verursacht, und die luxuria läßt succubi und incubi entstehen, die mit dämonischen Mächten in Verbindung stehen.

Das alles ist Hybris, die Gott ins Handwerk pfuscht, wie es Paracelsus am Eingang dieses Werkes gesagt hatte, hervorgerufen durch den falschen Glauben, wodurch die seelischen Fähigkeiten des Menschen unsittlich benutzt werden.

„Vom ursprung suffocationis intellectus“ lautet das 4. Kapitel „de morbis amentium“. Es behandelt die „beraubung der vernunft“, die aus natürlichen Krankheiten entsteht. Diese „suffocaz intellectu“ erwächst „in mitleren leibe und im bauch“; sie wird hervorgebracht durch intestinale Wurmkrankheiten, krankhafte

Veränderungen in der Gebärmutter, durch die Ernährung, die als ens veneni giftig wirkt, und durch den Schlaf. Die Vorgänge, die vorübergehend als Paroxysmus zur Störung der Verstandestätigkeit führen, werden physiologisch durch chemische Prozesse und Veränderungen im spiritus vitae erklärt. „Zufälle" wie Kopftraumen können wie die natürlichen Krankheiten zeitweilig „tobigkeit, vergeßlichkeit und unwissenheit" verursachen.

„Vom ursprung der rechten unsinnigen leuten", das letzte Kapitel von „De morbis amentium", bringt im Gegensatz zu den ersten vier, die episodische und paroxysmierende Geisteskrankheiten darstellten, chronische seelische Leiden.

Hier ist „iezt von denen zu reden, die da alzeit bei unsinnigem und unvernünftigem leben sind und nit paroxysmiren ein zeit umb die ander"[43]. Sie zeichnen sich weiter dadurch aus, daß sie „ganz on andre krankheit do sind". Es werden vier Arten unterschieden:

1. lunatici,
2. insani,
3. vesani,
4. melancholoci.

Eine fünfte Gruppe, als „obsessi" bezeichnet, wird, wie schon erwähnt, als nicht zu den Geisteskrankheiten gehörig hier auch nicht behandelt.

Die lunatici als erste Gruppe dieser chronischen Geistesstörungen, die in der „Philosophia magna" als allgemeine Bezeichnung für seelische Krankheiten gebraucht werden, sind vom Mond und den astris verursacht, die mit einer „virtus attractiva" begabt sind, „die uns auszeucht die vernunft im haupt, und das durch die beraubung der humoris und virtutis cerebri". Obwohl „kein gestirn gewalt hat uns zu besitzen", muß der Mensch die Einwirkung dieser „virtus attractiva" erdulden. Durch die Attraktion des Mondes werden „vil menschen irer sinnen beraubt ... da von inen ir humor cerebri genomen ist und das ganz haupt also leidet und tobet one vernunft"[44]. Bei Voll- und Neumond ist diese Attraktion am stärksten; Paracelsus vergleicht sie mit einem Magnet, der Eisen anzieht, oder mit der Sonne, die die Feuchtigkeit im Erdreich aufsaugt.

Die insani sind Kranke, die ihr Leiden „aus muterleib gebracht haben un das selbige gleich als ein erbteil im geschlecht empfahen"[45], d.h., die Krankheit kann angeboren und vererbt sein. Angeboren ist sie, wenn „die sperma doran mit sampt der operation ein schuld treget". Hier führt einmal unvollkommener Same zu einem mangelhaften Gehirn, aber auch die „operation", der Akt der Zeugung muß richtig ausgeführt werden, damit ein gesundes Kind geboren wird. Wird der Coitus unter dem Einfluß der Phantasie oder irgendeiner psychischen Einwirkung ausgeübt, entsteht insania beim Kind. Wird er indessen als natürlicher organischer Akt vollzogen, bleibt das Kind gesund, denn die Natur ist „perfecta in se". Diese hellenische Auffassung von der immanenten Sittlichkeit der naturhaften Vorgänge klingt sehr stark an den hippokratischen Physisgedanken an.

Diese angeborene „unsinnigkeit" durch krankhafte Veränderungen des Samens und der „operation" wird ergänzt durch eine andre „unsinnigkeit", die bei der Geburt auftreten kann, und zwar dann, wenn Materie des Kindes und astrum bei der Geburt nicht konkordieren. Hier vermischen sich dann insani und lunatici.

Die Krankheit kann weiterhin von den Eltern vererbt sein. Dabei fällt Paracelsus auf, daß, obwohl „sie beide unsinnig sind, ein sinnigs geboren werden"[46]. Erklärung ist die „sterke der natur, die das widerwertig und unbequem hindan treibet".

Bei den vesani wird die Krankheitsursache auf die Ernährung zurückgeführt.
Damerow bemerkt hierbei, die Einteilung in die vier Gruppen von Geisteskrankheiten im Kapitel 5 richte sich nach der Entialehre. Dieser Eindruck drängt sich
besonders bei den vesani auf, denn was der Mensch als Nahrung aufnimmt, gehört
dem Bereich des ens veneni an. Ursprung dieser vesani ist zugleich „natürlich und
zauberisch", wobei sich die zauberische Wirkung auf jene Mittel bezieht, die in
bestimmter Absicht gegeben werden, z. B. um Liebe zu erzeugen. Hier verbindet
sich dann der Bereich des ens veneni mit dem des ens spirituale, d. h. neben der
Giftwirkung sind die zwischenmenschlichen Beziehungen als soziologische Fakten
von Bedeutung. Paracelsus unterscheidet bei den vesani vielfältige Formen, die
den Monomaniebegriff Esquirols vorwegnehmen. Er findet „unsinnigkeit zu der
liebe", zum „krieg", zu „steigen und klettern und laufen", und „in ander vil unzalbarlich weg". Die Prognose dieser „Monomanien" sieht er als schlecht an.

Die „melancholici" sind nicht so klar beschrieben wie die ersten drei Gruppen.
Paracelsus spricht offenbar von vier Arten der Melancholie, die aus den alten
„complexen"[47] Melancholia, Cholera, Sanguis und Phlegma, aber nur vermittels
des spiritus vitae, hervorgehen. Diese melancholici entsprechen dann dem jeweiligen Temperament oder der jeweiligen Konstitution. So könnte dann der Ausspruch verstanden werden, es gebe melancholici, „die da von eigner natur zerrüt
werden". In „De corallis" wird die Melancholia am besten beschrieben: „melancholia ist ein krankheit, die in ein menschen falt, das er mit gewalt traurig wird,
schwermütig, langweilig, verdrossen, unmutig und falt in seltsam gedanken und
speculationes, in traurikeit, in weinen, wie dan das gemüt an im selbs anzeigt."[48]

2) Geisteskrankheit in christlich-anthropologischer Sicht

Einige Jahre nach dem Buch 7 der Arznei mit „De morbis amentium" wird diese
Thematik in „De lunaticis" und „De generation stultorum" der „Philosophia
magna" wieder aufgenommen und entsprechend der philosophischen Betrachtungweise insoweit verändert, als hier eine christlich-anthropologische Darstellung
vom Wesen der Geisteskrankheit, der „unsinnigkeit", der „daubheit" gegeben
wird. Sie beruht auf dem Dualismus zwischen geistiger und „tierischer" Struktur
des Menschen und dem Überwiegen des tierischen Anteils, so daß der Begriff
der Geisteskrankheit schließlich in eine allgemeine Trieblehre einmündet, die an
die platonisch-stoische Tradition anschließt.

Als „biltnus gottes" besitzt der Mensch einen göttlichen Geist oder „geist des
lebens", in dem sein wahres Menschsein begründet liegt. Dem steht aber in ihm
selbst „angeboren" entgegen der „geist limbi, der aus ime ein unvernünftige kreatur macht"[49]. Hier ist er ein „tier, und als ein tier, ein tierisch geist".

Um zu einer richtigen Erkenntnis von der Geisteskrankheit zu gelangen, ist es
nötig, diesen Dualismus klar zu erfassen. Die „lunatici" werden in der „Philosophia magna" zu einem allgemeinen Begriff erweitert, „under welchen namen alle
mania, vesania ligent und verstanden werden"[50]. Dazu gehören ebenso die „tauben
geister und tauben leut". Krankheiten im Sinn von „De morbis amentium" spielen

hier keine Rolle; hier geht es vielmehr um die alte Frage der Prävalenz der niederen Triebstruktur des Menschen über seine höhere Natur.

Lunatici bezeichnet nun „die tierischen geist der menschen die von dem gemeinen man alein taub oder unsinnig geheißen wird und bilich".

Zunächst wird die Doppelnatur des Menschen weiter erläutert. Der göttliche Anteil des Menschen ist „aus dem wort fiat", der tierische aus dem limbus. Dieser ist „nichts anders als alein das sterblich ding am menschen, das do faulet . . . dieweil er tötlich ist . . . sonst der mensch faulet nicht, dan er muß in der auferstehung wider do sein und muß da rechnung geben und do empfahen den solt, gut und bös . . . nun aber ist sein schöpfung also, das in seiner vihischen natur und art all eigenschaft seind des vichs, in eim das, im andern das, also das ein ietlich mensch mag in dem, so es sein vihisch wesen leßt regiren, erkent werden, einem tier oder vich gleich, der einer ku, der einer sau . . . so er aber das hinweg tut, so stet ein lauter mensch do, der mag keim tier vergleicht werden"[51]. Der Prozeß, der zum Regiertwerden des Menschen von seiner niederen Triebnatur führt, vollzieht sich wieder in der neuplatonischen Korrespondenzlehre.

Da im limbus die gesamten vier Elemente enthalten sind, als siderische Welt mit dem Himmel und als elementische Welt mit Tier und Pflanze, so korrespondiert der Mensch, der mit seinem corpus physicum aus dem limbus stammt, mit dem ganzen Kosmos. Er ist mit der tierischen Welt der unteren „globul" ebenso verbunden wie mit der Planetenwelt der siderischen Sphäre. Aber auch der Himmel ist „geziert mit tierischer art und eigenschaft"[52]. Daher haben die „himlischen stern vihisch natur und art . . .; daraus fleußt nun, das sie dem vich zugehörent und gefreunt seind. also aus der art, so der mensch ein vich ist, so ist er auch der selbig, der mit dem vich gemeinschaft hat, in dem das er zwifach ist, vihisch und menschlich . . . also hat der himel sein gemeinschaft zum menschen, so weit das vihisch antrift, das tierisch, das den menschen verboten ist, zu sein oder zu gebrauchen."[53]

Diese Korrespondenz von Mensch und Stern ist, wie innerhalb der Hexenlehre des Paracelsus, absolut gefährlich. Aus der Verflochtenheit des beseelten neuplatonischen Kosmos ergibt sich eine existentielle Bedrohung des Menschen, der er nur mit äußerster Anstrengung aller sittlichen Kräfte und mit Hilfe seines christlichen Glaubens gewachsen ist. Lebt er als Mensch aus dem Geist des Glaubens heraus, so können ihm alle jene Einflüsse nichts anhaben, „lebt er aber als ein vich", begibt er sich seiner Bestimmung, dann trifft die Influenz der Sterne auf ihn zu: „die vihischen stern . . . durchtringen ir die poros, die haut, die cell, darin die vihisch vernunft leit."[54] Wie der Aszendent in der Hexe die gleichen niederen Affekte reizt, die auch in ihm sind, so wird hier die sich verselbständigende tierische Natur des Menschen vom Firmament angereichert, angezündet, bis es zur „daubheit" dieser tierischen Vernunft kommt. Ergebnis sind die lunatici, die sich vom göttlichen Vernunftanteil, der in ihnen ist, entfernt haben. Jener göttliche Anteil im Menschen aber kann, wie das antike Hegemonikon der Seele, selbst nicht erkranken.

Um diese Triebnatur des Menschen zu versinnbildlichen, werden die Beispiele aus dem Neuen Testament geholt. *Johann Baptista* bezeichnete die Pharisäer mit „Otterngezücht", *Christus* befahl, den „Hunden" nicht das Heilige, den „Säuen" nicht Perlen hinzuwerfen, er sprach vom „Wolf" in „Schafskleidern", und *Herodes* wurde der „Fuchs" genannt:

... dorumb sag ich euch dise allegorias aus Christo genomen, das ir do
verstanden, so ein mensch taub, unsinnig wird, das er also im vihischen geist
ertrinkt, und nit im menschen geist. und das der mensch, der unsinnig wird,
lunaticus, tob, doll, zerrütt, wie er dan sein mag, vil oder wenig, gleich ist
einem wütenden hunde, ... und dergleichen mit andern tieren ... das ir
wissen sollen alein, das der mensch ein tier ist warhaftig und materialisch und
das tier mit seim namen, den in Christus gibt, und nicht wie, sonder es ists; das
selbig tier ist das subiectum, das unsinnig wird und zerrütt und zerbrochen[55].

Die lunatici, die „alle mania und vesani" umschließen, wie sich Paracelsus ausdrückte, sind äußerst vielgestaltig, je nachdem, welche besondere Triebstruktur bei
dem einzelnen vorherrscht, die schließlich zur „unsinnigkeit" dieses tierischen Ver-
nunftanteiles führt. Im einzelnen werden aufgezählt Geiz, Hoffart, Lügen, Hurerei,
Wuchern, Stehlen, Trieb zur Gewaltanwendung, zum Mord, zum Kriegführen
u. dgl. m.

Die „Cura" umfaßt präservative und eigentliche Therapie. Die Vorbeugung besteht in psycho-pädagogischer Behandlung: „weis in abe von seim vihischen verstant. erkler in im, undericht in; nimpt ers an, ist gut, wo nicht, sagts dem nechsten.
lass in beichten, wo nit, sags der kirchen"[56]. Hilft dies nichts, soll man diese lunatici
aussetzen, damit sie nicht mit ihren „vichgeistern" die ganze Stadt verführen. Aus
ihnen entstehen „vichpropheten, do ist der teufel beineigig" und hetzt sie auf Gesunde. Diese Stelle könnte irreführen. Hier handelt es sich aber nicht um die Heraus-
stellung des engeren Krankheitsbegriffes der seelischen Leiden, sondern um ihre
christlich-anthropologische Bestimmung. Da kann der Teufel benützt werden, der,
wie es im Kapitel über Dämonen ausgeführt ist, als gefallener Engel dem ebenfalls
gefallenen Menschen ähnlich ist und in dieser Eigenschaft mit ihm korrespondiert.

Hilft die vorbeugende psychische Behandlung der Aufklärung und die Zurückführung zur Lehre Christi nichts, gibt es noch zwei Möglichkeiten: dort, wo die
Leidenden noch „neben dem unsinnigen weg ein vernünftigen haben mitlaufen",
ist es möglich, diese teilweise noch bestehende Gesundheit mit den gleichen psychotherapeutischen Maßnahmen zu bearbeiten, wie es die prophylaktische Behandlung
macht; gelingt dies aber nicht, soll eine Strafe die Gewissen wachrütteln. Diese
Therapie soll so früh wie möglich einsetzen, wenn die „unsinnigkeit" noch nicht
„erhertet" ist.

Ist aber kein Rest von Vernunft mehr im Kranken, besteht nur „ein ganze dolle
unsinnigkeit, wilt, vihisch, stetig und gar nicht zu heben", so soll der Kranke nach
dem Gebot der Nächstenliebe geführt werden; mit Fasten und Beten soll man sich
seiner annehmen:

in dem ellend do du in bist, in selbigen ellend wollen wir dich und uns
bewaren; dein joch und bürd auf unsern rucken nemen und domit got unsern
erlöser anbeten, bitten, dich zu entbinden. dan fürwar, solch leut sind nicht
weit von den besessnen und behaften zu erkennen. und am lezten aber werden sie in kein ander heilung geführt, dan das fasten und beten[57].

Eine weitere Therapie gibt es nicht, da alle Leiden des Menschen einschließlich der Besessenheit mit seiner Menschennatur zusammenhängen, deren ehemalige Integrität und Harmonie durch die Erbsünde zerfallen ist.

Die lunatici bedeuten den Versuch, alles Leiden und damit die seelische Krankheit aus der christlichen Anthropologie zu erklären. Die sich dabei hier ergebende Trieblehre reiht sich zwanglos an die platonisch-stoische Tradition an.

Das den lunatici folgende Kapitel der „Philosophia magna", „De generatione stultorum", nimmt diese Problematik in der Gegenüberstellung vom Weisen, Toren und Wahnsinnigen von neuem auf. Gleich im Vorwort wird das Thema angeschlagen: es werden Narren geboren, ohne daß eine Krankheit da ist, und sie sind unheilbar, „haben kein gestein noch kreuter, dormit sie möchten wizig werden"[58]. Daher wird in diesem Buche nichts von der Arznei geredet, sondern es gilt „alein ir herkomen, ursprung und sitten zu erzelen".

Wie im 19. Jahrhundert der Arzt *B. A. Morel*[59] in seiner Auffassung der Geisteskrankheit von der christlichen Anthropologie des gefallenen Menschen ausging, wo Sünde und Krankheit zu identischen Begriffen werden, so weist auch Paracelsus auf den ersten Menschen, auf Adam. Aus dem limbus geboren, durch den er „all kreaturen art und eigenschaft" besaß, ist er als ein „lautern menschen in das paradeis gesezt und gebracht, wiewol mit allen dingen befleckt, aber unwissentlich"[60]. Das heißt, Adam und Eva hatten in sich „aller creaturen art . . ., aber sie wußtens nit, darumb so waren sie rein". Dieses Nichtwissen hat der Verführer benutzt. Da sie aus dem limbus stammen, in dem Gutes und Böses liegt, konnte die Verführung gelingen, mit anderen Worten, sie erkannten, was sie sind. „do verloren Adam und Eva ir freiheit und ir eigenschaft und ward daraus ein weltmensch . . . mit allen weltlichen dingen beladen bis zum lezten menschen"[61]. Wie Morel den gefallenen Menschen in ständigem Adaptationskampf mit der Welt in Krankheit und Entartung unterliegen läßt, so erklärt Paracelsus mit fast gleichen Worten:

do entpfunden sie was die welt war, do entpfunden sie den mon, den martem . . . und ein ieglichen stern im himel. do empfanden sie den jamer der welt und das ellend der menschen also . . . sahen die vil krankheiten der kinder, die vil entförmung der kinder, die vil unreinikeit, zwitracht . . .[62]

Die Thematik der „vihischen" Natur des Menschen wird weitergeführt. Der Mensch, aus dem Paradies vertrieben, ist der „zerbrechung befolhen". Er wird Räuber, Mörder, Krieger, Hurer, Spieler, Dieb, närrisch, ängstlich, mißbildet, krank, krumm, lahm, taub und stumm. Was hier zerbricht und mißraten wird, das ist der „vihisch leib":

im paradeis der vihische leib wer ganz behalten worden und ein lauter klar instrument, aber so er heraus ist komen so ist es zerbrochen. das ist nun der underscheit zwischen den narren und dem menschen in Ebron, alein des instruments halben[63].

Niedere und höhere Natur des Menschen, im Paradies ungetrennt, zerfallen in der Welt in ihre Potenzen; während der eigentliche Mensch mit dem ewigen göttlichen Anteil nicht verändert werden kann, wird der „vihisch leib und der vihisch verstant" zerbrochen. Diese Zerbrechung wird u. a. sichtbar in den Narren oder Toren und in den Unsinnigen oder Dauben oder lunatici. Die „unsinnigen" tragen ihre „daubheit" angeboren in sich, sie sind „aus zu vil der vihischen vernunft geboren", wie es bei den lunatici der „Philosophia magna" hieß, während die Narren „aus schwachheit missgeraten" sind. Bei ihnen kann gelegentlich noch die reine Vernunft durchbrechen, dann sagt der Narr etwas Weises, das verspottet wird. Bei dieser Beschreibung der „Narren" bemerkt Paracelsus, daß die Narren am häufigsten Träger von Kröpfen sind, die vor allem aus „erzischen und mineralischen wassern"[64] kommen.

Im Vergleich mit den Weisen und in der Stufenreihe von Narren — Lunatici — Weisen spricht sich Paracelsus in fast platonischer Diktion über das führende geistige Prinzip im Menschen aus: „also underscheiden sich die lunatici und stulti von den weisen menschen, das die weisen den vihischen leib nicht lassen herschen."[65] Wie bei den Stoikern der Weise nicht erkranken kann, so auch bei Paracelsus, denn der Weise „braucht das vihisch an im, wie ein instrument. als ein ross, das der mensch reit . . . nun muss das vich tun, was der mensch wil . . . also sol der mensch sein leib auch ziehen, das er dem innern menschen gehorsam sei als ein instrument . . . das mag der weis man tun, dan er hat ein gesunden . . . leib zu einem vernünftigen instrument zu gebrauchen . . ."[66].

Auf den Weisen haben dann alle jene Einflüsse keine Wirkung, unter deren Herrschaft die Lunatici und Narren stehen.

Aus dieser Sicht wird die Vorherrschaft der psychisch-intellektuellen Therapie bei Paracelsus verständlich. Sie erstreckt sich wie beim antiken Menschen als „Paideia" über Krankheit und Schwäche hinaus auf jeden Menschen, der sein Leben lang im Dualismus zwischen Geist und Trieb hin- und hergerissen wird. Wie die Stoiker redet er von Triebermäßigung. Aber als Christ, überzeugt von der Erbsünde, muß er die Ertötung der „Vichsnatur" verlangen: „Drumb bedenke sich ein ietlicher, das er . . . den vihischen verstand töte bei im und den rechten menschen herfür treibe und reden lasse . . . richt den vichleib, das er sei ein instrument und nicht mer, und schik in dorzu, dorzu er dem inern menschen gut sei und nuz."[67]

Für den Kranken und Narren hat Paracelsus Worte der Barmherzigkeit und Liebe, denn sie zeigen dem Menschen seine ganze Schwäche und sein Elend, in dem er als gefallene Kreatur steht. Deshalb dürfen sie nicht verachtet werden, denn sie halten dem Menschen sein eigenes Spiegelbild vor. Darüber hinaus aber lebt in ihnen, wie in jedem Menschen, unzerstörbar jener göttliche Anteil, der mit dem Tode wieder frei wird:

. . . so wissen das . . . in dem und der narr mit dem tot angriffen wird, so falt das narrenwerk hinweg . . . dorbei auch so stet die vihisch vernunft stil und gilt nichts mer . . . do ist nichts als allein der pur lauter mensch . . .[68].

3) Des Paracelsus Auffassung von der Hexe und von der Besessenheit

Die beiden ersten Kapitel der „Philosophia magna" behandeln das Thema der Hexe und der Besessenheit durch den Teufel. In seiner Lehre von den Geisteskrankheiten hatte Paracelsus — im Gegensatz zu anderen zeitgenössischen Auffassungen, wie die etwa Weyers — betont, Besessenheit habe mit Geisteskrankheit nichts zu tun, und auch die Hexe war keine Kranke im ärztlichen Sinn. Beide aber, die Hexe wie der teufelsbesessene Mensch, werden von Paracelsus in der gleichen Weise in sein neuplatonisches, christliches Weltbild eingegliedert wie auch die Lunatici und Stulti der „Philosophia magna". Das bedeutet, Hexe und teufelsbesessener Mensch sind nur erklärbar aus der existentiellen Befindlichkeit des Menschen, aus dem Dualismus zwischen der niederen Triebstruktur und dem höheren göttlichen Anteil.

Wie werden Hexen?[69] Die Geburtsstunde eines Menschen ist die Stunde des Aszendenten, des Gestirns. Hier besitzt es die Möglichkeit einer Einflußnahme auf den neugeborenen Menschen. Gelingt es ihm, sich als erster durchzusetzen, wird der Aszendent „ein aufsteigend zeichen . . . der bosheit"[70]. Das wird nicht sofort bemerkt, obwohl schon „mennich kinder in der wigen . . . treibt wunderbarlich seltsam art, welche aus den geisten entspringen"[71]. Nun hat der Mensch angeboren in sich „eine fleischliche art aus Adam"; sie bringt als Erbsünde Neid, Haß, Untreue und alle niederem Affekte im Menschen hervor. Hat nun der Aszendent sich seiner Einflußnahme auf den betroffenen Menschen versichert, kann er mit dieser angeborenen Boshaftigkeit arbeiten. „dises fleischs natur lasst der ascendens zunemen, bis er kompt auf sein höchste exaltirung."[72]

Seine höchste Wirkungsweise aber erhält er, wenn die Affekte im Menschen bereit liegen: „wie dan von hexen solchs sonderlich nach fleischlichen begird ir alter zu han, notturft erfordert"[73]. Nun kann er entsprechend seiner eigenen tierischen Natur die niederen Leidenschaften des Menschen, der Hexe reizen, „dan kein hex ist nicht, sie sei dan des höchsten neits und untreu vol, also lauschet der ascendens so lang, bis im das spiess in die hant kompt"[74].

Die Hexe, vom Stern beherrscht, aber kraft ihrer Eigenschaft als homo lapsus, zeichnet sich dadurch aus, daß sie vor allem den Nächsten schädigen will. Das gelingt ihr nicht aus eigener Kraft. Ihrem Begehren kommt daher der Aszendent zu Hilfe, der sie in Träumen lehrt, wie sie ihre Werke ausführen kann. Er belehrt sie vor allem über die Zeremonien, durch die die Hexen glauben, selbst die Hexenwerke auszuführen. Aber „das ist nur ein wenen, der ascendens tuts gleich".

Wie erkennt man eine Frau, die mit dem „hexen ascendenten behaftet sei und sich im folgig gemacht hat"[75]? Diese Wesen fliehen den Mann, kochen selten, waschen Haar und Stirn nicht, lieben die Einsamkeit, tragen Zeichen an sich wie krumme Nasen und gebären Kinder mit krummen Gliedern. Zu diesen äußerlichen Zeichen gehören Werke; sie sind Ausdruck der Macht des Gestirns. So besitzt der Aszendent ein Wissen der ganzen himmlischen Sphäre, und wenn es um das „Wettermachen" geht, um Schnee, Hagel u. dgl., dann holt er die Wettermaterie von dem Ort, wo sie sich befindet. Dazu aber hat er die Zeremonien der Hexe, seiner Vasallin, nötig: er bringt das Wetter dorthin, wo „der neit und hass sein radium ausstrecket"; so bedingen sich beide gegenseitig, der in Leidenschaften verstrickte Mensch und der Geist. Häufig ist es sehr schwer zu unterscheiden, ob es sich um natürliche Werke oder um Hexenzauber handelt, da der Aszendent mit den Mitteln der Natur arbeitet.

Mit Hilfe der niederen Affekte der Hexe aber vollbringt der Aszendent die bekannten Zaubereien: er lähmt Menschen, wirft sie in Krankheiten, wobei er unter die Haut „cörpel" schießt, ohne die Haut zu eröffnen. Dieser Eingriff des Aszendenten ist besonders gefährlich und heilt äußerst schwer. Auf die gleiche Weise wird den Männern „ir mennlich art" genommen. Immer ist der unsittliche Affekt der Hexe Wegweiser für den Eingriff, „welcher allein durch den ascendenten geschehen muß".

Auffallend ist, daß Paracelsus, der gerade hier stark zeitverhaftet erscheint, das gesamte Hexenwesen von der Teufelsgestalt ablöst. Die Hexe lebt in einem anderen Stufenbereich seines Kosmos. Bei der Frage nach der „teufelsbulschaft" der Hexen wird dies eindeutig erörtert: „nun ist des teufels grunt also, das er in allen dingen zum bösen stift, dardurch er verhindere, das im nit gefellig ist. nun ist es nit der teufel, sonder diser ascendens, der sich zu argem treibt, dan wie die menschen gut und bös under ein ander sind, also auch die ascendenten. und darumb bult der ascendent, auf das er den natürlichen samen zerbrech, die frauen von manlicher liebe ziehen und uneinikeit machen . . ."[76]

Diese Aszendenten treiben ein Spiel „wider die natur"; es wird tierischer Samen „vertragen", wobei Produkte entstehen halb Tier- halb Menschengestalt. Der Aszendent verwandelt sich in die beliebten Tiere wie Geißen, Hunde, Gänse u. a. m. und wohnt den Frauen bei, oder er braut sich eine „Materia" zusammen, ein „schattenwerk" eines aufrechten Menschen, und erscheint als Succubus und Incubus.

Wenn die Hexen die „kunst steckenfahren" besitzen, so geschieht dies auch wieder nur durch ihren Glauben an die Zeremonien, in Wahrheit ist es der Geist, der durch „blasen" die Hexen dorthin trägt, wohin die Zeremonien es „verordnen". Die Hexe ist bei Paracelsus eine Realität, ein Bündnis menschlicher Leidenschaft mit dem entsprechenden des Gestirns. Paracelsus ist ihr gegenüber ambivalent. Er meint wohl, diese Frauen müßten von dem Aszendenten durch Fasten und Beten erlöst werden, damit sie nicht verbrannt werden, aber er ist doch von ihrer Gefährlichkeit überzeugt. Daher mag eine Stelle aus der Schrift „de occulta philosophia" angeführt werden, die von *W. Sudhoff* als Spuria der „Philosophia magna" beigefügt worden sind:

. . . und nicht unbillich noch unrecht ists, das man sie und alle zauberer mit dem feur hinricht. dan sie sind die schedlichsten leut und die bösesten feint, so wir auf erden haben, so sie iemant ubel wollen[77].

Eine andere Wesenheit besitzt der Satan, der Teufel. Er ist gefallener Engel, verstoßen und von Gott verflucht. In dieser Eigenschaft ähnelt er dem Menschen, der mit einem feurigen Schwert aus dem Paradies vertrieben wurde. Hierin sind beide gleich; der Unterschied zwischen ihnen besteht lediglich darin, daß der Mensch durch Christus von seinem Fall erlöst worden ist, nicht aber der Teufel. Die „geist haben keine erlösung". Als Ausgestoßene indessen gesellen sie sich zueinander, in „einer haut . . ., in eim hirn beid".

Da der Teufel „incorporalisch" ist, kann er sich nur im Geist des Menschen einnisten, und hier kann er sich wieder nur deshalb mit ihm verbinden, weil er gefallene Schöpfung ist. Paracelsus löst die Frage, warum der Mensch nach Gottes Auserwählung vom Teufel besessen wird, eschatologisch: „dan so die blinden, so die kranken, so die bettrisen, so die besessnen nicht werent, so möchten wir nicht wissen, was zeichen Christus getan hat"[78]. Deshalb muß der Mensch sein Kreuz auf sich nehmen, seine „praedestinaz", sein ens dei, dann wird er auch erlöst werden. Christus hat gezeigt, wie man die Teufelsbesessenen behandelt, einer anderen Arznei ist daher der Besessene nicht unterworfen, „also folgt auf das, der besessen ist, der darf zu keinm arzt laufen, sondern nem sein creuz und folg damit Christo nach, so wird er ledig"[79].

Christus hat dreierlei Arzneien hinterlassen:

1. die Gewalt, Geister auszutreiben in seinem Namen (hier ist die Auftragsgewalt gemeint),
2. das Beten,
3. das Fasten.

Man muß dabei wissen, daß es „falsche Propheten" gibt, denen eine echte Austreibung der Besessenheit auch nicht gelingt. Die Tatsache, daß die Besessenen „schäumen" wie die Epileptiker, erklärt Paracelsus folgendermaßen:

. . . das die besessnen schaumen, ist, das der teufel durch seine gross angst und not, so er den besessnen leuten zufügt, dermaßen zutringt, dass der schaum zum munt und nasen ausget. dan ursach, die selbigen geister die haben ein speziem epilepsiae an inen, die sie im menschen herfür brechen und auftreiben[80].

Da der Geist, der Teufel, kein Mensch ist, kann er nicht paroxysmieren wie der Mensch; aber seine „species epilepsiae" wirkt in ihm wie der Schreck auf den morbus caducus des Menschen, nämlich Paroxysmus auslösend. So geriet er im Angesicht Christi in eine so große Angst, „das er nider fiel und sich uberwarf, aus kraft seiner praedestinirten krankheit".

BAROCK

I. Fortsetzung der ärztlichen Überlieferung

Das Neuartige einer Zeitepoche zeigt sich nicht immer in einem plötzlichen Durchbruch. Vielmehr entspricht es dem Generationsproblem[1], daß Vertreter der alten Richtung zunächst weiter erscheinen und nur zaghaft das Neue annehmen; gelegentlich weisen sie es ab oder bleiben davon unberührt. Zu Vertretern dieser Art gehören *Lazare Rivière*[2], der den Paracelsismus mit neuen Gedanken füllende *J. B. Helmont* und vor allem *Daniel Sennert*[3] neben dem eine forensische Psychiatrie in altem Stil ausbildenden *Paulus Zacchias*[4].

Lazare Rivière[5] aus Montpellier (1589–1655) hat, wie schon Semelaigne bemerkte, in der „Praxis medica" psychopathologische Fragen behandelt. Ihre Darstellung zeichnet sich durch besondere systematische Klarheit aus. Die theoretischen Anschauungen übernehmen noch unberührt von Descartes und Willis die antike Einteilung in soporöse Krankheiten, wie Coma, Carus, Lethargus, Apoplexie neben Typhomanie und Katochus, und fieberlose Psychosen, wie Manie und Melancholie. Epilepsie gehört zu den Konvulsionen. Den paracelsischen Vorstellungen zum Teil zuneigend, ohne deren spekulatives Denken zu übernehmen, kennzeichnet er besonders die makrokosmisch bedingte Wirkung okkulter Eigenspiritus, die Daniel Sennert behauptet, ferner nennt er die Theorie besonderer Giftwirkungen bei Manie, wie sie Felix Plater aufgestellt hat, um so zu allo- und autotoxischen Vorstellungen zu gelangen, die die reine Humorallehre der Antike ausweitet. Psychologisch geht er von den aristotelischen Facultates animae aus, die über einen Funktionsbegriff bei Benutzung eines instrumentalen Usus zum Opus führen, um so zu einer geschlossenen psychosomatischen Einheitsvorstellung zu gelangen. Er steht der Generation des 16. Jahrhunderts am nächsten und kann unter deren Autoren besonders mit Goraeus und Rondelet verglichen werden. In der Auffassung des Schwindels und der Phrenitis nähert er sich *Eustachius Rudius* aus Belluno.

Wie Rivière völlig auf aristotelischer Tradition beruhend, schafft Daniel Sennert[6] (1572–1637) ein System der Geisteskrankheiten, das dennoch gegenüber der alten nosologischen Einteilung neu ist.

In den „Epitomes Scientiae naturalis" wird im Buch VI–VIII über die Seele und die mit ihr verbundene Materie gehandelt. Als „erste Entelechie eines natürlichen Körpers, der der Möglichkeit nach Leben hat", ist sie im menschlichen Körper überall als Einheit vorhanden. Ihre Erscheinungsformen, die anima vegetans, sentiens und rationalis, sind Ausdruck der Seelenvermögen, der facultates animae, die als Qualitäten zweiter Ordnung aufgefaßt werden, als bestimmte Eigenschaften der Seele. Um ihre Aktionen zu vollziehen, bedient sich die Seele bestimmter Organe; ihre vornehmsten, die rationalen Aktionen, werden durch das Gehirn als allernächstem Instrument ausgeführt. Mit Aristoteles gegen Platon und Galen aber erkennt er dem Herzen gegenüber dem Gehirn den Primat als führendes Organ zu. Von ihm als agens primum werden die Aktionen aller Teile gesteuert. Mit der eingepflanzten Wärme und durch Vermittlung der Spiritus werden die Aktionen des Lebens von der Seele ausgeführt. Die Spiritus, traditionell aus den feinsten und reinsten Teilen des Blutes stammend, entstehen in Leber, Herz und Hirn und nehmen ihren Weg in Venen, Arterien und Nerven. Entsprechend den Spiritus gibt es

3 Hauptseelenvermögen: facultas naturalis, vitalis und animalis. Die facultas naturalis entspricht der anima vegetans als ernährende, wachsende und zeugende Kraft, die facultas vitalis der anima sentiens. Dieses vitale Vermögen besorgt die Zeugung der Vitalspiritus und der Vitalwärme, steuert den Puls, reguliert die Körperwärme mittels Respiration der Lunge und der Endarterien und Ausstoßung der rußigen Exkremente. Zum vitalen Vermögen gehört aber auch noch die ϑυμο-ειδής = irascibilis facultas. Aus diesem irasciblen Vermögen gehen hervor: Zorn, Freude, Furcht, Trauer, Schrecken und die anderen Seelenpassionen. Daß das irascible Vermögen im Herzen lokalisiert ist oder vom Herzen ausgeht, erhellt daraus, daß Herzbewegung und Arterienpuls bei den Seelenaffekten besonders deutlich verändert werden.

Die facultas animae der anima rationalis hat ihren Hauptsitz im Gehirn und erhält dort die für die animalen Aktionen nötigen Hilfsmittel. Sie umfaßt das Sentiens (die äußeren Sinne), das Hegemonikon (die inneren Sinne und die rationale Kraft) und das Movens (die appetitive und die bewegende Kraft). Die inneren Sinne sind sensus communis, phantasia und memoria. Der sensus communis nimmt die sensiblen Objekte der äußeren Sinne auf und bietet sie der Phantasie an, die sie verarbeitet und der memoria weitergibt. Hier werden sie aufbewahrt und bei Bedarf der Phantasie zurückgegeben. Die memoria umfaßt zwei Akte: das sensitive Gedächtnis, das auch die Tiere haben, und die reminiscentia als intellektives Gedächtnis des Menschen. Das spezifisch menschliche Seelenvermögen aber ist die rationale Kraft, über die Sennert in barocker Diktion sagt:

Die facultas intelligens oder rationalis ist es, durch die sich der Mensch über die übrigen Lebewesen erhebt und durch die er gotteigen wird und gewissermaßen gottähnlich. Der Intellekt nämlich abstrahiert die Dinge von der Materie, er erkennt ohne die Bedingungen der Materie, Quantität, Figura, versteht Dinge, die frei von Materie sind, begreift fast unbegrenzt, versenkt sich in sich selbst und erkennt sich selbst und erkennt, daß er sich erkennt... und er hat ein unersättliches Streben nach Wissen, Ewigkeit und Glückseligkeit. Seine Handlungen aber vollzieht er ohne jedes körperliche Organ. Dennoch hat er zum Verstehen ein phantasma nötig als Objekt. Die Phantasie liefert dem Intellekt die verstehbare Materie. Wenn der Intellekt also auch im Gehirn als einem Organ seinen Sitz nicht haben kann, dennoch, weil er zum Verstehen ein phantasma nötig hat und als ein Phantasma-Verstehendes betrachtet werden muß, so kann man ihm auch per accidens et per consequens den Sitz zuteilen, den die Phantasie einnimmt, also das Gehirn.

Sie umfaßt zwei Möglichkeiten:
den Intellekt, durch den wir die Dinge begreifen, und
den Willen, durch den wir zu dem gelangen, was wir nach Maßgabe des Guten erkannt haben. Soweit die Dinge seiende sind, erkennen wir sie, soweit sie gut sind, streben wir nach ihnen. Die appetitive und die bewegende Kraft schließlich verhalten sich folgendermaßen:

Das Verlangen nach einem Objekt ist gut. Es gibt ein sensitives und ein rationales Verlangen; das sensitive ist das, was nach dem strebt, was den Sinnen gut scheint. Das rationale Verlangen ist das, was nach dem strebt, was der Vernunft gut scheint. Die Bewegungen des sensitiven Verlangens werden oft von der Vernunft geprüft, und es ergibt sich ein Kampf zwischen sensitivem und rationalem Verlangen. Aus der appetitiven Kraft gehen, gleichsam als ihre Akte, die Seelenpassionen oder -affekte hervor. Dem Verlangen folgt die seelische Spontanbewegung. Nachdem ein äußeres Objekt mittels der äußeren Sinne und des sensus communis der Phantasie angeboten worden ist, wird es als angenehm und günstig, oder als schädlich und ungünstig erkannt. Dieser Erkenntnis folgen Liebe oder Haß oder Verlangen nach etwas Günstigem und Fliehen vor etwas Schädlichem. Dem Verlangen folgt bei den Tieren sofort die Bewegung. Beim Menschen jedoch kommt das Urteil des Intellekts hinzu. Die bewegende Kraft endlich vollzieht die Bewegung, die vom sensitiven oder rationalen Vermögen befohlen ist, je nachdem, welches beherrschend ist.

Den scheinbaren Widerspruch, der sich hier für den Ursprung der Affekte ergibt (vis irascibilis — appetitus), klärt *K. Küster* folgendermaßen auf:

Der Appetitus = Verlangen ist gewissermaßen die forma, also das Prinzip, das als seine Akte die Affekte entstehen läßt. Wie dem Verlangen der motus spontaneus folgt, so zeigt sich auch die vis irascibilis als Folge des appetitus (als eine Art causa efficiens = materialiter). Der motus spontaneus ist die freiwillige Bewegung der Muskeln, Glieder und des ganzen Körpers. Die vis irascibilis des Herzens ist die unfreiwillige Bewegung, die sich durch die Affekte ausdrückt:

Von der facultas irascibilis stammen alle Gemütsaffekte ab: Zorn, Sanftmut, Kühnheit, Furcht, Hoffnung, Mutlosigkeit, Freude, Trauer und die anderen Affekte, die diesen folgen. Von diesen wirken sich manche materialiter aus, wie ich sagen möchte. Oder durch eine Art von causa efficiens, durch eine Ausdehnung der Wärme des Spiritus und des Blutes, wie Zorn, Freude und ähnliche; manche durch eine Konzentration derselben oder durch eine Zurückrufung ins Innere, wie Furcht, Trauer u. a. Formal aber sind sie nichts anderes als das Verlangen; diese Bewegungen folgen dem Verlangen entweder, indem sie zu erreichen suchen, was Freude macht, oder indem sie zu fliehen suchen, was schädlich ist. Dem ersteren folgt eine Ausdehnung der Wärme und des Blutes, dem letzteren eine Zusammenziehung ins Innere. Diese Bewegungen können nur durch eine Bewegung des Herzens und der Arterien und des hitzigen und spirituösen Blutes zustande kommen. Daraus wird klar, warum die facultas $\vartheta\upsilon\mu\omega\varepsilon\iota\delta\acute{\eta}\varsigma$ das wärmste Eingeweide, das mit ununterbrochener Bewegung ausgestattet ist, nötig hat.

Auf dieser scholastischen Psychologie beruht bei Sennert die Systematik der Geisteskrankheiten[7]. Krankheit als Verlust der Gesundheit hängt vom Körper ab; Gesundheit ist Potenz des Körpers, die naturgemäßen Aktionen zu vollziehen. Die Seele selbst kann nicht verletzt werden, sie bleibt innerhalb des Lebens unverändert. Was in der Geisteskrankheit gestört, verändert werden kann, ist das Gehirn, Instrument für die inneren Sinne und alle höheren seelischen Handlungen. Schädigungen der Seelenfunktionen ergeben sich also durch die Mannigfaltigkeit der Störungen, die den Kopf und das Gehirn treffen. Sennert nennt verschiedenste Ursachen:

1. Das Ungestimmtsein (intemperies) des Gehirns ohne und mit Materie. Diese Materie kann von überall her aus dem Körper kommen und ein Dampf (vapor), ein verdorbener Spiritus oder einer der vier Kardinalsäfte sein;

2. Vergiftungen, maligne Krankheiten und Krankheiten, die die ganze Gehirnsubstanz ergreifen;

3. Fehler der animalen Spiritus;

4. Krankheiten der Zusammensetzung und der Gestalt;

5. Krankheiten der Gehirngänge und -höhlungen;

6. Mißbildungen, Würmer und Steine im Kopf;

7. Commotio cerebri;

8. Krankheiten der zerstörten Einheit des Kopfes und Gehirns: Contusio, Verletzungen, Frakturen vom Kopf, Cranium, Meningen und Gehirn;

9. Gehirnpilze, Caries;

10. Gehirntumoren;

11. Entzündungen des Gehirns und der Meningen;

12. Hydrozephalus.

Diese Gehirnkrankheiten, cerebral oder consensuell bedingt, führen sekundär zu psychopathologischen Erscheinungen, die also keine eigenständigen Krankheitsbilder, sondern nur Symptome als gestörte Aktionen der facultates animae darstellen. Hier liegt das eigentlich Neue der Systematik der Geisteskrankheiten bei Sennert. Die alte Nosologie wird indessen weitergeführt und in die Symptomatik integriert. Er teilt die psychopathologischen Erscheinungen in sechs Klassen ein:

1. Symptome, die den sensus communis betreffen: vigilia nimia, somnus Cataphora et Coma, Insomnia immoderata et gravis.

2. Symptome der Imaginatio, Vertigo.

3. Symptome, bei denen Imaginatio und Ratiocinatio gestört sind, entweder vermindert oder verzerrt, Mentis imbecillitas et hebetudo, Tarditas ingenii, Stupiditas et Torpor mentis, Fatuitas, Stultitia et Amentia, Temulentia, Delirium. Seine Formen sind: Paraphrosyne, Phrenitis, Sibare, Melancholia Amor insanus, Melancholia errabunda, Cutubuth, Mania, Lycanthropia, Rabies, Insania canina, lupina, felina, Chorea S. Vitii.

4. Symptome, bei denen mehrere sensus interni gestört sind: Coma vigilio, Typhomania, Sopor gravis, daemoniacus, sopor ekstaticus, Somnambulatio, Lethargus.

5. Symptome und Verletzungen des Motus animalis: Lassitudo, Pandiculatio, Inquietudo, Horror, Rigor, Tremor, Motus impotentia, Paralysis, Convulsio, Motus convulsivi.

6. Symptome, bei denen sensus interni, Ratiocinatio, Motus und sensus externi alle zugleich oder wenigstens mehrere Aktionen der facultas animalis gestört sind: Incubus, Catoche, Catalepsis, Stupor manente auditu vel motu, ekstaticus, Epilepsia, Carus, Apoplexia.

Jedes dieser einzelnen symptomatischen Krankheitsbilder, oder besser Syndrome, wird nach einem stets gleichen Schema: Definition, Ursachen, Differentiae, diagnostische Zeichen, Prognose, Indikationen, Behandlung und Diät abgehandelt.

Dieser souveränen und neuen Einteilung der Geisteskrankheiten entspricht auch die Ablehnung der alten Lokalisation von Imaginatio, Ratio und Memoria in den Ventrikeln, die etwas später auch in Stenon ihren größten Gegner finden wird. Sennert erklärt:

Alle diese Aktionen (der facultas animalis) gehen in der ganzen Gehirnsubstanz vor sich, und diese höheren Seelenvermögen haben nicht, wie es die arabische Schule lehrt, unterschiedliche Lokalisation in den sogenannten Ventrikeln, und zwar Phantasia im vorderen, Vernunft im mittleren und Gedächtnis im hinteren. Es ist nämlich kein hinreichender Grund gegeben, warum der sensus communis im vorderen Gehirnteil gelegen sein soll. Jener ist zwar das Zentrum, in dem alle äußeren Sinne zusammenlaufen. Dennoch nach den neueren Untersuchungen des Varolius und anderen entspringen die Nerven nicht aus dem vorderen Gehirn. Die verschiedenen Seelenvermögen befassen sich mit denselben Arten nur auf verschiedene Weise. Dennoch können sie getrennt gestört werden, wofür der Grund weniger in einer verschiedenen Lokalisation zu suchen ist als in der Veränderung der eigentümlichen Dispositionen: dem Gedächtnis z. B. ist nach allgemeiner Meinung eine Trockenheit des Gehirns, der Phantasie eine Feuchtigkeit des Gehirns zuträglicher. Da das hintere Gehirn trockener ist, ist dort vielleicht auch ein bevorzugter Platz des Gedächtnisses, dennoch gibt es dort auch Phantasie.

Und an anderer Stelle bemerkt er, daß die Ventrikel zur Aufnahme der Gehirnexkremente geschaffen sind und daher nicht zugleich Wirkungsstätte der Spiritus animales sein können. Appetitus und Motus sind hingegen im Kleinhirn lokalisiert. Mit dieser Auffassung der Geisteskrankheit als Symptom eines gestörten Gehirns, das Organ und Instrument der Seele bedeutet, wird in der Psychopathologie der Hirnprimat ausgedrückt. Erst Gall hat später am Anfang des 19. Jahrhunderts endgültig wieder das Gehirn zum Sitz der Geisteskrankheiten gemacht, und da er kein Scholastiker war, konnte aus dem „Symptom" die eigenständige Krankheit werden.

Innerhalb des Deskriptiven aber verbleibt Sennert traditionsgebunden, und die Krankheitsschilderungen weichen nicht von denen der Renaissance ab. So beschrieb er auch die Hysterie in der üblichen Weise als Uterussymptom, und wie die Renaissance-Autoren kennt er eine Mania ex utero. Die Hysterieauffassung von Paracelsus — Sennert war ein kritischer Verteidiger von Paracelsus, wie *Jul. Pagel* zeigt; u. a. glaubte auch er an okkulte Qualitäten, die den Menschen mit allen Teilen der Natur verbinden — wurde von ihm nicht berührt. Dennoch war es sein Jahrhundert, das nach Paracelsus in der Hysteriefrage den energischen Versuch machte, diese libidinöse, geschlechtsgebundene Krankheit, die nur der Frau eignete, zu einer allgemeinen Krankheit zu machen, der beide Geschlechter in gleicher Weise unterworfen sind. Davon wird im Zusammenhang mit der Theorie Sydenhams die Rede sein.

Paulus Zacchias[8] (1584–1659), Vertreter der legalen Medizin in Rom, Leibarzt der Päpste Innozenz X. und Urban VIII., medizinischer Sachverständiger der Rota Romana für alle Fragen des öffentlichen Gesundheitsdienstes, ist, wie Sennert, obwohl er fast ein Menschenalter später starb, noch Anhänger der galenischen Humorallehre. Auch seine Seelensystematik ist noch scholastisch und seine Affekten-lehre, besonders des Zornes, aristotelisch-stoisch ausgerichtet. Des Zacchias Bedeu-tung liegt darin, daß er, dessen Bruder Sylvester Jurist war, eine eingehende Dar-stellung der Gesamtmedizin für die juristische Auswertung verfaßte. Für unsere Thematik ist wesentlich, daß diese Gerichtsmedizin eine systematische Betrachtung der forensischen Psychiatrie brachte. Das Werk findet sich in den Quaestiones medico-legales; sie entstanden in den Jahren 1621–1650 und wurden 1654 erstmals herausgegeben. Das 2. Buch des ersten Bandes (tom. I, lib. II, tit. I) enthält seine psychopathologischen Anschauungen „De dementia et rationis laesione et morbis omnium qui rationem laedunt".

Zacchias weist in Quaest. I darauf hin, daß schon eine Tradition medizinischer Begutachtung vor Gericht bestand. Eine gesetzliche Fixierung indessen sei erst später von der Rota in „noviss. decis. 107 n. 7 par. 2" erfolgt. Da die Beurteilung der Geisteskrankheiten weitgehend in den Händen der Juristen[9] liege, gelte es nun, ihnen die medizinischen Begriffe scharf zu umreißen, um deren wahllose Benützung zu verhindern. Zacchias definiert zunächst Amentia, Dementia, Insania, Furor, Fatuitas. Dementia soll generell als Bezeichnung eines geistigen Defektes gelten, ohne daß zunächst etwas über Art und Weise der Verletzung geistiger Funktionen ausgesagt wird; sie ist Amentia gleichzusetzen, und dieser Begriff wird aus histori-schen Gründen beibehalten. Amissio rationis, quantitative Minderung des seeli-schen, rationalen und cerebralen Wirkens, Depravatio, Verzerrung und Entstellung, qualitative Änderung aller geistigen und seelischen Funktionen, und Deperditio, Zerstörung aller Geisteskräfte, bedeuten 3 Modi geistiger Erkrankung. Sie besitzen verschiedene Wertigkeit für die pathologisch-anatomischen Veränderungen und die Prognose.

In diese drei Gruppen werden, ähnlich wie in Platers Vierteilung von Im-becillitas, Consternatio, Alienatio und Defatigatio mentis, die Species der Geistes-krankheiten unter die Gruppierungen Insania, Phrenitis und Fatuitas eingeordnet. (Diese Systematik bei Zacchias nach der neuen Aufstellung von *M. Helms* siehe Seite 233.)

In diese Systematik können Chorea St.Vitii, Tarantelstich, Synkope, die Agoni-zantes, Lipothymia, uteri suffocatio, furor uteri, Geisteskrankheiten aus Alter und Geschlecht und durch Affekte bedingte Geisteesstörungen nicht einbezogen werden.

Die Physiologie der einzelnen Krankheiten beruht, wie schon betont, noch immer auf der antiken Säftelehre. Temperament ist abhängig von der Mischung der vier Kardinalsäfte. Wachen, Schlaf und Träume sind Folge der Kochung (concoctio); sie erzeugt aufsteigende Dämpfe in das Gehirn und löst entsprechende Veränderun-gen aus. Die Spiritus — spiritus vitalis, gignitivus sive genitalis und animalis — sind in den vorderen Hirnventrikeln lokalisiert; von ihrer Quantität und Qualität ist der jeweilige Gesundheitszustand abhängig. Sind sie gestört oder verändert, so ent-stehen an Geisteskrankheiten Diminutio, Depravatio oder Deperditio mentis. Facultates animi sind Imaginatio, Ratio und Memoria; Imaginatio wird im vorderen, Ratio im hinteren Ventrikel lokalisiert.

Im Vollbesitz der geistigen Kräfte ist nur der Mann. Er neigt am wenigsten zu Geisteskrankheiten, da er die höchste Stufe der Entwicklung darstellt. Auch affektiv

DEMENTIA

(Amentia)

(Generell für Geisteskrankheiten)

Insania	Phrenitis	Fatuitas
Melancholia	(Krankheiten mit Delirium)	Ignorantia
Melanch. hypochondriaca.	Propr. Phrenitis	Hebetudo
Rabies	Paraphrenitis	Stoliditas
Amor (aber nur ein Teil der	Einige Krankheitsbilder nei-	Oblivio
Amantes)	gen zu Furor und Mania	Memoria deperdita
Melancholische Zustände	Somnium	Epilepsia
der Daemoniaci	(teilweise als Depravatio	(s. Lunatici)
Enthusiastici	animae zum Delirium ge-	Apoplexia
(s. Entheastici)	hörig)	Paralysis
Fanatici		Zustände der Attoniti, der
Praestigiati		Congelati (s. Cataleptici,
Engastromythi		Siderati)
(s. ventriloqui)		
durch gewisse Pharmaca		
Vergiftete		
Mania		
Manische Zustände bei ge-		
wissen Vergiftungen		
Furor		
Ebrietas	Ekstase supernaturale	Somniculosi
Furor der Surdi et Muti	F. der Lymphatici	Cataphora
(nur zum Teil)	Pathologische Schlaf-	Catoche
Lykanthropia	zustände	Subeth
(s. Cynanthropia und	Lethargus	Noctambulismus
Lupina insania)	Coma	Insania durch übermäßige
Ekstase naturale	Caro (torpor, marcor) der	Passiones

ist er, ganz nach aristotelisch-scholastischem Vorbild, mit der Ira, als schwächerem Abbild des göttlichen Zornes, ausgezeichnet. Er allein ist im Besitz aller Zivilrechte. Der Knabe, ein noch nicht vollentwickelter Mann, neigt auf Grund der Beschaffenheit seiner Humores und Spiritus zur Amentia. Mit 14 Jahren ist er gesetzlich mündig, zu kirchlichen Weihen und Würden gelangt er erst mit 25 Jahren. Die Frau hat qualitativ gleiche Anlagen, quantitativ reichen die geistigen nicht aus; sie hat imperfectio intellectus, neigt zur Fatuitas und ist daher rechtlich nicht vollwertig, besonders deshalb, weil sich die passiones animae durch ihre imperfectio intellectus verheerend auswirken. Diese Fatuitas ist humoral durch ihren Mangel an Wärme und Verarmung an Spiritus bedingt. Sie steht soziologisch gesehen weit unter dem Mann, der ihr Vormund ist, und besitzt kein Zivilrecht. Wegen ihrer imperitia wird sie vor Gericht milde bestraft. Der Greis wird von bestimmten Zivilhandlungen ausgeschlossen, weil Ratio und Memoria abnehmen. Es besteht bei ihm Neigung zu Fatuitas, weil Wärme und Spiritus schwinden. Bei Delikten wird er milde bestraft und von der Folter ausgenommen.

Die einzelnen psychischen Krankheitsbilder erfahren folgende gerichtsmedizinische Beurteilung:

Die Fatuitas mit den species ignorantia, stoliditas, oblivio, memoria deperdita ist eine Dementia im Sinne einer „ignavia et tarditas intellectus". Hier werden zwei Gruppen unterschieden: Menschen, die keine Erkenntnis für Lebensnotwendiges haben und einen ähnlichen Eindruck wie Soporöse machen, und Menschen, die untergeordnete Pflichten ausführen können. Die gerichtliche Beurteilung richtet sich danach, ob beim Patienten noch ein judicium vorliegt; wenn ja, wird er wie ein 14jähriger Knabe behandelt, andernfalls wie ein 10jähriges Kind. Besteht Gedächtnisschwäche bis zur amissio memoriae, ist er einem 7jährigen Kinde gleich; bei völliger Lernunfähigkeit wird er entmündigt.

Andere Krankheiten, die zur Fatuitas führen, sind Apoplexie und Epilepsie. Bei Apoplexia levis muß geprüft werden, ob nach Genesung ein geistiger Defekt im Sinne einer Fatuitas zurückgeblieben ist, der dann einer Testamentserrichtung entgegensteht. Apoplexia fortis führt meist zur Paraplegie und ist Hindernis für promotio und administratio.

Die Epileptiker, für die im kanonischen Recht Einschränkungen für Profession und Promotion bestehen, werden gerichtsmedizinisch wie stolidi und amentes behandelt; sie bekommen einen Kurator. Vor und nach dem Anfall ist der Kranke nicht geschäftsfähig. Ein Kranker mit abgeklungener Phrenitis ohne cerebrale Schäden erleidet keine rechtliche Einbuße; Paraphrenitis erfordert wie alle Krankheiten mit lichten Intervallen eine Begutachtung. Die melancholische Krankheit — noch völlig in Galenischem Sinne gesehen — befällt, wie alle Geisteskrankheiten, mehr Frauen; hier findet Zacchias auch häufig die Ratio geschädigt. Rabies oder Hydrophobie als species mache dagegen keine Störungen der Ratio, außer Furcht vor Wasser; für diese Kranken ist keine forensische Begutachtung nötig. Die zur Melancholie gehörige Dämonie befällt besonders Idioten, Frauen und Jungfrauen. Dämoniaci sind den furentes und insani gleichgestellt. Daemonia melancholica und maniaca verlaufen mit Intermissionen, sie gehören aber auch während der Intermissionen zu den insani, im Gegensatz zu den fanatici und ebrii, die in der Zwischenzeit gesund sind.

Manie, bei der es nur manische Zustände durch verschiedene Krankheiten gibt, und furor werden getrennt. Furiosi sind während der Krankheit völlig geistesabwesend, im lichten Intervall ist der Kranke gesund. Delikte werden immer bestraft, da der furor dem Wollen untersteht. Während der Krankheit braucht der Patient einen Kurator; Ehescheidung ist hier möglich, weil Gewalttaten begangen werden und es zu vielen Rückfällen kommt. Das gleiche gilt für die maniaci, deren Zustände am häufigsten durch Vergiftung hervorgerufen werden. Ebrietas, Trunkenheit, ist ein furor, eine insania voluntaria; außer zum furor kann es auch zu Delir und Melancholie, seltener zu fatuitas, oblivio und veternum kommen. Während die ratio unter der Wirkung des Weingenusses leidet, werden die Affekte gesteigert. Ebrietas hat Beziehungen zur Geisteskrankheit. Als forensisch wichtig wird unterschieden zwischen ebrius und ebriosus. Ebrius ist der Mensch im Grad der Volltrunkenheit, ebriosus ein Säufer, der oft betrunken ist und Gewalttaten begeht. Betrunkene haben kein Testaments- und Eherecht.

Taubstumme, zu den furentes zählend, wurden lange nicht als erziehbar angesehen. Anders verhielt es sich mit den Blinden, denen eine Entwicklung geistiger Fähigkeiten zugestanden wurde. Zacchias ist anderer Auffassung; er nennt Beispiele für Erziehbarkeit von Taubstummen, warnt aber vor Verallgemeinerung. Für die Begutachtung ist Grad und Art der Taubheit ausschlaggebend. Taubstumme, die durch ein akzidentelles Geschehen erkrankt und bei denen die Gefühlsqualitäten erhalten sind, die keine cerebralen Defekte haben, erfahren keine Einbuße ihrer bürgerlichen Rechte. Dagegen müssen von Geburt an Taubstumme, ohne richtige Erziehung, wie Kinder und furentes behandelt werden. Diese Taubstummen haben stets eine imperfectio intellectus, die nach Alter und Umwelt verschieden ist; sie ist irreparabel. Ihnen sind daher fast alle Zivilrechte untersagt; auch die Zulassung zur Eucharistie wird nur bei genügend geistiger Fähigkeit gewährt. Eintritt in den Orden und Zeugenschaft vor Gericht werden nicht zugelassen, Eheverbot gilt mit geringer Ausnahme.

Ekstase als heftiger furor, besonders bei starker Leidenschaft, ist als insania zu werten und wird gerichtsmedizinisch entsprechend beurteilt. Im Schlaf besteht eine depravatio mentis aus natürlicher Ursache; daher rechnen Juristen Schlafende unter dementes. Forensisch wichtig sind die Noctambulen, die nachts Arbeiten verrichten und auf Fragen vernünftig antworten. Hier ist Abgrenzung von Simulation schwierig. Bei Delikten muß bewiesen werden, daß der Betreffende gewohnheitsmäßig nachtwandelte und ob das Verbrechen nicht vorbereitet wurde.

Bei komatösen Zuständen ist ratio und memoria zerstört, imaginatio arbeitet allein. Lethargus, carus und coma sind tiefe Schlafzustände, aus denen der Kranke nicht echt erweckbar ist; dabei kommt es zu Delirien und Erregungen. Gerichtsmedizinisch sind diese Kranken als insani zu betrachten. Chorea St. Vitii wird wie ein furor behandelt, als insania. Das gleiche gilt für Tarantelstich.

Forensisch wichtig bei Testaments- und Ehefragen ist die Untersuchung Sterbender. Der Kranke darf noch ein Testament machen, wenn sein Wort von Zeugen klar vernommen werden kann. Aegritudo corporis beschwert die anima und den Intellekt. Sterbende werden alle die genannt, die sich im letzten Augenblick des Lebens befinden, bei denen Denkfähigkeit und Vorstellungskräfte aufhören. Dazu gehören alle diejenigen, die sich nach ärztlichem Urteil in letalem Zustand befinden. Zwar sind nicht alle Sterbenden geistig gemindert, jedoch besteht meist eine allgemeine infirmitas.

Suffocatio und furor uteri werden wie Manie und furor bewertet; Zacchias nennt noch den ascensus uteri. Nach dem Paroxysmus bleibt kein rationaler Defekt übrig, auch die memoria ist intakt. Damit erlangt man eine Abgrenzung gegen Epilepsie.

Der 3. Teil der Quaestiones medico-legales enthält 85 Consilien und 100 Decisionen. In den Consilien handelt es sich um praktische Fälle, also um Kasuistik, die, wie überall im Barock, schließlich dazu führt, daß das einzelne Krankheitsbild immer klarer und charakteristischer herausgearbeitet wird.

Der am kurfürstlichen Hof in München tätige *Malachias Geiger*[10], 1606 in Rosenheim geboren, bekannt durch seine Brunnenbeschreibung von Benediktbeuren (1636) sowie durch seine „Margaritologia", schrieb 1651 einen „Microcosmus hypochondriacus", worin er zunächst der alten Tradition der Seelenauffassung folgt. Körper und Seele bedingen sich gegenseitig, der belastete Körper stört die

Seelenvorgänge, falsche Säfte verdunkeln das Licht der Vernunft und des Intellektes. Die ewige Seele leidet nicht, wohl aber die mit dem Körper verbundene. Der Arzt ist für die Affektstörungen zuständig. Er hat den Zorn zu mäßigen, die Traurigkeit zu bannen, die Säufer am Trinken zu hindern. In ebenfalls barocken Bildern schildert er das Wüten des verbrannten Humor in den Hypochondrien des „Mirach" (= Abdomen); dort sitzen die Störelemente wie Schlangen im Gras lauernd, und die Ausdünstungen ziehen aufwärts in Hirn und Kopf, so daß der Kranke verwirrt wird. Die Melancholie sitzt unter dem Rippenknorpel, sie besteht aus galligem Blut und schwarzem Humor, nicht minder aus Schleim in den Mesenterien, in Leber und Milz, wobei die übermäßige Wärme eine gebratene Trockenheit erzeugt. Die Griechen sprachen daher von „physodes", also von melancholischer Flatulenz, und die Chemiker sagen heute dazu „tartarus hypochondriacorum"; das ist paracelsisch gedacht. Die erste und zweite galenische Verdauung ist gestört, und so entsteht eine Zusammenspülung (colluvies) schädlicher Säfte galliger schleimiger Art in der Pfortader und Arteria coeliaca samt Mesenterialästen des Hypochondrium, zumeist links zwischen Magen und Milz an den gefäßreichen Stellen; es kommt zu Fällung wegen schlechter Milzkochung. Daraus entstehen Dünste, die zu anderen Teilen gelangen und verschiedene Symptome erzeugen. Die Haupterscheinung ist das Delir; es ist schwarzgalligen Ursprungs, wird vermittels des Dunstes (ex vapore elevato) zum Hirn gebracht, wo es die Spiritus trifft und so ein melancholisches Phantasma erzeugt. Dies ist kein Symptom, sondern eine Krankheit. Geiger beruft sich auf Sennert. Er fügt eine größere Gefäßzeichnung der Mesenterialgegend bei mit Verzweigungen zur Milz, um die Lokalisation des Ausgangspunktes genau zu kennzeichnen. Bei Frauen ist der Uterus beteiligt. Im übrigen handelt es sich aber um ein ternäres Drama zwischen Magen, Leber und Milz; diese reinigt zu wenig, jene in zunehmender Wärme reißt habgierig die halbgekochten Speisen zum Magen. Mesenterium und Pankreas häufen den ganzen Unrat wie Schiffsbodenwasser, und aus diesem Gebrodel mit giftigen Fiebern entsteht so eine praecordiale Phlogose, eine Feuersbrunst aus schwarzer, verbrannter Galle und zähem Schleim. Besonders die milzseitige Störung erzeugt Delire nicht kontinuierlicher Art, aber von langer Dauer, solange eben die schwarzen Dünste sich mit den Spiritus mischen. Hieran sind Saturn und Merkur beteiligt, da sie die vitalen Spiritus verderben. Außerdem wirkt der Tartarus fermentativ mit. Ätiologisch wird die trockne Temperamentsart verantwortlich gemacht, doch werde dies von anderen bestritten. Er folge der Meinung Rondelets. Geiger geht die gesamte literarische Tradition von der Antike her durch. Er beschuldigt auch das Sektenleben der Frommen. Er kennt auch andere soziologische Faktoren, die im wesentlichen die der stoischen Tradition sind (Vermögensverlust, Konkurrenzneid, Geschäftigkeit, gescheiterte Hoffnungen). Sie alle schwächen den Calor nativus, nutzen die Grundfeuchtigkeit ab, häufen die Rohigkeit, und so gilt auch hier wieder das alte Rezept der Mäßigung, die aber keinen sozialen Solipsismus bedeutet. Gerade der Hochmütige, den er wie einen Pfau beschreibt, neigt zur Magenverstopfung und Schwarzgalligkeit. Diese Leute „celebrieren" sich nur selbst und sind allen anderen entgegen. Zorn und Traurigkeit sind ebenfalls ursächlich schlecht; so entstehen beim Zornigen und Erschreckten gerade bei der Nahrungsaufnahme schlechte Spiritusverteilungen mit folgender schlechter Verdauung. Konstitutionell folgt er der galenischen Schrift de locis affectis III. Seine psychotherapeutische Haltung ist eindeutig stoisch; nur der Weise wird von der Vernunft geleitet, nur der Dumme verfällt den Affekten. Die Symptomatik wird wie üblich geschildert. Weiter beschreibt er die Satyriasis bis zur eigenen Hodenausreißung, die in solchem Falle genutzt habe.

In der Dämonenfrage vertritt er den bekannten Standpunkt, daß sich Dämonen mit Gottes Erlaubnis der Verbrecher und Bösartigen bedienen. Diese Zustände gelten als refraktär; er verweist auf Pomponazzi und Lemnius, nicht minder auf die Kirchenväter, die bezeugten, es gebe teuflisch verursachte Krankheiten unter Beteiligung der Affekte und Säfte. Neben Verweisung auf Fernel muß auch das Beispiel Sauls wieder herhalten (ex ira Dei). Allgemein vertritt Geiger also die Theorie der Mischung von Krankheit mit Dämonie, wofür auch Heurnius angeführt wird. Er kennt die Thomas-Stellen, besonders I q 125 art 5, wo erklärt wird, daß der Teufel nicht ohne natürliche Fähigkeiten arbeite; also benütze er die verwirrten Säfte, vor allem die Melancholie wegen deren erdiger Beschaffenheit. Im übrigen habe *Codronchi* gesagt, der Teufel verlasse den Leib nach Purgantienwirkung.

Liebesexzesse hält er nach Avicenna für gefährlicher als Blutverluste wegen des Spiritusgehaltes des Sperma; darin trete er *Montagnana* bei. Therapeutisch ist er Galenist, benutzt aber auch chymische Therapie, die nicht von Paracelsus stamme, sondern von *Lullus* und *Arnald*. Aus seiner Münchener Sachverständigentätigkeit schildert er einen Todesfall infolge toxischer Wirkung von Nieswurzverwendung; dies will er bei der Sektion festgestellt haben. Zum Schluß schildert er die kosmischen planetaren Einflüsse auf die Humores.

In der nosologischen Systematik folgt er den Alten. Er kennt die Melancholia attonita (Ekstasis) entsprechend den Aphorismen, er kennt den Stupor, den Furor und meint, die religiösen Ausnahmezustände seien nicht ärztliches Anliegen. Indessen muß der Arzt konsolatorische Fähigkeiten haben. Im Sinne der barocken Vanitasbilder endet er rhetorisch mit Exklamationen über die Nichtigkeit der Welt:

„Nempe quid homo est nisi spolium temporis et umbrae somnium. Quid vita nisi iactationes et fluctus in qua nihil firmum, nihil stabile." Aus der Bibliographie geht eine universale und fachliche Belesenheit hervor.

Der von dem konservativen Fernel ausgehende Gießener Leibarzt G. *Horstius*[11] (1578 in Torgau geboren — 1636) beginnt mit der aristotelischen Seelentheorie. Daher verteidigt er die Herztheorie gegen die Hirnlehre des *Archangelus Piccolomini* aus Ferrara, der 1605 in Rom starb. Dieser nicht allzu berühmte Mann hat immerhin Verdienste um die anatomische Kenntnis des Hirns, bei dem er graue Rinde von Marksubstanz unterschied und den Olfactorius beschrieb. Nach Horstius gehört die Seele insoweit zur Physik, als sie Akt des organischen Körpers ist. Er ist antiker Vermögenstheoretiker, betont aber gleichzeitig, der Arzt sei kein Philosoph, sei vielmehr ein Handler und vermöge daher nicht alles theoretisch zu erkennen. Daher sei es am besten, die alte Dreiteilung und deren körperliche Zuweisung, also vitaler Teil zu Herz, naturaler zu Leber, animaler zu Hirn, anzuerkennen.

Er kennt zwei Hirnhäute, nennt das Hirn selbst die Pars principalis des Körpers: es sei kalt und feucht und beherberge Wahrnehmung und Bewegung, während *Hieronymus Capivaccio* es wegen der Spiritus als warm bezeichne. Groß- und Kleinhirn sind mit dem Rückenmark verbunden. Er beruft sich auf die Sektionstechnik von Varolio. Er kennt den Balken, die rechte und linke Hälfte samt Gyris, die wie Därme des Kopfes seien. Colombo kenne eine Systole und Diastole des Hirns; sie werde ebenfalls von Capivaccio bestritten als animale Bewegung. *Caspar Bauhin* nehme die Gyri als Grund der Gefäßversorgung an, Vesal wieder wegen des Eintritts der Pia mater. Er schildert die Seitenventrikel, den unteren von zarter Membran getrennt, spricht von dem Diaphragma zwischen Balken und Fornix, nennt Plexus chorioidei als arteriovenöse Textur und Kochungsstelle der Spiritus. Der dritte Ventrikel gehe aus den beiden anderen hervor (Psalloeides). Die Zirbel gebe Schleim an Rachen und Gaumen ab. Er nennt das Infundibulum (Processus orbicularis), das von der Pia hervorgebracht werde. Die Funktion des Wundernetzes sei kontrovers. Der vierte Ventrikel wird geschildert als kleinster und solidester bis zum Übergang ins Kleinhirn (Wurm). Die Spiritus animales sind Reinigungsprodukte der vitalen und ein adäquates Medium für Wahrnehmung und Bewegung.

Seine Psychopathologie beginnt mit symptomatischen Bewegungen. Er zählt auf: Niesen, Husten, Gähnen, Recken, Schluckauf. Niesen ist eine verkehrte Hirnbewegung mit heftigster Windausblasung durch die Nase. Es entsteht durch eine Austreibungskraft des gereizten Hirns infolge einer beißenden Ursache. Ähnlich wird der Husten dargestellt und die anderen genannten konvulsivischen Bewegungen. Schluckauf ist Magenkonvulsion, ferner beschreibt er Rigor als Vibration aller Muskeln, Palpitation bis zum Tremor und Epilepsie, Carus, Katochus, Morosis, Lethargus, Coma beider Formen, Schlaflosigkeit in üblichem Sinne. Auch Phrenitis, Melancholie und Manie werden ohne neue Gesichtspunkte beschrieben. Schwindel und Inkubus sind Spirituskrankheiten, Hydrophobie ist Bißfolge, Lykanthropie schildert er ohne Praxis. Er kennt die Sondergruppe vitaler und naturaler Krankheiten. Zu den vitalen gehören Ohnmacht, Herzpalpitation, Dyspnoe, Asthma, zu den naturalen Ernährungsstörungen Atrophie, Leuke, Anasarka, Ikterus, Ascites, Scabies und Generationsstörungen.

Der Jenaer Iatrochemiker *Georg Wolfgang Wedel*[12], 1645 in der Niederlausitz geboren, fürstlich-sächsischer Leibarzt und zeitweilig Gothaer Stadtarzt, ein Schüler Schencks und *Rolfinks,* hat sich in seiner „Pathologia medica dogmatica" von 1692 über seelische Krankheiten ausgelassen. Er nimmt einen Consensus zwischen Magen und Hirn an und läßt Melancholie und Manie in üblicher Weise humoral und spiritual entstehen. Er kennt eine serose und schwarzgallige Melancholie, die er in die Klasse der kalt-trocknen und warm-trocknen einteilt. Manische empfiehlt er zur Kastration, Phrenitiker behandelt er mit an das Bregma angelegten Lammlungen und zerschnittenem Geflügel. Gesundheit besteht in der Mäßigung der Spiritus. Primär ist die Blutstörung (Zirkulation). Eine zu starke Einbildungskraft ist Mutter und Gebärerin verschiedener Krankheiten. Das treffe besonders auf die Schwangeren zu.

Die theoretischen Ansichten des hl. *Vinzenz von Paul*[13], über dessen geistesgeschichtliche Einordnung a. a. O. ausführlich gehandelt worden ist, stehen in engstem Zusammenhang mit der Gründung seiner Irrenanstalt in der alten Leproserie von St-Lazare (1632) (heute Frauengefängnis). Vinzenz, der Begründer des für die Barockzeit so charakteristischen Ordens der „Filles de la Charité", fand trotz seiner vielseitigen organisatorischen Missionsarbeit in Zeiten dauernder kriegerischer Unruhen Muße zum Studium zeitgenössischer medizinischer Werke. Zwar ist die Bibliothek von St-Lazare ein Tag vor dem 14. Juli 1789 zerstört worden, aber aus anderen Quellen geht hervor, daß er, der gleichzeitig mit *Guy-Patin* und *Renaudot,* dem Begründer des ersten Pariser Ambulatoriums und des Mont-de-piété, lebte, die Werke Daniel Sennerts und Fernels kannte, daß ihm das Schicksal *Campanellas,* der im Palais Richelius 1639 nach Befreiung aus langjähriger Haft starb, nicht unbekannt war. Vinzenz war an den naturwissenschaftlichen Begebenheiten seiner Zeit stark interessiert; so geht aus Briefen an Ozenne hervor, daß er Kenner der Arbeiten Gassendis war. Er kannte *Bouvard,* den Leibarzt Ludwigs XIII., und sein eigener Arzt war *Dalencé,* der in jenem Port-Royal praktizierte, dessen jansenistisches Zentrum so viel theologische Unruhe brachte.

Die seine Psychopathologie bestimmenden Vorstellungen gehen von theologischen Prinzipien aus. Zunächst spricht er von der „Nützlichkeit und dem guten Gebrauch der Krankheiten". Sie seien eines der mächtigsten Mittel, dessen Gott sich bedient, um uns von den Affektionen der Sünde abzutrennen und um uns mit seinen Gaben der Gnaden zu erfüllen.

Die Geistekrankheiten selbst betreffend, sagte er:

... Mein Bruder! Es ist nichts Geringes, wenn man glaubt, man sei für solche Betroffene bestimmt, denn man tut Gott einen Wohlgefallen. Ja, es ist eines der Werke, die ihm am angenehmsten sind, nämlich sich um Geisteskranke zu bekümmern ...

Das Leiden selbst wird von ihm zum göttlichen Stand erklärt, und so werden Kranke in ihrer Gemeinschaft der Segen des Hauses. Diese Bevorzugung des Menschen durch Krankheit, wie *Novalis* später in der Deutschen Romantik sagen wird, wird zum Trost für die Angehörigen:

... Ihr Herr Bruder, der Staatsanwalt, ist an einem Leiden erkrankt, um dessentwillen Ihre Brüder und Ihr Herr Schwager mit Zustimmung der Eltern seinen Aufenthalt bei uns in St-Lazare wünschten; wir werden ihn gern aufnehmen. Lobet unseren Herrn, der sich selbst in diesem Zustand befand, als man ihn fesseln wollte und rief: *Quoniam in frenesim versus est,* und er heiligte damit diesen Zustand in denen, welche seine göttliche Vorsehung in ihn versetzen will.

Solche Worte lassen erkennen, daß Vinzenz der Dämonopathologie seiner Zeit fern stand. Der Kranke als gottgegebene Tatsache ist ihm mehr als die Vorstellung, er sei Objekt von dämonischen Wirkungen. Die Geisteskrankheit ist weniger eine existentielle Not als eine Gegebenheit, die aus der Transzendenz Gottes kommt:

Unsere Regel ist der Herr, der von Besessenen, Verrückten, Versuchten, Dämonischen umgeben zu sein wünscht ...

Hier werden zwar die Dämonischen zeitgebunden genannt, jedoch ohne besonderen Akzent.

In diesem Sinne gelang ihm das Gründungswerk von St-Lazare. Seine Melancholievorstellung ist chemisch-humoral. Er spricht von den bekannten „âcres vapeurs du cerveau". Er trennt die eigentlichen Geistekranken von den uneigentlichen; er trifft also eine Art Unterscheidung von Organikern und Funktionellen. Die einen sind körperlich krank, daher „stupid", die anderen sind zwar krank, aber leichtfertig. Und es gibt so Geisteskranke aus Schwäche und Bosheit (par malice).

Die daraus sich ergebende therapeutische Folge gliedert sich in körperliche Behandlung und den Versuch der Lebensbesserung, also Psychotherapie. Die Gruppe dieser letztgenannten umfaßte damals die immer mehr anwachsende Kategorie der „libertins", deren Lebensgrundsätze sich im folgenden 18. Jahrhundert durch den weiter entwickelten Sensualismus ausbreiteten:

Das sind junge Leute, die innerhalb der Ungeordnetheit ihres Lebens unerziehbar sind; man kann sie Schmerzenskinder ihrer Väter und Mütter nennen, Schande und Ruin ihrer Familien; durch die Häufigkeit des Umgangs mit schlechter Gesellschaft haben sie sich jeder Art von Lastern hingegeben und verfallen in einen grauenhaften Zustand. Daher bleibt den Eltern nach allen vergeblichen Versuchen, sie wieder zur Vernunft zu bringen, nichts anderes mehr übrig, als sie der Freiheit zu berauben, die sie so schlecht zu nutzen wissen. Sie haben ihre volle Intelligenz (bon sens), aber sie machen schlechten Gebrauch davon (ils en usent mal) ...

Als Theologe faßt er die psychotherapeutische Wirkung als den Versuch auf, den Widerstand gegen Gott zu brechen. Die Methode ist weniger asketischer Form als logotherapeutisch, jedoch nicht im aufklärerischen Sinne, sondern als logische Koinzidenz, die dem Glauben entspricht. Diese Methodik fließt aus dem primären Theozentrismus; sie ist ein echtes Kind jener École Française, wie sie Bremond geschildert hat. Daher kann nicht der Ansicht Viés zugestimmt werden, der von „Mystik" redet. Die Klarheit der folgerichtigen Gedanken wird noch eindeutiger, wenn man die forensische Seite betrachtet, die dieser Moraltheologie zugrunde liegt. Die eigentlichen Irren befinden sich „im Zustand der Schuldlosigkeit". Weiter heißt es dann:

Diejenigen, die in diesem Zustand gewesen sind, verdienen sicherlich unser volles Mitleid; es ist wahr, daß sie in gewisser Hinsicht in einem unschuldigen Zustand sind, denn sie sind nicht Meister ihres Willens, haben daher weder Urteilskraft noch Freiheit; und so weit sollen sie sehr glücklich gelten, wenn sie im Augenblick des Erkrankens in der Gnade Gottes standen. Sie sind aber im Gegensatz dazu äußerst zu beklagen, wenn das Leiden sie im Zustand einer Todsünde überfallen hat ...

Vinzenz sah in therapeutischer Begabung, daß der akut Kranke am besten in Ruhe gelassen wird; das bezieht sich auch auf die religiöse Praxis. Seine Interessenferne gegenüber dämonologischen Auffassungen führte ihn auch dazu, mit Exorzisationen spärlich umzugehen; bekannt ist jener Fall von Depression eines jungen Mädchens, der von den Angehörigen als dämonisch bedingt aufgefaßt wurde; er vollzog die Exorzisation mehr formal, ohne die Kranke dabei unnütz aufzuregen.

Wiederum muß Vié widersprochen werden, wenn er das Phänomen der Opferung mit modernen Theorien der Psychoanalyse verdunkelt. Hier geht es nicht etwa um „guérison par transfert". Der Vorgang, von Abelly geschildert, ist folgender:

... er betete zu Gott, es möge ihm gefallen, diesen Kranken aus der Gefahr zu ziehen, in der er sich befand, und er ahmte die Nächstenliebe Christi nach, der sich mit unseren Schwächen beladen hat, um uns zu erlösen. Er bot sich der Göttlichen Majestät im Geiste der Buße an, um in sich selbst, wenn auch nicht die gleichen Mühen, so doch zumindest solche Wirkungen der Gerechtigkeit zu tragen, von denen es Gott angenehm wäre, daß er sie ihn leiden ließe. . . .

Hier handelt es sich nicht um Übertragung, vielmehr um Selbstdarbietung im Medium Gottes. Nur so erklärt sich die Beschreibung des folgenden Zustandes: nicht eine gradlinige Beziehung zwischen Arzt und Patient wird phänomenologisch wirksam, vielmehr tritt hier Gott zwischen beide, und die übernommene Bürde stammt nicht vom Kranken, sondern von Gott. Das alles liegt fern von affektdynamischen Vorgängen.

Eine gewisse Besonderheit kann man *Jacques Ferrand*[14] zuerkennen, der in die erste Hälfte des 17. Jahrhunderts einzuordnen ist. Bekannt wurde ein von ihm 1604 behandelter Liebeskranker, dessen Puls sich ähnlich den antiken Beispielen bei Eintritt eines jungen Mädchens änderte. Dies veranlaßt ihn, von einer besonderen Liebesmelancholie zu sprechen. 1612 publizierte er in Toulouse die erste Auflage seiner „La maladie d'amour ou mélancolie érotique", deren zweite Auflage 1623 erschien. Er ist der Auffassung, daß die Vorgänger Manie und Melancholie verwechselten, und stellt drei Melancholieformen auf: die erste, von schwarzem humor herkommend, verbindet sich mit dem Gehirn, die zweite von dort aus in den Venen, die dritte nennt er flatulent-hypochondrisch. In diese letzte Gruppe reiht er seine „Melancolie érotique" ein, die die seelischen Hauptvermögen durch schwärzliche Dämpfe pervertiert und vom Hypochondrium aus zum Hirn vordringt. Diesen Zustand hält er für eine Art Traum, der aus dem Wunsche entsteht, die geliebte Person zu besitzen, und von Traurigkeit begleitet ist. Die humoralen Erklärungen sind die üblichen und wirken sich auf die Spiritus animales aus. Als Ursachen nennt er Lektüre lasziver Literatur, Diätfehler und Zügellosigkeit. Er behauptet, der Eros gleite durch die Venen und gelange zur Leber, seinem eigentlichen Sitz. Befindet sich die Melancholie im Hirn, so liegt die Ursache der Erkrankung im Herzen. Natürliche Furcht sitzt im Herzen, unnatürliche im Hirn infolge verdorbener Einbildungskraft. Er betont auch Erbschäden. Nach seiner Ansicht gibt es mehr maniakalische oder liebestolle Frauen als Männer, obzwar Männer mehr zur Zügellosigkeit neigen. Sie können den Zustand aber verbergen:

... Ihre Miene ähnelt Destillierkolben, die auf Herden sitzen, ohne daß man das Feuer draußen sieht. Betrachtet man aber den unteren Teil des Kolbens und führt man die Hand an das Herz der Damen, so bemerkt man an beiden Stellen glühende Kohlen.

241

II. Die neuen philosophischen Affekt- und Trieblehren

Die bisher geschilderten Vertreter psychopathologischer Theorien verblieben im großen und ganzen im Bereich der alten Ontologie. Mit den nun auftretenden neuen philosophischen Systemen Descartes' und Spinozas ändert sich die Sicht. Descartes, selbst zwar noch philosophischer Zögling von *La Flèche*, bildet den bekannten Dualismus der res extensa und res cogitans aus; dieser führt zu einem somatischen Maschinenmechanismus, der sich in den medizinischen Systemen des Barock widerspiegelt. Descartes benutzt die medizinischen Kenntnisse lediglich zur Stützung seiner eigenwilligen Lehre vom Seelensitz in der Zirbeldrüse. Die Fernwirkung auf die Ärzte wird sich indessen deutlich abzeichnen.

Wichtig für die Psychopathologie wird Descartes weiterhin durch seine systematische Behandlung der Leidenschaftslehre. Spinoza verbleibt nicht im Bereich der kartesianischen okkasionellen Willenslehre. Er versucht den Dualismus der beiden Substanzen mit seinem monotheistischen Substanz- und Attributbegriff zu überbrücken; hierbei gerät er in einen bedenklichen Determinismus, der vom Deus sive Natura ausgeht; sein Willensbegriff bleibt wenig ausgebildet; daraus ergibt sich eine weitere Leidenschaftstheorie, die er „more geometrico" möglichst wertfrei halten will, so daß er genötigt ist, wiederum eine eigene Trieblehre auszubilden.

1646 beschäftigte sich *Descartes*[1] (1596–1650) mit einer Abhandlung über das Wesen der Leidenschaften und der Seele. Sie war zum Gebrauch für seine Schülerin, Prinzessin *Elisabeth,* bestimmt. 1647 schickte er das Manuskript auf Veranlassung des französischen Gesandten *Chanut* an die Königin *Christine* von Schweden. Zwei Jahre später wurde es endlich veröffentlicht. Descartes beabsichtigte, wie er ausdrücklich betonte, diese Problematik als „physicien" zu erforschen.

Die Schrift besteht aus drei Teilen; der erste handelt von den Leidenschaften im allgemeinen und über die menschliche Natur, der zweite bringt Zahl und Reihenfolge der passions de l'âme, der dritte endet mit der Besprechung der „besonderen Leidenschaften" und mündet in die Ethik ein.

Zunächst wird die Beziehung von Körper und Seele untersucht, das Verhältnis von res extensa, hier der Körpermachina, zur Seele, der res cogitans. Beide gelangen allein im Menschen zu einer Wechselwirkung, nicht im Tier; dieses gilt als reiner Automat. Die Leistungen der Menschen entspringen aus dieser Wechselwirkung, die stets einen Schöpfungsakt Gottes, einen Konkursus, bedeutet. Grundphänomene dieser Wechselwirkung sind Sensationen und Passionen, Leidenszustände der Seele, während ihr wahres Wesen in der Freiheit liegt. Diese Wechselwirkung zeigt sich in verschiedenen Richtungen; einmal macht die Seele ihren Einfluß auf den Körper geltend und bewegt ihn nach ihrem Willen, oder der Körper beeinflußt die Seele, indem er ihr Vorstellungen übermittelt, wobei die Vorstellungen auf den Willen einwirken.

Körper und Seele werden getrennt behandelt. Körper, als res extensa, sind für Bewegung und Wärme verantwortlich, Gedanken kommen von der Seele. Prinzip aller Vorgänge der Körpermaschine ist „eine stete Wärme in unserem Herzen", ein Feuer, das das körperliche Prinzip aller Bewegung bedeutet. Diese Wärme ist auch die Bewirkerin des Kreislaufes, und hierbei „ist es von großer Bedeutung, daß die beweglichsten und feinsten Teilchen des von der Herzwärme verdünnten Blutes" ständig in das Gehirn dringen. Dorthin gelangen nur die feinsten Teilchen, eine Art Dampf, die durch die Poren der Gehirnsubstanz wieder austreten und durch die röhrenförmigen Nerven die Muskeln erreichen, um den Körper in Bewegung zu setzen. Die übrigen, weniger feinen Teilchen verbreiten sich in die anderen Organe. Diese feinen Blutteilchen, die spiritus, sind „bloße Körper". Der Bewegungsvorgang ist eine Art endosmotischer Prozeß zwischen zwei Muskeln; er besteht darin, daß alle spiritus, die in dem einen Muskel noch vorhanden sind, dem anderen zuströmen, so daß dieser gespannt und gekürzt, der andere schlaff wird. Die Bewegung der spiritus wird durch drei Ursachen modifiziert: die erste liegt in der materiellen Beschaffenheit der spiritus selbst; sie sind nahrungsabhängig vom Blut. Die zweite Quelle ihrer Bewegungsänderung liegt in den Sinnesreizen; alle Reize von außen und innen sind Bewegungen, die auf die feinen, in den Nervenröhren verlaufenden Nervenfäden übertragen und nach dem Gehirn geleitet werden; hier gelangt der Reiz einmal ins Bewußtsein und wird Vorstellung oder bleibt im Gehirn und veranlaßt Spiritusbewegungen nach den Muskeln hin. Der dritte Einfluß erfolgt von der Seele her. Sie ist „wahrhaft mit dem Körper verbunden"; dieser Körper ist „einer und in gewisser Weise unteilbar", so daß die Seele, wenn sie mit einem Teile verbunden ist, es zugleich mit allen ist.

Das Gehirn wird von Descartes als bevorzugtes Organ für den Seelensitz angesehen, die unpaare Zirbeldrüse in seiner Mitte ist geeignetster Platz für den Seelensitz. Die geringste Bewegung dieser Drüse kann den Lauf der spiritus, und umgekehrt kann die geringste Änderung im Lauf der spiritus die Bewegung der Zirbeldrüse verändern.

„Die Seele hat ihren Hauptsitz in der Zirbeldrüse inmitten des Gehirns; von dort strahlt sie (rayonne) nach dem ganzen Körper vermittels der spiritus, der Nerven und selbst des Blutes, das für die Einflüsse der spiritus empfänglich ist und sie durch die Arterien überall hinbringen kann."

Funktion der Seele ist allein das Denken. Es sondert sich „in die tätigen und in die leidenden Zustände der Seele"; die tätigen sind der Wille, er stammt aus der Seele; die leidenden sind die Vorstellungen, die nicht nur aus ihr kommen und von ihr abhängig sind. In der Fähigkeit, ihrem Willen Geltung zu verschaffen, besteht allein der Einfluß der Seele auf den Körper. Physischer Ausdruck dafür ist die Macht der Seele, die Zirbeldrüse zu bewegen und die spiritus in Bewegung zu setzen. Der Wille äußert sich in zwei Arten, die „erste endet in der Seele selbst, z. B. Gottesliebe", die andere sind Handlungen, die ein körperliches Geschehen zur Folge haben. Auch die Vorstellungen sind zweifacher Art; die einen kommen von der Seele, die anderen vom Körper. Nicht bei allen Vorstellungen ist die Seele als passiv zu betrachten, sie kann eigenmächtige Vorstellungsbilder in sich wachrufen. Zu den leidenden Zuständen der Seele werden nur solche Vorstellungen gerechnet, die, von äußeren Dingen veranlaßt, durch die Sinne und Nerven der Seele zugeführt werden. Aber nicht alle leidenden Zustände sind Leidenschaften; die gewöhnlichen Sinnesvorstellungen sind leidende Zustände, kommen aber als solche nicht ins Bewußtsein. Den vorgestellten Dingen gegenüber ist die Seele objektiv, der Wille frei. Anders aber ist es bei Vorstellungen, die, obwohl von äußeren Dingen erweckt, nicht auf diese, sondern auf die Seele selbst bezogen werden.

„Obgleich nun alle unsere Vorstellungen sowohl von äußeren Gegenständen wie von den Zuständen unseres Körpers in Wahrheit leidende Zustände der Seele sind, wenn man dieses Wort in seinem allgemeinsten Sinne nimmt, so versteht man darunter doch meist nur die, welche sich auf die Seele selbst beziehen, und nur diese bilden unter dem Namen Leidenschaften der Seele" den Gegenstand dieses Werkes[2].

Hierbei wird es der Seele unmöglich, objektiv zu bleiben, und der Wille wird in die Passivität hineingezogen.

Leidenschaften also sind „Vorstellungen oder Empfindungen oder Bewegungen (emotions) der Seele, die man ganz besonders auf sie selbst bezieht und die durch irgendeine Bewegung der spiritus verursacht, unterhalten und verstärkt werden"[3]. Die Leidenschaften setzen also, wie *P. Plessner* entgegen der traditionellen Auffassung betont, Körper und Geist zugleich voraus, denn Bewegung kommt bei Descartes ja nur den Körpern zu. Damit sind sie ein rein psycho-physisches Gebilde. Infolge des Seelensitzes in der Zirbeldrüse ist Sitz der Leidenschaften nicht das Herz, sondern das Gehirn. Im Herzen lassen die Leidenschaften durch Vermittlung „eines kleinen Nerven" eine Veränderung empfinden.

Leidenschaften entstehen durch die Bewegung der Zirbeldrüse über die spiritus; gleichzeitig erfolgen körperliche Begleitbewegungen, ebenfalls durch die spiritus ausgelöst. Die Hauptwirkung aller Leidenschaften aber „besteht darin, daß sie in der Seele den Willen zu dem erwecken, wozu sie ihren Körper vorbereiten. So weckt das Gefühl der Furcht den Willen, zu fliehen, das der Kühnheit den Willen, zu kämpfen"[4]. Obwohl der Wille frei ist, kann er auf Hemmnisse stoßen, die durch die Leidenschaften bedingt sind, d. h., der Wille äußert sich in bestimmten Bewegungen der Zirbeldrüse. Ist diese nun von Leidenschaften bewegt, ergeben sich gegensätzliche Richtungen, die Zirbeldrüse verliert ihr Bewegungsgleichgewicht; das empfindet die Seele als peinlich. Die Kämpfe, die entstehen, sind die zwischen Wille und Leidenschaften, nicht die zwischen höheren oder niederen Seelenteilen. Jeder Kampf ist also Ausdruck der Willensstärke der Seele, und Gewöhnung hat fördernden Einfluß.

Die Vorstellung eines Außendinges erzeugt erst Leidenschaft, wenn wir es in Beziehung zur Seele setzen. Diese Beziehungen nun können unzählige sein, indessen gibt es nur eine beschränkte Zahl von Leidenschaften.

Teil II behandelt die Reihenfolge der Leidenschaften und ihre Zurückführung auf die 6 ursprünglichen, nämlich „die Bewunderung, die Liebe, den Haß, das Begehren, die Freude und die Traurigkeit"[5], von denen alle anderen abgeleitet werden.

Noch einmal werden die Ursachen für die Leidenschaften bestimmt: letzte und nächste liegt „in der Bewegung der spiritus", die sich der Zirbeldrüse mitteilen. Unterscheidbar voneinander werden sie erst durch die Erforschung der „ersten Ursachen". Diese können mitunter aus der Tätigkeit der Seele hervorgehen, die sich zur Vorstellung eines bestimmten Gegenstandes entschließt, oder aus dem Zustand des Körpers, oder aus den Eindrücken, die zufällig im Gehirn aufeinander treffen, wie es der Fall ist, wenn man traurig oder freudig gestimmt ist, ohne zu wissen warum. Aber die „gewöhnlichsten und hauptsächlichsten" sind die sinnlichen Gegenstände. Dabei muß man beachten, daß die sinnlichen Gegenstände „nicht so viele Leidenschaften wecken, wie es verschiedene Gegenstände gibt"[6].

Die sinnlichen Gegenstände erregen nämlich die verschiedenen Leidenschaften „nach dem Verhältnis, wie sie uns Schaden oder Nutzen bringen können, oder nach ihrer Wichtigkeit für uns". Sinn und Nutzen aller Leidenschaften besteht „allein darin, daß sie die Seele zu dem Verlangen nach den uns von Natur nützlichen Dingen und zum Ausharren darin bestimmen". Diese Bestimmung entspricht, wie es die ethische Begründung der Affekte im dritten Teil zeigen wird, der scholastischen Definition: „nach dem Guten streben wir, das Schlechte fliehen wir". Aber hier beginnt auch schon jene optimistische Auffassung der Leidenschaften, die dann das 18. Jahrhundert auszeichnen wird.

Psycho-physiologisch indessen, entsprechend der Psychosomatik der Leidenschaften, wird dies von Descartes folgendermaßen ausgedrückt: dieselbe Bewegung der spiritus, die die Leidenschaften gewöhnlich erweckt, bestimmt den Körper zu den Bewegungen, die auf Verwirklichung dieser Dinge abzielen.

Die Aufzählung der Leidenschaften beginnt mit der Bewunderung (admiration); sie wird erzeugt durch Unkenntnis des Charakters des Objekts. Sie ist ohne Gegenteil, d. h., das Objekt steht mit der Seele in Beziehung; es ist aber noch nicht klar, welcher Art die Wirkung ist, die das Objekt ausübt, ob sie nützlich oder schädlich ist.

Das Nützliche ist ein Gut, das Schädliche ein Übel, das erste wird erstrebt — hierbei ist die Seele durch Liebe erregt —, das zweite wird abgewehrt, vernichtet, die Seele ist durch Haß erregt. Begierde (désir), Verlangen ist das Streben, potentielle Güter in aktuelle übergehen zu lassen, Übel an diesem Aktuellwerden zu hindern. Die Gegenwart eines abwesenden und die Erhaltung eines gegenwärtigen Gutes wird begehrt, ebenso die Abwesenheit eines gegenwärtigen oder später eintreffenden Übels. Wie die Bewunderung hat auch die Begierde keinen Gegensatz. Je nach Stillung der Begierden — Plessner weist darauf hin, daß Begierde erst dann in uns entstehe, wenn die Objekte bereits einer Wertschätzung unterzogen sind, d. h. wenn sie als ein Gut oder ein Übel aufgefaßt sind — wird ein Gut oder Übel als gegenwärtig oder abwesend vorgestellt. Dadurch wird Freude oder Traurigkeit erweckt. Liebe und Haß, Freude und Traurigkeit bilden Gegensatzpaare. Begierde und Bewunderung nehmen Sonderstellungen ein. Bewunderung geht den übrigen Leidenschaften voran als Voraussetzung; Begierde begleitet die übrigen Leidenschaften und setzt sie z. T. voraus. Bewunderung spielt sich allein im Gehirn ab, ohne Veränderung im Herzen oder Blut. Der Grund dafür liegt darin, „daß es sich bei der Bewunderung weder um ein Gut noch um ein Übel handelt, sondern um die Erkenntnis der bewunderten Sache"[7].

Bewunderung geht in Staunen über durch eine plötzliche Überraschung der Seele durch das Objekt. Dadurch werden die spiritus so mit der Erhaltung des Eindrucks beschäftigt, daß sie nicht in den Körper abfließen, der daher „unbeweglich wie eine Bildsäule bleibt".

Die anderen fünf Grundleidenschaften bewegen Herz und Eingeweide. Jede hat besondere Bewegungen des Blutes, der spiritus, der Herzklappen, des Verdauungsapparates, Zittern, Schwäche, Ohnmacht, Hitze, Kälte, Erröten, Erblassen u. a. m. zur Folge, die alle wieder Dauer und Wirkung der Leidenschaften erhöhen. Diese Verknüpfung von körperlich-psychischem Geschehen, eine Psychosomatik par excellence, wird assoziativ fixiert, so daß die Vorstellung, die einmal mit dem körperlichen Geschehen verbunden wurde, immer wieder auftritt.

Aus alledem ... folgere ich eine solche Verbindung zwischen Seele und Körper, daß, wenn einmal eine körperliche Handlung mit einem Gedanken verbunden gewesen ist, das Wiedereintreten des einen auch das andere herbeiruft. Dies sieht man bei den Kranken, die mit großem Widerwillen einen Tran eingenommen haben; sie können nachher nichts Ähnliches essen oder trinken, ohne den gleichen Abscheu zu fühlen, und sie können nicht an den Abscheu vor der Medizin denken, ohne daß ihnen nicht derselbe Geschmack in den Gedanken kommt[8].

Die fünf Leidenschaften besitzen für den Körper Wichtigkeit, nicht für die Seele. Ihr natürlicher Zweck ist es, die Seele zur Leistung und Unterstützung aller Tätigkeiten zu veranlassen, die der Erhaltung und Vervollkommnung des Körpers dienen.

Anders verhält es sich mit der Bewunderung, die Erkenntniswert besitzt. Hier lebt der Mensch in Anschauung des Objektes, er begehrt es nicht, er wird nicht im Urteil getrübt wie in den fünf anderen Leidenschaften. Trotzdem sind nicht alle Unterarten der Bewunderung gut, denn sie können den Menschen verleiten, sich die Güter oder Übel größer oder wichtiger vorzustellen, als sie es wirklich sind. Daher bedarf es auch hier der Erfahrung und der Vernunft, um jedes Übermaß zu vermeiden. Aber die Bewunderung ist bei Descartes doch eine in der Wertbemessung so hohe Leidenschaft, daß sie in einem gewissen Dualismus den anderen Leidenschaften gegenübersteht. Wenn wir einen Gegenstand bewundern, wird die Seele von den spiritus veranlaßt, ihn mit Aufmerksamkeit zu betrachten. Das Denken selbst wendet sich dem Gegenstand zu als Vorbedingung zur Erkenntnis. Admiration ist also vom Intellekt begleitet; sie hat daher Bedeutung als Leidenschaft für die Ausbildung der gesamten Wissenschaften. Eine species der admiration ist die Achtung; sie führt zur Selbstachtung, die darauf beruht, daß der Mensch den Gebrauch des freien Willens und die Herrschaft über das Begehren erhält. Daraus erwächst die Leidenschaft der générosité in der Seele, die zur Entstehung der gleichnamigen Tugend führt. Sie ist „gleichsam der Schlüssel für alle anderen (Tugenden) und ein allgemeines Mittel gegen alle Abwege der Leidenschaften"[9].

Tugend aber, als untrügliches Mittel gegen alle Abwege der Leidenschaften, führt zur höchsten Glückseligkeit. Sie ist die „Zufriedenheit, die den Menschen so glücklich macht, daß auch die stärksten Ausbrüche der Leidenschaften niemals die Ruhe seiner Seele zu stören vermögen"[10].

Die Leidenschaften werden durch eine Leidenschaft selbst, die allerdings von den fünf anderen fundamental verschieden ist, überwunden. Darüber hinaus aber wird als ein „Universalmittel gegen die Leidenschaft" die Übung aufgegeben, die Handlungen aufzuschieben, bis ruhige Überlegung eintritt. Gelingt dies nicht, „so muß der Wille sich vorzüglich der Betrachtung und Befolgung derjenigen Gründe zuwenden, die denen, welche die Leidenschaft beibringt, entgegen sind"[11]. Hier muß der Wille gegen die Leidenschaften eingesetzt werden. Es geht bei Descartes aber nicht um eine Ausrottung der Leidenschaften, sondern nur um eine Unterwerfung unter den Willen, denn die Leidenschaften Descartes' sind nicht nur nützlich, sondern in der Definition „nützlich" verbirgt sich ein bonum.

Das vollkommen Neue, das in der Lehre Descartes' von den passions de l'âme innerhalb der Auffassung der Leidenschaften auftritt, ist einmal ihre viel stärker als bisher fixierte psychosomatische Grundstruktur, vor allem aber die Wendung in eine optimistische Haltung ihnen gegenüber. Dafür spricht am deutlichsten die Tatsache, daß aus der Leidenschaft der admiration die générosité als Schlüssel zu allen Tugenden entspringt, aber auch die fünf anderen Leidenschaften dienen der Vervollkommnung des Körpers.

Auf die Widersprüche dieser Affektenlehre einzugehen, ist hier nicht der Ort, da sie lediglich innerhalb einer psychopathologischen Theorienbildung von Interesse ist, und so wird gerade der optimistische Ansatz bedeutsam. Die Willenstheorie Descartes' ist uneinheitlich und ambivalent. Während er in Pass. I, art. 41, davon spricht, daß der Wille in seiner Natur so frei sei, daß er niemals gezwungen werden könne, sind res extensa und res cogitans Gott gegenüber passive Substanzen. Ihre Vereinigung im Menschen geschieht nur im concursus Dei, also okkasionell, und läßt einem aktiven freien Willen wenig Raum.

Dieser Dualismus in der Affektenlehre von Descartes verschwindet in dem monistischen und pantheistischen System von *Spinoza*[12] (1632–1677) völlig; seine Auffassung der Körperwelt entspricht den mechanistischen Vorstellungen Descartes'.

Spinoza hatte durch seinen Substanzbegriff — Substanzialität kommt nur dem Wesen zu, das in sich ist und durch sich begriffen wird, nämlich Gott — das Verhältnis von res cogitans und res extensa neu bestimmt. Daraus ergab sich, daß Denken und Ausdehnung zu den Attributen der einen Substanz wurde, d. h., der Gegensatz von materieller und geistiger Welt wurde verändert, aufgehoben. Beide Attribute wurden Grundbestimmung der göttlichen Urwirklichkeit, „. . . nämlich, daß alles, was von dem unendlichen Verstand als die Wesenheit einer Substanz ausmachend wahrgenommen werden kann, nur zu einer einzigen Substanz gehört, und folglich, daß die denkende Substanz und die ausgedehnte Substanz eine und dieselbe Substanz sind, die bald unter diesem, bald unter jenem Attribut gefaßt wird"[13].

Diese Attribute machen das Wesen der absoluten, unendlichen, ewigen und unteilbaren Substanz aus. Jedes Attribut ist wie die Substanz nur durch sich selbst zu begreifen, daher sind sie voneinander verschieden und völlig unabhängig, d. h. eine Wechselwirkung ist nicht möglich. Auch die Modi der qualitativ verschiedenen Attribute haben nichts miteinander gemeinsam; der Begriff des Modus enthält den Begriff seines Attributes. „Jedes Attribut nämlich wird durch sich, ohne Hilfe eines anderen begriffen. Darum schließen die Modi eines jeden Attributes den Begriff ihres Attributes ein, aber nicht den eines anderen . . ."[14]

Die Modi tragen also Gepräge und Wesen ihres Attributes, d. h., die ausgedehnten Modi tragen das Gepräge der ausgedehnten Attribute, deren Affektionen sie sind, und sind völlig verschieden von den Attributen des Denkens, dessen Modi die singulares cogitationes darstellen. Sie sind nicht nur einander entgegengesetzt und unabhängig, sondern auch völlig ohne Einwirkung.

Aus den Attributen Cogitatio und Extensio, den einzigen, die wir Menschen in der Vielzahl zu erkennen imstande sind, gehen die psychische und die physische Welt hervor. Beide Attribute aber sind bei Gott vereinigt, d. h. hier sind sie als

Cogitatio und Extensio ein und dasselbe. Das gleiche gilt von den Modi. Die körperlichen Dinge folgen auf die gleiche Weise aus den Attributen der Ausdehnung wie die Ideen aus dem Attribut des Denkens. „Die Ordnung und Verknüpfung der Ideen aber ist die gleiche wie die Ordnung und Verknüpfung der Dinge."[15] Das bedeutet aber Parallelismus von Denken und Ausdehnung oder Widerspiegelung des einen Attributes im Gebiet eines anderen, eine Übereinstimmung.

Im Menschen sind dann auch „Seele und Körper ein und dasselbe Ding, das bald unter dem Attribut des Denkens und bald unter dem der Ausdehnung gedacht wird. Daher kommt es, daß die Ordnung und Verknüpfung der Dinge einerlei ist, ob man die Natur unter diesem oder unter jenem Attribut begreift, und folglich auch, daß die Ordnung der Handlungen und Leidenschaften unseres Körpers der Natur nach zugleich ist mit der Ordnung der Handlungen und Leidenschaften der Seele."[16]

Die Zusammenordnung von Körper und Seele ist Widerspiegelung und vollkommene Übereinstimmung. Ähnliches meint später *Leibniz* mit dem Begriff der praestabilierten Harmonie.

Die noch bei Descartes mögliche Wechselwirkung, ausgedrückt im Organ der Zirbeldrüse als Vermittlerrolle, ist hier bei Spinoza nicht denkbar. Körper bewegen weder den Geist zum Denken, noch regt der Geist den Körper zur Bewegung oder Ruhe an. Eine Spirituslehre gibt es nicht.

Mit dieser Identitätslehre werden die Affekte und die Triebe bestimmt; es ergibt sich, „. . . daß die Entschlüsse der Seele nichts anderes sind als die Triebe selbst, weswegen sie je nach der verschiedenen Beschaffenheit des Körpers verschieden sind. Denn jeder tut alles auf Grund seines Affektes; und wer von entgegengesetzten Affekten bedrängt wird, der weiß nicht, was er will; wer aber gar keinen Affekt hat, läßt sich durch jeden unbedeutenden Anlaß hierhin oder dorthin treiben. Dies alles zeigt in der Tat klar, daß der Beschluß der Seele sowie ihr Trieb und die Bestimmung des Körpers der Natur nach zugleich oder vielmehr eine und dieselbe Sache sind, die wir Beschluß nennen, wenn sie unter dem Attribut des Denkens betrachtet und dadurch erklärt wird, und die wir Bestimmung heißen, wenn sie unter dem Attribut der Ausdehnung betrachtet und aus den Gesetzen der Ruhe und Bewegung hergeleitet wird."[17]

Daher ist auch Wille und Trieb gleich. Die Seele ist dadurch ausgezeichnet, in ihrem Sein zu beharren; sie ist sich dieses Strebens bewußt. Wird dieses Streben allein auf die Seele bezogen, wird es Wille genannt, wird es aber zugleich auf den Körper bezogen, heißt es Trieb; Trieb, als seelische und körperliche Bezogenheit des Strebens zu beharren, ist „nichts anderes als das Wesen des Menschen selbst, aus dessen Natur das, was zu ihrer Erhaltung dient, notwendig folgt; und demnach ist der Mensch bestimmt, dies zu tun. Zwischen Trieb und Begierde sodann ist kein weiterer Unterschied, als daß man den Ausdruck Begierde auf die Menschen meistenteils nur anwendet, sofern sie sich ihres Triebes bewußt sind; man kann die Begierde deswegen so definieren: Begierde ist Trieb mit dem Bewußtsein des Triebes."[18]

Das heißt also: „Jedes Ding strebt, soviel an ihm liegt, in seinem Sein zu verharren." Der Organismus, auch der des Menschen, geht auf Selbsterhaltung aus. Sie ist es, aus der alle Leidenschaften hervorgehen. Aus alledem ergibt sich, „daß

wir nach nichts streben, nichts wollen, nichts erstreben noch begehren, weil wir es
als gut beurteilen, vielmehr umgekehrt, daß wir etwas darum als gut beurteilen,
weil wir danach streben, es wollen, erstreben und begehren"[19].

Diese monistische Trieblehre wird noch deutlicher an anderer Stelle ausgedrückt:

Denn mag der Mensch sich nun seines Triebes bewußt sein oder nicht,
der Trieb bleibt einer und derselbe; und daher habe ich, um nicht ersichtlich eine Tautologie zu begehen, die Begierde nicht durch den Trieb erklären wollen; ich habe mich vielmehr bemüht, sie so zu definieren, daß ich
dabei alle Strebungen der menschlichen Natur, die wir mit dem Namen
des Triebes, des Willens, der Begierde oder des Dranges bezeichnen, in
eines zusammenfaßte, . . . denn unter Affektion der menschlichen Wesenheit
verstehen wir überhaupt jeden Zustand dieser Wesenheit, ob er nun angeboren oder erworben ist oder ob er bloß unter dem Attribut der Ausdehnung begriffen wird, oder ob er sich endlich auf beide Attribute zugleich bezieht. Hier verstehe ich also unter dem Wort Begierde jedes Streben, jeden
Drang, jeden Trieb, jede Wollung, die je nach dem verschiedenen Zustand
des Menschen verschieden und nicht selten einander dergestalt entgegengesetzt sind, daß der Mensch nach verschiedenen Richtungen hingezogen
wird und nicht weiß, wohin er sich wenden soll[20].

Diese Begierde wird befriedigt oder gehemmt; Bewußtsein des ersten ist Freude,
des letzteren Trauer. Die drei Grundaffekte bei Spinoza sind daher cupiditas,
laetitia und tristitia, alle anderen Affekte leiten sich von ihnen ab. Die Ableitung
geschieht in der gleichen gesetzlichen Weise, wie sich die Gesetze der Mechanik
herleiten. Die gesamte Darstellung der Ethik erfolgt bei Spinoza, wie er ausdrücklich betonte, „more geometrico".
Diese monistische Trieblehre des Menschen, der als Mensch in seiner Doppelnatur Seele—Körper durch den Substanzbegriff Spinozas wesentlich determinierter
ist als der Mensch Descartes', ist auch pessimistischer.

Der Wille Spinozas besteht weder als solcher noch ist er „qua" Erscheinung frei:

Der Wille kann nicht eine freie Ursache genannt werden, sondern nur
eine notwendige. . . . er ist nur eine Daseinsform des Bewußtseins, ebenso
wie der Verstand; und daher kann jedes einzelne Wollen nur da sein und
zum Wirken bestimmt werden, wenn es von einer anderen Ursache bestimmt wird und diese wieder von einer anderen, und so weiter ins Endlose[21].
Wille oder Wollung kann also nichts weiter sein als Eigenerlebnis.
Die menschliche Ohnmacht gegenüber den Trieben ist daher eine „menschliche
Knechtschaft", denn die Affekte haben nichts Optimistisches in sich wie bei Descartes. „Die menschliche Ohnmacht, die Affekte zu meistern und zu hemmen,
nenne ich Knechtschaft. Denn der von seinen Affekten abhängige Mensch handelt

nicht aus eigenem Recht, sondern unterliegt dem Schicksal, in dessen Gewalt er in dem Maße steht, daß er oft gezwungen ist, dem Schlechteren zu folgen, obgleich er das Bessere sieht."[22]

Die Ursache dazu liegt in den Begriffen Gut und Böse. Sie sind keine absoluten Werte, sondern nur relative, sie sind nichts als „modi des Denkens" oder Begriffe, die wir im Vergleich bilden. Dem Nützlichen oder Nichtnützlichen liegt hier nicht mehr wie bei Descartes ein bonum oder ein malum zugrunde. Der Affekt wird daher nicht durch wahre Erkenntnis des Guten und Bösen überwunden, sondern nur durch einen stärkeren Affekt selbst, d. h., er kann nur überwunden werden durch Gut und Böse, insofern diese zugleich Affekte sind. Infolge des Selbsterhaltungstriebes strebt die vernünftige Seele nach dem Nützlichen; das aber ist, was zu richtiger Erkenntnis beiträgt. Affekte als passiones sind verworrene Vorstellungen; sie können nur entwirrt werden durch klare Vorstellungen; so liegt die Überwindung der Affekte schließlich in ihrer Erkenntnis. Jede klare Erkenntnis aber führt mit sich eine immer klarere Gotteserkenntnis, jenen amor intellectualis dei, der des Menschen Unsterblichkeit bedeutet; nur durch ihn wird die Triebnatur beseitigt.

Die Hauptwirkungsstätte Spinozas, Holland, im 17. Jahrhundert besonders ein Kampfplatz theologischer Sekten und Meinungen, brachte einen der bedeutendsten Ärzte hervor, der zum Führer der sogenannten iatrochemischen Richtung wurde.

III. Die neuen ärztlichen Theorien

a) *Iatro-Chemie*

Franz Sylvius de le Boe[1], aus protestantischer französischer Familie, die längere Zeit in Hanau lebte, gebürtig, wurde nach Zwischenaufenthalt in Amsterdam der glanzvolle Vertreter der befehdeten chemiatrischen Schule in Leyden. Er hielt Vorlesungen über Harveys Kreislaufentdeckung, war aber auch nicht ohne Einfluß des Paracelsus und Helmont geblieben. Wesentlich ist vor allem die Exaktheit seiner Methodik. Sie zeigt sich in der Genauigkeit der Symptombeschreibung und ihrer chemiatrischen Deutung. So wird die Hypochondrie geradezu zu einem Paradestück der Darstellung barocker Dynamik. Diese durchaus körperlich gefaßte Erkrankung zeitigt aber nicht minder Furcht und Traurigkeit bei melancholischem Delir. Ihr Ausgang sind Epilepsie, Konvulsionen, Apoplexie und Lähmung. Sylvius geht von der Symptomatik aus, die den Sitz um die Magengegend deutlich macht, steht sie doch besonders eindrucksvoll mit der Nahrungsaufnahme in Beziehung. Die praecordialen Erscheinungen sind individuell verschieden, führen aber zur Dehnung dieser Gegend. Ohnmacht, saure, seltener nitrose Aufstöße, Nausea mit Brechen kennzeichnen den akuten Zustand, dessen Schleimproduktion er in eine dynamische Skala vielfältiger Eigenschaften bannt, deren Begrifflichkeit das Schillernde der damaligen Wissenschaftssprache wiedergibt: wässrig, viskos, sauer, scharf, durchfließend, herb, bitter. Die Entledigung dieses Schleims bringt Erleichterung. Im Bauch tobt ein Wallen mit Dampf und Dünstung, es kommt zu Aufstößen und Blähung, die beide geräuschvoll nach außen dringen; auch dies bringt Linderung. Die linken Hypochondrien besonders sind geschwollen, die Exkremente sind reichhaltig, erscheinen zusammengezogen, die Lenden erkalten, ebenso die Gegend zwischen den Schulterblättern, es kommt zu vorübergehenden Fiebern bei Hitze im Unterleib, die aufwärts drängt; Frauen leiden an uterinen Erstickungen, der Puls ist gepreßt oder fehlt ganz, Herzpalpitationen quälen, Schweiß und Gesichtsröte treten auf, lanzinierende Schmerzen zeigen sich mit Schwindel und verdunkelten Augen, Ohrgeräusche entstehen, ein Ameisenlaufen ängstigt, allgemeine Schlaffheit mit Schlaflosigkeit treten hinzu, Heißhunger mit Speichelfluß und Durst gesellen sich zu Urinveränderungen aller Art; bald ist er zu dicht oder zu dünn, glänzt wie Mehl, wird auch schwärzlich, zeigt rötliche Kreise bald in Einzelteilen des Gefäßes oder im ganzen. Schleim und Galle sind die Ursache dieser Krankheit. Sektionsbefunde weisen auf eine Magenverschleimung bis in den Dünndarm reichend; dort findet man Massen verschluckten Speichels, die Pankreasgänge sind beteiligt, und die Bauchspeicheldrüse selbst zeigt Veränderungen der Schleim- und Speichelelemente. Die normale Galle, aus Laugensalz, flüchtigem Spiritus und Öl bestehend, zeigt nun eine Vermehrung oder Verminderung der Einzelbestandteile, wobei auch die erdigen abartig sein können (Steinbildung); jedem solchen Vorgang wird eines der Symptome zugeteilt, und auch die Verstimmungen, bei Frauen besonders auftretend, sind Ausdruck dieser chemischen Änderung.

Sylvius hat im Buch II, Kapitel 12 seines Werkes auch die Affektpathologie berücksichtigt. Er handelt sie zugleich mit den Gedächtnisstörungen ab. Diese hält er nicht für Folge der bisher angenommenen Feuchte oder Trockenheit des

Hirns, wenn er auch zugibt, daß viele körperlichen Krankheiten Gedächtnisdefekte machen. Auch hier sind es die Schleimverhältnisse, die auf äußere und innere Sinne wirken. Hinzu kommen die Spiritusveränderungen. Veränderungen ihrer Reinheit und Beweglichkeit können die Gedächtnisfunktionen beeinträchtigen. Affektstörungen gibt es viele. Entweder sind sie Folge der Über- oder Untererregung. Er nennt Liebe—Haß, Freude—Trauer, Hoffnung—Verzweiflung, Zorn—Furcht, Milde—Grausamkeit, Mitleid und Spott. Es gibt deren an sich gute, an sich schlechte; zu jenen rechnet er Liebe—Haß, Freude—Trauer, Hoffnung, Zorn, Furcht, Milde, Mitleid und Dankbarkeit; zu diesen Verzweiflung, Grausamkeit, Neid und Beleidigung. Im Gegensatz zu Spinoza bleibt er bei der stoischen Ansicht, daß diese Affekte zu mäßigen, daß ihre Exzesse durch Vernunft zu bändigen sind, ohne genauere therapeutische Maßnahmen außer der Vernunftanwendung zu nennen.

Ebenso vom Cartesianischen Materie- und Bewegungsbegriff ausgehend und verbunden mit der Chemie Sylvius', besteht bei *Michael Ettmüller*[2] (1644–1683) die „Leibesmachina" aus einer einfachen einzigen Materie, die ins Unendliche teilbar ist. Diese unendlichen Teilchen, die dem Körper seine Beschaffenheit geben, sind „materialisch" und bestehen aus schwefligen, salzigen, wässerigen und erdigen Prinzipien. Alle Eigenschaften und Wirkungen der Körper, die von der Materie herkommen, werden durch diese vier Klassen von Prinzipien erklärt. Der gesamte Körper ist also ein chemischer Prozeß; aus ihm besteht, der Materie nach, die Leibesmachina. Sie lebt. Leben ist Bewegung; rechtmäßige Bewegung bedeutet gesunde, unrechtmäßige ungesunde Machina. Das Prinzip der Bewegung ist, wie bei Descartes, die Wärme. Sie befindet sich überall im menschlichen Körper, ist von subtiler, flüchtiger, beweglicher Art und ebenfalls ein materialisches Prinzip. Sie stellt die Spiritus dar, die wieder mit den Samen-Ideen Helmonts von Ettmüller als identisch angesehen werden und die in der Zeugung übertragen werden. Die Spiritus stammen aus dem Blut, das durch seine ständige Gärung mit der Luft ein subtiles und flüchtiges Wesen geworden ist. Sie werden zugleich mit dem ganzen anderen Blut durch den Kreislauf aus dem Herzen zu allen Teilen geleitet, damit die Bewegung der Machina gehalten wird. Die Spiritus bekommen also ihre Materie aus dem Blut, ihre Gestalt aus der Gärung des Blutes und durch ihre Vermischung mit Luft. Ohne Erhitzung kann das Blut nicht in ein solches subtiles Wesen gebracht werden, da es salzige, flüchtige, ölige Teilchen und aus Salpeter und Schwefel zusammengesetzte in sich begreift. Als flammige Teile des Blutes schimmern die Spiritus und zeigen Eigenschaften des Lichtes. Ettmüller nennt sie Spiritus vitales, solange sie im Blut leuchten, und Spiritus animales, sofern sie im Gehirn und in den Nerven einen stärkeren Glanz erhalten. Sie werden Spiritus genitales genannt, wenn sie zur Zeugung gebraucht werden. Natürliche Spiritus gebe es nicht, da die Leber keine erzeuge. Alle Spiritus hängen zusammen; werden sie zerrissen oder an einem Ort gehemmt, geraten alle Handlungen und Wirkungen der Machina in Gefahr aufzuhören. Die Spiritus sind Ursprung des Lebens, erscheinen zuerst im „springenden Punkte des Eies" und sterben zuletzt. Ihre Materie ist salzig-schwefelig-balsamisch. Der Tod der Machina kann einmal ein Alterstod sein, wenn die Spiritus vom Blut nicht mehr ersetzt werden können — daher ist für Ettmüller auch Adam schon vor dem Fall sterblich gewesen — oder er kann ein plötzlicher Tod im gesunden Alter sein. Hier werden die Spiritus gewaltsam unterdrückt, die Bewegung wird aufgehalten. Dabei bleibt oft noch etwas zurück, ein Dampf oder ein Hauch, und dadurch entstehen im Körper verschiedene Wirkungen, z. B. magnetische. Auch die sympathetischen Erscheinungen hängen mit den Spiritus zusammen. Wenn sie daher z. B. mit den Ausdünstungen vom Körper abgetrennt werden, aber ihre Körpergleichheit noch behalten, sind sie in der Lage, andere Teile oder Körper von weitem beeinflussen zu können.

Spiritus und entsprechenden humor haben auch die Tiere. Aber nur der Mensch besitzt, wie bei Descartes, als einziges Wesen eine vernünftige Seele; sie ist ein „geistliches, sterbliches und unveränderliches Wesen". Sie übt ihre Wirkungen durch Verstand und Willen aus; mit Hilfe der Sinne und bei Gelegenheit gewisser Bewegungen, die in den Spiritus vorgehen, kann sie sich Konzepte und Einbildungen machen. Es ist der Cartesianische Concursus Dei, durch den eine Verbindung zwischen der Machina und der Seele gestiftet wird. Hier besteht die Möglichkeit, daß durch unordentliche Bewegungen der Spiritus auch die Seele im Verstand irren kann; anderseits kann die Seele durch den Willen den Spiritus eine Bewegung beibringen oder sie in eine Bewegung zwingen, die dem freien Willen entspricht. Die Wirkungen der Leibesmachina, alle Handlungen im Leibe, geschehen entsprechend den Spiritus durch drei Klassen von actiones: actiones vitales, animales und genitales. Die Spiritus animales, Urheber der actiones animales, verrichten als „flüchtige, hell-leuchtende Spiritus" im Geschmack durch Bewegung, Ausdehnung und Einfluß in die Nerven hinein in allen Teilen des Leibes ihre Handlungen. Sie sind Urheber der äußeren und inneren Sinne, der Bewegung und Zeugung. Geisteskrankheiten sind daher abhängig von Veränderungen qualitativer oder quantitativer Art der Spiritus animales. Diese Veränderungen sind Krankheitsursachen; zu ihnen gesellen sich die 6 res non-naturales, aus denen der Leib zwar nicht besteht, die aber zur Gesundheit notwendig sind: Luft, Speise und Trank, Wachen und Schlafen, Bewegung und Ruhe, Gemütsbewegungen und humores, die im Leibe bleiben oder ausgeschieden werden sollen.

Die Nosologie beginnt mit Störungen des Wachens und Schlafens. Beide Zustände sind abhängig von den Spiritus. Besitzen diese die richtige Subtilität und Bewegung, nehmen sie die äußeren Reize in den Empfindungsgliedern durch die Nervenfasern an und geraten in Bewegung. Dieser Zustand zeichnet das Wachen aus. Geschieht dies nicht mit derselben Fertigkeit, schläft der Mensch. Beide Zustände wechseln miteinander ab; wird dieser Rhythmus durchbrochen, tritt Störung ein.

Agrypnia, krankhaftes Wachen, entsteht, wenn die Spiritus zu häufig oder zu lange in den inneren und äußeren Teilen ihren Einfluß ausüben und dem Gehirn den Anfall der äußeren Reize vorstellen.

Bei „De somno nimio" muß man vieles Schlafen von der Unfähigkeit zum Wachen unterscheiden. Ersteres bedeute nur Schwachheit oder einen natürlichen Schlaf nach Anstrengungen, während die Unfähigkeit zum Wachen im Coma somnolentium und Cataphora ausgedrückt sei. Coma vigile ist ein Schlafzustand, in dem der Kranke schwer träumt, schreit und sich bewegt. Lethargus ist Tiefschlaf mit Phantasieren, Gedächtnisverlust und Fieber. Ist der Kranke nicht erweckbar, handelt es sich um Carus; der nächste Grad bedeutet Schlagfluß. Zum Carus gehören die Mondsüchtigen, bei denen wachender Schlaf und schlafendes Wachen vorhanden sei; die äußeren Empfindungsglieder, die Spiritus werden von der Einbildungskraft bewegt. Viel Schlafen und Dummheit hängen zusammen; hierbei werden die Spiritus durch veränderte humores im Gehirn „dumm" gemacht, d. h., sie bewegen sich nicht mit der nötigen Subtilität. Bei Catochus und bei der Catalepsie sind die Spiritus fix, unbeweglich, die Patienten stehen wie eine Bildsäule und bewegen sich nicht.

Vertigo dagegen ist durch eine unordentliche Bewegung der Spiritus in den äußeren Sinnen hervorgerufen. Causa proxima sind schadhaftes Gehirn oder Gebrechen anderer Teile, besonders des Magens. Unordentliche Bewegung der Spiritus in den äußeren Gliedmaßen bewirkt Epilepsie und Konvulsionen. Dabei werden die Muskeln gegen den Willen bewegt. Die Konvulsionen sind zweierlei Art: ein Teil der Muskeln wird entweder zusammengezogen und wieder gestreckt oder ein Teil bleibt zusammengezogen und hart. Zu letzterem gehört Tetanus, Priapismus und Satyriasis, Spasmus cynicus und Risus sardonicus; zu ersterem gehört der Konvulsionismus bei Trinkern und Gichtbrüchigen, aber vor allem bei der Epilepsie selbst. Hier gibt es drei Grade:

1. der erste gehört eigentlich zum fallenden Schwindel, die Patienten liegen plötzlich bewegungslos da,

2. die Patienten bewegen den Leib auf allerlei Art; die Sinne sind nicht oder mit Phantasieren angegriffen,

3. Sinne und Verstand verschwinden, der Leib ist allerlei Bewegungen unterworfen, die Patienten knirschen mit den Zähnen, schlagen mit Armen und Beinen, schäumen, beißen in die Zunge, klagen hinterher über Kopfschmerzen und wissen von nichts.

Bei der Epilepsie leiden die nervösen Fasern und die Teile, die durch sie bewegt werden. Daher sind die Erscheinungen einmal äußerlich wie bei den Teilkrämpfen und der Epilepsie, aber ebenso innerlich, wo die nervösen häutigen Teile bewegt werden und innere Koliken anzeigen. Die Epilepsie entsteht idiopathisch durch schadhaftes Gehirn, schadhafte Spiritus oder konsensuell durch die anderen Teile. Das Zittern unterscheidet sich von den konvulsivischen Bewegungen dadurch, daß hier noch eine freiwillige Bewegung vorhanden ist, durch die man das Zittern unterdrücken kann. Der physiologische Vorgang ist der gleiche.

Wird der Einfluß der Spiritus in die Teile des Gehirns verhindert, kommt es zur Apoplexie, zum halben Schlag oder zur Paraplexie, in der nur ein Teil vom Schlag gerührt ist. Ettmüller unterscheidet Lähmung eines Teiles, wenn die Bewegung verloren, die Empfindung aber noch vorhanden ist, von der Unempfindlichkeit, bei der die Bewegung erhalten, aber die Empfindung verloren ist. Ist bei Lähmung die Empfindung erhalten, nenne man dies Paresia.

Von den traditionellen Geisteskrankheiten werden Phrenitis, Melancholie, Manie und Rabies behandelt. Sie gehören zu den Gebrechen der innerlichen Sinne und Vernunft und sind Krankheiten, die den Menschen allein betreffen. Zu einem Verlust des Verstandes kann es nur über die Verletzung der inneren Sinne, insbesondere des Gedächtnisses kommen; daher wird zuerst über das verletzte Gedächtnis gehandelt und danach von den Delirien, wobei Phrenitis, Melancholie, Manie und Rabies unterschieden werden. Wie es zugehe, daß es zu einem Verlust des Gedächtnisses komme, ist nicht recht zu klären. Wie Sennert stellt Ettmüller fest, daß durch

Verletzungen des Kopfes, durch Fall und Stoß, aber auch durch Gemütsbewegungen und durch Krankheiten wie Epilepsie und Melancholie eine Verletzung des Gedächtnisses eintreten könne. Diese Verletzung zeige sich als Initialsymptom beim Schlagfluß; doch könne es, wie auch nach Vergiftungen, wiedererscheinen. Delirien entstehen, wenn der Verstand von äußeren oder inneren Ursachen verkehrt werde. Zu den äußeren Ursachen gehören Einwirkungen, die die Spiritus auf verschiedenste Konzepte und wunderlichste Dinge bringe: der Biß rasender Tiere, wo der Mensch die Handlungen der Tiere nachahme, und Liebestränke. Innere Ursachen können Fieber darstellen. Delir mit Fieber ist Phrenitis. Sie rührt von Entzündung des Gehirns her, die durch Sommerhitze, starke Getränke, verhaltene Reinigung der Wöchnerinnen, Gemütsbewegung u. a. m. ausgelöst sein kann. Ist das Delir nicht so heftig, heißt es Paraphrenitis. Ursache des Phantasierens und Delirierens sind unordentliche Bewegungen der Spiritus, wodurch eben jene wunderlichen Konzeptionen entstehen. Dem Delir geht ein Zustand von Lachen, Weinen, Konvulsionen und der Erscheinung des Fliegenfangens voran. Der Inhalt des Delirs kann lächerlich und scherzhaft sein, aber auch ernsthaft mit viel Schimpfen. Entsteht eine Schlafsucht im Anschluß an die Phrenitis, ist der Ausgang meist tödlich, ebenso wenn Konvulsionen folgen. Das melancholische Delir zeigt den Menschen „in trauriger Gemütsstimmung mit Engigkeit und Gewissensängsten", wobei das Delir entweder wechselnde Inhalte hat oder „beständig auf eine Sache gerichtet (ist), welche der Patient verlangt oder vor der er Abscheu hat". Wieder taucht hier der Monomaniebegriff auf, der seit Paracelsus eine zunehmend gewichtige Rolle und Bedeutung erfährt. Ursache des melancholischen Delirs ist ein melancholisches Temperament des Leibes und des Blutes mit veränderter Natur und Bewegung der Spiritus als Folge von Milz- und Magenleiden, Verstopfung der goldenen Ader u. a. m. Aber auch übermäßige Traurigkeit kann zur Melancholie führen. Ererbte Melancholie oder Melancholie durch Gemütsbewegungen und zu vieles Studieren ist schwer heilbar. Frauen sind nicht besonders zu Melancholie disponiert, bekommen sie sie aber, ist die Krankheit hartnäckig. Verfallen Melancholiker in ein Delir mit heftigem Wüten ohne Fieber, nennt man es Manie. Der seit Aretaeus nicht wieder erwähnte Zusammenhang von Melancholie—Manie wird hier bei Ettmüller erstmals wieder gesehen. Melancholie—Manie ist bei ihm eine einzige Krankheit. Ihre Ursache ist eine Säure, die die Spiritus allzu beweglich macht und die durch Veränderungen der Teile, besonders des Intestinum, entsteht. Bei der Melancholie ist diese Säure nicht so scharf wie bei der Manie. Wie sehr beide als Einheit angesehen werden, erschließt Ettmüllers Bemerkung, auch verhaltener Abfluß des Blutes, Epilepsie, langwierige Fieber und Liebestränke können beide Krankheiten erwecken. Vererbte Manie ist selten heilbar. Als Medikament wird bei Melancholie — Manie Opium genannt. Die Rabies, der Biß eines tollen Hundes, führt ebenfalls zur Manie, die sich von der vorigen nur durch die äußere Ursache unterscheidet. Ihre Beschreibung ist traditionell. Bei Wasserscheu nenne man sie Hydrophobie, dann sei sie besonders gefährlich. Durch den Biß des tollen Hundes dringe ein „Sauerteig" in das Blut des Patienten ein und mache es dem Blut des Tieres gleichförmig. Daher werden die Gebärden der Tiere nachgeahmt. Als letztes führen Liebestränke zur Manie. Hier müsse man jedoch diese Raserei von derjenigen unterscheiden, die aus unmäßiger Liebe komme.

b) Anatomie

Thomas Willis[3] (1622–1675), einer der bedeutendsten Ärzte der Barockzeit in England, war ursprünglich Theologe, wandte sich aber durch Cromwells Verfolgung der anglikanischen Kirche der Medizin zu, wurde 1646 Baccalaureus und 1660 angestellter Professor für Naturphilosophie in Oxford. Nach Auszeichnung durch Karl II. als auswärtiges Mitglied der Royal Society siedelte er 1666 nach London über, wo er eine ebenso glänzende wie beneidete Praxis ausübte.

Seine bedeutsame Entdeckung des nach ihm benannten Circulus, seine im Gedankengang des Sylvius verfaßten Arbeiten über Fermentation interessieren hier weniger als seine theoretischen naturphilosophischen Äußerungen über die Seele der Tiere. In diesem wichtigen Traktat findet man in griechischen Lettern das Wort Psychologia, dessen Stiftung man gemeinhin *Rudolph Goclenius,* dem Marburger Philosophen, zuerkennt. Dieser war ein treuer Verfechter des schon genannten Scaliger. Willis redet von einem wilden Erfinder-Saeculum, das angebrochen sei und viel Neues bringe. Sodann gibt er eine historische Übersicht dessen, was die Wissenschaft von der Seele hervorgebracht habe. Er beginnt mit Platons Weltseele, der Seelenwanderungslehre, berührt die Auffassung der Manichäer, der entsprechend die Seelen aus Gottes Substanz sich ablösend die Erdenkörper aktuieren, um von dort wandernd zu Gott zurückzukehren. Es folgt die Beschreibung der Origenisten, nach denen die Seelen mit Erschaffung der Welt auftreten, zunächst für sich subsistieren, um dann okkasionell den Körper zu formen, um später als eigene Subsistenzen zurückzukehren. Nach weiterer Schilderung der peripatetischen Theorie der unkörperlichen Form, des Standpunktes *Dikaearchs,* gelangt er zur Temperamentenlehre Galens. Anschließend spricht er von der luft- und feuerartigen Seelenauffassung, von der Körperlichkeit und der Bluttheorie des Kritias und Empedokles. Aus dieser Auffassung erkläre sich das jüdische Verbot, Blut zu sich zu nehmen. Die epikureische Ansicht von der Körperlichkeit sei besonders heute wieder modern und hänge mit der Atomauffassung zusammen. *Gometius Pereira* wiederum halte Tiere für seelenlos, und dieser Meinung seien Descartes und *Digby* gefolgt. Andere wiederum bejahten die Tierseele außerhalb eines reinen Automatismus der Spiritus. Selbst Digby unterscheide sich von Descartes, da er dieser Seele doch Sensus und Lokalbewegung zuerkenne, so daß extemporierte Handlungen möglich würden, die wiederum mit Ideen vorangegangener Dinge im Gedächtnis zusammenhingen. Auf diese Weise sei doch Urteil und Verstandestätigkeit möglich, eine Auffassung, die auch Nemesius schon vertreten habe. Nicht anders sage Gassendi, Tiere verfügten über Verstand und seien folglich keine reinen Maschinen. Im Anschluß an Epikur rede er von der Seele als Flammula von feinstem Feuer, das während des Lebens des Tieres brenne. Diese Vorstellung sei stoisch (technisches Feuer). Das Wie dieses Vorganges werde freilich nicht geklärt.

Platonikern, Manichäern und Origenisten könne er nicht folgen. Nach seiner Meinung seien Tier- und untere Menschenseele körperlich. Indessen seien Tierseelen nicht nur extensiv, sondern auch feurig. Das gehe aus Ansichten alter und moderner Autoren bis Fernel, *Heurnius* und Descartes hervor, nicht zuletzt aus Bacons Meinung; vor allem lehre dies *Georg Ent,* der bekanntlich ein relativer Verteidiger der Lehre Harveys[4] gewesen ist.

Für die Tierseele ergeben sich drei Fragenkomplexe:

1. Welches ist ihre Substanz? 2. Worin besteht ihr Leben und ihre Verwirklichung? 3. Welches sind ihre Aufgaben und Operationen?

Die Antwort zu 1. lautet:

... man hat recht, anzunehmen, daß die Tierseele aus Teilchen der gleichen Materie besteht, aus der der organische Körper geformt ist; diese Teilchen sind besonders ausgewählt, besonders fein und höchst aktiv. Sie tauchen wie eine Blume aus dichterer Masse so gegenseitig vorbrechend zusammen und bilden geeignete Führungswege (ductus), die sie durch die Struktur des ganzen Körpers selbst vortreiben, und so bilden sie eine durchgängige Hypostase von dünner Beschaffenheit und gewissermaßen geistig, die dem Ganzen adäquat und räumlich angepaßt ist.

Diese seelendisponierte Materie ist kein atomares Zufallsprodukt. Diese verfeinerten Teilchen bestimmen die Materieform des Körpers, indem sie als die tatsächliche Seele diesen verlebendigen und inspirieren.

So scheint die Seele, obzwar körperlich überfein ein Spektrum des Körpers, eine Schatten-Larve (larva umbratilis) zu sein.

Sie hat wie der Körper ihre Subsistenz gemäß einer Idee, gemäß eines Typus aus dem Gesetz der Natur heraus. In solcher Eigenschaft ist sie zwar mit dem Körper intim geeint, kann aber durch unsere eigenen Sinnesorgane nicht erfaßt werden und wird daher nur bemerkbar an ihren Operationen. Ferner ergibt sich daraus, daß Schäden, die sie oder den Körper treffen, zu ihrem Untergang führen können. Diese Schäden werden durchaus mechanistisch gesehen, also als Adhäsionsstörungen oder als Abweichungen des üblichen Zusammenhanges.

Die körperliche Existenz der Seele hängt völlig ab vom Verwirklichungsvorgang oder Leben.

Diese Tatsache erklärt es, daß man am besten das Bild der Flamme benutzt.

Dieses Bild wird auch chemisch verifiziert; geistige und schweflige Teilchen, die zur Beseeltheit prädisponiert sind, treffen in einem geeigneten Brennpunkt zusammen. Bei höheren Tieren spielt wesentlich die Blutwärme mit, aber auch bei Kaltblütlern ist der Vorgang ähnlich.

Der Körper ist der Seele Wohnung, sie informiert ihn und ist dabei mit Vermögen und Habitus ausgestattet wie mit Satelliten, die wie in einem Theater agieren.

Nach einer zoologischen Übersicht der genera und species wendet er sich in Kapitel V den ersten Spuren der tierischen Seele zu. Es versteht sich, daß dieses formierende Prinzip des Körpers früher da sein muß als dieser selbst. Und zwar ist sie eine „animula nondum accensa", die in der Samenflüssigkeit eingeschlossen ist. So wartet sie nur auf den geeigneten Ort, um sich zu explizieren. Das alles wird ungemein dynamisch im Sinne des barocken Zeitstils beschrieben; es geht vor sich wie eine in Gang gebrachte Feuersbrunst; die lateinischen Worte geben Kunde von einem Crescendo der Vorgänge: „orditur telam, agitat, accendit, disponit, sensimque efformat!" Es ist die Rede von einer „stupenda fabrica". All dies kann kein Zufallsmachwerk sein, dahinter steht die Providentia Dei. Seine Schöpferkraft schafft „typos originales". Was hier vor sich geht, hat Ähnlichkeit mit Stahls späterem schaffenden Seelebegriff und enthält all das, was wir heute an Organisatorentätigkeit in der Biologie kennen. Diese Seele schützt vor Fäulnis, denn ist der Spiritus geschwunden, so bleibt nur der Latex, der Kadaver, der wie in einen verrochenen Wein degeneriert (in vappam degenerat). Freilich taucht hier des Hippokrates Vorstellung wieder auf (ἀεὶ φύεται μέχρι θανάτου).

Von dem Lampe-Öl-Bild als Metapher kommt er nicht los. Kein Wunder, daß dieser Seelenanstoß dann weit in die Chylifikation und Blutphysiologie hineinreicht. Das Hauptmotiv aller dieser Vorgänge kehrt wie in einem Ritornell wieder: Anima sicut flamma! Und auch die Flamme, um im Bild zu bleiben, hat ihre Ungleichheiten, ihre flackernden Erscheinungen (trepidationes), und neigt daher zu anomalen Bewegungen. Beim Menschen sind sie deutlicher als beim Tier. Die Nahrung der Flamme ist nämlich unterschiedlich; so ergibt sich ein Unterschied im Schwefelgehalt oder in der Zartheit der Brennbarkeit. Dahinter steht freilich das Herz mit seiner Vitalwärme, nicht minder aber sind die Affekte daran beteiligt, die wie eine Zugluft wirken können. Und so entstehen Ungeordnetheiten; hinzu kommen die humoralen Verhältnisse physiologischer und pathologischer Art; sie sind gekennzeichnet durch die Erscheinungen der Leukophlegmasie, des Hydrops und der Pica der Jungfrauen. So kann das Blut verwässern wie feuchtes grünes Holz, und die Flamme schwelt alsdann, erzeugt Rauch; der Blutliquor selbst kann zu schweflig sein wie etwa in der cholerischen Störung oder beim Fieber. Und so wird die anima sensitiva bedroht und behindert; dies alles wirkt wieder zurück auf das Hirn und seine Anhänge.

Nutritive und generative Eigenschaften sind Aufgaben der Seele. Daher regelt sie zuerst die Ernährung, dann aber den Humor seminalis. Willis vertritt nicht die enkephalomyelogene Spermatheorie, sondern die haematogene. Er begründet sie aus der Nervenlosigkeit der Hoden, die indessen besonders gut mit Gefäßen versorgt seien. Und so gelange das Blut in die Genitalien wie in die gewundenen Kanäle einer Retorte. Hier findet das Destillat statt.

Ein Lymphgang führt den Latex ab. Willis konstruiert eine Hirn-Genitale-Beziehung, zumal große Spiritusmengen vom Hirn zum Genitale abwandern und den Hirnvorrat mindern. Das Blut auch vermag nicht aus eigenem Vorrat den Genitalien genug zu liefern, und so holen sie ihren Tribut vom Hirn. Dies scheint ihm beweisbar durch die Erschöpfungszustände nach sexueller Unbeherrschtheit. Es besteht zwischen Einbildungskraft und lokaler Schwellung ein Zirkel; bald führt die Einbildungskraft zur Schwellung, bald diese zur Steigerung jener. Sexusbetätigung ist für ihn nicht Instinkthandlung, es geht nicht um einen Seelenteil; der Sexualakt als heftigster Totalaffekt bringt ein Ganzheitsgeschehen in Bewegung, und so geht dann der Brennstoff der Libido durch alle feurigen Seelenteile nach allen Richtungen.

Nicht nur der leuchtende Teil der Anima sensitiva kann gestört sein, auch Hirn und Nerven können unmittelbar durch äußere Ursachen affiziert werden. In nächtlichen Stunden kann das Hirn von einer Infusion zu starker Ernährung erfaßt werden. Vapores können beteiligt sein, so daß der leuchtende Seelenteil verdunkelt wird. Dann verstopft die Krankheitsmaterie die Wege der strahlenden Spiritus durch Eklipse. Die leuchtenden, luftigen Spiritus werden durch andersartige Effluvien salziger, vitrioliger und nitroser Art infiziert, ihre sensiblen Eigenschaften werden mißbildet und wandeln sich dann in Mormolykeia zu ungeordneten Bewegungen. Das geschieht bei Melancholie und Manie. Ferner können Verschiedenheiten der Sinnesempfindungen Affektveränderungen erzeugen. Bei all diesen Vorgängen ist bedeutsam, daß Willis eine Strahlungstextur der Spiritus annimmt. Sie kann durch Imaginatio über den Präkordienweg alteriert werden.

Die Frage, ob Tiere, die doch sinnvolle Handlungen zeigen, nicht auch eine anima rationalis besitzen und ob es nicht vielleicht das Pferd als Klugen Hans geben könne, ist zunächst diskutierbar. Indessen liege es wohl nicht so. Vielmehr wird Empfindsames vom Unempfindsamen hervorgebracht, der angezündete Leib entstehe aus dem nicht brennenden. Leben ist eben seelisches Brennen. Auch Brennbares, wie Holz oder Öl, brennt nicht an sich, wird erst entzündet, um dann rasch aufzuflammen. Ebenso ist der Humor vitalis im Ei zunächst anfänglich unlebendig (iners) wie eine nicht entzündete Materie. Erst die Seele aktiviert ihn zu Empfindung und Bewegung; dies alles sieht er im Gleichnis des angefachten Feuers. Und dieses ganz real gedachte Feuer entzündet seinerseits die Spiritus animales wie Lichtstrahlen (tamquam lucis radii). Sie konfigurieren sich entsprechend den jeweiligen Gegenständen als Eindrücke (impressiones) und bewirken so einen Strahlenwurf (Aktinoboliai), der reflektierend Bewegungen erregt. Die Passivität der ersten Materie erkennt er nicht an, vielmehr sind die sublunaren Atome regsam und besitzen Eigenbewegung (autokinetoi); sie verweilen nirgends lange, wandern vom einen zum andern Subjekt oder verschaffen sich eingeschlossen Wege und Ausgänge. Dies alles erklärt die Wahrnehmung noch nicht. Weder hirnorganisch noch lokalisatorisch sei dies begreifbar. Hier bedarf man des Opusbegriffes, also der Schöpfung; denn schon die menschliche schöpferische Tat vermag die Materie zu überwinden. Man brauche nur an die Konstruktion von Eisen- oder sonstigen Metallwerkzeugen zu denken. Noch wunderbarer sei das Musikinstrument. Am wunderbarsten aber sei das automatische Orgelinstrument (der Automat). Vergleichsweise sei die rationale Menschenseele der Orchesterdirigent dieser Automatismen. Im Gegensatz dazu sei die Tierseele in ihrer ebenfalls erstaunlichen Vielfalt der Möglichkeiten durch Gesetzmäßigkeit determinierter.

In der Tat besitzen vollkommenere Tiere eine Art Cognitio; eine gewisse „notitia ingenita" seie vom Schöpfer angelegt im Sinne des natürlichen Instinktes, und manches werde auch hinzuerworben durch Nachahmung und Erlernen. Es findet eine gewisse Nachschöpfung bei ihnen statt. Die äußeren Eindrücke gehen vermittels der Spiritus über die Corpora striata zum Gemeinsinn und wie Wasserwellen zum Corpus callosum, schließlich bis zur Rinde. Dort findet die Wahrnehmung statt, und vermittels der Einbildung und des Gedächtnisses werden Spuren geschaffen.

Der Vorgang lautet wörtlich:

Doch mittlerweile, während der Empfindungseindruck, im Gemeinsinn untergebracht, dort die Wahrnehmung des empfundenen Dinges bewirkt, strebt gleichsam dessen Erscheinung (species) jeweils unmittelbar weiter geradeaus und schafft Einbildung und Gedächtnis; ebenso erzeugt je nach Übereinstimmung oder Nichtübereinstimmung eine andere Erscheinung des gleichen Gegenstandes in reflexer Weise (reflexa) ein Begehren (appetitus) und lokale Bewegungen als deren Ausführungen; das heißt, die spiritus animales blicken infolge des Empfindungsaktes nach innen und springen um die Corpora striata in Erschütterung zurück. Und wenn diese sogleich andere Nervenspiritus besetzend erregen, so erwecken sie Begehren oder Abkehr von der empfundenen Sache und dazu gleichfalls eine Bewegung dieses oder jenes Gliedes ...

Er fährt fort:

Schließlich, weil ja dieser oder jener Empfindung diese oder jene Bewegung einmal oder zweimal folgt, so folgt später zumeist diese Bewegung jener Empfindung wie Ursache und Wirkung. Und gemäß dieser Weise (ritus) werden infolge der zugelassenen Ideen der Empfindung und infolge der Kenntnis der Einzeldinge allmählich Gewohnheiten der Tätigkeit und Lokalbewegung hervorgerufen.

Mit dieser Darstellung wird also der Bahnungsgedanke im Hirn klargelegt. Weiterhin heißt es:

Denn anfänglich wird fast jede Bewegung des beseelten Körpers von der Berührung mit einem äußeren Objekt erweckt. Natürlich werden die Spiritus animales, die innerhalb des Organs sitzen, vom Gegenstand erschüttert nach innen getrieben und schaffen so die Empfindung.

Aber auch jetzt wieder kommt es wie am Meeresgestade zu einer rückläufigen Wellenbrechung der Vorgänge. Sie werden vom Gemeinsinn von innen wieder nach außen getrieben als Wogen der Spiritus (Undulatio). Der Vorgang erstreckt sich wieder in die inneren Hirnräume zurück; und so folgt der Empfindung die Ortsbewegung. Der eingeschliffene Vorgang ermöglicht es späterhin, daß solche Vorgänge dann auch ohne realen äußeren Gegenstand vor sich gehen können. Dies vollzieht sich dann intern von selbst.

Im weiteren Vergleich der Tier- mit der Menschenseele wird der Intellectus agens des Aristoteles gestreift. Er ist unbegrenzt und vom Sinnlichen unabhängig.

Die Phantasie und Einbildung ist Organ der Körperseele, sie sitzt in der Hirnmitte, nimmt die Species sensibiles auf, mögen sie durch die Sinneseindrücke oder als Einzeldinge körperlicher Art von außen eindringen. Hier ist man Täuschungen ausgesetzt, sei es daß diese Dinge wie unter einem Index oder Bilde in Erscheinung treten. Wahrheit wird nicht vermittelt. Der Intellekt sichtet, verbessert, verfeinert die Phantasmata, verallgemeinert begrifflich und gelangt bis zu Gott und Ewigkeit. Das noetische Vermögen besteht darin, daß man sich selbst denken kann. Indessen saugt die rationale Seele die anima corporea nicht einfach in sich auf; beide bestehen zugleich. Willis folgt teilweise *Pierre Gassendis* Auffassung. Die körperliche Seele ist Subjekt der rationalen, aber nicht ihre Gesamtheit ist von ihr besetzt, es genügt, daß die rationale Seele auch in der Hirnmitte regiert. Dort trifft sie mit Phantasie und Einbildung zusammen. Diese ist ihr Lieferant. Jeder Intelligenzvorgang ist also von Imaginatio und Hirn selbst abhängig. Ist dieses intemperent oder schlecht geformt, so werden die Spiritus kindisch und behindert, d.h., sie büßen ihre strahlende Leuchtkraft ein. Auf die Phantasmata wirkt der Intellekt reinigend. Hirnschäden mindern die Vernunftausübung bis zum Ausfall. Gassendi erklärt den Intellekt für einheitlich ohne Teilwirkungen, eine aus eigener Natur bestehende Erkenntniskraft. Diese bedarf keines besonderen Habitus, sie ist selbst ein solcher. Indessen hat die körperliche Seele eine Tendenz, die rationale in Richtung auf tierisches Verhalten zu mindern.

Schließlich gelangt Willis zu den Passiones. Die ganze körperliche Seele sitzt dem Leib auf wie eine Theca, also Decke oder Hülse, sie bewässert alle Teile des Blutes und der Spiritus animales, begeistet sie, und zwar normalerweise in sanfter Art. Dennoch kommt es vor, daß dieses Gesamt (Systasis) erschüttert wird; dann entstehen Blutunregelmäßigkeiten und Fluktuationen. Besonders die Spiritus werden davon ergriffen, erregen die Praecordien und pervertieren den Blutlauf. Dies überträgt sich auf alle Humores, Glieder und Körperteile; so kommt es auch zu einer einschränkenden Wirkung auf die rationale Seele. Willis sieht dies ganz mechanisch und dynamisch, er redet von Schwellung und Ausdehnung, von Kontraktion und Quetschungen. Die rationale Seele zieht sich im Kampf zurück. Es kommt zu Stagnationen besonders im Blut. Die Empfindungsvermögen erhalten eine neue „species", sie wählen dann Hirn und besonders die Imaginatio als Aktionsort und machen sie zu einem „Plektron", indem sie sie ummodeln. So entsteht die somatische Grundlage für die Passiones. Das Bild von Meeresstille und Sturm wird benutzt. Zwar können sich die Spiritus im Schlaf noch ruhig verhalten, im Wachen aber werden sie von außen und innen gepeitscht. Dieser Zustand kann manchmal in einer Wertneutralität erkannt und beseitigt werden. Tritt aber eine Wertbezogenheit auf, so kommt es zu affektiver Erregung mit Beteiligung der festen Teile.

Passiones nennt er die Affekte der körperlichen Seele. Die Verklebung der körperlichen, also der sensitiven, mit der rationalen Seele erheischt eine dreiteilige Betrachtung der Passiones: nach der physischen, metaphysischen und moralischen Richtung.

An erster Stelle stehen die schier irrationalen Phänomene der Sympathie und Antipathie. Er rechnet hierher auch alle individuellen Idiosynkrasien beim Essen. Die Erklärung ist recht mechanistisch; sie geht aus von feindseligen Augen der anima sensitiva, die ihrerseits die Spiritus in Aufruhr bringen. Es gibt weiter metaphysische Passiones. Sie werden der anima sensitiva gewissermaßen von der rationalis geliefert, die sich ihrer Apparatur bedient, um so ein höheres Begehren zu erzeugen, das die Ausübung heiliger Affekte ermöglicht. So gelangt die Konzeption dieser Vorstellungen ebenfalls über das Hirn zur Phantasie, vor allem aber in die Brust- und Herzgegend. Pietas und Devotio werden daher stets dem Herzen zuerteilt. Daraus ergeben sich: Bußfertigkeit, Gottesliebe, Sündenverabscheuung, Heilshoffnung, Furcht vor Gottes Strafe und andere religiöse Handlungen. Sie alle gruppieren sich in der Praecordiengegend. Diese Verhaltensweisen bilden einen hemmenden Effekt aus auf die sensitive und brennende Eigenschaft der Seele. Die Wirkung geht auf das Blut als Träger des wertvollsten Lebens. Es wird angereichert in den Höhlen des Herzens und dient so bei der Devotion als Brandopfer

Gottes. Die Erfahrung des intensiven Gebetes erweist diesen physiologischen Vorgang: Zuerst wird das Blut in der Herzhöhle angesammelt; dann versuchen wir die Leerräume der Lunge zu füllen und atmen tief; bei vollzogener Luftfüllung werden die Thoraxmuskeln und das Zwerchfell in fast dauernder Systole gehalten. Das Endziel dieses Vorgangs ist, daß das vitale Blut gleichsam Gott als Hostie dargeboten wird, und dies dauert bis zur Erhörung des Gebetes vor Gott an.

. Ja, man kann sogar beobachten, daß religiöse Leute jederzeit das Blut in Richtung auf das Herz zurückrufen zu den Praecordien und somit verstehen, es von allzuheftigem Excurs in äußere Freuden und Heiterkeit abzubringen. Überhaupt ist es billig, daß der Lebens-Humor, der dem schirmenden Gott heilig ist, ungemindert erhalten wird ...

Das wisse man ohne große geistige Konzeptionen, und daher sei übermäßiger Weingenuß ungünstig, da er diese hemmende Praecordienwirkung aufhebe und das Herz verhärte. Diese Gegend sei also Sitz der moralischen Eigenschaften, und daher hießen die Weisen auch „Cordati"; umgekehrt sage man, wenn einer töricht ist oder albern, er habe in der Brustwarze der linken Seite kein Leben. Das Blut setzt die Spiritus, diese unmittelbaren Denkinstrumente, in Bewegung, und diese flüchtigen Wesen gelangen in ihrer leichten Beweglichkeit zum Hirn. Dieses selbst wird in seiner Stabilität wiederum von der Qualität der Spiritus bestimmt. Geistige Trägheit oder Überlebendigkeit sind also von diesem Blut-Spiritus-Zusammenhang abhängig. Willis betont aber, daß Weisheit herzgebunden sei, weil eben dort die erforderlichen Bremsen auf die eben geschilderte Art entstehen, die dann sekundär das Hirn beeinflussen. Der in den Praecordien einsetzende Störungsvorgang versetzt das Hirn in geisteskrankes Begehren (vesanas libidines).

Die moralischen Passiones nennt er auch körperlich. Hier sind Lust und Schmerz die Grundaffekte, von denen er die anderen ableitet. Das bedeutet als lustabgeleitete Passionen Liebe, Sehnsucht, Hoffnung, Vertrauen und Verwegenheit; die schmerzabgeleiteten sind Traurigkeit, Furcht, Haß, Zorn, Verzweiflung, Scham und Kleinmut. Der Physiologismus dieser Passiones wird genauer untersucht. Lust und Schmerz betreffen Herz-Praecordien und Hirn. Lust als expansiver Vorgang läßt die Spiritus im Hirn sich erheben und ausdehnen; die erfreulichen Vorstellungen erfassen das Nervensystem, lassen Augen, Mund, Hände und jegliche Glieder sprühen und gewissermaßen aufjauchzen. Dieser Hirnvorgang überträgt sich über die Nervenwege auf die Praecordien, die das Blut entsprechend beeinflussen zu lebhafterem Brennen. Im Schmerz vollzieht sich das zusammenziehende Gegenteil. Das Herz fühlt sich alsdann opprimiert, das Äußere zeigt Blässe und Bewegungsarmut. Der Praecordialvorgang bei beiden Affekten ergreift aber die gesamte Seele und geht von der Empfindung aus. Kürzere Vorgänge enden rasch vom Sensorium aus in der Imaginatio, ohne bis zu den Praecordien zu gelangen. Grundsatz bleibt:

Es gibt nichts in Hirn oder Herz, das nicht vorher in der Empfindung war.

Hinter diesem Vorgang kann es freilich dann zu komplizierteren Erregungen kommen, mit denen der weise Mann aber meist leicht mäßigend fertig wird (moderatur). Willis bezieht sich ausdrücklich auf die stoischen Grundregeln, lebte er doch im Zeitalter des Neo-Stoizismus. Es gibt aber jene affektiv Labilen, die bei der kleinsten Hautreizung in Ohnmacht fallen.

Ferner gibt es verwöhnte Menschen, die der Verweichlichung verfallen, während andere dadurch unbeeinflußt bleiben. Es besteht ein gewisser Circulus vitiosus: Wir stellen uns den Genuß eines edlen Weines vor, geben dieser Vorstellung nach; der Genuß befeuert wieder die Vorstellung und so wird der Genuß wiederholt. So ruft das Begehren die Sinnenlust hervor und diese wieder jenes. Entsprechend kommt es zu humoral-spirituellen Wellenschlägen, die längere Zeit anhalten können, bis sie enden oder von einer anderen passio ersetzt werden. Nur die anima rationalis kann diese Vorgänge redressieren. Das ist oft schwierig.

In der Zahl und Einteilung folgt Willis der Tradition. Der Appetitus sensitivus zerfällt in den concupiscibilis und irascibilis; er kennt 6 Passiones: Freude und Schmerz, Verlangen, Abwehr (fuga), Liebe und Haß. Dem irascibilis wieder werden zugeteilt: Zorn, Verwegenheit, Furcht, Hoffnung und Verzweiflung. Er hält aber diese Einteilung nicht für geschickt, weil beispielsweise Hoffnung schwerlich auf den irasciblen Affekt bezogen werden könne, Haß und Abwehr wieder paßten nicht zum concupisciblen. Einige Affekte, wie Scham, Mitleid, Wetteifer und Neid, seien ausgezeichneter als andere. Daher habe man sich bemüht genera und species zu unterscheiden. Er selbst ordnet von Voluptas und Dolor aus.

Aber nicht nur vom Objekt her können Affekte entstehen, vielmehr gibt es auch gewisse angeborene Dispositionen. So kommt es zu Spontanaffekten ohne äußeren Anlaß. Hierher gehört die Aufblähung des Neides und des Sexus. Bei diesem komme es zu Hirnschädigung (ab immodica venere). Die Erklärung ist mechanistisch. Auch hiergegen gibt es als Kampfmittel nur die Betätigung der Ratio.

Der Schlaf als Ausdruck menschlicher Schwäche ist so recht ein Monument des einmal uns bewältigenden Todes.

Was er eigentlich sei, ist kaum erkennbar und theoretisch kontrovers. Willis streift kurz *C. Schneiders* Ansicht, nach der der Schlaf weder mit den Dünsten noch mit Hirn oder sonstiger materieller Ursache zusammenhänge, sondern eine unorganische Fähigkeit der Seele wie auch das Wachen sei. Nach Willis' Meinung betrifft er jedenfalls nicht den ganzen Körper, da ja der schlafende Leib mit Praecordien, mit Systole und Diastole und Eingeweidebewegung weiter tätig sei. Subjekt des Schlafes seien die Spiritus animales; sie ermüden. Indessen sind nur die höheren Spiritus, die der Wahrnehmung am nächsten stehen, betroffen. Das heißt dann, daß es die Spiritus des Großhirns sind, die dieser Ruhe bedürfen, nicht die des Kleinhirns, deren untergeordnetere Tätigkeit der Übermittlung leichter ist. Ruhe und Ernährungsnotwendigkeit sind also die Ursachen. Insoweit ist der Schlaf natürlich. Es gibt auch einen unnatürlichen, er entsteht durch Narkotisierung der Spiritus; so löschen Opiate deren schwefliges Feuer aus. Außerdem gibt es Spiritusmangel oder deren schlechte Konstitution. Primär kann auch das Hirn affiziert sein und auf die Spiritus wirken. Eine weitere Frage ist, ob die aus Chylus und Eingeweiden entstehenden Dünste (vapores) das Hirn benebeln. Das sei technisch unwahrscheinlich wegen des behinderten Weges von Darm zu Hirn. Es gibt aber Magenaffektionen, die Somnolenz erzeugen, insbesondere bei dessen Überlastung. Dann handelt es sich um eine Consensus-Wirkung. Ferner kann vom Augenschluß her Schlaf erzeugt werden, wie man bei Kindern sehen kann. Santorio habe festgestellt, daß das Blut sich mehr entzünde beim Schlaf, zugleich sammle es sich an einem Focus, daher friere man äußerlich. Der Schlaf wirkt beruhigend und regulierend. Es gibt Schlafwandler nach Art der Lemuren, der Teufel kann die Phantasie besetzen und gewisse Vorgänge vorgaukeln. Anders die Schlafwandler: Gewisse Spiritus geraten in ungeordnete Erregung (intra cerebri meditullium posterius); vielleicht wirken die Corpora striata und andere Spiritus auf die Motorik und aus der Mischung gehen die Ortsbewegungen hervor; dabei kann Gewohnheit mitspielen, wie etwa beim Zitherspieler, der richtig spielt und zugleich an anderes denkt.

Die Psychopathologie im engeren Sinne beginnt mit der Schilderung des Kopfschmerzes bei verschiedensten Ursachen humoraler Störung. Der Laie rede meist von Vapores.

Subjekt des Kopfschmerzes sind die nervösen Kopfteile, die Fasern, Membranen (Hirnhäute) und deren Fortsetzungen als Nervenscheiden, Pericranium, Periost, panniculus carnosus der Muskeln. Betroffen ist Hirn, Kleinhirn und Anhänge, sofern sie empfindsame Fasern enthalten. Formale Ursache sind wieder die Spiritus, die von ihren Behältern zur Ungeordnetheit gezwungen werden. Es gibt extra- und intrakraniellen Schmerz, Migräne, Vorder- und Hinterkopfschmerz. Der Schmerz kann dauernd, akut, unterbrochen sein. Blut, Serum, Vapores, Flatus und Nahrungssaft können beteiligt sein. Klima, Alter, Geschlecht, Vererbung spielen eine Rolle. Alles, was zu den 6 res non naturales gehört, kann beteiligt sein, ferner Leidenschaften, Alkohol, Phlegmone, Schwellung, soporöse Zustände. Chemische Ursachen sind sulfurisches, ätzendes, galliges, melancholisches Serum, atrabiläre Störungen von Leber und Milz, Pankreas und Niere, unterdrückte Ausleerungen usw. Auch der Eingeweidespamus wird benannt.

Im Gegensatz zu diesen die äußeren Kopfbedeckungen betreffenden Störungen handelt es sich beim Lethargus um die Rindensubstanz. Sie ist Sitz des Gedächtnisses und des Schlafes; daher gehören Schlafstörung und Lethargus zu den Rindenkrankheiten. Vom natürlichen zum unnatürlichen Schlaf fortschreitend, nennt er als unnatürliche Ursachen äußere Hirninfarkte und Verstopfungen, den Rücktritt der Spiritus (recessus) infolge der „serosa colluvies", also einer Art Exkrementbildung; man fand öfters die Hirnzwischenräume zwischen den Falten mit klarem Wasser gefüllt, eine gewisse Weichheit infolge zu großer Feuchte, die inneren Höhlen mit Lymphe verschwollen, totale Wassersucht und Säftemalignität bei Fiebern mit Blutänderung. Außerdem kann Lethargus durch Narcotica entstehen. Die Symptomatik wird in üblicher Weise geschildert. Die Störung kann auch das Kleinhirn ergreifen. Darauf deuten die Atem- und Pulsstörungen. Diese Symptome kommen auch bei Phrenitis vor, so daß man fälschlicherweise an Zwerchfellentzündung dachte. Das Fieber kann primär sein; manche denken an Schleimfäule im Hirn, also an kalte Entzündung. Die Prognose ist sehr ernst. Hippokrates habe in den Coac. Praenot. gesagt, sie ende oft mit einer Thoraxaffektion, und diese Bemerkung sei dann sehr seltsam von *Mercurialis* und *Prosper Martianus* interpretiert worden, als handle es sich um eine Brustkrankheit.

Zu weiteren soporösen Zuständen rechnet er Coma und Carus. Mehrfach betont Willis, daß er sich von der alten Ventrikelaetiologie absetzt. Schon im Lethargusteil weist er darauf hin, die Rinde sei Sitz des Gedächtnisses und Schlafes, und daher sei der Lethargus dort zu lokalisieren. Im neuen Abschnitt heißt es:

. . . Dessen (des Lethargus) Krankheitssitz setzten wir in dem äußeren Umfang, in den Windungen, oder in den ungleichen benachbarten Teilen nicht deshalb allein fest, weil dort des Gedächtnisses und Schlafes Sitz ist (obgleich man auch von hierher darauf schließen könnte), vor allem aber, da ich nach anatomischen Beobachtungen häufiger feststellen konnte, daß der Lethargus nicht entstehe wegen affizierter innerer Hirnventrikel. Freilich wissen wir, daß sie häufig mit Lymphe überschwemmt sind und außerdem von ausgetretenem Blut auseinandergedrängt und daß dennoch die betreffenden, sofern sie lebten, frei von Coma und Torpor waren. Gelegentlich, so gebe ich zu, bringt ein Hydrops des ganzen Hirns Schlaf; in solchem Fall handelt es sich nicht so sehr um die innere Höhle, sondern um die Räume der äußeren Umgebung, die mit Wasser gefüllt sind . . .

Da also der Lethargus an den äußersten Rändern des Hirns begrenzt ist, setzen wir seine Limitierung so fest, daß an jenen Windungen zusammen mit dem dazwischen verteilten Mark . . . ein dauernder Schlaf, der unersättlich ist, mit Gedächtnisschwund herbeigeführt wird. Der Mittelteil des Hirns oder der Balken (Corpus callosum), aus dem die spiritus animales in alle empfindenden und motorischen Teile ausstrahlen, ist fast unverletzt; denn dessen völliges Verschwinden bringt Apoplexie, wie unten gesagt wurde.

Auch oberhalb und unterhalb dieser benannten Grenzen gibt es somnolente Zustände wie Coma, dauernde Somnolenz und Carus.

Dauernde Somnolenz gilt bei manchen Autoren als Disposition. Es handelt sich um betriebsame, gut essende und trinkende Leute, die aber schon nach dem letzten Bissen im Mund einschlafen. Da diese epimenideischen Menschen aber auf solche Weise das halbe Leben verschlafen, muß man sie doch als krank bezeichnen. Die Lokalisation ist der des Lethargus ähnlich. Ursächlich handelt es sich um dort lokalisierte humorale Störungen. Verwandt ist das den Toten äußerlich ähnliche Coma. Die Krankheitsmaterie ist ausgedehnter als bei der Dauersomnolenz; aber bis zu den inneren Höhlen beim Balken dringt sie nicht vor. Carus, traditionell zwischen Lethargus und Apoplexie stehend, zeigt Übergänge zu dieser. Indessen besteht der Unterschied zu beiden in der besseren Atmung und Ansprechbarkeit. Die Lokalisation ist höher als beim Lethargus. Sie wird im Bereich des Balkens angenommen. Er kann primär und sekundär entstehen. Die Prognose hängt davon ab, ob der Carus in Apoplexie übergeht. Ferner kann die Krankheit sich lokal zu den Corpora striata hin ausdehnen. In diesem Falle entsteht eine Aufhellung des Hirns (clarescit). Die Kranken blicken dann um sich, reden und erkennen, aber es folgt eine Lähmung. Es tritt eine Funktionsänderung auf: das Großhirn bessert sich, das Kleinhirn aber verschlechtert sich als Sitz der vitalen Spiritus, und es erscheinen Spasmen, Atemstörungen, Pulsveränderungen tödlicher Art. Manchmal kann allerdings eine geringere Menge Krankheitsmaterie vom Blut absorbiert werden, dann folgt Genesung.

Schlaflosigkeit als Gegenteil der bisher beschriebenen Krankheiten kann Symptom begleitender Krankheiten, wie phrenitischen Fiebers, sein, sie kann aber auch primär auftreten. Es gibt chronisch Schlaflose, die darunter nicht leiden, andere wieder fühlen sich krank, werden appetitlos und flüchten zu Opiaten, die sie manchmal in größeren Dosen ohne Schaden vertragen. Ursache sind unruhige Spiritus, die von der Hirnmitte zur Peripherie jagen. Zu all diesen Feststellungen bringt Willis Kasuistik aus der Beobachtung.

Die bisherigen Krankheitsbilder betrafen das Großhirn. Der sogenannte Incubus wird im Kleinhirn lokalisiert. Die dortigen gestörten Spiritus verursachen vitale Symptome. Symptomatisch tritt er im Schlaf auf, und zwar nach Magenüberlastung bei schlechter Bettlage. Die Störungen werden bei behinderter Atmung in den Praecordien angegeben (Cauchemardruck). Dabei spielen beängstigende visuelle Erscheinungen (Larven, Spectra) eine Rolle. Typisch ist die quälende Unmöglichkeit der Bewegungsfähigkeit bis zum Erwachen. Es kommt zu Herzangst und Zwerchfellvibration. Nach Beendung des Paroxysmus wird das Erlebnis als Halluzination erkannt.

Das ungebildete Volk hält diesen Vorgang für dämonisch. Die Ursachen sind aber doch wohl natürlicher Art. Gelegentlich wird die Imaginatio getäuscht, und so entstehen die visuellen Störungen bei behinderter Bewegung. Manche lokalisieren dies im ganzen Hirn, nicht in der Brust. Andere wollen das Problem so lösen, daß sie Hirn und Brust für beteiligt halten. Sie versuchen dies mit einer aufsteigenden Vapor-Theorie zum Hirn zu erklären; Willis lehnt diese Ansicht ab. Er nimmt einen behinderten Influx der Spiritus in den Praecordien als Ursache an. Aber das ist ein sekundärer Vorgang. Experimentelle Unterbindungen des 8. Hirnnervpaares überzeugten ihn, daß weder diese Praecordialorgane noch die Nerven selbst Ursache sind:

Daher glauben wir, der Paroxysmus des Ephialtes (Incubus) werde herbeigeführt, wenn im Schlaf zusammen mit dem Nervensaft eine unzulängliche Materie dem Kleinhirn beigemischt wird (instillatur), die beim ersten Ursprung einen Torpor oder eine Betäubung des Spiritus setzt und die Spiritus bald von ihrer funktionellen Aufgabe ein wenig abdrängt.

Das weitere Geschehen in den Praecordien und Sinnesorganen ist sekundär infolge Wegverstopfung. Hierbei spielt eine Blutstauung mit.

Der Paroxysmus des Incubus ist bald vorbei, da ja die Materie im Kleinhirn nur zuweilen und nie höher sitzt und leicht beseitigt oder ins Blut resorbiert wird ...

Im großen und ganzen ist diese Krankheit nicht lebensgefährlich, doch bestehen Ausgänge in Apoplexie, Lethargus und Epilepsie.

Auch der Schwindel kann primär und sekundär symptomatisch auftreten. Unmittelbares Subjekt sind die Spiritus, mittelbares der Balken. Dort ist der Sitz der Imaginatio und des Gemeinsinns. Die Streifenhügel (Corpora striata) sind beteiligt. Auch die Apoplexie wird im Balken lokalisiert. Das gleiche gilt für die Epilepsie.

Nach diesen Erörterungen steigt die Schilderung weiter abwärts zu den Streifenhügeln, verlängertem Mark, Nerven und nervösen Fasern. Da hier Empfindung und Bewegung sitzen, behandelt er nun die verschiedenen Lähmungsformen.

Alle bisher geschilderten Kopfkrankheiten betrafen seelische Funktionen an sich oder Störungen körperlicher Art ohne Berücksichtigung der rationalen Seele. Der Intellekt blieb dabei klar und unbeeinträchtigt (clarus et vegetus). Es entstand weder ein gröberer Irrtum noch eigentlicher Furor:

Wenn aber gelegentlich die Einbildung so verwirrt oder verdreht wird, daß sie die von Empfindung und Gedächtnis dargebotenen Gegenstände und Kennzeichen entweder närrisch aufnimmt oder schlecht zusammensetzt oder teilt, dann betrachtet der Intellekt die Entwürfe und Gedanken, die so entformt und gegenseitig auseinandergezogen sind, verworren oder gibt sie so wieder; dies stellt sich ihm mittels des kranken Hirns als Gespenst (Mormolykeia) wie in einem bunten und verzerrten Spiegel dar.

Die einzelnen Arten, die Geist und Willen betreffen, werden unter dem Sammelnamen der Narrheit (Desipientia) zusammengefaßt. Dauert sie kürzer, so heißt sie Delir, dauert sie länger, so heißt sie mit Fieber verbunden Phrenitis, ohne Fieber Rabies, Tristitia, Stupiditas. Schließlich gibt es noch Manie, Melancholie und Morosis.

Das Delir kann primär und symptomatisch vorkommen. Der griechische Ausdruck ist Paraphrosyne; sie kommt vor als Fieberparoxysmus, Trunkenheit und hysterische Passio. Alle diese Krankheiten sind vorübergehend. Dieses Delir zeigt übererregte Spiritus oder in Verworrenheit bewegte innerhalb der kugligen Zusammenfügung des Hirns, wo Phantasie und Gedächtnis sitzen. So wird der Gemeinsinn betroffen. Der normale Spirituslauf wird mit einem geordneten successiven Tanz (Tripudium) verglichen, der gestörte zeigt ein ungeordnetes Zugleich. Primäre Ursache kann eine Efferveszenz des Blutes sein, ferner jede toxische Wirkung. Auf- und Abfluß kann gestört sein.

Die Meningenlokalisation bei Phrenitis (Paraphrenitis) lehnt er ab. Oftmals erwies sich auch der äußere Hirnumfang als schleimig geschwollen. Entzündete Häute würden das Hirn und dessen Gänge abdrücken; man findet sie aber offen. Ebenso wird die Zwerchfellursache abgelehnt. Anatomische Befunde sprechen dagegen. Gerade Abszesse oder Zysten in der Zwerchfellgegend verliefen ohne jede Phrenitis. Man hat offenbar die phrenitischen Atemstörungen auf das Zwerchfell bezogen. Sie sind aber Folge der turbulenten Spiritus. Das dramatische Geschehen der Seele tobt im ganzen Körper, der wie von einem Brand ergriffen ist (incendio). So denke auch Prosper Martianus.

Wie die Phrenitis eine Spiritusentzündung war, so gibt es auch noch andere Geisteskrankheiten infolge substantieller Veränderungen und Abwandlungen dieser, insbesondere Verwandlungen der Spiritus salziger Art in saure Schärfen, dem stygischen Wasser ähnlich oder dem kahmigen Wein (vappidus). Hierher gehören Melancholie, Manie, Morosis. Zunächst wird die alte Definition gegeben. Das Delirante wird auf das Hirn, das Depressive auf das Herz bezogen. Die Typologie ist unendlich, sowohl in allgemeiner wie partieller Hinsicht. Zu den allgemeinen Symptomen gehören: Dauerndes Denkenmüssen und Phantasiebeschäftigung; Iterieren der meskinsten Dinge Tag und Nacht; Kleinigkeiten werden zu Problemen; alles wird horrend wie bei einer speziellen Sicht. Die Spiritusveränderung ähnelt nicht den früher beschriebenen bei Apoplexie, Schwindel oder Lähmung. Es handelt sich hier nicht um Fremdwirkung oder Hirnporenverstopfung, sondern um Eigenbewegung. Die sonst transparenten, subtilen, leuchtenden Spiritus werden dunkel, opak, düster, so daß sie Bilder darstellen. Das gleiche geschehe bei Genuß von gewissen öligen, sulfurischen, nitrosen Weinen, die die Spiritus vom Blut her entzünden. Sie backen zusammen durch einen Latex. Diese Pathologie der Spiritus wird wesentlich chemisch gesehen. So herrschen bei Melancholie flüchtige Salze vor; es gibt aber auch Kombinationen mit arsenikalem Schwefel wie die Aquae Stygiae e nitro; deren Natur ist verwildert. So ist es bei Manie.

Bei der Verursachung der Melancholie und Manie handelt es sich um Spiritusumwandlungen auf dem Blutweg und um saure, scharfe und korrosive Liquorarten. Aus ihnen werden die psychischen Symptome abgeleitet. Dem ewigen Grübeln entspricht ein chemischer Dauervorgang. Dieser Dauerzustand kann schließlich zu organischer Hirnschädigung führen. Furcht (Angst) und Traurigkeit sind präkordial bedingt. Weiter zurückliegende Ursachen sind neben azetosen Spiritus atrabiläres Blut und Störungen aus dem regimen animale der Leidenschaften (unglückliche Liebe, Trauer, Schrecken, Neid, Scham, Sorge, Überarbeitung). Die von manchen Ärzten vermeinte primäre atrabiläre Entstehung der Melancholie lehnt Willis ab. Primärherd ist das Blut. Uterusstörungen (Menstrualretention) und Sexus können ursächlich wirken. Unterschieden wird Melancholia animalis und humoralis; jene wird ausgelöst durch den Willen, durch sensitives Begehren der Konkupiszibilität und Iraszibilität; ja man kann daher auch von religiöser, amoroser Melancholie reden, von Eifersuchtsmelancholie (zelotypia). Stellt man die chemischen Ursachen heraus, so gibt es sulfurische, salzige, erdige, spirituose Formen je nach Vorwalten des Delirs, der Traurigkeit, des Tobens oder der Stupidität; auch verletzte Einbildung ist bedeutsam. Der Krankheitsausgang ist verschieden: Manie, Morosis, Konvulsionen, Lähmung, Hirnschlag, Tod.

Von der Therapie sei nur so viel gesagt, daß die Umstimmung der Spiritus schwierig ist. Man kann die Leidenschaften zu beseitigen trachten durch heitere Erzählung, Scherz, Gesang, Tanz, Jagd, Fischfang, leichtere Geistesarbeit, Mathematik, Chemie, Ortswechsel, Hausarbeit, Gartenbeschäftigung; man darf die Kranken nicht allein lassen. Dyskrasien werden mit Aderlaß, Purgantien, milden Bädern bekämpft.

Der später so wichtig werdende Monomaniezustand wird als Melancholia particularis bezeichnet (incessanter cogitant). Allerdings drehe sich das Denken neben einem Gegenstand meist auch um andere abstruse Ideen. Hier unterliege die Körperseele einer Metamorphose. Ursächlich sind hier wieder die alten stoischen Leidenschaften beteiligt und speziell die Liebesmelancholiker seien Gegenstand der Dramatiker.

Die Bezeichnung Erotomania wird benutzt. Eine Physiologie des gebrochenen Herzens wird dargetan. Jede Melancholie kann in Manie übergehen. Rauch und Flamme der Spiritus fordern sich gegenseitig und weichen einander. Manie ist gewissermaßen der offene Brand. Indessen ist der Prozeß im Gegensatz zur fieberhaften Phrenitis mehr chymischer Art. Die gewaltsame Dauerphantasie, das Reden bei Tag und Nacht mit Jaulen, Schreien, die Inkongruenz der Gedanken, die verwegenen Affekte mit Wüten und Toben entsprechen dem Verhalten des stygischen

Wassers (sulphureosalin). Die dabei entstehenden Effluvien schaffen neue Wege zum Hirn. Der Gesamtvorgang zeigt die causa conjuncta der Manie an: nicht die verbrannte Galle oder Vapor ist maßgebend; diesen könnte man leicht medikamentös beeinflussen; vielmehr degenerieren die Spiritus animales, indem sie in ihrer normalen Milde die Teilhaberschaft zu flüchtigen Salzen und arsenikalem Schwefel suchen. Nun produziert der Körper scharfe Säfte, es kommt zum vitriolen Latex, der Speiseröhre und Gaumen angreift und sich als Erbrechen zeigt; daneben erscheinen Ulcera, Skropheln, und so wird der ganze Nervensaft verdorben. Das Hirn zeigt korrosive Folgen.

Auch bei dieser Entstehung sind die Leidenschaften des Hochmuts, Wetteifers, der Ambition als krankmachend beteiligt. Die Vererbung spielt eine Rolle; ferner gibt es toxische Ursachen und Irrtümer im Verhalten der galenischen sechs nicht natürlichen Dinge. Eine strenge Disziplinierung der Kranken mit Einschüchterungsschocks ist nötig. Zwangsmittel und Internierung sind gegeben. Zum Schluß wird die Morosis kurz als Defekt des Intellektes und Urteils besprochen. Der Zustand ist hirn- und spiritusgebunden. Die Imaginatio sitzt im Balken, das Gedächtnis in der markigen Rinde. Erscheinungsformen sind Imbecillitas, Hebetudo, Tarditas ingenii, Stupiditas. Man kann Grade dieser Zustände unterscheiden.

Bedeutungsvoll sind die Vorstellungen des zur Zeit im Stande des Beatifizierungsverfahrens befindlichen *Nicolaus Stensen*[5]. Er ist 1639 in Kopenhagen geboren, lernte bei *Thomas Bartholin* und in Amsterdam 1659 bei dessen Schüler *Blasius*. In dieser Zeit arbeitete er über Drüsen und deren Zusammenhang mit dem Lymphsystem. Die Entdeckung des bekannten Ductus der Speicheldrüse machte ihm Blasius abstreitig. Dies veranlaßte ihn, nach Leyden zu van Horne zu gehen. 1662 erschien seine Arbeit „de glandulis oris" und eine weitere über die Funktionen der Tränendrüsen. 1664 folgten in Kopenhagen weitere Arbeiten. Intrigen bei der Berufung machten eine abermalige Auslandsreise nötig; so begegnete er zusammen mit Swamerdam in Paris Thévenot und trug dort seinen „Discours sur l'anatomie du cerveau" vor. Diese Rede wurde später bei Winslow abgedruckt. Er reiste nach Florenz zu den Medici und wurde 1667 katholisch. 1672 nahm er eine Stelle als königlicher Anatom in seiner Heimat an. Bald aber zog es ihn wieder nach Italien; er wurde Priester, ging 1677 als apostolischer Vikar nach Hannover und begann eine große Missionstätigkeit. 1686 ist er in Schwerin gestorben. Cosimo Medici ließ seine Leiche in Florenz in San Lorenzo beisetzen.

In der Einleitung seiner Hirn-Vorlesung bekennt er rhetorisch sein geringes Wissen, streift kurz des Sylvius Bemühungen um den Gegenstand und nennt das Hirn den zartesten aller Teile, das häufigen und gefährlichen Krankheiten unterliege. Es ist Hauptorgan unserer Seele:

... Man muß die große Stoffmasse, die das Hirn zusammensetzt, sezieren sehen, um die Möglichkeit zu haben, sich über diese Unkenntnis zu beklagen, Man sieht auf der Oberfläche bewundernswerte Verschiedenheiten. Aber wenn man nach innen dringt, sieht man so gut wie nichts. Alles, was man sagen kann, ist, daß es zwei verschiedene Substanzen gibt, die eine grau, die andere weiß; die weiße setzt sich in den Nerven fort, die sich im Körper verteilen; die graue dient an einigen Orten dazu, Rinde für die weiße zu sein, oder an anderen Stellen trennt sie die weißen Züge voneinander.

Wenn man, meine Herren, fragt, was sind diese Substanzen und auf welche Weise die Nerven sich mit der weißen Substanz verbinden und bis zu welchen Enden der Nerven sie reichen, so muß man die Unkenntnis zugeben ... Denn zu sagen, die weiße Substanz sei nur ein einheitlicher Körper, wie etwa Wachs, hinter dem kein Kunstwerk verborgen sei, das wäre zu niedrig gedacht für ein solches Kunstwerk der Natur. Wir sind sicher, daß überall, wo es Fasern im Körper gibt, diese ein gewisses Verhalten untereinander beobachten, das mehr oder minder zusammengesetzt ist entsprechend dem Ziel ihrer Operationen. Wenn die Substanz überall faserig ist, wie es an mehreren Stellen erscheint, so müssen Sie mir zugeben, daß die Disposition dieser Fasern sehr kunstvoll geordnet ist, denn die gesamte Verschiedenheit unserer Empfindungen und Bewegungen hängt davon ab. Wir bewundern die Kunst der Fasern in jedem Muskel, um wieviel mehr müssen wir sie im Hirn bewundern, wo diese Fasern auf einen so kleinen Raum zusammengedrängt sind und jede ihre Operation ohne Verwirrung und Unordnung ausführt.

Die Hirnventrikel oder Höhlen sind nicht minder unbekannt wie die Substanz. Diejenigen, die dorthin die Spiritus verlegen, sind nicht weniger im Recht wie diejenigen, die in ihnen den Bestimmungsort von Ausscheidungen sehen. Aber die einen wie die andern sind behindert, wenn es darum geht, die Quelle dieser Ausscheidungen oder Spiritus zu bestimmen. Sie können absolut von Gefäßen kommen, die man in den Höhlen sieht, wie von der Hirnsubstanz selbst ... Von denen, die die Spiritus in den Hirnventrikeln annehmen, lassen die einen sie die vorderen Ventrikel zu den hinteren passieren, um dort den Eintritt der Nerven zu finden. Die anderen meinen, daß die Enden der Nerven sich in den vorderen Ventrikeln finden. Manche meinen, die Ausscheidungen des Gehirns seien in diesen Ventrikeln, weil sie dort etwas ähnliches sehen; diese finden sogar, daß es so viel Abschüssigkeit im Hirn gibt, um sie ins Mark absteigen zu lassen und sie bis zum Infundibulum gleiten läßt ...

Noch unsicherer ist das Problem der Spiritus animales. Handelt es sich um Blut? Ist es etwa eine Teilsubstanz des Chylus in den Gekrösedrüsen? Sind etwa die Serositäten nicht Quellen? Manche vergleichen sie mit dem Weingeist, und man könnte zweifeln, ob es nicht eine Art Licht wäre. Auf alle Fälle können die Sektionen, deren wir uns im allgemeinen bedienen, die Bewandtnis nicht klären hinsichtlich dieser Zweifel ...

Stensen geht nun auf die übliche Technik der Hirnsektion ein und gibt seine eigene an:

... Ich meinerseits halte die Technik der Sektion für gut, bei der man den Nervennetzen quer zur Hirnsubstanz folgt, um zu sehen, wo sie vorbeigehen und wohin sie führen. Diese Technik ist schwierig, und ich weiß nicht, ob man hoffen kann, zum Ziel zu kommen ohne besondere Vorbereitungen. Die Substanz ist so weich und die Fasern so zart, daß man sie kaum berühren kann, ohne sie zu zerbrechen. Die Anatomie ist noch nicht bis zu einem solchen Grade der Vollkommenheit gelangt, daß sie eine wirkliche Hirnsektion durchführen kann; machen wir uns also nichts vor, gestehen wir ernsthaft unsere Unkenntnis, um uns nicht als erste zu täuschen und die anderen weiterhin, indem wir ihnen die Möglichkeit vormachen, die echte Struktur zeigen zu können ... Die Alten waren durch das Problem der Ventrikel so voreingenommen, daß sie die vorderen zum Sitz des Gemeinsinnes, die hinteren zu dem des Gedächtnisses bestimmten, so daß das Urteil in der Mitte placiert war ...

Nach seiner Ansicht sind keinerlei Beweise für diese Meinung vorhanden:

... Herr Willis gibt uns ein besonderes System. Er verlegt den Gemeinsinn in den Streifen- oder Strahlenkörper; die Einbildung in den Balken, das Gedächtnis in die Rinde oder in die graue Substanz, die die weiße einhüllt. Aber dazu gebe es viel zu sagen, wenn man alle diese Hypothesen im einzelnen untersuchen müßte. Er beschreibt uns den Strahlenkörper, als gebe es zwei Arten Strahlen, von denen die einen steigen, die anderen fallen; indessen, wenn man eine Trennung des grauen Körpers von der weißen Substanz anstellt, so sieht man, daß diese Strahlen nur ein und derselben Natur sind, d. h., sie nehmen an der weißen Substanz des Balkens teil, die zum Rückenmark zieht, getrennt von verschiedenen Lamellen infolge Dazwischenschiebens der grauen Substanz ...

Stensen geht nun auf die Vorstellungen Descartes' ein, die nach seiner Meinung nicht der Erfahrung entsprechen. Sein Traktat über den Menschen sei bewundernswert; auch Anatomen, wie Vesal, hätten sich geirrt. Er bringt schließlich wörtlich Ausführungen über die Zirbeldrüse. Er weist die gesamte Theorie aus anatomischen Gründen zurück. Die Berufung auf die Sektion des Gehirns gebe zu den verschiedensten falschen Interpretationen Anlaß. Was die Zeichnungen anbelangt, so seien die von Willis die besten in der Gegenwart. Aber Fehler gebe es auch bei ihm. Die anderen Abbildungen von Vesal, Casserius, Varolio, Bauhin und Bartholin werden ebenfalls kritisiert. Eine Maschine wie das Hirn könne man nur dadurch erfassen, daß man Stück für Stück abbaue, die Stücke zuerst einzeln und dann im Zusammenhang betrachte. Die Chemie sei mehr gefördert worden als die Anatomie. Zwar hätten auch hier Fürsten große anatomische Theater gestiftet, aber die Anatomen selbst hätten ihre Demonstrationen nur dazu benutzt, um zu beschreiben, was die Alten gemacht hätten. Im allgemeinen seien die Anatomen entweder allgemeine Ärzte oder Chirurgen. Ihre Praxis lasse ihnen nicht genügend Zeit für die Forschung. Aber wie könnten sie Menschen heilen, deren

Körperstruktur sie im einzelnen nicht kennten. Die eigentlichen professionellen Anatomen, wie gesagt, bezögen sich nur auf die alten Autoritäten.

Stensens geht aber durchaus nicht revolutionär vor; er empfiehlt sogar das Studium der früheren Gelehrten, da man von ihnen auch viel lernen könne. Besonders schwierig sei die Beurteilung, da man bei der Sektion des Gehirns Kunstprodukte erzeuge; die Lage werde verändert und die Weichheit der Substanz gebe zu plastischen Kunstprodukten Veranlassung. Auf diese Weise könne man mit den äußeren Teilen auch die inneren verändern. Nach Angabe einiger typischer Beispiele für technische Irrtümer und von Vorschlägen instrumenteller Abänderungen und Neuerungen erklärt er sich mit den Philosophen seiner Zeit eins, die gemäß Descartes jede Gewißheit bezweifeln, um zur Wahrheit zu gelangen. Er betont aber die völlige Änderung der Sektionstechnik. Besonders empfiehlt er die vergleichende Sektion des Hirns in der Tierreihe; denn selbst bei den dem menschlichen Hirn am nächsten stehenden Befunden zeige sich stets ein Unterschied. Der Tiersektion verdanke das Jahrhundert seine Entdeckungen, und manche Teile im Menschenhirn hätte man nicht ohne vorherige Beobachtung bei den Tieren gefunden.

Hatte sich die Anatomie, wie man hier sieht, mit technischen und lokalisatorischen Einzelheiten befaßt, so vollzog sich das gleiche Interesse nun auch im Gebiet der klinischen Krankheitsbestimmungen.

c) Kasuistik und pathologische Anatomie

Th. Sydenham[6] (1624–1689), der Freund von *Robert Boyle* und *John Locke,* hat für die Psychopathologie neben der Schilderung der Krankheit der „Chorea Sancti Viti", der späteren Chorea minor, vor allem die Kenntnis in der Hysteriefrage erweitert. Hier wird deutlich, wie durch die im Barock zunehmende Kasuistik das einzelne Krankheitsbild in seiner Symptomatik an Bedeutung gewinnt und wie sich sogenannte klassische Krankheitsbilder entwickeln.

Der St.-Veits-Tanz, „eine Art von Konvulsion, welche besonders Knaben und Mädchen von ihrem 10. Jahre an bis zur Mannbarkeit befällt", wird von Sydenham zum ersten Male in charakteristischer Weise beschrieben: „Sie beginnt mit Hinken oder Unruhe des einen oder des anderen Schenkels, den der Patient nach Art des Tölpels nach sich schleppt. Ebenso können sie auch die Hand derselben Seite nicht eine Minute lang an einem bestimmten Ort ... ruhig halten, sondern sie wird konvulsivisch nach irgendeiner Richtung gezogen, so sehr sich übrigens der Kranke dagegen Gewalt antun mag. Der Kranke macht wohl tausend Umwege und Grimassen, bevor er ein Trinkglas oder sonst etwas zum Munde bringt, denn in gerader Richtung ist er nicht imstande, die Hand zum Munde zu führen, sondern sie wird konvulsivisch hin- und hergezogen, bis er endlich von ungefähr das Trinkglas mit den Lippen fassen kann und das Getränk auf einmal in den Mund schüttet, es gierig hinabschluckt, gleichsam als wenn er es mit Vorsatz täte, um die Zuschauer zum Lachen zu bringen."

Die Ursache der Krankheit „hängt von einer Feuchtigkeit ab, die sich auf die Nerven wirft, sie reizt und dergleichen widernatürliche Bewegungen hervorbringt".

Die vorgeschlagene Therapie, vor allem Blutentziehungen und Abführmittel, sollen gleichzeitig die Epilepsie der Erwachsenen heilen. Die Manie — von „einem zu lebhaften und erhöhtem Zustand des Blutes" — ist gelegentlich aber auch die Folge lang anhaltender Wechselfieber und artet hier schließlich in eine „wahre Narrheit" aus. Sie ist dann das Ergebnis einer Schwäche oder eines Tonusverlustes des Blutes.

Melancholie, synonym mit Hypochondrie, wird bei der Hysterie abgehandelt. Sydenham nennt weiter Phrenitis im Zusammenhang mit febris continua und varola regularis, wo die fieberhafte Materie in den Kopf gelange.

Die Hysterie wird von ihm in dem berühmten Brief an seinen Kollegen *Dr. Cole*[7] aus dem Jahre 1680 abgehandelt.

Über die Hysterieauffassung im Barock ist folgendes nachzuholen:

Trotz Paracelsus' grundlegender Arbeit über die paroxysmale Natur der Hysterie und Epilepsie als allgemeines Phänomen der menschlichen Natur wurde die alte traditionelle Auffassung weiterbehalten; so bei Sennert, Zacchias und den meisten anderen medizinischen Barockschriftstellern. Dennoch war Sydenham nicht der erste, der infolge des zunehmenden Interesses für das Individuelle des einzelnen Falles zu einer anderen Krankheitsbetrachtung kam. Vor ihm hatten *Charles Lepois* und Thomas Willis ähnliche Theorien vertreten, die die Hysterie mit der zeitgenössischen Spirituslehre verbanden.

1618 bezog Lepois in einem Konsilium über die Epilepsie die allgemein „als hysterisch" bezeichneten Symptome auf die Epilepsie, vermischte aber die beiden Krankheiten nicht, sondern stellte sie als idiopathische Erkrankungen des Gehirns fest. Lepois betonte ausdrücklich, nicht zurückgehaltene Menses oder zurückgehaltener Samen seien in irgendeiner Weise beteiligt, sondern die Ursache dieser Krankheit liege in einer Verdrängung der spiritus animales durch stagnierende, seröse Flüssigkeiten im Hinterkopf neben dem Ursprung der Nerven. Dadurch werden die spiritus an ihrer freien Bewegung im ganzen Körper gehindert; ihre Abtrennung vom sensorium commune führe zur Ohnmacht, zu Konvulsionen, zu hysterischer Blindheit, Taubheit und allen jenen Symptomen, die von jeher bekannt seien. Lepois betonte als Erster die Wirkung der Affekte, die als „Pathemata" der Seele eine auslösende Rolle für die Hysterie spielen. Sie sollen über die Gehirnmembranen auf die spiritus einwirken und dadurch zur Hysterie führen. Er war sogar der Auffassung, beim hysterischen Menschen könnten natürliche Gemütserregungen leicht zu Affekten werden.

Vierzig Jahre später berief sich Th. Willis ausdrücklich auf Lepois und dessen Hysteriedarstellung, wobei er die Theorie Highmores, der Hysterie auf Blutandrang in der Lunge zurückführte — auch eine nicht-genitale Theorie — ablehnte. Sitz der Erkrankung ist auch für Willis das Gehirn. Ursache der Hysterie, an der Männer wie Frauen erkranken, ist die Beschaffenheit der spiritus animales, die einmal durch Affekte, aber vor allem durch schadhafte humores eine „explosive" Zusammensetzung erfahren. Diese fehlerhafte Zusammensetzung der spiritus gelangt durch die Nervenkanäle in alle Körperregionen, und da diese Nervenkanäle ein hochexplosibles Spiritusgemisch mit sich führen, gebraucht Willis das chemische Bild von „Haufen Schießpulver, die überall explodieren wie ein Feuerwerk". Ergebnis sind die Symptome der Hysterie, die unendlich mannigfaltig alle Körperteile betreffen.

Hier kann es auch zu epileptischer Nachahmung kommen. Zeitgeschichtlich am interessantesten sind die einleitenden Worte der Hysterie-Abhandlung von Willis[8], die in gleicher Diktion für das 19. und das beginnende 20. Jahrhundert verbindlich erscheinen könnten:

Die hysterische Krankheit hat unter den Erkrankungen der Frauen den schlechtesten Ruf, so daß sie den Halbverdammten gleich verantwortlich gemacht wird für die meisten der anderen Krankheiten. Wenn nämlich eine Krankheit ungewohnter Art oder okkulten Ursprungs im weiblichen Körper auftritt, so daß man ihren Ursprung nicht erkennt und die therapeutische Indikation weithin unsicher ist, dann klagen wir sofort den schlechten Einfluß des uterus an und erklären, jedem unerkannten Symptom liege irgend etwas Hysterisches zugrunde. Und entsprechend diesem Ziel, das oft Ausdruck der Ignoranz ist, werden alle medizinischen Handlungen und Arzneigebräuche ausgerichtet.

Sydenham beginnt mit seiner Hysteriedarstellung in dem Brief an Cole mit der Schilderung der Pocken und gibt dann über die hysterischen Zufälle Auskunft, nach denen Cole gefragt hatte. Sydenham bezeichnet diese Krankheit — Hysterie bei der Frau, Hypochondrie beim Mann genannt — als häufigste aller chronischen Krankheiten: „die Hälfte aller chronischen Krankheiten ist hysterischer Natur". Der Terminus „hysterisch" wird beibehalten, obwohl die Krankheit weder mit der Gebärmutter etwas zu tun hat noch „vom Samen oder der verdorbenen monatlichen Reinigung, wie einige behaupten", abhängt. Es erkranken dagegen Männer und Frauen daran. Es gibt nur wenige Frauen, die nicht daran leiden; allein jene sind davon ausgeschlossen, „die an schwere Arbeiten gewöhnt sind und ein hartes Leben führen". Unter den Männern werden vor allem diejenigen befallen, „die sitzend zu arbeiten und unter Büchern sich aufzuhalten pflegen".

Zwei Symptome werden als pathognomonisch bezeichnet: somatisch sieht Sydenham, daß „die Kranken einen weißen Urin lassen, welcher manchmal wie Quellwasser klar aussieht und dabei in reichlicher Menge" abgeht, und psychisch beobachtete er einen schweren depressiven Gemütszustand. Er sah Abgang von hellem Urin in reichlicher Menge nach Gemütsbewegungen, insbesondere bei Männern und bei unklarem Krankheitsbild; bei Frauen stellte er diese Diagnose, wenn er vorausgegangene Affekte erkennen konnte. Diese Betonung des affektiven Anteils ist bei der ontologischen Krankheitsauffassung Sydenhams auffallend. Sie veranlaßte ihn, das Krankheitsbild der Hysterie mit dem der Hypochondrie — sie gleichen sich wie ein Ei dem anderen — zu identifizieren: „Solche Menschen sind aber nicht nur in der Hinsicht unglücklich, daß sie einen so übel beschaffenen und gleichsam erschütterten Körper haben, der einem Hause ähnlich ist, dem von allen Seiten Einsturz droht und das nur noch nicht eingefallen ist, sondern sie leiden, und wohl noch mehr, am Geist. Denn da diese Krankheit einer unerträglichen Verzweiflung Raum gibt, so werden sie unwillig, wenn man ihnen nur die geringste Hoffnung zur Genesung verspricht, und glauben dabei, daß sie allen Übeln, welche den Menschen zustoßen können und die die Natur der Dinge mit sich führt, unterworfen seien, wobei sie sich die traurigsten Begriffe machen. Sie sind bei der geringsten Gelegenheit, oder wenn gar keine Ursache vorhanden ist, furchtsam, zornig, eifersüchtig, mißtrauisch und hegen auch andere heftige Leidenschaften bei sich, wobei sie Angst und Unruhe im Busen tragen, jede Freude und Ergötzung sich aber versagen. Wenn sie jedoch letztere wieder einmal genießen, so sind sie ihnen wie seltene Vögel, die bald wieder fortfliegen, dabei aber das Gemüt nicht minder aufregen als jene traurigen Zustände, so daß hier kein Mittelding stattfindet und nur immerwährende Unbeständigkeit vorhanden ist . . . Zu diesen Melancholischen paßt sehr gut, was der römische Redner von den Abergläubischen behauptet hat: Der Schlaf scheint ein Zufluchtsort gegen alle Arbeit und Sorge zu sein, und doch entstehen bei ihnen aus demselben sehr viele Sorgen und Furcht . . .

Sie werden daher sowohl an Geist wie an Körper gequält, wie wenn dieses ganze Leben ein Peinigungsort wäre, in welchem sie ihre begangenen Fehler sühnen und büßen müßten. Dies gilt aber nicht nur von denjenigen, die mehr Rasende und Wahnsinnige sind, sondern auch von jenen, welche, wenn man die Gemütsunruhen ausnimmt, klug und verständig sind und an Tiefsinnigkeit und Beurteilungskraft Menschen weit übertreffen, deren Verstand zu solchem Nachdenken nie getrieben wurde. Daher hat Aristoteles nicht ohne Grund beobachtet, daß die Melancholiker anderen an Verstand voraus sind."

Sekundäre, auslösende Ursachen sind neben „heftigen Körperbewegungen" daher vor allem „Gemütsbewegungen durch plötzlichen Zorn, Schmerz, Furcht und dergleichen Leidenschaften". Hysteriker und Hypochondriker aber sind auch konstitutionell psycholabile Menschen, die die Norm übersteigende Eindrücke schwer verarbeiten; ihnen fehlt eine Mesotes des affektiven Lebens. Die eigentliche primäre Ursache besteht indessen in einer Unordnung der Spiritus animales; sie kann anlagebedingt in einer Schwäche der Spiritus liegen oder zufällig sein. Diese „Ataxie" bewirkt, daß die Spiritus in veränderter Quantität in den Körper getrieben werden und durch anomale Bewegung und Stauung jene Vorgänge verursachen, die hysterische oder hypochondrische Zufälle genannt werden. Diese „Zufälle" sind zahllos; wie ein „Proteus" oder ein „Chamäleon" wechselt die Hysterie „in völliger Regellosigkeit" ihre Erscheinungsform, täuscht andere Krankheiten vor, die nur der erfahrene Arzt nicht als bare Münze nimmt, sondern als Phänokopien erkennt.

Was bei Sydenhams klassisch gewordener Hysteriedarstellung auffällt, ist das „barock" Repräsentative dieser Krankheit: wie ein Schauspieler stellt sie sich in unzähligen Gestalten dar, verharrt in keiner, wechselt ständig und ist stets Ausdruck der Bewegungsunruhe der Spiritus animales, jener Materie, die im Barock die Dynamik der Physiologie bedingt. Diese Bewegungsunruhe ist verknüpft mit der Affektivität und mit den Leidenschaften des Menschen. Affekte können die Krankheit auslösen, aber sie selbst färbt den Stimmungshintergrund des Menschen in ein düsteres Scenarium um, in dem Verzweiflung und Chaos herrschen.

Es zeigte sich, daß die Barockzeit das alte nosologische Schema und die alten humoralen Anschauungen beibehielt, und die neuen Vorstellungen über Spiritus und Mechanismus in die alten einbaute, aber die neuen chemischen Errungenschaften mitberücksichtigte.

Zugleich werden aber zweifellos neue Krankheitsbilder gesehen und eingehend beschrieben. Das Schulbeispiel ist Sydenhams Chorea, seine neuartige individuelle Hysterieschilderung, deren Symptomatik er allenthalben antrifft, und die toxikologischen Beobachtungen etwa Helmonts, die über die Feststellungen der Vergiftungen in der Renaissance weit hinausgehen. Freilich ist Helmonts Vorgehen den Ausführungen des Aristoteles über die Weinwirkung ähnlich.

Das weitere Neuartige dieser Zeit betrifft die aus den Beobachtungen erwachsene Vorliebe für die Kasuistik[9].

Verwiesen sei auf die ausgezeichnete historische Entwicklung, die kürzlich *Gunter Hofer* über „Kasus und Norm" durchgeführt hat. Es besteht kein Zweifel, daß das endende 16. und beginnende 17. Jahrhundert danach strebt, alle Faktoren des „Falles" kennenzulernen, um die sich daraus ergebende Lage im voraus zu bestimmen. Man versucht nun „konstruktiv-denkend alle nur möglichen Fälle eines Lebens- und Wissensbereiches zu erreichen". Man darf nur an die Moraltheologie dieser Zeit, an die Summa des *Alphonse von Liguori* erinnern, deren abschätzende Beurteilung in der Gegenwart lediglich mit einer Unkenntnis dieser fast kombinatorischen Süchtigkeit der Barockzeit zusammenhängt. Die große Hoffnung damals war, man könne durch detaillierte Schematik der Sachverhalte zur Bestimmung des Einzelfalles kommen. In diese Richtung zielt auch Leibnizens „Ars combinatoria". Hofer weist zu Recht darauf hin, daß dieses Unternehmen in einem Detaillierungschaos enden mußte.

Diese Auffassung, einer nur normativen Betrachtung ausweichend, wird nun für die Entwicklung der pathologischen Anatomie, die freilich durchaus vorerst „Ancilla" der Klinik bleibt, bedeutungsvoll. Für die Psychopathologie ergab sich daher in dem bekannten „Sepulchretum" *Theophile Bonets* (1643–1704) eine Reihe von Beobachtungen, die aus den Sektionsergebnissen erweisbar zu sein schienen. Über Manie und Rabies, über Melancholie und Hypochondrie althergebrachter Nosotaxe wird nun im einzelnen berichtet: man findet Hirnschwellungen in der Gesamtheit des Organs, Überfüllung der Gefäße an den Hirnhäuten, deren Verwachsungen und Blasenbildungen, man weist auf eine besondere Durchfeuchtung der Plexus choroidei hin, man findet eine Härte der Zirbel mit Gefäßreichtum oder wieder Trockenheit, gelbliche Verfärbungen der Hirnsubstanz oder gar Würmer und brachte dies in vermeintlich kausalen Zusammenhang mit dem anamnestischen Bild und Krankheitsverlauf.

J. B. Morgagnis[10] berühmtes Werk „De sedibus et causis morborum libri V", im Briefstil geschrieben und Valsalva häufig als sachverständigen Zeugen wegen dessen guter Hirnsektionstechnik anführend, geht von diesen Musterbeispielen Bonets aus und berücksichtigt zugleich die vorangegangene Literatur in dem für das Sammeln des Barock kennzeichnenden Ausmaße.

Aus dieser reichhaltigen Kasuistik, die im einzelnen nicht dokumentarisch ausgebreitet werden kann, entnehmen wir folgende zusammengefaßte Einzelheiten:

Es bleiben die alten diagnostischen Bezeichnungen psychotischer Zustände, wie sie bisher geschildert wurden. Das Krankenmaterial entstammt zu großem Teil den Bologneser Krankenhäusern. Wir erhalten den 20jährigen phrenitischen Jüngling geschildert, der nach Febris lenta mit Durst bei gutem Puls- und Urinbefund zunächst als leichter Fall galt. Am 8. Tag setzte ein Delirium ingens ein, nach dessen

Ablauf der Kranke ament wurde und trotz gelegentlicher klarer Momente erlag. Die Bläulichkeit der Leiche markierte sich besonders unter den Fingernägeln, das muskulöse Fleisch war bräunlich und mangelte der Röte, das Blut schwärzlich, zu dick, jedoch flüssig. Thorax und Unterleib waren befundlos außer geringer Wassermenge im Herzbeutel. Nach Öffnung des Schädels fand man eine gelatinöse Verdickung, die besonders die Gefäße innerhalb der weichen Hirnhaut begleitete. Nach Verletzung der Hirnhaut ergoß sich eine Wassermenge, die als „serum vaccinum" bezeichnet wird. Im übrigen war das Hirn normal.

Die erste Frage, die bei dieser klinisch gesicherten Diagnose auftritt, ist die nach dem Fehlen einer Hirnhautentzündung. Warum gibt es keine Gefäßdehnung? Soll man annehmen, daß die Entzündung bei Übergang in die Amenz geschwunden ist? War sie vielleicht vorher vorhanden?

Ein 35jähriger bekommt nach Thoraxschmerz und Fieber ein Delir. Nach 10 Tagen stirbt er. Man findet etwas gehärtete untere Lungenteile, polypöse Verdickungen in beiden Herzventrikeln, besonders links zur Verwunderung Valsalvas, der diese meist rechts zu finden pflegte. Aus dem Hirn floß bei Eröffnung des Schädels etwas Serum aus den Häuten. In den Blutleitern der harten Haut waren polypöse Verdichtungen. Im linken Hirn war der Plexus chorioideus krampfaderartig geschwollen. Offenbar hatte die gleiche Ursache, die die Lungenentzündung brachte, auch das Hirn ergriffen und eine Meningitis erzeugt. Aber gerade sie schien zu fehlen, da die Plexusveränderungen veraltet waren.

Ein Lastträger bekommt Kopfweh mit Brennfieber und deliriert. Bald stirbt er. Zwischen beiden Hirnhäuten ist wenig Serum, dessen Teil zwischen den Gefäßen gelatinös ist; im Blutleiter der Falx finden sich zarte lange Verdichtungen, sonst ist die Leiche befundlos.

Ein 35jähriger deliriert bei hohem Fieber mit leuchtenden Augen und heftigem Puls. Nach dem Tode findet man ein gut geformtes Hirn mit stark blutgefüllten Gefäßen und Serum in den Ventrikeln. Außer einigen Herzpolypen ist das Blut flüssig.

Valsalva fand bei Deliranten nur einmal Gefäßdehnungen bei einigem Wassergehalt. Vergleichsweise werden die Fälle aus Bonets Sepulchretum herangezogen, bei denen ebenfalls keine Entzündung, aber Gefäßdehnung mit wässrig-schleimigem Blut festgestellt waren. Th. Willis hatte gemeint, Entzündung treffe man eher bei soporösen Zuständen, nicht bei Phrenitis. Trete sie bei Phrenitis auf, so sei es Übergang in Carus und Lethargus. Indessen würden auch im Sepulchretum bei Phrenitikern und Deliranten Meningenentzündungen beschrieben, die vor dem Tode nicht soporös waren. Man folge meist Willis: Nicht immer komme es bei Phrenitis zu Entzündung der Häute. *H. Meibom* nahm keine Entzündung des Hirns selbst an. Morgagni zitiert aber Beobachtungen *Lanzonis* — er war chirurgischer Professor in Ferrara, wo er 1730 starb — der bei verstorbenen jungen Männern im Hirn schwarze Flecken fand, die mit bläulichen Membranen umkleidet waren und überall verstreut lagen. Das gleiche berichtete ein anderer, der von einem Nekroseteil bei serumgefüllten Ventrikeln spricht. Kein Zweifel aber ist es, daß viele Hirne trotz überstandener schwerer Delire befundlos sind. Das wußte auch Coiter. Jedenfalls, so wird geschlossen, ist nicht jede entzündete Rinde eine Phrenitis, vielmehr gibt es offenbar komprimierende, nicht irritierende Zustände. Die Sektion eines

70jährigen trinkfesten Töpfers gibt Veranlassung, auf die Beziehung zwischen Klein-hirn und Pneumonie hinzuweisen, von der Hippokrates redete, und bei einem Hanf-arbeiter wird ein Zwerchfellbefund erhoben, der mit Galens Ansicht verglichen wird. Aber das Gesamtergebnis ist doch recht dürftig.

Melancholie und Manie sind für Morgagni wie Willis verwandt, da sie inein-ander übergehen. Das macht die Praktiker oft diagnostisch unsicher. Fieberlosigkeit ist entscheidend. Bei einer in furibunder Erregung verstorbenen angehenden Nonne fand er weiße Durastellen, rund, länglich oder von abnormer Gestalt und weich. Das Hirn war feucht, die liquorreichen Ventrikel enthielten Serum. In den Plexus choreoidei fand man 4 größere Drüsen von Kugelgestalt, als fester gelber Körper verhärtet.

Bei diesem Fall war die Melancholie in Manie „degeneriert". Der Befund aber erinnert an Pacchionis Körper; sie sind nicht pathologisch, waren auch vorher nicht unbekannt, aber bei 7 Fällen seien sie recht hart gewesen. Bei der Manie habe auch Valsalva nicht ohne Schläge auskommen können, er warne aber dennoch das Pflegepersonal besonders vor zu starken Fesseln, bei denen man Leinwandschutz verwenden solle. Valsalvas Therapie sei individuell gewesen, er habe lieber Emul-sionen von Melonensamen gegeben als Opium; Spoletus, ein griechischer Arzt habe allerdings Opiate nicht wegen des zu erzielenden Schlafes gegeben, sondern der Euphorie wegen. Hierbei werden Fragen der Gewöhnung und Dosierung an-geschnitten, insbesondere, warum die Opiate nicht toxisch-delirant wirkten. Morgagni weist auf die Gewöhnung bei den Türken hin, die allerdings betrunken würden. Die Mania a philtro (Liebestrank) wird bejaht. Eine im Verlauf von Angina geisteskrank gewordene Frau hatte ein hartes, jedoch nicht signifikantes Hirn. Im ganzen habe er die Sepulchretumfälle bestätigt gefunden, außer den Würmern, von denen besonders Riolan einen im Hirn erzeugten gesehen haben wolle, der Manie hervorgerufen habe. Man habe sogar behauptet, der wurmförmige Klein-hirnteil sei zu einem echten Wurm degeneriert. *Baglivi*[11] spreche bei Manie von brettharter Dura, die ausgetrocknet gewesen sei.

Einen großen Diskussionsraum nimmt die Hydrophobie ein. Delirlose Hydro-phobiker seien von *Salius, Cesalplini, Codronchi* und *Aromatorius* berichtet worden, während *Th. Zwinger* von ihnen die Rabies unterscheide. *Bonet* ließ sie bei seinen Sektionsfällen in der Manie untergehen, zumal die Hydrophoben manische und melancholische Delire zeigten.

Die Wasserscheu sei nicht bezeichnend, manche versuchten zu trinken. Die Trinkscheu sei freilich nicht grundlos. Beim Trinkversuch stellten sich nämlich nach Mead Schmerzen und Konvulsionen ein. Das habe Avicenna gewußt. Befragt man geheilte Kranke, so schildern sie einen Zustand von Kehlkonstriktion. Cesal-pini schilderte Fälle ähnlich der postdiphtherischen Lähmung, wobei das Wasser aus der Nase laufe. Daraus ergab sich die Frage, ob es nicht eine Angina sei.

Zwinger sah die Zwischenräume zwischen den Trachealknorpeln gerötet, wäh-rend *Brechfeld* meinte, solide Speisen könnten geschluckt werden. Sicher sei, daß Speichel von Hydrophobikern auf der bloßen Haut die Krankheit erzeuge, wenn auch Salius dies bestreite, und das Virus könne 40 Jahre latent bleiben. Wie ein Feuer übertrage sich die erste Bißstelle zum Hirn aufwärts. Zur endgültigen Klärung sei die bisherige Sektionszahl zu klein. Er selbst sah in einem Fall eine Larynxgangräne bei erweiterten Meningealgefäßen und rötlichem Serum in den Ventrikeln. Die alte therapeutische Methode des Celsus, solche Kranke, wie auch Helmont berichte, in einen Fischteich zu werfen, sei zweifelhaft. Wichtig sei, was Aetius gelehrt: Keine Bißwunde verschließen, eine geschlossene öffnen, für Eiterabfluß sorgen. Eine eingehende klinische Verlaufsform mit Sektionsbefund aus dem Jahre 1727 gibt Morgagni Veranlassung, panphobische und aerophobe Zustände zu schildern, die gerade bei Hydrophoben vorkämen. Das Bild sei vielseitig, entspreche aber den Hirnbefunden, wie er meint. Schließlich wird aetiologisch die immer wieder seit Plinius vorgebrachte, von Fracastoro und Ettmüller benannte Wurmtheorie erörtert. Hunde trügen diesen Wurm unter der Zunge.

Die Epilepsie sei nach Galen dem Schwindel und der Apoplexie nahe. Bei einem im Status epilepticus verstorbenen Kardinal fand er einen Hydrocephalus. Die Dentitionskonvulsionen habe Hippokrates gekannt. Das Serum sei nicht schuld. Opiate seien nützlich; es gebe auch Geheimmittel, so den Stein des „lumacone ignudo", der wirksam sein solle. Auch die bekannte Gliedligatur wird erwähnt. Traumatische Fälle werden beschrieben. Ebenso werden die Durareizungen am Hund von *Molinellus* genannt. Knochenbildungen und Gummata sind als Ursache bekannt.

Wesentlich mechanistisch ist *Alfonso Borellis*[12] Auffassung von der Nervenleitung. Er war Schüler des Hydrodynamikers Castelli und Professor in Messina. Als Freund *Torricellis* ließ er sich in Toskana später nieder, las in Pisa Mathematik, beschrieb den Ätnaausbruch 1669, illustrierte die Denkmäler von Syrakus und Girgenti, beteiligte sich an dem Aufstand Siziliens gegen die spanische Herrschaft, wurde verbannt und kam nach Rom als Mathematiklehrer in jener Zeit, als die Königin Christine von Schweden dort weilte, die ihn zu ihrem Leibarzt machte. Damals verfaßte er sein berühmtes Werk „De motu animalium", dessen zweiten Teil er als Veröffentlichung nicht mehr erlebte, da er 1679 an einer akuten Lungenaffektion starb.

Die Spiritus animales faßte er als Nervensaft, verwandelte also das Luft- in ein Flüssigkeitsprinzip, das in zwei Richtungen tätig sein sollte, nämlich nach oben und nach unten. Der Nervensaft hat eine ernährende und plastische Wirkung und wird teilweise vom Blut geliefert. Die Nervenfasern nahm er als solid an; sie sind nicht hohl, haben aber mit schwammiger Materie gefüllte Kanäle von Art des Hollundermarks, das sich leicht befeuchten läßt mit dem Nervensaft des Hirns. Die Fortleitung als Zusammenstoß oder Wellenbewegung ist rein physikalisch. Irgendeine Fernwirkung gibt es nicht.

Kurz angeführt mag der Pariser Professor der Philosophie und Mathematik *J. B. Denis* werden, der 1667 durch die erste, bei einem psychotischen jungen Mann ausgeführte Bluttransfusion bekannt wurde; der Patient soll ein unglückliches Liebeserlebnis gehabt haben. Die Transfusion fand in Gegenwart des Arztes *Emmerez* statt. Zuerst wurden aus dem rechten Arm 10 Unzen Blut abgezapft, dann wurden 5–6 Unzen aus der rechten Schenkelarterie des Kalbes eingeführt. Am folgenden Morgen besserte sich der Zustand, so daß nach Ablassen weiterer 2–3 Unzen an der linken Armvene nunmehr 1 Pfund Kalbsblut verabreicht wurde. Der Erfolg war so großartig, daß der Kranke sich bei den Professoren der École de médecine, ja sogar beim Prinzen Condé vorstellen mußte. Ein später angestrengter

Schadenprozeß nach dem Tode des Patienten, der durch ein akutes schweres Fieber erfolgte, ging für Denis günstig aus, da sachverständig kein ursächlicher Zusammenhang behauptet werden konnte. In England wurde das Verfahren abgelehnt. In Deutschland empfahl es Ettmüller, und nach Versicherung des Schülers *Vehr* 1662 in Pavia soll *Moritz Hoffmann* aus Altdorf in der Vorlesung dieses Verfahren mit Angabe eines Z-förmigen Glasrohres therapeutisch vorgeschlagen haben.

Die Anschauungen *Walter Bruels* in seiner „Praxis medica theorica et empirica" (Antwerpen 1579) über Melancholieauffassung bieten nichts Neues.

d) Experimentelle Ideenpathologie und neuplatonische Korrespondenzenlehre

Hatte Paracelsus mit der von ihm neu gewonnenen Kategorie des Paroxysmalen eine neue Sicht der allgemeinen Psychopathologie entwerfen können, so bedeutet auch sein Nachfolger und Gegner zugleich, Johann Baptist Helmont[13], einen weiteren Fortschrittsgewinn. Wie Paracelsus ist auch er nur als Neuplatoniker zu verstehen, er gehört also wie jener zu jener Entwicklungssäule, die von Marsilius Ficinus herkommt, um sich nordwestlich von Italien aus bis nach Frankreich (Symphorien Champier) zu verbreiten. Die helmontische Psychopathologie ist spirituell wie die allgemeine Krankheitslehre, sie ist ebenfalls archaealisch bestimmt, geht aber über Paracelsus hinaus und bekämpft ihn gelegentlich heftig. Die Krankheit schlechthin ist ein spirituales ontisches Wesen, sie ist also Ens morbi oder noch platonischer ausgedrückt IDEA MORBOSA. Als solche stammt sie entweder aus der Idee des Menschen selbst oder sie ist ein primär archaealisches Gebilde. In jedem Fall nimmt sie vom Archaeus den Weg in die seelischen Gefilde jener für Helmont so ungewöhnlich wichtig werdenden Anima sensitiva mit ihrer Beziehung zum Blut in fast mythologischem Sinne, die ihrerseits als ein nach dem Sündenfall erst tätiges Wesen die reine göttliche körperlose Mens umhüllt und leider gelegentlich, namentlich in psychopathologischen Fällen bestimmt. Im Grunde genommen, ist die Mens mit ihrer intellektuellen Liebe ein eigenes Monarchat mit ausgesandten genera und species. Über den Archaeus aber, der als „insitus" organgebunden, als „influus" allgemein vagierend und unlokalisiert gedacht ist, bestehen weiterhin vermittels der Vermögen (Facultates) mittelbare Beziehungen zum organischen Körpergeschehen positiver und negativer Art. Dieses Körpergeschehen zeigt nun ein weiteres dynamisches Prinzip, das Helmont geradezu als „Jus", also als Gesetz bezeichnet und dem er den Eigennamen des Duumvirat gibt. Das für die Psychopathologie wichtigste Duumvirat ist ein dynamischer Gestaltkreis, wie man in der Sprache *v. Weizsäckers* sagen könnte, nämlich die innige Verklebung vom Milz- und Magenmundprinzip. Hier, so wird er nicht müde immer wieder polemisch und didaktisch hinzuweisen, ist der eigentliche Sitz der Anima sensitiva, und ohne dieses Zentrum eines aber wieder unräumlichen Innen, wie *Woltereck* sagen würde, wird kein einziger allgemein pathologischer oder psychopathologischer Vorgang verständlich. Die Struktur dieses Magenmundes ist freilich kaum deskriptiv gewonnen, vielmehr ist in ihr das platonische Schaubild eingezeichnet, ohne dessen streng ontologischen Charakter Helmonts Gedanken völlig unverständlich bleiben müssen. Der Magenmund ist durchsetzt von der die Lebenskraft der Seele tragenden Magenarterie, während die Magenvenen einer dauernden Seelenblasung ausgesetzt sind, die von der im Zwischengewebe plazierten Anima sensitiva ausgeht. Diese Blasung manifestiert als echte Actio in distans, also ohne mechanische Kanäle wirkend, ihre dynamischen Beziehungen in Leber, Milz, Nieren, Hoden und auch Hirn. Nicht minder besteht ein gleicher Zugang zum Herzen. Hirn und Herz sind also polar von der Anima sensitiva entfernt gedachte Sekundärorgane. Damit scheidet jede zentrale Hirntheorie völlig aus. Die gesunde Funktion dieses geschilderten Zusammen der Anima sensitiva umfaßt Intellekt, Phantasie, ferner das, was Helmont selbst schon im Sinne Herders als Innere Sprache bezeichnet, und die Leidenschaften. Das pathologische Geschehen ist die Privation dieser Einzelvermögen als Eklipse, als Defekt und kann dann die Form der Apoplexie, Epilepsie oder Amenz annehmen. Amenz ist ein Sammelbegriff für verschiedenartige Psychosen, während Demenz als Idea demens die Geisteskrankheit bedeutet.

Ebenso gibt es eine normal funktionierende Reihe des im Herzen angenommenen Willens, dessen Eklipse Palpitationen, Ohnmacht, Schwindel, Kopfweh, Konvulsionen und echte Geisteskrankheiten hervorruft. Im Herzen sitzt die Mordecke und der Ehebruch. Hauptfunktion des Hirns ist das Gedächtnis mit seinen privativen Störungen. Im Grunde vollzieht das Hirn nur „letzte Arbeit" der Anima sensitiva. Herz wie Hirn sind durchaus zweitrangig.

Aus der allgemeinen Pathologie Helmonts sind für das Verständnis der Psychopathologie folgende Momente wichtig:

Krankheit schlechthin ist eine Störung des aktuellen Vermögens, und zwar „essentialiter". Damit ist dann auch das Lebensvermögen gestört; denn eben diese krankhafte Störung ist eine eigene ontische, dem Lebensvermögen ähnliche Kraft. Damit ist die Krankheit sowohl ein Organgeschehen wie eine Störung des Archaeus influus. Die Krankheit wird zugleich archaealisch verändert. Es besteht also eine haptisch zu nennende Verklebung zwischen Organ, anima sensitiva und Krankheit. Dieses Geschehen ist grundsätzlich gekoppelt mit dem Duumvirat (Magenmund — Milz).

Wie entstehen nun die Geisteskrankheiten?

Schädigende Materien — Helmont nennt sie Schmutz, „Sordes", beispielsweise entstanden aus Fieberproduktion, oder Gifte, etwa Tarantelgift oder der sogleich näher zu beschreibende Napellus (Eisenhut), nicht minder Opium oder Hyoszin — sind dem Geistigen ähnliche Kräfte, zu denen noch astrische Einflüsse sich zugesellen können; diese stören die unbewußte Erkenntnis. Das gleiche rufen endogene Körpergifte und visuelle Bilder hervor; sie nehmen vermittels des Spiritus vitalis den Weg zur Erkenntnisfähigkeit.

Unterschieden werden somatisch verkettete, die Seele angreifende Fieberdelire von der das Körpergeschehen unbeeinflußt lassenden Mania. Es zeigt sich schon nach dem bisher Geschilderten, daß die antike Humorallehre gestürzt ist und durch spirituelles Geschehen ersetzt wird. Von den alten Theorien bleibt aber als allgemeiner Gesichtspunkt die Homoiopatheia allen Geschehens übrig. Aus diesem Grunde wird gewissermaßen in empedokleischem Sinne die Ähnlichkeit der Krankheitskraft mit der Lebenskraft betont. Ganz allgemein werden idiopathische, deuteropathische und sympathische Krankheiten unterschieden.

Der Spiritus animalis, bei Helmont aus dem Cruor hervorgehend, also nicht das Blut in engerem Sinne, sondern aus einem besonders in der Milz waltenden Vorprodukt, wird als Hirnspiritus vom Lichte der Mens erleuchtet und tritt sodann in die Nerven ein. Das Hirn ist Stätte von Empfindung und Bewegung.

Die Erkenntnis der Geisteskrankheiten als Ausdruck der Idea demens leitet Helmont vom Napellus-Eigenversuch ab. Aber dieser ist kein reiner Erfahrungsweg, zumal ja der Seelensitz im Duumvirat auf solche Weise „erfahren wird"; das geschieht aber im Wege der Interpretation subjektiven Erlebens. Die Präkordien werden als hellsichtig denkend erlebt, und bekanntlich zieht sich diese Vorstellung später bis in die Geschehnisse des tierischen Magnetismus und seiner romantischen Abart bei *Justinus Kerner*.

Der Eigenversuch als experimentum crucis, das schon Aristoteles in der Beschreibung der Rotweinwirkung benutzt hatte, stellt fest, daß aus dem Gesunden eine Erkenntnis der Geisteskrankheiten nicht gewonnen werden kann.

Die gesunde Geistesfunktion der Anima sensitiva ist dem Göttlichen so verwandt und nahe, daß von hier aus gesehen keine Pathologie ablesbar wird. Anderseits ist die Frage deshalb so schwierig, weil eine Theorie Negation und Privation zugleich enthält. Dies eben veranlaßt Helmont, den Weg des exemplarischen Beispiels zu gehen, und er stellt fest, daß Giftwirkungen in abgemilderter Form zu Heilmitteln werden können. Indessen ist die Giftwirkung selbst komplexer Art, sie kann nur im Junktim mit der Organdisposition betrachtet werden.

Erste gewonnene These ist, daß die Geisteskrankheit eine Störungsfolge des Duumvirats ist, und dies kann bei normal verbleibendem Kopf geschehen. Damit scheidet eine Teilaetiologie, die etwa im vorbereitenden Cruor oder im Spiritus annehmbar wäre, grundsätzlich aus. Die Geisteskrankheiten werden dem Schlaf angeähnelt oder als Schwächezustände der Anima sensitiva angesehen, mithin auch als Organfunktionsstörung. Unreinheiten wirken als giftig vernebelnd auf die Seele und Vorstellungskraft, wie Opium- und Hyoscyamuswirkungen beweisen. Eingeschläfert wird die Denkfähigkeit der Mens, so daß es zu tumultuarer Unruhe der Anima sensitiva kommt, die wieder den Willen im Herzen aufrührt; im Kopf gehen nur sekundär verkehrte Abfolgen vor sich.

Im einzelnen mögen folgende dokumentarische Stellen orientieren.

Zum Giftversuch (Napellus):

. . . Als ich seine Wurzel roh präpariert hatte, schmeckte ich an der Zungenspitze ab. Und obwohl ich in der Tat nichts geschluckt hatte und viel Speichel ausgespuckt, merkte ich dennoch bald von da an, daß der Schädel wie von außen durch einen Gürtel straff zusammengezogen wurde. Dann ereigneten sich erst Hals über Kopf einige häusliche Geschäfte, ich löste eine gewisse Rechnung, irrte durch das Haus hin und her und führte einiges zu erledigen aus.

Endlich widerfuhr mir, was sonst nie der Fall war, daß ich das, was ich fühlte, nicht im Kopf erkannte oder begriff oder wußte oder vorstellte, wie es eben sonst üblich gewesen ist, sondern ich fühlte mit Verwunderung augenscheinlich deutlich durchdenkend und standhaft, daß dieses ganze Geschäft in den Praecordien über dem Zwerchfell entstehe und sich um den

Magenmund ausbreite. Dieses fühlte ich bewußt und klar, ich habe es sogar aufmerksam registriert . . .

Endlich überfiel mich nach je zwei Stunden ungefähr ein gewisser leichter Schwindel, der sich zwei Mal wiederholte. Ich begriff, daß die frühere Fähigkeit der Erkenntnis zurückgekehrt sei, und im übrigen fühlte ich, wie ich wieder nach gewöhnlicher Art begriff . . .

Innerhalb dieses Zustandes:

Daß fast ähnliches in der schweigenden Sprache, in der man nichts ausspricht, geschieht, mehr und offenbarer aber in der Ekstase . . .

Dann auch, daß der Wahnsinn, so wie er einen intellektuellen Defekt darstellt, demnach aus dem Hypochondrium erweckt wird, da dasselbe Vermögen, das im gesunden Zustand eine gesunde Funktion hervorbringt, im kranken den Defekt desselben offenbart, so oft offenbar die verstandesmäßige Wahrnehmung in ihrem Sitz verschwindet . . .

. . . Ich habe gefunden, daß der Intellekt (in den Praecordien) wie ein lichtartiger Gegenstand in den Kopf hinein strahle, jedoch mittels einer körperlichen Verbindung, durch einen luftartigen Spiritus, der, solange er die Höhlen des Kopfes berührt, ein gewisses Schwindelgefühl und eine nebelhafte Erkenntnisart herbeiführt . . .

. . . Ich habe erforscht, daß das Leben, der Verstand, der Schlaf die Werke eines gewissen Lichtes sind, das keine Kanäle benötigt, da dieses Licht die „Lux vitalis" durchdringt . . .

Helmont verweist dann auf andere Giftwirkungen, die er an einem Rechtsanwalt beobachtet hat, der zwei Drachmen gestoßenes Hyoscyamus ärztlich verordnet genommen hatte an Stelle des Anathum, das man zur Bekämpfung von Darmentzündungen gab. Diese sehr lebendige Beschreibung führt er in einer anderen Schrift aus (Jus Duumvirati 22), wo es heißt:

Sogleich wurde er geisteskrank und konnte kein vernünftiges Wort hervorbringen, und zwar so stark, daß er blöde und dumm wie nie erschien. Er saß am Herd aufrecht, aber ganz abwesend, blöd und dumm. Nach einem Brechmittel wurde er nach einer halben Stunde gesund. Vergeblich wären Nasen- und Niesmittel gewesen . . .

Da im gesunden Zustand nichts Geistiges ohne Ideen aufgenommen wird, sind notwendigerweise auch im Delir eigene verrückte Ideen vorhanden. Die kranken Ideen jedoch sind Eindrücke wider unseren Willen, die in die anima sensitiva verschleppt sind und so auch sie heftig außerhalb der Fahrbahn bringen. Keinesfalls werden die kranken Ideen von der Mens gebildet, denn eindeutig folgen die Ideen den verwirrten Dingen, von denen sie entstehen . . .

Weiter ist es kein Wunder, wie alljährlich das Mal des Kirschbaums in dem jungen Baum blüht, gelb und rot wird mit den Baumfrüchten, so haben auch die krankhaft erregten (maniacae) Ideen, die aus den Verwirrungen entstanden sind im Spiritus der Praecordien ihre anreizenden Intervalle von Wiederholungen, periodischen Anfällen und Verschlimmerungen, ja auch die unablässigen Herde des Fortwährens. Das drückt auch für uns deutlich der höchste Grad von Mondsüchtigkeit aus, der die astrische Verbundenheit in sich bewahrt . . .

Katatoniforme Zustände:

. . . Tatsächlich wußten sie auch nicht, daß sie damals dies dachten oder so nach ihren Gedanken betrachteten, obgleich sie so starr dachten, daß sie wenigstens während des Beginns und Vorherrschens der Manie, wenn man sie hätte hinstellen können, stehen geblieben wären, und zwar tagelang ohne jede Ermüdung, ohne zu wissen, daß sie stehen . . .

Anankastische Zustände monomanen Gepräges:

. . . Indessen, einige wurden überrascht innerhalb des Geschehens, so daß sie durch den Haufen von Gedanken gegen den Willen unangenehm bedrängt wurden, als habe sich im Innern ein Höllenrauch erhoben; wenn sie diese (Gedanken) verdrängten, kehrte dennoch ebenso die belästigende und unangenehme Wiederholung eben dieser Gedanken zurück . . . Andere aber, die nicht ihrer selbst Herr waren oder irgendwie außerhalb der Ermutigung, wurden sogleich von einer starken fixen Betrachtung abgelenkt . . .

Eigene Sinn-Welt der Geisteskrankheit:

. . . Ferner, da jede Geisteskrankheit von einer psychischen aufblühenden Idee entsteht, die fremdartig ist, wie in einen fremden Acker versenkt, so bezieht sich diese ganze Spekulation auf eine nützliche Zielsetzung (ad finem aliquem utilem), denn sie ist keineswegs auf eine Seltsamkeit oder auf irgendein Theater gerichtet (ostentationem) . . .

Innerhalb der therapeutischen Möglichkeiten in ihrer erkannten Kompliziertheit, die Paracelsus nicht bemerkt habe, spielen nun die Schockbehandlungen eine große Rolle. Und so erscheinen hier die berühmten Wasseruntertauchungen bis an die Lebensgrenze, die später über *Hermann Boerhaave* weitergereicht werden, so daß sie in G. *Büchners* bekannter Biographie „Lenz" wieder erscheinen.

Sie im einzelnen dokumentarisch wiederzugeben würde dem verfügbaren Raum Abbruch tun. Der eine Fall spielte sich an einer Schleuse bei Gent ab und wurde von Seeleuten ausgeführt. Hier handelte es sich um Tollwutbehandlung, bei der das Wasser als Therapie zugleich einen homoiopathischen Effekt ausübt, da der Tollwütige Wasser meidet. Das Verschwinden der Idea demens vollzieht sich gewissermaßen nach Helmonts Ansicht wie das Abfallen einer Hautwarze. Auch die Benutzung von Salzlaken, von den Holländern verwendet, haben den gleichen Zweck. Was der Tollwut als Heilung diente, hat man dann auf alle Psychosen ausgedehnt. Ferner schildert Helmont die übernatürlichen Heilungen auf dem Erscheinungshügel der hl. Dymphna, jener von ihrem Vater, einem irischen König, hingerichteten Tochter, die vor dessen Inzestversuchen nach der Gegend bei Gheel geflüchtet war (6. Jahrhundert). Helmont schildert die uns aus jener Zeit im 17. Jahrhundert bekannten Schwindelmanöver und Exorzisationen, die er „mißbräuchlich" nennt, weil hier kritiklos Wahnsinn und Besessenheit in einen Topf geworfen worden sei. In diesem Zusammenhang wird auch die Benutzung von Reliquien des Rockes des hl. Hubertus erwähnt.

Man wird die Barockzeit nicht abschließen können, ohne auf *Emanuel Swedenborg*[14] zu verweisen, dessen im Manuskript verfaßter Teil „De cerebro" uns als Photokopie aus der Stockholmer Staatsbibliothek vorgelegen hat. Swedenborgs Biographie ist in neuester Zeit von *Ernst Benz*[15] wesentlich gefördert worden. Aus ihr ergibt sich, daß der 1689 aus schwedischen Pastoren- und Bergbaugeschlechtern entstammende Philosoph und Naturforscher bei seiner engen geistigen Berührung mit *Polhem* und *Erik Benzelius* auf Reisen auch Boerhaave in Leyden begegnete, daß er in Paris in *Varignon* ein Vorbild fand, leider aber in Hannover Leibniz nicht antraf, dessen hier geschilderter Kraftbegriff auf seine Entwicklung vom anfänglichen, Descartes nahestehenden Mechanismus zum organischen Vitalismus eine erhebliche Rolle spielte. Wollte er anfangs auch das Seelische den mechanischen Gesetzen in der Annahme eines subtilen tremulierenden Stoffes unterwerfen, den er schließlich mit Gott selbst identifizierte, so führte der Weg durch Bekanntwerden mit dem Leibnizschüler *Rüdiger* bald zu neuer Sicht. Auch *Lorenz Heister,* der berühmte Anatom und Chirurg des 18. Jahrhunderts, hatte in seinem anatomischen Kompendium, in dem er Swedenborg zitiert, als Zweck der Anatomie deren deiktischen Zug als Hinweis auf die Wunderwerke der Schöpfung bezeichnet, wie schon vor ihm ein Bossuet den Usus ad Delphinum dieser Anatomie in gleicher Weise verkündet hatte. Nur Polhem veranlaßte sein naturwissenschaftliches Denken zur Lösung von Kirche und Glauben. Swedenborg erfuhr durch die Beschäftigung mit dieser neuen Naturwissenschaft keine religiöse Minderung, sondern Steigerung.

Und so ähnelt sein damaliger Ausspruch dem bekannten Worte *I. Kants:*

Wenn du die Zahlen und Maße des Himmels schaust und gleichzeitig dich selbst betrachtest und vergleichst, ach, was für ein Teilchen des Himmels und der Welt bist du da, du winziges Menschlein! Deine Größe kann nur darin bestehen, daß du das Größte und Unendliche anbeten kannst.

Die Arbeiten Swedenborgs aus der mechanistischen Epoche stehen im Einklang mit Borellis Werk über die Bewegungen der Tiere, mit Baglivis Faserlehre. Wir begegnen einem verfeinerten Materiebegriff, wie er wohl auch *Mesmer* bei seiner Dr.-Dissertation beifiel, ohne daß man von eigentlichem Materialismus sprechen dürfte. Swedenborg hält hier Gedanken für Tremulationen, er faßt die Sinneswahrnehmung als mechanischen Vorgang. So entstanden die „Grundlagen der Natur" von 1734, in der es heißt:

Die ganze Welt, sowohl die elementarische wie die mineralische wie die pflanzliche wie die anatomisch-animalische, ist rein mechanisch.

Die Gesetze der Planetenbahn sind in denen der tierischen Bewegung enthalten, das Herz ist eine Blutpumpe, die Lunge ein Blasebalg. Im gleichen Jahr erschien eine weitere kleine Arbeit: „Vorläufer einer Philosophie des Unendlichen", in der er diese Mechanik auf das Seelische ausdehnte, wo also diese Seele ebenfalls eine Maschine wurde. Aber zugleich wird diese These wieder zurückgenommen, wenn er ausführt, die Seele trage das Bewegungsprinzip in sich selbst. Sie habe Ausdehnung und materielle Beschaffenheit, und ihr Thron sei dort, wo das Gewebe am feinsten, also in Hirn und Rückenmark. Ihre Funktionen bestehen aus Bewegungen des Hirngewebes, aus einem Fluidum. So gelangt er zur Hirnanatomie. Die scholastische Methodik wird als unzulänglich verworfen, die naturwissenschaftliche ergriffen. Aber bald wird unter Einfluß Leibnizischer Gedanken aus dieser Bewegung eine neue Kraft; sie wird dem Unendlichen in ihrer Rückwirkung auf das Universum entnommen, sie mündet ein in einen Lebensbegriff, der zu einem organischen Weltbild führt, der den Entwurf der 2. Naturwissenschaftlichen Hauptschrift vorwegnimmt. Nun werden Descartes und Gassendi überwunden. Es vollzieht sich der Umbruch ins Theosophische. Das Unendliche wirkt aktiv auf das Universum, es lenkt den Bewegungsablauf und die Serie der Ursachen. Swedenborg wird Anatom, sein „Aufbau der animalischen Welt" erscheint 1740 und 1741. Beide Teile erschienen im Haag 1744. Der 4. Teil ist nach Publikation des 3. Teiles in London nicht mehr vollendet worden. Die Studie über das Hirn liegt also nur handschriftlich vor. 1772 ist er gestorben. Die Übersetzung des Manuskriptes wurde im Münchener Institut für Medizingeschichte 1960 durchgeführt.

Aus diesem teilweise recht korrupten und schwer leserlichen Text können summarisch folgende Ergebnisse abgeleitet werden:

Den Barockforschern Stensen und Th. Willis folgend, besteht auch für ihn das Hirn aus Rinden- oder aschgrauer und Marksubstanz. Diese ist im Gegensatz zu jener ungeordneten Masse und neben Fasern aus arteriellen und venösen Gefäßen zusammengesetzt. Im Gegensatz zu Stensen erhält aber die Rinde eine erhebliche Bedeutung als wichtigster Hirnteil. Die Ernährung des Hirns erfolgt durch die inneren Karotiden und durch zwei längsförmige und einen sichelförmigen Kanal. Getrennt werden Groß- und Kleinhirn, zwischen beiden liegt das Zelt. Zum Großhirn gehören die Adnexe der Corpora striata. Die Hirnbegrenzung an der Oberfläche geschieht durch die Rindensubstanz, eine weitere Teilung vollzieht sich in Lappen und Knäuel oder Kügelchen. Sie werden als Drüschen bezeichnet. Diese „glandulae corticales" stimmen mit *Marcello Malpighis* Auffassung in einer Schrift von 1665 überein (De cerebri cortice). Dieser stellte fest, die Gehirnrinde bestehe aus Drüsen, aus denen die Nerven hervorgingen. Die Piagefäße drängen in die Drüsensubstanz ein und von dort werde der Liquor vitalis sezerniert. Swedenborg nennt als umfangreichste Begrenzung der Markkugel den Balken, erkennt ihm aber keine Funktionen im Gegensatz zu Stensen und Willis zu. Diese Beschreibung ist durchzogen von geometrischen Begriffen, wie Brennpunkten, Achsen, Polen, die er der Beschreibung der Bewegungsgesetze des gestirnten Himmels entlehnt. Ähnlich Paracelsus spricht er von Rindenteilen als Himmeln. In der grundsätzlichen Auffassung von den Funktionen des Hirns bewegt er sich ebenfalls zeitgenössisch: das Hirn ist gemeinsamer Sitz der freiwilligen Bewegungen, der Sinnesempfindungen, des Wachens und Träumens. Er ist von der Bewegung des Hirns überzeugt.

Ausdehnung entspricht angespannter Wahrnehmung und kräftigem Denken. Bei Kollaps entsteht Schlaf. Über die Ursache dieses Verfalls sagt er nichts. Willis erklärte dies alles bekanntlich mit den Spiritus. Swedenborg kennt eine wichtige Hirnfunktion in der Lymphbereitung beseelten Geistes, die blutähnlich ist, und so wird das Hirn ein „herrliches chemisches Laboratorium". Dieser spirituelle Anteil als Spiritus animalis entspringt der Rinde, gelangt in die Ventrikel, wo er sich mit ganz reiner Lymphe vermischt. Von dort geht das Produkt über den Plexus chorioideus zum 3. Ventrikel und zur Hypophyse. Der weitere Kreis läuft über die Jugularvenen zum Ductus thoracicus, zu Darmlymphe und Körperblut. Hirn ist also Vermittler zwischen Spiritus und Blut.

Swedenborg kennt neben dem Blutkreislauf noch einen des Lebens: er verläuft von den Gefäßen zur Faser und von dort zurück. Die Gefäße kehren über die inneren Karotiden zum Hirn zurück, sie enden in Verästelungen in der Rinde. In deren Fasern verbindet sich Gefäß mit Hirnsubstanz, ebenso Spiritus mit Faser. Die Fasern leiten den Spiritus wieder ins Blut und umgekehrt. Dieser Kreislauf wird garantiert durch Hinleitung jedes Ästchens zur Rindendrüse. Die Rinde mit ihren Windungen wird so zum Mittelpunkt der körperlich-seelischen Begrenzung. Schließlich dienen die Corpora striata als Hirnanhängsel dem Ursprung der sensorischen und motorischen Faserung; diese läuft dem Verlängerten Mark entgegen, um sich mit ihm zu einen. Hier kommen alle Sinneswahrnehmungen durch, um zur Seele zu gelangen. Die Streifenkörper stehen mit den „Kurien" in Verbindung, die die Seele an der in Lappen unterteilten Vorderfläche des Hirns errichtet hat. Hier liegen Fühlen und Wollen. So werden diese Gebilde zum Merkur des Olymps, „der der Seele (Olymp) verkündet, was dem Körper widerfährt, und der umgekehrt die Aufträge der Seele dem Körper überbringt". Swedenborg erteilt den Corpora striata, die Stensen und Willis funktionell ebenfalls klar waren, eine gewisse Sonderstellung. Willis verlegte dorthin Empfindung und Bewegung, Stensen den Gemeinsinn.

Das Kleinhirn schließlich verrichtet die Funktionen der Eingeweide im Gegensatz zu den willkürlichen des Großhirns. Das Kleinhirn wird so zum Nachtorgan. Es dient auch der Blutbereitung durch Errichtung von „Werkstätten" im Leib zur Erzeugung der Darmlymphe.

Abrundend zeigt sich nun, daß diese Hirnanatomie und Funktionslehre Swedenborgs schon in seine allgemeine Korrespondenzenlehre einmündet. Sie kann sich natürlich nicht ohne Benutzung des Analogiedenkens verwirklichen. Diese Lehre steht im 4. Teil des „Regnum animale" und wird auch im vorliegenden Manuskript ausgeführt: „Hieroglyphischer Schlüssel zu den natürlichen und geistigen Geheimnissen auf dem Weg der Repräsentation und Entsprechungen."

Es gibt wohl kaum einen literarischen Titel, der für die Zeit des Barock charakteristischer sein könnte. Die Entsprechung oder Korrespondenz ist ein Grundgesetz. Es bedeutet Übereinstimmung zwischen den göttlichen, geistigen und natürlichen Dingen und Beziehung dieser Dinge untereinander. Alle Dinge der niederen Welt künden von der höheren. Was also bei Paracelsus die geheime Chiffrenwelt der Signaturen war, zeigt sich hier weniger morphologisch als dynamisch, in jedem Fall aber symbolhaft repräsentativ: „Wir können durch den Körper unmittelbar erkennen, was der Seele innewohnt." Es gilt der Satz auch für den

Menschen, den Goethe später formulierte: „Was außen ist, ist innen." Erhabenes wie Minderes ist physiognomisch feststellbar. Der Körper ist Spiegelbild der Seele. Die Seele spiegelt das göttliche Urbild. Hier besteht die Verwandtschaft mit Leibnizens prästabilierter Harmonie. Die leibseelische Verbundenheit ist also weniger eine beklagenswerte Fessel als ein Erkenntnisinstrument des Universums. Zu dieser Korrespondenzenlehre tritt die der Serien und Grade. Sie ist ohne die Vorläufer Helmont und *Henry More,* die eine archaeale Formkraft annahmen, undenkbar.

Das Naturreich ist ein System von Serien, die sich in Graden entfalten. Die erste Substanz einer jeden Serie ist ihre einfachste. Die Serienbildung und Graduation reicht hinauf bis ins geistige Leben. Aus Serien bestehen alle Wissensformen, wir denken, reden, verstehen, handeln mit ihnen. Ohne Serien geht die Natur zugrunde. So wird das ganze Universum zu einem lebendigen Organismus mit Entsprechung aller Teile. Jede Serie hat ihre Sphären. Die höchste ist die der Zwecke, es folgt die der Ursachen und die dritte gehört den Wirkungen.

Das, was in der Sphäre der Wirkungen zur Darstellung gelangt, ist Gestalt und Bild all der Dinge, die der höchsten Sphäre oder den Zwecken im Urbild innewohnen, demnach ist der Körper das Abbild der Seele.

Der Zweck ist bei Menschen die Liebe seines Willens, die Ursache Grund seines Verstandes, die Wirkung Tätigkeit seines Körpers. Die Ursachensphäre ist dem Hirn und Nervensystem einschließlich Kleinhirn zugeordnet. Aber die Zwecksphäre ruht in der Rindensubstanz. Daher heißt sie die himmlische Sphäre, „denn sie ist das Ebenbild des Himmels in dieser Welt".

Von etwa 1736 an setzen bei Swedenborg die „Visionen" ein. Wir haben keine Veranlassung, sie in diesem Zusammenhang, wie es andernorts geschah, als pathographisches Material zu reduzieren. Uns scheint wichtiger, sie in sein Denksystem so aufzunehmen, wie er selbst es wünschte. Diese Visionen werden ihm zu „Evidenzen" des diskursiv Erdachten. Sie bedeuten mit den Träumen eine seelische Realität, die er als Intuition wesentlich macht. Es besteht eine deutliche Verwandtschaft zu jenen Lichttheorien, die vom Mittelalter bis zum Lumen naturale bei Paracelsus laufen und die auch bei Servetus zu finden sind. Diese innere Erleuchtung dient der Bestätigung der Wahrheit: „So ist es, so kann es nur sein." Diese Erkenntnisart macht den „geborenen Gelehrten".

Aus seinem Traktat „über die Seele" ist zu entnehmen: Während bei Willis die Rinde Sitz des Gedächtnisses und des Schlafes ist, während Descartes die Rinde vernachlässigt, ist sie nun Seelensitz. Sie existiert nicht ohne göttliches Vorbild. Sie ist selbst als göttliches Wesen Mikrokosmos. Hatte Swedenborg noch in den „Grundlagen der Natur" den vegetativen „animus" von der vernünftigen „mens" unterschieden, so taucht im „Regnum animale" ein neuer Aufbau auf. „Anima" steht als intuitive Seelenkraft an oberster Stelle. In ihr sind alle einzelnen Seelenfunktionen noch ungeschieden. Die Vernunft als zweiter Grad heißt „mens". Ihr Instrument ist die Rindensubstanz. Sie ist der Intuition untergeordnet. Dritter Grad wird „animus", das vegetative Leben. Vierter Grad sind Gefühls- und Bewegungsorgane. Mit dem Satz, vor dem Denken stehe die Intuition, ist die Brücke zur Aufklärungspsychologie und Romantik (Herder, Shaftesbury) gebildet.

Die Überlieferung der in den Beispielen der Problemata des Aristoteles sich zeigenden Physiognomik war im Mittelalter nicht abgerissen. In der Renaissance erhielt sie neuen Auftrieb innerhalb dieser Tradition. Eines der eindrucksvollsten Werke waren die 4 Bücher „De humana physiognomia" von *J. B. Porta*[16] aus Neapel; sie erlebten eine immer wieder neue Auflage bis in die Barockzeit hinein. Der Verfasser starb mit 70 Jahren 1615 in seiner Heimatstadt.

Porta erlebte die Schwierigkeiten, die sich aus der Beschäftigung mit der Natürlichen Magie ergaben; er hatte sich an der Gründung der in seiner Zeit aufkommenden Akademien beteiligt, wurde in Rom in der Academia dei lincei aufgenommen und hat noch im Alter über 30 Komödien und Tragödien verfaßt.

Seine magischen Schriften wurden in mehrere Sprachen, darunter in die arabische, übersetzt; die erste Magia naturalis erschien in seinem fünfzehnten Lebensjahr. Er hat des Ptolemaeus Werk kommentiert und eine Schrift über Perspektive geschrieben. In der Physiognomik wird der Leser folgendermaßen unterrichtet:

Diese Wissenschaft beruht auf Vermutung (conjecturalis); sie führt auch nicht immer zum gewünschten Ziel. Ihre Zeichen sind lediglich die angebbaren natürlichen Neigungen (propensiones); nicht aber die Handlungen unseres freien Willens oder das, was von einem lasterhaften oder eifrigen Verhalten abhängt.

Wie man die aufgekommene Perspektive in der Renaissance eine göttliche Kunst nannte, so nennt auch er die Wissenschaft der Physiognomik eine göttliche.

Zunächst betont er die wechselseitige Beeinflussung von Körper und Seele, führt das Beispiel der Alkoholvergiftung und des Fieberdelirs an, um nicht minder vom Fluktuieren des Körpers infolge von Affekten zu reden; hier benennt er die von Vergil, *Ovid* und *Apulejus* genugsam geschilderte Liebesschwindsucht. Im übrigen hält er sich an Aristoteles. Die Seele verändert den Habitus, der Körper verwandelt die Form (Complexio), und diese Gedankenfolge endet in dem Satz: Mania est animae passio. Die körperlich heilenden Ärzte befreien die Seele von der Manie. Durch körperliche Therapie wird die Seele gelöst, befreit, weil körperliche Dispositionen den seelischen Vermögen und Kräften entsprechen. Form und Seele eines jeden Tieres sind bestimmt. An den körperlichen Zeichen des Tieres sind dessen Dispositionen erkennbar. Hier läuft er im Fahrwasser Galens. Er verbreitet sich über die einzelnen Organtemperaturen, über Herzwärme, Hirnkälte, gibt eine Übersicht über die Säftelehre, zitiert die bekannte Phaidrosstelle, die Melancholie des Aristoteles, um sich von Platon abzuwenden. Von Bekanntem muß man ausgehen, etwa von Stirn, Nasenkrümmung, aber nicht von Zufälligem, wie irgendein Verlust oder Gesichtsfarbe. An Affekten sind wichtig Freude, Furcht; hingegen ist die Berufslage etwas Sekundäres, Akzidentelles. Der Mensch bleibt höchster Sammelpunkt von allem, einschließlich Mineralien. Die Ergebnisse der Klimaschrift des Hippokrates werden notiert. Männlicher Löwe und weiblicher Panther werden zu Grundanalogien für die jeweiligen Geschlechtsunterschiede somatopsychischer Art.

Physiognomonia, wie er als Terminus technicus sagt, ist eine Erkenntnis beobachtbarer Naturgewohnheiten aus dem, was es im Körper an feststehenden Zeichen gibt und aus dem Hinzukommenden (accidentibus), was die Zeichen ändert. Hierher rechnet er die berufliche Abwandlung. Der Erkenntnisbereich dieser Wissenschaft betrifft also nur die Dianoia, im einzelnen alles Sensitive, was Tier und Mensch gemeinsam ist. Im Gegensatz zu Trogus und Philon gilt es, hierfür eine Gnome, also eine gesetzmäßige Regel aufzustellen. Vorsichtig muß man bei der Bestimmung des Signum proprium sein. Man muß den Syllogismus meiden: Der Löwe ist tapfer; andere Tiere ebenfalls, also ist tapfer kein typisches Zeichen. Hinzutreten muß „extrema magna habere"; nun erst ist das Zeichen dieser spezifischen Kraft (fortitudo) gekennzeichnet. In einer großen Reihe werden Tier-Menschenvergleiche von der Gestalt her vollzogen. Der Gang ist der a capite ad calces. Von Wichtigkeit ist hierbei die Vielfalt der Termini. Es gibt eine Miene (vultus), die traurig (subtristis), stupid, schläfrig, gut und nicht überstürzt, demütig, schlaff, schwer, planlos, froh, elegant, unfreimütig, verehrungsvoll, streng ist. Es gibt große, kleine, fleischige, magere, knochige, oblonge, plane, runde, runzlige, rote Gesichter; die antike Analogie zwischen gut und schön, häßlich und schlecht wird der Renaissance entsprechend wiederbelebt. Es gibt harmonische und disharmonische Konfigurationen, einen starken, raschen, dichten, kleinen, ständigen, aber auch wie im Laufen erschöpften Atem, ein Liebesseufzen, eine Gähnsucht, eine schwere, intensive, große, scharfe, weiche, abgebrochene, klagende Stimme, insbesondere eine zum Gaumen sich wendende der Dummen wie bei Schafen, nicht minder eine rauhe, blande, süße, unterwürfige und schwache.

Es gibt bestimmte Redeweisen, Halsformen, Halshaltungen nach links nach Art der Kinaeden, wie schon Albertus meinte, es gibt auch verschiedene Formen des Zwerchfells, bei Frauen ist es schwach, und ein mageres spricht für Kindischkeit, während das aufgerichtete (erectum) wie beim Pferd etwas Glorioses vermuten läßt, während ein concaves Demenz bedeutet. Interessant ist die krüppelpsychologische Bemerkung: Der Bucklige ist niemals gut (Gibbosus nequaquam bonus), es sei denn aus Weichlichkeit (e mollitie). Ein „Pectus gibbum" kennzeichnet den simplen Menschen. Viel Bedeutung erhalten die Brustwarzen, hängende bei weiter Brust und geringem Fleisch sind ein Trinkerzeichen, kleine bedeuten Schwäche. Starke Genitalbehaarung, große Genitalien deuten auf Stärke. Hier werden auch Andeutungen weiblicher Bestimmungen gemacht; sie sind meist abwertend, und Frauenkonturen werden überhaupt zumeist nur beschrieben, um damit männliche Fehlerhaftigkeiten zu kennzeichnen. Das Phänomen der Linkser wird als Folge einer Überhitzung des Herzens oder der Leber gedeutet. Da diese Ursache in der zu großen Wärme liegt, wird diese Erscheinung bei Frauen nicht gefunden.

Zum Schluß folgt eine ideale Zusammenfassung der gerechten und nichtgerechten Persönlichkeit auf Grund des gewonnenen Einzelmaterials. Hierbei ist wieder der männliche Löwe und der weibliche Panther maßgebend. Der Justus verfügt über einen harmonischen Leib (commensuratum), dunkles Haar, schwere Stimme, zwischen schwer und scharf liegend, große, sublime, leuchtende Augen feuchten Charakters, lange Stirn, die sich zu den Schläfen reckt. Sittenreinheit ziert ihn, er haßt das Böse. Das Gesicht ist schlechthin schön, die Spiritus temperiert, die Brust ist breit, die Oberarme groß. Seine Miene ist mild oder traurig. Indessen mischen sich in diese Schilderung auch manche Widersprüche. Weiterhin werden kurz geschildert die Dummen, Klugen, eselsähnlich Insipienten mit fleischigem Gesicht und dicken Lippen bei schwieriger Sprechart und Linkstendenz der Körperhaltung, die langfingrigen Techniker, die Denker, die Beharrlichen, die Kindischen mit fleischigen Bezirken zwischen Hals und Armen, großen Kiefern und langen Schenkeln, die ebenfalls eselsartigen Insensati, die Rohen, Unbelehrbaren, Dummen mit verstopften Nasenwegen, Schwachköpfe mit breiter großer Stirn und zu dicker Oberlippe, Epileptiker mit vibrierenden Augen und rauhem Atem, Dämonische von gewisser Dicke, runden Fingern, zu großen Füßen und übergewöhnlichen Schienbeinen. Schließlich werden Vergeßliche, Erinnerungsgestörte, Verwegene, Stolze und Furchtsame genannt neben effeminierten Kinaeden und Imbezillen.

Die besonders chiromantisch ausgearbeitete Physiognomik des bekannten Rudolph Goclenius, die 1625 in Frankfurt erschien, stützt sich wesentlich auf Porta. Er ist Bluttheoretiker, was den Seelensitz anlangt:

Daher kommt es, daß alles Geistige von Art und Temperament des Blutes seinen Ursprung nimmt.

Methodisch folgt er Porta ebenfalls. Als männliche Eigenschaften nennt er: vehemens, ad impetum facilis, odii immemor, liberalis, apertus, magnanimus.

Weibliche Eigenschaften (freilich auf den Mann bezogen) sind: solers, ad iracundiam pronus, tenax odii, immisericors, invidus, labori impatiens, docilis, subdolus, avarus, praeceps, timidus.

Interessant sind am Schluß Krankengeschichten haltloser oder gemeingefährlicher Psychopathen, deren chiromantischer Test mit ihrem Charakterverlauf übereinstimmt.

Der Kösliner Professor der Eloquenz, Medizin und Philosophie *Samuel Fuchsius*[17] (1588–1630) hat 1615 eine Metoposkopie verfaßt, die er auch Ophthalmoskopie nennt, weil der Augenphysiognomik viel Raum gelassen ist. Man hat in ihm einen Vorläufer Lombrosos sehen wollen, weil er Beziehungen zwischen Epilepsie und Kriminalität geschildert hat. Das diese Bekundungen enthaltende Exemplar, das Mantovani auffand, hat uns nicht vorgelegen. Die Metoposkopie zeigt besondere Bindung an planetarisches Geschehen, das er mit den Stirnfalten in Beziehung bringt[18].

AUFKLÄRUNG

I. Auflockerung des Seelenbegriffes

Die bisherigen philosophischen Systeme, insbesondere die des Descartes und Spinoza waren dadurch ausgezeichnet, daß sie ihr Denken der Spannung zwischen Welt und Gott widmeten. Der Mensch hingegen war in diese Spannung nur hineingestellt, ohne jedoch selbst das Zentrum der Betrachtung und Wirkung zu werden. Es wurde schon bemerkt, daß dieses Zeitalter des Barock zwar die Attitude des Repräsentativen liebte, daß aber ein echtes Interesse für das Einzelindividuum fehlte. Erst im 18. Jahrhundert weichen Logik und Metaphysik der Anthropologie als führender Wissenschaft. In Deutschland nannte Kant *Chr. M. Wieland* den größten deutschen Dichter, dessen Interesse am Schicksal des Einzelmenschen er erkannte. Erst jetzt beginnt das, was wir Erfahrungsseelenkunde nennen, wie sie sich in den Repertorien und Magazinen der *Mauchard* und *Ph. K. Moritz* bekunden. Wir konnten a. a. O. zeigen, wie groß innerhalb dieser Erfahrungsseelenkunde der Anteil an psychopathologischen Schilderungen wurde. Dieses teils halbwissenschaftliche Interesse für die psychologische Eigenheit des Individuums ergab sich aus dem Anwachsen der autobiographischen Literatur und dem Erziehungsroman von Wieland bis Moritz. Daß dennoch gerade bei uns die metaphysische Schulrichtung nicht ausstarb, kann im Augenblick beiseite bleiben. Das anthropologische Einzelinteresse trat jedenfalls in starken Gegensatz zum Neostoizismus des Barock, dessen Einzelmenschen in der Lebenshaltung heroisch waren und trotz aller äußerer höfischer Repräsentanz mehr als unkomfortabel lebten. Ludwigs XIV. Schwägerin berichtet von einer Wiener Hoftafel im Winter, bei der Wasser und Wein in den Gläsern gefroren waren. Die Klage über schlecht geheizte Zimmer, an deren Folge Descartes an Lungenentzündung gestorben war, zeigte sich in *Unzers „Der Arzt"* von 1769. Erst jetzt entwickelt sich die kleinbürgerliche Gemütlichkeit mit ihren Attributen der Tabakpfeife und Schminkpflästerchen. Wieland selbst hat sie besungen.

Waren die Leidenschaften, wie man sehen konnte, ein Hindernis des tugendhaften Lebens, deren Bekämpfung je nach dem System verschieden ausfiel, so wurden sie jetzt zu Trägern des individuellen Lebens. Im Sturm und Drang werden sie bald dem Normalzustand des Genies angehören, so daß niemand mehr an die Mesotes des Aristoteles denkt, und der unschöpferische kleine Banause des Alltags wird sich diesen großen Exaltationen fügen müssen. Die Wirtschaftslage dieser neuen Zeit kennt keine schweren Berufskämpfe. Freilich führt dieses neue Lebensgefühl noch nicht zur Befreiung der Frau. Sie bleibt weiterhin das Projektionsfeld männlicher Abschätzung. Hexenglauben und Hysterielegende bleiben bestehen, und der größte Teil der Philosophen blieb unverheiratet. Hier vollzieht sich die Wandlung erst mit der Deutschen Romantik; denn die Frauen der französischen Salons waren Ausnahmen wie die Genies.

Von England her eroberte der Materialismus von Hobbes den Kontinent. Die Seele wird körperlich gefaßt, die Psychologie der Physik integriert. Aus der Mechanik der Atome zaubert er die Empfindungen. Sie sind nichts wie Gegenwirkungen des Hirns gegen äußeren Druck, die weitere Ableitung ist das Gedächtnis und das Denken selbst. Der nicht unbekannte Begriff der Selbsterhaltung sowie Lust und Unlust begegneten schon bei Spinoza als Grundqualitäten. Es wurde gezeigt, wie schwierig es war, dem Willen einen eigenen Platz anzuweisen. Solchen Vereinfachungen gegenüber war John Locke vorsichtiger. Er kennt neben den körperlichen Sensationen eine unkörperliche selbständige Seele, die die Fähigkeit besitzt, Ideen durch Vereinigung und Trennung zu verarbeiten. Aber die neue Zeit schuf den Primat der Empfindungen. Denn bisher konnte man das Sinnenleben aus der Vernunft nicht ableiten. Der Ausgang von den Empfindungen freilich wurde überschätzt. Die Empfindungsdogmatik hat indessen historisch die Psychologie mächtig in Gang zu bringen vermocht.

Eigenartig ist freilich, daß diese neue psychologische Richtung gerade der alten Seele die schöpferische Kraft aberkennt. Ihr Restbestand sind nur noch Träume. So begegnet *George Berkeleys* Seelenauffassung um 1709, der bald die Assoziationisten folgen. *David Hartleys* „Betrachtungen über den Menschen" wurde durch *Hissmann* erst 1778 in Deutschland bekannt. Nun wird das Denken in Vibrationen des Hirns umgedeutet. Die Ergebnisse dieser Assoziationslehre mit dem ihr benachbarten Reproduktionsbegriff können als bekannt vorausgesetzt werden. Gerade dieser Begriff ermöglichte *J. Priestley* einen psychologischen Materialismus, in dem Empfindung mit Bewegung gleichgesetzt wurde, und die Assoziationen als Verhältnis von Vorstellungen entleerten vollends den Ich-Begriff. Dieses Ich wird zum Bündel der „perceptions". Aber wie sollte nun dieser mechanistische Apparat auf sich selbst wirken? Diese Lücke wurde durch den Begriff des „Seelenorgans" geschlossen. Es ist „eine Organisation in der Seele selbst", da das Seelensubjekt nichts in sich selbst hervorbringen kann. Es muß ein inneres Organ haben, das es verändert, und diese Veränderung wird in der inneren Erfahrung empfunden. Was die äußeren körperlichen Organe der Seele als Wahrnehmungen bringen, leisten die Seelenorgane für das Ich als Erinnerungen. So meint es *Abraham Tucker* unter dem bekannten Decknamen *Search* in seinem von *D. Erxleben* übersetzten Werk (1768).

Über Cullens Neurophysiologie entwickelt sich der Brownianismus mit seiner Lehre vom quantitativen Erregungsverhältnis des Lebens. *Johann Gardiners* „living principle" endete bei dem Begriff der Lebenskraft.

Die enge Verbindung der Psychologie mit der Ethik, wie sie sich aus der Lehre von den Passionen ergab, führte zu moralphilosophischen Vertretern: für Deutschland wurde *A. A. C. Shaftesburys* moralisches Gefühl bedeutsam, dem Stoizismus benachbart.

Leibniz, der „Goethe in der Allongeperücke", gehört im Bestreben, eine Einigung zwischen materieller und immaterieller Welt zu schaffen, dem Einheitsstreben des Barock an. Indessen ist seine Auswirkung besonders auf dem Gebiet des Psychologischen dem 18. Jahrhundert vorbehalten. War die aristotelische Dynamis als Bestand eines metaphysischen Realismus in Gefahr geraten, zur einfachen physikalischen Kraft herabzusinken, so wurde Leibnizens Kraftbegriff zu einem Hoffnungsstrahl für alle jene, denen die nach Newtons physikalisch gebauter Welt eingerichteten Kategorien Kants eine Enttäuschung bereiteten. Das waren alle diejenigen, die sich mit der Lebendigkeit des Lebens zu befassen hatten, also Psychologen und Ärzte. Daß die Substanz Leibnizens handle, und dies unablässig, war eine erwünschte Tröstung, und die unablässige Unruhe der Körper lassen jene Unruhe der ewig werdenden Natur erahnen, die Schelling in der Romantik verkünden wird. Das

Erhoffte also war nicht mehr und nicht weniger als der Ansatz zu Kategorien der lebendigen Welt, die bis heute lange auf sich warten ließen. Leibnizens „sources des actions" fielen zusammen mit den „points métaphysiques", mit „quelque chose de vital". Das Wunder der scholastischen „forma substantialis" kehrte in den Atomen der Natur als Entelechien wieder. Eine solche Auffassung mußte für das Leib-Seeleverhältnis bedeutungsvoll werden. Den extremen Materialisten wurde sie eine Anfechtung.

Aber diese Philosophie war nicht die einzige, die im Geiste des allumfassenden Barock zu einer Einheitlichkeit strebte. Ohne Verwendung einer praestabilierten Harmonie, ohne die Hilfsmittel von normal und pathologisch bewegten oder veränderten Spiritus, ohne den okkasionalistischen Denkansatz eines Concursus Dei erklärte der Feind und Konkurrent des leibnizgebundenen Hoffmann, *Georg Ernst Stahl*, die Seele selbst als Lebensprozeß, der im lebendigen Geschehen allein beschreibbar wird. Auch in dieser gedanklichen Konzeption versagt dann der erklärende Kausalismus vor der Eigengesetzlichkeit dieses Lebens.

Mit zeitlicher Verzögerung gewinnt die englische Lehre ab 1715 in Frankreich Boden. Mit *Nicolas de Malebranche* werden Sinne und Einbildungskraft zu den Lenkern der menschlichen Seele. Die Leidenschaften werden zu etwas Positivem, und er erweist sich so als Nachfolger der Renaissancephilosophen. Indessen bleibt auch für ihn wie für Spinoza als oberste Tugend die Vereinigung mit Gott. Was wir sinnlich erfahren, erfahren wir durch Gott. Das Gegenargument der Täuschungen entkräftet er durch eine eigene Theorie der Sinnestäuschungen. Im Grunde bleibt er beim Concursus Dei.

Voltaire rühmt Lockes entwicklungsanalytische Methode nach Art der Anatomen, nicht minder die tiervergleichende.

Nachdem Locke die angeborenen Ideen zerstört hat, nachdem er auf den Wahn verzichtet hat, zu meinen, man denke unaufhörlich, hat er ausgezeichnet festgestellt, daß alle unsere Ideen von den Sinnen kommen. Er hat unsere einfachen Ideen untersucht, dann die zusammengesetzten, er folgte dem menschlichen Geist bei allen seinen Operationen, er ließ uns sehen, wie unvollkommen die Sprachen sind, die die Menschen reden, und welchen Mißbrauch wir jeden Augenblick mit den Begriffen treiben . . .

Locke habe ganz unvoreingenommen die Frage zu prüfen gehabt:

Die Materie kann denken, und Gott kann den Gedanken der Materie übermitteln.

Auf die Deutschen hatte *De Lamettrie*[1] einen bei weitem größeren Einfluß. Die Stufenleiter der Organismen, später von *Kielmeyer* besonders hervorgehoben, die Körperlichkeit der Sinne, die Vorstellung einer Verwandtschaft des Affen mit dem Menschen, dies alles wurde im Für und Wider literarisch heftig diskutiert.

Bei der Belagerung von Freiburg bekam De Lamettrie heftiges Fieber und stellte selbstbeobachtend den Verfall seiner geistigen Kräfte fest, der dem körperlichen analog verlief. Er war Chef mehrerer Militärkrankenhäuser. Seine Schrift „Die ärztliche Politik des Macchiavell" wurde am 9. Juli 1746 vom Pariser Henker verbrannt. Nach kurzem Aufenthalt in Leyden, wo der „L'homme machine" entstand, berief ihn Friedrich der Große nach Potsdam.

Von Descartes, Malebranche, Leibniz und *Chr. Wolff* redet er wenig hochachtungsvoll. Er huldigt der galenischen Humorallehre mit allen Konsequenzen für die Veränderlichkeit der psychischen Temperamente:

In Krankheiten verdunkelt sich die Seele und gibt kein Zeichen ihres Daseins, bald ist man geneigt zu glauben, sie habe sich verdoppelt, so reißt die Erregung sie fort; bald wieder verschwindet die geistige Schwäche, und die Genesung macht aus einem Dummkopf einen geistvollen Mann . . .

Die „Verstopfung der Milz, in der Leber die Pfortader" entscheidet über die Geistestätigkeit, vor allem über Hysterie und Hypochondrie. Und er nennt das Heer jener Symptome, die von alters her für die Melancholie beschrieben wurden.

Seele und Körper schlafen zugleich ein. Je nachdem sich die Bewegung des Blutes beruhigt hat, ergießt sich ein sanftes Gefühl von Frieden und Ruhe in die ganze Maschine; die Seele fühlt sich zugleich mit den Augenlidern erschlaffen und mit den Fasern des Gehirns abstumpfen, sie wird allmählich mit allen Muskeln des Körpers gleichsam paralytisch. Diese können das Gewicht des Kopfes nicht mehr tragen, jene kann die Lasten des Gedankens nicht mehr aushalten. Im Schlaf ist sie wie nicht vorhanden . . .

Der Blutumlauf geht mit zu' großer Schnelligkeit vor sich, auch die Seele kann nicht schlafen. Die Seele ist zu erregt, auch das Blut kann sich nicht beruhigen. Das sind die beiden wechselwirkenden Ursachen der Schlaflosigkeit.

Tragikomisch in Anbetracht des eigenen Verlöschens ruft er aus: „Welche Macht übt eine Mahlzeit auf uns!" Und auch für De Lamettrie gilt Helmonts Magenprinzip. Die Verbrecher aber sind vorübergehende Geisteskranke, und er zögert nicht, das Gehirn die Gebärmutter des Geistes zu nennen.

Er glaubt an die zarte Hirntextur der Frauen, an die festere und solidere der Männer. Der so penible „Hirnmuskel", den *C. L. Schleich* Benda suggerieren wollte, findet sich bei De Lamettrie. Er hält ihn für Ausgangspunkt aller Funktionen des Hirns. Hier ist er vom Neffen des großen Boerhaave, *Abraham Kaau*, abhängig, der 1745 über des Hippokrates „Enhormon" schrieb. Er preist die Physiognomik, insbesondere die Adleraugen bei Locke, Steele, Boerhaave und Maupertuis, und der einstige antike Vergleich des Sokrates mit dem Silen wird hier zur Beschreibung eines Dichters, der „den Ausdruck eines Filou mit dem Feuer des Prometheus vereinigt". Dies zielt auf Voltaire. Über die vergleichende Hirnanatomie hat er zu sagen:

Im allgemeinen ist die Gestalt und die Zusammensetzung des Gehirns der Vierfüßler fast dieselbe wie beim Menschen. Überall dasselbe Aussehen und dieselbe Anordnung; nur mit dem wesentlichen Unterschied, daß der

Mensch unter allen Tieren dasjenige ist, das im Vergleich zu der Masse des Körpers das größte und am meisten gewundene Gehirn hat. Dann kommen der Affe, der Biber, der Elephant, der Hund, der Fuchs, die Katze, also Tiere, die dem Menschen am meisten gleichen. Denn auch bei ihnen bemerkt man in Stufen die gleiche Analogie in bezug auf das Corpus Callosum, in das Lancisi den Sitz der Seele schon vor dem verstorbenen de la Peyronie verlegt hatte, der diese Ansicht durch eine Menge von Erfahrungen erläutert hat.

Lancisis Werk „De subitaneis mortibus" war 1707, la *Peyronies* „Observations sur les maladies du cerveau etc." 1708 erschienen. Beide übermittelten die Seelensitzdogmatik bis Sömmering. De Lamettries Satz: „Der Übergang von den Tieren zum Menschen ist kein gewaltsamer" wurde vorschnell als vordarwinistisch bezeichnet.

Wie eine Violinsaite oder eine Klaviertaste erbebt und einen Ton gibt, so sind die Saiten des Gehirns, durch tönende Strahlen getroffen, angeregt worden, die Worte, die sie berührten, wiederzugeben oder zu wiederholen ...

De Lamettrie benutzt den Begriff „imaginer" wie Cabanis und meint damit die intellektuelle Funktion des Vorstellens.

Wurde auch der Titel seines Werkes „L'homme machine" fast zu einem Bildungstest, sein Umgang an der Potsdamer Tafel trotz der Kritik des Großen Friedrich zur Popularität, seine Brüskierung *Albrecht von Hallers* zur Sensation, sein tragischer Vergiftungstod zum Dramaticum, so sah man in *Etienne Bonnot de Condillacs* „Traité des sensations", ebenfalls von Hissmann ins Deutsche übersetzt, den wirksamen Urgrund der Lehre vom Primat der Sinnlichkeit.

Erstes Element wird die mit Gefühlston erfüllte Empfindung. Man braucht einer Bildsäule nur die Sinne, beginnend mit dem Geruch, endend mit dem Tastsinn, einzeln einzusetzen und zwischen ihnen Assoziationen herzustellen, so steht gewissermaßen das Gesamtgerüst des Seelenlebens. Denn alles an Anregungen kommt von draußen. Nur die Bedürfnisse entscheiden über die Mannigfaltigkeit der Auswirkungen. Im Grunde denken auch die Tiere, im Gegensatz zu Descartes Meinung, nur denken sie der geringen Menge der Bedürfnisse wegen weniger. Sie ermangeln des Ichs und der Reflexion. Aber Condillac ist kein krasser Materialist, er verkörperlicht diese Seele nicht, er kennt einen Willen. Im großen ganzen aber — so in der Konsequenz *Denis Diderots* — wird die Seele zum Stoffgemisch und Psychologie zur Neurophysiologie.

Im Hinblick auf den Aufbruch des kommenden Interesses für die Psychopathologie und deren praktische Folgen ist es wichtig, immer wieder auf den sich verbreitenden Gesamtoptimismus des aufkommenden Sensualismus hinzuweisen, der seit den Tagen des Hellenentums hier einen neuen schwunghaften Anstoß erhält. Denkt man an die furchtbaren Ereignisse des revolutionären Terrors, so enthält diese neue Fortschrittsgläubigkeit in Staat und Erziehung einen tragischen Akzent.

J. Claucius Hadrian Helvetius[2], dessen Gemahlin jenen Salon führte, in dem *Robert de Turgot, Condorcet* und *Pierre Cabanis* verkehrten, sagt:

Auf das Umständliche in den Geschäften versteht sich der Minister besser als der Philosoph. Seine Kenntnisse in diesem Stücke sind ausgebreiteter. Aber der letztere hat mehr Muße, und kennt es besser als der Minister. Beide sind vermöge der verschiedentlichen Gattungen ihres Studiums bestimmt, einer dem anderen Licht zu geben. Der Mann, der in seinem hohen Posten steht und das Gute will, werde ein Freund und Beschützer der Wissenschaften ...

Der Fortschrittsoptimismus ist der große Anreger der psychiatrischen Disziplin. Er schafft die symbolische Tat Pinels, er beflügelt den Kampf gegen die Hindernisse der Anstaltsreformen, er macht diese Beschäftigung mit der Psychopathologie zu einem Hauptzweig der Erziehung, denn die Leidenschaften, so meinte man, spielen gerade hier die größte Rolle, und ihre erzieherische Erfassung dient der neuen Paideia. Torheit, so meinte Helvetius, ist die Folge einer ansteckenden Erziehung. Wer törichte Bücher liest, wird töricht.

Eben die Jahre, in denen gewisse Leidenschaften in ihm (dem Jugendlichen) aufwachen, sind auch gerade diejenigen Jahre, worin alle äußeren Dinge am meisten auf ihn wirken und am stärksten auf ihn drücken. Dies ist für ihn die Zeit, da er den wirksamsten Unterricht empfängt, da seine Neigungen und sein Charakter bestimmter werden und da ... die Leidenschaften, die sich in seinem Herzen entzünden, seinen Angewöhnungen und oftmals der ganzen Führung seines ferneren Lebens ihre Richtung geben.

Umgang mit „einsichtsvollen Männern" macht unseren Verstand

mehr und mehr aufgeklärt. Der Begierde dieses Umgangs verdankt man das Talent: Die Morgenröte der Vernunft fängt an hervorzubrechen.

Das sind ähnliche Worte, die unter Berufung auf Horazens „Sapere aude" dann Kant in seiner Schrift „Was ist Aufklärung" verwendet. In Frankreich vollzieht sich dieses neue Lebensgefühl unter den obwaltenden politischen und sozialen Wirren mit einem in Deutschland nicht gekannten Kampf gegen alles christlich Religiöse:

Jede Religion, sagt Hobbes, die sich auf die Furcht vor einer unsichtbaren Macht gründet, ist ein Märchen, ruft Helvetius. Dann aber macht er allerdings die Einschränkung: Alle Religionen sind falsch, ausgenommen die christliche, aber ich vermenge sie durchaus nicht mit dem Papsttum.

In diesem Sinne will er einer Universalreligion das Wort reden, die Grundsätze nach Art geometrischer, also wahrer Lehrsätze hat. Das wollte Spinoza ehemals in ähnlicher Weise in seiner Ethik verwirklichen. Helvetius meint, die Religion müsse sanft und menschlich sein, ihre Zeremonien „müssen kein trauriges und finsteres Wesen an sich haben". Ungleichheit des Verstandes, so meinen Locke und Helvetius, gründen lediglich in der Erziehung: „Alles am Menschen ist physisches Gefühl." So hatte es Helvetius im Diskurs über den Geist des Menschen gelehrt. Verstandesoperationen gründen in den Empfindungen. Es ist immer wieder der alte Refrain Lockes, der in dieser Popularphilosophie machtvoll entfaltet wird. Verstand wird mit Gedächtnis identifiziert und dessen Verlust bei Lebzeiten bedeutet Verstandesverlust: „Der Blödsinnige, den man auf der Schwelle seiner Haustür niedersetzt, ist bloß ein Mensch, der wenig oder gar kein Gedächtnis hat." Damit hat er auch den Sprachgebrauch vergessen und vermag nicht rechtmäßig zu antworten. Ohne Gedächtnis gibt es keine Erfahrung, keine Vergleichsmöglichkeit:

Man wird für blödsinnig gehalten, sobald man nur unwissend ist, aber man ist es wirklich, wenn das Empfindungswerk des Gedächtnisses nicht mehr seine Amtsvorrichtungen tut. Nun kann man aber das Gedächtnis verlieren, ohne eben die Seele einzubüßen. Es braucht hierzu einen schweren Fall, einen Schlagfluß oder ein anderes zufälliges Ereignis dieser Art. Mithin ist der Verstand wesentlich von der Seele unterschieden. Und zwar darinnen, daß man jenen noch bei Lebzeiten verlieren kann, da man hingegen diese nicht anders als mit dem Leben zugleich verliert.

Was nun mit dieser Seele verloren wird, ist aber wieder nur die Empfindung. Sie allein ist deren Wesen. Das will heißen, die Seele ohne dieses Empfindungswerkzeug wesentlicher Art kann durch keinen göttlichen Konkurs mehr erhalten bleiben, sie befindet sich im Zustand des Blödsinns, und zwar wie im embryonalen Zustand. Seele ist also Kraft des Empfindens. Mit der Waffe Lockes, so sieht man, wird hier gegen die res cogitans zugunsten der Empfindungen gekämpft.

Seele und Verstand werden getrennt. Spiritus und res cogitans sind ausgeschlossen. Man verliert den Verstand, ohne dabei gleichzeitig die Seele zu verlieren. Sie kann existieren wie eine nicht betätigte Orgel, also im aristotelischen Sinne der Möglichkeit nach. Hier wird mit der Modalität der Möglichkeit das „Empfindungsvermögen" aufgestellt.

Äußerst interessant ist, daß unter Herbeiziehung der aristotelischen Lehre der Möglichkeitsbegriff zu einem chemischen Bilde wird, und zwar mit der Anerkenntnis von theoretischen Ereignissen, die erst Berzelius als katalytisch erkannt hat:

Man erkennt an den Körpern ... zwei Arten von Eigenschaften. Einige, deren Existenz fortdauernd und unveränderlich ist. Dergleichen sind Undurchdringlichkeit, die Schwere, die Beweglichkeit usw. Diese Eigenschaften gehören zur allgemeinen Physik. Es gibt aber auch in den nämlichen Körpern andre Eigenschaften, deren flüchtige und vergängliche Existenz durch gewisse Verknüpfungen, Auflösungen oder Bewegungen in den inneren Teilen wechselweise bald hervorgebracht und bald wieder vernichtet wird ...

Der Schluß:

Warum sollte nun im Tierreich die Organisation nicht ebenfalls jene sonderbare Eigenschaft erzeugen, die man Empfindungsvermögen nennt? Alle diese Erscheinungen in Arzneikunst und Naturgeschehen beweisen augenscheinlich, daß dieses Vermögen bei den Tieren weiter nichts sei als das Resultat von dem Bau ihres Körpers, daß dieses Vermögen seinen Anfang mit der Bildung ihrer Empfindungswerkzeuge nehme, daß es sich erhalte, solange sie selbst dauern, und sich endlich mit der Auflösung dieser nämlichen Empfindungswerkzeuge verliere . . .

Die Verstandesoperationen sieht Helvetius ganz spinozistisch: sie bestehen in der Beobachtung von Ähnlichkeiten, Unterschieden, Übereinstimmungen und Nichtübereinstimmungen. Hierbei spielt die Aufmerksamkeit eine erhebliche Rolle. Diese Aufmerksamkeit aber setzt Mühe als Bewegungsgrund voraus. Es gibt daher keinen Menschen ohne Begierde.

Empfindungen und Leidenschaften stehen in einem seltsamen Zusammenhang. Die Leidenschaften können teils unempfindlich, teils überempfindlich gegenüber ästhetischen Eindrücken machen. Helvetius beschreibt hier genau die Verschiedenheit der Phänomene bei gleichbleibendem äußerem Gegenstand. Der Weltmann und der Kräuterkenner erleben die gleiche Landschaft verschieden. Freilich werden dann aber Phänomene wie Gewissensunruhe auf physische Empfindlichkeit reduziert.

Leidenschaften werden bei Helvetius ebenfalls entwicklungsgeschichtlich betrachtet. Nur mit dem Hunger ausgerüstet kommt der Mensch auf die Welt, alle weiteren Leidenschaften entstehen gemäß schon vorhandener gesellschaftlicher Konventionen und bilden dann das, was man Charakter nennt. Sie sind als erworbenes Gut Unterrichtswirkung. Leidenschaften in ihrer Vielheit sind nicht Hirndisposition. Es gibt nur eine angeborene Liebe zu sich selbst, die in der physischen Empfindung gründet. Die Wandelbarkeit des emotionalen Charakters wird mit konstruktiven Beispielen belegt, die alles andere sind als Ausdruck psychologischer Beobachtung. Diese Konstruktionen sollen aber nur die Dogmatik stützen, daß alle Leidenschaften variabel und beeinflußbar sind. Die Pädagogik ist entscheidend. Freilich kann die Durchbrechung eingefleischter Gewohnheiten sehr schwer sein. Sie werden zum „Zwang".

In Deutschland hat *Joh. Christoph Gottsched* diese an der Materie klebende Auffassung widerlegt. Aber *Jean-Baptiste Robinet* wandelt 1761 die gleiche geistige Strecke, die schließlich in Cabanis Pfade einmündet.

Bevor Kant die Affekte den Gefühlen, die Leidenschaften dem Begehrungsvermögen zuteilte, war die Wertung dieser kontrovers. Haller widerstrebte es, etwa die Furcht mit ihren körperlichen Erscheinungen der Selbsterhaltung zuzurechnen, aber in der Psychopathologie bis Pinel werden sie nun zu einem wichtigen ursächlichen Faktor. Bei *J. F. Zückert*[3] werden die Leidenschaften 1768 als zerstörend angesehen. Er ist der Ansicht, die neuere Generation der Empfindsamkeit habe lockerere Texturfasern. So seien sie zu Weichlingen geworden, die schon im Mutterleib ihre Mängel erworben hätten. Elastizität der Fasern und Blutflüssigkeit spielten eine entscheidende Rolle. Religion, Philosophie und Diätetik gelten ihm als Schutzmaßnahmen.

W. Gesenius' medizinisch-moralische Pathematologie 1786 widerlegt die Möglichkeit einer stoischen Apatheia. In der Geschlechtsliebe sieht er die stärkste, in der langwierigen Traurigkeit die gefährlichste Leidenschaft. Seine Bekämpfungsmittel sind aber wenig neuartig.

Die Neigungen als dauernde, minder intensive Affekte sah man sowohl dem Instinktleben wie der Willenssphäre zugehörig. Gewiß wachsen sie besonders durch Gewöhnung zu Leidenschaften an. Da sie anfänglich als undeutliche Begriffe nach einem Gegenstand verlangen, sieht man sie nicht als angeboren an, da die Neigung als solche der Erfahrung bedarf. Angeboren ist nur eine aktive Kraft der Seele. Indessen könnte sie ja aus einer Grundneigung hervorgehen. Die Antwort ist einmal mit der Selbsterhaltung gegeben, das andere Mal mit dem Drängen der Seele, ihre Vorstellungen zu erweitern, ihre Deutlichkeit und Lebhaftigkeit zu erhöhen.

Der geistige Austausch all dieser Theorien zwischen England und Frankreich einerseits, Deutschland anderseits, geht aus einer von *M. Wundt*[4] aufgestellten Tabelle hervor, die berücksichtigt, daß die französische Sprache damals der englischen Sprachkenntnis vorrang. Danach wurde Lockes 1690 erschienener Versuch vom menschlichen Verstand 1757 übersetzt, während Helvetius zwei Jahre nach Erscheinen ins Deutsche übertragen wurde. *David Humes* Untersuchungen erschienen in deutscher Sprache sieben Jahre später (1755), *Henry Homes* Versuch 17 Jahre nach dem Urtext, *Charles de Bonnets* Palingenesie sofort 1769. Eine wichtige neue Beziehung muß noch genannt werden. Während im vergangenen Jahrhundert die Ethik sich nur in der Theologie vollendete, tritt nun an deren Stelle die neue Disziplin der Ästhetik. Ihr Einfluß besonders als Kunstfrage wird so bestimmend, als entscheide sie das Schicksal des Menschen.

Im Grunde war diese Entwicklung verständlich, da die Verweltlichung des neuen Menschen im Schönen höchsten Ausdruck fand. Hier läuft dann die erste Linie der Ästhetik von *Alex. Gottlieb Baumgarten* über dessen Schüler *G. F. Meier* zu *Joh. Aug. Eberhard*. Sie alle drei sind Leibnizianer. Nicht minder wuchs aus gleichem Grunde das Interesse für Geschichte.

In Deutschland kann man, wie der eine von uns schon an Hand der damaligen Magazinliteratur nachwies, von einem „Sturm und Drang"[5] der Psychologie reden, der sich in einer Abkehr gegen den aufklärenden Rationalismus und in einer Enttäuschung durch Kants Kritiken bekundete. Die Folge war ein Anschluß an Leibniz, insbesondere an dessen Lehre von den „petites perceptions", diesen Vorboten jenes Unbewußten, dessen Erforschung die Romantik bestimmte. Bemerkenswert in dieser Richtung wurde der kleine Lindauer Wundarzt *Oberreit*, ein eifriger literarischer Förderer der Moritzschen Erfahrungsseelenkunde. Diese, lange Zeit unbeachtet gebliebene Kasuistik, gesammelt von begeisterten Laien aller Art, bringt erstaunliche Beobachtungen neurotischer Zustände, ja selbst von Zwängen, wie sie erst später in die Fach-Psychopathologie übergehen. Bedeutsam in diesem Literatenkreise ist *Markus Herzens* Arbeit über den Schwindel sowie die mathematisierende Methodik *Salomon Maimons*. Die Person *Joh. Georg Sulzers* bekundet die Nachbarschaft zur Pädagogik. Irrationaler Hintergrund dieser Richtung ist die praktische Seite des Pietismus mit seiner Neigung zu psychologischer und moralischer Bilanz.

II. Der neue Kraftbegriff und das Unbewußte

In der Philosophie von Descartes und Spinoza galt der unüberbrückbare Gegensatz zwischen Immateriellem und Materiellem, zwischen Geist und Materie, der das Verhältnis Geist — Seele beherrschte. Die Vereinigung von Leib und Seele konnte ein Wunder sein wie bei den Okkasionalisten, oder eine ewige göttliche Wirkung wie bei Spinoza.

In dem neuen Kraftbegriff von Leibniz (1646–1716) sind diese Gegensätze erstmalig aufgehoben; er führt unmittelbar zu einem neuen Substanzbegriff. Waren die Dinge bei Spinoza nur Modi einer einzigen Substanz, wurden sie bei Leibniz selbst zu Substanzen, und zwar mittels der Kraft als metaphysischem Prinzip. Schon *Francis Glisson*[1] hatte 1672 von einer „natura energetica" gesprochen, *Cudworth*[2] von einer „vis plastica". Leibniz erklärte in bewußtem Gegensatz zu Descartes, Körper bestehen nicht vermöge ihrer Ausdehnung, sondern umgekehrt sei die Ausdehnung eine Folge der Körper, in denen Kräfte enthalten seien. Ausdehnung und Kraft bestehen nebeneinander. Die Kraft als solche ist immateriell; sie umschließt alle geistigen und denkenden Vermögen und enthält auch die Natur des Körpers, da dieser nicht ohne Kraft gedacht werden kann. *Kuno Fischer*[3] weist darauf hin, daß hier in der neuen Materieauffassung von Leibniz der bedeutsame Wendepunkt liegt, wo die cartesianisch-spinozistische Philosophie verlassen wird und den Weg in die kritische Epoche einschlägt.

Dieser neue Kraftbegriff wird dem Substanzbegriff gleichgesetzt. In „De ipsa natura sive de vi insita actionibusque creaturarum" von 1698 erklärt Leibniz die Kraft als tätiges Wesen durch den Begriff der Substanz; „Soweit ich den Begriff der Tätigkeit einsehe, beweist und erhärtet dieser Begriff jenen bekannten Satz der Philosophie, daß, wo Tätigkeiten sind, auch Subjekte sein müssen, von denen sie ausgehen, und ich finde diesen Satz so wahr, daß man ihn umkehren kann und sagen: was handelt, ist eine einzelne Substanz, und jede einzelne Substanz handelt, und zwar ohne Unterlaß, die Körper nicht ausgenommen, die sich ja niemals in einem Zustande der Ruhe befinden."[4]

Diese Substanz ist die Monade, ein ursprüngliches, einfaches, unteilbares Wesen, das von außen nicht bewegt werden kann, nur aus eigener Kraft handelt und leidet. Sie ist ein Individuum und unterscheidet sich durch diese Begriffsbestimmung von jeder anderen Substanz.

Diese Selbstbetätigung fällt zusammen mit dem Begriff des Lebens, daher gibt es nichts Lebloses. Entgegen den materiellen Atomen von Demokrit bis Descartes sind diese Substanzen metaphysische Punkte:

Il n'y a que les atomes de substance, c'est à dire, les unités réelles et absolument destituées de parties, qui soient les sources des actions, et les premiers principes absolus de la composition des choses, et comme les derniers élémens de l'analyse des substances. On les pourroit appeler points métaphysiques: ils ont quelque chose de vital et une espèce de perception et les points mathématiques sont leurs points de vûe pour exprimer l'Univers[5].

Es sind „formes substantielles", wahre Atome der Natur, „mit einem Wort die Elemente der Dinge ... Entelechien".

Mit diesem Kraft- und Substanzbegriff wird das Verhältnis von Leib und Seele bestimmt.

Dieses Verhältnis ist in der Monade ausgedrückt. Seele und Körper sind zwei Kräfte, die das Wesen der Monade ausmachen. Jede Monade ist ein schlechthin einfaches und unteilbares Wesen; daher sind Leib und Seele untrennbar vereinigt, sie können nie als unabhängige Wesen betrachtet werden. Leib und Seele sind leidende und tätige Kraft der Monade. Die leidende Kraft, der Körper, bedingt das Dasein des Individuums negativ, die tätige, die Seele, positiv. Die Seele als tätige Kraft handelt nur aus sich selbst heraus, setzt nur dieses Selbst, diese einzige Monade, voraus, deren Wesen sie ausdrückt. Der Körper als leidende Kraft kann nur handeln unter der Bedingung vieler anderer Monaden. Durch diese leidende Kraft ist die Monade ein bewegter Körper. Diese Körperkraft ist notwendig, damit ein Wesen fähig ist zum Handeln, aber über das Wie des Handelns entscheidet die Seele. Diese leidende Kraft ist notwendig als unübersteigbare Schranke, durch die die Monaden koexistieren können. Sie ist die Widerstandskraft, durch die die Monade alles Fremde ausschließt, durch die sie sich abschließt und „fensterlos" ist.

Dieses leidende Prinzip ist die „prima materia", aus ihr folgt die „secunda materia", die Masse, der massive Körper. Sie verhält sich zur „prima materia" wie die Wirkung zur wirkenden Ursache, d.h., es wird unterschieden zwischen Kraft des Körpers und Masse, so daß der ausgedehnte Körper durch die Wirkung der Körperkraft entsteht, oder durch das Streben der Körperkraft nach Ausdehnung.

J'insiste ... que l'étendue n'est autre chose qu'un abstrait, et qu'elle demande quelque chose qui soit étendu. Elle a besoin d'un sujet, elle est quelque chose de relatif à ce sujet, comme la durée. Elle suppose même quelque chose d'antérieur dans ce sujet. Elle suppose quelque qualité, quelque attribut, quelque nature dans ce sujet, qui s'étende, se répande avec le sujet, se continue. L'étendue est la diffusion de cette qualité ou nature ...[6]

Durch diese leidende Kraft erscheinen alle Monaden als dynamische Körper, sie unterstehen dem Gesetz der Kausalität. Die tätige Kraft, das Prinzip der Selbsttätigkeit und Individualität, die Seele ist „erste Entelechie". Durch sie kommt die Einheit der Monade zustande, da der Körper ins Endlose teilbar ist und keine echte Einheit bilden kann. Sie bildet den Zusammenhang in der Mannigfaltigkeit, indem sie überall im Körper als unteilbare Einheit vorhanden ist. Diese Selbstbetätigung ist Leben, und Seele ist Lebensprinzip: „hoc principium activum, hanc Entelechiam primam, esse revera principium vitale"[7]. Dieses „principium vitale" ergibt mit der leidenden Kraft die vollständige Substanz, die Monade. Die Seele als Selbstbetätigung ist also zugleich das Ziel, worauf sie gerichtet ist. Sie ist Ursache und zugleich Ziel ihrer Wirksamkeit, d. h. causa finalis. Daher sind im Begriff der Monade die beiden Prinzipien Kausalität und Teleologie vereinigt.

Nur die Monade ist Substanz, Leib und Seele sind ihre Momente, sie sind keine Substanzen. Beide sind Kräfte, der Körper ist ein mechanisches, die Seele ein lebendiges Wesen. K. Fischer erklärt den Begriff der Monade in folgender Formel:

Monade (Individuum) = leidende und tätige Kraft = Materie und Form (materia prima und entelechia prima) = Körper und Seele = beseelter Körper = lebende Maschine = zweckmäßig bewegtes Ganzes.

Seele ist so natürlicher Zweck des Körpers, seine natürliche Form und Harmonie. Dies entspricht der Auffassung von Plato und Aristoteles. Bei diesem Harmoniebegriff muß zwischen metaphysischer und theologischer Harmonievorstellung unterschieden werden, wie K. Fischer besonders betont. Werde das Verhältnis von Seele und Körper durch Harmonie erklärt, sei die Seele die Harmonie des Körpers; dann könne man nicht sagen, es finde zwischen Seele und Körper Harmonie statt, als ob es zwei Substanzen wären. Diese Harmonie nun, die zwischen Leib und Seele stattfinde, sei vorherbestimmt, sei jene prästabilierte Harmonie, die auch zwischen den einzelnen Monaden herrsche; sie erfolgt aus übernatürlichem Grund, aus Gott. Die Harmonie aber, die die Seele im Körper sei, folge allein aus der Natur des Individuums. Von ihr ist die Monade unmittelbare, Gott nur mittelbare Ursache.

Innerhalb der Monade sind Seele und Körper nicht koordiniert wie bei Spinoza, bei dem Denken und Ausdehnung in der Substanz vereinigt waren und nach bloßer Kausalität wirkten. Bei Leibniz handeln die Körper mechanisch, die Seelen zwecktätig. Die Seele schließt den Körper als Mittel ihrer Entwicklung in sich, sie ist Anlage und Ziel der Kräfte des Körpers. Die Körperwelt ist in der Weltordnung bei Leibniz das Mittel, wodurch sich das Seelenreich entfaltet, d.h., der Zweckbegriff ist das erste und ursprüngliche Prinzip; es schließt den Begriff der Kausalität in sich ein. So sind moralische und natürliche Ordnung der Dinge nicht verschiedene Welten, sondern eine Welt, in der die Physik, die Welt der Körper, auf die Metaphysik gegründet ist. Das wird von allergrößter Bedeutung für die Aufklärung. Hier konnten jetzt Moral und Religion aus natürlichen Begriffen erklärt werden, und gleichzeitig wurde der Zweckbegriff auch für die Physik verbindlich.

Die Welt, der Inbegriff aller Monaden, bildet ein Stufenreich gestaltender Kräfte. In diesem Stufenreich gelangen die vorstellenden Kräfte zu immer größerer Deutlichkeit. Sie sind in den einzelnen Monaden verschieden ausgeprägt: „Wollen wir alles, was in dem soeben entwickelten allgemeinen Sinne perzipiert und begehrt, als Seele bezeichnen, so könnten alle einfachen Substanzen oder geschaffenen Monaden Seelen genannt werden. Da jedoch die bewußte Empfindung etwas mehr ist als eine einfache Perzeption, so mag für die einfachen Substanzen, die nur einfache Perzeption haben, der allgemeine Name „Monade" genügen. Die Bezeichnung ,Seele' dagegen mag jenen Monaden vorbehalten bleiben, deren Perzeption deutlicher und von Gedächtnis begleitet ist."[8]

Die Unterschiede der Monaden liegen in der jeweiligen Kraft der Vorstellung. Die verschiedenen Bewußtseinszustände, die der Mensch in sich erfährt, entsprechen niederen Naturen oder Monaden:

Denn wir lernen ja an uns selbst durch Erfahrung einen Zustand kennen, wo wir uns an nichts erinnern und keine einzige deutliche Perzeption haben, zum Beispiel wenn wir in Ohnmacht fallen oder von einem tiefen traumlosen Schlafe überwältigt sind. In diesem Zustand unterscheidet sich die Seele nicht merklich von einer einfachen Monade. Aber da dieser Zustand nicht andauert und die Seele sich ihm wieder entzieht, so ist sie etwas Höheres[9].

Die Entwicklung der menschlichen Monade besteht darin, daß sie sich vom bewußtlosen Leben zum bewußten, von der Vorstellung zur Erkenntnis, von der Seele zum Geist entwickelt. Auch das Tier besitzt Perzeptionen, Empfindungen und

das Gedächtnis liefert den Seelen eine Art von Verkettung, welche die Vernunft nachahmt, aber von dieser unterschieden werden muß. So sehen wir, daß die Tiere, wenn sie irgend etwas perzipieren, das einen lebhaften Eindruck auf sie macht und von dem sie schon früher eine ähnliche Perzeption gehabt haben, infolge der Vorstellung ihres Gedächtnisses dasjenige erwarten, was bei jener früheren Perzeption damit verbunden war, und daß sie zu ähnlichen Gefühlen neigen wie damals . . .[10]

So besitzt das Tier Gedächtnis, das mit Hilfe der sinnlichen Erfahrung die Perzeption verkettet; soweit reicht die vorstellende Kraft der tierischen Seele.
Der Mensch handelt wie die Tiere,

insoweit die Verkettung ihrer Perzeptionen lediglich nach dem Prinzip des Gedächtnisses erfolgen . . . Die Erkenntnis der notwendigen und ewigen Wahrheiten aber ist es, was uns von den bloßen Tieren unterscheidet und in den Besitz der Vernunft und Wissenschaft setzt, indem sie uns zur Erkenntnis unserer selbst und Gottes erhebt. Eben dieses ist es, was man in uns als vernünftige Seele oder Geist bezeichnet[11].

Dadurch gelangt der Mensch zum Ich, zur Person. Leibniz gebraucht nicht nur den Begriff der Individualität, sondern er spricht auch vom Ich (Moi):

Durch die Erkenntnis der notwendigen Wahrheiten und durch ihre Abstraktionen werden wir auch zu den reflexiven Akten erhoben, die uns den Gedanken „Ich" fassen (qui nous font penser à ce qui s'appelle Moi) und Betrachtungen darüber anstellen lassen, daß dieses oder jenes „in uns" ist. Indem wir unsere Gedanken auf uns selbst richten, richten wir sie auch auf das „Sein", auf die „Substanz", auf „Einfaches" und „Zusammengesetztes", auf „Unstoffliches", und selbst auf „Gott", insofern wir das, was in uns beschränkt ist, in ihm als unbeschränkt begreifen. Jene reflexiven Akte liefern somit die Hauptgegenstände unseres Vernunftgebrauches[12].

Dieses Ich, dieses „in uns" bedeutet das innere Prinzip der Monade, die alles aus sich schöpft. Der Geist des Menschen beruht auf der Anlage der menschlichen Seele, und diese enthält angeborene Vorstellungen. Damit stellt sich Leibniz in ausgesprochenen Gegensatz zu den Sensualisten und zu ihrem Tabula-rasa-Begriff. In der Vorrede seiner „Abhandlung über den menschlichen Verstand" als Gegenschrift zu der gleichnamigen Lockes heißt es unmißverständlich, der Verfasser nehme mit Plato und sogar mit den Schulphilosophen an, die Seele enthalte ursprünglich die Prinzipien mehrerer Begriffe und Lehren in sich. Leibniz verweist auf Paulus, Römerbrief (II, 15), worin der Apostel bemerke, daß das Gesetz Gottes in die Herzen der Menschen geschrieben sei.

Leibniz kritisiert Locke, der trotz Verwerfung angeborener Erkenntnisse gestehe, daß diejenigen Vorstellungen, „welche nicht in der sinnlichen Empfindung ihren Ursprung haben, aus der Reflexion stammen", und fährt fort: „Nun ist aber die Reflexion nichts anderes als die Aufmerksamkeit auf das, was in uns vorgeht ... ist dies so, kann man dann leugnen, daß es in unserem Geist viel Angeborenes gebe, da wir sozusagen uns selbst angeboren sind?" Diese angeborenen Vorstellungen aber sind unentwickelt, und so sind „uns die Vorstellungen und Wahrheiten als Neigungen, Anlagen, Fertigkeiten oder natürliche Kräfte angeboren, nicht aber als Tätigkeiten"[13].

Es gibt zwei Arten angeborener Wahrheiten in uns, die der Mensch auf zwei Arten in sich findet: „durch das Licht der Vernunft und durch den Instinkt"[14]. Die Instinkte leiten den Menschen sofort und ohne vernünftige Überlegung auf das Vernunftgemäße hin, das heißt aber nichts anderes als die optimistische Auffassung, der Mensch habe angeboren ein natürliches Gesetz der Moral in sich.

Die Tabula rasa wird von Leibniz als Phantasiegebilde abgelehnt; die Vorstellungen sind in uns, angeboren, die Sinne machen uns lediglich bestimmte Vorstellungen bewußt, wie z. B. Raum, Gestalt, Bewegung. Die Wahrnehmung ist „erstes Vermögen der mit unseren Vorstellungen beschäftigten Seele"; Wahrnehmung und Bewußtsein müssen unterschieden werden. So ist die Wahrnehmung des Lichtes oder der Farbe, deren wir uns bewußt sind, aus einer Menge kleiner Wahrnehmungen zusammengesetzt, deren wir uns nicht bewußt sind.

Um die angeborenen Vorstellungen zu denken und einzusehen, ist Unterscheidung, Lebendigkeit der Einbildungskraft und Urteil notwendig. Dabei geht Leibniz auf die Unterscheidung von Geistesschwachen und Narren ein. Der sensualistischen These, Geistesschwache seien der Vernunft beraubt, Narren besäßen die Fähigkeit vernünftigen Denkens, verbänden aber die Vorstellungen falsch und nähmen sie als Wahrheit, setzt er seine eigene entgegen:

Geistesschwache gebrauchen die Vernunft nicht und unterscheiden sich darin von den Dummen eines gewissen Schlages, die ein Urteil haben, aber nicht schnell fassen. Der Narr habe dagegen fast kein Urteil, aber „es gibt indessen Narren in Einzelheiten, welche sich eine falsche Voraussetzung über einen bedeutenden Punkt ihres Lebens bilden und darüber ... richtig weiter denken". Dabei berichtet „Theophilus" (Leibniz) das Beispiel eines der damaligen Zeit wohlbekannten Mannes, der die Angelegenheiten der Protestanten ordnen und Frankreich zur Vernunft bringen wollte. Dieser Mann glaubte, Gott lasse die größten Persönlichkeiten durch seinen Körper hindurchgehen, um ihn zu veredeln; auch verlangte er, alle Prinzessinnen zu heiraten, aber erst nachdem er sie heilig gemacht hatte, damit er eine heilige Nachkommenschaft erhalte. Mit diesem Manne habe er sich unterhalten und er sei oft ungewiß gewesen, ob die Narrheit Verstellung gewesen sei oder nicht.

Zur Narrheit könne auch das Träumen führen; Träumen heiße, zwecklos bestimmten Gedanken nachgehen aus Vergnügen; dabei könne man sich vergessen und zu Traumbildern gelangen. Schlaf wird als Aufhören sinnlicher Empfindungen bezeichnet, Ekstase als tiefer Schlaf in diesem Sinn, aus dem man schwer erweckbar sei und der aus einer vorübergehenden inneren Ursache stamme. Im Gegensatz dazu müsse man Schlaf durch narkotische Mittel oder durch Verletzung der Lebensverrichtungen unterscheiden, wie es in der Lethargie der Fall sei. Ekstase sei von Gesichten begleitet, indessen gebe es auch Gesichte ohne Ekstase. Hier handele es sich um einen Traum, der als sinnliche Wahrnehmung gelte. Seien diese Gesichte göttlicher Art, enthielten sie Wahrheiten, wie Weissagungen, die sich erfüllten.

Mit der These der angeborenen Ideen — sie entsprach der Lehre Descartes', unterschied sich aber von ihr dadurch, daß bei Descartes die angeborenen Ideen von Gott unmittelbar gegeben waren, während bei Leibniz die Urbegriffe in der Natur des menschlichen Geistes begründet sind — war gleichzeitig der Entwicklungsgedanke gegeben.

Die Seele entwickelt, um zum Geist zu werden, die bewußtlosen Vorstellungen zum Bewußtsein. Anstelle der Tabula rasa setzt Leibniz

... à tout moment une infinité de perceptions en nous, mais sans Apperception, sans Réflexion, c'est à dire des changements dans l'Ame même, dont nous ne nous appercevons pas, parce que ces impressions sont ou trop petites et en trop grand nombre, ou trop unies, en sorte qu'elles n'ont rien d'assez distinguant à part, mais jointes à d'autres, elles ne laissent pas de faire leur effet et de se faire sentir dans l'assemblage, au moins confusément[15].

Diese „petites perceptions" sind die Elemente des Bewußtseins. Der bewußte Geist hat nur einen bestimmten Bereich; nur was innerhalb desselben liegt wird gewußt, aber auch nicht alles mit gleicher Deutlichkeit; was aber jenseits dieses Bereiches liegt, weiß die Seele nicht. Dennoch bildet sich das Individuum in diesem Jenseits, denn die „perceptions invisibles" konstituieren das Individuum, „qui est caractérisé, par les traces, qu'elles conservent des états précédens de cet individu, en faisant la connexion avec son état présent ...". Sie sind von größter Bedeutung für uns, sie geben die jeweilige Tönung im Individuationsprozeß des einzelnen, verbinden Vergangenheit mit Gegenwart und Zukunft und das Individuum mit dem Universum:

Diese „petites perceptions" sind von größerer Wichtigkeit, als man denkt. Sie bilden jenes unsagbare Etwas, jene Empfindungsweisen, jene sinnlichen Vorstellungen, die im ganzen klar, im einzelnen verworren sind; jene Eindrücke, die die uns umgebenden Körper auf uns ausüben und die Unendlichkeit in sich schließen, dieses Band, das jedes Wesen mit dem ganzen übrigen Universum verbindet. Man kann sogar sagen, daß infolge dieser „petites perceptions" die Gegenwart trächtig von Zukunft und beladen von Vergangenheit erscheint, daß alles miteinander zusammenhängt (σύμπνοια πάντα, wie Hippokrates sagt) und daß ebenso durchdringende Augen wie die von Gott in den geringsten der Substanzen den Gesamtzusammenhang des Universums erkennen können ... Durch diese „perceptions invisibles" erkläre ich die bewundernswürdige prästabilierte Harmonie zwischen Seele und Körper und allen Monaden und einfachen Substanzen ...[16].

Diese „perceptions invisibles" sind analog den Korpuskeln in der Physik; obgleich unsichtbar, bilden sie das eigentliche Gesetz der Kontinuität, das der Weltharmonie zugrunde liegt:

Die unbemerkbaren Vorstellungen haben in der Pneumatik eine ebenso große Bedeutung wie die Korpuskeln in der Physik, und es ist gleich unverständig, beide deshalb zu verwerfen, weil sie außerhalb unseres sinnlichen Gesichtskreises liegen. Nichts geschieht mit einem Schlage. *Es ist einer meiner größten und bewährtesten Grundsätze, daß die Natur niemals Sprünge macht.* Ich habe dies schon früher das Gesetz der Kontinuität genannt, und die Anwendung desselben ist höchst wichtig in der Physik. Dieses Gesetz bewirkt, daß man immer vom Kleinen zum Großen und umgekehrt eine mittlere Sphäre durchwandert, von Grad zu Grad, von Teil zu Teil, daß eine Bewegung niemals unmittelbar aus der Ruhe entsteht, noch zur Ruhe unmittelbar zurückkehrt, es sei denn durch eine verminderte Bewegung. So kann man keine Linie oder Längendimension durchmessen, ohne zuvor eine kleinere Linie zurückgelegt zu haben. Aber bis jetzt haben die Physiker, welche die Gesetze der Bewegung aufgestellt, jenes Gesetz nicht beobachtet, denn sie glauben, ein Körper könne augenblicklich eine Bewegung empfangen, die der seinigen schnurstracks zuwiderläuft. Fassen wir alles zusammen, so läßt sich schließen, daß unsere bemerkbaren Vorstellungen in einer graduellen Entwicklung (par degrés) aus den Vorstellungen entstehen, die zu klein sind, um bemerkt zu werden. Urteilt man anders, so kennt man in der Tat wenig die unermeßliche Feinheit der Dinge, die immer und überall ein wirklich Unendliches in sich schließen[17].

Ohne „petites perceptions" gibt es weder die Kontinuität des geistigen Lebens des Menschen noch gibt es einen Weltzusammenhang; die „petites conceptions" schließen das Ganze in sich. Je nach dem Grad der geistigen Erkenntnis des Individuums vermag dieses Ganze bruchstückweise erkannt werden.

So ist die Seele dauernd in Bewegung, Tag und Nacht, ob wir wachen oder schlafen. Träume sind Ausdruck der Bewegung der „petites perceptions", und wir träumen immer, auch wenn wir die Träume vergessen. Sogar wenn wir wach sind, schläft die Seele partiell, etwa dann, wenn die Aufmerksamkeit besonders heftig auf einen Gegenstand gerichtet ist.

Der Begriff der Perception wurde in der Monadologie definiert als „vorübergehende(r) Zustand, welcher eine Vielheit in der Einheit bzw. in der einfachen Substanz in sich faßt und darstellt . . .". Diese Perception ist von der Apperception, der bewußten Vorstellung, unterschieden. Die Tätigkeit des inneren Prinzips der Monade, das den Wechsel und Übergang von einer Perception zur anderen vollzieht, nennt Leibniz Begehren. „Die Tätigkeit des inneren Prinzips, welches den Wechsel oder den Übergang von einer Perception zur anderen bewirkt, kann als Begehren (Appétition) bezeichnet werden. Allerdings vermag das Begehren nicht immer vollständig zu der ganzen Vorstellung zu gelangen, nach der es strebt; aber es erreicht doch allezeit etwas davon und kommt zu neuen Vorstellungen."[18]

Dieses Streben ist die Spontaneität der Monade. Je nach der Vorstellung, von der dieses Streben bestimmt wird, erscheint es anders. In der bewußtlosen Naturform ist es blinde Kraft; wird die Vorstellung empfunden, wie in der tierischen und menschlichen Seele, erscheint dies Streben als Trieb, als Instinkt. Wird die Vorstellung erkannt, heißt es Wille. Wille, Trieb und Gestaltungsdrang entsprechen deutlichen, verworrenen und dunklen Vorstellungen. Alle drei unterscheiden sich nur graduell, quantitativ, nicht qualitativ durch die jeweilige Bewußtseinshelligkeit.

Im Menschen bestehen alle drei Grade als dunkle Regung, Trieb oder Instinkt und als Wille. Dieses Streben als Ausdruck der Spontaneität der Seele kann nur zweckbestimmt sein, denn die Seele war sich Ursache und Ziel zugleich; ihr Zweck oder Ziel, ihre causa finalis, war die Vergeistigung. So ist der Wille in dieser Richtung determiniert, d. h., die gesamte Individualität muß sich zu immer größerer Bewußtmachung hinaufentwickeln. Ebensowenig wie die Seele aufhören kann vorzustellen, ebensowenig kann der Wille aufhören zu streben. Dieser Wille ist, wie alle Monaden, von außen nicht bestimmbar: „nous sommes dans une parfaite indépendance à l'égard de l'influence de toutes les autres créatures", wohl aber von innen. Hier wird der Wille von den Neigungen geleitet; sie bedeuten Individualität. Diese aber führt wieder zurück zu den „petites perceptions", die schließlich die Faktoren der Willensrichtung sind.

Alle Eindrücke haben ihre Wirkung, aber es sind nicht alle Wirkungen bemerkbar. Wende ich mich zu einer Seite lieber als zu einer anderen, so geschieht dieses häufig durch die Verkettung der „petites impressions", die ich nicht bemerke und die eine Bewegung weniger angenehm machen als eine andere. Alle unsere unfreiwilligen Handlungen sind Ergebnisse eines Zusammentreffens der „petites perceptions", und sogar unsere Gewohnheiten und Leidenschaften, die so viel Einfluß auf unsere Willensentscheidungen haben, kommen von dort. Denn diese Gewohnheiten entstehen ganz allmählich, und ohne „petites perceptions" würde man niemals zu diesen bemerkbaren Anlagen gelangen. Ich habe schon betont, daß diejenigen, die diese Wirkungen in der Moral leugnen, schlecht unterrichteten Menschen gleichen, die die unsichtbaren Korpuskeln in der Physik leugnen. Unter ihnen gibt es einige, die von Freiheit sprechen, aber dabei diese unsichtbaren Eindrücke nicht beachten, die fähig sind, das Gleichgewicht zu verändern. Diese Menschen glauben an eine völlige Indifferenz in den moralischen Handlungen, so etwa, wie sie der Buridansche Esel darstellt, der zwischen zwei Wiesen steht. Ich gestehe aber . . ., daß diese Eindrücke geneigt machen, ohne zu zwingen[19].

Die dargelegten Zeugnisse der Philosophie Leibnizens eröffnen alle späteren Theorien über das Unbewußte in der Zeit der Romantik und bilden zugleich die Grundlage für die theoretischen Erörterungen aller und jeder Psychotherapie der Neuzeit.

Christian Wolff[20] (1679–1754) wird meist zu sehr als Taschenausgabe Leibnizens gesehen. Von des Gryphius Sohn wurde er zunächst in engster Fühlung mit katholischer Scholastik philosophisch unterrichtet; er studierte nach Einbeziehung der Mathematik und unter westlichem, vor allem holländischem Einfluß in Jena bei Tschirnhaus. Dieser selbst, von Descartes und Spinoza kommend, trat 1675 mit Leibniz in persönliche Berührung. Die Bezeichnung der Logik als „Medicina mentis" erfolgte 1687. „Philosophia realis" nennt er Geistesheilkunde, die er von der „philosophia verbalis" abtrennt; hier gehe es nur um Erkenntnis der Worte. Aber Wolff war auch mit dem Weigelschüler und protestantischen Theologen Hebenstreit bekannt. Zunächst ist er Mathematiker. Sein rationaler Hauptakzent liegt später im begrifflichen Zusammenhang. Begriff ist ein von ihm geschaffenes Wort der „Notio". Sein Selbstwahrnehmungsbegriff ist kartesianisch. Bewußtsein nennt er Gedanke und die Vorstellung schließlich Begriff, zu dem man durch Vergleich und Unterscheidung gelangt. Urteil ist die Verknüpfung oder Trennung zweier Begriffe.

Die so konstruierte Logik erlebte 14 Auflagen, es folgte die Deutsche Metaphysik in 10 Auflagen. In ihr zeigte er sich als Gegner des Aristoteles. Die Lehre vom menschlichen Geist will nicht nur die anima separata behandeln, sondern vor allem die Erfahrungsbedingungen und Gestalten des Seelenlebens. So entsteht seine empirische Psychologie einschließlich der metaphysischen. In der Schilderung der Seelenzustände ist er Bewußtseinstheoretiker, der, bei der Empfindung beginnend, zum freien Willen fortschreitet. Über Einbildung, Gedächtnis und Aufmerksamkeit gelangt er zum Verstand, bekundet in der Möglichkeit deutlichen Vorstellens, zum sinnlichkeitsreinen Verstand.

Ab § 204 wird vom praktischen Verhalten im Sinne einer Lustlehre gesprochen. Über die Begierden und Affekte gelangt er zum Willen als Neigung des Gemüts gegen eine Sache um des Guten willen. Freiheit ist Wahlfreiheit, die in der Vernunft gründet. Seelische Zustände sind Abwandlungen der Vorstellung. Sein psychosomatischer Übereinstimmungsgedanke ist von Leibnizens prästabilierter Harmonie beeinflußt. Dadurch muß er von der strikten Bewußtseinsthese abweichen, zumal er die Empfindungen von außen bedingt, nur als scheinbar einsieht, und die Leidenschaften als Taten der Seele. So rückt die Einbildungskraft bei der Begriffsbildung in den Vordergrund.

Die praktische Pflichtenlehre ist wesentlich stoisch und kommt ohne Gott aus. Die Vollbringung des Guten liegt in der Natur wie ein Gesetz. Sein Gewissensbegriff ist daher intellektualistisch.

Gegenüber dieser recht abstrakten Lehre ist die aus den Hallenser Vorlesungen entstandene Vernunftlehre des *Ch. Thomasius*[21] von 1691 viel lebendiger. Ihn treibt es, die Gemüter anderer Menschen zu erkennen. Das Sein des Menschen bringt die Vernunft der Logik hervor. Denken wird so zum innerlichen Reden. Thomasius ist nicht von Locke beeinflußt; sein Begriff von der Gemütsruhe ist hellenisch und stoisch, mag er auch des Aristoteles Tugendlehre als nominalistisch ablehnen.

Charakteristischerweise hat er seine Hallenser Vorlesungen mit Senecas „De Ira" begonnen. Unhellenisch ist freilich, daß er in der Liebe die sittliche Kraft sieht und das Böse nicht aus dem Verstand, sondern aus dem pervertierten Willen ableitet. Die Liebe als praktische Intentionalität garantiert die Möglichkeit der affektiven Bezogenheit auf den anderen. Auch die Affekte haben im Willen den Ursprung, entgegen Descartes Meinung. Es gibt abermals nur Affektdämpfung oder Liebeserhöhung.

Von Bedeutung wird nun die 1691 dem Kurfürsten Friedrich III. angebotene Erfindung „einer wohlbegründeten und für das gemeine Wesen höchstnötigen Wissenschaft, das Verborgene des Herzens anderer Menschen auch wider Willen aus der täglichen Konvention zu erkennen". Er verspricht sich davon insbesondere bei Hofe großen Erfolg, da die Beobachtung unbewachter Äußerungen bedeutungsvoll sei und diese Methode bisher weder an Universitäten betrieben noch aus Büchern gelehrt werde. Im Gegensatz zum theoretisierenden Wolff geht er dazu über, Hörerkolloquien zu veranstalten, Charakteristiken ausarbeiten zu lassen, um so eine äußerst lebensnahe Wissenschaft zu begründen. Bei allem Rationalismus spürt man eine dem Pietismus nahe Herzenswärme, die zweifellos eine Wirkung auf die Studierenden hatte. Die Einteilung der Menschenarten in Bestien, Menschen und Christen mutet naiv an. Unter Bestialität verstand er Wollust, Ehrgeiz und Geldgeiz. Aus diesen drei Arten formt er Studententypen. Der Gegentyp ist durch Vernunft bestimmt, durch die Tugend, die er in einer Art Gewissensrat in Sprechstunden lehrte, die er regelmäßig durchführte.

Der hohe Kothurn dieser Bestimmungen wird aber in rührender Weise durch einen 1694 auftretenden erneuten pietistischen Einbruch vermenschlicht, innerhalb dessen er sich vor Professoren und Studenten einer öffentlichen Selbstprüfung am 5. Juli unterzog, die eine öffentliche unkirchliche Beichte darstellte, bei der er sich selbst des Ehrgeizes und der Wollust zieh, sich mithin also zur Bestialität rechnete. Diese vielleicht unter *A. H. Frankes* Einfluß vollzogene Handlung hinterließ aber nur den Mäßigungsgedanken der Stoa als Therapie, da er dem Pietismus absagte. Thomasius wirkte auf *F. Budde*.

313

III. Anima, Physis und Tonus

Georg Ernst Stahl[1] (1660–1734), als Professor der theoretischen Medizin in Jena, später in Halle neben seinem Antipoden *Friedrich Hoffmann* wirkend, auf dessen Betreiben er berufen war, lehrte Botanik, Enzyklopädie, Chemie, Anatomie, Physiologie, Diätetik und Arzneimittellehre. Obwohl ursprünglich Iatrochemiker — Stahl kam von Willis und Sylvius her und hatte in der Chemie den Begriff des Phlogiston eingeführt — lehnte er schon in jungen Jahren die Abhängigkeit der Medizin von der Chemie, Physik, aber auch von der Anatomie ab; das bedeutete, daß Stahl, der sich als eigenständiger Denker erwies — *Richard Koch*[2] hat dies in seiner ausgezeichneten Schrift ausdrücklich bejaht —, eine rein mechanische Biologie ablehnte.

Hans Driesch[3] und R. Koch bezeichnen beide Stahl als Schöpfer eines zusammenhängenden theoretischen Systems vitalistischer Biologie. Aus dieser neuen nicht mechanistischen Biologie, die in Stahls Werk der „Theoria medica vera" niedergelegt ist, ergab sich eine neue Auffassung vom Körper, von der Seele, von ihrer Verbindung sowie von Gesundheit und Krankheit. Stahls Lehre, als „Animismus" bekannt, hat in der Psychopathologie wesentlich gewirkt, vor allem aber hat sie die französische vitalistische Schule von *Montpellier* bis zu *Bichat* nachhaltig angeregt und beeinflußt.

Das Problem heißt bei dem realistischen Metaphysiker Stahl nicht mehr hier Körper, hier Seele, hier prästabilierte Harmonie oder Concursus Dei mit Spiritus, Fluidum oder Äther — Stahl tat sie als fictiones ab —, sondern die Seele ist im Lebensprozeß, im Lebendigen anschaulich gegeben. Lebensvorgänge, Lebendigsein kann man nur beschreiben; die Biologie wird eine beschreibende und nicht erklärende. Nur in der toten Materie ist ein Kausalverhältnis gegeben.

Der Ausgangspunkt zu Stahls neuer Sicht der Biologie war die Erkenntnis der Bedeutung der Leichenfäulnis, des Zerfalls des Körpers nach dem Tode. Sie führte ihn zur Auffassung von einer vollkommenen Trennung zwischen belebter und unbelebter Welt, die in den drei Abschnitten:

„Über den Unterschied der Begriffe Mechanismus und Organismus",

„Aufforderung zur Abhaltung des Fremdartigen in der Heilkunde",

„Über den wesentlichen Unterschied zwischen einem gemischten und einem lebendigen Körper"

programmatisch im Teil Physiologie der „Theoria med. vera" behandelt ist.

Der Zerfall des Körpers erweist, daß die Materie nicht für sich bestehen kann. Daher wird zunächst untersucht, „ob der Körper des Menschen für sich selbst bestehen und nur seinetwegen existieren könne oder zu einem bestimmten Gebrauch dienen solle".

Die Definition des Körpers lautet folgendermaßen:

Was jenen Körper selbst betrifft, so leuchtet ein:

1. daß derselbe vermöge seiner materiellen Beschaffenheit zu einer gänzlichen und überaus schnellen Zersetzung geneigt, folglich seiner wahren Natur nach dazu bestimmt ist;

2. dessen ungeachtet beobachten wir, daß sein Zustand sich gerade auf die entgegengesetzte Weise verhält, nämlich daß seiner Zerstörung eine erhaltende Kraft entgegenwirkt, welche ihrem Wesen nach das Gegenteil von seinem materiellen Charakter, folglich immateriell sein muß, wie wir uns dies auch denken mögen. Betrachten wir jene unkörperliche Kraft als die Wirkung einer gleichnamigen Ursache, so kann dies keine andere als die *Bewegung* sein.

3. Es ist daher in dem Körper als solchem kein Grund seiner Fortdauer enthalten, da derselbe mit seiner Beschaffenheit im Gegensatz stehen müßte.

4. Dies kann um so weniger sein, da überhaupt nicht einmal ein Grund vorhanden ist, weshalb derselbe existiert, zumal als ein solcher, der ganz eigentümliche Erscheinungen äußert. Gleichwie

5. nicht einzusehen wäre, auf welche Weise der Körper für sich, ohne unter der Herrschaft der Seele zu stehen, seine Tätigkeit hervorbringen könnte; ebensowenig ließe sich

6. begreifen, welchen Nutzen dergleichen Verrichtungen haben sollten. Dagegen leuchtet

7. die absolute Notwendigkeit ein, daß ein solcher Körper mit dem Inbegriff und der innigsten Zusammenstimmung seiner Tätigkeiten zum Gebrauch für die Seele und zur Vermittlung ihrer Wirkungen vorhanden sei, so wie

8. auch eine eigentümliche, dem Wesen der Seele entsprechende Einrichtung des Körpers erforderlich und im allgemeinen anschaulich ist[4].

Diese Seele, von der man auch Lebensprinzip sagen kann, ist kein „ens metaphysikon", wie Stahl erklärt. Diese Frage beschäftigte ihn nicht; dennoch gibt er zu, keinen Unterschied zwischen diesem Lebensprinzip und dem volkstümlichen Seelenbegriff zu machen. R. Koch verneint die Frage, ob sich hier wieder eine Spaltung zwischen einem natürlichen Prinzip und dem religiösen Begriff der Seele auftue, und betont, von der Seele im volkstümlichen Sinne meine man, daß sie mit der Zeugung erscheine und mit dem Tode verschwinde.

Die Seele stellt sich in dreifacher Beziehung dar:

1. im allgemeinsten Sinne ist sie ein tätiges Wesen, in eben dem Maße als die Materie passiv und daher jener untergeordnet ist.

2. Der allgemeinen Bedeutung nach ist sie ein bewegendes Wesen, da alle ihre Handlungen sowohl an und für sich als in Beziehung auf den Körper in Bewegungen bestehen, nämlich im Fortschreiten von einem Gegenstande zum andern, daher Aristoteles das Denken ein Wandeln der menschlichen Seele nannte.

3. Im engsten Sinn ist die Seele ein intelligentes Wesen und bedarf daher der Zeit, nicht nur wegen der Mannigfaltigkeit ihrer Verrichtungen, sondern auch wegen der Menge der Körper, welche Gegenstände ihres Erkennens sind, da eine Vergleichung nur unter sehr vielen stattfinden kann[5].

Diese Seele bedient sich mittels der Bewegung des menschlichen Körpers. Tiere und Pflanzen haben keine Seele. Der menschliche Körper ist ihr „wirkliches und unmittelbares Organ"; er ist nicht nur zu ihrem Gebrauch vorhanden, sondern „geradezu und notwendig für denselben (den Gebrauch) eingerichtet". Die Bewegung des Körpers geht allein von der Energie der Seele aus. Sie ist unkörperlich und läßt sich als Wirkung „nicht als getrennt von dem Bewegenden denken". Sie ist nicht etwas, was den physischen Dingen „immanent und inhärent" ist, sondern der Ausdruck einer „substantiellen Kraft der Bewegung" sei besser für sie anzuwenden. Sie finde sich in den beseelten Körpern, also den menschlichen, und Stahl vergleicht sie mit dem Physisbegriff der Antike. Leben ist also bei ihm oder besteht in Bewegung; sie ist eben jene,

... vermittels welcher die Seele ihr ganzes Geschäft verrichtet. Denn selbst die Vernunft besteht im Vergleichen der Dinge, also in einem Fortschreiten von einem zum andern, so daß sie sich in einer immerwährenden Bewegung befindet, gleichwie die Erhaltung des Körpers und sein Gebrauch bei der Sinnestätigkeit und der Muskelwirkung durch Bewegung geschieht, welche den Zwecken der Seele genau angepaßt sind. Es findet daher eine völlige Übereinstimmung zwischen Seele und der Bewegung, sowohl im Betreff ihrer unkörperlichen Natur als in bezug auf ihre Wirkung in und auf den Körper, statt; und diese Vernunftgründe gewähren wohl eine hinlängliche Berechtigung, die Bewegung als das unmittelbare Werkzeug, dessen sich die Seele sowohl zu ihren eigentümlichen Verrichtungen als zur Erhaltung und zum Gebrauch des Körpers bedient, zu betrachten. Insofern sie also auf die Erhaltung seiner Struktur und Mischung bedacht ist, entspricht sie sowohl den Absichten und Zwecken der Seele, als der Beschaffenheit der Materie des Körpers. Aus allem diesem folgt, daß die Seele sich ihren Leib erschafft, so wie er zu ihrem Gebrauch tauglich ist, daß sie ihn beherrscht, in Bewegung setzt, und zwar unmittelbar, ohne die Dazwischenkunft einer anderweitigen Bedingung[6].

In einer früheren Schrift über den motus tonico-vitalis wird dieser unkörperliche Bewegungsbegriff in seiner Beziehung zum Blutkreislauf dargestellt. Entgegen der mechanistischen Zeitauffassung stellt Stahl fest,

daß eine wirkliche tonische Bewegung durch ihr stetiges Wirken zu der Verrichtung des Blutumlaufes beiträgt, wenn sie auch dem Herzschlag untergeordnet ist; daß durch sie die porösen Teile des Körpers ununterbrochen in einem gewissen Grade von Spannung erhalten werden, damit sie nicht von dem Stoße des Blutes übermäßig ausgedehnt werden; daß endlich diese Bewegung plötzlich abgeändert werden kann, welches sogar bei geringfügigen Gelegenheiten, z. B. bei Einwirkung der Kälte und Wärme, des Schrecks, Zorns, der Freude und Scham, augenblicklich geschieht.

Diese tonische Bewegung ist eine Kraft (robur) in den Organen, die in einer gewissen Spannung besteht. Diese Spannung wechselt, daher wird sie eben tonische Bewegung genannt. Sie befolgt eine gewisse Regel, in der Zeiten wie Ruhe und Tätigkeit abwechseln; damit ergibt sich eine Art Periodik. Diese tonischen Bewegungen, die normal „gelinde und heimlich erfolgen sollten", können „widernatürliche Zustände" eingehen; sie sind zweckgebunden, etwa wenn gewisse Materien von einem Ort zum anderen getragen werden sollen. Eine gesteigerte tonische Bewegung zeigt sich in Krämpfen, Palpitationen, in Zittern und Konvulsionen. Ebenso kann dieser motus tonico-vitalis zu schwach oder falsch sein, d. h. irrend auftreten. Er ist identisch mit der Seele.

Seele ist also Lebenskraft oder Lebensprinzip und beherrscht den Körper, den sie jeden Augenblick vor der Zerstörung schützt. Dies Lebensprinzip bewirkt den ständigen Ab- und Aufbau des Körpers, entfernt Stoffe aus ihm und verleibt ihm die richtigen ein. Der Körper ist ihr Vasall, der, von ihr völlig abhängig, auch seine Struktur durch sie ändern kann. So vermag die Seele einer Mutter durch bloße Vorstellungen, durch die Einbildungskraft, auf die schon bestehende Struktur des Kindes einzuwirken, daß „an die Stelle der bereits vollendeten Struktur eines Teils eine neue tritt und selbst dem Gemüt sich unauslöschliche Eindrücke einprägen, welche sich späterhin in der Denk- und Handlungsweise zu erkennen geben".

Auch von den Organen hat diese Seele Kenntnis und von ihrem Verhältnis, das jene zu ihren Zwecken haben. Diese Kenntnis gewinnt sie durch „undeutliche Vorstellungen", die indessen ausreichen, um sie selbst zu Bewegungen zu veranlassen, d. h. hier, die Seele hat neben bewußten Vorstellungen auch unbewußte, die das gleiche leisten wie das Bewußtsein. Diese Beziehung von Leib und Seele „. . . gilt nicht bloß von dem naturgemäßen oder Gesundheitszustand, sondern sie hat einen noch ungleich größeren Nutzen (der durch keine andere Betrachtung ersetzt werden kann) bei der Erklärung der Krankheitsursachen". Da die Seele als Lebensprinzip den Körper durchdringt und ihn dadurch erhält, gewinnen die „Lebensbewegungen, welche während der krankhaften Zustände eintreten", einen völlig anderen Sinn. Sie sind nämlich nicht auf Zerstörung, sondern wie ihre Bezeichnung „Lebensbewegungen" ausdrückt, auf die Erhaltung des Körpers gerichtet.

Stahl gelangt infolgedessen zu einer neuen Krankheitsauffassung:

Diesem Mangel einer wissenschaftlichen Grundlage muß der Irrthum in der Pathologie beigemessen werden, daß jene (Lebens-) Bewegungen für unmittelbare Krankheitssymptome gehalten werden, welche nicht nur dem Körper lästig, sondern auch verderblich seien, ungeachtet sie sowohl in ihrem Bestreben als in ihrer Wirkung auf die Austreibung der schädlichen Dinge so vortrefflich berechnet und dazu so unumgänglich nötig sind, daß ohne sie der den mannigfachsten Einflüssen ausgesetzte Körper vor der Zerstörung nicht bewahrt werden kann[7].

In gleicher Weise wendet sich Stahl gegen die Auffassung, daß die sogenannten unmittelbaren Krankheitssymptome „auf eine unbestimmte Art aus Reizungen" hervorgehen, die mechanisch durch Erschütterung der Nerven oder des in ihnen enthaltenen Fluidum zustande kommen. Vielmehr verhalte es sich völlig anders:

Die Bewegung, identisch mit der Seele, durchwaltet den menschlichen Körper und macht ihn zu einem Organismus. Da sie den Gesetzen der Materie entgegenwirkt, ist jede sogenannte Störung eben ein Heilungsprozeß, der von der Seele ausgeht. Der Arzt muß also diese Verbindung Leib—Seele kennen und der Natur, d. h. diesem Verhältnis vertrauen, das die Heilungsprinzipien in sich birgt. Das, was für gewöhnlich als unmittelbares Krankheitssymptom angesehen wird, ist also ein teleologischer Vorgang der Seele selbst. Sie treibt die schädlichen Wirkungen und Prozesse aus, d. h. also, daß bei dieser beherrschenden Rolle der Seele über den Körper, dessen Säftemischung von wesentlicher Bedeutung für die die Seele nicht beherrschende Lebenstätigkeit ist, alle Krankheiten oder das, was sich als Pathologie darstellt, von der Seele selbst schließlich ausgehen müssen.

Als allgemeine den Körper treffende Krankheitsursachen werden von Stahl an allererster Stelle die Leidenschaften genannt . . . deren Macht, die Ökonomie desselben (des Körpers) zu verändern und zu stören, ebenso ausgebreitet als allgemein bekannt ist, nämlich die Leidenschaften und ihr unmittelbarer Einfluß auf den Herzschlag. In dieser Wirkung übertreffen sie alle übrigen bekannten Ursachen, unter denen es keine gibt, welche dies so augenblicklich zu leisten imstande wären, wenn man etwa eine unmittelbar die Organe zerstörende, mechanische Gewalt abrechnet. Die Leidenschaften dagegen wirken nicht unmittelbar auf das Körperliche, sondern zunächst nur auf die Bewegungen, und teilen durch diese den Säften Veränderungen mit[8].

Es folgen als weitere Ursachen Störungen in der Exkretion des Körpers, weiter äußere Ursachen, die sich auf die Ernährung beziehen, auf das Einverleiben von Stoffen, die die Körperökonomie benötigt; ferner die sogenannten „res non naturales", wie Wärme und Kälte, Schlaf und Wachen, Ruhe und Bewegung; schließlich Gewalteinwirkungen auf die Körperökonomie.

Diese Krankheitsursachen wirken so auf den Körper, daß sein Lebensprinzip, das sich in der Bewegung ausdrückt, verändert wird. Es wird also die Bewegung dieser tätigen Energie gestört:

In dieser Beziehung sind es die allgemeinen Krankheitsursachen, welche als mannigfaltige Subjekte und Objekte entweder die den Lebensbewegungen dienenden Organe bedrohen oder wirklich verletzen oder welche die Bewegungen selbst beeinträchtigen, deren Energie hemmen, sie in ihrer Regel und ihrem Fortgange stören. Sie bewirken dies teils materiell auf unmittelbare körperliche Weise, oder moralisch in bezug auf die Lebenszwecke, welche sie geradezu gefährden[9].

Daher kann es dann zu jener helmontisch klingenden Formulierung kommen: „Im allgemeinsten Wortsinne ist daher das Subjekt der Krankheit eine verkehrte Idee des leitenden Prinzips im tierischen Haushalt (perturbata idea regiminis ipsius oeconomiae animalis)." Auf die Seelenkrankheiten bezogen, heißt dies, daß das Wirken der Seele, das in Bewegung besteht, verändert wird. Diese Veränderung geschieht durch ein „fremdartiges Motiv" (perturbata idea), das ihre Tätigkeit, die Bewegung, in eine falsche Richtung drängt.

Da die Veränderung der Bewegung bei den Geisteskrankheiten vor allem von den Leidenschaften verursacht wird, muß auf sie eingegangen werden.

Jeder Mensch besitzt die Anlage zu eigentümlichen dauernden Formen des Sittlichen, überhaupt zur Gemütstätigkeit. Diese Gemütstätigkeit sieht Stahl im Verhältnis der Körpersäfte zu den Körperbewegungen begründet, d. h. in den Temperamenten.

Temperamente als Ausdruck der Gemütstätigkeit sind bedingt durch die Textur des Körpers, die bestimmte Verschiedenheiten zeigt, welchen „ebenso bestimmte Formen des geistigen Charakters entsprechen". Dazu gehört ein bestimmtes Mischungsverhältnis der Körpersäfte; aus diesem Verhältnis der Säftemischung zu den festen Teilen geht ein Gesamtcharakter hervor, der sich durch „vorwaltende Feuchtigkeit, Trockenheit, Wärme oder Kälte auszeichnet". Die Säfte, verstanden unter dem allgemeinen Namen des Blutes, können eine vierfach verschiedene Temperatur annehmen; danach unterscheidet man ein cholerisches oder gallichtes, ein phlegmatisches, ein sanguinisches und ein melancholisches Temperament. Das cholerische Temperament ist „durch Beimischung von Schwefel" in höherem Grade verflüssigt, erhitzt sich leichter und neigt zur Gärung. Das phlegmatische Temperament ist von vorwaltender wäßriger Feuchtigkeit, wodurch die Säfte hinreichend flüssig bleiben, aber sich nicht zur Erhitzung eignen. Das sanguinische Temperament liegt im Mittel beider Temperaturen und bringt einen „gemäßigten Zustand hervor, in welchem sie (die Säfte) sich leichtflüssig und in sanfter Wärme erhalten". Das melancholische Temperament zeichnet sich aus durch verdickte, zu wenig flüssige Säfte. Sie enthalten dann weniger Schwefel, aber mehr Erde.

Die Struktur des Körpers richtet sich nun nach den Säften dieser einzelnen Temperamente. Der Sanguiniker hat einen schlaffen, porösen, schwammigen Bau; hier vermag das Blut, das leichtflüssig ist, ungehindert überall hindurchzugehen, so daß Ab- und Aussonderungen leicht vonstatten gehen.

Bei der cholerischen Konstitution ist die Textur straffer, daher sind die muskulösen Teile weniger porös und schwammig. Da aber das Blut hier auch leichtflüssig ist, so gelangt es auch durch die weniger porösen Teile; dies um so mehr, als der ganzen Konstitution eine „rüstige Triebkraft" zu eigen ist, von der noch die Rede sein wird. Die Textur des phlegmatischen Körpers ist von gedunsener Weichheit, hat geringe Wärme und zeigt eine blasse Farbe. Durch den Wassergehalt im Blut ist auch dieses leichtflüssig, es entspricht ihm Weichheit der festen Teile, eine poröse und schlaffe Textur; trotzdem werden die weichen Teile von der reichlich sie durchdringenden Feuchtigkeit aufgeschwellt, dichter aneinander gedrängt, so daß sie überall den Blutumlauf erschweren. Die Melancholiker, „welche von jeder physischen und moralischen Weichheit weit entfernt sind, haben einen gedrungenen Körper". Ihre Muskeln und Knochen haben eine derbere Struktur als die übrigen Körper, und die Dichtigkeit der einzelnen Teile gestattet es dem schwer- und dickflüssigen Blut nicht, sie gut zu durchdringen; dies zeigt sich im Hautorgan, so daß die Farbe bleich und livide ist. Ausdruck der Verschiedenheit der Temperamente, die im übrigen selten rein erscheinen, ist die Eigentümlichkeit des Gemütes, das die vier üblichen Grundformen zeigt.

Die Ursache dieser Gemütseigentümlichkeit liegt im Charakter der Bewegung des Kreislaufs, der wieder dem Verhältnis der Säfte und den sie enthaltenden Gefäßen entspricht. Diese Bewegung ist die wichtigste und allererste im Körper, und sie nimmt sofort bei ihrem Ursprung einen bestimmten Typus an, eben jenen, der sich nach den vorgefundenen Verhältnissen von Säften und Textur richtet; diesen behält sie bei, so daß sich die Seele mit ihrer Bewegung, nämlich der vitalen, oder mit dem motus tonico-vitalis nach dem Kreislauf richtet. Sie gewöhnt sich an ihn.

Beim Sanguiniker ist das Wirken der Lebenstätigkeit leicht, gemäß dem leichtflüssigen Blute, das auf zahlreichen durchgangsfreien Wegen von einer gemäßigten Triebkraft bewegt wird.

Beim Choleriker findet das frische Blut in den engeren Wegen keinen so leichten Durchgang, es ist also eine kräftigere Bewegung nötig; so entsteht der dem Cholerischen eigene Typus der Bewegungen: resolut, wachsam, umsichtig, geistig rege, furchtlos.

Der Melancholiker bedarf indessen einer sehr wirksamen Triebkraft, um das dichtere Blut durch die engen Teile zu treiben. Trotzdem neigt das Blut ständig zu Stasen, daher lebt der Melancholiker in ständiger Angst vor der Zukunft. Dies verraten alle seine Handlungen.

Der Phlegmatiker bedarf infolge der Blutverdünnung und seines schlaffen Habitus keiner kräftigen Bewegung. Die Säfte sind der Entartung in zähe Verschleimung ausgesetzt; sie tritt aber nicht rasch ein; die Betroffenen sind daher träge und sorglos.

Die Seele, die sich hier in ihren eigenen Tätigkeiten einem Typus unterwirft und ihn gleichzeitig bildet, ist in diesen Temperamenten tief mit dem Körperlichen verhaftet. Die Leidenschaften, die entsprechend den jeweiligen Temperamenten immer auch etwas Konstitutionelles an sich haben, sind, obwohl sie aus der Seele hervorgehen, zugleich auf den Lebensprozeß bezogen und beeinflussen sich gegenseitig.

Für Stahl sind die Leidenschaften (animi pathemata) nichts anderes als frühreife und gewaltsam einbrechende Schlüsse (conclusiones), die entweder durch Empfindungen oder reine Fiktionen hervorgebracht sind. Sie sind entsprechend dem Gedächtnis geformt ohne eine gehörige kritische Betrachtung aller Umstände, die mehr aus moralischer als aus unmittelbar sinnlicher Bewertung erfolgen sollte.

Sie sind also unreife Urteile; ihnen folgen unzeitige Begehrungs- und Willensstrebungen, denen zu ihrer Ausführung willkürliche Bewegungen entsprechen. Diese sind beim Zorn ungestüm, da sie überwältigen, zurücktreiben und zerstören sollen, während sie sich beim Schreck als ein ängstliches Bestreben zum Entfliehen oder Verbergen zeigen, oder als Widerstand mit gesamter Kraft gegen eine drohende Gefahr. Beim Verlangen dokumentieren diese willkürlichen Bewegungen einen Drang nach dem begehrten Gegenstand sowohl wie ein Bestreben, ihn sich diesen zu verschaffen. Obwohl diese Wirkungen der Leidenschaften auf die Lebenstätigkeit mit den Willensbestrebungen und -richtungen nicht in unmittelbarer Wirkung zu stehen scheinen, unterscheiden sich dennoch „die aus den Affekten hervorgegangenen eigentümlichen und ungewöhnlichen Veränderungen der Lebenstätigkeit ... keineswegs von denen, welche von der Willkür einer deutlichen und bestimmten Absicht abhängen". Das bedeutet, sie sind unreife Urteile.

Wesentlich ist die Feststellung, die Stahl von den verdrängten Affekten macht mit ihrer Neigung zur „Conversion":

Sehr wichtig ist die alltägliche Beobachtung, daß der Zorn, wenn er befriedigt wird, auch dem Körper keinen Schaden zufügt; daß er hingegen unterdrückt im Gemüthe einen anhaltenden Unmut und Groll hinterläßt und im Körper Störungen der Verdauung und Ernährung, selbst Schwächung und zunehmende Erschöpfung der Lebensfunktionen nach sich zieht oder gleichzeitig Irrereden oder Krämpfe hervorbringt. So erweist sich daher eine höchst merkwürdige Gleichheit zwischen der Gemüths- und Lebenstätigkeit, dergestalt daß, wenn der Zorn sich nicht sättigen kann, er sich auf einen anderen Gegenstand, zumal wenn dieser durch ein längeres feindliches Verhältnis verhaßt war, wirft, um an ihm seinen Ungestüm auszulassen. Dergleichen Fälle kommen in unserem geselligen Zustande sehr häufig vor, und so wie bei ihnen die Richtung der Gemüthstätigkeit sich ändert, so verhält es sich auch mit den körperlichen Wirkungen des Affektes, welche anderweitige, krankhafte Paroxysmen aufwecken, z. B. Steinbeschwerden, Anfälle von Hypochondrie, Hysterie, Gicht und Podagra.[10]

Diese Erklärung des Zusammenhangs zwischen der Erschütterung der Lebenstätigkeit und den Gemütsbewegungen, den passiones animi soll aber vor allem dokumentieren, daß hier die Möglichkeit gegeben ist, auf beide Bewegungen im Sinne der Vernunft einzuwirken. Hier erweist sich Stahl als ein Stoiker, und nichts anderes bedeutet später auch der idealistische Ansatz der Vermögenspsychologen, etwa bei *H. Chr. Hoffbauer,* der dem Gefühls- und Begehrungsvermögen ein Urteil zugrunde legte.

Stahl macht dies am Beispiel des Ekels klar. Er wird als ein Affekt bezeichnet, aus der Einbildung entsprungen, der sich auf Vorstellungen von Dingen bezieht, die nur aus Vorurteil für widrig gehalten werden. Die hervorgerufenen Bewegungen entsprechen der Absicht der Seele, nämlich der Entfernung des ekelerregenden Gegenstandes. Die Leidenschaften hängen also vom Verstandesgebrauch ab, sie sind vorzeitige Schlüsse. Daher entsprechen die Richtungen, die sie der Lebenstätigkeit geben, einer bestimmten Absicht, nämlich der Vernunft. Sie aber ist die vornehmste Bewegung der Seele. So kann Stahl erklären, daß die Menschen mehr oder weniger

den Leidenschaften und ihrem Einfluß auf die Lebenstätigkeit unterworfen sind, je nachdem ihre Vernunft geübt und gewöhnt ist, gelassen sich zu sammeln, hinreichend zu vergleichen und ruhig zu urtheilen.[11]

Damit dies ermöglicht wird, ist das „Gesetz der Gewohnheit" wirksam. Sie übt ihre Herrschaft aus über die vitalen und animalen Funktionen, über die Seele selbst. Sie wird definiert als „promptitudo certa, tam ad suscipiendas, quam decenter exercendas varias actiones".

Gewohnheit richtet sich auf das Tätige, also auch auf die im Körper waltenden Bewegungen und ihre Richtungen. Sie umfaßt nicht nur diejenigen, die vollzogen werden müssen, sondern auch die, die gefürchtet, gemieden und durch entgegengesetzte Lebenstätigkeiten unterdrückt werden sollen. Moralisch ist daher die Gewöhnung an bestimmte Absichten und Fertigkeiten des Willens wichtig.

So wird die Gewohnheit, wie später das Pflichtgefühl im Idealismus, richtunggebend für die Bewegungen, die den Leidenschaften folgen, und für alle anderen Bewegungen im Gebiet der vitalen und animalen Funktionen. R. Koch hat einen Einfluß pietistischen Denkens in der Lehre Stahls, soweit sie die anima betrifft, nicht für wesentlich gehalten, aber in der Ableitung der Leidenschaften von den Verstandesurteilen selbst und ihrer Zügelung durch ein „Gesetz", nämlich das der Gewohnheit, scheint sich doch ein Einfluß auf seine Theorie zu zeigen.

Diese Lehre von den Leidenschaften ist wichtig für die Pathologie:

Denn die Affekte müssen mit einer durchaus regelmäßigen Leistung der Lebenstätigkeit vergesellschaftet sein und erheischen daher, wenn sie von ihrer Bahn abweichen, eine doppelte Wachsamkeit und Sorgfalt, damit sie nicht, in plötzlichen Aufruhr ausbrechend, mit Gewalt eine verkehrte Richtung einschlagen und dadurch das feste Band der Lebenskräfte zerreißen, ihren Zweck gänzlich vereiteln. Ja häufig bewirken sie dies auf eine so schnelle, tief eingreifende und hartnäckige Weise, daß es sehr schwer hält, die durch sie veranlaßten Störungen wieder auszugleichen und die Verirrungen der Lebenstätigkeiten der Herrschaft des ordnenden Prinzips zu unterwerfen.[12]

Ein mäßiges Walten der Leidenschaften ist dem organischen Haushalt zuträglich; nur der Mißbrauch zerstört. Die heilsamen und die schädlichen Folgen der Leidenschaften sind schneller und wichtiger als die Erfolge körperlicher Verletzungen und Restauration.

Die eigentlichen Geisteskrankheiten werden als „Delirien" im dritten Band der „Theoria medica vera" in der Nosologie behandelt. Stahl erklärt dazu grundsätzlich, alles was sich von den verschiedenen Seelenstörungen sagen lasse und mit den Tatsachen in Einklang gebracht werden könne, „beschränkt sich darauf, daß einige Delirien einfach-leidenschaftliche Zustände, andere sympathetisch sind", d. h. idiopathisch und sympathetisch („quod deliria sunt simplicius pathetica, alia sympathetica").

Die idiopathischen Delirien treffen unmittelbar den Verstand, während die sympathetischen in Begleitung von anderen körperlichen Krankheiten auftreten.

Beide können miteinander verschmelzen und eine Mischform bilden

dergestalt nämlich, daß zu angestrengt beschwerlichen Störungen und nahe bevorstehenden Gefahren des Körpers, wodurch die Natur in Angst und Sorge versetzt wird, auch noch moralische Angst, Furcht und Schreck als Begleiter sich hinzugesellen, wo dann die vereinte Kraft beider das Leiden auf einen höheren Grad steigert. Gegenseitig finden die mehr unmittelbaren Störungen des Verstandes neue Nahrung, und sie gelangen zu häufigeren Ausbrüchen, wenn Hindernisse und Verwirrung der körperlichen Funktionen hinzutreten[13].

Auslösende Ursachen für die idiopathischen Delirien liegen im „Mißbrauch der Verstandeskräfte und leidenscháftlichen Erschütterungen z. B. aus einer zu großen Aufregung der Phantasie und des Gedächtnisses und aus einer großen Anstrengung, der sie nicht gewachsen sind"[14]. Es ist die bevorzugte Krankheit der Dichter, Gelehrten und Denker, bei denen allzu großer Fleiß im Forschen und Nachdenken und im Dichten zum „Irrereden" führt, besonders dann, wenn der Schlaf versäumt wird und die Phantasie auch nachts keine Ruhe findet.

Eigentliche Ursache der idiopathischen Delirien aber sind die Leidenschaften (animi pathemata) „vornehmlich, wenn sie sich mit starken Eindrücken der Phantasie vergesellschaften". Allgemein bekannt sind die Wirkungen eines plötzlichen und angstvollen Schrecks — besonders jenem, der durch „den Eindruck einer Verderben drohenden Gespenstererscheinung erregt wird" — oder die auf die Person gerichtete Erotomanie (personalis erotomania), die durch anhaltende Phantasiebilder Störungen des Verstandes hervorbringt, ferner „hochmütiger Stolz", der den Menschen von der Vernunft abbringt, bis er sich schließlich einbildet, das zu sein, was er sich wünscht, und sich nicht mehr davon losreißen kann. Zornige Gemütsstimmung trägt dazu bei, das Delir zu unterhalten

und vorzüglich ihm eine bestimmte Richtung zu geben, so daß es dann ein wüthendes, verwegenes, gewaltthätiges wird, welchen Ursprung es auch außerdem gehabt haben mag.[15]

Die sympathetischen Delirien teilt Stahl in drei Klassen ein, in eine libidinöse, eine melancholische und eine febrile „alienatio mentis".

Die libidinöse alienatio mentis unterscheidet sich vom idiopathischen Delir der ‚Erotomania personalis" nicht nur durch den grundsätzlichen Unterschied, der zwischen den idio- und sympathetischen Formen der Delirien besteht, sondern auch durch den Inhalt. Die libidinöse Erotomanie ist nicht auf die Person beschränkt, sondern ist ganz allgemein gemeint. Sie ist ein „furor uterinus" „und pflegt vom Reiz (commotio) des Saamens und von wollüstigen Bildern und Begierden zu entstehen, welche keine Befriedigung finden". Als Beispiel wird der Fall einer Nonne berichtet, die an Tobsucht litt und daran starb. Die Sektion ergab ein angeschwollenes Ovar mit Bläschen „welche aus ausgedehnten Eiern bestanden". Im gleichen Zusammenhang wird von der männlichen Epilepsie berichtet, wo die Paroxysmen mit Samenentleerungen endeten und mit tobsüchtigen Delirien verbunden waren. Dieser „furor uterinus", der mit Tobsucht und Delirien sexuellen Inhalts einhergeht, dem die Epilepsie zur Seite gestellt wird, ist von der Hysterie fundamental verschieden; Stahl hat sie in einem eigenen Kapitel in der Nosologie der Theoria medica vera innerhalb der Abhandlung über die Menstruation beschrieben. Die Hysterie ist eine Erkrankung, der Männer und Frauen unterworfen sind. Ohne Sydenham zu nennen, werden *Highmore* und Willis zitiert. Stahl sieht den Unterschied zwischen männlicher Hypochondrie und weiblicher Hysterie — sie sind identisch — darin, daß sich die hysterischen Anfälle, die bei beiden Geschlechtern in derselben Weise verlaufen, lediglich nach der Lokalisation unterscheiden. Sie befallen bei beiden Geschlechtern Hypochondrien, Präkordien, Gedärme und Gekröse, aber bei den Frauen hängen die hysterischen Krankheitserscheinungen häufig von Störungen der Menstruation ab. Ihre allgemeine Ursache liegt bei Mann und Frau „in der Anstrengung und dem Bestreben zu Blutentleerungen aus der Pfortader"[16]. Diese Entleerungen geschehen beim Mann durch die Hämorrhoiden, bei der Frau durch den Uterus, der in seiner Excretionstätigkeit eben sehr häufig durch die Menstruation Störungen erleidet. Durch die Anstrengungen dieser Excretionstätigkeit des Uterus kommt es zu hysterischen Beschwerden in der Nachbarschaft und gleichzeitig zu Störungen im gesamten Pfortadersystem und seinen Organen.

Diese Unterscheidung von „Erotomania personalis", „Furor uterinus" und Hysterie wird in der Folgezeit beibehalten. Der Furor uterinus erhält später den alten Namen Nymphomanie, die Hysterie wird entweder traditionell im antikgalenischen Sinn behandelt oder in einer Kompromißlösung wie bei Stahl, oder sie wird im Sinne von Lepois, Willis und Sydenham als idiopathische Gehirnkrankheit bezeichnet. Die Erotomanie wird die eigentliche große Liebeskrankheit, die dann bei *Jean Etienne Dominique Esquirol* in den Monomaniebegriff eingeht und noch heute bei *G. de Clérambault* als eigenständige Krankheit beibehalten wird[17].

Die melancholische alienatio mentis, besonders die hypochondrische, „liegt unseren Begriffen näher", weil hier die Wahnvorstellungen mit den „Lebensbewegungen" (motuum vitalium) übereinstimmen. Hier handelt es sich also um eine pathologische Steigerung des zugrunde liegenden Temperaments. Im besonderen zeigt sich diese Übereinstimmung mit dem Blutkreislauf. Das Blut ist zu dick, zu einer freien Fortbewegung nicht tauglich, so daß „Stasen" entstehen. Die Gefahren, die durch das zu dicke Blut bevorstehen, stimmen mit den Wahnvorstellungen überein:

Denn gleichwie hier die Gefahr obwaltet, daß wirklich eine vollständige Verhaltung und Incarceration leicht eintreten könne; ebenso prägt sich dem Gemüte mehr und mehr eine ähnliche Vorstellung ein von einer ängstlichen Einengung, von einer hinterlistig bewirkten Gefangennehmung, ja selbst von einer bestimmten Einkerkerung. Gleichwie anhaltende Einsperrungen des Blutes einen unglücklichen Ausgang fast mit Gewißheit vorherverkündigen; ebenso kommt hiermit die Einbildung einer ähnlichen Idee aus moralischer Furchtsamkeit überein, daß die Kranken nicht nur Einkerkerung und dahin führende Nachstellungen, sondern auch Todesstrafen stets vor Augen haben[18].

Die fieberhaften Delirien endlich treten bei „wirklich gefahrdrohenden Verhältnissen der tierischen Ökonomie" auf, nämlich dann, wenn das Fieber, bei Stahl Ausdruck der Bewegung der Seele und daher ursprünglich heilender Vorgang, gelegentlich einen regelwidrigen Verlauf und Ausgang nimmt. Dieser ist von zufälligen und individuellen Bedingungen abhängig, besonders wenn Gewohnheiten eine „Neigung zum Hinbrüten" oder vor allem Leidenschaften ihre negativen Einflüsse ausüben.

„Zwar bekenne ich", meint Stahl, „das ich von dem Anteil und den Vorgängen des Physischen dabei ebenso wenig begreife als von der schwarzen Farbe der Schwäne und der weißen Krähen", aber allgemein gesehen liegt für ihn die Ursache der Fieberdelirien eben in jener vorhandenen Lebensgefahr.

Daher haben sie eine Ähnlichkeit einmal mit dem „vorhandenen Zustand" der Lebensökonomie und mit dem „nahe Bevorstehenden". Im ersten Fall beziehen sich die Delirien in ihrem Inhalt auf „die Vertreibung lästiger Dinge, z. B. umringender, feindlich gesinnter und drohender Männer oder Gespenster, oder auf das Entfliehen aus großer Hitze, aus beängstigenden Zuständen, aus einer ungerechten Einkerkerung". Im zweiten Fall, bei einem nahe bevorstehenden Tod, glaubt sich der Kranke gewöhnlich in einem fremden Haus, Zimmer und Bett zu befinden, von wo er mit aller Macht versucht, zu den Seinen zurückzukehren. Dieser Wille wird von Stahl auf das Bewußtsein des Menschen bezogen, daß sich seine Seele langsam vom Körper zu lösen im Begriff ist:

Was bedeutet dies anders als das leise Anerkenntnis des Bewußtseins, daß der Körper schon entartet und fremd, folglich zum ferneren Besitz, Bewohnen und Gebrauch untauglich geworden ist, den die Seele nicht bloß verlassen, sondern dem sie entfliehen muß. Ja, es ist wahrscheinlich, daß sie, wenn sie an ihrer zerstörten Wohnung kein Gefallen mehr finden kann, sich deutlich einer anderen ihrer Natur angemessenen Stätte erinnert, nach welcher als ihrer wahren Heimat sie sich umschaut[19].

Allgemein gilt, daß Menschen um so leichter in Fieberdelirien hineingeraten, wenn eine drohende Lebensgefahr gegeben ist, je mehr sie zu lebhaften Einbildungen, Furcht, Gewissensangst und „Zittern vor dem Tode" neigen, besonders wenn mehrere Affekte zusammentreffen. Stahl macht darauf aufmerksam, daß bei chronischem Irrereden vor allem das Gesetz der Gewohnheit wirksam werde. Hier halte das Gedächtnis die falsche Vorstellung fest, „so daß dieselben, wenn sie einmal vom Verstande während langer Zeit durcharbeitet werden und sich in die Phantasie eingedrängt haben, festwurzeln und nicht wieder aus dem Gedächtnis getilgt werden können". Ein „absolutes Delirieren", in dem der Kranke nur vernunftwidrig denke und handle, wird von Stahl nicht anerkannt. Vielmehr verhalte es sich gewöhnlich so, daß der Kranke ursprünglich von einer ersten falschen Vorstellung ausgehe und dann zu Folgerungen gelange, die dieser ersten falschen Vorstellung untergeordnet seien und mit ihr in Verbindung gebracht werden könnten. Auch Stahl erkannte hier die überragende Bedeutung einer „einzigen ersten falschen Idee", die das Delir prägt.

Als eine mehr physiologische „physische" Erfahrungstatsache fällt Stahl auf, daß die Natur der „maniacorum deliriorum" fast unempfindlich gegenüber Kälte ist und daß die maniaci auch im Winter eine sehr warme Körpertemperatur besitzen. Dies komme daher, daß der Seele das Gefühlsurteil (aestimatio) verloren gegangen sei. Bei diesem wilden Tobenden, der sich gegen jeden Widerstand energisch zur Wehr setze und der sich ständig zu willkürlichen Bewegungen gezwungen fühle, träfen starke Blutbewegungen mit der der Muskeln zusammen, so daß das Blut erhitzt werde und sich diese Hitze im Körper verbreite. Dieser Wahnsinn der Tobsucht wird im ersten Teil der Theoria medica vera im Kapitel über die willkürlichen Bewegungen schon theoretisch berührt. Die Bewegungen, die von der Seele sowohl im Körper hervorgebracht wie auch geleitet werden, können — etwa durch plötzliche Affekte — aufgehoben werden, so daß der Kranke ein völliges Unvermögen zeigt, seine Glieder zu bewegen. Anders verhält es sich bei den Tobsüchtigen:

Umgekehrt verhält es sich in den Fällen, wo ein von erdichteten Vorstellungen ausgehendes Bestreben, rasche und starke Bewegungen hervorzubringen, diese in einem entsprechenden Maße wirklich veranlaßt. Ein Beispiel geben die Tobsüchtigen, welche vor nichts erzittern, das Kühnste wagen und bei ihrer herrschenden Idee, zu bekämpfen und anzugreifen, eine so große Kraft entwickeln, daß ein gemeines Vorurteil ihnen eine übernatürliche Stärke beilegt. Dies wird um so auffallender, da diejenigen, welche sie in Schranken halten sollen, häufig aus Furcht kraftlos zurückweichen. (Da die Tobsüchtigen ihre Wut auch an leblosen Dingen auslassen, so zeugt dies von ihrer Energie, mit welcher sie ihrem Vorsatz anhangen, irgend etwas ihrer Idee gemäß auszurichten.[20])

Zu den fieberhaften Delirien gehören als letztes zwei spezifische Formen des Wahnsinns (specificae insaniae), nämlich die, die durch das Contagium der rabies canina und der Hydrophobie hervorgerufen werden. Diese beiden Krankheiten sieht Stahl als völlig infaust an. Es sind akute, heftige Delirien, wobei es zu ihrer Erkenntnis nichts beitrage, „daß sie mit Fieber verbunden" sind. Hier könne „weder die Natur noch die Kunst auf eine methodische Weise etwas dagegen ausrichten".

Wie bei den eigentlichen Geisteskrankheiten, den Delirien, werden auch bei den Konvulsionen, zu denen die Epilepsie gehört, sozusagen idiopathische und sympathische Formen unterschieden. Die Konvulsionen werden von den Spasmen getrennt, beide sind „widernatürliche Zustände der Bewegungen im Körper", und zwar sind Konvulsionen „plötzliche, heftige, ja bisweilen höchst gewaltsame Aufregungen der vitalen tonischen Bewegung". Sie bestehen in abwechselnden Bewegungen der fleischigen Teile, „welche in kurzen Zeiträumen wirken und nachlassen ... also zuckend und reißend", während der Spasmus als eine Exazerbation der tonischen Bewegung geschildert wird, wobei „einzelne Glieder einige Zeit starr zusammengezogen werden". Der Unterschied zwischen der reinen tonischen und der tonisch-klonischen Bewegung wird hier sehr eindrucksvoll von Stahl beschrieben.

Diese Konvulsionen sind nur teilweise final ausgerichtet, denn in der gewaltsamen Anstrengung liegt ein Moment der Überspannung der tonischen Kraft, so daß häufige Konvulsionen schädlich werden. Heilsam sind sie soweit, als durch sie „mit Anstrengung dasjenige beseitigt wird, was gleichzeitig im Körper als etwas Lästiges und Schädliches vorhanden war"[21].

Bei schweren Konvulsionen, die mehr oder weniger den ganzen Körper ergreifen, tritt „noch eine Störung des Denkvermögens hinzu, eine Verdüsterung des inneren Sinnes, daß die Kranken weder ihres Zustandes sich bewußt sind noch seiner nach dem Aufhören des Anfalles sich erinnern können".

Hierbei treten stets zwei Erscheinungen hinzu: eingeschlagener Daumen und Schaum oder Speichel vor dem Mund.

Dieser „geschilderte Zustand ist besonders der Epilepsie, jedoch nicht ausschließlich, eigen, denn er offenbart sich auch bei den symptomatischen Konvulsionen jüngerer Personen. Man muß nämlich die Konvulsionen unterscheiden, je nachdem sie mit einem mehr oder weniger deutlichen anderen Krankheitszustand kompliziert sind. Wenn sie ohne eine solche Komplikation den Körper befallen, wenigstens in keinem physischen oder moralischen Verhältnis zu ihr stehen, sondern sich durch eine ihnen eigentümliche Heftigkeit auszeichnen, so führen sie den Namen Epilepsie. Wenn sie sich aber zu einer anderen gefahrdrohenden Verfassung des Körpers gesellen, so nennt man sie einfache symptomatische Konvulsion." Stahl hält diese Unterscheidung praktisch deshalb für ungemein wichtig, weil es auch Fälle leichter verlaufender Epilepsie gibt, besonders am Anfang der Erkrankung, die die Differentialdiagnose erschweren.

Als „ursächliche Bedingung" der Konvulsionen steht hier, bei der idiopathischen Epilepsie, „mehr das moralische Verhältnis oder die Beziehung auf einen Zweck" im Vordergrund, eine materielle Ursache kann „nicht mit Wahrscheinlichkeit" angenommen werden; es lasse sich „durchaus kein Zusammenhang mit körperlichen Reizungen oder Zerrungen nachweisen"; auch eine Nervenreizung wird als Hypothese abgelehnt. Für die symptomatischen Konvulsionen gilt, daß sie „. . . am sichersten zum Ausbruch kommen, wenn eine erforderliche Exkretion auf der Oberfläche des Körpers nicht vonstatten geht"[22].

Der Begriff der Epilepsie als konvulsionistisches Leiden ohne Komplikation mit einer anderen Krankheit wird in der Nosologie — hier wird die eigentliche Epilepsie behandelt, während die theoretische Auseinandersetzung mit den Konvulsionen in der Pathologie erfolgt — nicht so klar beibehalten. Als ursächliche Bedingungen, d. h. auslösende Ursachen, gelten geistige und materielle, aber vor allem die Leidenschaften (animi pathemata). Als geistigen Ursprung nennt Stahl „Aberglauben, Hexerei, magische Künste und Verwünschungen".

Materielle Ursachen sind „schweres Zahnen, der Ausbruch der Pocken, das Menstrualgeschäft, die Würmer, der reizende nicht ausgelehrte Saamen". Diese materiellen Bedingungen können zur Epilepsie Veranlassung geben, aber „nicht durch eine einfache materielle Tätigkeit durch Reiz oder Stoß, sondern in einer Zweckbeziehung, insofern sie durch Bewegung fort- und ausgetrieben werden". Hier ist die symptomatische Epilepsie gemeint.

Dritte und wesentlichste Veranlassung sind die Leidenschaften, „welche die größte Macht in Hervorrufung und Verschlimmerung der epileptischen Anfälle beweisen, denn es gibt nur wenige Beispiele, wo sie nicht von Angst und Schreck, mögen sie nun zum Entfliehen oder zum Widerstande antreiben, von einem gewaltsamen Aufruhr durch Zorn, von langwieriger, mit Zittern und Zagen verbundener Traurigkeit, endlich auch von erblicher Disposition entstehen".

Eine wirklich klare Einsicht in die ätiologischen Verhältnisse könne man nicht gewinnen. Nur die Leidenschaften geben einigen Aufschluß, „wenn man aber die Ursachen, von denen sie (die Epilepsie) am häufigsten zu entstehen pflegt, sowie den Habitus der Bewegungen, welche sie hervorruft, in Betracht zieht, so wird es aus der Vergleichung dieser Umstände wahrscheinlich, daß diesen Bewegungen gleichsam eine Idee oder irgendein Eindruck zu Grunde liegt, welcher von einer Regung des Zornes oder zitternder Angst herrührt . . . Soviel ist gewiß, daß diese in der Tat nicht seltenen Wirkungen eines mit Angst verbundenen Tumultes der Lebensbewegungen, derselbe mag nun von Widerwillen, von einem von der Mutter ererbten Eindruck oder von zaghaften Gemütsbewegungen herrühren, auf keine wahrscheinliche Weise ihren Grund in materiellen Verhältnissen des kranken Körpers haben können. Denn nicht nur ist der Ursprung des Übels in leeren Einbildungen und irrtümlichen Urteilen enthalten, welche eine bebende Furcht, Ekel und Widerwillen zur Folge haben; sondern auch der ganze Krankheitszustand nimmt durchaus nicht das materielle, blos die Bewegungen in Anspruch. Letzteres gilt sowohl von den rein vitalen, als auch von den gemischten, und selbst von den geistigen".[23]

IV. Status Strictus und Status Laxus

Diesen geschilderten tiefgründigen Theorien Stahls gegenüber begnügte sich der bedeutende Lehrer des Albrecht von Haller, Hermann Boerhaave, mit einfacheren Kategorien, die er als weitschauender Eklektiker der Iatromechanik entnimmt. Er sympathisiert mit dem großen Praktiker Sydenham und verwendet die chemischen Kenntnisse der Zeit. Meister des neuen klinischen Unterrichts in Leyden, vermochte er mit der Leichtbegreiflichkeit der Lehre vom Status strictus und laxus Schule zu machen; der Einfachheit seiner psychosomatischen Vorstellungen entspricht die therapeutische Wiederaufnahme der Submersionsmethode aus Helmont Zeiten.

Hermann Boerhaaves Aphorismen[1], von *van Swieten* kommentiert, enthalten einige definitorische Feststellungen.

Aphorismus 700 sagt:

Fieberdelir: Es ist ein Ideenaufbruch, der den äußeren Ursachen nicht entspricht, vielmehr ist es Ausdruck einer inneren Hirndisposition unter Beteiligung des Urteils, das hieraus folgt, und des seelischen Affektes sowie der folgenden Körperbewegung. Die verschiedenen Delirarten entstehen durch graduelle Steigerung, sei es vereinzelt oder combiniert ...

Das Wort bedeutet: vom Rechten abweichen, denn Lira ist die Bezeichnung für rechter Graben im Acker zur Feuchtigkeitsaufnahme der Erde. Andere leiten das Wort von Leros-nugae ab. Das kontinuierliche Fieber ist Phrenitis, die er eingehend in § 771 behandelt. Hier will er symptomatisches Fieberdelir angeben. Es endet nach dem Paroxysmus. Die Griechen nannten es Parakope und Paraphrosyne. Unter Idee versteht er ein Denkding, ein im Geiste aufgenommenes Bild in diesem oder jenem Zeitabschnitt. „Sofern Ideen in uns infolge äußerer Ursachen entstehen, hängen sie ab von verwandelter Nervenoberfläche, angeregt durch Berührung des bewegten Gegenstandes und zwar so, daß diese Änderung durch den freien Nerven zu einem Ort im Hirnmark geleitet wird. Diese letzte Änderung im Hirnmark ist einfach. Sie kann nicht weiter geklärt werden. Von ihr aus entsteht, je nachdem, im aufnehmenden Intellekt eine Denkänderung, die nichts darstellt, was in der Aktion des Gegenstandes ist oder im leidenden Organ. Dennoch folgt dieselbe Idee derselben Idee desselben Gegenstandes in dasselbe Organ." Den eigentlichen Nexus könne man nicht erklären. Experimentell aber stehe fest, daß der einen Veränderung im Denken die andere materielle folge. Die aus der physischen Änderung des innersten fühlenden Organs entstehende Erfassung der Idee (perceptio ideae) nennt man Vorstellung (imaginatio). Dies gehe im Schlaf verworren vor sich, im Wachen führe es vermittels der Aufmerksamkeit zu klaren lebendigen Bildern. Zugleich wirke das Gedächtnis mit. Diese Vorgänge können auch ohne äußere Ursache vor sich gehen.

Delirieren heißt also beim Menschen, wenn die Entstehung der Ideen den äußeren Ursachen nicht entspricht, sondern wenn sie von einer verwandelten inneren Hirndisposition abhängt und zwar außerhalb der Willensherrschaft.

Die grauenhaftesten Visionen seien in diesen Fällen vom Willen her nicht unterdrückbar. Graduell seien, wie schon Celsus gewußt habe, diese Zustände verschieden bis zur tierischen Erregtheit, die Hippokrates „theriodes" genannt habe. Hier helfe gar nichts. Es gebe aber auch unwesentliche Ideen ohne Beteiligung der Affekte oder Körpermotorik, die Hippokrates „tremulae" oder verworren genannt habe und Galen „psalaphodes" oder phrenitisch. Entsprechend seiner mechanistischen Auffassung sieht Boerhaave den Grund in Markverschlüssen, verhindertem Einfluß, Abfluß und Durchfluß des Hirns, in gesteigertem Vorgang oder Stagnation. Dies sei therapeutisch bedeutungsvoll. Grundmodell aller Störungen ist behindertes „commercium nervorum cum encephalo", wie experimentelle Ligaturen beweisen. Denn das Hirn ist die Zentrale für diese Vorgänge:

Daher alle Nerven, die wir anatomisch kennen, in ihrem Ursprung und Ablauf absolut unterschieden sind und mit anderen danebenliegenden keine Verbindung eingehen, sondern getrennt bleiben, versteht es sich, daß das Sensorium commune die Anhäufung aller Orte im Hirn ist, von wo die markigen Fasern, die die eigentliche Nervensubstanz ausmachen, ihren Ursprung nehmen, und zwar aus der sogenannten Rindensubstanz. Ebenso geht daraus hervor, daß das Delir stets eine Affektion des Hirnmarks setzt, da ja in ihm jener Ort ist, von dem aus die Ideen abhängen.

Die Störungen sind zumeist primär vasculär, gehen dann auf Sekretion und Spiritus über und so auf Nerven und Hirnsubstanz. Zurückliegend können auch viszerale Störungen dies verursachen. Neben hippokratischen Vorstellungen anerkennt er aber auch Helmonts Actio regiminis, also die Fernwirkung.

Das komatöse Fieber verursacht mit Schläfrigkeit ebenfalls zerebrale Störungen insbesondere durch einen Defekt der arteriosen Flüssigkeit oder Sekretionsbehinderung der Spiritus vom Blut in die Nerven. Gegenteil ist das Pervigilium (§ 708) mit beginnenden leichten Entzündungszeichen des Hirns, das in Koma übergehen kann. Ferner gibt es febrile Konvulsionen (§ 710). Sie gelten ebenfalls als zerebral verursacht.

Folgezustände können die vorigen Leiden sein, vor allem auch „mala tristia". Konvulsionen sind häufige Erscheinungen jeden Alters.

Nach Beschreibung der Fieberarten folgt ein der Phrenitis gesondert gewidmetes Kapitel (§ 771). Auch hier geht Boerhaave philologisch-historisch vor, bezeichnet das Wort nach Plinius als „sapientiae aegritudinem", indessen habe man diese Krankheit in so allgemeiner Bezeichnung von Manie und Melancholie trennen müssen, wie Celsus beweise. Im übrigen bringt er nur Traditionelles.

Die Paraphrenitis (§ 907) definiert er folgendermaßen:

Wenn die Krankheit der Pleuritis ähnlich jenen Teil der Pleura besetzt, der das Zwerchfell umkleidet oder dieses Septum medium selbst, so entsteht eine furchtbare Krankheit, die man Paraphrenitis nennt.

Philologisch meint er, sie sei von Phrenitis unterschieden und die Silbe Para bedeute eigentlich eine gelindere Form, dies sei aber hier durchaus nicht der Fall.

330

Die symptomatische Phrenitis nenne man eigentlich Paraphrosyne. Hippokrates habe hier eine Zwerchfellerkrankung benannt, wie auch Paulus und Trallianus in den Vordergrund die Atemstörung gestellt hätten. Auch späterhin sei die Therapie der der Pleuritis ähnlich. In § 909 werden als psychopathologische Symptome dabei dauerndes Delir, sardonisches Lächeln, Konvulsion und Tobsucht genannt.

§ 1036 bringt die Katalepsie:

Catoche, Catochus, Catalepsis ist eine Krankheit, bei der der Patient plötzlich unbewegt und gefühllos ist und denjenigen Körperstatus beibehält, den er bei Beginn der Krankheit hatte.

Auch hier werden die alten historischen Fälle berichtet, und der nächste § nennt als causa proxima die Unbeweglichkeit des Gemeinsinns, dann den Übergang in Konvulsion, Epilepsie und Demenz. Oftmals ist sie tödlich.

Carus nennt er eine leichte Apoplexie.

Die Epilepsie (§ 1071) wird breit erörtert, besonders weist er auf die Heredität, insbesondere der Übertragung vom Großvater auf den Enkel. Unter den Ursachen nennt er auch die Ansteckung durch das Erleben des Anfalls eines anderen. Schencks Frau sei im letzten Schwangerschaftsmonat mit dem Foetus gestorben, als sie nach Erleben einer Feuersbrunst eine Epilepsie bekommen habe. Van Swietens Kommentar führt auch weibliche und männliche Hysterie — beim Mann Hypochondrie genannt — hier als konvulsive Krankheit bei nervösem Nervensystem an.

§ 1089 bringt die bekannte Melancholiedefinition der Antike. Sie kann in Manie degenerieren. Der nächste § stellt fest, die Krankheit entstehe entweder somatisch oder sie führe bei primärer geistiger Erkrankung die atrabile Situation herbei. Als Ursache wird des Sanctorius gestörte Perspiratio angesehen. Schwierig sei die antike Theorie der schwarzen Galle, so heißt es im Kommentar, da sie fraglicher Existenz sei. Man habe aber bei Sektionen eine mißgeformte Milz gefunden, von schwarzer Färbung und glänzender Oberfläche. Bei Eindringen des Messers habe sie ein Pfeifen von sich gegeben und es sei etwas Pechartiges erschienen. Die zusammengefallenen Seiten seien schließlich in eine dünne Haut verfallen, ohne daß man Eiter fand. Aber auch in der Gallenblase habe man viel schwärzliche Galle gesehen, deren Dichtheit verhinderte, daß man sie mit dem Spatel durch den Gallenblasengang ausdrücken konnte. Oft wachse in den Eingeweiden ein schwärzlicher Sand an, der von einem Extravasat kaum unterscheidbar sei. Mag auch die schwarze Galle eine abstrakte Phantasie der Alten gewesen sein, ganz falsch sei die Annahme nicht. Man könne schon von einem melancholischen Saft reden (§ 1092). Dies lasse sich chemisch beweisen; es gebe eben Verhältnisse, bei denen der flüchtig beweglich flüssige Blutteil schwinde, und es entstehe ein dicker zäher Stoff, Kakochymie genannt, der der schwarzen Galle entspreche.

§ 1093 sagt daher ätiologisch:

... all das, was das beweglichere (des Blutes) austreibt, festigt den Rest. Dazu gehören heftige geistige Erregung, Beschäftigung mit einer und derselben Sache Tag und Nacht, Schlaflosigkeit, Erregungen heiterer und trauriger Art, wiederholte große mühevolle Körperbewegungen, besonders in trockener warmer Luft, unmäßiger Sexus, schwere trockne Speisen erdiger Art . . .

Es gibt drei Phasen des humoralen Vorgangs: 1. der gesamte Humor wird von der Kakochymie ruiniert; 2. diese Verdickung bleibt in den Eingeweiden hängen; 3. der Prozeß geht in Lösung über und mischt sich von neuem in die zirkulierenden Säfte.

§ 1118 wendet sich der Manie zu. Sie ist im Grunde eine wachsende Melancholie mit Erregung des Flüssigen im Hirn, das zur Tobsucht führt.

Die Symptomatik, aus weiterer chemischer Veränderung erwachsen, schließt die der Lykanthropie und Kynanthropie ein. Die Beobachtungen Helmonts werden wiederholt. Der Kommentar bringt neue klinische Beobachtungen. Bei Beschreibung der Lykanthropie wird eine Darstellung des Forestus angegeben; ein maniakalischer Bauer habe sich auf Kirchhöfen herumgetrieben und alle Symptome des Marcellus von Sidon und Aetius geboten.

Der pathologisch-anatomische Befund biete ein trockenes, hartes, mürbes (friabiles) Hirn, das in der Rinde gelb sei, ferner auf- und durch schwarzen Cruor auseinandergetriebene Gefäße variköser Art. Hippokrates, so meint der Kommentar, habe dabei Opticusverstopfungen mit Blindheit gesehen. Der bekannte § 1123 lautet nun in lapidarer Einfachheit: „Das ins Meer Stürzen, ein Untertauchen in ihm von Dauer, so lange als erträglich, ist das erste Heilmittel."

Der Kommentar faßt an dieser Stelle noch einmal alle aus der Theorie hervorgehenden therapeutischen Mittel zusammen. Es gelte durch Lösen, Einschneiden, Stimulieren die atrabile Materie in den Eingeweiden zu mildern und aus dem Körper zu treiben. Im übrigen sei aber alles lobenswert, was sich gegen jene Idee richte, aus der das melancholische Delir gewissermaßen bestehe, es zu schwächen, zu zerstören sei wichtig, damit der Gemeinsinn nicht dauernd davon geplagt werde. Denn vom Hirn aus könne wieder die Schwarzgalligkeit im Körper in Gang kommen. Insbesondere könne die lange Dauer der Idee die Situation verschlechtern. Am ärgsten sei dies bei der Steigerungsform der Melancholie, bei der Manie. Nun habe man alles mögliche versucht. Helleborus, Antimon, Quecksilber, und zwar im Sinne der kritischen Schockierung, weniger der Ausleerung halber; denn der Tobsuchtszustand mit Fesselung und Isolierung sei entsetzlich. Auch Moschus sei erfolgreich, nicht minder der Kampfer nach Antimontherapie. Dies alles könne man einschließlich Ipecacuanha versuchen. Helfe dies alles nichts, so bleibe nur die Technik des Untertauchens. Sie müsse bis an die Grenze der Lebensfähigkeit gehen, um die Ideen gewissermaßen abzutöten. Der Ausgangspunkt dieser Maßnahme sei einst die Hydrophobie gewesen. Dann habe man dies empirisch auch bei Manischen erfolgreich versucht. Der Kommentar belebt die Geschichte Helmonts vom Antwerpener Holzhandwerker, der nach Befreiung von den Fesseln vom Wagen aus in einen Teich sprang, lange im Wasser untertauchte, für tot gehalten wurde und gesund wieder herauskam.

Diese Geschichte, uns aus der „Idea demens" des Helmont bekannt, wird zum Modell. Etwas mystisch klingt die Behauptung, die Literatur, so *Pechlin* und *Winslow*, wüßten von stundenlangem Untertauchen zu berichten, ohne daß der

Patient erstickte. § 1124 berichtet dann von intermittenten Krankheiten wie Dysenterie, Hydrops, Haemorrhagie spontaner Art, die heilsam gewirkt hätten.

Zum Schluß wird § 1128 die Hundswut beschrieben. Die Übertragung durch ein Contagium gilt als gesichert. Die früheren Angaben, daß diese Krankheit häufig hinter einer schon abgelaufenen fieberhaften hervortrete, werden wiederholt. Auch der begleitende Priapismus wird erwähnt.

An psychischen Veränderungen wird unmotivierter Haß gegen Freunde und Familienangehörige angegeben, verbunden mit großer Unruhe. Indessen habe *Salius* angemerkt, das Delir gehöre nicht ohne weiteres zum Symptom der Krankheit. Diese Kranken seien so besonnen, daß sie die Wärter bäten, sie mit Fesselung daran zu hindern, wenn sie andere beißen wollten. Sauvages habe festgestellt, daß Menschenbiß nicht so gefährlich sei wie Tierbiß. Die Geschichte des stoischen Weisen wird ungläubig wiederholt. Selbstredend wird auch Helmonts Greisengeschichte reproduziert.

Pathologisch-anatomisch fand man die meisten Organe entzündet, vor allem galligen Leim (gluten biliosum) im Magen. Andere Organe, so das Hirn, waren trocken.

Die Krankheit gilt nach § 1142 als primäre durch Nerven bedingt, sie wird konvulsivisch und wirkt so auf die Eingeweide und deren Gefäße. Schließlich erkrankt das Blut bis zu gangränöser Entzündung. Krankheitssitz ist schließlich der Magen.

Im ganzen zeigt die Übersicht über die psychopathologischen Aphorismen Boerhaaves einschließlich der Kommentierung durch van Swieten eine Beibehaltung der alten nosologischen Schematik, ein starkes historisches und philologisches Interesse an der Überlieferung und die Verbindung des Überlieferten mit den mechanistischen und chemischen Neuerungen der Zeit. Das Beobachtungsmaterial wird in diese alte Schematik hineingepreßt, die pathologisch-anatomischen Befunde entsprechen dem, was durch Bonet und Morgagni schon bekannt war.

Auch das Lexicon medicum (*Amaltheum-Castello-Brunonianum*) in Padua 1746 erschienen, gibt die alten Definitionen wieder. Phrenitis oder Phrenitiasis werden in eingeschränktem Sinne nur für fieberhaftes kontinuierliches Delir verwendet. Es sei eine Hirn-Meningenentzündung entsprechend Galens Darstellung. Scharfer intemperenter Blutzufluß sei die Ursache. Die Folge seien Stagnationen, bei denen die Spiritus animales in die Hirnsubstanz eindrängen. In gleicher Weise folgen die anderen Bezeichnungen. Besonders erwähnt wird ein schlaffer Carus (Veternus) im Sinne gesteigerten Lethargus und verminderter Apoplexie mit Übergangsmöglichkeit in diese. Hier wird Willis als literarische Begründung angegeben. Katalepsie sei Folge des primär erkalteten Hirns; im weiteren Sinne bezeichne man auch die zusammengezogene Haut so, andere rechneten hierher das Coma vigilium, die Philosophen (vgl. Stoiker) nehmen das Wort für Wahrnehmung. Für Coma gebe es auch den Ausdruck Marcor bei Celsus. Nach neueren Vorstellungen sei Lethargus eine Minderung und Verkehrung des Gemeinsinnes und der inneren Sinne bei Schlafneigung mit Vergeßlichkeit und malignem Fieber infolge einer serosen Wäßrigkeit, die ins Hirn dringe. Das Wort Manie werde außer der üblichen Bezeichnung auch für „Desiderium atque studium cuiuscunque rei" verwendet. Der krankhafte Humor der Melancholie sei korrupter Pankreassaft bei schlechter vitrioler oder öliger Blutverfassung korrosiver Eigenschaft. Das Lexicon nennt ferner den Begriff Binsica als Geisteskrankheit der Rabbinen (atrophia phantastica), wie es Helmont in „De magnet. vuln. cur." § 148 angegeben habe.

Allgemeinausdruck für alle Geisteskrankheiten sei Delirium nach Angabe des Willis. Helmont habe Delir vom Schlaf abgeleitet.

Ch. L. Wucherer[2] steht in seiner speziellen Pathologie von 1721 in Jena noch auf dem Boden der alten Spirituslehre. Die Spiritus bei Melancholie werden fehlerhaft infolge Blutschärfe, die ihrerseits eine Schärfe im Hirn erzeuge. Dies sei die Ursache der essentiellen Melancholie, während Erkrankung der Blutmasse selbst, der Leber und Milz die konsensuelle Form darstelle. Manie ist dann wieder Übererregtheit der Spiritus.

Der Zwickauer Leib- und Hofarzt des Bayreuther und Brandenburgischen Hofes, *David Valtherius*[3], befaßte sich wie der Leipziger Gerichtsmediziner *J. F. Zittmann*[4] mit psychopathologischen Zuständen vom Standpunkt der Torturerfahrung. Er hält denjenigen für einen Ignoranten als Arzt, der nicht wisse, daß der „terror matricis" zur Epilepsie führe. Er hat solche Fälle bei gefolterten Frauen festgestellt, die plötzlich tot hinfielen, so daß man des Scheintodes wegen die Beerdigung 3 Tage habe hinausschieben müssen. Sein Maniebegriff ist ausgeweitet und umfaßt „varia genera" auf Grund von Spiritusverwirrungen.

V. Empirische Psychologie und Neuro-Physiologie

Mit *John Locke*[1] (1632–1704), obwohl seiner Lebenszeit nach noch dem 17. Jahrhundert angehörend, beginnt in England und in Europa die Bewegung der Aufklärung, die für die Psychopathologie im 18. Jahrhundert von wesentlicher Bedeutung wird. Das Prinzip der individuellen Freiheit, das Recht des einzelnen auf seine Persönlichkeit, führt zur Lösung von traditionellen Autoritäten zugunsten der Herrschaft der Vernunft auf allen Gebieten der Kultur, Kunst und Wissenschaft und gewinnt besonders in England sehr früh Einfluß auf die praktischen Fragen der Behandlung geisteskranker Menschen. So entsteht hier noch vor Pinel der Begriff des „moral management", einer psychischen Behandlungsweise, die eine psychopädagogische, menschenfreundliche Führung und Leitung des Kranken in den Vordergrund der Therapie stellt. Neben diesem humanitären Element als Ausfluß der englischen Erfahrungsphilosophie aber dringen Gedanken Lockes bis in die Nosologien der Geisteskrankheiten des 18. Jahrhunderts, die unmittelbar aus seinem philosophischen Hauptwerk der „Abhandlung über den menschlichen Verstand" stammen. Die allgemeine Richtung der Untersuchung, in der sich Locke bewegt, ist die Sphäre von Hobbes und von Hume. Alle Wirklichkeitserkenntnis wird aus der Erfahrung gewonnen, bleibt auf sie beschränkt und wird durch sie begrenzt. Es gibt zwei Arten dieser Erkenntnis, eine einzelne und eine allgemeine. Die einzelne beruht auf der Sinneswahrnehmung, der Empfindung (sensation) und der Selbstwahrnehmung (reflection), die zweite auf allgemeinen Ideen und ihren Beziehungen.

Die Untersuchung über den menschlichen Verstand betont in der Einleitung, daß dieses Werk sich in keiner Weise „mit der physischen Betrachtung des Geistes" befasse. Für den Philosophen Locke, der zugleich Arzt war, sind dies „Spekulationen", die vom Wege abführen, und es interessiert ihn keineswegs, zu prüfen, „durch welche Bewegungen unserer Lebensgeister oder Veränderungen in unserem Körper wir dazu gelangen, eine Empfindung vermittels unserer Organe oder Ideen in unserem Bewußtsein zu haben, und ob diese Ideen zum Teil oder insgesamt bei ihrer Bildung von der Materie abhängig sind oder nicht"[2].

Diese Problematik, die im späteren französischen Sensualismus in eine materialistische Richtung umschlagen wird, wird von Locke am Ende des zweiten Buches seiner Abhandlung noch einmal aufgenommen, wobei die Bewegung der Lebensgeister nur als ein analoges Bild benützt wird.

Das erste Buch behandelt das Problem, daß es keine angeborenen Vorstellungen gebe. Leibniz hatte mit einer entsprechenden Schrift darauf geantwortet. Im Verstand sind Ideen, aber weder als angeborene theoretische Sätze noch als angeborene praktische Grundsätze. Das zweite, für die hier vorliegende Betrachtung wesentlichere Buch beginnt mit der Auseinandersetzung über das Woher der Ideen. „Alle Ideen entspringen aus Sinneswahrnehmung (sensation) oder Selbstbeobachtung (reflection)." Es folgt die berühmte Stelle vom Bewußtsein als einem Stück weißen Papieres, die in der lateinischen Übersetzung mit dem Begriff der „tabula rasa"[3] wiedergegeben wird und bei Condillac zum Bild von der Marmorstatue führte.

Laßt uns also annehmen, das Bewußtsein sei sozusagen ein weißes Blatt Papier, frei von irgendwelchen Schriftzügen, ohne alle Ideen; wie wird es damit versehen? ... Woher hat es allen den Stoff für das Denken und Erkennen erhalten? Darauf antworte ich mit einem Worte: aus der Erfahrung; in dieser ist unser ganzes Wissen begründet, und aus dieser leitet es schließlich sich selbst ab. Unsere Betrachtung, die entweder auf äußere sinnlich wahrnehmbare Objekte gerichtet ist oder auf die innere Tätigkeit des Geistes, die von uns selbst wahrgenommen und zum Gegenstand der Betrachtung gemacht wird, versieht unseren Verstand mit allem Material für das Denken. Diese beiden sind die Quellen der Erkenntnis, aus welchem alle Ideen entspringen, die wir haben oder natürlicherweise haben können.[4]

Wahrnehmung von Ideen ist für die Seele dasselbe, was die Bewegung für den Körper ist, sie ist „nicht ihr Wesen, sondern eine ihrer Tätigkeiten". Dieser Seele streitet Locke angeborene Vermögen nicht ab, aber die Ideen, deren wir uns bewußt werden, erlangen wir nur durch Erfahrung, auf der sich alle Erkenntnis gründet. Alle Begriffe stammen aus den Sinnen oder der Selbstwahrnehmung.

Die Ideen sind teils einfach, teils zusammengesetzt. Die einfachen Ideen oder Vorstellungen gelangen vermittels eines Sinnes oder mehrerer in die Seele, andere wieder allein durch „reflexion", wieder andere dringen auf beiden Wegen durch die Sinne und die Selbstwahrnehmung in sie hinein. Einfache Ideen, aus den Quellen der Sinneswahrnehmung und der Selbstbeobachtung herrührend, sind Freude und Schmerz. Sie „verknüpfen sich mit fast allen unseren durch Sinneswahrnehmung und Selbstbeobachtung gewonnenen Ideen, und es gibt kaum irgend eine Einwirkung auf unsere Sinne von außen, irgend einen geheimen Gedanken im Innern, der nicht fähig wäre, in uns Freude oder Schmerz hervorzurufen"[5].

Die durch „reflexion", Selbstbeobachtung, gewonnenen einfachen Vorstellungen werden später erworben, weil Aufmerksamkeit dazu erforderlich ist. Daher erhalten Kinder erst ziemlich spät Ideen von ihrer eigenen Geistestätigkeit. Interessanterweise ist Locke der Auffassung, daß, obwohl Kinder keine angeborenen Ideen haben, sie dennoch „im Mutterleibe Ideen haben mögen". Sie sind die unvermeidlichen Effekte „entweder der sie umgebenden Körper oder auch der Mängel oder Übel, woran sie leiden". Die Vorstellungen von Hunger und Wärme sind die ersten, die die Kinder haben. Zur Reflexion gehören Vorstellungsvermögen (perception), Behaltungsvermögen (retention), Vermögen der Unterscheidung, des Trennens und des Verbindens. Durch das Vorstellungsvermögen unterscheiden sich Mensch und Tier von der Pflanze. „Retention" ist Fähigkeit der Aufbewahrung der Vorstellungen, und zwar einmal durch dauernde Betrachtung oder durch Wiedererneuerung der Vorstellungen. Auch Tiere haben Gedächtnis, und zwar in bedeutendem Grade. Da „nächst der Wahrnehmung ... das Gedächtnis für ein denkendes Wesen das Notwendigste" ist, sind alle anderen geistigen Fähigkeiten nahezu nutzlos, wenn es fehlt. Fehler und Mängel des Gedächtnisses sind Vergeßlichkeit und Langsamkeit. Vergeßlichkeit ist Verlust von Ideen und „insofern veranlaßt sie vollständige Unwissenheit"[6]. Erreicht die Langsamkeit des Gedächtnisses einen hohen Grad, „so entsteht Stumpfsinn ... Der stumpfsinnige Mensch, der die

Gelegenheit verliert, während er in seinem Sinne nach den Ideen sucht, die ihm gerade zustatten kommen sollten, ist bei seinem Wissen nicht viel besser daran als ein vollkommen Unwissender"[7]. Hierbei wird vermerkt, daß der Körper offenbar erheblichen Einfluß auf das Gedächtnis habe, da häufig Fieber Gedächtnisbilder austilge.

Die Verbindung und Vergleichung von Vorstellungen ist in geringem Grade auch dem Tier eigen. Die Abstraktion dagegen stellt ein rein menschliches Vermögen dar. Bei den letzteren, die noch zu den einfachen Vorstellungen gehören, ist die Seele, die sich sonst bei diesen passiv verhält, aktiv, selbsttätig, ja willkürlich wie bei allen zusammengesetzten Vorstellungen. Durch die Abstraktion werden die Vorstellungen einzelner Objekte zu allgemeinen Begriffen und erhalten eine allgemeine Bedeutung.

Innerhalb der Beschreibung der einfachen Vorstellungen von Abstraktion, Unterscheidung, Verknüpfung von Vorstellungen behandelt Locke im § 12 und 13 des 11. Kapitels des zweiten Buches Idioten und Wahnsinnige (Idiots and Madmen). Seine Formulierung lautet wörtlich[8]:

Inwiefern der Zustand der Idioten mit dem Mangel oder der Schwäche von einigen oder allen vorerwähnten Fähigkeiten zusammenhängt, das ließe sich durch eine genaue Beobachtung ihrer verschiedenen Arten des Stammelns ermitteln, denn Leute, die entweder nur schwach wahrnehmen oder die in ihr Bewußtsein gelangten Ideen nur schlecht behalten, die sie nicht rasch wieder erwecken oder zusammensetzen können, werden nur wenig Stoff zur Gedankenentwicklung haben. Solche, die nicht unterscheiden, vergleichen und abstrahieren können, würden kaum imstande sein, die Sprache zu verstehen und zu gebrauchen oder Urteile und Schlüsse in irgendwie leidlichem Maße zu bilden, sondern nur ein wenig und unvollkommen über gegenwärtige und ihren Sinnen wohlbekannte Dinge. In der Tat entstehen, wenn irgendwelche der vorerwähnten Fähigkeiten fehlen oder gestört sind, entsprechende Wirkungen in dem Verstande und dem Wissen der Menschen.

Ich finde, das Gebrechen der Blödsinnigen scheint aus einem Mangel an Lebhaftigkeit, Tätigkeit und Bewegung in den geistigen Fähigkeiten hervorzugehen, wodurch sie der Vernunft beraubt werden; wohingegen die Wahnsinnigen andererseits an dem entgegengesetzten Extrem zu leiden scheinen, denn sie scheinen mir das Vermögen der Schlußfolgerung nicht verloren zu haben, vielmehr halten sie gewisse, von ihnen sehr verkehrt miteinander verknüpfte Ideen fälschlich für Wahrheiten und irren wie Leute, die aus falschen Voraussetzungen richtige Schlüsse ziehen; denn nachdem sie infolge der Übermächtigkeit ihrer Phantasie ihre Einbildungen für Wirklichkeiten angesehen haben, ziehen sie aus ihnen richtige Schlüsse.

Die interessanteste Bemerkung Lockes im Zusammenhang mit dem Wahnsinn findet sich im Schlußkapitel des zweiten Buches über die Assoziation der Ideen. Er beginnt mit dem lapidaren Satz, in den meisten Menschen finde sich etwas Unvernünftiges. So gebe es kaum jemanden, der nicht in den Meinungen, Folgerungen und Handlungen anderer Leute etwas bemerke, was ihm sonderbar erscheine und ungereimt sei. Die Ursache davon sei weder „Selbstliebe", obwohl diese mitwirke, noch „bloß die Erziehung", so viel Vorurteile sie häufig mit sich bringe, sondern „wir müssen, meine ich, ein wenig weiter blicken, wenn wir diese Art von Wahnsinn (madness) bis zu ihrer Wurzel verfolgen". Diese Unvernünftigkeit ist „eine Stufe des Wahnsinns", auffindbar in jedem Menschen, und verdiene den „harten Namen wie Wahnsinn", denn jede Auflehnung gegen die Vernunft berechtige zu dieser Bezeichnung. Es gebe keinen Menschen, den man nicht in gewissen Fällen „für eine Aufnahme in Bedlam für geeigneter halten würde als für eine gebildete Unterhaltung". Hierhin wird von Locke nicht einmal der Sonderzustand des Menschen gerechnet, in dem er sich unter Herrschaft einer unruhigen Leidenschaft befindet, sondern Locke meint den Menschen schlechthin „im festen, ruhigen Verlauf seines Lebens". Unter Hinweis auf die Untersuchung von Wahnsinn und Blödsinn greift Locke zurück auf seine Feststellung, daß der Wahnsinn, das Unvernünftige in jedem Menschen, aus der gleichen Wurzel einer verkehrten Ideenverbindung herrührt. In seiner Allgemeinheit handelt es sich „um eine Schwäche, der alle Menschen sehr ausgesetzt sind, und wenn dies ein Flecken ist, der dem Menschen sehr allgemein anhaftet, so sollte man sich um so mehr bemühen, ihn unter seinem rechten Namen offen darzulegen, damit dadurch eine um so größere Sorgfalt, ihn zu verhüten und zu heilen, erweckt werde"[9].

Diese Schwäche ist eben die Unfähigkeiten des Menschen, sich ständig seiner Vernunft zu bedienen. Daher gelingt es dem Menschen nicht, „Ideen in der Einheit und im Zusammenhang" zu erhalten. Es kommt zu falschen Ideenverknüpfungen, die der Geist in sich entweder willkürlich oder zufällig zustande bringt. Diese falsche Ideenverknüpfung gestaltet sich bei den einzelnen Menschen verschieden, wobei Neigung, Erziehung, Interesse, vor allem die Gewohnheit „Denkweisen im Verstand ... Entschlüsse im Willen und Bewegungsweisen im Körper" festigt. Hier wird auf die Spiritus animales verwiesen, die Locke als Philosoph des Barock traditionell als psychosomatisches Vehikel benutzt, um die Gewohnheit zu fixieren; d. h. der psychosomatische Zusammenhang des Menschen wird hier von Locke an jener Stelle benutzt, wo etwas Anthropologisches von jenem Menschen ausgesagt wird. Dennoch bleibt es nur eine „als ob"-Fiktion, eine Art Bild, wie eingangs betont wurde. Ob die natürliche Ursache dieser Ideen eine „Bewegung der Lebensgeister sein mag, will ich nicht entscheiden, wie sehr auch ... die Wahrscheinlichkeit dafür spricht; dies kann uns jedoch ein wenig behilflich sein, um von den intellektuellen Gewohnheiten und dem Zusammenknüpfen der Ideen einen Begriff zu gewinnen".

Diese Unvernunft im Menschen als Unvollkommenheit erzeugt Antipathien und Sympathien, ist die Ursache von Irrtümern und törichtem Haß, beeinflußt intellektuelle Gewohnheiten und läßt sich vor allem bei „manchen Sekten erkennen". Dauert solch eine falsche Ideenverbindung an, ist die Vernunft außerstande, sie zu heilen, ganz besonders wenn Affekte damit verbunden sind. Hier kann allein die Zeit heilen, und zwar durch Entwöhnung der die Empfindung begleitenden Erinnerungen.

Stark beeinflußt von Locke erweist sich *William Battie*[10] (1704–1776), dessen Traktat über die Geisteskrankheit merkwürdigerweise in der Literatur keine allzu große Beachtung gefunden hat. Seine Psychologie ist empirisch, Erkenntnisquellen sind „sensation und reflection" wie bei Locke, aber mehr als dieser interessiert sich Battie für die eigentliche Ursache der Empfindung, die er auf physiologischem Wege findet. Daher ist der äußere Eindruck auf ein Sinnesorgan nur akzidentell, während die Ursache des Zustandekommens der Empfindung im Innern des Nerven, in seiner Substanz liegt. Diese Substanz wird durch Zwischenwirkungen, die der Reiz oder Gegenstand hervorbringt — Bewegung, Impuls und vor allem Druck — in der Anordnung ihrer Materialteilchen, der Kohäsion, verändert, und so kommt es zur Empfindung. Druck auf die Marksubstanz des Nerven als Zwischenwirkung des Reizes ist für jede Empfindung verantwortlich.

Seine Definition der Geisteskrankheit lautet wörtlich:

Jemand ist geistesgestört, wenn er ständig und unabänderlich von der Existenz oder Erscheinung von irgend etwas, was es für gesunde Menschen nicht gibt, verfolgt wird und sich entsprechend dieser irrtümlichen Überzeugung benimmt. Geisteskrankheit oder fälschliche Wahrnehmung ist also ein außerordentlicher Zustand oder eine Krankheit der Empfindung.

Diese Definition von Battie entspricht nicht der von Locke, in der Wahnsinn auf falscher Assoziation der Ideen beruht, also eine reine Verstandesstörung darstellt. Diese Formulierung Lockes wurde im ganzen 18. Jahrhundert weitergeführt. Bei Battie ist Geisteskrankheit eine Störung der äußeren Empfindung, der Sinnesempfindung, der ersten Erkenntnisquelle, und hat mit einer Störung des Verstandes nichts zu tun. Diese „deluded imagination" erzeugt Wahrnehmung von Objekten, die in Wirklichkeit nicht existieren und mit den Sinnen nicht übereinstimmen. „Deluded imagination" ist essentielles Symptom der Geisteskrankheit, ist Wahnvorstellung und, da es sich um eine Störung der Sinnesempfindung handelt, auch Sinnestäuschung. In dieser Bezeichnung von Battie sind sowohl die Paranoia wie die Sinnestäuschungen vorgeformt.

Von der Geisteskrankheit trennt Battie zu lebhafte Wahrnehmung von existierenden Dingen ab, die durch einen besonderen Zustand der Werkzeuge der Empfindung bedingt ist; ferner eine zu träge Wahrnehmung, die in der Nervensubstanz selbst begründet liegt. Beide Zustände gehen mit der Geisteskrankheit häufig zusammen, wobei zu heftige Wahrnehmung dem kranken Zustand häufig vorausgeht, während träge Wahrnehmung bis zur Unempfindlichkeit ihr folgt. Die Störung wird erzeugt entweder durch eine zu lange dauernde Einwirkung der äußeren Gegenstände und Reize oder durch einen krankhaften Zustand im Nerven, der in der Marksubstanz oder in der Membran liegt. Die Membranen sollen die Nerven vor Verletzungen schützen; fehlen sie, wirkt der äußere Gegenstand ungehindert auf die Marksubstanz ein. Dabei entsteht Angst. So ist schließlich Ursache der Geisteskrankheit eine Schädigung der Marksubstanz. Sie kann ohne äußere Ursache auftreten; offenbar denkt hier Battie an eine autochthone Erkrankung der Nerven, denn er bezeichnet diese Geisteskrankheit als „primäre". Diese Vorstellung ist außerordentlich interessant, denn Battie nimmt hier den späteren

Begriff von der Endogenität der Geisteskrankheit in seinem Begriff der „primären" voraus. Primäre Geisteskrankheit besteht, wenn weder ein Unfall voranging noch die Krankheit von einem Ereignis begleitet wird, das man als äußere oder entferntere Ursache ansehen kann. Sie ist erblich, erscheint und hört auf ohne Ursache und ist therapeutisch unangreifbar. Sekundäre Geisteskrankheiten können in sie übergehen, wenn die Nervensubstanz geschädigt wird. Primäre Geisteskrankheit ist die frühere idiopathische Verrücktheit bei Stahl, bei Battie schon wesentlich klarer als „endogen" erfaßt und erkannt als je vorher, wenn man mit „endogen" das Autochthone der Krankheit bezeichnen will.

Sekundäre Geisteskrankheit entsteht durch äußere Ursachen, von denen zwölf aufgezählt werden. Sie umfassen innere Exostosen des Schädels, Veränderungen der dura mater, Erschütterungen des Cranium, Sonnenstich, Muskelspasmen, Gifte, Leidenschaften, kontinuierliche Aufmerksamkeit des Geistes auf ein Objekt, Lockerung der Membranen oder Gefäße um den Nerven, Völlerei und Faulheit. Alle diese entfernten Uraschen bewirken Geisteskrankheit durch Druck auf die Marksubstanz, direkt oder indirekt über den Weg von Gefäßkonstriktionen u. dgl. Sie alle sind, soweit man die Ursachen entfernen kann, heilbar.

Wesentlich aber und wichtiger als jede symptomatische Therapie ist bei Battie das „moral management". Dieser Begriff, den Hoffbauer in historischem Rückblick seiner psychologischen Behandlung der Geisteskrankheiten bei *Francis Willis* als Beginn einer rein seelischen Behandlungsmethode anerkennt, wurde schon von Battie bewußt in das wissenschaftliche Schrifttum von der Lehre der Geisteskrankheiten eingeführt. Er ist ein Ergebnis jener humanitären Bewegung der Aufklärung, von der schon die Rede war. Hier nun wird auch Batties Wirken in der Öffentlichkeit von wesentlich größerer Bedeutung als sein medizinisch-wissenschaftliches Werk. Battie, der seit 1757 in London lebte und bis 1764 Arzt von St. Luke's Hospital sowie Eigentümer einer Privat-Irrenanstalt war, gehörte seit 1738 als Fellow dem Royal College of Physicians von London an, wo er 1764 Präsident wurde. In dieser Eigenschaft war er häufig Zensor, d. h. er vergab die Erlaubnis zur Ausübung ärztlicher Tätigkeit, und hier war es ihm möglich, auf den öffentlichen Gesundheitsdienst Einfluß zu gewinnen, besonders auf jene Gesetze, die zum erstenmal in England die Unterbringung von Geisteskrankheiten regelte.

1717[11], im 12. Jahr der Regierung der Königin Anna, hatte das englische Parlament erstmals ein Gesetz verabschiedet, das geisteskranke Menschen an einem sicheren Ort zu verwahren anordnete. Die Verwahrung sollte von den Friedensrichtern veranlaßt werden. 1763 wurden die privaten Irrenanstalten in England von einem Ausschuß geprüft, der von W. *Battie* und J. *Monro*[12] stark beeinflußt wurde. Als Folge dieser gemeinsamen Bemühungen erschien 1774 ein Gesetz, das die Belange der Irrenanstalten regelte. Fünf Ärzte aus dem Royal College of Physicians sollten dafür angestellt werden. Sie erhielten das Recht, alle Häuser, die Geisteskranke aufnahmen, zu inspizieren und ihnen eine Lizenz auszustellen. Ihre Befugnis galt für London mit sieben Meilen Umkreis. Jeder aufgenommene Kranke mußte dieser Kommission innerhalb von 3 Tagen gemeldet werden, ausgenommen allerdings die Almosenempfänger. Name der Kranken, Aufenthaltsort desjenigen, der ihn in die Anstalt gebracht hatte, und Name des überweisenden Arztes wurden eingetragen.

Neben diesem öffentlichen Wirken für eine humane und ärztliche Behandlung der Geisteskranken trug Battie durch klinische Demonstrationen in St. Luke's Hospital wesentlich dazu bei, die Lehre von den Geisteskrankheiten als medizinische Disziplin in den Vordergrund zu rücken. *R. A. Hunter* und *H. Ph. Greenberg*[13] bezeichnen geradezu das Jahr 1753, in dem Battie seine Demonstrationen vornahm, als Beginn der englischen Psychiatrie als Spezialfach.

Dreißig Jahre nach Batties Buch über die Geisteskrankheiten, in dem das „moral management" behandelt wurde, übergab man jenem Francis Willis[14], den Hoffbauer so gepriesen hatte, den geisteskranken König Georg III. zur Behandlung. Fr. Willis, ursprünglich Priester, studierte später Medizin, erhielt den Titel M. B. und M. D. der Universität Oxford und behandelte in Gretford in Lincolnshire Geisteskranke in seiner Privat-Irrenanstalt nach dem System eines „moral management". Seine Behandlung setzte ein „heilsames Furchtgefühl" bei seinen Patienten voraus, wobei indessen die Individualität des Kranken stark beachtet wurde. Eine allgemeine Hygiene im Ablauf des Tages, im Wechsel von Arbeit, Spaziergang und Ruhe, in der Einhaltung einer gesunden Ernährung wurde bis ins kleinste geregelt. Der Arzt lebte familiär mit den Kranken zusammen und nahm vor allem die Mahlzeiten mit ihnen gemeinsam ein. Zwang wurde möglichst vermieden, der Patient konnte sich so freiheitlich bewegen, wie es seinem seelischen Zustand entsprach. Mit diesem „moral management" behandelte *Willis* den König. Trotz seines augenscheinlichen Erfolges billigte aber das Unterhaus diese Behandlung nicht, da man fürchtete, diese freiheitliche Behandlung, in der man u. a. dem König das Rasiermesser beließ, könnte unheilvoll ausgehen. Willis gelang es, das Unterhaus zu überzeugen, und seine Behandlungsmethode des „moral management" wurde in ganz Europa bekannt. Pinel bezieht sich im Abschnitt 2 seines „Traité medico-philosophique sur l'aliénation mentale …" auf die englischen Ärzte und vor allem auf Willis, die mit dieser Methode der Behandlung eine so große Wirkung erzielten, ohne aber die „Regeln" dieser Behandlung zu veröffentlichen. Pinel bezeichnet das „moral management" seinerseits mit „traitement moral des aliénés".

1817 erschien *John Haslams* Buch „Considerations on the moral management of insane persons". Respekt und Gehorsam einerseits, Vertrauen anderseits bilden hier die Grundlagen des Verhältnisses von Arzt und Patient. Obwohl die Behandlung zum allergrößten Teil mit psycho-pädagogischer Führung Optimales erreicht, erklärt Haslam, es gebe Krankheitszustände etwa bei Manie oder Depression in der aktiven Phase, wo eine zwanglose Behandlung nicht möglich sei. Zwanzig Jahre später führte dann in England die Bewegung des „moral management" zum No-Restraint System Conollys.[15]

Die für die englische und damit für die europäische Psychopathologie des 18. Jahrhunderts so bedeutende Wendung zu einer Neuropathologie, bei Battie schon höchst charakteristisch vorfindbar, wird bei *William Cullen*[16] (1710–1790) zu einer Theorie und Praxis der Irrenheilkunde ausgebaut, die bis in die Mitte des 19. Jahrhunderts wirksam blieb. Cullen verband wie schon Battie die psychologischen Theorien des englischen Empirismus, besonders diejenigen Lockes, mit der Physiologie und wurde zum eigentlichen Begründer einer Neuro-Physiologie und -Pathologie.

Die „First lines of the practice of physic for the use of students" 1777 behandeln im ersten Teil die Physiologie, im zweiten die Pathologie, im dritten die Therapie. Der erste Teil enthält die Physiologie des Nervensystems, in der der Abschnitt „Sensation" die Lehre von der Empfindung, also einen psychologischen Teil umfaßt, der sich fast wörtlich mit Definitionen von Locke deckt. So entstehen Empfindungen (impulses) einmal von außen, die Cullen als „sensations of impression" bezeichnet, und einmal dadurch, daß sich die Seele ihrer eigenen Wirkungen und der Bewegungen, die sie erregt, bewußt wird. Es sind die Empfindungen des Bewußtseins („sensations of consciousness"). Empfindungen des Eindrucks sind die Sinnesempfindungen Gesicht, Gehör, Geruch, Geschmack und Gefühl. Die ersten vier stellen je eine besondere Gattung dar, das Gefühl besteht aus verschiedenen Empfindungen, die nicht zu diesen gehören. Die Empfindungen des Bewußtseins werden in folgende Gattungen gebracht:

1. Empfindungen der Apperception, wodurch wir uns des Denkens, Empfindens, Urteilens, Wollens, daher auch des Daseins und unserer Identität bewußt sind;

2. Empfindungen, die von der besonderen Beschaffenheit des Denkens entstehen, Perzeption, Gedächtnis, Beurteilung;

3. Empfindungen, die vom besonderen Zustand des Wollens und von den verschiedenen Arten desselben entstehen;

4. Empfindungen, die vom allgemeinen Zustand der Wirkung (action) ihren Ursprung haben, insofern diese lebhaft oder schwach, leicht oder schwer ist;

5. Empfindungen, die von besonderen Wirkungen entstehen oder von einem Bewußtsein von den hervorgebrachten Wirkungen und von der Bewegung der verschiedenen Teile des Körpers;

6. Empfindungen, die hervorgebracht werden von der Verminderung, der Abwesenheit oder dem Mangel von Eindrücken.

Diese Empfindungen sind begleitet von „Gesetzen oder allgemeinen Umständen", so daß schließlich vermittels innerer und äußerer Wahrnehmung wie bei Locke das geistige Leben des Menschen aufgebaut wird.

Diese Psychologie wird von der Physiologie unterbaut. Werkzeug der Empfindung und Bewegung ist das Nervensystem. Es besteht aus der markigen Substanz des Gehirns, des kleinen Gehirns, des verlängerten Marks, des Rückgratmarks und aus „jener gleichen Substanz", die sich in die Nerven erstreckt. Die Marksubstanz in Hirn, Schädel und Rückgratkanal besteht aus verschiedenen Fasern, ungetrennt durch Membranen, und wird als Gehirn bezeichnet. In den Nerven ist die Marksubstanz deutlicher in Fasern geteilt und durch Membranen voneinander gesondert, die ihren Ursprung in der pia mater haben. Bei bestimmten Nerven fehlt die Membrane, so daß sie der Wirkung äußerer Reize ausgesetzt sind. Cullen nennt sie empfindende Enden (sentient extremities), andere Nervenenden sind so eingerichtet, daß sie der Zusammenziehung fähig sind. Dadurch können sie die meisten festen und flüssigen Teile des Körpers bewegen. Sie heißen „moving extremities" oder Muskelfasern, die Cullen als echte Fortsetzungen der markigen Substanz des Gehirns und des Nerven ansieht. Diese Teile des Nervensystems machen die lebenden, festen Teile (vital solids) der Tiere und lebenden Systeme aus, zeigen sich als Bewegung, die von einem Teil zum anderen fortgepflanzt werden kann, solange die Marksubstanz zusammenhält. Dieser Zusammenhang kann durch ein Hindernis gestört werden. Dann tritt Bewegungshemmung ein. Der „nervous fluid", der Nervensaft[17], sorgt dafür, daß der Nerv frei, d. h. unbehindert bleibt. Über die Natur dieses Nervensaftes äußert sich Cullen nicht.

Mit diesem materiell-körperlichen Teil des Menschen ist die Seele als immaterielle, denkende Substanz — jede Erscheinung des Denkens ist eine Fähigkeit der Seele — verbunden, besonders mit dem Nervensystem, so daß die in diesem entstandene Bewegung Gelegenheit zum Denken und umgekehrt die erregten Gedanken zu Bewegung in ihm Anlaß geben. Diese Wechselwirkung nimmt Cullen ausdrücklich als eine „gewisse Tatsache" an, ohne eine wirkliche Erklärung für das Zustandekommen zu finden. Die Erscheinungen des Nervensystems zeigen sich als Stoß oder Wirkung äußerer Gegenstände auf die empfindenden Enden. Die „sensation" als innere und äußere Wahrnehmung gibt nach Veränderungen zum Wollen (volition) Gelegenheit oder zum Verlangen, Willen, bestimmte Absichten durch Bewegungen des Körpers zu erfüllen. Die Folge ist die Zusammenziehung der Muskelfasern, um die gewünschte Bewegung zu erhalten. Bei Cullen wird Hoffmanns Tonuslehre mit Hallers Begriff der Erregbarkeit und Sensibilität kombiniert. Da Muskel und Nerv identisch sind, gibt es bei Cullen nur eine allgemeine Nervenkraft.

Das Gehirn, als eine Art Werkzeug der Seele, ist in seiner Organisation so eingerichtet, daß es Bewegungen, die in einem Teil des Nervensystems entstehen, einem anderen Teil dieses Systems mitteilen kann. Daraus schließt Cullen, daß das Gehirn eine verschiedene Beschaffenheit annehmen kann, wodurch es einen wesentlichen Einfluß auf jene Erscheinungen habe, die man im Nervensystem bemerke. Die Verrichtungen dieses Gehirns werden verursacht durch den Willen, durch Gemütsbewegungen und Leidenschaften als heftige Arten des Wollens, durch Nachahmung, durch Arten des Verlangens, durch Neigungen oder Wünsche, durch innere Eindrücke des Körpers oder durch verschiedene gelegentliche Eindrücke von außen und innen. Alle Wirkungen des Gehirns sind teleologisch auf einen Endzweck hin eingerichtet, den Körper eine bestimmte Zeit in einem bestimmten Zustand zu erhalten und ihn vor Schädigungen dieses Zustandes zu warnen. Diese Einrichtung in der tierischen Ökonomie kann Cullen nur mit dem Ausdruck „Natur" bezeichnen. Der Mechanismus dieses Gehirns zu diesem Endzweck würde nicht hinreichend sein, „wenn dasselbige nicht mit einem empfindenden Prinzip oder einer Seele verbunden wäre, die beständig in dem lebenden Körper gegenwärtig ist". Eine Allgewalt der Seele im Sinne Stahls wird abgelehnt; es gebe viele Eindrücke, die eine Wirkung hervorbringen ohne Empfindung oder Wollen. Wesentlich wird die Wirkung des Gehirns bestimmt durch die Gewohnheit, d. h. durch Gesetze, die sich durch immer wiederkehrende Wiederholungen der einzelnen Verrichtungen ergeben. Das Wichtigste zur Hervorbringung der Wirkung des Gehirns ist die Abwechslung von Ruhe und Wirksamkeit. Diese Fähigkeit des Gehirns, zu einer verschiedenen Zustandsbeschaffenheit zu gelangen, liegt bei Cullen — und damit löst er sich von der herkömmlichen Auffassung — nicht an der Menge des verschieden angehäuften Nervensaftes, sondern an der Natur dieses Nervensaftes, der mehr oder weniger beweglich sein kann. Stärkere Beweglichkeit des Nervensaftes bewirkt „excitement of the brain", geringere Kollaps des Gehirns. Diese Erregung des Nervensaftes und damit des Gehirns — es wird später nur von

Erregung oder Spasmus des Gehirns gesprochen — kann zu verschiedenen Zeiten verschieden sein. So scheint sie „bei gewissen rasenden Personen am stärksten zu sein". Dieser verschiedene Zustand des Gehirns drückt sich im Körper durch Schwäche oder Stärke, Trägheit oder Munterkeit, in der Seele durch Furchtsamkeit oder Herzhaftigkeit, Traurigkeit oder Munterkeit aus. Schlaf und Wachen sind daraus erklärbar, Ohnmacht wird durch einen erheblichen Grad des Kollapses, verursacht. Ist dieser noch ausgesprochener als bei der Ohnmacht, wird er Tod genannt.

Erregung ist gleichbedeutend mit Wirkung und Spasmus, Kollaps mit verhinderter Wirkung, mit Atonie des Gehirns. Die Bedeutung, die das Gehirn im Lebensprozeß besitzt, wird betont[18]:

Ich glaube, es besteht das Leben, insoweit solches körperlich ist, in der Erregung und Wirkung des Nervensystems und vornehmlich des Gehirns, welches die verschiedenen Teile desselben zu einem ganzen macht.

So ist das Nervensystem Quelle des Lebens, alle vitalen Erscheinungen nehmen ihren Ursprung daher; es regelt alle organischen Erscheinungen, und seine Alteration bewirkt ihre Anomalien. Äußerungsformen seiner Tätigkeit sind Gesundheit und Krankheit. Folgerichtig mußten alle Krankheiten „Nervenkrankheiten" sein. In seiner „Synopsis nosologiae methodicae . . ."[19] sagt Cullen wörtlich:

Soviel ich einsehen kann, so hängen fast alle widernatürlichen oder Krankheitsbewegungen (motus morbosi) im Körper von gewissen Bewegungen im Nervensystem auf solche Weise ab, daß man fast alle und jede Krankheit Nervenkrankheit nennen könnte.

Der Terminus Nervenkrankheit, morbi neurosi, neuroses, findet sich vor Cullen angedeutet bei Th. Willis[20] innerhalb der Darstellung der Hysterie, die Willis von einem affizierten Gehirn abhängig macht. Er sagt: „a cerebro et nervoso genere . . ." Cullen nennt außer Willis noch Sydenham, die beide für die Hysterie und Hypochondrie diesen Begriff verwandt hätten, und tadelt an ihnen, daß sie diese Bezeichnung Nervenkrankheit nicht weiter ausgedehnt hätten. Indessen schränkt Cullen eine generelle Benennung aller Krankheiten als „neuroses" ein und fährt fort[21]:

Man kann unterdessen doch sehr gut einen gewissen Unterschied machen, und es verdienen nur diejenigen Krankheiten diesen Namen, welche auf das Nervensystem fast nur allein oder doch zuerst und vornehmlich wirken und auf den Umlauf des Blutes oder die Beschaffenheit der Feuchtigkeiten keinen anderen Einfluß als nur mittelbar haben. Ich glaube daher recht getan zu haben, daß ich eine besondere, sowohl von den fieberhaften Krankheiten als Cachexien verschiedene Klasse von Krankheiten gemacht und solche mit dem Namen der Nervenkrankheiten (neuroses) bezeichnet habe . . . Es ist die Empfindung und Bewegung verletzt, ohne daß ein diopathisches Fieber und ein Lokalfieber vorhanden ist.

(Sensus et motus laesi, sine pyrexia idiopathica, et sine morbo locali.) Diese neuroses nehmen die zweite Klasse von Cullens neurologischem System ein. Seine Systematik vereinfacht diejenige von *Boissier de Sauvages, K. von Linné, R. Vogel* und *Sagar*. Als Unterabteilungen ergaben sich ihm vier Ordnungen: 1. schlafsüchtige Krankheiten, Comata, 2. Entkräftungen, Adynamien, 3. krampfartige Krankheiten, Spasmi, 4. Gemütskrankheiten, Vesanien.

Diese Einteilung in Klassen und Ordnungen wird ergänzt durch Bezeichnungen von Gattungen, die die einzelnen Krankheiten besonders voneinander unterscheiden. Die Gattungsbezeichnung wird durch die gesamte Nosologie durchgeführt, die jeweilige Systematik von Sauvages, Linné, Vogel und Sagar wird stets mitbezeichnet[22].

Die erste Ordnung, Comata, umfaßt die beiden Gattungen Apoplexie, Lähmung und Zittern; die zweite, Adynamien, die vier Gattungen Ohnmacht, Dyspepsie, Hypochondrie und Bleichsucht; die dritte, Spasmi, beschreibt die Krankheiten in den animalischen, in den Lebensbewegungen und in den sogenannten natürlichen Verrichtungen. Zu den animalischen Bewegungen gehören als Gattungen der allgemeine Krampf, der Trismus, die Konvulsion, der St.-Veits-Tanz, die Kriebelkrankheit und die Epilepsie; zu den Lebensbewegungen die drei Gattungen Herzklopfen, Dyspnoe und Keuchhusten; zu den natürlichen Verrichtungen die sieben Gattungen Sodbrennen mit Erbrechen, Kolik, Gallenkrankheit, Durchfall, Harnruhr, Hysterie und Wasserscheu. Die vierte Ordnung ist die wichtigste, sie enthält die Vesanien mit den vier Gattungen Blödsinnigkeit (amentia), Melancholie, Raserei (mania) und schweres Träumen.

Die schlafsüchtigen Krankheiten, Comata, beruhen bei der Apoplexie auf Verminderung der willkürlichen Bewegungen, wobei zugleich Sopor oder eine Beraubung der Empfindung vorhanden ist (motus voluntarii imminuti, cum sopore sive sensuum perditione). Hier tauchen als verschiedene Grade oder auch symptomatische Formen die traditionellen Bezeichnungen von Carus, Catalepsis, Typhomania, Lethargus u. a. m. auf. Bei der Lähmung sind nur jene Bewegungen vermindert, die der Gewalt des Willens unterworfen sind. Hier ist oft Sopor vorhanden.

Die Adynamien beruhen auf Verminderung der unwillkürlichen Bewegungen, und zwar der vitalen wie der natürlichen (motus involuntarii sive vitales, sive naturales imminuti). Von Bedeutung für die Psychopathologie ist hier die Hypochondrie. Sie erscheint mit Mattigkeit, schlechter Verdauung, Traurigkeit und Furchtsamkeit bei Personen mit melancholischem Temperament „aus Ursachen, die hierzu eigentlich nicht hinreichend sind". Sie ist im Gegensatz zu Sauvages nur eine idiopathische Erkrankung.

Die Krankheiten der dritten Ordnung, Spasmi, beruhen auf „außerordentlichen oder widernatürlichen Bewegungen der Muskeln oder bloß der Fasern derselben (Musculorum vel fibrarum muscularium motus abnormes)". Diese motus abnormes sind widernatürliche Bewegungen mit gesteigerter Heftigkeit; sie treten idiopathisch oder symptomatisch in den verschiedenen Lebensverrichtungen auf. Psychopathologisch interessiert die Hysterie und die Epilepsie; über den St.-Veits-Tanz wird lediglich ausgesagt, er entstehe bei beiden Geschlechtern zwischen dem 10. und 14. Lebensjahr; auf Sydenham wird verwiesen.

Die Epilepsie ist idiopathisch, wenn es sich um eine Epilepsia cerebralis handelt,

sympathisch, wenn „keine offenbare Ursache vorhergeht", der Patient aber vor
dem Anfall eine Aura habe, die von einem peripheren Körperteil nach dem Kopf
aufsteige. Die dritte Form der Epilepsie entsteht von gelegentlicher Ursache, hier
handelt es sich um die eigentliche symptomatische Epilepsie.

Die Hysterie, traditionell als weibliche Krankheit angesehen und äußerst schwer
von Dyspepsie und Hypochondrie zu unterscheiden, tritt ebenfalls in idiopathischer
und symptomatischer Form auf. Die idiopathische erscheine am häufigsten bei
erwachsenen, gut lebenden vollblütigen Frauen, die keinerlei andere Krankheiten
haben. Sie folge oft aus geringer Gemütsbewegung.

Hydrophobie, Wasserscheu mit Konvulsionismus im Schlund als Ausdruck der
Abwehr, des Abscheus vor Getränken und Hydrophobia rabiosa, Wasserscheu mit
Wut, werden nicht wie sonst üblich zu den eigentlichen Gemütskrankheiten ge-
zählt.

Die vierte Ordnung enthält die Vesanien, die Gemütskrankheiten. Sie entsprechen den Paranoiae Vogels. Diese Gemütskrankheiten sind solche Störungen, bei
denen die Beurteilungskraft der Seele verletzt ist, und zwar ohne Vorhandensein
von Fieber und ohne daß der Kranke schlafe (Mentis judicantis functiones laesae,
sine pyrexia vel comate). Diese einseitige Auffassung der Geistes- oder Gemütskrankheiten als reiner Verstandesstörung entspricht derjenigen Lockes, hängt
aber bei Cullen noch damit zusammen, daß er durch das starre Festhalten am
botanischen System die Krankheiten in bestimmte Klassen, Ordnungen und Gattungen pressen mußte. Hier geht er sogar weiter als Sauvages, Linné und Sagar, die
die Halluzinationes und Morositates (Triebstörungen) wenigstens noch zu den
Vesanien oder morbi imaginarii zählten. Da Halluzinationen und Triebstörungen
keine Verstandesstörungen sind, gehören sie bei Cullen nicht zu den Vesanien.
Dennoch ist ihm einsichtig, daß sie „zuweilen mit den Gemütskrankheiten verbunden sind" und daß sie auch „auf eine gewisse Art zu den Wirkungen der Seele"
gehören. Sie erscheinen bei ihm in der Klasse 4 seiner Nosologie in der ersten und
zweiten Ordnung, und zwar als Krankheiten der Sinne aus einem Fehler ihrer
Werkzeuge. Sie sind Störungen der Sinnesempfindungen auf Grund einer Veränderung der organischen Werkzeuge. Cullen gibt in der Darstellung dieser Lokalkrankheiten, die die vierte Klasse seiner Nosologie darstellen, zu, es gebe gewisse
Krankheiten der Sinne, die keineswegs von einem Fehler der äußeren Werkzeuge
herrühren. Die Ordnung 2 dieser Klasse der Lokalkrankheiten umfaßt die Morositates nach Sauvages, Störung oder Mangel eines natürlichen Verlangens (Appetitus
erroneus vel deficiens), wobei Hunger-, Durst- und sexuelle Triebstörungen als
Ausdruck lokaler Organstörungen dargestellt werden. Hierher gehört auch die
Nostalgie, die, „wenn es wirklich eine Krankheit ist, keineswegs für eine lokale
gehalten werden" könne[23].

Die Formen der Vesanien umfassen zwar 4 Gattungen, bedeuten aber in der
Hauptsache, wie bei Locke, Schwäche des Verstandes und Wahnsinn.

Amentia, Blödsinnigkeit, Ausdruck einer Verstandesschwäche, ist eine Beurtei-
lungsschwäche der Seele, so daß die Kranken die Verhältnisse der Dinge entweder
nicht einsehen oder sich derselben nicht erinnern. Amnesie wird von Cullen mit
Dummheit deshalb zu einer Gattung gerechnet, weil beide Krankheiten meist
miteinander verknüpft sind und meist aus der gleichen Ursache entstehen. Außer-

dem führe Amnesie in höherem Grade zur Amentia. Als Arten der Amentia werden unterschieden:

1. angeborene Blödsinnigkeit, Amentia congenita,

2. Amentia senilis, Vorstellungskraft und Gedächtnis werden in zunehmendem Alter vermindert,

3. zufällige Amentia bei Menschen mit gesundem Verstand; sie entsteht durch äußere Ursachen und muß durch diese erkannt werden.

Melancholie und Manie sind Formen des Wahnsinns, der Insania. Wahnsinn ist, „wenn man sich gänzlich falsche Vorstellungen von den Verhältnissen der Dinge macht, so daß dadurch gewisse unvernünftige Gemütsbewegungen oder Handlungen erregt werden".

Die Melancholie ist ein partieller Wahnsinn, der sich nur in bestimmten Dingen zeigt. Zur Abgrenzung gegenüber der Hypochondrie tritt sie ohne Dyspepsie auf (Insania partialis sine dyspepsia), dennoch ist es nicht immer möglich, beide zu unterscheiden. Die Melancholie zeigt sich in acht verschiedenen Formen:

1. als Melancholie, wobei sich der Kranke eine falsche Vorstellung von der Beschaffenheit seines Körpers macht, die er aus geringer Ursache und die er für gefährlich ansieht und mit traurigen Vorstellungen verknüpft;

2. als Melancholie mit falschen Vorstellungen von den guten Umständen des Patienten, nach Sauvages lustige Narrheit;

3. als Melancholie mit heftiger Liebe ohne sinnliches Verlangen (Melancholia sine amore vehementi sine satyriasi vel nymphomania). Es ist die Erotomania Linnés oder die Melancholia amatoria von Sauvages. Diese Bezeichnung von Erotomanie als partiellen Wahnsinn ohne Satyriasis und Nymphomanie bleibt sehr lange bestehen. Bei Esquirol geht die Erotomanie in die Monomanie über, Satyriasis und Nymphomanie bleiben als symptomatische Psychosen ausgehend von Lokalkrankheiten der Genitalien bis zu Moreau de Tours bestehen;

4. als Melancholie mit abergläubischer Furcht vor zukünftigen Dingen;

5. als Melancholie mit einem Abscheu vor allen Bewegungen und Lebensverrichtungen. Der Patient bleibt wie eine Statue stehen, verlangt nicht einmal Essen. Es ist die Melancholia attonita von Sauvage

6. als Melancholie mit Unruhe und ungeduldigem Ertragen jedes Widerstandes. Der Patient läuft unruhig und furchtsam herum und flieht die Gesellschaft;

7. als Melancholie aus Lebensüberdruß;

8. als Melancholie mit falscher Vorstellung von seiner eigenen Natur (cum hallucinatione de suae speciei natura). Hier glaubt der Kranke in Tiere verwandelt zu sein.

An eine Dämonomania als Form der Melancholie glaubt Cullen nicht, da „heute nur wenige noch in der Meinung stehen, daß die Teufel eine Gewalt über unsere Leiber oder zu den gegenwärtigen Zeiten über unsere Seelen haben". Sie gehört entweder zu einer Art Melancholie oder Manie oder zu Krankheiten, die man fälschlicherweise der Gewalt böser Geister zugeschrieben hat, oder es handelt sich um simulierte Krankheiten (morbi simulati).

Manie ist „Wahnsinn, der sich auf alle Dinge erstreckt oder allgemein ist (Insania universalis). Sie erscheint 1. als Mania aus seelischen Ursachen (Melancholia mentalis); sie entsteht dann von Leidenschaften oder Gemütsbewegungen. 2. als Mania aus körperlichen Ursachen (Mania corporea), und zwar von einem deutlich erkennbaren Fehler des Körpers. 3. als Mania durch eine dunkle Ursache (mania obscura); hier ist keine Gemütsbewegung und kein Fehler des Körpers auffindbar. Es ist die Mania periodica von Sauvages.

Symptomatische Arten der Manie (Paraphrosyne) vorübergehender Art treten auf von Giften, Gemütsbewegungen und Fiebern.

Letzte Ordnung der Vesanien sind schwere Träume, die sich als heftige und beschwerliche Einbildung zeigen. Cullen unterscheidet Träume mit Tätigkeit, wo die Patienten umhergehen und zu Bewegungen angetrieben werden (hierunter fällt Nachtwandeln und Mondsucht), von belästigenden schweren Träumen, wo der Kranke durch die Empfindung einer auf ihm liegenden Last beschwert wird. Sie entstehen durch körperliche Ursachen.

Cullens Schüler *Thomas Arnold*[24] gruppiert wie sein Lehrer nach botanischem System und gründet psychologisch seine Erklärung des Wahnsinns auf Locke, mit dem Unterschied, daß Arnold wie Hartley, auf den er sich beruft, auch das Denken aus der sinnlichen Empfindung ableitet: „Ich schränke das Wort Idee bloß auf die unmittelbare Darstellung der Gegenstände der Empfindung der Seele ein, und ob ich schon Lockes zwei Quellen der Erkenntnis annehme, so bin ich doch geneigt, mit Hartley zu glauben, daß alles, was uns bewußt ist, ursprünglich von der äußeren Empfindung herrührt." Die Behauptung Lockes, wir könnten keine Ideen haben als bis wir Empfindung zu haben beginnen, wird als Beweis für diese Auffassung herangezogen. Es handelt sich um die Frage der angeborenen oder nicht angeborenen Ideen, die bei Arnold restlos verneint wird.

Innerhalb des Irreseins[25] sehe man bei den Ideen der äußeren Empfindung, „daß die Seele beträchtlich irren kann, wenn nur ein Fehler in den körperlichen entweder natürlichen oder erlangten bleibenden oder zufälligen Werkzeugen vorhanden ist", und bei den intellektuellen Ideen, den Begriffen, könne Irrtum von verschiedenen Ursachen entstehen:

... die vielleicht insgesamt nicht unschicklich unter folgende Klassen geordnet werden könnten: Natürliche Unfähigkeit oder habitueller Mangel der Aufmerksamkeit, Schwäche des Gedächtnisses, zu große Tätigkeit der Einbildungskraft und zu große Nachsicht gegen dieselbe, Verderbnis des Willens und die natürliche Folge alles dessen, Ausschweifung der Leidenschaft, und körperliche Krankheit.

Diese Fehler können erheblich sein, der Verstand kann von ihnen beeinträchtigt werden, ohne daß es gleich zur Tollheit komme. Von Tollheit könne man erst reden, wenn eine gewisse Intensität sowie bestimmte Umstände vorhanden seien. Bei den Irrtümern der Seele sei es bei der Begriffsbildung oft schwer zu bestimmen, wo Narrheit aufhöre und Wahnsinn beginne. Arnold formuliert folgendermaßen:

Man kann von der Seele sagen, daß sie irre redet, wenn sie glaubt, äußerliche, in die Sinnen fallende Gegenstände zu sehen, die, so wie sie zu dieser Zeit der Seele erscheinen, bloß in den Ideen vorhanden sind.

Mit dieser Schwierigkeit hatte sich schon Cullen herumgeschlagen; er war der Auffassung, Halluzinationen können nur aus Irrtümern der gestörten äußeren

Wahrnehmung hervorgehen, und zwar durch gestörte Sinneswerkzeuge. Er hatte daher diese Störungen unter lokale Erkrankungen eingeordnet, obwohl er sich darüber klar war, daß sie in einer bestimmten Weise doch zu den Seelenstörungen gehören. Arnold nimmt hier die Störung der Sinnesempfindungen in den Wahnsinn auf. Die zweite Form des Irreredens der Seele erscheint, „wenn sie, in Rücksicht auf die Gegenstände, die sie sieht, hört oder auf andere Weise begreift oder erkennt, solche Begriffe hat, die dem ersten Anschein nach dem gesunden Menschenverstand und der Erfahrung ... vernünftiger Menschen falsch und ungereimt ist". Es ist die Lockesche Störung der Assoziation, eine Unvernunft, die er in irgendeiner Form, sozusagen in gesunder, bei fast allen Menschen fand; darauf beruht die schwierige Trennung von Narrheit und Wahnsinn.

Wahnsinn wird daher von Arnold in „ideellen Wahnsinn" (ideal insanity) und in „Wahnsinn hinsichtlich der Begriffe" (notional insanity) eingeteilt.

Der „ideelle Wahnsinn" ist also jener Zustand, in dem man glaubt, Personen oder Dinge zu sehen, zu hören oder sonst zu begreifen, die zu diesem Zeitpunkt keine äußerliche Existenz in den Sinnen haben oder eine andere besitzen wie der Kranke glaubt. Er zerfällt in phrenitischen, unzusammenhängenden, mit Tollheit verbundenen und auf Empfindung beruhenden Wahnsinn. Der phrenitische Wahnsinn zeichnet sich aus durch ständiges oder periodisches Rasen und Irrereden, wechselnde Stimmung und Handlungsweise mit Versunkensein in eine einzige oder in sehr viele Ideen. Der unzusammenhängende Wahnsinn ist charakterisiert durch unzusammenhängende Ideen, die Veränderungen der Tätigkeit der Einbildung des Gedächtnisses verursachen. Der mit Tollheit verbundene Wahnsinn, die häufigste Form des ideellen, umfaßt alle nicht in die vorigen Gruppen gehörigen Arten von Sinnestäuschungen und Wahnideen. Die letzte Form entsteht auf Grund irriger Sinnesempfindungen.

Der Wahnsinn in Begriffen ist „derjenige Zustand der Seele, wo man äußerliche Gegenstände so sieht, hört oder auf andere Art begreift, wie sie wirklich als Gegenstände der Sinne existieren; aber zugleich solche Begriffe von den Kräften, Eigenschaften, Absichten, dem Zustand der Bestimmung, Wichtigkeit, Existenz und dgl., der Dinge und Personen, seiner selbst oder anderer hat, die dem gesunden Menschenverstand der unbefangenen und vernünftigen Menschen offenbar ... irrig und unvernünftig vorkommen. Er ist von beträchtlicher Dauer, niemals mit einem heftigen und sehr oft mit gar keinem Fieber verbunden."

Dieser Wahnsinn zerfällt in neun Gruppen, die alle ihrerseits wieder Unterabteilungen besitzen. Die Formen sind 1. auf Täuschung, 2. auf Einbildung beruhender, 3. mit seltsamen Grillen verbundener, 4. heftiger, 5. Luftschlösser bauender, 6. hochmütiger, 7. hypochondrischer, 8. pathetischer und 9. verlangender Wahnsinn. Psychopathologisch besonders interessant ist der „pathetische Wahnsinn". Hier „nimmt eine Leidenschaft das Gemüt vollkommen und ganz ein, herrscht über die unterjochte oder ausgetilgte Vernunft und übt sogar ihre unumschränkte Macht über alle anderen Leidenschaften aus, die sich nur selten außer zur Beihilfe oder bloß im Gefolge dieser herrschenden Leidenschaft äußern". Diese beherrschende Macht der einzelnen Leidenschaften führt dazu, daß Arnold hier 16 Unterformen dieses Leidenschaftswahnsinns bezeichnet.

Als Ursachen des Wahnsinns nennt Arnold entfernte und nächste Ursachen. Die entfernten, d. h. prädisponierenden und gelegentlichen, sind einigermaßen präzisierbar; sie zerfallen in körperliche und moralische Ursachen. Die körperlichen bestehen aus innerlichen Ursachen, die im Gehirn, dessen Häuten und Gefäßen lokalisiert sind, aus äußeren, die mechanisch auf das Gehirn wirken, aus Ursachen, die überhaupt den Körper treffen und direkt oder indirekt das Gehirn beeinflussen, und schließlich aus lokalen Erkrankungen, die durch rasche Einwirkung auf das Gehirn Wahnsinn erzeugen. Die moralischen Ursachen sind heftige geistige Anstrengungen, Leidenschaften, zu starke Tätigkeit der Einbildungskraft und Geistesschwäche.

Die nächsten Ursachen physischer Natur zu erfassen ist fast stets unmöglich. Was überhaupt davon ausgesagt werden könne, sei, daß sie „unstreitig allemal ihren Sitz im Gehirn" haben. Hier wirken sie unmittelbar auf die Seele ein und zerrütten ihre Wirkungen. Daher müssen sie in demjenigen Werkzeug ihren Sitz haben, „welches allgemein und mit Recht als der Sitz der Verbindung zwischen Körper und Seele anerkannt wird und von dessen gesundem und vollkommenem Zustand die vollkommene Wirkung der Seele abzuhängen scheine".

Dieses Organ ist das Gehirn oder besser jener Teil des Gehirns, durch dessen Vermittlung die Verbindung von Seele und Körper stattfindet und von dessen vollkommener Stärke und gesundem Bau die Vollkommenheit dieser Vereinigung und aller Seelenwirkungen abhängt. Durch Druck oder Verdichtung der Marksubstanz kann jener Teil verändert werden, so daß es zu Seelenstörungen kommen kann. Was für Teile aber gedrückt oder verdichtet werden und was dieser Druck und diese Verdichtung ist, kann Arnold nicht mehr beschreiben. Damit verbunden aber sind Veränderungen in den Blutgefäßen des Gehirns, Wasser oder Veränderungen in der Marksubstanz selbst. Diese widernatürlichen Zustände des Gehirns stören „Begriffe und Ideen . . . und ihre festgesetzte Verbindung". Die Empfindungen, Instrumente und Ursachen aller Ideen werden der Seele durch Vibrationen oder Bewegungen zugeführt. Sie werden durch die Gegenstände der Empfindung in der Marksubstanz des Nerven erregt, in dem als feine Materie die Nervenkraft nach Cullen existiert, die den Nerven und dem Gehirn die Reizbarkeit gibt. Wird die Empfindung auf das Gehirn fortgepflanzt und ergreift sie die Seele, heißt sie Idee. Die Seele hat also Ideen als ideelle Vibrationen und baut mit ihnen Begriffe auf. Diese Begriffe sind mit entsprechenden Vibrationen verbunden, die von den verschiedenen ideellen Vibrationen herrühren, von denen sie herkommen und aus denen sie zusammengesetzt sind. Diese ideellen und Notional-Vibrationen als Bewegungen der Nervenkraft nun sind jenes Bindeglied zwischen Körper und Seele, deren eigentlicher Sitz im Gehirn natürlich nicht lokalisiert werden kann. Alle entfernten Ursachen wirken direkt oder indirekt auf sie ein, und so gewinnt allmählich auch die pathologische Antomie in Arnolds Neuro-Physiologie langsam an Bedeutung. Teil 4 des Werkes beschäftigt sich daher mit dem Ergebnis von Sektionen, besonders bei Bonet, Morgagni und Haller. Die Ergebnisse werden zwar mit nötigem Vorbehalt, aber merkbarem Interesse dargestellt.

John Brown[26] (1735–1788), ebenfalls Cullens Schüler, simplifizierte dessen neurophysiologische Theorien, die als Brownianismus[27], als Sthenie und Asthenie eine allgemeine Verbreitung erfuhren. Gesundheit, Krankheit, Leben und Tod kommen aus der gleichen Quelle: aus der Wirkung tätiger Kräfte, die auf eine Kraft des belebten Körpers wirken, die Erregbarkeit (excitability). Diese Kraft, die dem

Menschen mitgegeben, deren Herkunft dunkel ist — Brown ließ sie ebenso wie Cullen seine Nervenkraft ungeklärt —, wird sozusagen aus der Potenz in die Aktualität gebracht durch reizende Kräfte. Sitz dieser Kraft ist das Nervenmark und die Muskelsubstanz. Das Ergebnis von Reiz und Erregbarkeit ist die Erregung, sie bestimmt schließlich die Phänomene des Lebens, der Gesundheit und der Krankheit; ihre Triebfeder ist die Reizung. Grad der Reizung bestimmt die Erregung. Mäßige Erregung ist Gesundheit, ihr entspricht eine mäßige Reizwirkung. Zu geringe und zu starke Erregung bestimmen die beiden Krankheitsgruppen, aus denen das System Browns besteht: die sthenische und asthenische Krankheit. In dieser simplifizierenden Nosologie haben auch die Geisteskrankheiten ihren Platz; es gibt daher sthenische und asthenische Geisteskrankheiten. Zu den sthenischen Geisteskrankheiten gehört die Phrenitis als Phlegmasie, ein entzündungsartiger Zustand eines Teiles oder mehrerer Glieder, des Schlundes, verbunden mit Kopfschmerz, rotem Gesicht und Irresein, und die Manie, „in welcher die Seele in Unordnung gebracht wird und sich von allen Dingen falsche Begriffe macht". Manie ist ohne Fieber, ihre Ursache liegt entweder in einem Fehler der Hirnsubstanz oder in heftigen Leidenschaften und geistigen Anstrengungen, die zunächst auf das Gehirn, aber dann auf den ganzen Körper wirken. Hier ist eine übermäßige Erregbarkeit vorhanden, während anderseits Leidenschaften und Affekte sich so stark vermehren können, daß schließlich die Erregbarkeit zerstört wird. Es wird eine asthenische Beschaffenheit und uneigentliche Schwäche erzeugt; Krankheiten dieser Art sind Epilepsie und Apoplexie, die häufig tödlich sind. Ist jedoch ein Mangel an solchen Gemütsbewegungen da wie bei Melancholie, Kummer, Furcht, Schreck, Verzweiflung — sie sind als niedere Grade der Freude und Hoffnung eigentlich nur eine Verminderung der erregenden Leidenschaften — wird eine asthenische Beschaffenheit durch eigentliche Schwäche erzeugt. Die Folge ist Appetitlosigkeit, Ekel, Erbrechen, Magenschmerz, Durchfall, Kolik, Podagra und Fieber. Delirium ist meist Symptom asthenischer Krankheiten.

W. Perfect[28] (1740–1789), ebenfalls ein Anhänger Cullens, benutzt die Vorstellung von Excitement und Kollaps der Gehirntätigkeit therapeutisch. Perfect ist ein Praktiker und, wie der deutsche Übersetzer seines bedeutendsten Werkes, *Chr. Fr. Michaelis*[29], ausführt, „weit und breit im Königreich bekannt..., weil selbst große und berühmte Ärzte... Kranke zu ihm schickten und sie gänzlich seiner Kurart überließen, da er sie dann meistenteils... glücklich wiederherstellte". In diesem Zusammenhang geht Michaelis auf die Behandlung des englischen Königs durch Willis ein, der wie Perfect aus Erfahrung und Beobachtung des Lebens geisteskranker Menschen die heilenden Kuren abgeleitet habe. Michaelis lobt diese Art von praktizierenden Ärzten, die für die menschliche Gesellschaft höchst nützlich sei. Das Werk Perfects umfaßt „verschiedene Arten des Wahnsinns", wobei eben jene verschiedenen Arten weniger Bedeutung haben als die praktisch klinische Erfahrung und Kenntnis des einzelnen Falles; d. h. die Nosologie steht hier hinter der Empirie, vor allem aber der Behandlung, zurück. Die Therapie Perfects folgt der Lehre Cullens. Wichtig ist die Herausnahme des Kranken aus dem gewohnten Milieu und das Verbot beunruhigenden Besuches von Verwandten und Bekannten. Die Diät ist entscheidend, der Aderlaß wird reichlich benutzt, besonders bei vollblütigen und starken Personen und dort, wo der Puls unterdrückt, zusammengezogen und hart ist. Perfect fällt auf, daß bei Frauen außerordentlich häufig im Beginn der Erkrankung die Menses verschwinden oder sich verringern. Die therapeutische Kur wird darauf eingerichtet, die Menses wieder in Gang zu bringen. Ein Melancholiker, bei dem ein sich einstellender Speichelfluß die krankhaften Erscheinungen vertrieb, wird von ihm mit Calomel behandelt, um die Speichelabsonderung zu unterhalten. In gleicher Weise erkennt er, daß ein Auftreten körperlicher Erkrankungen, wie Dermatosen, Abszesse, Eiterungen, im Verlauf des Wahnsinns diesen zur Heilung bringt. Die intensive Beobachtung des Kranken ließ ihn die wichtige Rolle erkennen, die die Erblichkeit für den Wahnsinn spielt. In der erweiterten Auflage seines Werkes unter dem Titel „Annals of Insanity" glaubt Perfect bei dem größten Teil seiner beobachteten Kranken eine erbliche Anlage gefunden zu haben. Als eine besondere Form des Wahnsinns bezeichnet Perfect einen Zustand, in dem der Kranke seinen traurigen Gemütszustand bewußt erlebe; er nennt ihn „sensible madness". Er bemerkt, daß Melancholiker heiter erscheinen, obwohl ihre Seele mit schweren Martern und Leiden depressiver Art kämpfe, und führt als Beispiel die Geschichte des französischen Schauspielers Carlini an, der wegen seines Witzes und seiner Lebhaftigkeit das Publikum von Paris zum Lachen brachte, während er selbst an schweren melancholischen Anfällen litt. Die Beobachtung, daß Vernunft und Wahnsinn bei einigen Kranken in enger Verbindung stehen, wird an Hand von Krankengeschichten eindrucksvoll demonstriert. Interessant ist die Schilderung der Unterbringung eines gewalttätigen Geisteskranken. Der Fall stammt aus dem Jahre 1776, also aus jener Zeit, in der man sich mit der Verbesserung der Verwahrung Geisteskranker beschäftigte. Perfect wurde vom Gericht von Friendsbury besucht, da man seinen Rat wegen eines Geisteskranken brauchte, den man im Gemeindehaus eingesperrt hatte. Diese Unterbringung sah folgendermaßen aus: man hatte dem Kranken Fesseln an die Füße gelegt und sie an einem eisernen Ring auf dem Fußboden befestigt. Der Kranke wurde mit Schlägen behandelt. Der Ort der Unterbringung war finster und niedrig und ging mit den Fenstern, die mit einem hölzernen Gitterwerk versehen waren, auf die Straße, so daß die Passanten durch die Öffnungen zu ihm hineinsehen konnten und der Kranke „diesem Ort zum öffentlichen Schauspiel diente". Perfect sorgte für eine andere Unterbringung und entsprechende Behandlung, so daß der Kranke wieder gesund wurde.

Was dieses Werk von Perfect[30] auszeichnet, ist der praktische Wert seiner glänzend beobachteten Sammlung von Krankheitsfällen mit der ausführlichen Darstellung der Heilkuren. Friedreich bezeichnet es als wichtigsten Beitrag zur praktischen Seelenheilkunde im 18. Jahrhundert. Perfect vermeidet gerade das, was noch Pinel den englischen Ärzten zum Vorwurf machte: ihre Geheimhaltung der Kuren. Im Bewußtsein dessen erklärte Perfect, er gebrauche weder Geheimmittel noch Geheimkuren.

Ähnlich Perfect ist in *W. Pargeters*[31] kleiner Schrift über den Wahnsinn Wert auf gute klinische Fallbeschreibung und Behandlung gelegt. Die Theorie des Wahnsinns folgt Cullen. Wesentlich ist auch hier der Hirnprimat, so daß als nächste Ursache des Wahnsinns Veränderungen im und am Kopf und Gehirn bezeichnet werden, während entfernte Ursachen moralische Einwirkungen, Affekte und Leidenschaften, geistige Überanstrengung, religiöser Enthusiasmus und überspannte Einbildungskraft darstellen. Die „erste" Ursache sei ein Geheimnis, doch kennt er die Erblichkeit; hier liegt der Wahnsinn im Blute. Wahnsinn beruht auf vermehrter Spannung oder Erregung des ganzen Gehirns; er unterscheidet tobenden vom stillen Wahnsinn, in dem ein großer Teil vom Gehirn erschlafft ist, während andere Teile übermäßig angestrengt sind. Stiller Wahnsinn und Melancholie sind identisch, hier ist der Kranke auf einen einzigen Gegenstand konzentriert. Wichtiger als die somatische Behandlung ist die psychische, management oder government gemeint. Sie ist eine Kunst, nur durch lange Erfahrung erlernbar, und beruht auf genauester Kenntnis der Individualität des Kranken sowie seiner Vorstellungen. Güte und respektgebietendes Verhalten, gleichmäßiger Charakter sind Vorbedingung. Der Arzt muß den Kranken in das Blickfeld seiner Augen bekommen, muß ihn fast magnetisch an sich ziehen, um ihn heilsam beherrschen zu können.

Eindrucksvoll sind hier einige Bemerkungen Pargeters über die öffentlichen Krankenhäuser und die Privatanstalten für Geisteskranke. Die Krankenhäuser werden gelobt, hier sei die Behandlung vorzüglich und erfolge mit dem gesamten ärztlichen Wissen der Zeit. Anders verhalte es sich mit den Privatanstalten. Einige ständen unmittelbar unter Aufsicht von Ärzten, ,,anderer Kunstverständiger oder Geistlicher". Ein Teil aber werde von Privatpersonen geführt, die sich durch Geldzahlungen eine Bewilligung zur Führung dieser Häuser erworben hätten. Hier geschehe alles, was an Korruption möglich sei, und allen familiären Intrigen werde Raum gegeben. Werde eine Kontrolle abgehalten, schaffe man die gesunden Patienten an einen sicheren Ort oder berausche sie. Es seien Orte des Verbrechens, und Pargeter veröffentlicht zur Bekräftigung seiner Darstellung eine Akte der Regierung, die öffentlich gegen diese Privatanstalten Stellung nimmt.

Auch die Schrift *William Falconers*[32] (1744–1824) über den Einfluß der Leidenschaften auf die Krankheiten des Körpers[33] benützt den Begriff der Cullenschen Erregbarkeitssteigerung oder -minderung des Gehirns. Das für das 18. Jahrhundert seit Stahl so vieldiskutierte Problem vom Einfluß der Leidenschaften auf Körper und Seele als Ausdruck der wechselseitigen Beziehungen zwischen psychischem und somatischem Leben, wobei sie einmal als schädlich, ein anderes Mal als heilsam oder als schädlich und heilsam zugleich angesehen werden, wurde von Falconer als Preisaufgabe der Fothergillschen[34] Stiftung bearbeitet. Diese Thematik war also zentral[35]. Falconer erhielt den Preis. Der Initiator der Stiftung, ein *Dr. Lettsom,* der Falconer die Medaille überreichte, ging in seiner Festrede auf den Inhalt der Preisarbeit ein:

Welchem Menschen von Gefühl ist wohl nicht der Einfluß der menschlichen Leidenschaften und Gemütsbewegungen bekannt? Sie mischen sich in jede Handlung des Lebens ein und bestimmen unsere Vergnügungen in jeder Lage, worein wir gesetzt sind, mit einer zur Bemerkung so hervorstechenden Art, daß man in dem Ausdruck der veränderten Miene die Bewegungen des Herzens und Verstandes wahrnehmen kann.

So sei die Beschäftigung mit der Seele und damit mit den Leidenschaften ebenso nötig wie die Beschäftigung des Arztes mit dem Körper. Die genauer definierte Thematik der Preisarbeit lautete: ,,Was für Krankheiten können durch Erregung

besonderer Affekte oder Gemütsbewegungen gemildert oder behoben werden?"
Man wollte also hier den positiven Einfluß der Leidenschaften auf den Körper
betonen.

Das erste Kapitel von Falconers Werk behandelt die Regeln, d. h. die Gesetze
der Wirksamkeit oder des Reizes der Leidenschaften auf den Körper über den
Weg der Seele. Wie bei Cullen ist das Gehirn organisches Werkzeug der Seele, und
in ihm ist eine unmittelbare Einwirkung auf die Lebenskräfte gegeben. Leidenschaften werden unter zweierlei Gesichtspunkten betrachtet und in zwei Klassen
geteilt: „in solche, welche die Lebenskräfte erregen oder sie in Bewegung setzen,
und in solche, die das Gegenteil bewirken, sie unterdrücken und schwächen".
Positive Affekte, wie,, vergnügter Gemützstand", Freude, erregen die Lebensverrichtungen und setzen sie in Gang, tonisieren Herz- und Kreislauftätigkeit und
dienen der Gesundheit. Aber Freude kann als plötzliche Leidenschaft zu Ohnmacht,
Verwirrung, ja zum Tode führen. Ähnlich ist es bei der Leidenschaft der Liebe. Sie
erregt die geistigen und körperlichen Kräfte; auch hier ist die Intensität wichtig, da
stärkere Erregung zu Fieber, Herzklopfen, brennenden Empfindungen im ganzen
Körper und zum Tode führen kann. Ähnlich ist es mit jedem heftigen Verlangen
zu anderen Dingen. Zorn — kaum zu angenehmen Affekten zu zählen — erweckt
Körper- und Geisteskräfte und setzt sie in Bewegung. Er scheine der Gesundheit
mit wenigen Ausnahmen nicht zuträglich zu sein. So erschöpft er leicht alle Kräfte,
es kommt zu Hautblutungen, Blutstürzen, Schlagflüssen, Entzündungen, Erbrechen. Durchfall, vermehrter Gallenabsonderung, Fallsucht und schließlich zu
plötzlichem Tode. Eine mächtige, reizende Leidenschaft ist die Hoffnung, doch
ihr Einfluß ist „gelinder". Daher sind die Wirkungen der Hoffnung auf den Körper
günstiger. Zu den dämpfenden Affekten gehören Furcht, Traurigkeit, Mitleiden,
Scham, Abscheu, Neid und Eifersucht. Furcht führt zur Schwächung des Kreislaufs bis zur Ohnmacht, macht den Menschen zur Ansteckung von Krankheiten
anfällig und erzeugt Zittern, Melancholie, Wahnsinn, Lähmung, Schlagfluß,
Blindheit, Fallsucht und plötzlichen Tod. Gelegentlich erzeugt sie günstige Wirkungen. Nimmt sie einen starken Grad an, kann sie als starker Reiz wirken, etwa
dort, wo durch sie größte Anstrengungen gemacht werden, wenn der Stumme die
Sprache wiedererlangt oder Gelähmte die Bewegung zurückgewinnen. Podagra,
Hüftweh, Wechselfieber, Delirium und Durchfall sind durch diese Leidenschaft
behoben und Todkranke wieder ermuntert worden. Traurigkeit als schwächende
Leidenschaft ist der Furcht ähnlich, wirkt aber nur bei Andauer schwächend. Die
Wirkung erstreckt sich auf alle körperlichen Kräfte, vor allem auf den Kreislauf.
Plötzliche Traurigkeit kann tödlich sein. Mitleid, mit der Trauer verwandt, ver-
bindet sich mit Achtung und Liebe, die weniger gefährlich und heftig sind. Scham
häuft das Blut in den kleinen Gefäßen an. Es kommt zu Strikturen und Verstopfungen. Heftiger Abscheu kann zu Ekel, Erbrechen, Durchfall, Ohnmacht und zum
Tode führen. Neid als Affekt von unbestimmter Beschaffenheit kann reizend oder
besänftigend sein. Er ist von Leidenschaften entgegengesetzter Art zusammengesetzt:
von Bekümmernis und Zorn. Eifersucht dagegen besteht aus Furcht und Zorn.
Ihre Wirkungen richten sich nach dem jeweilig größeren Anteil der beiden Leidenschaften. Aus dieser psycho-somatischen Wechselwirkung ergibt sich therapeutisch
auf Grund der Excitement-Kollaps-Lehre Cullens:

... daß in solchen Fällen, wo die Körperkräfte unterdrückt oder geschwächt sind, man dahin sehen müsse, solche Leidenschaften zu erregen,
welche gerade die entgegengesetzte Wirkung tun, und den vorzüglichsten
Symptomen zuwider sind; daß man aber, wenn die Krankheit selbst in
einer allzu heftigen Erregung der Lebensverrichtungen bestünde, wenigstens
doch von solchen begleitet würde, sich äußerst bemühen müßte, Leidenschaften zu erwecken, welche besänftigende oder schwächende Wirkung zu
erzeugen pflegt.

Heilsamste Leidenschaft ist die Hoffnung, und zwar auf doppelte Weise:

Unter allen Leidenschaften scheint die Hoffnung überhaupt auf zweierlei
Art, nämlich als ein sanftes Reizungs- und als ein beruhigendes Linderungs-
mittel, ihre Wirkung zu tun, und es auch am meisten, uns derselben zu bedienen, in unserer Gewalt zu stehen, und noch überdies dienlich zu sein, da
sie uns bei der Befolgung der dem Kranken vorgeschriebenen Regeln eine
gewisse Sicherheit gibt.

Die folgenden Kapitel behandeln im einzelnen die Anwendung dieser Leiden-
schaftstherapie bei den verschiedenen Krankheiten[36]. Die nosologische Ordnung
geschieht nach Cullens Einteilung. Theoretisch von Bedeutung ist die Feststellung
Falconers am Schluß, daß die Leidenschaften generell auf jeden Gesundheitszustand
eine schwer abzugrenzende allgemeine Wirkung haben. Wo sie einen nicht zu über-
sehenden Einfluß besitzen, sei ihre Wirkung spezifisch und intensiv. Dieser Einfluß
der Leidenschaft muß den Arzt dazu veranlassen, sie therapeutisch wirksam zu machen. Damit verbindet sich gleichzeitig für ihn eine Verhaltensregel, da er selbst durch
seine Persönlichkeit auf die Affekte des Kranken wirkt, die er heilsam steuern soll.
Wie Battie, Fawcett, Fr. Willis fordert auch Falconer vom Arzt einen festen, stetigen
Charakter, der Menschenfreundlichkeit mit Respekt und Achtungsgefühl verbindet
und allzu großes Mitleid oder Strenge vermeiden muß. Der ständige Einfluß, den
der Arzt auf die Kranken habe, erfordert Klugheit und Mäßigung seines eigenen
Temperamentes. Das vorzuschreibende Regime erklärt Falconer sehr weise; es
müsse mit der gewöhnlichen Lebensart übereinstimmen, da ein Leben, „lediglich
nach den Vorschriften der Heilkunde geführt", ein elendes Leben ohne Freiheit
bedeute. Das wichtigste ärztliche Bestreben sei, Vertrauen im Kranken zu erwecken
und ihm die Hoffnung einzupflanzen.

Das um die Jahrhundertwende erschienene Buch (1798) von *Sir Alexander Crichton*[37]
„An Inquiry into the nature and origin of mental derangement", übersetzt von dem
Vermögenspsychologen und Philosophen J. Chr. Hoffbauer, von *J. C. Reil*[38] in
seinen Rhapsodien hervorgehoben, bedeutet eine Verbindung sensualistischen,
neuro-physiologischen und vermögenspsychologischen Gehaltes. Die Vorrede[39]
Crichtons ist für das eben Gesagte aufschlußreich. Als Grundlagen nennt er die
englischen Erfahrungsphilosophen sowie Condillac, die Neuro-Physiologen von
Cullen bis Arnold, ferner Sauvages, *Tissot*, vor allem aber die Deutschen Unzer,
Feder, Joh. Friedrich Blumenbach, Arnemann, die Erfahrungsseelenkunde der „gelehrten Psychologen" Phil. K. Moritz und Salomon Maimon, Schmid und Krügers

Experimental-Seelenlehre und *M. Weikards* „Philosophischen Arzt". Mit einigen der Genannten verband ihn persönliche Freundschaft; 1793 übersetzte er Blumenbachs Schrift „Über den Bildungstrieb und das Zeugungsgeschäft" (1781) ins Englische.

Der zweite Teil seines Werkes von der „natürlichen Geschichte der Gemütskräfte und ihrer Krankheiten" erinnert an die späteren „Untersuchungen über die Erkrankungen der Seele und verwandter Zustände" von Hoffbauer, besonders an Teil II „Über die Krankheiten in den einzelnen Geistesvermögen" von 1803. Crichton beginnt mit einer allgemeinen Betrachtung „On the mind in general"; Hoffbauer übersetzt charakteristisch „Vom Gemüt überhaupt". Gemüt im Gegensatz zum Gehirn ist Zentralpunkt der Sensibilität. Es ist „ein gewisser Punkt oder Ort im Kopf vorhanden, wo sich alle Nervenempfindungen endigen, sich vereinigen und Gegenstände des Denkens und der Wahrnehmung werden". Jenes Ding, das sie aufnimmt, heißt Gemüt oder Seele. Ob diese Seele körperlich oder unkörperlich ist, erkläre, meint Crichton, für den Physiologen nichts. Sie ist für ihn, und das ist das Wesentliche, „ein von unserem Körper unterschiedenes Etwas". Er gesteht, daß die Seele kein Gegenstand äußerer Sinne ist, daß sie keinen Raum einnehme und daß sich der Glaube an ihr Dasein dem Menschen aufdränge beim „Bewußtsein dessen, was in ihm vorgeht". Das aber, was in ihm vorgeht, sind Erscheinungen unähnlich allem, was von der Bildung des Gehirns oder von den Nerven abhängt. Der Gedanke, die Vorstellung, ist etwas, was der Physiologe nicht mehr beobachten kann; seine Reichweite der Beobachtung geht nur bis zur Hervorbringung und Fortpflanzung der Empfindung in den Nerven.

Diese Seele hat Vermögen und Grundkräfte als Eigenschaften, und hier fügt Crichton hinzu: „aber dieses ist ein Umstand, welcher bisher noch von keinem Schriftsteller über Psychologie hinlänglich bemerkt wurde". Er meint damit zweifellos den Ausdruck Grundkräfte (principles), der eben nicht aus dem Sensualismus stammt. Er betont, das Wort Vermögen (faculty) sollte genau von dem Worte Kraft (power) unterschieden werden, womit es häufig verwechselt werde. Vermögen besitze jeder gesunde Mensch — über ihre Anzahl werde gestritten — ,Grundkräfte (principles) seien bei den Menschen verschieden ausgebildet. Der Unterschied zwischen beiden bestehe darin, daß die Vermögen die Sinneseindrücke bestimmen und sie in Gegenstände des Verstandes und der Vernunft, wie Gedächtnis, Einbildung und Urteil, umwandeln. Die Grundkräfte verändern den Sinneseindruck nicht, sondern werden von ihm erregt, und ihre Tätigkeit teilt sich dem Vermögen mit. Diese Grundkräfte des Gemütes oder der Seele werden mit den physischen Kräften der Reizbarkeit und der Nervenkraft in Analogie gesetzt. Sie heißen Bewußtsein und Wille (consciousness and volition).

Gemütsvermögen sind Aufmerksamkeit (attention), Gemütswahrnehmung (mental perception), Gedächtnis (memory), Urteil (judgement) und Vorstellung (imagination). Bei allen Vermögen unterscheidet Crichton zwischen Vermögen und Kraft des Vermögens.

Die Krankheiten der Aufmerksamkeit bestehen einmal in der Unfähigkeit, beharrlich auf etwas zu wirken, oder in vollständiger Hemmung ihrer Wirkung auf das Gehirn. Die Ursachen dieser krankhaften Veränderung der Aufmerksamkeit sind körperlicher oder geistiger Art. Das Vorstellungsvermögen — Grundlage aller übrigen — ist sowohl abhängig von der mechanischen Stärke des Außeneindruckes wie von der Stärke des Empfindungseindruckes, der zur Erregung der Seele führt. Daher sind die Ursachen, die diese Eindrücke schwächen, so daß die Seele nicht durch sie berührt wird, teils mechanisch, wenn die Figur des Außeneindrucks im Nerven nicht vollständig aufgenommen und fortgepflanzt wird, teils psychologisch. Hier ist der Zustand der Aufmerksamkeit verantwortlich. Es gibt zwei idiopathische oder spezifische Krankheiten des Vorstellungsvermögens, und zwar Albernheit oder Narrheit (fatuity oder idiotism) und der Schwindel. Alle anderen sind sympathetisch. Dummheit ist charakterisiert durch mangelnde Vorstellung äußerer Objekte und Fehlen von abstraktem Denken und Reflexion. Diese Krankheit ist entweder angeboren oder zufällig. Der Schwindel oder Taumel ist nach Markus *Herz* ein Zustand von Gemütsverwirrung, der aus zu schneller, unwillkürlicher Folge von Vorstellungen entsteht.

Das Gedächtnis, passiv und aktiv als „recognition" und „recollection", kann Schwächung oder Vernichtung erleiden. Die Ursachen bei beiden sind körperlich und geistig. Geistig infolge der Angewöhnung von Unachtsamkeit und von Überanstrengung des Vermögens selbst, körperliche Ursachen sind örtliche oder allgemeine Verletzungen des Gehirns oder Schwäche durch Gifte, Ausschweifungen und Nervenkrankheiten. Zu dieser Klasse rechnet Crichton auch die Melancholia memoria von Sauvages, wo der betreffende Kranke nur in einem einzigen Umstand verrückt, sonst aber normal sei.

Die Urteilskraft, die Vernunft, erkrankt nicht, ihre Krankheiten entstehen aus Fehlern der Materialien, des Stoffes, auf welche sie zu wirken hat. Materialien sind Wahrnehmungen und Gedanken, die der Seele zur Anwendung dieses Vermögens gegeben sind. Die Abweichungen, die der Stoff veranlaßt, sind zweierlei Art: unrichtige Urteile (incorrected judgements) und falsche Urteile (erroneous judgements). Unrichtige Urteile entstehen aus Mangel an Stoff, aus zu raschen Untersuchungen eines oder mehrerer dieser Materialien, aus unterbliebener Erinnerung einer ganzen Kette von Ähnlichkeiten oder aus der Einmischung von Materien, wie Glauben, Vorurteile, Verblendung und Leidenschaften. Falsche Urteile entstehen aus Krankheiten der äußeren Sinne, aus Krankheiten des Körpers, die die richtige Einwirkung äußerer Gegenstände hindern, aus Ursachen, die die Aufmerksamkeit, die Gemütswahrnehmung und das Gedächtnis stören und das Abstraktionsvermögen schwächen. Nach der obigen Formulierung ist die Vernunft oder das Urteilsvermögen beim Gesunden und beim Wahnsinnigen die gleiche, weil die Vernunft selbst nicht erkranken kann. Sie haben aber beide verschiedene Wahrnehmungen (als innere und äußere Empfindungseindrücke), denn der Verrückte hat „kranke Nerven, ein krankes Gehirn und eine kranke Wahrnehmung". Er zieht daher Schlüsse, die dem gesunden Menschenverstand seltsam vorkommen. Diese Definition des Verrückten führt die ganze Psychologisierung schon wieder fast ad absurdum. Es wird noch zu zeigen sein, daß offenbar Hoffbauer, der reiner Psychologe war und seine Psychopathologie allein auf die Psychologie gründete, hier den neuro-physiologischen Unterbau Crichtons zu gering einschätzte.

Die Äußerungen der Einbildungskraft, der Imagination, sind willkürliche und unwillkürliche. Willkürlich dann, wenn die im Gemüt entstehenden Bilder aus der Tätigkeit verschiedener Vermögen entstehen. Alle beide sind Akte des Vorstellungsvermögens. Die Tätigkeit der Imagination kann in bezug auf die anderen Vermögen, besonders auf die Urteilskraft, unverhältnismäßig groß sein. Dieses Mißverhältnis zwischen Einbildung und Urteilskraft — bei Hoffbauer handelt es sich in einem solchen Fall später um die sogenannte Verrückung, den eigentlichen Wahnsinn — kann angeboren oder zufällig sein. Die Ursache ist eine fehlerhafte Tätigkeit der Arterien, ausgelöst durch Fieber oder akute Krankheiten, Hindernisse für die Einwirkung äußerer Sinnesreize wie Unterleibskrankheiten und Schlaf, und schließlich Einflüsse, die die Einbildungskraft verstärken und die Urteilskraft schwächen, also zu häufige Betätigung der Phantasie und der Leidenschaften. Dieses Mißverhältnis zwischen Tätigkeit der Einbildung und der Urteilskraft ist, tritt es angeboren auf, sehr früh zu entdecken. Es prädisponiert zum Wahnsinn und der geringfügigste Anlaß führt zu einem Versagen der Urteilskraft. Hier besteht ein Zusammenhang zwischen dem Genie und seinen Krankheiten: „Genie, in dem höchsten Grad, in welchem es vorhanden sein kann, ist der Erfolg des vereinigten Einflusses verschiedener Vermögen des menschlichen Gemütes." Menschen von Genie unterscheiden sich voneinander, je nachdem das eine oder andere Vermögen die Oberhand hat. Als besonders wirksam erweist sich beim Genie die Einbildungs- und die Urteilskraft. Durch übermäßige Beanspruchung dieses zusammengesetzten Vermögens besonders der Einbildungskraft kommt es zu körperlichen Krankheiten und zu Geistesverwirrungen; dann führt die Einbildungskraft zu Täuschungen. Es kommt zur Geisterseherei, Religionsschwärmerei, zu tiefer Schwermut oder Sehnsucht nach ewiger Glückseligkeit verbunden mit Selbstmordneigung, d. h. zu völliger Verrückung.

Bei den Krankheiten des Willens werden Vorstellungen (motives), die jene Kraft reizen, die Wille genannt wird, von Vorstellungen unterschieden, die sonst Gemütsvermögen, wie Gedächtnis, Einbildung und Urteilskraft, betätigen. Gereizt wird der Wille durch körperliche Empfindungen, z. B. Lust und Schmerz, durch Leidenschaften und durch gewisse Urteile, die aus der Vergleichung der Gedanken herrühren. Letzter Grund ist immer Lust und Unlust. Unregelmäßige Tätigkeit dieses Willens wird erzeugt, wenn z. B. „zwei verschiedene Schatten des gleichen Gedankens in schneller Folge entstehen", von denen jeder ein Bestreben äußert. Hier wird die Einwirkung des einen vom anderen z. T. zerstört, und so kommt es zu einer unvollkommenen körperlichen Tätigkeit. Wirkung dieser Erscheinung ist das Zögern beim Reden (hesitation) oder in höherem Grade das Stottern (flammering). Beim Stottern sind Zweifel und Schüchternheit häufig ausschlaggebend. Eigentliche Krankheiten des Willens gibt es nicht. Er ist nur zuweilen unfähig, seine vollen körperlichen Wirkungen hervorzubringen. Dies geschieht infolge krankhafter Zustände des Gehirns, der Nerven, durch einen starken Sinneseindruck, der dem Einfluß des Wollens entgegenarbeitet oder wegen zu geringer Absonderung des Nervensaftes. Bei der Katalepsie wird die Tätigkeit des Willens durch einen kranken Zustand des Gehirns und der Nerven gehemmt.

Dieser natürlichen Geschichte der Gemütsvermögen und der Krankheiten, denen sie unterworfen sind, geht der erste Teil des Werkes über die körperlichen Ursachen des Wahnsinns voraus. Nach Aufstellung von neun Gesetzen über die Reizbarkeit, wobei besonders auf den der Aktion folgenden Ruhezustand des reizbaren Teiles hingewiesen wird, werden von Crichton „Natur und physische Ursache des Delirs", des Wahnsinns, untersucht. Die Definition des Wahnsinns unterscheidet sich kaum von seinen Vorgängern: „Alle Wahnsinnigen (delirious people), sie mögen Rasende oder Hypochondrische oder in der Fieberhitze Liegende oder Hysterische sein, unterscheiden sich von Personen mit gesundem Gemüt in dem Umstand, daß sie gewisse fehlerhafte Wahrnehmungen und Begriffe haben, deren Wirklichkeit sie standhaft glauben und welche daher Antriebe zu manchen Handlungen und Äußerungen werden, welche den übrigen Menschen unvernünftig vorkommen." Die fehlerhaften Begriffe wahnsinniger Personen sind von zweierlei Art: „Erstens sind es fehlerhafte Wahrnehmungen, welche von den Kranken auf irgendeinen Gegenstand eines äußeren Sinnes bezogen werden; er glaubt z. B. Dinge, welche kein wirkliches Dasein haben, zu sehen, zu hören, zu schmecken und zu riechen. Zweitens sind es fehlerhafte abstrakte Begriffe, welche sich auf die Eigenschaften und Beschaffenheit von Personen und Dingen und auf sein Verhältnis gegen sie beziehen; wenn er z. B. sich einbildet, seine Freunde hätten sich verschworen, ihn zu töten, er sei an den Bettelstab gebracht, Gott habe ihn verlassen usw."

Allgemein erregende Ursachen des Wahnsinns sind dreierlei Art: physische, zu große oder zu anhaltende Anstrengung der Gemütskraft und starke Leidenschaften. Zwischen diesen drei Ursachen besteht keine Ähnlichkeit, sie erzeugen aber alle drei gleiche Wirkungen. Diese drei Ursachen zerfallen in zwei Klassen: 1. in starke Reize, durch die die Reizbarkeit der Hirngefäße und des ganzen Körpers zuerst angehäuft und dann heftig erregt wird; 2. in krankhafte Nerveneindrücke, die von entfernten Teilen dem Gehirn zugeführt werden. Die erste Klasse enthält die erregende Ursache des reinen Wahnsinns (insanity), die zweite jene Ursachen, die durch Krankheiten vom Magen und Darm bestimmt werden, wie die Hypochondrie.

Teil 3 des Werkes behandelt die Leidenschaften als Ursache der Geisteszerrüttung und ihre körperlichen Wirkungen. Leidenschaften gehen aus Trieben hervor, unterscheiden sich von den tierischen Trieben allein durch die Lokalisation der körperlichen Gefühle, die sie erzeugen, und durch die Klarheit des vorausgesehenen Gegenstandes. Sie besitzen also etwas Intellektuelles. Leidenschaften äußern beständig Wirkungen auf den Körper und verändern den Zustand der Gesundheit, „indem sie bisweilen schreckliche Krankheiten verursachen, bisweilen uns davon befreien". Wie die tierischen Triebe aus lust- und schmerzbetonten Gefühlen entstehen, so ist auch Quelle der Leidenschaften das Gefühl von Lust und Unlust. Werden Triebe oder Leidenschaften nicht befriedigt, kommt es zur Ausbildung neuer Begierden oder Abneigungen. Leidenschaften wirken körperlich auf das Gefäßsystem, auf die Nerven und auf die Eingeweide, psychische Wirkungen sind Raserei und Schwermut. Die Darstellung der einzelnen Leidenschaften, der Freude und ihrer Modifikationen, der Traurigkeit und Melancholie, der Furcht, des Zornes und der Liebe, werden mit viel Material aus dem Moritzschen Magazin belegt, und es werden viele einzelne psychologische Ergebnisse gewonnen, wie etwa die Feststellung, der Mord bei melancholischem Wahnsinn sei eine Projektion des Selbstmordes und geschehe aus Übertragung auf den nächststehenden Menschen; es handelt sich um das, was wir heute als erweiterten Suicid bezeichnen.

So psychologisierend dies jedoch alles klingt, auch die Beschreibung der einzelnen Gemütsvermögen und ihre Abweichungen, Untergrund und Ursache jeder

Krankheit ist die Neurophysiologie. Da alle Empfindungen durch die Nerven entstehen und die Wirksamkeit dieser durch die Gefäße bedingt ist, so folgt, daß der Ursprung jedes Wahnsinns in den Gefäßen zu suchen ist. Die allgemeine Affektion des Gefäßsystems erzeugt durch Einwirkung desselben auf das Nervensystem einen allgemeinen Wahnsinn, der sich auf alle Vermögen und Kräfte bezieht. Überreizung der Gefäße bedingt dann die wütende Manie, Abspannung die gelinde Manie, Hemmung die Melancholie. Partielle Affektion der Gefäße und durch sie des Nervensystems erzeugt partielle Seelenkrankheiten; sie sind entweder Täuschungen oder Schwächen der Gemütsvermögen. Zu den Täuschungen gehören Hypochondrie, Dämonologie, Schwindel, zu den Schwächen vermindertes Gedächtnis, verminderte Urteilskraft, verminderte Einbildungskraft. Das Schema Crichtons sieht in Anlehnung an die botanischen Systeme von Sauvages, Linné u. a. folgendermaßen aus:

Klasse. Neuroses.
Ordnung. Vesaniae.
  I. Gattung. Delirium.
    Arten. 1. Mania furibunda.
        2. Mania mitis.
        3. Melancholia.
  II. Gattung. Hallucinatio oder Illusio.
    Arten. 1. Hypochondriasis.
        2. Daemonomania.
        3. Vertigo.
        4. Somnambulismus?
  III. Gattung. Amentia.
    Arten. 1. Fatuitas.
        2. Memoria imminuta.
        3. Perceptio imminuta.
        4. Vis idearum associandi imminuta.
        5. Vis fingendi imminuta.
        6. Vis judicandi imminuta.

Was Crichton innerhalb der Neuro-Physiologie der englischen Schule[40] von seinen Vorgängern unterscheidet, ist der starke kontinentale Einfluß, der aus Frankreich und besonders aus Deutschland kommt und zu einer eigenen Systematik einer Psychopathologie führt, die neuro-physiologisch unterbaut ist. Er verbindet den englischen Empirismus, den französischen Sensualismus mit der neuen Vermögenspsychologie, die gegenüber dem reinen Empirismus und Sensualismus wieder von einem Seelenbegriff ausgeht, der der Seele eigenständige und eigentätige Kräfte zuschreibt. Deswegen hat sich Hoffbauer so stark von ihm angezogen gefühlt und hat im besonderen Crichton, aber auch die Vertreter des moral management in England als Vorläufer einer eigentlichen Irrenheilkunde in der Theorie und Praxis angesehen.

VI. Vermögenspsychologie

Unerachtet der lebendigen praktischen Versuche des Thomasius, unerachtet jener am Leben gewonnenen Kasuistik der auf Leibniz zurückgehenden pädagogischen und literarischen Magazinschriftsteller, unerachtet der englischen Schule hat *Kant* zweifellos ohne praktische Kenntnisse, ohne experimentelle Grundlagen auf der Vermögenspsychologie fußend innerhalb der Anthropologie[1] eine allgemeine Psychopathologie systematisiert. Dieses Bedürfnis entsprach dem zeitgebundenen neuen Interesse für die Erkenntnis des seine eigenen Zwecke setzenden Menschen als eines mit Vernunft begabten Erdenwesens. Nicht was die Natur aus dem Menschen mache, also nicht die Physiologie will er behandeln, vielmehr, angesichts der zeitvergeudenden Erfolglosigkeit, den im Gehirn zurückbleibenden Spuren von Eindrücken, die die erlittenen Empfindungen hinterlassen, nachzuspekulieren, um nach Art des Cartesius hin und her zu vernünfteln, will er die Anthropologie, zur Weltkenntnis erweitert, pragmatisch abhandeln, d. h. untersuchen, was der Mensch als frei handelndes Wesen aus sich selber macht.

Kant rechnet allerdings zu den damaligen praktischen Erfahrungen neben Reisen und Lektüre von Reisebeschreibungen den Umgang „mit seinen Stadt- und Landgenossen", der die Menschenkenntnis steigere, zumal wenn man in einer Seestadt wie Königsberg am Pregelflusse lebe, die zugleich Sitz der Landescollegia sei, eine Universität besitze und Seehandel treibe. Indessen sei ein Menschenkenntnis schon voraussetzender Plan als Generalkenntnis der Lokalkenntnis nötig.

Man muß die gelehrte Kenntnis Kants tatsächlich bestaunen, wenn er feststellt, daß die Explorationsschwierigkeiten in der Tat groß seien, insofern der beobachtete Mensch sich sofort geniert verstelle. Es wird lange dauern, bis die psychologische Technik diesen Widerstand überwindet.

Noch ärger ist die Schwierigkeit der Selbstbeobachtung, da dem Beobachter hier die Affektlage dazwischen kommt: ist der Affekt in Aktion, ist es mit der Beobachtung vorbei, beobachtet er, so ruhen die Triebfedern. Hinzu kommen die Angewohnheiten, die zur zweiten Natur werden. Und so bleiben als Hilfsmaterial: „Weltgeschichte, Biographien, ja Schauspiele und Romane."

Man denkt bei diesen Worten an den Aufstieg der Eigenbeschreibungen etwa des *Adam Bernd*[2], man denkt an Moritzens *Anton Reiser*[3]. Kant selbst nennt unerachtet der erdichteten Übertreibung *S. Richardson* und *Molière*.

Daß der Mensch in seiner Vorstellung das Ich haben kann, erhebt ihn unendlich über alle andere auf Erden lebende Wesen.

Dieser einleitende Satz innerhalb des Abschnitts vom „Bewußtsein seiner selbst" mutet heutigentags in anderer Weise lapidar an, ist es doch der späteren psychoanalytischen Methodik kaum gelungen, zu diesem Ich vorzudringen. *Szondi* ist der erste, der in aller Bescheidenheit diesen Weg gehen will.

Kant meint mit diesem Ich die Person als Bewußtseinseinheit „bei allen Veränderungen, die ihm zustoßen mögen". Diese Rang- und Würdeerhöhung macht die Tiere zwar nicht zu Automaten, jedoch zu „Sachen", wie die Juristen sie heute noch nennen. Erst ziemlich spät fällt das Kind von der dritten in die erste Person beim Reden. Was es bloß fühlte, denkt es jetzt: nämlich sich selbst. Eine Erklärung dieses Phänomens gibt es nicht. Ganz zeitgemäß nimmt Kant ein „Fortschreiten von Wahrnehmungen" an, die sich als Gegenstandserkenntnis zur Erfahrung weiten. Die arg- und hehllose libidinöse Erscheinung des Kindes begegnet der wohltunwollenden Amme. Die Fähigkeit, die Erinnerungen im psychoanalytischen Sinne später zurückzuschrauben, anerkennt er nicht. Sein Entwicklungsdenken läßt dies nicht zu. Weit mehr als eine Plus-Minus-Schematisierung bedeutet es, wenn Kant jenes „Bestreben, sich seiner Vorstellungen bewußt zu werden", also das Aufmerken, mit dessen Gegenteil, dem „Absehen" (Abstractio), als „wirklichen Act des Erkenntnisvermögens" ansieht. Ja gerade dieses Abstrahierenkönnen ist ein weit größeres Vermögen als das Aufmerken. Hier ist man „animus sui compos". Diese „Gemütsstärke" bedarf der Übung.

Kant durchschaut auch das Affektierte der reinen Repräsentanz wie es für den Barock galt. Sie hat den Verdacht des Betruges zur Folge. Aber der Rationalist Kant glaubt vor den seelische Ergüsse enthaltenden Tagebüchern warnen zu müssen und bringt als warnende Beispiele die Namen *Antoinette Bourignon, Blaise Pascal* und Albrecht von Haller [4]. Dies ist zugleich eine Absage an pietistische Techniken.

Entgegen jeder psychoanalytischen Technik meint er:

Aber sich belauschen zu wollen, so wie sie (die Acte der Vorstellungskraft nämlich) auch ungerufen von selbst ins Gemüt kommen, ... ist eine Verkehrung der natürlichen Ordnung im Erkenntnisvermögen und ist entweder schon eine Krankheit des Gemüts (Grillenfängerei) oder führt zu derselben und zum Irrenhause ...

Locke habe zwar unbewußte Vorstellungen nicht anerkannt; es gebe aber dennoch mittelbare, also dunkle Vorstellungen im Gegensatz zu den klaren. Ja, „das Feld dunkler Vorstellungen (ist) das größte im Menschen". Es gehört aber der Physiologie an. Die Grade der Deutlichkeit und Undeutlichkeit im Bewußtsein schaffen den Ignoranten, den vasten Gelehrten als Unterweisungsmaschine, den Pedanten, den beschränkten Kopf sowie die Einteilung in gesunden Menschenverstand und hellen Kopf. Weiter werden unterschieden das passive sinnliche und das aktive, denkende, also intellektuelle Erkenntnisvermögen; sie werden auch oberes und unteres genannt. Beide stehen im Verhältnis der Undeutlichkeit zur Deutlichkeit. Diese formale Zweiteilung sei freilich ein Fehler der Leibniz-Wolff-Schule gewesen. Auch hier wird wieder kein Plus-Minus-Verhältnis konstatiert, insofern die Sinnlichkeit etwas Positives enthalte.

Die innere Vollkommenheit des Menschen besteht darin, daß er den Gebrauch aller seiner Vermögen in seiner Gewalt habe, um ihn seiner freien Willkühr zu unterwerfen. Dazu aber wird erfordert, daß der Verstand herrsche, ohne doch die Sinnlichkeit ... zu schwächen; weil ohne sie es keinen Stoff geben würde, der zum Gebrauch des gesetzgebenden Verstandes verarbeitet werden könnte.

Weder gebieten die Sinne dem Verstand, auch nicht dann, wenn sie tatsächlich sich ihm in Massen anbieten, noch können sie betrügen, da jeder Irrtum Verstandessache ist und die Sinne gar nicht urteilen können.

Unter den pathologischen Erscheinungen werden zunächst Erregungen der Einbildungskraft genannt, zu denen die Folgen der Berauschung zählen, aber auch der Schwindel und die Seekrankheit werden hierher gerechnet. Bei dieser, so habe er an sich erfahren, komme es „vermittelst der Einbildungskraft durch die Bauchmuskeln" zu einer antiperistaltischen Bewegung der Eingeweide.

Die die Geselligkeit und wechselseitige Gedankenmitteilung hemmenden Rauschgifte wie Opium und Branntwein hält er für schändlich, während Wein und Bier der Redseligkeit dienen. Die Tatsache, daß Weiber, Geistliche und Juden kaum trinken ist eine soziale Erscheinung ihrer bürgerlichen Schwäche, die sie zur Nüchternheit zwingt. Vom Trunk heißt es dann: „Der Trunk löst die Zunge (in vino veritas). Er öffnet aber auch das Herz und ist ein materiales Vehikel einer moralischen Eigenschaft, nämlich der Offenherzigkeit . . ."

Die Erforschung des Charakters in diesem Zustand hält er für falsch:

Es ist ein neues Flüssige seinen in den Adern umlaufenden Säften beigemischt, und ein anderer Reiz auf die Nerven, der nicht die natürliche Temperatur deutlicher entdeckt, sondern eine andere hineinbringt . . .

Die Täuschung durch die Stärke der Einbildungskraft des Menschen geht oft so weit, daß er dasjenige, was er nur im Kopf hat, außer sich zu sehen und zu fühlen glaubt.

Hierher gehört für ihn der Schwindel ebenfalls.

Wunderlich ist die Furcht einiger Gemütskranker vor der Anwandlung eines inneren Antriebes, sich wohl gar freiwillig hinunterzustürzen.

In die gleiche Rubrik gehört das damals immer mehr Interesse heischende Heimweh, das man besonders den Schweizern zurechnete, das Kant aber auch bei Westfalen und Pommern geschildert bekam. Es ist „die Wirkung einer durch die Zurückrufung der Bilder der Sorgenfreiheit und nachbarlichen Gesellschaft in ihren Jugendjahren erregten Sehnsucht nach den Örtern, wo sie sehr einfache Lebensfreuden genossen". Meist befalle dieses Leiden gerade geldarme Landleute einer „durch Brüder- und Vetterschaften verbundenen Provinz". Die Wirkungen der Sympathie der Einbildungskraft sei oft gefährlich. Konvulsivische, epileptische Erlebnisse führten zur Nachahmung, wie das Gähnen, und so solle man vermeiden, Hypochonder aus Neugierde Tollhäuser besuchen zu lassen. Es gebe auch bei Eheleuten eine sympathetische Mienenähnlichkeit, obzwar die Natur an und für sich die Kontrastverbindungen vorziehe, um die Keimmannigfaltigkeit anzuregen. Schließlich wird das erwähnt, was später Pseudologia phantastica (*Delbrück*) genannt wurde, „wo beim Erzählen die Begebenheiten und vergeblichen Abenteuer, wie eine herabrollende Schneelawine wachsend, aus der Einbildungskraft hervorgehen, ohne irgendeinen Vorteil zu beabsichtigen, als bloß sich interessant zu machen". Die Wirkungen einer durch eine Leidenschaft gesteigerten Einbildungskraft (verlorene Liebe) führen auch trotz Zerstreuung zu einer unheilbaren Krankheit. Im konkreten Fall hilft nur die Ehe.

Die eigentliche Psychopathologie beginnt im Abschnitt „Von den Schwächen und Krankheiten der Seele in Ansehung ihres Erkenntnisvermögens". Voraus geht eine allgemeine Einteilung. Fehler dieses Vermögens nennt man Gemütsschwächen und -krankheiten. Die Krankheiten lassen sich in zwei Hauptgattungen unterbringen: Grillenkrankheit (Hypochondrie) und das gestörte Gemüt (Manie). Der Grillenkranke hat Krankheitsgefühl, vermag aber die Gedanken vernunftgemäß nicht zu meistern, weil unzeitige Verstimmungen wie Wetter über ihn hinwegziehen. Die Manie ist „ein willkürlicher Lauf seiner Gedanken, der seine eigene (subjektive) Regel hat, welche aber den objektiven, mit Erfahrungsgesetzen zusammenstimmenden zuwiderläuft".

Zur Sinnesvorstellung gehörige Gemütsstörungen sind Unsinnigkeit und Wahnsinn. „Als Verkehrtheit der Urteilskraft und der Vernunft heißt sie Wahnwitz oder Aberwitz." Daneben gibt es den wachend träumenden Phantasten oder Grillenfänger, den affektiven Enthusiasten und den von unerwarteten Anwandlungen erfüllten Phantasten (Raptus).

Der Unterschied zwischen einfältig dummen Toren und Gecken und eigentlich Gestörten, die anstaltsreif sind, ist kein gradueller, sondern ein qualitativer. Wahnsinn mit Affekt ist Tollheit, unwillkürlich anwandelnd und so oft als Furor poeticus dem Genie angrenzend. Die leichtere Form ist Schwärmerei, dem Wahnwitz vergleichbar. Das Hinbrüten in einer und derselben Idee, also die spätere Monomanie, nennt er stumme Verrücktheit. Der Wahnwitzige wird auch exzentrischer Kopf genannt. Fieberdelirien trotz gesteigerter Einbildungskraft werden nicht zur Verrückung gerechnet.

„Wurm" als Ausdruck schwermütiger Verschrobenheit kann auch als Grille bezeichnet werden. Über die Grenze des gesunden Verstandes hinausliegend, aber dennoch als gelinde anzusehen ist das Steckenpferd, „eine Liebhaberei, sich mit Gegenständen der Einbildungskraft, mit denen der Verstand zur Unterhaltung bloß spielt, als mit einem Geschäfte geflissentlich zu befassen, gleichsam ein beschäftigter Müßiggang". Bei alten Leuten wirkt diese Beschäftigung belebend.

Im einzelnen werden nun zuerst die Schwächen behandelt. Der an Witz mangelnde „stumpfe Kopf" ist durchaus kein Verstand- oder Vernunftloser. Langsames Begreifen ist kein Schwachsinn, behendes Begreifen oft ungründlich.

Mangel an Urteilskraft ohne Witz ist Dummheit. Bei vorhandenem Witz nennt man dies Albernheit. Witz bedeutet hier soviel wie Esprit. Geschäftliche Urteilskraft ist Gescheitheit, ist sie mit Witz gepaart, so ist es Klugheit. Wer diese Eigenschaften nur affektiert, ist ein Klügling, Witzling oder ekelhaftes Subjekt.

Der Einfältige hat ein geringes Verstandesfassungsvermögen. Er ist nicht dumm.

Die Zerstreuung[5] (distractio), jenes etwa seit Lessing neu aufgekommene Wort, das in engstem Zusammenhang mit dem „Collectum" der Pietisten steht, gilt Kant als Gemütsschwäche, weil diese Aufmerksamkeitsabkehr in den Bereich dessen führt, was dann Esquirol als Monomanie bezeichnen wird, nämlich die Fixierung an ein und denselben Gedanken. Kant meint: „Wenn dieses Übel habituell und auf ein und denselben Gegenstand gerichtet wird, so kann es in Wahnsinn ausschlagen."

Im übrigen hält er die alltägliche Zerstreuung nach anstrengendem beruflichem

Nachdenken für eine gesunde Technik; nur das Romanlesen der Damen könne zu habitueller Zerstreuung führen. Der Einfältige (hebes) ist wie ein stumpfes Messer; er ist lernunfähig, und der reine Nachahmer ist ein Pinsel; dumm im eigentlichen Sinne ist der urteilslos Geschäftsunfähige.

Der Tor setzt zu großen Wert in die Dinge, der Narr in sich selbst.

Der Name Grillenkrankheit als Hauptbegriff der Gemütskrankheiten wird durch das Bild der die Stille der Nacht durch Zirpen störenden Grille erklärt. Genauso wirke sich die Hypochondrie gedanklich aus. Das vermeintlich innerlich empfundene Störungsmoment wird gefühlsmäßig erweitert und führt zur Ängstigung. Zumeist geht dies von einem lokalen Eindruck aus. Kant hält bewußte Ablenkungsmanöver für eine Therapie.

Die Hypochondrie, dieser jahrhundertelang festgehaltene Begriff für die von den Praecordien und dem Mesenterium ausgehenden humoralen und mechanischen Störungen, die zum Hirn aufsteigen, ist hier einer neuen Bedeutung gewichen. Sie wird zur primären bewußten Einbildung, etwas für wirklich zu halten, was inexistent ist. Nur in einem Nachsatz wird angeführt, daß auch der umgekehrte Weg möglich ist, wenn blähende Speisen das Gemüt so verdunkeln, daß man trüben, pessimistischen geschäftlichen Gedanken nachhängt.

„Der Hypochondrist ist ein Grillenfänger (Phantast) von der kümmerlichsten Art; eigensinnig, sich seine Einbildungen nicht ausreden zu lassen, und dem Arzt immer zu Hals gehend, der mit ihm seine liebe Not hat, ihn auch nicht anders als ein Kind (mit Pillen aus Brotkrumen statt Arzneimitteln) beruhigen kann."

In der bekannten Antwort Kants auf *Christoph Wilhelm Hufelands* Makrobiotik heißt es sehr kundig:

Von dem, der mit dieser Krankheit behaftet, und so lange er es ist, kann man nicht verlangen, er solle seiner krankhaften Gefühle durch den bloßen Vorsatz Meister werden. Denn wenn er dieses könnte, so wäre er nicht hypochondrisch.

Seine laienhafte Lektüre medizinischer Bücher macht den Hypochonder unerträglich. Seine Todesfurcht nährt die Krankheit.

Plötzlicher Launenwechsel als Raptus liegt diesseits der Grenze des gestörten Gemüts. Raptuswirkung kann zu plötzlichem Selbstmordversuch [6] führen; der Gerettete ist meist später über die Rettung glücklich.

Die Tiefsinnigkeit (melancholia) kann auch ein bloßer Wahn von Elend sein, den sich der trübsinnige (zum Grämen geneigte) Selbstquäler schafft. Sie ist selber zwar noch nicht Gemütsstörung, kann aber wohl dahin führen.

Das Wort tiefsinnig wird häufig mit tiefdenkend verwechselt. „Das Irrereden (delirium) des Wachenden im fieberhaften Zustande ist eine körperliche Krankheit und bedarf medizinischer Vorkehrungen. Nur der Irreredende, bei welchem der Arzt keine solchen krankhaften Zustände wahrnimmt, heißt verrückt, wofür das Wort gestört nur ein mildernder Ausdruck ist."

Kant meint, die Kompetenz in forensischer Hinsicht sei folgende:

Wenn also Jemand vorsätzlich ein Unglück angerichtet hat und nun, ob und welche Schuld deswegen auf ihm hafte, die Frage ist, mithin zuvor ausgemacht werden muß, ob er damals verrückt gewesen sei oder nicht, so kann das Gericht ihn nicht an die medizinische, sondern müßte (der Inkompetenz des Gerichtshofes halber) ihn an die philosophische Facultät verweisen. Denn die Frage: ob der Angeklagte bei seiner Tat im Besitz seines natürlichen Verstandes- oder Beurteilungsvermögens gewesen sei, ist gänzlich psychologisch, und obgleich körperliche Verschrobenheit der Seelenorgane vielleicht wohl bisweilen die Ursache unnatürlicher Übertretung des (jedem Menschen beiwohnenden) Pflichtgesetzes sein möchte, so sind Ärzte und Physiologen überhaupt doch nicht so weit, um das Maschinenwesen im Menschen so tief einzusehen, daß sie die Abwandlung zu einer solchen Greueltat daraus erklären oder (ohne Anatomie des Körpers) sie vorhersehen könnten; und eine gerichtliche Arzneikunde (medicina forensis) ist — wenn es auf die Frage ankommt: ob der Gemütszustand des Täters Verrückung, oder mit gesundem Verstande genommene Entschließung sei — Einmischung in fremde Geschäfte, wovon der Richter nichts versteht, wenigstens es, als zu seinem Forum nicht gehörend, an eine andere Facultät verweisen muß.

Kant, der Verteidiger der Todesstrafe (cf. vom Straf- und Begnadigungsrecht Abschnitt I, Metaphysik der Sitten, Rechtslehre) hat schon dort die Kindsmörderin von der Todesstrafe ausgenommen. In einer auf dieses Beispiel zielenden Anmerkung macht er sich Gedanken, es möchte wohl leicht sein, „alle Verbrecher für Verrückte zu erklären, die man bedauern und curieren, aber nicht bestrafen müßte".

Eine grundsätzliche Systematik der an und für sich unheilbaren Gemütskrankheiten hält er für ziemlich nutzlos, indessen müsse die hier indirekt pragmatische Anthropologie doch einen Abriß geben, wobei man die Verrückung am besten in tumultuarische, methodische und systematische einteilen könne. Diese Krankheiten seien eine von „der Natur herrührende Erniedrigung der Menschheit". Die althergebrachten Begriffe Dementia (Wahnsinn), Amentia (Unsinnigkeit), Wahnwitz (Insania), Vesania (Aberwitz) werden interpretiert.

Unsinnigkeit (Amentia) bringt die Vorstellungen überhaupt in keinen Erfahrungszusammenhang infolge der lebhaften Einbildungskraft. Diese Störung findet man in Anstalten besonders bei den natürlich schwatzhaften Weibern.

Beim Wahnsinn (Dementia) sind die formalen Denkgesetze zur möglichen Erfahrung vorhanden, aber die dichtende Einbildungskraft hält selbstgemachte Vorstellungen für Wahrnehmungen. Kant meint damit die heute als paranoid Bezeichneten. Er betont die krankhafte Eigenbeziehung. Der Kranke ist dabei scharfsinnig. Er hält die Prognose für schlecht. Denn es sei eine „besondere Anlage, mit Vernunft zu rasen". Indessen hält er sie nicht für anstaltsbedürftig, da sie ihre Gedanken nur auf die eigene Erhaltung richten. Er nennt die Kranken methodisch und man denkt an das Hamletwort: „Ist dies auch Wahnsinn, so hat's Methode."

Eigenartig ist die Grundlage der Insania. Hier wird das Gemüt durch Analogien hingehalten, und so spielt die Einbildungskraft durch Verknüpfung disparater Dinge die Rolle des Verstandes. Man spürt deutlich das Verhalten des Maniacus durch, der „mehrenteils sehr vergnügt" abgeschmackt dichtet und sich dem Reichtum vermeintlicher gedanklicher Verwandtschaften hingibt. Die in diesem Zustand vorhandene Methode ist nur fragmentarisch. Auch diese Wahnsinnsart ist unheilbar. In der Vesania (Aberwitz) ist die Vernunft gestört. Es handelt sich um Spekulanten, die jeden Probiersteins der Erfahrung entbehren. Hierher gehören die Erfinder des Perpetuum mobile, der Kreisquadratur und Enthüller übersinnlicher Naturkräfte. Diese Anstaltsinsassen sind Systematiker. Es herrscht die „positive Unvernunft". Hier paßt das Wort Verrückung. Vor Selbstversuchen — Helmonts Napellversuch wird genannt — wird gewarnt. So habe ein Arzt Eigenversuche mit Kampfer gemacht, „bis es ihm vorkam, als ob alles auf der Straße in großem Tumult wäre". Anschließend wird die Opiumsüchtigkeit erwähnt, die zu Gemütsschwäche führe. „Ein gekünstelter Wahnsinn könnte leicht ein wahrer werden."

Das endogene und hereditäre Moment wird aus praktischen Gründen angegeben. Bei aller vermögenspsychologischen Basis wird festgestellt, daß die Versuche, Psychosen als Folge eines Liebesverhältnisses oder -erlebnisses anzusehen, mißlingen. Zwar gebe es „überhandelnde" Kaufleute, aber das Überstudieren Jugendlicher könne höchstens zu Ermüdungserscheinungen führen, nie zu echter Krankheit, da der Selbstschutz bei geistiger Überarbeitung rasch einen vorübergehenden Ekel schaffe, der Ruhe erzwinge.

Die Monomaniefrage taucht schon auf. Sie wird aber abgelehnt. Hier handele es sich meist um Zufälliges, was im Initialstudium der Psychose festgehalten werde.

Hauptmerkmal der Verrücktheit ist die Aufgabe des Gemeinsinnes zugunsten des Privatsinns. Die Diagnose erfolgt also aus dem sozialen Verhalten, der Aufgabe, am andern vergleichend sich auszurichten, sich unberechtigt zu isolieren.

Wir stehen mit den anderen in einer gemeinsamen, also verbindlichen Welt. Ihre Aufgabe ist kranker Separatismus. Gewisse haptische Sinnestäuschungen können allerdings von elektrischen Hauteffluvien herrühren, die mißdeutet werden.

Affekten und Leidenschaften unterworfen zu sein ist wohl immer Krankheit des Gemüts; weil beides die Herrschaft der Vernunft ausschließt. Beide sind auch gleich heftig dem Grade nach; was aber ihre Qualität betrifft, so sind sie wesentlich von einander unterschieden, sowohl in der Vorbeugungs- als in der Heilmethode, die der Seelenarzt dabei anzuwenden hätte ...

Der Affekt wirkt wie ein Wasser, was den Damm durchbricht; die Leidenschaft wie ein Strom, der sich in seinem Bette immer tiefer eingräbt. Der Affekt wirkt auf die Gesundheit, wie ein Schlagfluß; die Leidenschaft wie eine Schwindsucht oder Abzehrung.

Er ist wie ein Rausch, den man ausschläft, obgleich Kopfweh darauf folgt; die Leidenschaft aber [ist] wie eine Krankheit aus verschlucktem Gift oder Verkrüppelung anzusehen, die einen innern und äußern Seelenarzt bedarf, der doch mehrenteils keine radikalen, sondern fast immer nur palliativ heilende Mittel weiß ...

Leidenschaften sind Krebsschäden für die reine praktische Vernunft und mehrenteils unheilbar; weil der Kranke nicht geheilt sein will und sich der Herrschaft des Grundsatzes entzieht, durch den dieses allein geschehen könnte.

Die Leidenschaften werden in natürliche und erworbene eingeteilt. Natürlichen wird Freiheits- und Geschlechtsneigung, beide mit Affekt verbunden, zugerechnet, zu den kulturell erworbenen gehören Ehrsucht, Herrschsucht und Habsucht.

Temperamente sind auch psychologisch betrachtet, als Ausdruck des Gefühls- und Begehrungsvermögens, nicht vom humoral-somatischen Zusammenhang zu trennen. Er behält die klassische Vierteilung bei.

Die Physiognomik ist nach Portas Karikaturzeichnungen und Lavaters warenhaft gewordenen Silhouetten aus der Nachfrage gekommen.

Ein kurzes Wort soll noch der sogenannten Vermögenspsychologie gelten. Sie ist ein echter Ausdruck der psychologischen Theorie des deutschen Idealismus. Die Schlüsselstellung, von der auszugehen ist, ist das Ich und das Bewußtsein. Durch beide Begriffe wird sie erst möglich, durch beide scheidet sie sich vom englisch-französischen Sensualismus. Dieser sah den Ursache-Wirkungsweg von außen nach innen und glaubte sich damit begnügen zu können. Mit dem Idealismus aber tritt eine besondere Natur des geistigen Subjekts zutage, das bei gewissen Veranlassungen Tätigkeiten produziert. Solche Tätigkeiten vermochte der empirische Sensualismus nicht zu sichten. Sie aber begründen den Vermögensbegriff, der an sich natürlich älter ist. Seine Tradition bezog er von der Einteilung der alten drei Grundvermögen, aus denen nun die Dreiheit von Denken, Fühlen, Wollen wird, aus denen die weiteren Vermögen freilich bis zu einer Art Inflation dann abgeleitet werden. Die Vermögenspsychologie leugnet zwar den körperlichen Zusammenhang nicht, behandelt ihn aber ziemlich interesselos. Dies hat die Vermögenspsychologie bald in Mißkredit gebracht. *Christoph Sigwart* sagt zu Recht in seiner „Logik":

Aber wenn diese Auffassung (nämlich des Sensualismus) als ungenügend erkannt ist, dann bleibt kein anderer Weg, als anzuerkennen, daß die Empfindungen, die nacheinander eintreten, nicht für sich im vollen Sinne die Ursachen aller weiteren aus ihnen erwachsenden „Vorgänge" sind; daß zwei oder mehrere Empfindungen noch nicht für sich notwendig machen, daß sie unterschieden oder daß sie gezählt werden; daß ein Gefühl für sich noch nichts enthält als einen Zustand der Lust und Unlust und daß es bei diesem bleiben müßte, wenn nicht in der Natur des fühlenden Subjekts es läge, dadurch zu der weiteren Tätigkeit des Begehrens und Wollens veranlaßt zu werden.

Dies also unterstellt, ist die Vermögenspsychologie nicht so „viel geschmäht" wie die Darstellung etwa bei *Max Dessoir* ergibt, der unter diesem negativen Aspekt unserer Meinung nach einen typischen Vertreter wie Hoffbauer nicht genügend ausgelotet hat. An dieser Stelle soll nur gesagt werden, daß diese Vermögenspsychologie ein Kind des von Kant ausgehenden Idealismus ist. Freilich blieb, wie *Joh. N. Tetens* bemerkt hat, der Vermögensbegriff auch als Abkömmling einer „vis repraesentativa" (Leibniz) zweifelhaft, da eben ein Vermögen keine selbständige Leistung hervorbringen kann. In solcher Hinsicht enthält die Vermögenstheorie in sich einen Bruch. [7] Sie wurde dann von *Joh. Friedrich Herbart* und *F. Ed. Beneke* durch den einfließenden Physiologismus beendet, während Vertreter der Romantik, wie beispielsweise *C. A. von Eschenmeyer* sie zusammen mit entwicklungstheoretischen Gesichtspunkten abänderten.

Der 1766 in Bielefeld geborene und 1827 in Halle verstorbene Philosoph und Psychologe Johann Christoph Hoffbauer, in unmittelbarer Nachfolge Kants stehend, aber auch durch den Leibnizianer Eberhard stark beeinflußt, ist durch seine Freundschaft mit Reil sowie durch seine psychologische Lehre von den Seelenkrankheiten unmittelbar an der Entstehung der Psychiatrie beteiligt. *G. Hall* [8] hat diesen Anteil Hoffbauers in seiner von uns angeregten Arbeit im einzelnen dargelegt. Die Zusammenarbeit der Freunde Reil und Hoffbauer zeigt sich in der gemeinsamen Herausgabe der „Beiträge zur Beförderung einer psychischen Kurmethode". Seit 1799 erschien Reils Hauptwerk „Über die Erkenntnis und Kur der Fieber", dessen 4. Band schon die psychischen und nervösen Krankheiten bearbeitet, und 1803 wurden die „Rhapsodien über die Anwendung der psychischen Kurmethode auf die Geisteszerrüttungen" veröffentlicht. Zur gleichen Zeit publizierte Hoffbauer [9] seine „Untersuchungen über die Krankheiten der Seele und die verwandten Zustände". Der erste Teil erschien 1802 und enthielt „allgemeine Betrachtungen über die Seelenkrankheiten und eine Klassifikation derselben", 1803 folgte der zweite Teil, der über Krankheiten in den einzelnen Geistesvermögen handelte, 1807 endlich der dritte Teil „Über den Wahnsinn, die übrigen Arten der Verrückung und die Behandlung derselben". Diesem letzten Teil geht eine Widmung an Reil voran; sie ist aufschlußreich für den rein psychologischen Ausgangspunkt Hoffbauers in der Psychopathologie und beleuchtet gleichzeitig die gemeinsamen Ideen beider Freunde:

Vor Jahr und Tag trafen wir bei dem Gegenstande dieser Untersuchungen wie durch einen Zufall zusammen. Die Erscheinungen des inneren Sinnes sind ebenso wie die Erscheinungen der Körperwelt gewissen ihnen eigentümlichen Gesetzen unterworfen, diese Gesetze hängen ebenso untereinander zusammen als die physischen, chemischen, oder die Gesetze, welchen die Verrichtungen des Organismus im Körper unterworfen sind, die physiolochen. Dieses war mein Glaube, wie der Glaube aller Psychologen, die ihre Wissenschaft unvermischt mit physiologischen Hypothesen und Voraussetzungen vorgetragen hatten. Der Glaube der Ärzte schien es indessen weniger zu sein. Um so angenehmer mußte es mich überraschen, Sie mit mir hierin einig zu sehen. Ihre Überzeugung, daß die Krankheiten, die sich bloß durch Symptome des inneren Sinnes äußern, eine hauptsächlich durch psychologische Grundsätze geleitete Behandlung erfordern, war auch die meinige.

Das Anliegen Hoffbauers geht aus dieser Widmung klar hervor. Es handelt sich um das Auffinden psychologischer Gesetze, auf die die Psychopathologie zurückgeführt werden kann, und nicht um den umgekehrten Vorgang der Beziehung

psychopathologischer Phänomene auf somatische Erkrankungen. Es ist sehr reizvoll, am Ausgangspunkt der „eigentlichen" Psychiatrie in Deutschland eine Polemik
wiederzuerkennen, die auch die aktuelle Psychiatrie des 20. Jahrhunderts bewegt.

Wie sehr der Psychologe Hoffbauer die physischen Erscheinungen beim Wahnsinn als sekundär bezeichnet, geht aus folgender Bemerkung in der Widmung
hervor:

In den Begriff des Wahnsinns durfte es mir daher nicht kommen, daß mit
demselben kein Fieber verbunden ist, ob dieses gleich von den Ärzten gewöhnlich als ein wesentliches Merkmal desselben angenommen wird. Denn
in seinem Inneren ist, um es mit den Ärzten zu benennen, das Irrereden eben
dasselbe; es sei nun mit einem Fieber verbunden oder ohne dasselbe. In beiden Fällen ist eben dasselbe Mißverhältnis zwischen den Sinnen und der
Einbildungskraft vorhanden, ob es gleich in dem einen eine andere Ursache
als in dem anderen haben mag.

Folgerichtig urteilt er weiter philosophisch-psychologisch, wenn er sagt, man
habe die Begriffe der Seelenkrankheiten nicht in der „gehörigen Allgemeinheit"
bisher aufgefaßt und daher „geringe Grade" übersehen. Seine Kritik allerdings an
der bisherigen Auffassung der Seelenkrankheiten, und darauf weist Hall hin, verhindert dann doch wieder eine Theorie der Seelenkrankheiten, denn Hoffbauer
wirft der Psychiatrie vor, sie habe sich zu ausschließlich an die Erscheinungen gehalten und nicht an ihre psychologischen Gründe. Dieser Auffassung steht trotz der
scheinbaren Annäherung an Pinel aber gerade die französische Psychiatrie seit
Pinel auf das schärfste entgegen; ihr kam es auf die treueste klinische Beschreibung
jener verurteilten Phänomene an. Hall betont in diesem Zusammenhang sehr richtig,
daß auch hier die Grenze und der Gegensatz von Hoffbauer zu Reil lag.

Die Psychopathologie Hoffbauers beruht auf der Psychologie. Sie ist vor allem
niedergelegt in seiner „Naturlehre der Seele in Briefen" vom Jahre 1796. Sie soll
ein Umriß der Erfahrungsseelenlehre sein, eine empirische Psychologie, die eben
gerade Kant als Wissenschaft abgelehnt hatte, da er sie für unmöglich hielt. Hier
erweist sich Hoffbauer als wesentlich optimistischer, denn er glaubte an eine allgemeine Gültigkeit empirisch gewonnener Erkenntnisse, aus denen Gesetze ableitbar sind. Dennoch konnte er nicht verhindern, daß seine empirische Psychologie
sichtbar in eine rationale überging.

Der empirische Ausgangspunkt geht deutlich aus der „Naturlehre der Seele"
hervor. Hoffbauer setzte sich erstaunlicherweise nicht mit Wolff und dessen Trennung in eine rationale und empirische Psychologie auseinander. Auch die Stellung
der Psychologie zu anderen philosophischen Disziplinen wird nicht wesentlich
behandelt. Hoffbauer entscheidet sich zu einer klaren Trennung der Disziplinen
Psychologie, Logik, Ästhetik, Moralphilosophie und gibt nur eine Beziehung von
Psychologie zur angewandten Logik zu.

Hoffbauer ist Vertreter der Vermögenspsychologie. Ähnlich seinem Lehrer
Eberhard gelangt er zu einer nicht mehr auflösbaren Einheit des Seelenbegriffes
in der Vorstellung: „Alle Veränderungen der Seele sind entweder selbst Vorstellungen oder doch mit diesen auf das Genaueste verknüpft"; aber neben der Vorstellung

findet er den Begriff der Begierde und den des Gefühls, die beide, wie die Vorstellung, nicht weiter zu erklären sind. Diese Einteilung ist wesentlich, denn jede Veränderung in der Seele fällt unter einen dieser drei Begriffe, „so daß wir alles, was wir von der Seele wissen, unter diese (drei) Klassen verteilen können". Darüber hinaus ist sie wichtig für seine Definition des Seelenbegriffes, denn es gehört zum Bestand der Seele mit ihren Vermögen, daß sie mit einem Körper unmittelbar zusammenhängt; dabei werden dann die Seelenvermögen als Analoga zu den Gliedern und Organen des Körpers gedacht. Das Körper-Seele-Verhältnis ist das einer psycho-physischen Wechselwirkung. „Der Erfahrung zufolge hängen Veränderungen im Körper von der Seele und in dieser von jenem ab, oder der Körper und die Seele stehen miteinander in Gemeinschaft. Jeder andere Körper außer dem meinigen kann auf meine Seele nur vermittels desselben und meine Seele auf jene Körper nur vermittels meines Körpers wirken." Später erklärt er deutlicher: Vorstellungen, Gefühle und Begierden sind Zustände eines und desselben Wesens, das wir Seele nennen. Als Schüler Kants meint er, weder vom Körper noch von der Seele können wir wissen, was sie außer unserer Vorstellung an sich sind. Als Erfahrungsgegenstände sind sie notwendig verschieden, die Gemeinschaft bleibt ein dauerndes Rätsel.

Pathologie als empirische Wissenschaft ist Erfahrungserkenntnis. Im Gegensatz zur Vernunfterkenntnis sei sie induktiv; Induktion liege nicht nur der Naturerkenntnis der Körperwelt, sondern auch der Naturerkenntnis der Seele zugrunde. Naturlehre der Seele im besonderen sei das, was wir aus der Seelengeschichte durch Schlüsse erkennen, sei es ein Naturgesetz oder die Kenntnis vom Zusammenhang einzelner Naturgesetze. Der innere Sinn sei jenes Vermögen, dem wir die Wahrnehmung von der Seele verdanken. Er verbürge die innere Erfahrung, deren Gegenstände in der Seele, nicht außer ihr liegen. Die Frage, ob es Vorstellung ohne Bewußtsein gebe, wird offen gelassen. Hoffbauer erklärt, die Erfahrung zeige uns Vorstellungen, deren wir uns bewußt seien, keineswegs aber, daß wir uns aller Vorstellungen bewußt seien, und auch nicht, daß wir grundsätzlich keine Vorstellungen ohne Bewußtsein haben könnten.

Die methodische Einteilung der Seelenvermögen umfaßt das Vorstellungs-, das Gefühls- und das Begehrungsvermögen.

Zum Vorstellungsvermögen gehören die Vermögen Aufmerksamkeit, Sinne als äußere Sinne und innerer Sinn (=Gemeingefühl), Verstand, Einbildungskraft (sie steht als reproduktives Vorstellungsvermögen dem Verstand als produktivem Vorstellungsvermögen entgegen), Träume, Erinnerungsvermögen, Gedächtnis und Sprache.

Das Gefühlsvermögen, dem Begehrungsvermögen bei Hoffbauer eng benachbart, umfaßt Lust—Unlust und gemischte Gefühle.

Gefühle, weder als Werk des Vorstellungsvermögens noch des Begehrungsvermögens, aber immer mit Vorstellungen und Begierden verbunden, werden in dieser begleitenden Form den verschiedenen Seelenbereichen zugeordnet; als sinnliche Gefühle begleiten sie die sinnlichen Eindrücke, dabei ergibt sich eine Skala von gröberen und feineren Gefühlssinnen. Entsprechend begleiten Gefühle die Verstandestätigkeit, die Einbildungskraft und das Begehrungsvermögen in seinen Formen. In der Psychologie der Ästhetik geht es um Gefühle des Schönen und Erhabenen, die in die Ethik einmünden. Extreme Grade des Gefühls führen zu Entzücken und Außer-sich-Sein, Ahnungen werden zu den Gefühlen gerechnet; wesentlich ist, daß beim Gefühlsvermögen die Verbindung von Seele—Körper besonders eindrucksvoll erscheint, da der Körper der Träger der Zeichen seelischer Zustände ist.

Im Begehrungsvermögen werden Begehren im engeren Sinn und Wünschen im weiteren Sinn unterschieden. Der Wille erscheint als eine Art des Begehrungsvermögens.

Dieses dritte Grundvermögen wird in das sinnliche Begehrungsvermögen und in das verständige klassifiziert. Beim ersten sind die Triebfedern angenehme oder unangenehme Gefühle, verbunden mit der Vorstellung gewisser Gegenstände; beim zweiten ist die Triebfeder stets ein vorgesetzter Zweck, er ist Wille. „Man nennt das verständige Begehrungsvermögen mit einem Wort den Willen und das sinnliche Begehrungsvermögen schlechthin. Ebenso heißen Triebfedern, die auf das sinnliche Begehrungsvermögen wirken, Triebfedern schlechthin und Triebfedern, die den Willen zu diesem und jenem bestimmen, Bewegungsgründe."

Immer liegt in der Erfüllung auch des Zweckstrebens eine Art Lust, und so ist stets mit dem verständigen Begehren ein sinnliches vergesellschaftet, dagegen kann ein sinnliches Begehren ohne verständiges bestehen. Die stärksten sinnlichen Begierden sind die Instinkte, Hunger, Durst, Selbsterhaltung und Fortpflanzung.

Dieser Wille wird ständig durch das sinnliche Begehrungsvermögen angefochten. Die Freiheit des Willens ist das Vermögen, „. . . uns entweder zur Begehung oder Unterlassung einer Handlung zu bestimmen. Wir können überhaupt nur dann als Wesen, die mit Freiheit begabt sind, nach der Vorstellung von Zwecken handeln, wenn wir die Regeln des praktischen Verstandes, die sittlichen Gesetze, als gültig anerkennen."

Als Formen und Grade der Äußerungen des Begehrungsvermögens werden klassifiziert:

1. Neigungen,
2. Leidenschaften,
3. Affekte.

Neigungen werden unterschieden von Leidenschaften als eine Anlage zu ihnen, die als „eine Fertigkeit, etwas stärker sinnlich zu begehren oder zu verabscheuen", bezeichnet werden. Affekte gibt es in mehrfacher Bedeutung:

als Ausbruch einer Leidenschaft;

als jedes stärkere Gefühl, das mit einer Leidenschaft so verbunden ist, daß es uns stärker bewußt erscheint als der begehrte Gegenstand;

als jedes stärkere Gefühl, wenn mit diesem keine Begierde verbunden ist.

Hier gehört der Affekt zu dem Gefühlsvermögen und hat mit dem Begehrungsvermögen nichts mehr zu tun. Leidenschaft ist das Ansteigen einer sinnlich-verständigen Begierde bis zu einem solchen Grade, daß die Vernunft die Herrschaft über sie verliert. Suchten sind allgemeine Leidenschaften, deren ständige Befriedigung für einen Menschen krankhafterweise zum Bedürfnis geworden ist. Darunter nehmen Habsucht, Gewinnsucht, Ehrgeiz, Ehrsucht, Stolz eine besondere Stellung ein. Hoffbauer findet bei der Ehrsucht ein heimliches Mißtrauen gegen das eigene Urteil, ein Zeichen gegen das uneingestandene Minderwertigkeitsgefühl (Hall).

Als letztes Beispiel der Leidenschaft wird die Liebe genannt. Auf der einen Seite Schwäche der Natur, wird anderseits Abglanz der Gottheit an ihr ersichtlich. Deshalb ist sie „Verlangen nach der Vereinigung mit einer Person, um den Geschlechtstrieb und die Neigungen, welche er mit sich führt, nach den Forderungen der Vernunft zu befriedigen".

Von dieser Leidenschaft gibt es viele Abarten.

Innerhalb des Begehrungsvermögens werden die Begriffe Genie, Temperament und Charakter definiert. Hoffbauer ordnet sie den drei Grundvermögen zu:

1. Genie (im weitesten Sinne) ist ein „verschiedenes Verhältnis der einzelnen Vorstellungsvermögen" zueinander;

2. Temperament ist eine „gewisse Stimmung des Gefühlsvermögens, in der der Grund von der Stärke und Schwäche, der Schnelligkeit und Langsamkeit in der Succession der Gefühle zu suchen ist";

3. Charakter ist ein „gewisses Verhältnis des sinnlichen zu dem verständigen Begehrungsvermögen, woraus dann von selbst ein gewisses Verhältnis von Neigungen, Leidenschaften und ihrer Stärke und Schwäche entspringt".

Die Psychopathologie beruht folgerichtig auf dieser Lehre von den drei Seelenvermögen, ferner darauf, wie diese Seele mit dem Körper verbunden ist. Daraus ergibt sich die Auffassung von Gesundheit und Krankheit. Hoffbauer behandelt diese für die Psychopathologie so wichtige Frage im ersten Band der Untersuchungen über die Krankheiten der Seele. Hier, wo es sich zum Teil noch um allgemeine Begrifflichkeiten handelt, wird noch einmal auf das für den Arzt so zentrale Anliegen vom Verhältnis der Seele zum Körper eingegangen, das bis zu den Sensualisten von einer rationalen Psychologie im philosophischen Sinne gelöst wurde. Wie die Sensualisten erklärt auch der Vermögenspsychologe Hoffbauer dieses Thema nicht metaphysisch, sondern „physisch" zu behandeln, und zwar mit Hilfe der reinen Erfahrung auf induktivem Wege. Es gehe also nicht mehr um die Frage, wie der Körper überhaupt auf die Seele wirke oder umgekehrt, sondern nur darum, was die Erfahrung von jenem Rätsel lehre, wozu Descartes den Concursus Dei, seine Nachfolger den Nominalismus, Leibniz die prästabilierte Harmonie bemühten. Was Hoffbauer aber bot, war keineswegs eine Empirie. Durch die Erfahrung, meinte er, lassen sich Gesetze erkennen, nach denen Veränderungen des Körpers mit Veränderungen der Seele verbunden sind, und zwar als Ursache oder als Wirkung. Die Veränderungen, erklärt Hoffbauer, sind häufig so unmerklich, daß sie sich unserer Beobachtung entziehen, und daher müsse man „voraussetzen, daß auch bei den allerschwächsten Veränderungen, die sich unserer Wahrnehmung ganz entziehen, Seele und Körper von einander abhängen werden".

Die Veränderungen im Körper und in der Seele werden mit Hilfe des Begriffes der Bewegung und der Zeit erklärt, also wieder mit Begriffen der rationalen Psychologie.

Körperveränderungen bestehen in willkürlichen oder unwillkürlichen Bewegungen; sie können jedenfalls nicht ohne sie gedacht werden. Seelenveränderungen seien zwar nicht als Bewegung denkbar, könnten aber als Analogon dienen. Bewegung aber vollziehe sich nach bestimmten Zeitverhältnissen. Dieser Bewegungsbegriff wird von Hoffbauer in der Abstraktion auf die seelischen Vorgänge angewendet. Wie es verschiedene Zustände der Seele gebe, in denen Vorstellungen schneller oder rascher aufeinanderfolgen, so seien die mit seelischen Zuständen verbundenen körperlichen Erscheinungen analoge Bewegungen.

Wie gestaltet sich nun auf der Lehre von den Grundvermögen der Seele und auf dem Bewegungsbegriff aufbauend der Begriff der Seelenkrankheit. Hoffbauers Definition lautet:

Gesundheit und Krankheit sind nichts anderes als Zustände des Lebens eines Naturwesens. In jener sind die Veränderungen, welche sich in demselben ereignen, seiner Naturbestimmung gemäß und in dieser mit derselben im Widerspruche.

Diese Definition ist teleologisch gemeint. Das Naturwesen besitzt seine körperlichen Teile und seine Seele zu einem Zwecke. Den Teilen und Gliedern des Körpers entsprechen die zweckvolle Anordnung der Seele und ihrer Vermögen, und der Krankheitsbegriff ist ebenso auf die Seele anwendbar wie auf den Körper. Es ist aber nicht jeder Zustand, in dem sich die Vermögen der Seele in einer Form äußern, die ihrer Naturbestimmung widerstrebt, eine Krankheit, „sondern nur solcher, der von der Willkür des Menschen unabhängig ist", d. h. aber, Krankheit besteht nur dann, wenn der Mensch unwiderstehlich zu unsinnigen Handlungen getrieben wird, wenn die Vernunft gegen den Willen des Menschen die Gewalt über die Leidenschaften verliert. An diesem Punkt nun unterscheidet sich die Seelenkrankheit von moralischen Gebrechen, und der Mensch kann sehr wohl zur Verantwortung gezogen werden, wenn er gegen seine Leidenschaften zu nachgiebig ist, denn das bedeutet, daß er die Seelenkräfte willkürlich in einer ihrer Naturbestimmung widerstrebenden Art gebraucht. Hier grenzen sich ärztliche und moralische Bereiche ab.

Die Klassifikation der Seelenkrankheiten erfolgt auf Grund des Natur-Organismus der Seele, d. h. auf Grund der Struktur der Seelenvermögen und der beschriebenen Gemeinschaft zwischen Seele und Körper. Hoffbauer trifft hier noch eine Unterscheidung, die für seine Klassifikation wesentlich ist. Er trennt äußere von innerer Willkür. Die „äußere Willkür" ist eine Seelenkraft, die den Körper in Bewegung setzt, die innere Willkür jene, „nach welcher der Seele ihre eigenen Vermögen . . . zu Gebote stehen". Im ersten Fall ist die Seele die wirkende Kraft und der Körper materielle Ursache. Hoffbauer faßt diese Bestimmung philosophisch auf und gelangt hier wieder in eine rationale Psychologie hinein. Er nennt die dem Körper zugewandten Vermögen äußere oder Seelenvermögen im engeren Sinn des Wortes Seele, da die Seele hier als ein Wesen aufgefaßt wird, das mit einem Körper vergesellschaftet ist. Diese äußeren Vermögen bedeuten Einwirkungen der Seele auf den Körper und das Vermögen der Seele, Einwirkungen vom Körper empfangen zu können.

Die innere Willkür verkörpert jene Vermögen, die der Seele für sich zukommen, die nicht unmittelbar mit dem Körper zusammenhängen. Hoffbauer nennt sie innere oder Geistesvermögen, wie Verstand, Wille, Einbildung u. a. m.

Die Einteilung lautet:

1. Krankheiten in den inneren Vermögen der Seele für sich oder Geisteskrankkrankheiten;

2. Krankheiten im Verhältnis der inneren Vermögen zueinander oder Verrückungen (Wahnsinn);

3. Krankheiten in den äußeren Vermögen der Seele oder Krankheiten in der Gemeinschaft von Körper und Seele, Seelenkrankheiten im engeren Sinne.

Die „Geisteskrankheiten" und „Verrückungen" werden in Teil 2 und 3 von Hoffbauers „Untersuchungen über die Krankheiten der Seele" ausführlich behandelt. Bei den ersten handelt es sich um die einzelnen Geistesvermögen und um ihre Naturbestimmung, bei den Verrückungen liegt stets ein Mißverhältnis vor zwischen zwei Vermögen im Sinne einer Überspannung oder einer Abstumpfung.

Die dritte Klasse, die „Seelenkrankheiten", werden nur im ersten Teil der „Untersuchungen über die Krankheiten der Seele" kurz zusammenhängend behandelt und erhalten keine gesonderte Besprechung. Das äußere Vermögen, durch das die Seele auf den Körper wirkt, zeigt sich einmal in willkürlichen Bewegungen und zum anderen in unwillkürlichen als Ausdruck der Leidenschaften und Gemütsbewegungen. Die unwillkürliche Wechselwirkung zwischen Seele und Körper ist Mitteilung dieses Zustandes. Diese äußere Willkür der äußeren Seelenvermögen kann total wie beim Scheintod oder partiell gelähmt sein wie etwa bei Krämpfen. Sie ist erhöht beim Nachtwandler, während alle Sinne beinahe untätig sind, und in der Katalepsie sowie Ekstase scheint die Seele jede Gewalt über den Körper, aber auch alle Empfänglichkeit für dessen Einflüsse verloren zu haben. Hier ist die Gemeinschaft zwischen Körper und Seele beinahe aufgehoben. Dieser Hemmung, Schwäche oder auch Überspannung steht eine andere Störung der äußeren Willkür entgegen: die Verstimmung. In ihr kommt es sozusagen zu Fehlleistungen, wenn nämlich andere Handlungen erfolgen, als beabsichtigt sind. So werden z. B. andere Worte benützt, oder fehlerhafte Angewöhnungen reißen einen stets wider Willen zu gewissen Handlungen hin. Diese Krankheitserscheinungen spielen sich ursächlich mehr auf der Seelenseite ab.

Eine andere Gattung dieser dritten Klasse betrifft die Einwirkungen des Körpers auf die Seele. Auch sie kann gehemmt oder verstimmt, d. h. der Art nach falsch sein. Hier handelt es sich um äußere Empfindungen und Gefühle, um Empfindlichkeit und Gefühllosigkeit, um Abstumpfung der Sinne und des Gefühls und Verfälschung von Empfindung und Gefühl. Jede dieser Arten kann allgemein oder partiell sein.

Die Krankheiten in den einzelnen Geistesvermögen oder die *Geisteskrankheiten* sind solche der Sinne, des Verstandesvermögens, der Einbildungskraft, des Gefühls und des Begehrungsvermögens.

Naturbestimmung der Sinne ist, dem Menschen das Wirkliche als wirklich vorzustellen. Krankheiten oder Veränderung der Sinne bestehen darin, daß sie abstumpfen oder überscharf werden, wobei sie die Gegenstände überhaupt nicht oder unbestimmt vorstellen oder überscharf oder falsch sind, d. h. wir erhalten falsche Vorstellungen über den Gegenstand vorgespiegelt. Hoffbauer geht hier auf Sauvages ein, der die Vorspiegelungen falscher Vorstellungen von den Gegenständen Halluzinationen als Irrtümer der Einbildungskraft nennt. Gegen ihn und auch gegen Sagar wendet Hoffbauer ein, hier könne es sich nicht um Irrtümer der Einbildungskraft handeln, da nur der Verstand sich irren könne. Außerdem könnten die Sinnestäuschungen, um die es sich handle, Irrtümer hervorrufen, seien aber keineswegs selbst schon Irrtümer. Die Täuschungen gehen weiterhin auf eine tatsächliche Empfindung zurück. Man müsse also zwischen Schein und Irrtum unterscheiden.

Vorspiegelungen können ihren nächsten Grund in den sinnlichen Werkzeugen haben, durch deren Veränderungen „organische Vorspiegelungen" hervorgerufen werden, oder sie sind bedingt durch die Art, wie die Seele den sinnlichen Ausdruck aufnimmt; hier handelt es sich um „ästhetische Vorspiegelungen". Für die Stumpfheit gilt das gleiche; das sinnliche Werkzeug oder die Seele sind verantwortlich. Auch hier gibt es eine organische und eine ästhetische Abstumpfung. Die Unterscheidung aber gelingt nur dort, wo das Leiden bei doppelt angelegten Sinnesorganen einseitig auftritt. Diese Trennung ist wichtig, da für organische Leiden eine medizinische Therapie, für die ästhetischen eine psychische in Frage kommt.

Sind die Sinne über den Vollkommenheitsgrad hinaus erhöht, überscharf, kommt es zu Schmerzen. Reil wird zitiert, der diese Krankheiten den Nervenleiden zuzähle. Mit ihnen sei stets eine Krankheit der Seele verbunden, weil sie durch die Veränderung der Sinne die Gegenstände anders, wie sie wirklich sind, empfindet.

Krankheiten des Verstandes.

Hier muß man die Vorbedingungen für ein richtiges Arbeiten des Verstandes kennen. Sinne, Gedächtnis und Einbildungskraft geben ihm die Materialien, daher kann das Grundübel bei ihnen liegen, ohne daß der Verstand krank ist.

Verstand ist das Vermögen, Begriffe, Urteile, Schlüsse zu bilden. Verstandeskrankheiten äußern sich daher in falschen Vernunfturteilen oder im Unvermögen, solche zu bilden. Hier handelt es sich um Blödsinn oder Dummheit, zwei qualitativ verschiedene Krankheiten. Diese Terminologie erinnert an die Einteilung der Geisteskrankheiten bei Locke und Leibniz, die darunter das Gesamt der Geisteskrankheiten verstanden.

Die Thematik von Dummheit und Blödsinn wurde von Hoffbauer im ersten Teil seines Werkes bei der Behandlung des Vermögens der Aufmerksamkeit aufgegriffen. Die Bearbeitung ist von einer gewissen Breite, da Hoffbauer der Überzeugung ist, die Aufmerksamkeit spiele innerhalb der Seelenkrankheiten eine besonders große Rolle. Hoffbauer trennt die verständige, willkürliche Aufmerksamkeit, die zweckgerichtet und mit der das Interesse verbunden ist, von der sinnlichwillkürlichen Aufmerksamkeit, die an einem Gegenstand wegen der damit verbundenen Lust hängt, und schließlich von der unwillkürlichen Aufmerksamkeit, die lediglich von der Stärke des sinnlichen Eindrucks abhängt.

In der Verteilung der Aufmerksamkeit unterscheidet er zwei extreme Zustände: die Zerstreuung und die Vertiefung. In der Zerstreuung ist die Aufmerksamkeit auf zuviel Gegenstände verteilt, in der Vertiefung ist sie auf einen einzigen Gegenstand geheftet. Die Zerstreuung kann einstweilig oder habituell sein; psychopathologisch bedeutungsvoll ist die habituelle. Sie hat drei Hauptursachen:

1. Gegenstände, die Sinne und Einbildungskraft öfters und angenehm beschäftigen;

2. leidenschaftliche Hoffnungen und Wünsche und Neigungen, wo vernünftige von vernunftlosen Leidenschaften unterschieden werden;

3. eine natürliche bzw. angeborene Schwäche der Aufmerksamkeit und eine Verstandesschwäche. Auch diese Verstandesschwäche kann natürlich, d. h. angeboren sein oder bedingt durch falsche Erziehung oder Krankheiten.

Die beiden ersten Arten dieser habituellen Zerstreuung sind mehr oder weniger vorübergehend, die dritte dagegen ist „immer fortwährend und sozusagen unheilbar". Hier wird die psychologische Betrachtung des Verhaltens der Aufmerksamkeit ins Psychopathologische gezogen. Ist die Schwäche der Aufmerksamkeit sehr groß, kommt es schließlich zu einer hochgradigen Zerstreutheit, in der der Mensch desorientiert ist. Schon hier wird auf Blödsinn und Dummheit hingedeutet, die auftreten, wenn Schwäche der Aufmerksamkeit und des Verstandes vorliegen.

Wie die „Zerstreuung" kann die „Vertiefung" habituell werden. Auch sie hat drei Ursachen:

1. die Gewohnheit;
2. Leidenschaften;
3. Verstandesschwäche.

Die „Vertiefung" aus Leidenschaft wird am ausführlichsten behandelt, da hier jede Entartung ins Krankhafte am deutlichsten hervortritt. Es handelt sich um Leidenschaften, die den Menschen völlig okkupieren, so daß er für nichts anderes mehr Sinn hat. Hierher gehören depressive Gemütszustände, Gram, Wehmut, Betrübnis, Schwermut und Trübsinn, die in der psychologischen Definition unklar sind. Aber auch Leidenschaften, die dem Bereich des Erkenntnistriebes zugehören, können zur „Vertiefung" führen. Aus der Grübelei entspringt die „Grille", der Philosophen, Erfinder und dgl. leicht anheimfallen. Hoffbauer weitet den Begriff der Grille inadäquaterweise aus auf die geistige Ausgangsposition der sogenannten Kindheitsphilosophie, worunter er die vorsokratische Naturphilosophie versteht. Hier, kann man sagen, dokumentiert er sich indessen selbst als „Grillenfänger", da er jede Philosophie von der Erkenntniskritik Kants her betrachtet.

Grillenfänger sind vor allem jene Menschen, die sich von vernünftigen Leidenschaften oder Leidenschaften überhaupt zeitlebens beherrschen lassen. Hier komme es dann zu „leeren Grillen". Antipode des Grillenfängers ist der Projektemacher.

Wurde von Hoffbauer bei der Darstellung der Störung der Aufmerksamkeit lediglich ausgeführt, daß es den Dummen an Ausbreitung, den Blödsinnigen an Schärfe der Aufmerksamkeit fehle, wird Dummheit und Blödsinn bei den Krankheiten des Verstandes eingehend behandelt.

Beide sind qualitativ verschieden. Der Dumme gelangt durch seine Verstandesschwäche schwer zu einem Urteil und zu einem Entschluß. Der Blödsinnige urteilt falsch und kommt zu falschen Schlüssen. Letzter Grund liegt bei beiden in der Schwäche der Aufmerksamkeit. Hoffbauer gibt für den Blödsinn eine Art Symptomatologie.

Eine Bestimmung aller Grade der Verstandesschwäche hält Hoffbauer nicht für möglich, indessen lassen sich die extremen Grade fixieren.

Eine Unterscheidung dieser extremen Grade der Verstandesschwäche ist wichtig, da sie erkennen lasse, wieweit der Mensch eigene oder fremde Angelegenheiten noch erledigen kann, vor allem, wieweit er im Kriminalrecht strafbar ist.

Krankheiten der Einbildungskraft.

Hoffbauer behandelt die Einbildungskraft als reproduktives Vermögen; es kann ihr an dreierlei Dingen fehlen:

1. am Unvermögen, die Vorstellung der Gegenstände willkürlich wieder zu erwecken, an „Unwillfährigkeit";

2. an der Vollständigkeit der Reproduktion = Schwäche;
3. an der Wahrheit der wiederholten Vorstellung = Untreue.

Unwillfährigkeit ist eine Geistesschwäche, bedeutet Mangel an Gewalt über die Einbildungskraft. Hall macht hier darauf aufmerksam, daß bei Hoffbauer die Bedeutung von Geist vor allem in seiner Identität mit der „inneren Willkür" besteht. Durch sie regiert der Mensch alle seine Seelenvermögen seiner Absicht gemäß. Dieser „Geist" beherrscht die Äußerungen aller Seelenkräfte, belebt sie, wie die Seelenkräfte den Körper. Er ist letztes belebendes Prinzip, „quasi eine Seele der Seele".

Da die Einbildungskraft nur vergegenwärtigen kann, was den Sinnen einmal gegenwärtig war, ist die treue Bewahrung Aufgabe des Gedächtnisses, des Vermögens der Erinnerung und der Wiedererinnerung. So wird Untreue der Einbildungskraft mehr ein Fehler des Gedächtnisses. Dagegen wird als Schwäche der Einbildungskraft gerechnet, was häufig auf Rechnung der Sinne geht, denn die Einbildungskraft kann nur das mit Bestimmtheit wiederholen, was von den Sinnen mit Bestimmtheit empfunden wurde. So erscheint hier die Einbildungskraft, ohnehin nur ein „reproduktives" Vermögen, bei Hoffbauer abhängig von Gedächtnis und Sinneswahrnehmung, und gerade diese bedingen in besonderem Maße die Tätigkeit der Einbildungskraft. Hier kommt es daher leicht zu Täuschungen, so daß etwas für Empfindung gehalten wird, was es nicht ist. Besonders dann, wenn die Empfindungen zu schwach und unbestimmt sind, kommt es zu Trugvorstellungen. Diese vorübergehenden Vorspiegelungen sind aber nur dann Krankheit, wenn Sinnesschwäche die Unbestimmtheit der Empfindungen verursacht, nicht aber, wenn die Trugvorstellungen durch zu starke Aktivität der Einbildungskraft entstehen, obwohl dies sogar zum Wahnsinn führen kann. Hoffbauer unterscheidet zwischen reinen und gemischten Vorstellungen. Die reinen haben ihre Ursache nur in den Sinnen, die gemischten bestehen in der Beziehung von Sinnen zur Einbildungskraft, und das bezeichnet Hoffbauer als „Verrückung". Hier handelt es sich deshalb noch nicht um Wahnsinn, weil die Verrückungen als Schein erkannt werden, während der Wahnsinnige — und das ist das Kriterium — von all dem, was die überspannte Einbildungskraft vorgaukelt, überzeugt ist. Zwischen täuschender Vorspiegelung und eigentlichem Wahn gibt es einen Zustand in der Mitte, der krankhaft ist, wenn er ständig und unfreiwillig auftritt: „Es kann nämlich sein, daß unser Verstand das, was sich uns vorspiegelt, für bloßen Schein erkennt, daß wir aber auf den Ausspruch des Verstandes nicht hören, und uns entweder der Gewalt des Scheines freiwillig hingeben oder von ihm wider Willen überwältigt werden. Das erste ist bei der Täuschung, in die uns ein Werk der schönsten Kunst versetzt, ingleichen auch bei gewissen Arten der Narrheit, und das letzte bei dem Schwindel und der Hypochondrie der Fall."

Krankheiten des Gefühlsvermögens sind vorhanden, wenn Gefühle ihrer Naturbestimmung widersprechen, d. h., wenn sie zu stark, zu schwach oder falsch sind.

Am Beispiel der animalischen Gefühle Hunger, Durst, Selbsterhaltung, Geschlechtsbefriedigung und Ermüdung wird dargestellt, was gemeint ist. Animalische Gefühle sind Antriebe zur Erfüllung des Naturzweckes; die Bezeichnung Gefühltrieb wird daher folgendermaßen definiert: „Alle animalischen Gefühle regen in dem Menschen gewisse Begierden auf. Insofern diese Begierden aus ihnen unwillkürlich entspringen, obgleich der Mensch durch die Vernunft sie seiner Herrschaft unterwerfen kann, legen wir ihm Triebe bei, die die Natur ihm eingepflanzt zu haben scheint."

Bedeutungsvoll ist die Definition Hoffbauers der geistigen Gefühle. Er teilt sie in zwei Klassen ein. Begleiten sie die Tätigkeiten der Seele als solche, nennt er sie formelle, folgen sie auf eine Vorstellung ihres Inhaltes wegen, sind sie materielle. Furcht und Freude sind materielle Gefühle; sie setzen die Vorstellung eines möglichen Übels oder eines möglichen Gutes voraus. Sie scheinen dem „Menschen eingepflanzt zu sein, um ihn wirksamer zu gewissen Handlungen zu treiben, als es die Vorstellungen tun würden, von welchen diese Gefühle ausgehen, oder ihn stärker davon abzuhalten". Sie sind also dazu da, den Menschen zum Handeln zu reizen, nicht um ihrer selbst willen. Ihre Naturbestimmung ist Handlung, dagegen nicht, sich einer Stimmung des Gefühlsvermögens zu überlassen. Letzteres ist schon Krankheit. Ist dies der Fall, kommt es zu Gemütskrankheiten wie Trübsinn, Mißmut, Unmut und Schwermut. Der Trübsinn setzt eine angeborene Anlage voraus und entwickelt sich leicht bei mangelnder Erziehung. So unangenehm die Gefühle in diesen verschiedenen Krankheitszuständen sind, sind sie doch stets mit einer gewissen Lust verknüpft, die der Selbstbetrachtung entspringt, die der Mensch dabei anstellt. So verliebt er sich, sagt Hoffbauer, in seine Animosität.

Der Trübsinn geht in Mißmut über; Anregung und Unterdrückung des Mutes halten sich hier die Waage. Er ist eine Art dranghafter Verstimmungszustand. Unmut (= Schwermut) ist völlige Erschlaffung des Mutes mit dem Gefühl des subjektiven Unvermögens.

Auf die beiden letzten Zustände will Hoffbauer den Begriff der Gemütskrankheit allein angewendet wissen, wenn diese Verstimmungszustände anhaltend sind. Ergreift der Unmut die Seele vollständig, verharrt der Mensch untätig und kann in Blödsinn verfallen. Sucht er diesem Zustand zu entfliehen, verfällt er oft in Leichtsinn, der wie die „Narrheit" eine Mischung von Krankheit und moralischer Verwirrung darstellt. Bei Schwermut (Unmut) und Narrheit ist die Seele an einen Gegenstand fixiert, deshalb kann Schwermut leicht in sie übergehen.

Krankheiten des Begehrungsvermögens.

Hoffbauer unterscheidet zwischen sinnlichem und verständigem Begehren. Die sinnliche Begierde wird durch Lust erregt. Diese Lust ist der Motor, alles das zu tun, was dem Naturzweck entspricht. Neben der Selbst- und Gattungserhaltung nennt Hoffbauer Lust an Bewegung und Ruhe, Trieb zu Eigentum und Ehre, Bedürfnis nach Gesellschaft und Abwechslung. Höherer Sinn dieser Triebe liegt in der Vervollkommnung des Menschen.

Krankheiten in der Zusammensetzung der Seelenvermögen oder Verrückungen, der eigentliche Wahnsinn.

Sie umfassen den dritten Band der „Untersuchungen über die Krankheiten der Seele" und erscheinen als „psychologische Untersuchungen über den Wahnsinn". In der Vorrede ist jene Widmung an Reil enthalten, von der die Rede war mit der Feststellung seines psychologischen Ausgangspunktes. Gleichzeitig geht Hoffbauer hier auf den Begriff der „moralischen" Behandlung ein, den er schon als ein historisches Faktum betrachten konnte. Pinel wird zitiert, der die Behandlungserfolge des Wahnsinns bei den Engländern ihrer „moralischen Behandlung" zuschreibt, und

Hoffbauer seinerseits nennt sie die eigentlich psychologische Behandlung, die seit Francis Willis bekannt sei:

> Jene moralische oder wie sie richtiger zu nennen ist, psychologische Behandlung der Gemüts- und der diesen ähnlichen Krankheiten scheint sich auch durch eine Kur bewährt zu haben, die vor noch nicht zwanzig Jahren die Aufmerksamkeit von ganz Europa auf sich zog, wenngleich durch einen Mann, der sich nicht zu der Fakultät der Ärzte zählen darf, durch Willis, den jene Kur im Auslande wie im Inlande berühmt machte.

J. G. Langermann habe ihre Notwendigkeit gekannt, aber in Deutschland sei sie außer bei Reil, der sie Psychologie für Ärzte nenne, nicht zu finden. Crichton nenne sie Physiologie des menschlichen Geistes. Er selbst sei durch eine „bloß spekulative Betrachtung der Seelenkrankheiten, wenn ich spekulativ eine Betrachtung nennen soll, bei der es bloß der Erkenntnis als Erkenntnis gilt", allmählich in die „medizinische Psychologie" gezogen worden. Sie habe dann folgerichtig zu einer psychologischen Behandlung geführt.

Die Verrückungen, als Krankheiten in der Zusammensetzung der Seelenvermögen bezeichnet, stellen den eigentlichen Wahnsinn dar. Innerhalb der Seelenvermögen ist das richtige und naturbestimmte Verhältnis von Erkenntnis- oder Vorstellungsvermögen zum Gefühls- und Begehrungsvermögen in einer hierarchischen Ordnung festgelegt, in der das Erkenntnisvermögen über die beiden anderen herrscht. Dazu ist nötig, daß auch innerhalb des Erkenntnisvermögens die einzelnen Zweige sich im richtigen Verhältnis zueinander zeigen.

Hoffbauer unterscheidet einfache Verrückungen, die in einem Mißverhältnis von zwei Vermögen ihre Ursache haben, von zusammengesetzten, in denen das Verhältnis von mehr als zwei Vermögen gestört ist.

Verrückungen innerhalb des Vorstellungsvermögens — dazu gehören Verstand, Sinne und Einbildungskraft, die als ursprüngliche Vorstellungsvermögen gegenüber den abgeleiteten bezeichnet werden — führen zu Wahnsinn, Verwirrtheit und Grübelei.

Verwirrtheit ist Mißverhältnis zwischen den Sinnen oder der Einbildungskraft und dem Verstand, insofern es den Menschen hindert, den Verstand bei seinen Handlungen richtig zu gebrauchen. So geschieht das planlose Handeln des Verwirrten nicht deshalb, weil er keinen Plan hätte, sondern deshalb, weil es ihm infolge der Verstandesschwäche nicht möglich ist, seine Intentionen gegenüber Widerständen durchzuführen. Dem Verstand ist es nicht möglich, entweder infolge eines zu schnellen Vorstellungsablaufes innerhalb der Einbildungskraft einen einzigen Gedanken festzuhalten oder sich entgegen regellos einströmenden Sinneseindrücken zur Wehr zu setzen.

Grübelei, als extremer Zustand bei den Störungen der Aufmerksamkeit beschrieben, tritt ferner auf bei Mißverhältnis von Verstand und Sinnen, wobei der Verstand zu stark ist, um sich der Sinne regelrecht bedienen zu können. Hier ist ein übermäßiger Beschäftigungsdrang des Verstandes als Hang, also angeboren, erkennbar, oder er entsteht durch falsche Erziehung. Diese Abwegigkeit, vorwiegend bei Gelehrten auffindbar, wird von Hoffbauer verteidigt, da jene Grübler über Dinge nachdenken, die es wert seien.

Das Mißverhältnis endlich „zwischen den Sinnen- und der Einbildungskraft, das den Menschen verleitet, fortwährend Einbildungen für Vorstellungen wirklich empfundener Gegenstände zu halten, ist der Wahnsinn". Hier ist der Mensch in eine eingebildete Welt versetzt, wobei der Verstand nicht unmittelbar affiziert ist. Dieses Mißverhältnis, das Verwechseln von Einbildung und Empfindung, muß nicht immer Wahnsinn sein. So ist jeder Mensch etwa durch starke Affekte Täuschungen ausgesetzt. Diese Zustände sind aber rasch vorübergehend. Nur wenn das Mißverhältnis von Dauer ist, kommt es zur Krankheit, dann liegt es an den Vermögen selbst: „Die Einbildungskraft muß entweder zu stark im Verhältnis zu den Sinnen sein oder diese müssen zu schwach im Verhältnis zu jener sein, oder endlich muß eine Schwäche der Sinne mit einer Überspannung der Einbildungskraft sich vereinigen."

Hier ist wieder zu unterscheiden zwischen Phantasmen, Sinnesvorspiegelungen und dem echten Wahnsinn. „Der Phantast unterscheidet sich von dem Wahnsinnigen nur darin, daß der Wahn des letzteren unauflöslich ist, der seinige sich hingegen früher oder später löst. Sinnesvorspiegelungen und Phantasmen kommen beide darin überein, daß sie nicht das Wirkliche als wirklich darstellen; die Sinnesvorspiegelungen täuschen aber nicht notwendigerweise, sondern können ohne alle Täuschung, die sie verursachen, gedacht werden. Bei den Sinnesvorspiegelungen leidet ferner immer der Sinn, der sie veranlaßt, bei dem Phantasten hingegen können alle Sinne gesund sein."

Der Phantast kann noch immer schließlich die Schöpfungen seiner Einbildungskraft als Traumbilder abstreifen. Das aber kann der Wahnsinnige nicht. *Das Evidenzerleben des Wahnsinnigen ist sein Kriterium und an diesem ist die Differentialdiagnose abmeßbar.*

Der chimärische Wahnsinn — hier hält der Kranke etwas für wirklich, was nicht empfunden werden kann — steigert die Affektivität des Menschen und bemächtigt sich der ganzen Seele. Die Sinne überzeugen ihn nicht, sondern werden zur Verarbeitung des Wahns mitbenutzt. Bei der Analyse dieser Affekte gelangt Hoffbauer an Hand von zwei Fällen mit paranoiden Vergiftungs- und Verfolgungsvorstellungen zum Ergebnis, Grundmotiv zu diesem Wahn stelle Eitelkeit und Stolz dar. Er erkennt den Größenkomplex des Paranoiden: „Ein Mensch, der sich einbildet, man stelle ihm mit Gift nach, kann sich wenigstens nicht für unbedeutend halten."

Beim vorspiegelnden Wahnsinn bilden sinnlich erfahrbare Dinge den Gegenstand des Wahns. Die Vorstellungen der Einbildungskraft gewinnen die gleiche Helligkeit wie die sinnlichen Vorstellungen. Überwiegt die Einbildungskraft, glaubt der Kranke zu empfinden, was sie ihm vorspiegelt. Abstumpfungen der Sinne und Überspannung der Einbildungskraft führen zu diesem vorspiegelnden Wahnsinn. Abstumpfung der Sinne hat körperliche Ursachen. Überspannung der Einbildungskraft kann in körperlichen Ursachen wie in solchen liegen, die zunächst seelisch sind.

Die Ursachen des Wahnsinns aus einer Überspannung der Einbildungskraft sind vielfach, vor allem Leidenschaften, heftige, selbst nur vorübergehende Affekte und absichtliche Anspannung der Einbildungskraft. Bei den Leidenschaften versucht die Einbildungskraft sich die Gegenstände der Leidenschaft anschaulich vorzustellen. Dadurch wird die Leidenschaft wieder angereichert, es kommt zu einem circulus vitiosus.

Hoffbauer unterscheidet allgemeine, d. h. auf Gegenstände bestimmter Art gerichtete Leidenschaften von speziellen, auf individuelle Gegenstände abgestimmten. Diese üben zwar eine unmittelbare Gewalt über die Einbildungskraft der Betroffenen aus, jene indessen beherrschen den Menschen tyrannischer. Ihre mittelbare Gewalt ist um so stärker, je intensiver sie sich einnisten. So etwa der Geiz und der Ehrgeiz; hier wächst die Leidenschaft stetig an, bis der Besitz über den Genuß geht. Die Einbildungskraft wird überspannt, wenn diese Leidenschaften unerwartet befriedigt werden oder unerwartet scheitern.

Bei den individuellen Leidenschaften ist es umgekehrt. Der Verliebte kann nur in den Besitz seiner Geliebten kommen, sie ist das Ziel seiner Leidenschaft. Daher bringt ihm das Glück nicht Wahnsinn, aber mit dem Verlust glaubt er alles verloren zu haben.

Neben den Leidenschaften sind es heftige Gemütsbewegungen, auch kurzer Art, die Wahnsinn zur Folge haben. Je plötzlicher der Affekt, um so gefährlicher ist er.

Auch die absichtliche Anspannung der Einbildungskraft kann zum Wahnsinn führen. Hier sind die Künstler, unter ihnen besonders der Dichter, gefährdet. Der Dichter lebt in der Welt seiner eigenen Schöpfungen, und er unterscheidet sich allein dadurch vom Wahnsinnigen, daß er die Welt der Erfahrung immer gegenwärtig behält. Am Beispiel von Tasso wird gezeigt, daß die Schöpfungen der Einbildungskraft an die Stelle der Wirklichkeit treten. Wie im Traum bei Gesunden gestaltet sich bei Tasso die Verschiebung von Einbildung und Wirklichkeit. Dabei ist das Selbstbewußtsein betroffen. Das Problem der Spaltung der Persönlichkeit wird an der Pathologie des Selbstbewußtseins deutbar.

Selbstbewußtsein als subjektives Bewußtsein seiner selbst unterscheidet sich vom objektiven Bewußtsein von anderen Dingen nur im Gegenstand. Im Selbstbewußtsein gründet das Ich. Die Personenverwechslung und die Spaltung der Persönlichkeit wird wieder mit dem Traum verglichen. Das Ergebnis ist:

Nach dem bisherigen werden wir in den Zuständen (im Traum), wo die Einbildungskraft herrscht, unsere eigenen Gedanken als Gedanken eines anderen betrachten, wenn wir ... uns der Vorstellung von diesem andern klarer als unsrer selbst bewußt sind, und zu dem dieser andere, nach dem Begriffe, den wir uns von ihm machen, eine Person ist, die ebenso urteilt und denkt ... Im Wachen bei dem ungeschwächten Selbstbewußtsein sind wir unseres eigenen Urteils oder der Person ... zu bestimmt bewußt, als daß wir hier nicht zwischen dem Dein und Mein unterscheiden sollten. Allein im Traum, wo die Einbildungskraft den Meister spielt, darf uns so ein Gedanke nur aufstoßen, und das Bild einer solchen Person ... uns vergegenwärtigen; und wir hören sogleich aus ihrem Munde, das unsere Seele gedacht hat.

Bei Tasso nun teilt sich im Selbstgespräch in wachem Zustand ein Ich und ein Du. Das Du wird von der Einbildungskraft personifiziert, die geschaffene Person wird in Tassos krankem Geist beibehalten und zu einem Wahngebilde verdichtet, zu einem Geist, der ihm über Dinge Aufschluß gibt, von denen „nie ein Mensch etwas gewußt hätte".

Hier wirkt die Einbildungskraft auf die ganze Seele zerrüttend, führt zur Personenspaltung als eigener Schöpfung der Seele. Tasso endet im Blödsinn, ohne Bewußtsein seiner selbst.

Der unstete Wahn bedeutet wechselnder Wahninhalt; hier schweift die Einbildungskraft umher, ohne sich zu binden. Wieder ist Abstumpfung der Sinne oder Überspannung der Einbildungskraft die Ursache, wieder vergleicht Hoffbauer die „Wahnsinnsträume" mit denen des normalen Schlafes. Der aktive Wahn bei der Überspannung ist nicht so unstet. Die Regel, der unstete Wahn sei meist närrischer und fast nie schwermütig, sei nicht ohne Ausnahme.

Im festen fixen Wahn setzt sich dagegen eine herrschende Vorstellung durch ein besonderes Interesse in der Seele fest. Ist diese Vorstellung erfreulich, liegt wahnsinnige Narrheit, ist sie traurig, ein melancholischer Wahnsinn vor. Ist sie von beidem gemischt, ist es eine närrische Melancholie. Aus *Rousseaus* Verfolgungswahn, die ganze Welt gegen sich zu haben, schließt Hoffbauer erneut:

Der Mann, der dieses sich in den Kopf setzen kann, muß sich für wichtig genug halten, daß die ganze Welt sich gegen ihn vereinigt.

Interessant ist Hoffbauers Feststellung, daß sich die herrschende Wahnvorstellung im fixen Wahn oft verbirgt, aber ans Licht tritt, wenn sie komplexiv berührt wird, besonders wenn der Kranke auf seinem Wahn ein Recht begründet. Er stellt fest, der Kranke sei durchaus nicht bescheiden, vielmehr sei Eigendünkel eine Triebfeder, die bei der Wahnausbildung eine wesentliche Rolle spiele. Beim Schwermütigen, der wahnsinnig geworden sei, seien Scham und Stolz die Beweggründe zur Verheimlichung der Wahnsinnsvorstellungen. Der Arzt könne den schwermütigen Gemütszustand feststellen, nicht aber die zugrunde liegenden Vorstellungen. Diese werden durch Reaktionen auf Situationen festgestellt. Die Diagnostizierung der Wahnvorstellung ist indessen wesentlich für die Differentialdiagnose.

Zum fixen Wahn tritt gewöhnlich auch noch eine zweite Krankheit, der Wahnwitz. Er äußert sich in formal falschen Wahrscheinlichkeitsschlüssen. Der Wahnsinnige gelangt zu falschen Urteilen, sie entspringen falschen Voraussetzungen, die der Kranke für Erfahrung hält. Hier liegt eigentlich ein Versagen des Beurteilungsvermögens vor. Demnach besteht der Wahnwitz in der Hinderung oder Unterdrückung der Urteilskraft durch den Einfluß anderer Vermögen, aus welchen falsche Urteile fließen, mithin ist in ihm auch der Verstand gehindert.

Wahnsinn kann endlich periodisch oder ständig auftreten, er kann fortlaufend sein und sich dennoch selten zeigen, d. h. wenn ihm die Voraussetzungen fehlen, die ihn in Erscheinung treten lassen. Er kann wechselnd sein, besonders wenn er aus Überspannung der Einbildungskraft entsteht, wenn „die Wirkungen einer Ursache, durch welche die Einbildungskraft überspannt wird, periodisch sich zeigen". Aber auch durch körperliche Gefühle wird der Wahnsinn erregt, denen die

Einbildungskraft bestimmte Bilder unterlegt. In den hellen Zwischenzeiten des periodischen Wahnsinns ist der Kranke nicht wahnsinnig, aber die Anlage zum Wahn bleibt bestehen, sie ist das Verbindungsglied zwischen den einzelnen Anfällen. Affekte, Abspannung der Sinne, Jahreszeiten, Klima usw. lösen dann die einzelnen Anfälle aus. Reil und Pinel werden zitiert, um diese regelmäßigen Perioden des Wahnsinns zu bezeugen. Während der lucida intervalla ist der Wahn verschwunden und Krankheitseinsicht vorhanden. Sie sind für die Therapie wichtig.

Als Tollheit bezeichnet Hoffbauer das Mißverhältnis zwischen Vorstellungsvermögen — Vernunft im engeren Sinne — und dem Begehrungsvermögen, in dem sich die Hierarchie zwischen Vorstellungsvermögen und Begehrungsvermögen verschiebt. Erlange die Begierde die absolute Führung über die Vernunft, kommt es zu Wahnsinn und Wahnwitz. Ursache sind einmal Schwäche der Vernunft; hier komme es zur „dummen" Tollheit und Überstärke der Begierden, daraus ergebe sich die „ausschweifende" oder „wilde" Tollheit.

Bei der dummen Tollheit erkennt der Kranke das vernunftwidrige seiner Begierde nicht, im zweiten Fall erkennt er es wohl, aber sein Wille unterliegt der Macht der Begierde. Zeigt sich Tollheit in heftigen Gewaltausbrüchen, ist sie Raserei; Wut ist gewalttätige Raserei des zornigen Affektes. Am Beispiel des Zornes, der als Leidenschaft schon im Kind auftaucht, wird die Tollheit demonstriert. Siegt die Begierde im Menschen, ist der Mensch ein Automat; die Vernunft ist ausgeschaltet, er ist unfrei. Die Hauptursache einer Tollheit kann auch im Somatischen liegen. Sind die natürlichen und willkürlichen Bewegungen des Körpers heftig und gewaltsam, so sind es auch die Veränderungen der Seele. Hier werden auf somatischem Wege Seelenveränderungen bewirkt, sogar Begierden, denen gegenüber die Vernunft machtlos ist. Diese Tollheit ist „am Unbegreiflichsten". Trotzdem sind auch die aus dieser Tollheit hervorgehenden Handlungen nicht immer unfrei, denn die Vernunft wirkt immer noch in einem bestimmten Grade auf die Begierden zurück und schwächt sie. Aber die Entscheidung im einzelnen, ob sich die Vernunft hätte durchsetzen können, ist fast unmöglich.

Hoffbauer sieht im Nervensystem das anatomische Substrat für eine Mitteilung des Zustandes zwischen Körper und Seele. Er nimmt daher mit Reil an, daß die Raserei in manchen Fällen ihre Ursache im Nervensystem habe.

Manie.

Manie, wütende Tollheit oder wütende Raserei, neigt zur Gewaltsamkeit. Der Rasende handelt wie ein Zorniger, der alle Gegenstände im Licht des Zornes sieht, wie der Liebende, dessen Wohlwollen sich auch auf andere Gegenstände verbreitet als nur über den geliebten Gegenstand. Jähzorn kann in jovialen Mutwillen oder lärmende Lustigkeit übergehen, aber auch der umgekehrte Vorgang tritt ein. In der Manie fühlt der Mensch in besonderem Maße seine körperlichen Kräfte, die er bis zur Unbändigkeit gebraucht. Gerade dieses verursacht das angenehme Gefühl in der Manie. Deshalb fühlen sich Rasende geängstigt, wenn sie in ihrem körperlichen Bewegungsdrang, der sich analog dem heftigen Gemütszustand vollzieht, gehindert werden. Der Manische wird äußerlich durch robusten Körperbau ausgezeichnet und dieses differentialdiagnostische Zeichen wird von Hoffbauer gegenüber der „scheinbaren Manie" verwendet, die meist ein Wahnsinn sei. Hier bestehe oft durch Abstumpfung der Sinne eine allgemeine körperliche Entkräftung, die eine echte Manie ausschließe.

Das Mißverhältnis zwischen Vorstellungs- und Gefühlsvermögen stellt die Schwärmerei dar.

Die therapeutischen Vorschläge zur psychologischen Behandlung der verschiedenen Geistes- und Seelenkrankheiten führen Hoffbauer wesentlich mehr in die Nähe von Reil, Pinel und den englischen Vertretern des „moral management" als sein theoretisches psychopathologisches System. Hier zeigt sich die eigentliche Gemeinsamkeit mit seinem Freund Reil. Reils „psychische Kur" für Geisteskranke sollte eine seelische Umstimmung erzeugen; er benützte vor allem das Gefühlsvermögen, um durch tiefgreifende, affektive Schockwirkungen ein Hinüberwirken auf alle anderen Seelenvermögen zu erreichen. Hoffbauer hat sich diese Ansicht in einem bestimmten Teil seiner „psychologischen Behandlung" zu eigen gemacht. Hier war ihm der Schock sehr willkommen, um Fixierungen von Wahnvorstellungen, Grübeleien und Grillen zu lösen.

Ehe Hoffbauer aber zu diesem Mittel als Therapie griff, mußten die Vorbedingungen für ein solches Eingreifen geschaffen werden. Diese Vorbedingungen machen Hoffbauer zu einem Vorläufer moderner Psychotherapie, denn sie führten zur Errichtung einer Methode der Kontaktnahme, die Hoffbauer „Assimilation" nannte. Durch diese sollte die Erschließung des inneren Seelenzustandes des Kranken gewonnen werden. Seine innere Welt wird in ihrer Daseinsform nicht nur psychologisch verstanden, sondern bejaht, sie hat die gleiche Daseinsberechtigung wie die Welt des Gesunden, mag sie „von der unsrigen noch so sehr verschieden sein, als sie wolle; so ist seine Art (des Kranken), in derselben zu sein, von der Art, wie wir in der unsrigen sind, in nichts verschieden"[10]. Über die Methode selbst, wie die Kontaktnahme zu geschehen hat und wie sich die Welt des Kranken erschließt, dem der Arzt auf der Ebene der kranken Erlebensform entgegenzutreten hat, vermag Hoffbauer dann allerdings nicht viel auszusagen. Mitleiden erschließe diesen Weg der Kommunikation, der Assimilation, deren Anwendung sehr schwer sei:

... denn derjenige, der sie überall mit Glück anwenden wollte, müßte der zweite Proteus sein ... Er müßte die geschmeidige Gewandtheit im Handeln mit einer Schnelligkeit und Behutsamkeit, die den Augen andrer sich ganz entzöge, vereinigen; er müßte immer beobachten und nur zu beobachten scheinen. Alle diese Eigenschaften können schwerlich nach Regeln erworben werden, sondern nur das Resultat einer selbst erworbenen und sehr geübten Menschenkenntnis sein.

Erst dann, wenn dieser Kontakt gelungen ist — er bedeutet schon so etwas wie Übertragung — kann die eigentliche Psychotherapie beginnen. Hier kann der Arzt auf verschiedenem Wege die Aufmerksamkeit des Kranken von dem Gegenstand, der ihn krankhaft beschäftigt, ablenken, und je nach Art der Erkrankung einen psychopädagogischen Heilungsplan durchführen. Diese Assimilation ist die erste Voraussetzung; ohne sie gelingt keine Behandlung, ob es sich um Wahnsinn, Gemütskrankheit, ja selbst Manie und andere Formen der Tollheit handelt. Ist die völlige Assimilation gelungen, können Schockmethoden durch Gemütserschütterung ohne Vertrauensbruch durchgeführt werden, sie sind aber nicht die einzigen weiteren Behandlungsmethoden.

Als weitere Behandlung gibt Hoffbauer an: Einzelunterredung, Arbeitstherapie, Psychopädagogik mit geeigneter Lektüre, Musik und schließlich „heilsame" Gemütszerstreuung. Wesentlich erscheint hier, daß am Beginn der eigentlichen Psychiatrie nicht nur eine Psychopathologie auf rein psychologischer Grundlage aufgebaut ist, sondern daß sich als Konsequenz eine Psychotherapie ergibt, die die Phänomene kranken Seelenlebens ausdrücklich nicht von denen des gesunden in der Wertung unterscheidet. Hier berührt sich Hoffbauer mit der späteren Daseinsanalyse moderner Prägung.

VII. Vermögenspsychologie innerhalb der Physiologie

Der Friese *Johann Christian Reil* wurde am 20. Februar 1759 in einem Pfarrhaus geboren. Auf Wunsch des Vaters sollte er Theologie studieren, aber Reil zog es zur Medizin. Er studierte zuerst in Göttingen, später in Halle, wo *Fr. Th. Meckel* und *J. Fr. Gottlieb Goldhagen*[1] seine Lehrer wurden. Mit Goldhagen verbanden ihn freundschaftliche Beziehungen. 1782 promovierte er zum Doktor der Medizin und Chirurgie, ließ sich einige Jahre in Ostfriesland als Arzt nieder, wurde 1787 als Extraordinarius auf Veranlassung Goldhagens nach Halle gerufen und erhielt ein Jahr später, nach dessen Tod, die ordentliche Professur der Medizin und die Leitung der Klinik. Reils theoretisch-wissenschaftliche und praktische Tätigkeit war äußerst umfangreich. Er war nicht nur Internist, sondern auch chirurgisch und hier besonders augenärztlich tätig. Bekannt sind seine anatomischen Untersuchungen des Auges, wo er mittels chemischer Präparation den strahlenförmigen Verlauf der Fasern der Linse nachwies und die ersten Abbildungen der „macula lutea" lieferte. Die von ihm geübte Methode der Anwendung chemischer Reagenzien für den Nachweis von Strukturverhältnissen dehnte er auf seine Hirnuntersuchungen aus, die sein eigentliches Hauptwerk darstellen und ihn mit Gall zum Begründer der neuen Gehirnanatomie machten. Nicht minder bahnbrechend erwies er sich in der Physiologie, wo er der pathologischen Chemie die Hauptrolle der Krankheitsursache zuschob und die Bedeutung des Stoffwechsels klar erkannte. 1796 gründete er das „Archiv für Physiologie", das er bis zu seinem Tode redigierte. 1810 wurde ihm der Lehrstuhl der klinischen Medizin an der neu gegründeten Universität Berlin übertragen. Während des Krieges von 1813 hatte er die oberste Leitung der Kriegsspitäler am linken Elbufer inne und bekam Typhus, an dessen Folgen er im Jahre 1813 starb.

Reils Bedeutung für die Gesamtmedizin ist fast universell; *M. Neuburger* hat 1913 in einer Gedenkrede und -schrift diese Vielseitigkeit Reils eindrucksvoll dargestellt. Hier soll nur sein Beitrag zur Psychopathologie innerhalb ihrer Geschichte berücksichtigt werden[2].

Der theoretische Ausgangspunkt von Reils Lehre über Gesundheit und Krankheit ist seine 1795 erschienene Schrift „Von der Lebenskraft"[3]. Er blieb es auch, als er Anhänger der Naturphilosophie *Fr. W. J. von Schellings* geworden war, und der hier schon sichtbare naturphilosophische Ansatz sowie der Versuch, zu einer Überwindung des Dualismus von Geist und Materie zu gelangen, zeigen schon die Richtung seiner geistigen Entwicklung an, die sich eigentlich ohne Sprünge vollzieht.

Der Begriff der Lebenskraft wird von dem damaligen Kantianer weder im Sinne von Hallers, Stahls oder Hoffmanns Reizbarkeit gefaßt, sondern Reil gelangt zu einem neuen Materiebegriff, der geistesgeschichtlich eher mit der „natura energetica" Glissons oder mit der Materieauffassung von Leibniz verwandt erscheint. Materie ist Inbegriff von Erscheinungen, die von den Sinnen als Objekte im Raum wahrgenommen werden. Vorstellungen, wahrgenommen vermittels des inneren Sinnes, sind zwar in der Erfahrung ebenso gewiß wie körperliche Phänomene, „aber spezifisch von ihnen verschieden". Erscheinungen in der Sinnenwelt als

Objekte des äußeren und inneren Sinnes betrachtet, haben entweder in der Materie als in einem beweglich Ausgedehnten oder in Vorstellungen ihren Grund. Die meisten gehören dem Gebiet des Räumlichen an, und die empirische Naturlehre darf die Erscheinungen des tierischen Körpers nur dann von Vorstellungen ableiten, wenn die Erfahrung dazu berechtigt.

Ich werde daher den Grund aller Erscheinungen tierischer Körper, die nicht Vorstellungen sind, oder nicht mit Vorstellungen als Ursache oder Wirkung in Verbindung stehen, in der tierischen Materie, in der ursprünglichen Verschiedenheit ihrer Grundstoffe und in der Mischung und Form derselben suchen[4].

Die allgemeine Ursache aller körperlichen Erscheinungen ist Mischung und Form der Materie. Wird die Mischung und Form bis in ihre Elemente zergliedert, soweit es möglich ist, gelangt man einmal zu den einfachsten Elementen, auf Grundstoffe, die nicht weiter zu zerlegen und in den Körpern der Sinnenwelt in vielfältigster Ordnung gemischt sind, und zum andern auf Form und Bildung der Materie, die ein Produkt der Art der Aggregation ihrer Bestandteile ist. Diese Materie bringt Erscheinungen hervor, die mit der Beschaffenheit ihrer Form und Mischung in einer unzertrennlichen Verbindung stehen. „Dies Vermögen", sagt Reil, „werde ich ihre Eigenschaft (qualitas, proprietas) nennen". Sie ist ebenso unbegreiflich wie das Dasein der Materie überhaupt. Folge dieser Eigenschaft ist Form, Struktur, Bildung und Organisation der Materie.

Die besondere Naturlehre zeigt vielfache Abteilungen: „je nachdem sie sich mehr und mehr auf die eigentlichen Eigenschaften einer kleinen Zahl von natürlichen Körpern einschränkt, bis sie zuletzt zur ganz besonderen Naturlehre einiger Arten von Körpern und einzelner Individua herabsteigt"[5]. So hat jedes Individuum, ja sogar jeder Teil eines Individuums eben seine eigentümliche Form und Mischung, „seine eigentümlichen Erscheinungen, also auch seine ganz spezielle Naturlehre". Diese Kette von Erscheinungen in der Naturlehre bedeutet bei Reil, wie später bei Auguste Comte, ein stufenweises Hinuntersteigen von den allgemeinsten Eigenschaften der Materie, wie Kohärenz und Schwere, zu den besonderen und ganz besonderen Eigenschaften, „bis wir auf die Individua stoßen".

Die allgemeinen und besonderen Eigenschaften der Naturkörper, die von den allgemeinen und besonderen Eigenschaften der Materie abgeleitet werden, konstituieren die Einteilung des Naturreichs in unbelebte und belebte Körper. Die belebten sind Pflanzen und Tiere, sie haben ebenso viel Arten von Naturlehren. „Der Stoff der belebten Natur unterscheidet sich merklich von dem Stoff der toten Natur". Dennoch scheint Reil die Uranfänge der belebten organischen Natur „schon im Schoße der toten Natur vorrätig" zu sein. Es komme nur darauf an, diese Uranfänge „in einer zweckmäßigen Ordnung zusammenzufügen, nämlich auf einen Kern (nucleus) oder Stock eines organischen Wesens . . ., an welche sich die rohen Stoffe anhängen können". Pflanzen sind aus toten Stoffen gezeugt und sind „erste Stufe der Veredelung der Materie zu organischen Wesen". So besitzt dieser Prozeß einmal eine Richtung vom Allgemeinsten zum Besonderen herab, gleichzeitig ist aber die Differenzierung vom Allgemeinen zum Individuellen eine werthafte Steigerung. All dies bedeutet Mischung und Form der Materie, d. h. ihre Potentialität umschließt den gesamten Lebensprozeß vom einfachsten Lebewesen bis zum Individuum der tierischen Organisation. Materie ist „grob" und „fein", d. h. es ist wahrscheinlich, „daß außer der Materie, die wir durch unsere Sinne wahrnehmen und chemisch behandeln können, noch andere feine, vielleicht ganz unbekannte Stoffe in dem tierischen Körper vorhanden sind, die durch ihre Zumischung zur sichtbaren Materie dieselbe erst vollenden. Durch die Zumischung dieser feinen Stoffe wird die grobe Materie veredelt, erst fähig gemacht, den zureichenden Grund tierischer Erscheinungen zu enthalten."[6] Diese Materie muß subtil und leicht beweglich, flüchtig sein, muß sich schnell entfernen können, zuströmen und sich da und dort anhäufen können. Sie muß dem sichtbaren Stoff nicht zugemischt, sondern zugemengt sein. Was für Materie und auf welche Art gelangt diese in den sichtbaren Stoff? Es ist subtile Materie, feinster unsichtbarer Stoff. Er kann durch die Lungen, durch die Haut, durch Magen-Darm-Kanal dem Körper mitgeteilt werden, auch durch Zersetzung des Körpers selbst. Nun scheint es, daß jedes Organ entsprechend dem Gesetz der Wahlanziehung der Elemente und ihrer Produkte eine „eigene Verwandtschaft zu den feinen Stoffen" besitzt, diese auf verschiedene Art und in verschiedener Quantität aufnimmt und dadurch eine verschiedene Reizbarkeit bekommt. Von der Natur dieser Materie könne man aus Mangel an Erfahrung nichts sagen. Einige dieser Stoffe seien der Wärmestoff, das Licht, die Luft, die Elektrizität, das Oxygen und viele andere, „die entweder unverändert oder zersetzt mit der groben Materie tierischer Körper sich verbinden und ihre Erscheinungen ändern". Aber diese feinen Kräfte oder Stoffe sind nicht allein die Kraft oder das Substrat der Kraft der organischen Wesen. „Der Grund des Lebens liegt in der sämtlichen Materie, in der Mischung und Form alles dessen, was sichtbar und unsichtbar ist. Die feine Materie kann ebensowenig für sich das Leben bewirken, als die grobe Materie es allein kann. Es muß alles da sein, was da ist, wenn daraus das endliche Resultat: Leben hervorgehen soll."[7]

So ist die organische Materie das Leben oder die Lebenskraft selbst, oder das Leben ist diese Materie in ihrer besonderen Form. Sie ist Mischung und Gemenge und Form, Struktur, Bildung und Organisation. Organ und Organisation ist Bildung und Struktur belebter Körper. Was aber ist eine Kraft? „Das Verhältnis der Erscheinungen zu den Eigenschaften der Materie, durch welche sie erzeugt werden, nenne ich Kraft. Kraft kann also so allgemein, besonders und individuell gedacht werden, als sich die Verhältnisse der Wirkungen zu den Ursachen und die Erscheinungen zu den Eigenschaften der Materie denken lassen. Kraft ist also etwas von der Materie Unzertrennliches, eine Eigenschaft derselben, durch welche sie Erscheinungen hervorbringt."[8]

Im Sinne Kants meint Reil dann, Kraft sei ein subjektiver Begriff, die Form, nach welcher wir uns die Verbindung von Ursache und Wirkung denken, aber Materie ist eben „nichts anderes als eine Kraft, ihre Akzidenzien sind ihre Wirkungen, ihr Dasein ist ihr Wirken und ihr bestimmtes Dasein ihre bestimmte Art zu wirken". Dieser Begriff meint physische und Lebenskraft; diese „deutet das Verhältnis mehr individualisierter Erscheinungen zu einer besonderen Art der Materie an, die wir nur in der belebten Natur antreffen".

Allgemeinstes Merkmal, durch das sich die organische Natur charakterisiert, ist ihre Fähigkeit zu einer eigentümlichen Bildung. In diesem teleologischen Bildungsvermögen, gründet Ernährung, Wachstum, Reproduktion und Zeugung, d. h., daß die organischen Wesen sich selbst durch äußere Reize und durch ihre eigenen Wirkungen abändern und dadurch ständig andere Erscheinungen äußern, oder „jedes Individuum folgt dem Triebe seiner eigenen Regsamkeit". Diese Auffassung von der Materie als Selbsttätigkeit oder Leben und Lebenskraft wird von Reil auf die Medizin übertragen. Sah er die Tätigkeit der Lebenskraft oder der tierischen Natur in einem unaufhörlichen oszillierenden Wechsel der Mischung, konnte die Krankheit in ihrem allgemeinsten Ausdruck nur als ein Abweichen von der normalen Mischung und Form des Körpers und seiner Teile definiert werden, die uns durch Anomalien sichtbar wird.

Hier liegt der eigentliche Grund für die immer wieder behandelten Themata in Reils Krankheitslehre „Von den nächsten und entfernten Ursachen", die Reil in den Rhapsodien und in der Fieberlehre ausführlich erörtert. Nächste Ursache ist eben die „Abweichung von Form und Mischung", und sie wird schließlich innerhalb der Psychopathologie zu einer idiopathischen Störung des Gehirns. Er sagt: „Krankheit und Ursache der Krankheitszufälle entspringt durch Abweichung der Form und Mischung der Materie von derjenigen Regel, nach welcher bei dem kranken Individuum dieselbe gemischt und gebildet sein sollte." Krankheit hat also ihre nächste Ursache in einer Veränderung der inneren Kräfte des Körpers, die die Harmonie der Lebenskraft darstellen, und nie „kann sein Verhältnis zu den Dingen außer ihm direkt und zunächst eine Krankheit hervorbringen". Die Außendinge, die entfernten Krankheitsursachen, wirken nur indirekt, da sie zuerst die Eigenschaften der Materie verändern. Nur durch eine Veränderung von Mischung und Form kann dieser Organismus verändert werden. Das heißt weiter, daß mit dieser Veränderung von Mischung und Form die „Stimmung" der Lebenskraft verändert wird. Reil nennt den natürlichen Grad der Lebenskraft, wie er der Erhaltung des Individuums angemessen ist, Stimmung, temperies, und den widernatürlichen Grad intemperies. Veränderungen dieser Temperatur der Lebenskraft können natürlich sein, wenn sie zur Vollkommenheit eines tierischen Körpers dienen, oder widernatürlich, wenn sie Krankheiten erwecken oder selbst Krankheiten sind, wie bei Entzündungen, Fiebern u. a. m. Diese Selbsttätigkeit der Materie als organischer Substanz, dieser Vitalismus, bedurfte in der schon eingeschlagenen monistischen Grundhaltung nur einer Anregung, um die letzten Reste eines Dualismus — sie waren im psychischen Leben als äußerster Individualisierung der organischen Materie gegeben — umzustürzen.

Reils systematisch-theoretische Gesamtabhandlung der Physiologie und Pathologie der Nervenkrankheiten, die die Geisteszerrüttungen einschließen, findet sich im 4. Band seines Hauptwerkes „Über die Erkenntnis und Kur der Fieber" vom Jahre 1799. Die „Rhapsodien über die Anwendung der psychischen Kurmethode auf Geisteszerrüttungen" von 1803 beruhen auf diesen Grundgedanken.

Reils Fieberlehre umfaßt heterogenste Affektionen unter einem Begriff, wobei dieser einen völlig anderen als den herkömmlichen Sinn erhält. Er definiert:

Ein Fieber ist Abweichung der Lebenskräfte eines Organs von seinem gesunden Zustand. Die Reizbarkeit ist erhöht, das Wirkungsvermögen unverletzt oder geschwächt. Im Gefolge der durch diesen Zustand erregten lebhafteren Lebensprozesse kann endlich Reizbarkeit und Wirkungsvermögen, selbst die Vegetationskraft zugrunde gehen. Die Mischung und Organisation sind in dem kranken Organ nicht sichtbar verletzt. Die Nerven und Gefäße, die denselben angehören, leiden mit[9].

Die Lebenskräfte können in verschiedener Weise verletzt sein, darauf gründen sich die drei Gattungen des Fiebers Synocha, Typhus und Lähmung.

Reil beginnt seine Abhandlung in Band 4 der Fieberlehre mit einer Physiologie des Nervensystems, der im zweiten Kapitel allgemeine Betrachtungen „von den Nervenkrankheiten überhaupt" folgen.

Das Nervensystem ist für Reil eine Art selbständiges organisches Wesen, gleichsam nur zwischen die übrigen Organe eingeschoben, besitzt eine eigene Modifikation seiner Kräfte und enthält unabhängig von den übrigen Organen die nächste Ursache seiner Wirksamkeit in sich. Obwohl von den Gefäßen abhängig, sind diese doch nur äußere und entfernte Ursache seiner Fortdauer und Wirksamkeit. So, fast selbsttätig in sich, ist das Nervensystem — Gehirn, Rückenmark und Nerven —, das Band, das die Organe und Gewebe des Körpers verbindet, sie in Beziehung stellt und ein harmonisches Ganzes erzeugt. Das Gehirn ist im Nervensystem Brennpunkt, in dem alle Nerventätigkeiten zusammenfallen und von wo aus sie wieder reflektiert werden. Bei den Vegetationsprozessen, durch die Leben und Tätigkeit zustande kommt, wirken die Nerven mit den Gefäßen zusammen, Blut und Gefäße sind aber nur „Untergebene" des Nervensystems, von dem die Vegetationsprozesse eigentlich abhängen. Wie diese Wirkungen der Nerven und Gefäße in diesen Prozessen verlaufen, ist unbekannt. Nerven haben Kräfte, „tote und lebendige, mechanische, chemische, physische, Kohärenz, Reizbarkeit und Energie"; alle sind sie „wahrscheinlich" Ergebnis ihres eigentümlichen Stoffes, ihrer besonderen Mischung und Organisation. „Die Intensität der Lebenskräfte des Nervensystems hat keinen festen Standpunkt, sondern eine bewegliche Temperatur." Diese Temperatur erhält sich nach der Bestimmung des Wesens und teilt sich wahrscheinlich allen übrigen Organen mit.

Wirkungen und Verrichtungen des Nervensystems sind bloße Nervenwirkungen und Operationen des Gehirns als Seelenorgan. Diese Operationen sind „mit gleichzeitigen Veränderungen der Seele, mit Vorstellungen und Gefühlen verbunden, und der Teil des Nervensystems, in welchem sie zustande kommen, wird das Seelenorgan genannt", während die Nervenwirkungen „bloß tierische Verrichtungen oder Wirkungen sind, die mit den Veränderungen der Seele direkt in keiner Verbindung stehen". Die Aktionen des Seelenorgans erscheinen als Vorstellungen; ohne Gehirnaktion ist keine Vorstellung möglich. Die Seele stellt sich vermittels des inneren Sinnes ihren eigenen geistigen Zustand vor, ihre Vorstellungen, Urteile, Begriffe, Handlungen unterscheidet sie und wird sich ihrer selbst bewußt. Sie stellt sich weiter ihren eigenen Körper durch das Gemeingefühl und ihren äußeren Zustand, ihre und ihres Körpers Verbindung mit der Welt durch den äußeren Sinn vor. Von Bedeutung ist der Begriff Gemeingefühl[10], den Reil einführt; M. *Neuburger* weist darauf hin, daß hier *I. G. Leidenfrost, Irwing* und *Kern* als Reils Vorgänger gelten, ohne diesen Begriff so bestimmt umschrieben zu haben. Das Gemeingefühl umfaßt die körperlichen Sinnesempfindungen und die durch den Körperzustand bedingten Vorstellungen, Gefühle, Triebe, die sich als dunkle, verworrene Vorstellungen der Seele zeigen. Organ des Gemeingefühls sind die überall im Körper verstreuten Nerven, die einmal als Instrumente der Vegetation die gesetzmäßige Temperatur der Lebenskraft erhalten, aber vor allem der Seele ständig über Gesundheit und Krankheit des Körpers Mitteilung geben. Es dient der Erhaltung der Gesundheit und ist mit den Temperamenten verknüpft. Die Aktionen des Gemeingefühls und der Sinnesorgane erregen die Tätigkeit des Gehirns, und im Gefolge dieser zusammengesetzten Aktionen entstehen Anschauungen. Die Imagination beginnt im Gehirn, wird entweder von ihm begrenzt oder zu den Sinnesorganen ausgedehnt, mit denen sie eine außerordentliche Ähnlichkeit hat und sich lediglich durch die Intensität unterscheidet. Auch die Reize zu den willkürlichen Bewegungen entstehen ursprünglich im Gehirn und werden durch Bewegungsnerven den Muskeln übertragen. Imagination als innerer Sinn besitzt die Varietäten des Dichtungsvermögens, der Gedächtnis- und Erinnerungskraft. Reil nennt die Anschauungen des äußeren Sinnes und des Gemeingefühls natürlich-notwendige Ideen, weil das Gehirn wirken muß, wenn es durch Sinne und Gemeingefühl gereizt wird, dagegen die der Imagination freie und eigenmächtige Vorstellungen, weil sie durch innere Reize in Gang gebracht werden. Sie sind aber nicht absolut frei. Das Gehirn hat, wie die Nerven, eine „höchst spezifische" Reizbarkeit. „Es kann nur durch Nervenwirkungen der Sinnesorgane und des Gemeingefühls oder durch seine eigenen Tätigkeiten nach den Gesetzen der Assoziation gereizt werden." Reil überträgt das Prinzip der Assoziation der Ideen auf die Bewegungen.

Nervenkrankheit ist ein anomaler Lebensprozeß im Nervenmark, wodurch die den Nerven eigentümlichen und für uns erkennbaren Verrichtungen gestört werden. Es wird ein innerer verletzter Zustand des Nerven vorausgesetzt. Nur dort sind Nervenkrankheiten, wo der zureichende Grund ihrer Phänomene im Nerven liegt, d. h. es handelt sich hier wieder um eine Störung in der Mischung und Form. Sie ist nächste Ursache der Krankheiten. Entfernte sind Erblichkeit, alle Einflüsse von außen, vom Körper, geistiger und moralischer Einfluß, wobei die Leidenschaften eine große Rolle spielen. Dies alles sind äußere Kräfte, die aber allein nicht ausreichen, das Gehirn krank zu machen.

Unter dieser Voraussetzung sind alle Verrücktheiten, wie und durch welche entfernte Ursache sie auch entstanden sein mögen, idiopathisch. Sie setzen eine Abnormität unmittelbar im Gehirn selbst voraus. Nie dürfen wir uns unter sogenannten symptomatischen und sympathischen Geisteszerrüttungen solche denken, bei denen das Gehirn zwar an sich gesund ist, aber durch abnorme Reize zu fehlerhaften Handlungen bestimmt wird.

Krankheiten der Seele und der Nerven sind nicht verschieden, denn „die Seelenkräfte stehen mit der Organisation und Vitalität des Gehirns, ihre Fertigkeiten mit den Vermögen des Körpers, sich Gewohnheiten zu verschaffen, in einem so genauen Verhältnis, daß sie schwerlich für sich allein verletzt sein können".

Es gibt organische und dynamische Nervenkrankheiten. Organische sind im wesentlichen Desorganisationen verschiedener Art, dynamische sind innere Zustände der Nerven, durch die ein anomaler Lebensprozeß notwendig zustande kommt. Diese letzte innere Veränderung muß auch dort angenommen werden, wo man makroskopisch nichts findet — Reil nennt als Beispiel die Epilepsie —, da jedes dynamische Mißverhältnis im Materiellen offenbar werden muß. Die Störung selbst muß anderseits gering sein, da die veränderte Funktion sich wie z. B. im Wahnsinn immer noch durch Vorstellungen, wenn auch falsche, ausdrückt. Die Phänomene der Nervenkrankheiten werden so zu Symptomen verletzter Nervenverrichtungen oder des in seiner innersten dynamischen Materie veränderten Seelenorgans. Im Gegensatz zu Gall gibt es bei Reil aus Mangel an Erfahrung keinerlei Lokalisationsmöglichkeit. Reil erwähnt in der Vorrede zu den Nervenkrankheiten ausdrücklich den ihm so ähnlichen Gall sowie *M. V. G. Malacarne*[11] und rühmt ihre bedeutenden Beiträge zur Organologie des Gehirns. Gall und Reil stehen beide durch die Vorherrschaft, die sie dem Gehirn als Seelenorgan zuschieben, am eigentlichen Beginn einer neuen Psychiatrie, und Morel hätte sich genauso gut auf Reil beziehen können, als er das Hauptwerk Galls über die Funktionen des Gehirns als Grundlage dieser neuen Psychiatrie pries.

Die dynamischen Nervenkrankheiten „stellen sich unter die nämlichen Gattungen, nämlich unter Synocha, Typhus und Lähmung, unter welche die Fieber gehören". In der Synocha ist mit erhöhter Reizbarkeit ein relativ starkes Wirkungsvermögen zugleich da. Vielleicht handelt es sich um eine Entzündung im Neurilemm, vielleicht entsteht der Zustand von fettem Blut, so daß durch die kräftige Vegetation der Charakter der Synocha entsteht. Man erkennt den Zustand an der Heftigkeit der Nervenzufälle, der Krampf ist stark, die Zerrüttung des Verstandes äußert sich als Raserei und Tobsucht. Im Typhus ist die Reizbarkeit überspannt, aber die Energie gering. Die Aktionen der Nerven erfolgen hastig, aber ohne Kraft. Außerdem unterscheidet Reil bei allen Nervenkrankheiten eine straffe und eine schlaffe Faser; die erste gehört zur Synocha, die letztere meist zum Typhus. Bei der Lähmung endlich sind die Nervenkräfte erschöpft oder gänzlich zerstört. Höchster Grad der Lähmung ist mit Verlust der Vegetation verbunden.

Wie soll nun eine Einteilung bei der Bestimmung der Arten der Nervenkrankheiten erfolgen? Eine lokalisatorische Nosologie ist nicht möglich, „da wir nicht wissen, welchen Anteil bestimmte Teile an diesen oder jenen Verrichtungen haben". Auch eine Gruppierung nach den verletzten spezifischen Verrichtungen des Nervensystems ist undurchführbar, da der Einfluß des Nervensystems auf die Vegetation unbekannt sei. Treffe man sie auf Grund der sich gleichenden Symptome, komme man wieder auf Zusammensetzungen von Arten. Reil schlägt daher vor, die Elementarteile der Nervenkrankheiten einzeln zu betrachten und ihre Arten, soweit möglich, nach den spezifisch verschiedenen Teilen des Nervensystems und den sich darauf gründenden Verrichtungen zu ordnen. Diese Elementarteile sind dann Krankheiten des inneren Sinnes, des äußeren Sinnes, des Gemeingefühls, wo sich Krankheiten des Gefühlsvermögens anschließen, des Bewegungsvermögens der Nerven, der Sympathie und schließlich Krankheiten der Nerven, insofern diese auf die Vegetation einfließen. Da dieser Einfluß noch unbekannt sei, könne man jetzt noch keine Nervenkrankheiten absondern.

Nach diesen allgemeinen Voraussetzungen gelangt Reil zum wesentlichsten Teil seiner Abhandlung, zu den Geisteszerrüttungen. Es sind Krankheiten des Nervensystems, die sich allein auf Vorstellungen beziehen; sie werden von den Krankheiten der übrigen Elementarteile abgesondert.

Der Mensch, mit Bewußtsein begabt[12], unterscheidet in sich drei verschiedene Arten von Veränderungen: das Vermögen, vorzustellen, zu fühlen und zu begehren. Keines enthält in sich den Grund des anderen, obwohl sie einer und der gleichen Kraft der Seele eignen. Vermittels dieser Vermögen fühlen wir, „daß wir mehr als Staub sind". Psychologisch werden diese verschiedenen Kräfte der Seele getrennt — Reil meint die Vermögenspsychologie —, dennoch „haben sie unter sich eine so große Gleichartigkeit, daß wir sie unter einen Begriff zu subsumieren genötigt sind". Daher sind sie auch in einer Ursache gegründet und nicht in verschiedenen. Diese Seelenkräfte stehen mit der Beschaffenheit des Nervensystems in einem bestimmten Verhältnis. Lokale Krankheiten des Nervensystems können einzelne Kräfte der Seele zerrütten, aber das Nervensystem hat darüber hinaus einen eigenen Brennpunkt, der zu eigenen Funktionen bestimmt ist und die zerstreuten Wirkungen seiner Teile aufnimmt und reflektiert, so daß es zu Allgemeinerkrankungen kommt. In der gleichen Weise, wie Reil die Elementarteile für alle Nervenkrankheiten untersuchen wollte, um so auf induktivem Wege zu einer Synthese zu kommen, werden nun die Elementarteile der Verrückungen, d. h. der Krankheiten, die sich auf Geisteszerrüttungen beziehen, besprochen. Reil macht hier eine Trennung zwischen Nervenkrankheiten, die er Geisteszerrüttungen nennt und die sich allein auf psychische Phänome beziehen, und Nervenkrankheiten, die das Bewegungsvermögen der Nerven, Sympathie und Vegetation umfassen; hier liegt die Trennung von jenen Begriffen, die erst später mit den Namen Neurologie und Psychiatrie bezeichnet werden. Diese Psychiatrie von Reil geht von der normalen Psychologie, von der Vermögenspsychologie aus. Insofern ist eine nahe Beziehung zu Hoffbauer gegeben, als Reil die Phänomene der Psychopathologie aus der Psychologie ableitet. Nur in diesem Punkte verstehen sich Reil und Hoffbauer, nicht aber in der psychosomatischen Rückbeziehung Reils, der als Arzt die leibliche und seelische Organisation zusammen betrachtet. Dies führt dann notgedrungen zu jener Grundfrage der Psychopathologie, die Reil in allen Formen geprüft hat, nämlich: wie wird ein physisch-vitales Phänomen zur Idee und umgekehrt, wie wirkt die Idee auf die Materie? Die Lösung wird von ihm erst nach seinem Einmünden in die Identitätsphilosophie Schellings gefunden, eine Lösung, die naturphilosophisch-metaphysisch ist.

Die Seele stellt sich den Zustand ihres Körpers durch das Gemeingefühl, die Welt durch die Sinnesorgane vor und reproduziert diese Vorstellungen durch die Imagination und ihre Varietäten. Es entstehen in ihr vermittels der verschiedenen Organe, durch die diese Vorstellungen wirklich werden, dreierlei Arten, nämlich Vorstellungen des Gemeingefühls, der Sinnesorgane und der Imagination als inneren Sinns. Fehler in diesen Organen können zu den eigentlichen Geisteszerrüttungen führen, d. h., die Pathologie der einzelnen Seelenkräfte ist an die verschiedenen Organe gebunden, deren Reize im Gehirn als Brennpunkt zusammentreffen. Nach Explikation der einzelnen partiellen Störungen im Gemeingefühl, den äußeren Sinnesorganen und dem inneren Sinn, die höchst geistvolle und interessante Einzelfragen beleuchtet, wie etwa die Ableitung der Hysterie und Hypochondrie vom Gemeingefühl und die Erzeugung von Wahnvorstellungen durch das Organ des Gemeingefühls, gelangt Reil zu seinem Begriff der Geisteszerrüttung. Sie ist „Abweichung vom gesunden Menschenverstand". Allerdings sei die Norm schwer zu bestimmen; zwischen dem höchsten Gesundheitsideal und dem letzten Grad der Verrücktheit gebe es die Stufenreihe der individualisierten Seelenkräfte, und die Grenze sei schwer zu finden. Auch sei nicht bekannt, ob bei der Ausübung der höheren Seelenkräfte das Ganze oder nur ein Teil des Gehirns in Tätigkeit ist. Nosologisch ist man also nicht in der Lage, die Verrücktheit zu bestimmen, d. h., Art und Ort der verletzten Vitalität kann man nicht angeben. Ihre Wirkungen sind kranke Wahrnehmungen und Begriffe, die sich von den irrigen Vorstellungen unterscheiden. Die Unterscheidung ist schwierig, es gehören nicht alle kranken Wahrnehmungen zur Verrücktheit. Die einzelnen Seelenkräfte können erkranken; dies kann zu Irrtum in unseren Handlungen und Begehrungen führen, ist aber solange keine Verrücktheit, solange der Mensch imstande ist, ihre Wirkungen als Täuschung einzusehen. Oft finde man bei der Verrücktheit eine Anomalie aller Seelenkräfte, zuweilen nur partielle. Obwohl der Verstand meist jene Kraft sei, die hauptsächlich verletzt ist, erkranken auch Tiere und Kinder. Daher gelangt Reil zu der Vorstellung, daß der harmonische Einklang aller Seelenkräfte in der Verrücktheit gestört ist. Die kranken Wahrnehmungen, Begriffe und Gefühle werden nicht mehr als Täuschungen, sondern als Wahrheit angesehen. Das ist das Kriterium der Geisteskrankheiten. Aber in allen diesen allgemeinen Symptomen, den abnormen Gemeingefühlen, Anschauungen und Imaginationen könne man kein zuverlässiges Merkmal ihrer Existenz suchen, denn es gebe Simulanten und Betrüger. Die Diagnose nähere sich immer nur der Wahrscheinlichkeit, und hier komme dem Arzt seine Erfahrung zugute. Er erkenne an bestimmten begleitenden physiognomischen Zügen das Echte. So können die Betrüger die glänzenden Augen der Kranken, die Röte der Wangen, ihre Unempfindlichkeit gegen Hunger, Kälte und Arzneien nicht nachahmen. Die Symptome der Geisteszerrüttungen werden zu Phänomenen einer gestörten Vitalität des Seelenorgans, das ist das Äußerste, was Reil dazu sagen kann. Alle anderen Einteilungsversuche, besonders vermögenspsychologische, müssen mit Vorsicht aufgenommen werden. Sie stimmen nicht, weil man zu wenig weiß. Daher gibt Reil ausdrücklich keine Nosologie an, sondern er versucht „einige feste Punkte in dem Chaos der Geisteszerrüttungen aufzustellen, die sich durch eigentümliche Merkmale leicht voneinander unterscheiden lassen": der fixe Wahn, die Narrheit, die Wut und der Blödsinn. Diese vier Variationen sind nicht beständig, gehen oft ineinander über, wobei der Blödsinn häufig Endzustand darstellt, und wechseln an Intensität. Sie können allgemein oder partiell sein, kurz oder chronisch und sind häufig mit anderen Krankheiten zusammengesetzt, vor allem mit Gefäßfieber.

Die theoretische Grundlage ist also, „in welchem Zusammenhang stehen die Abnormitäten des Nervensystems mit den Abnormitäten der Seelenverrichtungen". Schon 1799 ist er der Auffassung, daß die Lösung dieser Frage uns der Vermutung näher bringe, „daß die reale und ideale Seite des Menschen Äußerungen eines Wesens und Organismus sind, das sich nach zwei Richtungen entwickelt und dadurch die innige Abhängigkeit der einen Seite von der anderen begründet. In diesem Fall würde es eine höhere Naturlehre geben, der die Physiologie und Psychologie untergeordnet sind, sofern jene die objektive, diese die subjektive Seite jenes einen Urgrundes der Natur entwickelt."

Die Rhapsodien fügen zu diesen in der Fieberlehre ausgedrückten Grundvorstellungen über die Geisteszerrüttungen nichts wesentlich Neues hinzu. Dieses eigenartige Werk, dessen Wirkung gewaltig war, ist weniger bedeutsam durch die theoretische Auffassung der Geisteskrankheit als durch ihr praktisches Ergebnis, nämlich Reils „psychische Curmethode". Das Werk[13] ist in der ersten Auflage seinem Freund, dem Prediger *Wagnitz*, zugeeignet, der in Halle viel zur Verbesserung der Irrenpflege beigetragen hatte. Auffallend ist die eigenartige, ja dichterische Stilistik, die häufig das Märchenhafte streift und der romantischen Literatur von Wackenroder über Novalis, Tieck, Brentano bis zu Eichendorff gleichkommt.

M. Neuburger hat die Rhapsodien Reils mit Recht als eine Analogie zu den Reformen Pinels betrachtet; er nennt Reil den deutschen Pinel und der größte Eindruck, den das Buch hinterläßt, ist der flammende Aufruf darin zu einer humanitären Behandlung der Geisteskrankheiten und zu einer Reform der Irrenanstalten. Sie haben zweierlei Zweck: sie sind einmal Aufbewahrungsanstalten für Unheilbare und zum anderen Behandlungsanstalten für die Heilbaren. Danach muß sich ihre Konstruktion richten.

Über die Definition eines Heilmittels, das nach seiner Kräftewirkung beurteilt wird und entweder auf chemischem oder physisch-mechanischem Wege, d. h. durch Arzneien und Nahrungsmittel oder chirurgisch wirkt, wird auf die bisher fehlenden Heilmittel hingewiesen, die weder chemisch noch mechanisch, sondern psychisch wirken. Sie wirken psychisch, „wenn sie durch eine bestimmte Richtung der Seelenkräfte, der Vorstellungen, Gefühle und Begierden solche Veränderungen in der Organisation hervorbringen, durch welche ihre Krankheiten geheilt werden". Es gibt also eine medizinische, chirurgische und eine psychische Kurmethode. Die letzte ist noch ein „rohes Feld", und Reil fordert:

Die medizinischen Fakultäten werden ... genötigt sein, den vorhandenen zwei Graden noch einen dritten, nämlich die Doktorwürde[14] in der psychischen Heilkunde, zuzufügen.

Psychische Kurmethoden sind methodische Anwendung solcher Mittel, die zunächst auf die bewußte Seele wirken, um dadurch zu einer Heilung zu gelangen. Reil geht auf vorangegangene Versuche ein, um zu einer systematischen Theorie der psychischen Kurmethode zu gelangen; Pinel und die französische Republik werden recht sarkastisch und zu Unrecht abgespeist. Er erwähnt Willis, Crichton, *Kloeckhof, F. Erhard* und Langermann. Die Schwierigkeit einer Methodik liege am Gegenstand; psychische Mittel wirken auf das Seelenorgan, das von allen Organen die zartesten Kräfte und eine dauernd bewegliche Temperatur besitze. Noch schwieriger verhalte es sich bei den Geisteszerrüttungen, wo der Brennpunkt des Nervensystems an einer dynamischen Intemperies leide. Der Kranke selbst verändere sich dauernd. Wie gelange man nun zu Regeln? Zwar meint auch Reil noch, Ärzte und Philosophen sollten eine Theorie der psychischen Kurmethode immer mehr vollenden, d. h. die Psychologie als praktische Erfahrungsseelenkunde solle angewandt werden. Aber für ihn ist sie doch nur die Naturlehre eines Teiles des Gegenstandes, in der die physische Seite des Menschen keine Beachtung findet. Er formuliert:

Eine Psychologie für Ärzte würde daher ein ganz anderes Bild, ein Inbegriff empirisch-psychologischer Erkenntnisse sein, die mit beständiger Rücksicht des gegenseitigen Einflusses beide Teile des Menschen aufsucht die mit dem Heilgeschäft in der engsten Verbindung gesetzt sind. Es scheint, sie müsse nach eben dem Zuschnitt wie die Arzneikunde, die auf den Körper wirkt, also als Physiologie und Pathologie der Seele, als psychische Heilmittellehre und Therapie geordnet werden.[15]

Die Physiologie betrachtet die Seelenvermögen, wie sie naturgemäß sein müssen und dient zur Norm gegenüber der Reflexion der Pathologie. Diese soll in eine allgemeine und eine besondere Seelenpathologie eingeteilt werden. Der zweite praktische Teil der Erfahrungsseelenkunde für Ärzte ist die psychische Heilmittellehre und die Therapie. Die erste muß allgemein die Vermögen der Seele, auf die gewirkt wird, erörtern und die körperlich moralischen Mittel, die zunächst durch eine zweckmäßige Veränderung der Seele wirken. An sie schließt sich das „Seelenregimen" an, das in einer Seelendiätetik besteht. Die Therapie endlich stellt die Verhältnisse auf zwischen den Kräften der Mittel und der Art der Krankheiten. Auf diesem Verhältnis beruht die Theorie der psychischen Kuren. Es gibt zwei Wege, Krankheiten zu heilen; sie können direkt getilgt werden, oder man entfernt die Ursachen, durch die sie entstehen. Das gilt auch für den Wahnsinn. Aber hier können Arzneien nur die den Wahnsinn erregenden Ursachen bekämpfen, nicht aber den Wahnsinn tilgen. Die direkte Kur des Wahnsinns „muß höchstwahrscheinlich bloß durch die psychische Kurmethode geschehen". Dies ergebe sich aus der Einrichtung des Seelenorgans. Der Mechanismus sei kompliziert, die dynamische Temperatur seiner Teile verschieden. Die Beziehungen derselben aufeinander nehmen wir wahr in der Erregung durch äußere Einflüsse und innere Assoziationen. Arzneien wirken im Gesamt auf das Seelenorgan, aber nicht auf die Mißverhältnisse in den Beziehungen. Wahnsinn war Störung in der Harmonie der Teile und Beziehungen der Kräfte; hier sind nun die Kräfte einiger Gebilde über die Norm erhöht, während andere herabgestimmt sind. Körperliche Mittel wirken zu gleichmäßig, zu grob. „Man kann allerdings den Rasenden durch Mohnsaft zur Ruhe bringen, allein gescheit ist er deswegen nicht, sondern nur ein Narr anderer Art geworden." Die gewisse Selbsttätigkeit des Seelenorgans, seine innere feine Kräfteverschiebung in der Störung sind so diffizil, daß spezifische Mittel dasein müssen. Es sind die Ideen. Da das Gehirn ursprünglich seine Kräfte durch Ideen erhält — Vorstellungskräfte als Anlagen können sich nicht ohne Vorstellungen entwickeln — und durch Ideen das normale dynamische Verhältnis des Gehirns begründet wird, muß auch der Kranke durch Ideen gesund gemacht werden. Ideen sind zweckmäßig erregende Kräfte. Das Gehirn kann durch „keine anderen Erregungsmittel in seine spezifisch eigentümliche Aktion gebracht werden als durch solche, in deren Gefolge Gefühle, Vorstellungen, Triebe u. a. m. entstehen". Es geschieht durch die psychische Kurmethode; sie erregt das Gehirnorgan spezifisch, dadurch kann die Intemperies der Reizbarkeit des Gehirns in eine andere Richtung gebracht werden. Reil sieht hier die theoretischen Gründe, „aus der Natur des Seelenorgans genommen", für seine psychische Kurmethode.

Die psychische Behandlungsmethode ist in der Anwendung eine positive oder eine negative. Die negative dient dazu, störende Reize abzuhalten. Die positive, die direkte Methode unterscheidet drei Klassen von Mitteln. Die erste enthält Mittel materieller Natur, die unmittelbar an den Körper gebracht werden und über das Gemeingefühl Lust—Unlust erregen sollen. Körperreize, die Lust erwecken, sind Wein, Mohnsaft, Wärme, Streicheln. Hierher gehört auch die Behandlung mit tierischem Magnetismus. Körperreize, die Unlust erwecken, sind Medikamente, die unangenehme Körperwirkungen hervorrufen, wie Ekel und Erbrechen. Dasselbe bewirkt Entziehung der Nahrung, Blasenpflaster, Haarseile, glühendes Eisen, Peitschen mit Brennessel, Rutenstreiche, Wasserstürze und Züchtigungen als Strafe. Die zweite Klasse besteht aus Objekten, die dem äußeren Sinn vorgehalten werden. Dabei wird nach einzelnen Sinnesorganen systematisch vorgegangen. Die dritte Klasse endlich besteht aus Zeichen und Symbolen, die auf die höheren Seelenkräfte: Vorstellungen, Phantasie, Begriffe und Urteile, einwirken sollen. Ein zuverlässiges Heilverfahren erscheint ihm nach dem Stand des Wissens nicht möglich. Wichtig ist, den Kranken sofort zum Arzt zu bringen, wenn die Krankheit ausgebrochen ist. Der Arzt muß dafür sorgen, daß alle psychischen Kurmittel dem Kranken „als durch Zufall herbeigeführt" erscheinen, damit er nichts von Absicht und Betrug merkt. Voraussetzung aller Behandlung ist das Vertrauen des Kranken; der Arzt muß ihn durch seine Persönlichkeit bezwingen. So besteht die Vorbereitung des Kranken zur psychischen Kur in der Weckung der Besonnenheit, aber vor allem in der des Gehorsams. Wie Willis fordert auch Reil, daß im Patienten Furcht und Liebe zum Arzt in gleicher Stärke vorhanden sein müssen. Um ihn zu „unterjochen", in Gehorsam zu bringen, soll man ihm jede Stütze entfernen, ihn aus der gewohnten Umgebung bringen. Die Schilderung der Verbringung eines Patienten in die Anstalt ist grotesk: er hört beim Empfang Trommelschlag, Kanonendonner, Mohren stehen bereit, und den Offizianten schlägt Reil vor, „eine unbekannte und sonore Sprache zu reden". Dies alles geschieht, um den Kranken auf jeden Wink gehorchen zu lassen. Die gleichen Mittel wecken auch die Besonnenheit und fixieren die Aufmerksamkeit. Gerade sie muß unter allen Umständen gefesselt werden, und hier „müssen erst einige rohe Züge durchs Nervensystem gewagt werden". Durch körperliche Gefühle, starke Sinneseindrücke und erschütternde Stöße auf die Phantasie soll er aus seinem Taumel geweckt werden. Unterirdische Grüfte, wilde Tiere, reißende Ströme, Flaschenzüge, die ihn an ein hohes Gewölbe hängen, werden bemüht bis zur Zaubergestalt einer reizenden Hulda im magischen Tempel mit Musik, um die Aufmerksamkeit zu zwingen. Das alles wirkt wie romantische Spielerei, romantische Ironie und ist tiefernst gemeint.

Die erste Phase der Vorbereitung sieht den Kranken als passiven Zuschauer. Nun muß er zur eigenen Tätigkeit gelangen, er muß wieder handelndes Subjekt werden. Mittel sind entweder starke Leidenschaften oder Anwendungen ohne Erregung der Leidenschaften. Er wird an Gefahren gewöhnt, die ihn weder verwirren noch mutlos machen, und wird langsam Schritt für Schritt zur Besonnenheit geführt. Wesentlich ist die Gewöhnung an eine Arbeit. Reil fordert, jede Irrenanstalt solle die Möglichkeit haben, die Kranken in den verschiedensten Berufen zu beschäftigen. Zu der körperlich-mechanischen Arbeit tritt die geistige hinzu, ferner Gymnastik, allgemeine Körperpflege, Übung aller Seelenvermögen. Die Schrift endet mit einem Hymnus an die Natur, in dem der Dualismus von Geist und Körper immer mehr im Sinne einer romantischen Polarität gedeutet wird. Noch ist er nicht völliger Anhänger der Identitätslehre. In einem Brief an *Autenrieth* von 1807, in dem er diesen um eine Abhandlung über den Zusammenhang des vegetabilischen und animalischen Lebens für das Archiv für Physiologie bittet, dessen Redaktion Autenrieth seit diesem Jahr mit innehatte, erklärt Reil, er sehe in dieser Thematik ein Problem, „was noch keine Naturphilosophie gelöst hat, wie man von der Idee zur Materie komme". Im Entwurf einer allgemeinen Pathologie posthum herausgegeben — Band I durch Nasse, Band II und III durch *Krukenberg* — findet sich in Band I die endgültige Definition über die Natur der Krankheit. „Krankheit als Anomalie des Lebensprozesses wird sich immer in einer Doppelgestalt, als Anomalie der Vegetation und als Anomalie der Animalität äußern müssen, doch mit einem Vorschlagen der einen oder der anderen. Bald äußern sich die Krankheiten mehr als Anomalien des Lebendigen in der Animalität, bald mehr als Anomalien des Lebendigen in der Bildung und in der Vegetation." Die Hypothese des Dualismus, die bisher stets die Frage nach dem Wesen der Geisteskrankheit bestimmt habe, sei sinn- und wertlos. „Alle Krankheiten sind Affektionen der Substanz der Organisation, also des Prinzips der Leiblichkeit und Beseeltheit der letzteren, und müssen also in beiden Formen durchbrechen. An sich gibt es daher gar keinen reellen Gegensatz von Seelen- und Leibeskrankheiten."

Reil hat nicht nur theoretisch-wissenschaftlich und praktisch die eigentliche Psychiatrie begründet, er schuf ihr auch Organe in Form von Zeitschriften und wurde damit zum Begründer der psychiatrischen Journalistik. Sein „Magazin für psychische Heilkunde", das er zusammen mit dem Naturphilosophen *Kayssler* herausgab, erschien in drei Heften 1805–1806. Wesentlich ist, daß außer einem einzigen Aufsatz über Medizin und Pädagogik, der von Reil stammt, alle anderen aus der Feder des Philosophen flossen. Zwei Jahre später gründete er die Zeitschrift „Beiträge zur Beförderung einer Kurmethode auf psychischem Wege" gemeinsam mit dem Kantianer Hoffbauer, die bis 1812 existierte. Aber erst 1818 schuf Reils Schüler Fr. Nasse eine rein ärztliche, also die erste eigentliche psychiatrische Zeitschrift[16]. Nasse wird zum Begründer einer eigenen „Anthropologie", die er in gesonderter Zeitschrift gedanklich niedergelegt hat.

Man vermag das erste Heft der „Zeitschrift für die Anthropologie" Nasses von 1823 nicht aufzuschlagen, ohne das Zeichen seines Mikrokosmos darin zu finden. Er weiß, daß des Goclenius Schüler, der 1601 verstorbene Prediger *Otto Casmann*, Schulrektor in Stade, bei seinem Überwindungskampf gegen den Aristotelismus den Begriff Anthropologie 1596 gestiftet hat und daß dann diese Anthropologie aber wieder Jahrhunderte lang verschüttet wurde. Anthropologie ist Nasses Kampfruf und wissenschaftliche Glückseligkeit zugleich. In diesem Begriff kulminiert die Begeisterung für die Fortschritte seines naturwissenschaftlichen Saeculum, die sich in Physik, Chemie, Anatomie und Zoologie glanzvoll bekunden. Anthropologie muß die membra disjecta nun aus Metaphysik, Anatomie und Zoologie zurücksammeln, sie muß die nur körperliche, die nur psychologische, die nur physiologische Position zur Ganzheit schweißen, sie muß diesen vereinzelnden „Mißbrauch eines Schulsystems" überwinden, um zu den drei Grundfragen zu gelangen: was war, was ist, was wird der Mensch sein? Die Beantwortung muß im Gegensatz zu früher unter Anerkennung der überirdischen Beziehungen von der „Betrachtung dieses Daseins" ausgehen und muß sich von philosophischen Vorgegebenheiten dogmatischer Art befreien. Zwar ist der Standort des Physiologen von dem des Psychologen ganz verschieden, aber beide müssen getrennt marschierend forschen, um sich schließlich gegenseitig abzustimmen. So wird verhindert, daß man den Geist nur für eine „psychische Metamorphose" hält oder den Leib als Psychologe zur ätherischen Verfeinerung hinaufträume. Der Zeit entsprechend hält er die Ergebnisse für durchaus ausreichend, um über den irrationalen Zukunftsweg des Menschen Aussagen zu machen. Nicht minder zeitgerecht ist die Auffassung, daß dieser Forschungsweg sich an den Entwicklungsbegriff zu halten habe. Geschichtliche Entwicklung ist jener vorgezeichnete Weg der Erkenntnis, von der aus Herder den romantischen Standpunkt ausgewiesen hatte. Am Menschen fallen also auf: Entwicklung, Möglichkeit der Abartung, also Veränderlichkeit durch Außen und Innen.

Der Mensch war nicht von jeher, das gilt für die psychische wie somatische Existenz. Vergleichende Zoo-Biologie erweist unter Berücksichtigung der ethnologischen Fakta den Menschen als a priori geselliges Wesen und nähert ihn eher den pflanzenfressenden Tieren als den Carnivoren. Auch 1 *Moses* Kap. I deute auf Pflanzennahrung vor der Sintflut. Ergebnisse der Zahnforschung an Mumien, von Blumenbach genannt, benutzt er als Stütze des Vegetarismus. Denn dieser begründet eine milde Psyche. Höchst phantasievoll stellt er die These von der späteren fleischfressenden Verwilderung des Menschen auf, die dann auch das Tier zum Feind entwickelte. Und er zitiert *F. Schlegel*:

Was mußte nicht alles vorgehen, ehe das gottbefreundete Wesen sich entschließen mochte, am Leichnam ermordeter Tiere eine gräuelvolle Nahrung zu suchen!

Für Nasse ist dieses geschichtliche Moment geradezu eine neue Erbsünde. Die pflanzenfressende Ära erscheint ihm als aetas aurea. Kein Zweifel, daß der Nasse dieser Jahre ein romantisierender Naturwissenschaftler ist. Begeistert füllt er die weiteren Seiten seiner Zeitschrift durch eigene Meditationen. Sein Ganzheitsstreben benutzt typischerweise den methodischen Begriff der synoptischen Psychophysiologie. Und so lautet die weitere Frage: „Was ist in den zusammen vorkommenden Äußerungen der Seele und des Leibes sich einander näher, was sich entfernter?"

Die vorweggenommene Antwort lautet:

Es soll hier das zusammen Vorkommende weder in ein Causalverhältnis gebracht, noch aus einem gemeinschaftlichen Grunde abgeleitet werden.

Ursprungs-, Sitzfragen der Seele, Fragen nach Metamorphose gelten ihm nichts: er will das Zusammen oder Nichtzusammen der Erscheinungen klären. Das ist ein gewichtiger Vorsatz. Er klingt wie ein damaliges „Zu den Sachen selbst". Hierbei findet er im Einklang mit den zeitgenössischen Psychologen die Seele als „vorstellend, erkennend, denkend oder fühlend, empfindend, begehrend, sich bestrebend, anregend" vor. Dies alles als eine Kraft kann ineinander „verschlungen" sein. Auf der leiblichen Seite haben die Physiologen die Sensibilität als etwas nicht rein

Somatisches verunklärt. Statt dessen ist der Begriff Empfindlichkeit geeigneter, weil unpsychologischer. Sie knüpft an das Psychische an.

Diesen leiblichen Hauptrichtungen entsprechen Bauch, Brust und Kopf. Analog stehen Vorstellungs-, Gefühls- und Begehrungsvermögen. Somit zeigt sich Nasse als Platoschüler. Von ihm entlehnt er unter aristotelischer Veränderung dann auch die Hauptbeziehung der Seelenvermögen zum Kopf. *Franz Josef Gall* und *Spurzheims* Lehre bedürfe größter Vorsicht in den Schlüssen. Diese Vorsicht betrifft die Annahme vorschneller Organwahlen. Diese Vorsicht führt ihn aber anderseits auf Anerkennung des Gehirns. Seine Zeugen sind *J. B. Louyer-Villermay* und *Prichard*. In der Lokalisation etwa des Stirnhirns mag er Gall nicht folgen. Tierexperimentelle Versuche etwa *M. J. Flourens* seien noch ungewiß; besonders schwierig sei die Frage, ob bei Hirnabtragungsversuchen beispielsweise die Empfindung oder die Vorstellung dieser betroffen sei. Hier erwähnt er auch die damals besonders von Gruithuisen dargestellten Versuche an Enthaupteten[17].

Sein Ergebnis ist:

> Daß auch alle andere psychische Fähigkeit außer dem Vorstellen und Fühlen, soweit sie mit dem Leibe in Beziehung ist, sich auf das Gehirn beziehe, ist erstens nicht erwiesen, und zweitens würde daraus, falls es auch erwiesen wäre, noch nichts für jene Behauptung hervorgehn.

Auch die Gehirnkrankheiten und -entartungen sprechen nicht für eine unmittelbare Beziehung dieses Organs zu den psychischen Störungen. Auch andere Organe können beteiligt sein. Galls kraniologisch gewonnene Ansichten seien nicht beweisend. Nasse ist von der innigeren Beziehung des Gefühlsvermögens zum Leibe überzeugt. Er ist in dieser Phase seines Schaffens Platoniker, und seine Auffassung ähnelt etwa der *L. Buzorinis*. Nasses Kinderpsychologie wendet sich im Sinne *Joh. Georg Hamanns* und des Philosophen *Fr. H. Jacobi* ab von den bisherigen rationalen Betrachtungen und gelangt zu einer Eigenreife des kindlichen Gemüts auf Grund einer lebensphilosophischen Haltung. Dem Foetus spricht er allerdings Beseeltheit ab.

Nasse hat eine eigene Arbeit über Seelenveränderungen verfaßt. Er bedient sich der Grundkategorien Herbarts: es gibt Seinsveränderungen (solche im Ding) und Beziehungsveränderungen (solche am Ding). Er überträgt dies auf die psychischen Veränderungen, schildert zuerst die reversiblen im Traum und Schlaf, geht über zu den Leidenschaften, die Seinsveränderungen und im Körper Beziehungsveränderungen zeigen. Der Rausch ähnelt dem Traum, steht aber leidenschaftlichen Aufregungen nahe. Wie aber zeigt sich das „Irrsein"; Nasse verwendet hier das von ihm geprägte Wort. Ist es eine Veränderung des Seelenseins oder der bloßen Seelenbeziehung? Sieht man von den bewußtseinsnegativen Zuständen des Blödsinns oder der Tobsucht ab, so zeigen Altersveränderte keine Aussagen, daß sie „anders psychisch fühlen als früher". Die fix Wahnhaften mit Größenideen reden in diesem Zustand zwar von der Veränderung ihrer Beziehung nach außen, „nie aber von solchen, die ihren eigenen Seelenzustand angehen". Die Geheilten vollends fühlen sich wie traumbefreit, „aber sie wissen auch von keiner andern Veränderung in sich . . ."

Er stellt ferner fest:

... das Sittliche steht zu der nächsten Ursache der psychischen Krankheit nur in einem entfernten und zufälligen Verhältnis.

Somit wäre also die psychische Krankheit eine bloße Beziehungsänderung. Das hieße dann, daß es nur eine einzige Veränderung des Seelenseins gäbe: „die in Richtung auf Gut und Böse".

Denn das, was in der Leidenschaft nicht bloß den Körper, die Aufregung oder Herabstimmung des Nerven- und Gefäßsystems angeht, ist eben auch eine Abweichung der Seele in ihrem sittlichen Zustande.

Die gewöhnliche Bezeichnung des Wachsens der Seelevermögen meint die Beziehungsveränderungen, also auch die körperlichen. Nasse verwendet für die sittlichen Reifungen einen ganz anderen Begriff, nämlich den romantischen der Steigerung:

Die Seele nähert sich dem Urquell des Guten; da der aber unveränderlich ist, so kann hier allein sie das Veränderte sein.

Das ist in keiner Beziehungsrelation ausdrückbar, da es im Menschen, nicht an ihm stattfindet. Hier trifft man auf eine Kategorie der wesenhaften Innerlichkeit.

Die die Körperbeziehung ausklammernde psychologische Betrachtungsweise habe besonders dazu geneigt, das Wechselhafte in die Wesenhaftigkeit der Seele hineinzuziehen. Ausdrücklich verweist Nasse auf Platons Phaidon als Wegweisung.

Dem 1825 erschienenen Werk Herbarts „Psychologie als Wissenschaft" hat Nasse in seiner Zeitschrift eine lange, umständliche, zitatenreiche, daher nicht immer klärende Darstellung gewidmet, die den Einklang von Physiologie und Psychologie heftig bejaht, um alle früheren Theorien von Identität von Seele und Leib, vom Wachsen des einen aus dem andern, vom Leben hinter sich zu lassen. Herbarts Hirnauffassung deckt sich nicht mit der seinen, insbesondere ist er nicht der Auffassung, daß das Hirn „zunächst für die Seele, aber nicht für das vegetative Leben des Organismus" da sei. Experimentell gesichert sei, daß Wärmeerzeugung, Muskelkraft, Lungenblutumlauf, Sekretion sehr viel Anteil am Hirn habe.

Nasses polemische Haltung gegen Herbart sucht vor allem die Möglichkeit einer Theorie des allgemeinen Seelensitzes im Körper zu retten, während Herbart das Hirn als Wohnung der Seele anzusehen geneigt ist.

Der bisher dargelegte Weg der psychopathologischen Theorien zeigt ein Hineinziehen der Vermögenstheorie in den sich ausbreitenden Physiologismus bei Reil, um bei Nasse zur Konzeption einer allgemeinen verbindlichen Anthropologie zu gelangen. Daß bei diesem Gange zugleich romantische Forderungen befriedigt werden, ist außer Zweifel. Da deren Feststellung aber bei unserem Vorhaben nur am Rande steht, brechen wir die Durchführung dieses engeren Zusammenhanges ab, um zunächst von *Cabanis* aus die Entwicklung des eigentlichen Pioniertums der französischen Psychiatrie darzutun. Cabanis ist gelegentlich als Materialist verschrien. Es wird sich zeigen, daß dieses Urteil unzutreffend ist. Auch er kennt den deutschen Begriff der Anthropologie; sie bedeutet ihm eine Trias von Physiologie, Ideenanalyse und Moral.

VIII. Physiologischer Scheinmaterialismus

Freilich ist P. J. G. Cabanis einer der Hauptvertreter des sensualistischen Weltbildes; 1757 wurde er in der Charente als Sohn eines Advokaten und Grundbesitzers geboren. Der begabte, aber schwierige Schüler des Collège de Brive wurde vom Vater, zu dem er in Protest stand, nach Paris gebracht. Der Vierzehnjährige las Lockes Schriften, lernte die alten Sprachen, wurde mit 16 Jahren Sekretär des Fürstbischofs von Wilna in Warschau und kehrte zur Zeit des Finanzministers *Turgot,* der mit Cabanis' Vater und Condorcet befreundet war, nach Paris zurück. Der dreizehn Jahre ältere Dichter aus Montpellier *Jean-Antoine Roucher* gehörte zum gleichen Freundeskreis; Gegner der Extremisten, mußte dieser flüchten und befaßte sich mit Botanik. Nach einer Haftzeit in St-Lazare wurde er in die Conciergerie gesperrt und nach kurzem Prozeß 1794 guillotiniert. Cabanis gelang das Studium der Medizin nach einigen literarischen Versuchen, zu denen auch eine Homerübersetzung gehörte; sechs Jahre arbeitete er bei dem Arzt *H. Dubrenil,* verkehrte im Salon der Madame Helvetius, bei der er *P. D. von Holbach* kennenlernte und Männer wie *Franklin, Jeffersen* und Condillac antraf; ebenso kannte er Diderot, *D'Alembert,* wurde Voltaire vorgestellt, dem er Homer vorlas, und schrieb nach des Hippokrates Vorbild einen „Serment d'un médecin" 1783. Er veröffentlichte Spitalbeobachtungen während der Bekanntschaft mit *Mirabeau,* der in den Armen von Cabanis starb. Die Krankengeschichte und den Tod hat Cabanis publiziert. Nach Condorcets Tod heiratete er dessen Schwägerin *Charlotte Grouchy.* In den Revolutionsjahren III und IV zum Hygieneprofessor und Unterrichtsminister berufen, wurde er im Jahre V Klinikprofessor, im Jahre VI Repräsentant des Volkes im Rat der Fünfhundert und schließlich Senator. 1807 behandelte *Richerand* seine Apoplexie. Cabanis zog aufs Familienschloß seiner Frau, trieb noch etwas Armenpraxis und starb im Schlaf am 5. Mai 1808 an einem neuen Schlaganfall.

Cabanis schrieb 1797 „Mélanges de la littérature Allemande". 1797 erschien sein Werk über den Grad der Sicherheit in der Medizin, das von *E. Lesky*[1] interpretiert wurde. Für unseren Zusammenhang wird bedeutend „Rapports du physique et moral de l'homme", 2 Bände Paris 1802, schon 1805 in zweiter Auflage. John Locke ist für ihn der philosophische Revolutionär. Wie alle Sensualisten zitiert er dessen Lehre, in der ausgesagt ist, daß alle Ideen von den Sinnen kommen oder daß sie Produkt der Empfindung sind. In dieser Form hatte auch Helvetius die Gedanken Lockes zusammengefaßt. Nicht minder schätzt er *Thomas Hobbes,* nennt *Joseph-Louis Lagrange, Bergholet,* zählt die Schüler Condorcets auf, zu denen u. a. *La Romiguière* gehört, vor allem *Maine de Biran.* Er beklagt den frühen Tod *Bichats,* um mit lapidaren Sätzen den Primat der Naturbeobachtung als Anfang aller Wissenschaft zu proklamieren. Er ist der typische Zeitvertreter eines glanzvollen Optimismus: „Der Mensch ist gleichermaßen geboren für die Tugend." Sie allein vermag ihn in Harmonie mit der Gesellschaft zu versetzen, andernfalls ist sein Leben wie ein Gewitter und seine Existenz von Feinden umgeben. Nach dieser schwungvollen Vorrede folgen zweimal 6 „Mémoires", deren erste Hälfte er als Vorlesungen im „Institut National" vorgetragen hat. Das Ziel lautet: Die Vervollkommnung und Glückseligkeit des Menschen. Basis jeglichen wissenschaftlichen Ausgangs ist die Physiologie. Der systematischen Entwicklung der Organe entspricht die gleiche der Gefühle und Passionen. Physiologie, Ideenanalyse und Moral sind drei Zweige einer einheitlichen Wissenschaft vom Menschen. Die Deutschen nennen das Anthropologie. Spinozistisch klingt die Versicherung, der Mensch handle, ohne sich darüber Rechenschaft abgeben zu können und ohne Vorstellung vom Ziel; nur wiederholte Versuche erzeugen vergleichende Urteile und Wahl.

Der eigentlich bewußten Kunst des Gehens, Verstehens, Sehens gehen schon Handlungen voran, Unterwerfung unter Regeln und Erkunden der Möglichkeiten; nicht anders denken wir schon vor der Analyse des Denkens. So ist in isolierter Einzelpraxis schon vieles vorgegeben. In der hellenischen Medizin vollzog sich ähnliches: man studierte einzelne gesunde und kranke Menschen zwecks Erkenntnis von Gesetzlichkeiten, deren Regeln man ausarbeitete, und beobachtete die Beziehungen der physisch-moralischen Art der Menschen. Emphatisch ruft er aus: Griechenland ist die Mutter der Künste und der Freiheit. Er nennt Pythagoras, Demokrit, Hippokrates und Aristoteles; sie schufen die Methoden und Systeme, die sie der Moral anschlossen. Sein zeitgebundener Enthusiasmus für diese Großen läßt sie in typischer Weise erscheinen. Pythagoras ist der Erfinder des Kalkül und mechanischer Formeln, der Vater der Krisenlehre, der eine Arbeitsregelung als gesetzmäßigen Ablauf innerhalb vitaler Phasen aufstellt. Er lobt das angeblich mechanische System Demokrits, des Experimentators vor den Alexandrinern.

Er will in des Hippokrates „Epidemien" methodische Modelle[2] erkennen, zwecks Studium der Tatsachen. Er begeistert sich an dessen Lehre und Unterrichtsform. Regeln, so meint er, werden hier aus der Praxis gewonnen und nicht aus vorangegangenem Räsonnement. Aristoteles' Tiergeschichte interessiert ihn; kurz spricht er von Epikur, um dann einen großen Sprung zu machen, der bei *Francis Bacon* landet. Das bedeutet: er übergeht vor allem Platon. Die kartesianische Mathematik imponiert ihm. Und so gelangt er zu den Vorbildern seiner Zeit, zu Hobbes, Locke, Charles Bonnet, Helvetius und Condillac.

Wie gesagt: Ohne Empfindung existiert nichts! Mit ihr allein sind wir! Das Moralische ist nichts anderes als das Physische, betrachtet unter gewissen einzelnen Gesichtspunkten. Wir wissen nur das, was auf uns einwirkt; mehr nicht. Hinzu kommen individuelle Unterschiede, solche des Geschlechts, Alters, der Krankheiten und Temperamente, des Klimas, der Diät, des Charakters, der Arbeitsordnung als Summe physischer Gewohnheiten. Als wissenschaftliche Grundlage dient die bekannte Galenschrift und des Hippokrates Klimaschrift. Er bedient sich physiognomonischer Beispiele. So nennt er einen originellen Typus von „lenteur et circonscription" bei originellem Charme und Schöpferkraft, er spricht von Feindschafts- und Freundschaftsfähigen, von furchtsam-Paranoiden, von Halsstarrigen; als Autoren zitiert er Haller, Cullen, *Philipp Pinel, Hallé* und Richerand. Die alte Viersäfte-Lehre der Temperamente habe zu Phantasien geführt; sie seien willkürlich. So sei es sicher, daß die „Musculosi quadrati" ein Gleichgewicht sensitiver und motorischer Kräfte besäßen, bei denen keine physische Gewohnheitsart vorherrsche; diese Typen, von Haller beobachtet, seien mit der alten Klassifizierung nicht vereinbar. Überhaupt habe die Anatomie keine dieser Säfte erwiesen; sie treten vielleicht bei Krankheiten auf und seien so eher Ergebnis einer Degeneration als Erscheinung regelmäßiger Produktion der Natur. Vor allem seien die Proportionen zwischen den festen und flüssigen Teilen verschieden, hier gebe es differente

Entwicklungsphasen der Organe entsprechend Zentrenbildungen, und so sei ein jeder mit individuell schwachen und starken Organen ausgebildet (z. B. Muskel-, Hirnsystem) und habe so auch verschiedene physische und moralische Dispositionen, wie *J. G. Zimmermann* des breiteren ausgeführt habe.

Seine Empfindungsdogmatik ist neurophysiologisch verankert.

Die ätiologische Erforschung der Psychosen ist nach seiner Meinung nicht ertragreich gewesen. Sicher sei wichtig, ob es im Nervensystem besondere Zustände gebe, ob sie sich veränderten oder gleich blieben. Aber bei den Psychosen habe man nichts Typisches finden können, und so habe man die inneren Organe alle erforscht und besonders bei Abdominalbefunden Analoga zu bestimmten moralischen Zuständen angenommen. Dies treffe besonders bei Sexualstörungen zu. Aber die Sektionen hätten im Hirn wenig ergeben, so daß man sich Einzelorganen zugewendet habe. Die Ergebnisse sind etwa zusammenfaßbar:

Auffällige Hirnerweichung bei Imbezillen, Härte bei Tobenden, Unterschiedlichkeit der Konsistenz bei schwächeren Délires (so bei Morgagni), Erweichungen als Folge des Tonusmangels, Härte als solche der Überspannung. Trotzdem Cabanis a. a. O. von Faserzügen redet, benutzt er noch gelegentlich den Begriff der Hirnpulpa. An Einzelkrankheiten nennt er Hypochondrie, Melancholie und Rabies; bei dieser habe besonders *Listu,* wenn auch nicht erstmalig, die Tierimitationen beschrieben.

Die allgemeinen Erkenntnisse, die sich für ihn abzeichnen, lauten: Die physische Disposition ist wichtig für die Ideenformation. Die Bedürfnisse (besoins) sind besonders als physische von den Organen abhängig, die moralischen nur mittelbar. Die Empfindungen unterscheidet man durch Zeichen (Signa). Sie sind eine Art Sprache, wie denn Kinder vor der eigentlichen Sprache solche Signa als Eigensprache nach Art der Chiffren haben, innerhalb deren verglichen wird. Dies sei wichtig für die Gedächtnisbildung. Cabanis glaubt auch an eine allgemein verbindliche Pantomime. Sie ist kompatibel, wie überhaupt die Sympathie eine der größten Bestände der Soziabilität sei. Diese selbst mäßigt, was an physischen Bedürfnissen unmittelbarer Art zu direkt und zu hart ist. So entwickelt sich eine Irritation, von der alle Vollkommenheit abhängt. Zu diesen Grundwerkzeugen treten Korrektivmittel. Sie liegen im Kunstbereich und schaffen neue Organe. Die Kunst der Eindrücke und Gewohnheiten ist Aufgabe der Erziehung. Man kann sie wiederum physisch und moralisch einteilen. So gibt es nach Pythagoras einen diätetischen Einfluß auf Zorn und Delire. Im zweiten Mémoire empfiehlt er akademisch *Boyers* Anatomie und Marie-François Bichats physiologische Geschichte der Empfindungen. Condillac und andere Philosophen hätten den Instinkt geleugnet. Es erhebt sich die Frage, ob die Empfindungsfähigkeit (Sensibilität) die einzige gemeinsame Wurzel sei oder ob es neben ihr unterscheidbare Eigenschaften gebe. Damit spielt er auf Hallers Irritabilität an; er hält das Problem für einen Streit um Worte. In diesem Zusammenhang spricht er von der Deklaration der Menschenrechte des *Emmanuel Joseph Sieyès,* nach der Bedürfnisse und Vermögen unterschieden werden; sie sind die ersten Prinzipien sozialer Beziehung:

Jedes Vermögen (faculté) befriedigt infolge seiner Entwicklung irgendein Bedürfnis (besoin). Und die Vermögen wachsen durch Übung, wie die Bedürfnisse sich ausbreiten mit der Leichtigkeit ihrer Befriedigung.

405

In einer Anmerkung setzt er hinzu, die Moral verlange diese Unterscheidung, während der Physiologe sie an ihrer Quelle zusammenbringe.

Beim Zustandekommen der Psychosen spielen für ihn die viszeralen Empfindungen abermals eine Rolle, da sie Geisteskrankheit hervorrufen können. Diese selbst sei nur eine Unordnung oder ein Fehler im Zusammenspiel der gewöhnlichen Eindrücke. Indessen gebe es auch Delire, die mit zusätzlichen Alterationen in der Empfindung mehrerer anderer innerer Teile bestehen. Hier gibt es akute und chronische; hier sind die Sinne unbeteiligt oder nur sekundär betroffen. Solche Psychosen kann man nicht unmittelbar heilen. Dies wird an Sexualstörungen erörtert.

Die Generationsorgane beispielsweise sind sehr häufig echter Sitz der Geisteskrankheit. Ihre lebhafte Sensibilität nimmt sehr große Störungen auf: Die Ausbreitung ihres Einflusses auf das Gesamtsystem hat zur Folge, daß diese Störungen meist allgemeiner Art werden, und sie werden grundsätzlich vom Hirnzentrum wiederempfunden. Die Psychose heilt bei jedem Mittel, das geeignet ist, den natürlichen Zustand wiederherzustellen oder die Sensibilität dieser Organe zur Grundordnung zurückzuführen. Einige Zufälle ließen erkennen, daß ihre Zerstörung in gewissen Fällen den gleichen Erfolg hat.

Cabanis geht dann auf das Wesen der Pubertät und deren Gesetzmäßigkeit ein. Er vergleicht den Vorgang mit der Sexualreife der Tiere. Die menschlichen Organe und deren Sensibilität sei freilich feiner und die Gegenstände variabler:

Der Mensch ist dasjenige Lebewesen, bei dem die Pubertät erheblich beschleunigt werden kann durch lasterhafte Reize; ihr Verlauf ist am meisten abwandelbar durch äußere Umstände, und zwar im Sinne falscher Richtungsnahmen der Einbildung.

Hier wird eine soziologische Ätiologie der Störungen markant, die er aus dem Libertinagebetrieb seiner Zeit abliest. Und so ermahnt er zu einem gesunden Familienleben der Frömmigkeit und Sittenstrenge, um der natürlichen Verlaufsart zu dienen und jede Akzelerationsmöglichkeit zu hindern. Er kennt auch das Problem des psychoanalytischen Geburtstrauma, denn er spricht von einer „avidité du besoin" beim Embryo vor der Geburt. Überhaupt anerkennt er einen embryonalen Libidobetrag mit Determiniertheit. Hier widerspricht er sogar mechanistischen Auffassungen der Physiologen, die die Enge des Raumes als Ursache der Fruchtausstoßung annehmen, und spricht von einer libidinösen, gebietenden, dynamischen Unruhe des Embryo, der ans Licht drängt.

Er braucht die Luft! Und er sucht sie mit der Begehrlichkeit des Bedürfnisses (Avidité).

Ohne Kenntnis hormonaler Vorgänge meint er, es gebe Möglichkeiten, beim Kapaun eine künstliche Mutterliebe zu erzeugen, so daß er zu brüten beginne. Weitere dynamische Vorstellungen kennzeichnen ihn als Theoretiker einer Kräfteökonomie im Sinne des Goetheschen „Hatroismus". Bei aller Liebe für den Physiologismus glaubt er dennoch:

Aber es bleibt eine große Lücke zwischen inneren Eindrücken oder äußeren einerseits und den moralischen Bestimmtheiten oder Ideen anderseits. Die Philosophie der Vernunft mußte an deren Ausfüllung verzweifeln. Anatomie und Physiologie haben dieses Ziel nicht erreicht ...

Cabanis äußert im dritten Mémoire, das Hirn sei ein dynamisches Organ mit Pulpaerweiterungen und -zusammenziehungen trotz der Unbeweglichkeit der Nerven, es sei ein zweiter Mensch im Menschen. Und so sei beispielsweise auch der Schlaf eine Hirnaktion. Hier zeigt sich ein ausgesprochen energetisches Denken:

Diese wechselseitigen Beziehungen der sensiblen und motorischen Kräfte lassen erkennen, warum bei Epilepsie und Manie, wo die äußeren Sinne eine nur geringe Summe von Eindrücken erhalten, die motorischen Organe oft einen unbegreiflichen Energiezuwachs erhalten ...

Dieser energetische Zusammenhang zwischen Empfindung und Bewegung wird so ausgedrückt, daß er die Muskeln als nichts anderes als die andere Seite der Nerven bezeichnet. Er sieht also hier eine Einheit beider.

Cabanis ahnt die endokrinen Vorgänge:

... Wir wissen, daß die Generationsorgane beim Mann einen besonderen Saft vorbereiten, dessen Emanationen ins Blut zurückfließen und diesem einen anregenden und aktiveren Character erteilen.

Die Pubertätsvorgänge somatischer Art werden in diesem Zusammenhang gesehen. Hier ist die Rede von den Corpora lutea. Sie wurden bei Kühen beobachtet, aber auch bei einigen anderen Wiederkäuern gefunden.

Erstaunlich ist, was er ohne eigentliche Kenntnis der Hormonwirkungen weiß:

... Die Alten meinten, die Verstümmelung degradiere den Menschen und vervollkommne das Tier. Tatsächlich degradiert sie beide, denn sie degradiert die Natur. Nur indem sie das Tier schwächt und adaptativer macht, wird es für den Menschen brauchbarer ... Die Wirkung beim Menschen ist die gleiche. Die Verstümmelung trennt ihn sozusagen von seiner Art, und die Flamme der Menschlichkeit erlischt fast ganz in seinem Herzen im Verlauf des schicksalhaften Ereignisses, das ihn der herrlichsten Bezüge beraubt, die die Natur aufgestellt hat zwischen ähnlichen Lebewesen ...

In der Eunuchenfrage sei nur *Narses* eine Ausnahme von dieser Regel gewesen.

Indessen muß das Nervensystem bei Cabanis leisten, was der endokrine Apparat später tun wird:

Um sich eine vollständige Vorstellung von der Action des Nervensystems zu machen, muß man es unter zwei Gesichtspunkten verschiedener Art betrachten:

1. als aktiven Handler infolge seiner Energie, die auf alle Organe infolge seiner Energie wirkt;

2. als Aufnehmer (vermittels seiner empfindenden Endigungen) der Ein-

drücke, vermittels deren es sofort auf motorische Organe wirkt zwecks Hervorbringung von Bewegungen und Ausführung von Funktionen ...

Das Nervensystem hat seine Eigenheiten, aber doch auch Gemeinsamkeiten mit den anderen lebendigen Teilen:

Das zellartige Gewebe, das seine äußeren Hüllen formt und zwischen die Teilungen seiner markigen Züge gleitet, ist bald schwammiger, lascher, säftereicher, bald dichter, fester, trockner. Das Mark erhält außerdem eine beachtliche Menge von Gefäßen zur Ernährung. Und je nach der Art, wie das Mark sich dessen bemächtigt, je nachdem es die Funktionen ausübt, je nachdem die Resorptionen im Innern vor sich gehen, ergeben sich große proportionale Unterschiede und folglich auch in der Säftequalität, die sich vorbereitet oder fixiert ...

Nicht minder wichtig ist der Chemismus, über den wir seit Entdeckung des Phosphors mehr wissen. Er ist eine wichtige Assimilationserscheinung alles Lebendigen, erscheint aber schon in den Mineralen. Von weiterer Wichtigkeit ist das elektrische Fluidum, da es offenbar innerhalb des Nervensystems nicht im Tode erlischt. Nach *Luigi Galvani* sei das Nervensystem eine Leydener Flasche. *A. von Humboldts* Versuche werden nach seiner Meinung die Dinge noch klären. Jedenfalls sprächen *Alessandro Voltas* Ergebnisse für eine Identität zwischen elektrischem Fluidum und Galvanismus.

Cabanis bemüht sich um Aufstellung von Konstitutionstypen. Insbesondere stellt er fest, daß es einen nervigen und muskulären Typus gibt. Hallers Muskeltyp wird anerkannt. Wichtig wird auch die Vererbung. Krankheiten dieser Art enthalten Umstände, die der Embryobildung zugehören. Meist sind sie der Organisation selbst inhärent. Daraus ergibt sich ihre therapeutische Refraktärheit; man kann sie nur mildern, nicht heilen. Sie haben aber auch auf konstitutionelle Gewohnheiten großen Einfluß. Manches familiäre Temperament setzt sich nur in pathologischer Form hereditär durch.

Im 7. Mémoire des zweiten Teiles wird von den Einflüssen der Krankheit auf die Psyche gesprochen:

Leicht kann man sehen, der Einfluß des Menschen auf die physische Natur ist schwach und begrenzt; er reicht nur bis zu Berührungspunkten, und dies in gewisser Weise unmittelbar. Die psychische Natur (morale) ist im Gegensatz dazu fast ganz der physischen unterworfen ...

Angewandt auf die Psychopathologie heißt dies, daß die tägliche ärztliche Erfahrung zeigt, daß Phrenitis, Tobsucht, teils vorübergehend, teils chronisch auftritt. Diese Krankheit kann man mit gewissen Mitteln, die die physische Ursache treffen, heilen:

Es ist nicht einfach die Natur oder die Ideenordnung, die bei den verschiedenen Wahnarten (délires) wechselt: Geschmack, Neigungen, Affektionen wechseln zugleich. Und warum auch nicht? Die Willensstrebungen und Bestimmtheiten hängen ab von gewissen vorangehenden Urteilen, deren man sich mehr oder minder bewußt ist, oder von unmittelbaren organischen Eindrücken. Sind die Urteile verändert, sind die Eindrücke andersartig, wie können dann die Willensstrebungen und Bestimmtheiten noch die gleichen bleiben? In anderen Fällen, bei denen die Empfindungen im Ganzen der Wirklichkeit der Dinge conform sind und die Raisonnements im allgemeinen auch, weil sie zu Recht aus den Empfindungen abgeleitet sind, sehen wir, daß die Entordnung eines einzigen Organs wesentliche Irrtümer hinsichtlich einzelner Gegenstände bringen kann, ebenso gewisser Ideenarten. Und so folgt eine Denaturierung aller Gewohnheiten infolge des Bezuges zu gewissen Teilaffektionen der Seele . . . Ich denke hier nur etwa an die Nymphomanie, eine erstaunliche Krankheit infolge der Einfachheit ihrer Ursache. Es handelt sich hier um eine langsame schleichende Entzündung der Eierstöcke und des Uterus. Sie hat eine degradierende Erfolgswirkung und verwandelt das junge Mädchen in eine Bacchantin und die zarteste Schamhaftigkeit in wilde Enthemmtheit, die man kaum bei der Prostitution findet . . .

Die Fernwirkungen auf das Hirn sind sehr verschieden, und es gibt neben Hirn und Rückenmark eine Reihe von Empfindungsherden. Dort sammeln sich die Eindrücke wie Lichtstrahlen und werden teilweise unmittelbar zur motorischen Faser reflektiert. Zwischen ihnen, dem Gemeinsinn und dem Hirn bestehen sympathetische Beziehungen dynamischer Art. Cabanis greift hier auf Helmont zurück und kennzeichnet drei Hauptorte: Die Zwerchfellgegend (einschließlich Magenmund) von besonderer Empfindlichkeit (Archaeus), die Hypochondrien mit Leber und Milz, vor allem mit dem Plexus abdominalis, und die Genitalgegend. Sie umfaßt die renalen Wege und unteren Eingeweide.

Im übrigen gibt es Krankheiten der soliden und flüssigen Teile. Zu den soliden rechnet er die des Nervensystems, die einen unmittelbaren Einfluß auf geistige Dispositionen und Willen haben. Hier treten folgende klassifikatorische allgemeine Möglichkeiten auf: Übererregung der Sensibilität oder deren Verminderung, allgemeine funktionelle Verwirrung und schlechte Verteilung des zerebralen Einflusses mit entsprechender ungleichartiger Organwirkung. Diese Störungen können idiopathisch und sympathetisch sein (Stahl). Viele Ärzte reden dann etwas vage von Spasmus, ein den Solidisten entlehntes Wort. Cabanis selbst benutzt aber hier das neue Wort „nervös", d. h. mehr oder minder irregulärer Funktionsablauf.

Cabanis gibt eine Schilderung allgemein psychopathologischer Art:

Allgemein kann man sagen, daß es bei allen Affektionen nervöser Art Unregelmäßigkeiten mehr oder minder großen Umfangs gibt und relativ zu der Art, wie die Eindrücke stattfinden, sei es automatisch oder bewußt. Einerseits variieren die Empfindungen unaufhörlich von Augenblick zu Augenblick in ihrer Lebhaftigkeit und Energie, aber auch nach der Zahl. Andererseits sind Kraft, Promptheit und Leichtigkeit der Reaktion ungleich. Daher kommen dauernde Veränderungen großer Erregung und Erschlaf-

fung und Abgeschlagenheit. Es gibt eine Wendung des Geistes und der beweglichen Affekte. In diesem Zustand ist die Seele dauernd geneigt, sich zu
Extremen hinstoßen zu lassen. Es gibt viel Ideen, viel geistige Aktivität oder
gewissermaßen Denkunfähigkeit. Robert Whytt hat richtig beobachtet, daß
die Hypochonder teils furchtsam und mutig sind. Und wie die Eindrücke
stärker oder schwächer auftreten gegenüber fast allen Gegenständen, so ist
es selten, daß die Bilder der Wirklichkeit der Dinge entsprechen, daß die
Neigungen und Willenshandlungen adäquat bleiben. Tritt zu dieser Ungleichheit allgemeiner Art, hervorgerufen durch die Nervenfunktionen, eine
organische Schwäche der Muskeln hinzu oder eine solche der Eingeweide
von Wichtigkeit wie Magen, so werden im Grunde die Phänomene wesentliche Verschiedenheiten zeigen. In Zeiten der Erschlaffung wird die muskuläre Unfähigkeit das Schwächegefühl und die Ohnmacht noch ausdrück-
licher und entmutigender gestalten, und es wird aussehen, als wolle das Leben
jeden Augenblick enden. Daraus entstehen traurige Stimmungen, Kleinheits-
wahn persönlicher Art ... In Zeiten der Erregung, die stärker einbrechen
als die vorhandene große Schwäche, antworten die muskulären Bestimmungen nicht dem Hirnantrieb oder nur mit gewissen Stößen ohne Energie
und Möglichkeit des Durchhaltens. Dieser Antrieb läßt dann das Individuum die Unfähigkeit noch deutlicher erleben und verleiht ihm das Gefühl
der Ungeduld, Unzufriedenheit und Angst ...

Dem Magen wird als ,,Vater der Trübsal", wie *Friedrich Nietzsche* noch viel
später sagte, große Bedeutung zugemessen. Hier bewegt sich Cabanis in den alten
helmontischen Vorstellungen in der Anerkennung eines ,,phrenischen Zentrums"
und seiner Beziehung zum Hirn.
Die alte griechisch-arabische Continua des Fiebers erklärt er als Abstraktion und
verweist auf das Werk *J. L. Aliberts*[3].
Der mit dem 8. Mémoire beginnende zweite Band handelt von Einflüssen des
Regimes auf Disposition und moralische Gewohnheiten. Abstinenz, Narkotika
werden abgehandelt. Er anerkennt, daß der Fötus schon im Mutterleib eine große
Reihe von Bestimmtheiten im Sinne von Gewohnheiten, Begierden und Neigungen erhält. Sie sind aber nicht lokalisiert und partiell, gehören vielmehr dem ganzen
System an; er nennt das primitive Instinkte. Damit widerspricht er der Tabula-
rasa-Konzeption ausdrücklich. Cullens Vergleich des Schlafes mit dem Wahn
(Delir) hält er mangels experimenteller Grundlage für unvollkommen. Pinels
negative Einstellung zu den Sektionsbefunden bei Geisteskranken sei beachtlich,
aber die Ergebnisse *Ghisis*, Bonnets, Morgagnis seien nicht zu unterschätzen. Insbesondere betont er die chemisch-pathologischen Befunde von Kalziumphosphaten
und korrosiven Säften. Freilich sei nicht alles organisch deutbar, da die Leidenschaften eine große Rolle spielen. Hier geht er auf die Schockmethoden ein und
glaubt an die alte Methode des Untertauchens, die bekanntlich von alters her über
Helmont und Boerhaave bis zur Behandlung des unseligen Dichters Lenz reicht.
Die psychische Behandlung (morale) hält er für wesentlich.

410

NEUZEIT

I. Beginn der klinischen Psychiatrie

a) Nachzügler der englischen Schule

Der eigentlichen Pionierzeit geht *A. Ch. Lorry* voran. 1726 in Crosne geboren, späterer Arzt des Marschall de Richelieu, ist er schon 1783 nach gichtischer Erkrankung an einer Lähmung verstorben. Sein Neffe ist der 1754 in Paris geborene Professor der Medizin *J. N. Hallé*, der Vertreter von *Corvisart* als kaiserlicher Leibarzt. *Ritti* behauptet von Lorry, er habe die „folie à double forme" gekannt. Tatsächlich sagt er in seiner 1765 verfaßten Schrift „De melancholia et morbis melancholicis"[1], die Manie sei eine Folge der Melancholie. Dies sei zwar nicht immer der Fall, jedoch bei einer gewissen Idiosynkrasie, die in einer besonders zarten Konstitution innerer Sensibilität gründe; ferner finde man die „manie mélancholique" bei Abkömmlingen von Geisteskranken als Zeichen der Vererbung; weitere Ursachen seien ortsgebunden oder Folge politischer Unruhen, Alkoholmißbrauchs oder von Überarbeitung. Lorry erfand den Begriff der „Tabes-melancholia" im Sinne des Marasmus als Kombinationserkrankung mit Skorbut, Phthise und Lähmung. Er verband die traditionelle Vorstellung von der Gallenursache mit einem besonderen elastischen Zustand der Faser, vereinte also humorale mit solidaren Vorstellungen. Diese theoretische Sicht floß aus hirnphysiologischen Versuchen, insbesondere aus Studien über die Irritabilität und Sensibilität in den Jahren 1756 bis 1757 im „Journal de médecine"; hier sprach er geradezu von einem polaren Organzustand zwischen Reizung und Ruhe. Sein Werk über die Melancholie, dem ein Schreiben an den Leibarzt *G. L. Le Monnier* vorangeht, ist daher eingeteilt in einen Abschnitt „De melancholia solidorum vitio seu nervosa" und „De melancholia humorali". Zu jener zählt er die spasmodische Form und die nervös bedingte mania melancholica. Es gibt Krankheiten, die die nervöse Melancholie aufnehmen, so etwa die Febris lenta oder die Tabes nervea neben Hydrops und Lähmung. Die humorale Form entspricht der Tradition; er stellt aber fest, daß auch sie in andere Krankheiten übergehen kann.

Bei Boerhaaves Definition, die besonders Dauer und Heftigkeit betone, ferner die Fieberlosigkeit und die Beschäftigung mit ein und derselben Idee feststelle, fällt ihm auf, daß berechtigterweise von „moeror" und „tristitia" nicht die Rede sei; dieses Symptom sei bei Fernel, Sennert und Galen genannt. Häufig sei gerade ein pueriles Lachen, somit eine Gemütsschwäche feststellbar (Athymia), aus der heraus sowohl Kleinmut wie Furchtsamkeit und Übermut entstünden. Und so autet seine Definition:

Also ist die Melancholie jene geistige Schwäche, die den Ursprung von einer Habitusstörung des Körpers nimmt, innerhalb deren wir von äußeren Gegenständen oder durch Macht der Einbildung stark ergriffen werden, so daß es uns unmöglich wird, den so entstandenen Ideen zu widerstehen, sie abzukehren oder durch Vernunft dagegen etwas zu unternehmen . . .

Auch die Einseitigkeit der Gedankenfixierung sei nicht immer vorhanden. Immerhin befasse sich die Krankheit mit Dingen der eigenen Furcht, Zuneigung

413

oder des Hasses. Von „delirare" könne man eigentlich nicht reden, da oft viel Eigenkritik und Krankheitsgefühl bestehe. Typisch sei die Grundlosigkeit der Verstimmung, die den gesunden Menschen befalle, und so berichtet er dann die bekannten monomanen Fälle aus dem Altertum und verbindet diese mit eigenen Beispielen. Sowohl Empfindsame wie Robuste werden betroffen. Die Alten hätten als Ursache eine materielose Temperamentsstörung angenommen, während die Neuzeit bei besserer Kenntnis eben wisse, daß eine Störung der festen Teile vorausgehe. Diese könne als Mehrung und Minderung vorhanden sein. Hier schließt er sich Hallers Physiologie der Faser an. So gebe es für Empfindung und Bewegung viele Möglichkeiten, und so habe Hippokrates gewußt „trahunt atque trahuntur". Stahl habe dies „tonus" und „actio tonica" genannt; ähnlich habe sich *Antoine Ferrein*[2] (1692–1769) aus Montpellier, später in Paris lehrend, in seinen Privatvorlesungen ausgedrückt. Dieser Tonus sei gerade in nicht muskulären Organen je nach Wachen, Schlaf, Ruhe usw. wirksam. Bei den Gemütsbewegungen spiele er eine erhebliche Rolle (Herz, Zorn, kurzfristige Erregung). Auf diese Weise werde die natürliche Elastizität gesteigert. Er nennt dies „vibratilitas". Sie beherrsche auch die sympathetischen Beziehungen. Das Wort „attentio" besage das gleiche; sie zeige sich bei stuporartigen Zuständen (Niobebeispiel, Sexus). Es gebe konstitutionell harte und weiche Fasern und so den Soldaten- und Dichtertypus. Es gebe ferner Trägheits- und Erregungstypen, die zu Konvulsionen neigten. So gelangt er zur spasmodischen Krankheitsform. Hier wird die Vibratilitas zum Habitus (Schreckhaftigkeit).

Lorrys Melancholietheorie birgt zweifellos im Zusammenhang mit der Manie einen Einheitscharakter; darum wird er auch von *Vincenzo Chiarugi*[3] des öfteren beistimmend genannt. Dieser 1759 in Empoli geborene Pionier der psychiatrischen Wissenschaft studierte in Pisa, wurde 1782 Assistent im Krankenhaus Santa Maria Nuova in Florenz und war 1788 Direktor einer von Leopold I. begründeten und geförderten Anstalt San Bonifazio, die aus der kümmerlicheren Anstalt von S. Dorothea hervorging. Chiarugi hat neben seiner bekannten „Abhandlung über den Wahnsinn überhaupt und insbesondere nebst einer Centurie von Beobachtungen", die schon 1795 in anonymer Übersetzung in Leipzig bei G. D. Meyer erschien, auch über Hautkrankheiten und Pellagra gearbeitet.

Das Werk über „Pazzia", über den Wahnsinn ist etwas widerspruchsvoll. Er will „Begriffe berichtigen" und „ein System festsetzen", das auf hippokratischer Beobachtung ruhen soll. Weitgehend folgt er dabei Cullens Nosologie in einiger Abwandlung. Teil I stellt fest: „Das Wort Wahnsinn (pazzia) bezeichnet … chronisch anhaltende Verstandesverwirrung." Eingeschlossen sind alle mit ihr zusammenhängenden Ideen; daher gehören Begriffe wie Stultitia, Dementia, Vesania, Insania im Sinne Lockes und Cullens dazu. In fast rigoristischer Weise, der er später in der Ausführung nicht ganz treu bleiben kann, schließt er Fieberphänomene und Lokalerkrankungen aus. Im Aufbau vom tierischen Instinkt zur Vernunft mit dem Attribut geistigen Wesens, das Seele genannt wird, folgt er Buffon. Die unsterbliche Seele ist im Leben mit dem Körper vereint und daher an dessen Konstitution gebunden. Er ist Gegner der Materialisten, aber auch der Spinozisten und Stahlanhänger (Whytt); diese seien Vertreter eigensinniger willkürlicher Theorien und übertrieben alle.

Mittlermaschine zwischen Körper und Seele ist das Nervensystem mit Hirn als Mittelpunkt und Hauptursprung. Es besteht aus Rinde und Mark; jene trägt Blutgefäße als Hülle, dieses ist der Kern einer aus Nervenfäden von weißen markigen Bündeln bestehenden Masse, der Nervensubstanz, die Gemeinschaft mit den Sinnesorganen hat. Dieses gemeinschaftliche Organ sei nach Boerhaaves und Hallers Meinung der Grenzbezirk von Mark und Rinde: „hier scheint die Seele mit dem Körper in unmittelbarer Verbindung zu stehen, ihre Kräfte zu entwickeln und sie in Tätigkeit zu setzen". Chiarugi ist der Vertreter eines unumgänglich anzunehmenden Nervensaftes in Dauerbewegung. Somit ist Empfindung materielle Saftbewegung des Hirns und der Muskeln im Sinne Tissots. Diese Saftbewegung hinterläßt Spuren auch nach vollzogener Bewegung, und die Phantasie ist Spurenansammlung von Wahrnehmungen.

Wahnsinn kann nach Lorry durch andauernde Leidenschaften entstehen; daher müssen Satyriasis und Nymphomanie als vorübergehende körperliche Ursachen ausscheiden, die die Vernunft nur zeitweilig überstimmen. Das gleiche gilt für die Phrenitis. Diesen Dauerbegriff, auf den er immer wieder zurückkommt, übernimmt er von Fracastoro (De intellectu II, 143). Ebenso scheiden Trunksucht und Schlaf aus; Cullens Oneirodynie, den Ephialtes und Somnambulismus rechnet er ebenfalls nicht mit. Sauvages' imaginäre und pathetische Krankheiten (Linné) werden ebenfalls ausgeklammert. Chiarugi folgt Fracastoro eben in einer Anerkennung des nur Idiopathischen (§ 45/46):

Der Wahnsinn besteht also in fehlerhaften Urteilen und Schlüssen, die ihren Grund in einer idiopathischen Verletzung des allgemeinen Sensoriums haben und mit keinem ursprünglichen Fieber oder schlafsüchtigen Zuständen verbunden sind . . .

Ein Wahnsinniger wird also der sein, der, ohne ein Fieber oder einen Fehler der äußeren Sinne zu haben und außer den Zuständen des Schlafes, der Trunkenheit und anderer ähnlicher, Empfindungen hat, die andere in gleicher Lage um ihn herum nicht haben; der auf eine entgegengesetzte Art handelt und urteilt, als es die Empfindungen mit sich bringen, die er, wie man voraussetzen kann, hat; der endlich, ohne daß die Stärke der Vernunft und das Zeugnis der äußeren Sinne ihn zu überzeugen vermag, von einem Irrtum überzeugt ist, der an sich sehr leicht einzusehen wäre und der ihn zuvor nicht getäuscht hätte.

Das Ergebnis ist also: der Wahnsinnige hält Bilder der Einbildung mit Hilfe des Gedächtnisses für wirkliche Empfindungen. Das bedeutet dann: es kann normale Empfindungen geben, deren Ideenverbindung in der Wirkung verändert ist. Ferner kann es eine lebhafte oder verminderte Einbildungskraft geben, so daß die Seele verhindert wird, die Verhältnisse derselben zu unterscheiden und ein gesundes Urteil zu fällen. Großen Wert legt Chiarugi hier gerade auf die Beistimmung, diesen uns von den Stoikern her bekannten Begriff. Diese Beistimmung erfolgt zu den phantastischen Vorstellungen, und daher ist der Schritt vom Dichter zum Wahnsinnigen sehr gering.

Aus den drei generischen Zuständen des partiell falschen Urteils als Mittelpunkt der Krankheit, als allgemeine Verwirrung der Ideen, und den Störungen in den Verrichtungen der Erkenntnis und des Willensvermögens ergibt sich eine allgemeine oder fast allgemeine Unregelmäßigkeit oder Unvollkommenheit als Verrichtungsschwäche. Das heißt dann nosologisch ausgedrückt: Melancholie als partieller Wahnsinn, Manie als allgemeiner und Blödsinn (Dummheit) ebenfalls als allgemeiner Wahnsinn. Vermischungen aller drei gibt es. Aus dieser Vermischungsmöglichkeit ergibt sich dann eine einheitstheoretische Sicht, insofern alle drei Gruppen nur Modifikationen einer Ursache sein könnten. Diesen Gedanken findet Chiarugi bei Morgagni[4] (Epist. anat. med. VIII, 1), bei Willis (De anima brut. II, 11–12), bei Hoffmann (Med rat. IV, p 4 cap 8), bei *Trallian* (I, 14), bei *Marsilius Ficinus* und Lorry vorgeformt. Eine gewisse Ordnung sei feststellbar: die Krankheit beginne mit der Melancholie, es folge die Manie, und nach kurzer Melancholie-Schwankung gehe sie in Blödsinn über. Es gebe aber auch angeborenen Blödsinn sowie isolierte Zustände von Manie und Melancholie.

Auf Cullen, *Macbride* und Battie gestützt, sieht er die Ursache des Wahnsinns im Phantasieren (§ 62, 63), nur nennt er statt Reizung und Sinken der Nervenkraft Tätigkeit und Trägheit, die beide im Zusammenhang mit Plethora oder Mangel des Saftes stehen könnten, doch bleibe dies unklar. Zur nächsten Ursache gehöre etwaige widernatürliche Konsistenz, Disposition, Abweichung des Empfindlichkeitszustandes, Reizbarkeit oder unmittelbare Wirkungen auf das Zentralnervensystem. Hinzu kommen angeborene oder äußere Traumata oder Fremdkörper. Es gebe eine Sklerose der Nervenröhren im Alter. Die Frage der Nervenbedeckung und Vererbung spiele eine Rolle. Seiner ursprünglichen Ausschließung exogener Faktoren nicht mehr gedenkend, spricht er von dysmenorrhoischen und anderen vaskulären Störungen besonders bei Epilepsie. Selbstredend gehören auch die alten res non naturales dazu. Die Giftwirkung auf den Körper einwirkender Substanzen, die Cardano und besonders Helmont zu ihrer Theorie angeregt hatte, erscheint ebenfalls im Widerspruch zur Lehre von der Idiopathie des Wahnsinns. Natürlich können als seelische Ätiologie alle Leidenschaften wirksam werden, so nützlich sie an sich beim Gesunden sind, der sie auf dem Wege der Erziehung zu gebrauchen lernt. Als Wahnsinnswirkungen gelten Epilepsie und gelegentlich Blindheit. Heredität und falsche Erziehungsfolgen geben eine schlechte Prognose, die moralisch bedingten Fälle sind schwerer zu behandeln als die somatisch entstandenen, da es sehr schwer ist, etwa die Grundideen des partiellen Wahnsinns psychotherapeutisch zu beseitigen. Gerade die falsche Überzeugung als Wesen der Melancholie bietet große Schwierigkeiten. Ist die Melancholie nicht von Furcht und Trauer, sondern von Freude und Ruhe begleitet, so nennt er sie falsche Melancholie. Das paranoide Moment der wahren wird beschrieben (§ 409) und schließt die lykanthropische Modifikation ein (§ 410), die torpide Form übernimmt er von *Bellini*; indessen sei die wütende Form nicht mit Tobsucht identisch (§ 414), da sie einen partiellen Inhalt zeige. Trotz der angefügten Centurie mit Sektionsergebnissen ist der Ertrag hier gering. Therapeutisch gilt es, wie bemerkt, Überzeugungen zu brechen, Liebe zu erwecken und Schreck zu verwenden; die Boerhaavesche und Helmontische Untertauchungstechnik wird aus Gründen der Gefährdung abgelehnt.

Die Manie ist ebenfalls eine allgemeine Erkrankung der Phantasie im Sinne irriger Urteile bei fieberlosem Verlauf und mit Erscheinungen der Wut und Verwegenheit einhergehend. Von der Lyssa ist sie durch deren Fiebergeschehen abzutrennen. Im übrigen besitzt der Lyssakranke eine gewisse Verantwortlichkeit und warnt selbst vor seinem Bißzwang. Die Manie läßt andere chronische Körperkrankheiten verschwinden. Die Galle-Theorie wird abgelehnt, die pathologische Anatomie führe zu keinem Ergebnis. Somatisch bedingte Fälle sind heilbar.

Zweifellos strittig ist Chiarugis Auffassung, die Blödsinnsformen seien leidenschaftslos (§ 739), ja apathisch; Einbildung und Gedächtnis seien unwirksam, so daß es zu Vernichtung vieler Ideen komme. Das Phantasieren der Blödsinnigen bestehe in der Ununterscheidbarkeit der Begriffe:

Beim Blödsinnigen ist die Reihe der Ideenverbindungen unterbrochen, die Beziehungen sind abgebrochen und die Verbindungen getrennt . . . Die Ideen sind wegen eines organischen Hirnfehlers niemals zur Phantasie gelangt . . .

In diesem Falle handelt es sich um angeborenen Blödsinn. Der Wille ist mangelhaft; man kann Gradunterschiede feststellen, etwa Albernheit und Dummheit. Der Autor widerspricht sich weiterhin, wenn er einmal von einem Mangel an Gemütsbewegungen redet (§ 751), um anderseits sentimentale Affekte festzustellen. Härte und Weiche des Hirns finde man bei Sektionen.

Teil III handelt von der Nosologie und gibt auch eine Tabellenübersicht vergleichender Art über die Bezeichnung bei den verschiedenen zeitgenössischen Autoren.

Chiarugi steht im geschichtlichen Geschehen der sydenhamischen Systematik und der über Boissier de Sauvages bis Linné sich entwickelnden natürlichen Systeme. Er kennt sie einschließlich Cullens und R. Vogels Versuchen genau. Macbride hatte 1741 eine nosologische Tabelle entworfen, in der die Zahl der Klassen und Gattungen vermindert worden war. Cullen schilderte schließlich 150 Gattungen. Chiarugi ist der Auffassung, daß er hierin zu weitgehend manche spezifischen Krankheiten nur als Abarten geschildert habe. Er muß daher wieder neue Arten aufstellen, andere unterdrücken und aus Varietätenvereinigungen andere schaffen. Als Grundbegriff bleibt er beim Namen „pazzia" gleich Wahnsinn:

Das Wort Dementia drückte die Sache am besten aus, indessen ist die griechische Benennung Paranoia gleichbedeutend, und amentia, vecordia, imbecillitas sind Synonyma desselben . . .

Ciceros Einteilung wird erwähnt. Der von Schenck und Willis benutzte Begriff Stultitia ist Albernheit, Verminderung oder Verlust des Verstandes, während Linnés Vesania (Nos. Gener. LXX) dem chronisch partiellen stillen Wahnsinn entspreche. Sauvages' Insania als Manie und Wahnsinn gleiche den „morbi ideales" Linnés. Chiarugi nennt Wahnsinn, was Sauvages deliria nennt, als 3. Ordnung der Vesaniae. Linné nannte Chiarugis Wahnsinn unter dem Sammelnamen der Gemütskrankheiten (Fehler des Beurteilungsvermögens). Indessen passe dies nicht auf die pathetischen und imaginären Formen. Dieser klassische Name „Gemütskrankheiten" von Macbride (I. Klasse, 8. Ordnung) komme nicht einmal den morbi ideales Linnés zu, da die somatische Grundlage dieser Bezeichnung widerspreche. Viel eher dürfe man bei Melancholie von fixer Idee (fissazione) reden. Bellini habe die Melancholia attonita geschaffen, die Sauvages als Art aufgenommen habe. Ihr Charakteristikum sei aber nur die besonders starke partielle Wahnnote, die dann empfindungslos mache. Der erotomane Liebeswahn Linnés gleich dem Desiderium amantium pudicum Sauvages' mit einhergehender göttlicher Verehrung des Liebesgegenstandes sei nur zufällig melancholisch (§ 848); hier handle es sich um Träumereien mit Vernachlässigung der Geschäfte ohne habituelle Traurigkeit. Als „falsche Melancholie" gilt die nun endgültig verweltlichte Dämonologie mit Hexenwahn und Liebeszauber.

b) Die ersten Kliniker

Philippe *Pinels*[5] Lebenslauf von 1745 bis zum medizinischen Studium in Toulouse und Montpellier 1778, dessen Berichtigungen wir im Anmerkungsapparat eingehend bringen, läßt erkennen, daß der Enthusiasmus für Freiheit und Menschenliebe, der nahtlos mit seinem wissenschaftlichen Werk verknüpft ist, nicht, wie man leicht annehmen könnte, das Ergebnis des Revolutionszeitalters ist, sondern Folge der Herkunft aus einem Landstrich seiner Heimat, in der religiöse Intoleranz und Greueltaten bis in seine bewußt erlebte Jugend hineinreichten. Grausamkeit und Henkergeschäft waren in seinem damaligen Leben nebst Freiheitsbeschränkungen eine Alltäglichkeit. Der ausgebildete Mediziner Pinel hatte zugleich eine breite Bildungsstufe erreicht, die von der Theologie seiner Zeit über den Enzyklopädismus bis zur Kenntnis der Mathematik und Physik reichte. Die vitalistische Schule von Montpellier *(Bordeu, Barthez)* hatte ihn gleich seinem Freunde *J. A. Chaptal* wesentlich beeinflußt. Das bedeutet die Absage an jene naturwissenschaftlichen Systematiker, zu deren Führern der gerade verstorbene Boissier de Sauvages gehörte. Wenn also Pinel in seinem berühmten Werk über die Geisteskrankheiten immer wieder auf die Notwendigkeit der „deskriptiven Methode" unter Ausschluß aller Systematik verweist, so darf man nicht außer acht lassen, daß diese Denkgrundlagen in Montpellier entstanden sind. Eine gewisse Abneigung des klinischen französischen Psychiaters gegen die nosologische Systematik scheint hier ihren geschichtlichen Ursprung bis heute zu haben.

Die hier ausgebreiteten Theorien, vor allem aber der geschilderte Bestand des Wissens, der sich aus der sensualistischen empirischen englischen Schule ergab, sind das Rüstzeug, das der große französische Begründer der klinischen Psychiatrie, Philippe Pinel, vorfand.

Ebenso bedeutsam ist die Abhängigkeit von der durch Locke begonnenen Psychologie, die sich mit gewissen physiologischen Lehren verbindet; jedenfalls zeigt sich, daß auch die beginnende französische Psychiatrie nicht von organologischen Theorien ausgeht, sondern von der Psychologie, vor allem der der Leidenschaften (passions).

Die Beurteilung, die die medizinischen Systeme in der Geschichte durch Pinel erfahren, ist vom neuen Zeitgeist getragen; seine Quellenkenntnisse sind, wie bei einem so hochgebildeten Mann nicht anders zu erwarten ist, recht beachtlich. Das geht aus der Einleitung jenes „Traité médico-philosophique sur l'aliénation mentale ou la manie" von 1801 deutlich hervor.

Eingangs betont er den „fil d'observation", den engen Zusammenhang von allgemeinem Geschehen menschlichen Geistes und medizinischer Wissenschaft. Diese Bemerkung hebt ihn also durchaus ab von jenen, die etwa nur eine naturwissenschaftliche Sicht betonen. Hippokrates, der einer solchen Einengung auch nicht geistig angehört, scheint ihm die deskriptive Methode zu garantieren — hier spürt man den Geist von Montpellier —, und Aretaeus wird gelobt, Celsus wird gestreift, und Caelius Aurelianus erhält das Lob, neben der Feststellung der Gelegenheitsursachen das „juste milieu" des Geisteskranken getroffen zu haben; mit Galens eindrucksvoller Visite und Unterhaltung mit dem Sklaven der gemütskranken Dame aus der Prognostik wird ein historischer Sprung bemerkbar, den er mit geistiger Unfruchtbarkeit wohl etwas vorschnell begründet, um Helmonts „Idea demens" zu streifen (Napellusversuch), Sennert, Rivière, Plater und Horstius anzuführen, die aber nur humorale oder Spiritusanschauungen wiederholten, von materia peccans oder schwarzer Galle sprächen.

Und sogleich wird deutlich, daß Pinel mit einer wie auch immer ausgerichteten naturwissenschaftlichen Ableitung nicht zufrieden sein kann, vielmehr bei allen Vorgängern die Analyse des menschlichen Geistes vermißt, die zugleich Analyse der „moralischen Affektionen" sein müsse. Diesen Gedanken habe er vornehmlich bei Crichton gefunden. Hier sieht er gewissermaßen einen einheitlichen psychosomatischen Zug, während *Ferriar* und der Wiener *Locher* Medikamentenwirkungen ausprobten. Chiarugi wird von ihm als dürftig eingeschätzt; man finde dort keinen echten Forschungsgeist; deutsche und englische Laienpraktiker hätten manches Gute beobachtet und der Apotheker Haslam sei ebenso zu loben wie sein Oberpfleger[6] *Pussin* in Bicêtre; nicht minder Francis Willis und *Fowlen* oder der Amsterdamer Anstalts-Concierge. Sie alle beschränken die Beobachtung nicht auf Schnappschüsse der Visite, sondern lebten gleichsam mit den Kranken. Nur so entdecke man Individuelles. Zunächst sehe man nur Chaos intellektueller und affektiver Störungen; eine voreilige ideologisch-konstruktive Konzeption sei aber gefährlicher als alle Nüchternheit. Schon hier spricht er von „mélancholies qui ne délirent que sur un point particulier", ein Gedanke, der bei den Vorgängern, etwa Lorry und Chiarugi, begegnete. Gegen Cullen und Sauvages setzt er die Formulierung: „commencer par voir successivement chaque objet avec attention". Aus der illusionslosen Materialsammlung wird die genauere Exploration des Zustandes und der Störungsnatur, dann die anamnestische Aufzeichnung jeder Neuaufnahme. Eine Projektion des Befundes auf eine voreingenommene Vermutung anatomischer Fixierung sei falsch, führe zum pessimistischen Unheilbarkeitsglauben, zum Irrweg von „isolation" und „reclusion", zur Schaffung von „Séquestrés de la société" mit unmenschlichen Wärtern.

Mit diesen Bemerkungen beginnt der sozialpsychiatrische Anteil seiner Lehre, die eng mit dem philanthropischen Geist verbunden ist, den er sich biographisch erarbeitet hat. Grundeinteilung bleibt die zeitgebundene Auffassung von den Verstandesstörungen der englisch-französischen Psychologie.

Wie anders Pinels Zugang zu den Geisteskrankheiten ist, zeigt sogleich der Beginn der Sektion I über neue Manieforschung. Fort mit der kompilatorischen

Schulwiederholung, fort mit der symptomatischen Medikation; das Leben der Revolutionszeit erweist die starke Leidenschaftsbeteiligung an den Geisteskrankheiten. Er findet den Sonnenrhythmus der intermittierenden Manie (3–5 Monate Dauer), er hält die warme Jahreszeit für vorwiegend, ironisiert Browns Prinzipien von der Wirkung des Warmen und Kalten und vom Einfluß der Sthenie. Neben irregulären gibt es reguläre, also saisonunabhängige Formen mit invariablen Perioden auf Grund innerer Disposition unbekannter Herkunft, die schwerer heilbar sind und die Theorien Lockes und Condillacs wiederlegen. Deren Ursachentheorie müsse man mit dem Konstitutionsgedanken vertauschen, der nichts weiter besage als den Grad der psychosomatischen Sensibilität. Er schildert Fälle bis zum Demenzausgang, er schildert aber auch den Zusammenhang mit Melancholie, mit epigastrisch lokalisierter Hypochondrie, die aufwärts strahle, wie *Lacaze,* Bordeu und Buffon wüßten. Dann aber seien die Leidenschaften unübersehbar und der Satz „Ira furor brevis" bestehe zu Recht. Nicht immer sei hier die „Imaginatio" primär. Die Untersuchung der Verstandesstörung benutzt Condillacs Statuenhypothese: alles oder einiges könne gestört sein, und so entstehe auch eine „idée exclusive". So komme es auch zu relativer Urteilsklarheit der folie raisonnante. Oft sei Manie nur oberster Grad der Hypochondrie oder Melancholie.

Rein somatische Ursachen werden ausgeschaltet, die physischen Kräfte sind gesteigert und ergeben so die Größenideen. Manie ist heilbar, jedoch nicht durch Medikamente, sondern durch eine philosophisch (will heißen psychologisch) begründete Psychotherapie, die eine entsprechende Vorbildung unerläßlich macht. Dies wußten die antiken Vertreter; die Engländer (hier spürt man ein politisches Ressentiment) hätten ihre Methoden geheimnisvoll verschleiert, seien aber wohl psychotherapeutisch begabt. Arnold hält er für scholastisch; Crichton habe philanthropische Methoden betont. Während *A. Harper* 1789 von nervösen Krankheiten spreche, habe sich die pathologisch-anatomische Schule bis *J. F. Meckel* und *Greding* vergeblich um eine Ursachenlehre bemüht, da eben Leidenschaften zur Hauptursache gehörten. Die idealistische Einheitslehre eines *J. J. Winckelmann*[7] bei der Beschreibung des auch von ihm geliebten Apollo sei theoretisch unbrauchbar, die Mißbildungstheorie führe nicht weiter, *P. Campers* Gesichtswinkelmessungen habe er nachgeprüft. Greding habe sich mit den Schädelanomalien geirrt. Die Nomenklatur und Einteilung vernachlässige gewisse Tatsachen und Nuancierungen. Sie berücksichtige die Ergebnisse der Psychologie nicht ausreichend. Manchmal seien Wahrnehmung und Verstand ohne innere Erregung gestört, dann wieder sei der Verstand intakt, jedoch von turbulenten Affekten überlagert; diese Feststellung reiche bis zum Idiotismus. Er wendet sich nun der Melancholie als Ausgangspunkt zu. Er nennt sie auch „Délire exclusif sur un objet". Er beschreibt den „air rêveur", die Schweigsamkeit, das Mißtrauische, Verdunkelte, Einsamkeitsheischende, wie es sich bei Ludwig XI. gezeigt habe. Niedere Stufen der Krankheit seien aber sogar gesellschaftsbelebend, hypochondrisch wahnhaft bis zur „vesanischen" Form.

Exklusive Ideen seien manchmal Jahre lang verborgen, bis sie eines Tages hervorbrechen, und so gibt es die Fälle von Größenideen und die Kleinmütigen (pusillanimi), die in Manie übergehen. Im Abschnitt VIII schildert er nun die „manie sans délire". Ursprünglich habe er wie Locke[8] die Manie für untrennbar vom eigentlichen Wahn (délire) gehalten. Indessen sei er nicht wenig erstaunt gewesen, Kranke zu sehen, die keinerlei Verstandesstörung gehabt, dennoch aber von einer Art Tobsuchtsinstinkt ergriffen seien, wie wenn allein die affektiven Fähigkeiten erkrankt seien. Das folgende Kapitel bringt einen eindrucksvollen Fall. Und so gebe es ein „emportement maniaque sans délire". Der geschilderte Fall betrifft einen verzogenen jungen Mann, der überall mit der Umgebung Krach bekommt, ein anderer befindet sich in einem triebhaften Blutrausch ohne Ideeninkohärenz. Eine gewisse Ideenfixierung ist auffallend. Gerade die Revolutionszeiten brachten hier Krankenmaterial. Die Merkmale dieses Zustandes sind: Affektive Perversion, blinder Impuls zu Gewalthandlungen, Blutrausch ohne Leitidee, ohne Vorstellungsschaden als Grundursache. Hier fehlt also auch die fixe Idee. Die deliranten Formen sind periodisch, heiter oder traurig.

Bei Schilderung der Demenz zeigt er ein schönes zeitgeschichtliches Bild des Rokokotroddels und Höflings mit inkohärenten Ideen ohne Beziehung, er bestimmt die Abgrenzung gegen Manie: diese bildet Urteile, wenn auch falsche, die Dementen sind urteilslos, die Ideen sind wie isoliert. Der Idiotismus ist „oblitération des facultés intellectuelles". Im Synonymenlexikon — D'Alembert hatte ein solches begonnen, *M. F. Guizot,* der Übersetzer *Edward Gibbons,* aus Nîmes, hatte später 1833 diese Arbeit fortgesetzt — fehlten die Nuancen der „vésanie" mit Sprachmangel, Automatismus und Stupor. Pinel faßt aber auch dieses Bild psychologisch und meint daher, der Zustand sei durch plötzliche Affekte auslösbar und könne gelegentlich geheilt werden, insbesondere durch eine akzessorische Manie. Der Kretinismus wird kurz berührt.

Pinel hält nichts von stoischer Ausrottung der Leidenschaften, glaubt an die Möglichkeit ihres gegenseitigen Austauschs; er betont also die pädagogische Seite der psychiatrischen Tätigkeit als Grenzsituation zwischen Medizin und Staatskunst.

Zusammengefaßt mag für Pinels Einteilung folgendes gelten:

Im Zuge des Neurosebegriffs von Cullen, der im 18. und 19. Jahrhundert sehr verschieden benutzt wurde, setzt Pinel den dynamisch nervösen, zerebral gefaßten Störungen, wie Koma, Stupor, Anästhesie, Epilepsie, Spasmen aller Art, wie Asthma, die sogenannten „vésanies", entgegen; dieser Begriff ist vornehmlich psychologisch, die Störungen beziehen sich auf psychologische Begriffe, wie Wahrnehmung, Verstand, Gedächtnis, Vorstellung, Abstraktionsfähigkeit, meint also seelische Störungen. Die Neurosen sind zweiteilig: 1. Wirkliche Krankheiten des Nervensystems (vom Koma bis zur Lähmung); 2. Keine wirklichen Krankheiten des Nervensystems, als solche psychologischen Ursprungs. Der Neurosebegriff trägt gewissermaßen in sich die Hypothek klinischen und pathogenetischen Denkens. Seine Manie gehört zum „délire général" im Gegensatz zum „délire exclusif" der Melancholie. Aus seinem Idiotismusbegriff wird sich der der späteren bis Chaslin reichenden „confusion mentale" entwickeln. Wichtig ist aber, daß auch der Idiotismus bei Pinel ein psychologischer Begriff ist.

Die „manie sans délire", deren Ausweitung zu den Monomanien noch eingehender behandelt werden wird, ist als Begriff Pinels von Schopenhauer[9] zitiert worden, der ihn sogleich zu einer eigenen Theorie benutzt, wenn er ausführt:

... Daß es eine mania sine delirio, Raserei ohne Verrücktheit gebe, hatte Pinel gelehrt, Esquirol bestritten und seitdem ist viel dafür und dawider gesagt worden. Die Frage ist nur empirisch zu entscheiden. Wenn aber ein solcher Zustand wirklich vorkommt, so ist er daraus zu erklären, daß hier der Wille sich der Herrschaft und Leitung des Intellekts und mithin der Motive periodisch ganz entzieht, wodurch er als blinde, ungestüme, zerstörende Naturkraft auftritt und demnach sich äußert als die Sucht, alles, was ihm in den Weg kommt, zu vernichten. Der so losgelassene Wille gleicht dann dem Strome, der den Damm durchbrochen, dem Rosse, das den Reiter abgeworfen, der Uhr, aus welcher die hemmenden Schrauben herausgenommen sind. Jedoch wird bloß die Vernunft, also die reflektive Erkenntnis, von jener Suspension getroffen, nicht aber die intuitive, da sonst der Wille ohne Leitung, folglich der Mensch unbeweglich bliebe. Vielmehr nimmt der Rasende die Objekte wahr, da er auf sie losbricht; er hat auch Bewußtsein seines gegenwärtigen Tuns und nachher Erinnerung desselben. Aber er ist ohne alle Reflexion, also ohne Leitung der Vernunft, folglich jeder Überlegung und Rücksicht auf das Abwesende, das Vergangene und Zukünftige ganz unfähig. Wenn der Anfall vorüber ist und die Vernunft die Herrschaft wiedererlangt hat, ist ihre Funktion regelrecht, da ihre eigene Tätigkeit hier nicht verrückt und verdorben ist, sondern nur der Wille das Mittel gefunden hat, sich ihr auf eine Weile ganz zu entziehen.

Über die Inauguration einer humanen Behandlung durch Pinel, dessen Befreiung der Irren von den Ketten das berühmte Bild von Fleury zeigt, ist mehr geschrieben worden als über seine grundlegende Theorie. Diese humane Praxis legt er selbst in seinem Werk Ferriar in den Mund, ohne dabei den psychologischen Gedanken aufzugeben, daß „eine schmale Einschließung, eine dunkle Einsamkeit und eine leichte Ernährung zweifellos als zeitweilige Bestrafung der Tobenden angeordnet werden kann", um nach Beendung des Anfalls sogleich durch das Gegenteil abgelöst zu werden. „Energische Repression" sei ein Beschleunigungsmittel der Heilung. Die Illusion eines strengen Abhängigkeitsmilieus etwa bei einem maniakalischen Souverän wird mit fast gleicher Naivität geschildert wie in Reils Rhapsodien.

Solche Gedanken entnimmt er der wörtlichen Schilderung Haslams (Observations on insanity etc London 1798), der die äußere Imposanz des Anstaltsleiters als notwendiges Charisma eindringlich schildert und auch vor körperlicher Züchtigung nicht zurückschreckt. Wir befinden uns also noch nicht in der Zeit Conollys. Freilich wird der Segen der Arbeitstherapie erkannt, wie ihm aus den holländischen Anstalten bekannt war. Nicht minder lobt er dieses Vorgehen in Spanien:

... der Tagesablauf vollzieht sich in ständiger Aktivität, lediglich von Ruheintervallen unterbrochen, und die Ermüdung führt nachts den Schlaf herbei ...

Pinel trat für räumliche Trennung der hohen Demenzgrade von den anderen Kranken ein, „pour leur faire éviter le spectacle de cette espèce de dégradation de l'homme". Das gleiche gilt für die Epileptiker, vor allem wegen der Gefahr der Nachahmung. Entsetzt äußert er sich in offiziellem Bericht über die Folgen der

Nahrungsmittelbeschränkung in den Anstalten. Im Bericht vom 27. Brumaire des Jahres IV der Revolution bringt er ascitesartige Zustände und Dysenterien mit diesen Maßnahmen in warnenden Zusammenhang.

Mit Esquirol als eigentlichem Organisator des Irrenwesens schwinden die letzten Vorurteile barbarischer grober Behandlungsmethoden, die sich noch gehalten hatten. Der humanitäre Gedanke gelangt nun zu höchster Blüte, und diese Tradition im Sinne fortwirkender Liebesatmosphäre für die Geisteskranken ist noch heute spürbar und zeigt sich fast in gleichen Worten wie damals. Wenn heute Baruk mit Leidenschaftlichkeit im Kampf für die Unschuldigen auftritt, wenn er zugleich den Kampf gegen bürokratische Arroganz der Verwaltung führt und die Autoritätsstellung des Antsaltsdirektors fordert, so ist all dies Geist vom Geiste Esquirols.

Die 1805 verfaßte Dissertation „Des passions considérées comme causes, symptomes et moyens curatifs de l'aliénation mentale" ist dem Lehrer Pinel gewidmet. Mißerfolge der Pathologie, metaphysisch-moralistische Betrachtungsweisen, so meint er, haben den physischen Menschen vergessen. Die Vermassungsunterbringung der Geisteskranken, vor der schon Cabanis gewarnt hatte, muß zugunsten der „petites réunions des malades" verschwinden. Mit diesem Kampfruf nahm er die Planung Charentons vorweg, das mit seinen am Hügel terrassenförmig hinaufgebauten Bungalows ohne wesentliche Stockwerke heute noch mit dem Ausdruck Hängende Gärten der Semiramis gekennzeichnet wird. Was Pinel an den Laienbehandlern Englands rühmte, wollte er in die Tat umsetzen: „il faut vivre avec eux pour apprécier les soins infinis, les attentions de détail qu'ils exigent". Er spricht von der „communication amicale" des Arztes mit den Kranken, er fordert mehrere Tagesvisiten, ein Eindringen in ihre Bizarrerien, ein völliges Aufgehen in das Gemeinschaftsleben. Die deutschen Ärzte *M. W. von Mandt* und *Rust*[10], die nach Aufforderung ihren Reisebericht 1833 für den Minister Altenstein abgaben, besuchten Esquirol in seiner Privatanstalt in Ivry. Sie schildern darin einen freundlichen kleinen Mann in den Fünzigern von vielseitiger Weltbildung, gewandten Sitten und Wohlwollen, der völlig in seinem Amt aufgehe. Damals war er so schwächlich, daß er sich bei den Visiten öfters ausruhen mußte und von seinem Neffen *Dr. Mitivié* weitgehend unterstützt wurde. Die Berichterstatter sahen damals noch jene Sammlung von 400 Schädeln mit Krankengeschichten samt 200 Gipsabdrücken von Idioten und „Monomanen"; sie sahen den Abdruck des Schädels Héloïsens, wie er damals vor wenigen Jahren in ihrem Grabe gefunden worden war und als „Prototyp treuer Liebe" galt. Wir haben uns um diese Sammlung bemüht und festgestellt, daß sie nicht mehr existiert, da später die Objekte zum Zielgegenstand sportlichen Schießens durch das Personal geworden sind.

Das Leben *Jean-Étienne-Dominique Esquirols*[11] umspannt eine äußerst vielschichtige Zeit von 1772-1840. Die Jugend fällt in die Epoche des Königtums, die Mannesjahre in die Revolutionszeit, das weitere Leben in die napoleonische Ära bis zum Bürgerkönigtum Louis-Philippes, das dem Lande 1838 die Irrengesetzgebung schenkte, an der Esquirol maßgeblich beteiligt war. Pinel hatte in Toulouse studiert; es wird nun zum Genius loci der psychiatrischen Tradition; dieser Gedanke wird so überwertig werden, daß Esquirol sich diesem Heimatgefühl mit aller Sympathie bei den Schülern hingeben wird, um ihn gelegentlich ungerecht zu machen, denn Bayle mußte gewissermaßen dafür büßen, daß er nicht aus Toulouse stammte wie etwa Baillarger. In Toulouse war der Vater Präsident eines Handelsgerichts; den Sohn zog zunächst das kirchliche Leben an, aber die Revolutionszeit veranlaßte ihn, St-Sulpice aufzugeben und in Toulouse Medizin bei jenen Größen zu lernen, denen wir bei Pinels Lebenslauf begegnet sind. Er hörte Gardeil, den einstigen Oratorianer, er lernte beim Onkel des großen Larrey, beim Botaniker La Peyrouse. Als junger Militärarzt folgte er der Ostpyrenäenarmee, blieb zwei Jahre in Narbonne, wo er sich durch Verteidigung Unschuldiger vor dem Revolutionstribunal auszeichnete. In Literatur, Mathematik und Medizingeschichte äußerst gebildet, kam er als Elève des Gouvernement nach Montpellier und siegte drei Jahre später in den naturwissenschaftlichen „Concours". Inzwischen schmolz das elterliche Familienvermögen dahin, und im 7. Jahr der Revolution kommt er arm nach Paris. Dort hört er Pinel und Corvisart, besucht die Salpétrière, den Jardin des plantes, die Ecole de médecine und wird Pinels Schüler, bis er dessen Stellung an der Salpétrière als Nachfolger 1810 übernimmt. 1814 finden wir ihn wieder vorübergehend bei der Armee. Als Ehrenlegionär 1814 beginnt er Lehrkurse; es folgen psychiatrische Arbeiten und Mitwirkung am Dictionnaire des sciences médicales; er stiftet einen Preis für die besten Psychiatriearbeiten, wird 1823 Inspecteur de l'Université bis 1830; dann verfolgt ihn die Julirevolution mit Intrigen, und er wird abgesetzt. Inzwischen hatte er 1826 die Erste Arztstelle in der Anstalt St-Maurice in Charenton inne, die er zu jener Musteranstalt erhob, wie sie heute noch unter Leitung Baruks besteht. Am 12. Dezember 1840 ist er gestorben. Eine Zeitlang leitete er eine Privatanstalt in Ivry nahe Charenton, bis ihm die Doppeltätigkeit untersagt wurde.

Mandt und Rust bezeichnen die Anlage Charentons als „prunkvoll wie nirgends in Europa"[12].

Esquirols Lehrbuch der Geisteskrankheiten erschien im Jahre der Irrengesetzgebung Louis-Philippes 1838. Es stellt die Apotheose eines wissenschaftlichen Lebens dar, das zwei Jahre später verlosch. Für den heutigentags daseinsanalytisch interessierten Psychiater ist die Bemerkung wesentlich: der eine Anstalt besuchende Philosoph finde dieselbe Welt mit stärkeren Zügen vor, mit markanteren in Nuance und Farbe, er finde gewissermaßen den Menschen in aller Nacktheit vor; denn hier könne er nicht dissimulieren, er brauche es nicht zu tun und verdecke die Leidenschaften nicht mit künstlichem Charme. Man wird hinter diese Auffassung gewiß ein Fragezeichen machen müssen, indessen zeigt sie die Freude an einem neuen humanen System, vor allem aber die ausgeweitete Überbewertung der Leidenschaftslehre; denn die Ursachen der „folie" tragen den Stempel der „passion". Leidenschaften sind von gewaltiger Macht (impétueuses). Er folgt zunächst Pinels Einteilung, leugnet die Einheitspsychose und hält an einer Unterscheidungsmöglichkeit fest. Er schildert unter den Ursachen die üblichen, behandelt also Klima, Jahreszeiten, Alter, Temperament, Beruf und Lebensweise; wichtig ist die Feststellung:

Die herrschenden Ideen in jedem Jahrhundert beeinflussen sowohl Häufigkeit wie Art der Geisteskrankheit mächtig.

Auf seine Zeit angewandt heißt dies:

Die Ideen von Freiheit und Reform haben sehr viele Köpfe Frankreichs verwirrt, und es ist beachtlich, daß die seit 30 Jahren ausgebrochenen Verrücktheiten das Characteristicum der verschiedenen Gewitterstürme tragen, die unser Vaterland in Aufruhr gebracht haben.

Nicht anders steht es mit Sitten und Gebräuchen:

Seit 30 Jahren haben die Wechsel innerhalb der Sitten in Frankreich mehr Geisteskrankheiten hervorgebracht als unsere politischen Plagen. Wir haben unsere althergebrachten Gewohnheiten abgelegt, unsere alten Ansichten, und gegen spekulative Ideen eingetauscht, gegen gefährliche Neuerungen.

Insbesondere bedauert er den Mangel an religiöser Führung des einzelnen. Kalter Egoismus herrsche überall, trockne die Gefühlswelt aus, und so gebe es weder Liebe noch Autorität oder Respekt. Die Klage gipfelt in dem schönen Satz, der mit Hamann und Herder geistesverwandt ist:

Wir verwenden viel Sorge zur Formung des Geistes, wir scheinen aber nicht zu wissen, daß das Herz wie der Geist Erziehung braucht.

Gerade dieser Mangel an Erziehung für Gefühlswerte erzeuge eine Schutzlosigkeit des späteren Erwachsenen gegenüber seinen Leidenschaften.

Er sieht die Depravation in allen sozialen Klassen vorgeschritten. Die Korruption besonders in den unteren Klassen sei enorm, sie steigere Geisteskrankheiten und Verbrechertum. Was oben in der Gesellschaft an Erziehung lasterhaft geworden, das fehle unten an Erziehung völlig:

Wenn die Form der Regierung Leidenschaften und Sitten der Völker beeinflußt, so mag man nicht überrascht sein, wenn sie einigen Einfluß auf Entstehung und Art der Geisteskrankheit nimmt.

Man spürt deutlich einen gewissen politisch reaktionären Zug bei Esquirol, wenn er betont, *R. Scott* habe in China kaum Verrückte gesehen, und wenn er diese Tatsache mit der günstig wirkenden Despotie in Zusammenhang bringt, während das republikanische System die Leidenschaften in Bewegung setze und die Geisteskrankheit erzeuge. Terror und Militarismus seien Urheber der Selbstmorde, denn beide verachteten das einzelne Menschenleben, und das Konskriptionsgesetz habe in Frankreich viele Geisteskranke erzeugt, denn sowohl die Konskribierten wie deren verlassene Angehörige seien seelisch erkrankt:

Die politischen Aufregungen erzeugen für alle intellektuellen Fähigkeiten zu viel Aktivität, sie übertreiben die Leidenschaften der Trauer und des Hasses, sie erzeugen Ehrgeiz, Rachegefühl, stürzen das öffentliche und private Vermögen, indem sie die Menschen beseitigen, und geben so einer Großzahl von Verrücktheiten Nahrung.

So sei es in Peru nach der Eroberung durch die Europäer gewesen, nicht anders in England vor etwa einem Jahrhundert, so war es im Unabhängigkeitskrieg

425

Amerikas, und so ist es jetzt in Frankreich; der Unterschied zwischen hier und England sei nach Meads Ansicht nur der, daß dort die Neureichen den Kopf verloren hätten, hier aber alle die geisteskrank geworden seien, die der Scheinrevolution entgangen seien. Noch heute sei die Zeit der Bastille bis zu Bonaparte inhaltlich in den Psychosen wach.

Politische Unruhen sind wie beherrschende Ideen keine prädisponierenden Ursachen, aber erregende ...

Zwischen 1786 und 1813 habe sich die Zahl der Geisteskranken verdoppelt. Diese Feststellung sei freilich auch Folge besserer und humaner Erfassung durch Pinel. Man ist aufgeklärter und schickt den Kranken in neuer Hoffnung auf Heilung nach Bicêtre, Charenton und in die Salpétrière[13].

Wie aber steht es nun mit diesen Leidenschaften? Pinel hat deren Einteilung in der zweiten Auflage des Traktats von *Moreau de la Sarthe*[14] übernommen. Sie sind spasmodische Veranlasser (agents), schwächende oder erregende, und führen zur Geisteskrankheit. Das sei der Grund gewesen, warum er dieses Thema seiner Dissertation zugrunde gelegt habe. Denn die gleichen Leidenschaften seien eben auch therapeutisch nützlich.

Die ersten Bedürfnisse des Menschen, auf Erhaltung und Fortpflanzung begrenzt, erzeugen die Bestimmungen des Instinkts; ein innerer Antrieb drängt uns zu deren Befriedigung; die weiteren Bedürfnisse schließen sich den ersten an, und die Begehren (désirs), die sie anregen, erhalten so viel Energie, wie wir Mittel finden, sie zu befriedigen. Es gibt also Bedürfnisse ohne jede Beziehung zu unserer Erhaltung; sie sind Frucht unserer entwickelten Intelligenz und Zivilisation; sie erzeugen die künstlichen Leidenschaften, und sie sind es, die für den Menschen so schlecht sind, insbesondere für die Oberklasse ...

Das Kind kennt sie nicht, erst in der Pubertät erwachen sie und erzeugen neue Bedürfnisse. So geht die Steigerung weiter; je mehr die eigentliche Liebe schwindet, steigern sich Ruhmsucht, Machtgier, Habsucht, und dann brechen alle Geistesverwirrungen hervor. Und nun neigen diese zum chronischen Zustand, der durch somatische Erscheinungen sich ausbildet, wie etwa beim alten Egoisten, der senil dement wird.

Er beklagt das Schwinden des echten Eros:

Die Liebe, oftmals Ursache der Erotomanie oder Nymphomanie in heißen Ländern, hat ihre Herrschaft in Frankreich verloren; die Indifferenz der Geister hat die Herzen erobert, und die amourösen Leidenschaften haben weder die Erregtheit noch die Reinheit, die die erotische Verrücktheit erzeugten.

Hier taucht jenes auch heute so gefährliche Wort von der Indifferenz auf, dem *Lamennais* ein großes Werk gewidmet hat.

Die Vererbungsfrage ist schwierig für ihn, da die Ungebildeten in den Anstalten zu wenig über ihr Familienleben wissen. Rush habe sie gering veranschlagt in Pennsylvanien, aber die katholischen Verwandtenehen in England zeigten ein anderes Bild. Gerade die Vererbung mütterlicherseits zeige, daß es wichtiger sei, die Gesundheitsverhältnisse einer Familie bei der Heirat zu berücksichtigen als Fragen des Ehrgeizes. Unter weiteren Ursachen kennt er Gift- und Suchtwirkungen, Kohlenoxydgas, Quecksilber usw. Alle Organschäden können Geisteskrankheit auslösen. Den Praedispositionsbegriff übernimmt er von Pinel; er spricht von langsamer Inkubation; die Krankheit kann kontinuierlich, remittierend und intermittierend sein. Er hält die Formen für austauschbar und übergehend von einer in die andere, für komplizierend. Die Geisteskrankheit kann mit Hirnstörungen verbunden sein; Sekundärkrankheiten können heilsam und schädigend wirken. Krisenheilungen gibt es bei Demenz, Imbezillität und Senilität nicht. Trotz aller somatischer Beteiligung ist die Geisteskrankheit psychischen Momenten zugänglich.

Moralische Eindrücke determinieren eine Bewegung, eine Fasererschütterung; die Kräfte ändern sich, die Organe werden aktiv für eine Krankheitslösung. Furcht und Schrecken erregen unfreiwilligen Urin- und Fäzesabgang, Zorn erzeugt Blutungen, Gallenfluß, die erregte Wut steigert die Sekretionen des Speichels; Freude, angenehme Gefühle des Herzens, Sorgen lassen Tränen strömen . . .

Seine allgemeine Prognostik stellt folgende Erfahrungen heraus: Imbezillität und Idiotismus — er benutzt auch den nun gängigeren Namen Idiotie — sind unheilbar; frische Fälle von Monomanie und Lypemanie heilen, sofern sie nicht organbedingt sind; die Manie heilt oft; die akute Demenz zuweilen, die chronische selten, die senile nie. Die erbliche Verrücktheit ist heilbar, aber es kommt zu Rückfällen. Religiösen und Größenwahn erregende Formen sind unheilbar.

Die allgemeine Psychopathologie wendet sich den Sinnestäuschungen zu, deren Definition in ihrer klassischen Form lautet:

Wer die Überzeugung innerster Art von einer aktuell wahrgenommenen Sensation hat, ohne daß ein äußerer Gegenstand da ist, diese zu erzeugen, hat seinen Verstand verloren und befindet sich im Zustand der Halluzination: er ist ein Visionär.

Der Hauptakzent liegt auf dem Wort Überzeugung (conviction). Es erschien, wie er selbst mitteilt, bei den Systematikern der Vorzeit (*Charles Darwin,* Sauvages, Sagar, *William Cullen*) nicht. Es folgt eine große Kasuistik von Halluzinationen aller Art. Ihm fällt die Unabhängigkeit des Phänomens auf, so daß es nicht mit dem eigentlichen „délire“ zusammenfällt. Er nennt es ein zerebrales oder psychisches Phänomen. Es ist unterscheidbar von Somnambulen, Ekstatikern. Entscheidend ist:

Die Überzeugung des Halluzierenden ist einheitlich, so echt, daß sie den Verstand danach richten, daß sie urteilen und sich nach den Sinnestäuschungen richten; sie ordnen diesem ersten psychologischen Erlebnis ihre Gedanken, Begehren, ihren Willen, ihre Handlungen ein.

So sind sie von den Illusionen verschieden, ebenso von falschen Sensationen, irrtümlichen Wahrnehmungen, hypochondrischen Erlebnissen. Die Halluzinationen, deren Sitz das Zentrum der Empfindung ist, treten bei Leuten auf, die nie wahnhaft waren (délirés), aber sie sind Elemente des Wahns bei Manie, Lypemanie, Katalepsie, Hysterie usw. Die Illusionen sind vom äußeren oder inneren Sinn hervorgerufen. Nach Darlegung des Tobsuchtsbegriffs, der Epilepsie, wird die Lypemanie oder Melancholie behandelt. Er streift die humoralen Theorien der Antike, um sogleich den partiellen Charakter zu betonen, der ihn zum Begriff der „Monomanie" veranlaßt. Die Stimmung kann hierbei traurig und heiter sein. Er ist auf diese Erfindung des Begriffes stolz, der 1835 in den Dictionnaire der Akademie eingegangen ist und dessen von ihm gerühmte Popularität bekanntlich Ausdruck in den Karikaturen des Zeitgenossen *Honoré Daumier* gefunden hat.

Der literarische Kampf, den dieser Begriff ausgelöst hat, macht ein genaueres Eingehen nötig. Esquirol überläßt den alten Namen Melancholie somit den Poeten und Moralisten; er könne den hepatischen Temperamenten vorbehalten werden, ja sogar den fixen Ideen oder Traurigkeitszuständen:

... während das Wort Monomanie einen abnormen Zustand ausdrückt, der der physischen oder moralischen Empfindung zugehört und ein umschriebenes Delir (Wahn) fixer Art bekundet.

Ausweitend heißt es dann:

Die Monomanie ist von allen Krankheiten diejenige, die der Beobachtung die eigenartigsten Erscheinungen in ihrer Verschiedenheit bietet, die dem Studium das Material zahlreichster und tiefster Gedanken liefert. Sie umgreift alle mysteriösen Anomalien der Empfindung, alle Erscheinungen menschlichen Verstandes, alle Wirkungen der Verkehrung unserer Neigungen, alle Irreleitungen unserer Leidenschaften ...

Je reifer fortgeschritten, je intelligenter der Mensch, desto anfälliger für die Monomanie. Sie ist Folge unseres seelischen Betroffenseins (affection), sie gehört in den Bereich der Leidenschaften; sie sitzt im menschlichen Herzen; hier muß man forschen, hier die Nuancen erfassen. Verursacht ist sie von unglücklicher Liebe, Furcht, Eitelkeit, Eigenliebe. Dieser monomane Wahn ist exclusiv, fixiert, dauerhaft wie die Gedanken des von Leidenschaft Befallenen. Daher ist er allen Stimmungslagen zugetan. Er ist eine ausgesprochene Zivilisationserscheinung. Die Monomanie hat daher immer wieder ein anderes historisch bedingtes soziales Gesicht. Man kann ihr Studium nicht von dem der Sittengeschichte trennen. Lorry habe dies alles schon bemerkt, *Rush* habe ebenfalls die traurige und heitere Form getrennt (Tristomanie und Amoenomanie). Die eigentliche traurige Form nenne er daher lieber Lypemanie. Esquirol steigt hier nochmals in die Geschichte. Er will die begriffliche Unsicherheit und Wandelbarkeit verstehbar machen. Vor allem warnt er vor Verwechslung der Lypemanie mit Hypochondrie. Jene ist oft erblich, entsteht mit melancholischem Temperament dispositionell und wird durch moralische Ursachen verfestigt; diese hat physische Ursachen, besonders im Magen mit

Verdauungsstörungen. Sie entbehrt des eigentlichen Wahns, wenn auch der Kranke die Leiden übertreibt, wobei er dyspeptisch ist.

Die Lypemanie wird kasuistisch reichhaltig belegt, pathologisch-anatomisch ohne erheblichen Erfolg vervollständigt, ihre Therapie wird angegeben, die Suicidneigung besonders abgehandelt. Die religiöse Form nennt er Dämonomanie; auch hier folgt eine breite historische Behandlung, um den Begriff verweltlicht zu benutzen. Gelegentlich tritt sie epidemisch auf. Halluzinationen und Illusionen sind häufig.

Der „mélancholie avec délire" (Lypemanie) steht die Monomanie entgegen. Hier ist die Aufmerksamkeit auf einen oder eine Reihe von Gegenständen gerichtet, das Denken geht von falschen Prinzipien aus, ohne daß die Logik erschüttert ist. Außerhalb des Wahnes sind sie gesund im Urteil und Verstand, aber sie halluzinieren und werden zusammengefaßt unter „monomanie intellectuelle". Ihr eigenartiger geistiger Zustand führte zum Begriff „manie raisonnante", die er lieber „monomanie affective" nennt. Der Wille ist geschädigt; tritt dies in den Vordergrund, so spricht man von „monomanie sans délire" oder „instinctive". Gerade diese Formen sind im Gegensatz zur Lypemanie heiter, angeregt, nach außen gewendet, animiert, lachend mit lebhaftem Blick. Der Krankheitsweg ist akut, die Dauer kurz, das Ende günstig, sofern keine Komplikationen erscheinen.

Man bestreitet die Existenz der Monomanen. Es gibt, so sagt man, keinen Geisteskranken, der nur in einem Punkt verstandlos ist. Immer bieten diese Kranken eine gewisse Störung des Empfindens und Wollens . . .

Foville will nur 2 bis 3 Fälle in der Salpêtrière oder in St. Yon gesehen haben. Er hält die Symptome für Charaktereigenheiten. Esquirol betont das Partialdelir nachdrücklich gegenüber den Allgemeinsymptomen der Manie. Pascal und sein Jugendfreund *Laromiguière* als Philosophen müssen zur Stützung des Begriffes herhalten. Historische Beispiele werden bemüht, frühere Darstellungen der Antike werden — man verzeihe—umfrisiert, und auch Paracelsus, der das Arcanum im Schwertknauf bei sich trägt, fällt unter diese Kategorie. Alle massiven Größenideen sind monoman. Ein Alternieren mit Manie und Lypemanie ist möglich. Einzelne Varianten werden beschrieben, so die erotomane, die räsonierende, die süchtige Form. *Chr. H. Marcs* Pyromanie gehört hierher, es gibt eine homicide Form, sie alle werden mit vielen Beispielen belegt. Die Lehre von den Monomanien ist Brennpunkt des Lehrbuches.

Die Manie ist eine Hirnaffektion chronischer Art, meist fieberlos, charakterisiert durch die Verwirrung und Erregung der Empfindung, des Intellektes und Willens. Ich sage, gemeinhin fieberlos, weil anfangs gelegentlich im Laufe der Manie febrile Zustände beobachtet wurden, die beachtlich werden und die Diagnose erschweren.

Auch die chronischen Kranken halluzinieren und die Tobsucht, die *Heinroth* als wichtiges Symptom ansah, ist kein pathognomonisches Zeichen: „. . . mais ils ne sont pas toujours furieux". Und so ist Esquirols Maniacus nach eigenem Wort ein Proteus, formverwandelnd und daher vom Melancholiker verschieden. Aber typisch ist das Chaotische des Zustandes:

Er lebt von der physischen und geistigen Welt isoliert, als sei er in ein dunkles Zimmer aus sich selbst eingesperrt.

Er ist raum- und zeitgestört, einigt tausend Ideen zugleich und halluziniert; er wird pausenlos abgelenkt, aber sein Ich ist nicht ausgelöscht, die Wahrnehmung funktioniert, und er erinnert sich an den Zustand später. Er kann ihn sogar dann motivieren. Während des Zustandes ist er amoralisch. Es gibt re- und intermittierende neben kontinuierlichen Formen.

Die Demenz ist eine Hirnaffektion, zumeist fieberlos und chronischer Art, charakterisiert durch die Schwächung der Empfindung, des Intellektes und Willens. Die Incohaerenz der Gedanken, der Mangel geistiger Spontaneität sind Zeichen dieser Krankheit. Der in Demenz Verfallene hat die Fähigkeit ausreichender Wahrnehmung verloren, er kann keine Bezüge herstellen, keine Vergleiche oder davon eine Erinnerung bewahren. Daraus folgt die Unfähigkeit richtiger Verstandesbenutzung . . .

Hier fehlt es an Empfindungsstärke und deren Bezug zu den Leidenschaften; sie sind stumpf infolge Hirnatonie und neigen zu „Ticks" aller Art. Gelegentlich kommt es zu infausten Lähmungen. Unterschieden werden akute, chronische, intermittierende und senile Formen. Die akute hält er für selten. Hier sind pathologisch-anatomische Befunde reichlich. Als Ursachen gibt er neben Alkohol auch die Onanie noch an.

Ist die Begrifflichkeit der Demenz nicht allzu schwierig, so bietet die Idiotie Anlaß zu vielen Verwechslungen mit Demenz, mit stupurösen Monomanieformen usw. Die Systematiker haben von Amentia, Imbecillitas, Fatuitas gesprochen, Cullen und *Fr. Em. Fodéré* von angeborener Demenz. *J. Fr. Dufour* und Pinel sprachen von Idiotismus. Pinel hat aber diese Idiotie von Demenz nicht getrennt. Esquirol definiert:

Die Idiotie ist keine Krankheit, vielmehr ein Zustand, in dem die geistigen Fähigkeiten sich nie gezeigt haben oder sich nicht ausreichend entwickelt haben, so daß der Idiot keine Möglichkeit hatte, die Kenntnisse zu erwerben wie Leute seines Alters, die unter gleichen Lebensbedingungen stehen . . .

Sehr gut wird der Vergleich mit der Demenz gekennzeichnet:

Der Demente . . . ist ein arm gewordener Reicher, der Idiot ist stets im Unglück geblieben.

Esquirol fügt hier kraniometrische Messungsversuche reichhaltig an. Er unterscheidet klinische Grade.

Es folgt ein Exkurs über Kretinismus.

c) Die Monomanie

Brierre de Boismont[15] hat sich in den Ann. médico-psychol. 1853 neben *L.-J. F. D. Delasiauve*[16] über die Monomanie geäußert und gemeint, sie sei nur historisch verstehbar, da sie zu Esquirols Zeit den Aufbruch der neuen Humanität anzeige. Zu Pinel und Esquirols Zeiten habe es für Behörden und Ärzte nur zwei forensische Gruppen gegeben, die „furieux" und die „grotesques". Einige hätten die Arbeit von *Agnesseau* gekannt, die das partielle Delir behandelte, aber für die meisten sei der Fall des Verrückten am Piräus, der sich als Besitzer aller Schiffe fühlte, ohne sonst Wahnhaftes zu zeigen, oder der Mann, der nur im leeren Theater Beifall klatschte, sonst aber gesund war, zusammen mit des Aretaeus Schuster Anekdoten ohne Wirklichkeitsgehalt. *Jean-P. Falret*[17] hatte daher 1819 schon die Theorie verworfen und später auch in der Vorlesung ausdrücklich betont, eine einzige falsche Idee erobere das Gesamt des Verstandes wie ein Contagium, so daß es stets zu Ausweitungen der Psychose komme, zum Ergriffensein der Gesamtintelligenz. Schon Zacchias habe sich bei Entmündigungen so gestellt, nicht minder Agnesseau bei der Testierfähigkeit. Gleich ihnen lehnten Prichard, *Fr. Leuret*, *Lélut*, Foville die reine Form der Monomanie ab. Brierre zweifelte in seiner Arbeit über Entmündigung 1829 am Vorhandensein und sagte 20 Jahre später noch:

> Das Delir der Monomanie ist nicht so umschrieben, wie man annimmt, die echte Monomanie ist sehr selten.

Freilich gebe es keine absoluten Regeln. Unter den Monomaniebekämpfern fand sich auch Morel. Man berief sich philosophisch auf die Einheit des Geistes; von Cicero bis Reid und Condillac habe man an der Reziprozität der moralischen und intellektuellen Vermögen nicht gezweifelt. Condillac wurde zitiert:

> Der Einfluß der Leidenschaften ist so groß, daß oft ohne diese der Verstand keine Verrichtungsmöglichkeit hätte ...

Nicht anders habe auch Herder gedacht.

Wenn Delasiauve von notorischer Unabhängigkeit der Gefühle und Triebe rede, so teile er, Brierre, diese Theorie nicht, denn sie gelte höchstens für oberflächliche Gefühle, nicht für Triebe; als Beispiel nennt er Rembrandts Goldgier.

Es versteht sich, daß das Monomanieproblem geeignet war, die gesamte Rechtsauffassung zu verwirren, und daher hörte man den ironischen Kampfruf: Charenton soll die Bastille ersetzen!

Der Jurist *Molinier*, Anhänger der Präventivdrohung der Bestrafung, wurde von *L. F. E. Renaudin*[18] (Ann. médico-psych. 1854, 236) in dem Sinne angeführt, daß auch Monomane unter diese Androhung fielen, da sie ja mit Unterscheidung handelten und wüßten, daß sie Rechtsbrecher seien. Die Psychiater seien offenbar nicht ausreichend mit den Grundlagen des Strafrechts bekannt. Die Grundfesten der Sicherheit des Staates seien durch eine andere Auffassung gefährdet; eine Nichtbestrafung Monomaner werde die Verbrechen täglich steigern. Er geht so weit, die Monomanie einen Mythos von Exzentrikern zu nennen. Molinier wieder sah in der manie sans délire nur Ausdruck einer „énergique passion" zur Befriedigung der

Akte. Er hält den Monomanen für kriminell. Die auf Exkulpation drängenden Psychiater seien zwar keine Ignoranten, hätten aber einen unklaren Begriff nicht differenziert, insbesondere nicht den der krankhaften Widerstandslosigkeit. Renaudin meint, der Unterschied zwischen Kriminellem und Geisteskrankem sei nicht die moralische Depravation, sondern sie liege in der ersten Ursache dieser Depravation. Der Kriminelle handle frei gegen Moral, der Monomane im Gegensatz dazu habe nicht mehr die moralische Freiheit, um ihre Bestimmung zu lenken; sie ist durch krankhaften Einfluß einer Art Fatalismus unterworfen, der der Vernunft dient, ohne sie abzuschaffen. Renaudin ist zugleich der Übermittler der damaligen deutschen Literatur.

E. *Billod*[19] hat 1856 in gleicher Zeitschrift neue Einteilungen der Lypemanie versucht und zur zweiten Klasse der Lypemanie mit traurigen Gedanken, aber ohne Traurigkeitreaktion die „manie raisonnante" untergebracht. Billod schuf den Begriff der „raisonneurs". Man kann leicht bemerken, daß die weiteren Begriffe wie „délire quérulant de revendication" (Beer 1869), „folies lucides" (Trélat) und schließlich „persécuteurs raisonnants" (Falret jun., später Pottier) zu R. v. *Krafft-Ebings* Querulanten (1878) und somit zur Paranoiafrage führen. Dazwischen stehen Snells Monomanieauffassung und W. *Griesingers* „Primordialdelirien".

Delasiauve hatte 1859 noch einmal eine Übersicht geschaffen. Damals lagen, wie man sehen wird, die Ergebnisse A. L. J. *Bayles* über die „paralysie générale" vor, vor allem erinnert er aber an Et. J. *Georgets* schon 1820 entwickelte „stupidité", die der akuten Demenz Esquirols entsprach; er selbst hatte im Journal de médecine mentale 1861 (304–311) über verschiedene Formen der Geisteskrankheiten geschrieben. Als er aber 1856 seine Übersicht gab, meinte er, die 1838 entstandene Partialerkrankung aus der Gazette des hôpitaux habe die reine Formbeschreibung beseitigt. Mit Detaillierungen habe man versucht, den Schleier psychozerebraler Bedingtheiten zu durchbrechen und habe auf die Verstandesabweichungen zurückgegriffen. Gerade dies habe M. *Baillarger* für die Frage der „stupidité" in Angriff genommen. An Stelle der bisher angenommenen geistigen Trägheit setzte man nun die wirkliche Aktivität des Geistes, eine Arbeit der Vorstellung, die sich in Sinnestäuschungen, Mißtrauen und Angst äußert. Das Ganze nannte man mélancholie avec stupeur. In diese Betrachtungsweise floß dann das Ergebnis von Moreaus Haschischbuch: er fand in den Symptombildern alle deliranten Manifestationen und betonte die Erregung als Prinzip. Schließlich führte diese Beobachtung zum allgemeinen Automatismus. Es gab also nun organische Ursachen ohne Stimulation moralischer Art. Man interessierte sich für perzeptive Störungen (falsche Empfindungen), die auf Verstand, auf Einbildung und Gedächtnis wirkten (Baillarger, Falret, Lélut, Brierre). Falret insbesondere faßte die „vésanies" quantitativ im Sinne des jeweiligen Inkohärenzgrades. Die Spezies gehen daher verloren, es schien sich alles aufzulösen, zumal Falret auch die Monomanie wie Morel und Brierre ablehnte. So fragte man sich am Ende, ob denn seit Esquirol überhaupt ein Fortschritt faßbar sei. Man befand sich in einem Übergang. In diesem Interregnum hatte Leuret sein Buch über die moralische Behandlung der Geisteskrankheiten geschrieben, um so den Kampf zwischen Spiritualisten und Materialisten neu zu beleben. In dieser Entwicklungsphase will Delasiauve zur Beobachtung und zu den Tatsachen zurück. Sicher, so meint er, gibt es ein generelles und ein partielles Bild, aber wo sind die

Quellen der äußeren Verschiedenheit? Handelt es sich m. a. W. um etwas Wesenhaftes oder um etwas Graduelles? Diese Frage wagte niemand anzugehen. Die Aufgabe der Dualität von Intellekt und Affekten erschien als Verstoß gegen die Logik. Eine solche Trennung war schließlich kein Mythos, gründet sie doch in den Akten. Durch Baillargers Arbeiten angeregt, schreibt er seinerseits 1853 über die Differentialdiagnostik der Lypemanie. Er wollte, gestützt auf zahlreiche Beispiele, an Hand der „folie triste et stupide" vergleichend beweisen, daß man zu den Aktivitätszeichen keine zufälligen Symptome von Inkohärenz, Bewegung und Automatismus rechnen könne. Baillarger habe zunächst widersprochen. Sein Gegenargument aber beruhte auf der Feststellung einer Permanenz der „inertie intellectuelle" und der Zufälligkeit der halluzinatorischen Phänomene. Besonders beim Delirium tremens und epilepticum sah er den Doppelcharakter unausweichlicher intellektueller Verdunkelung neben zufälligen phantastischen Visionen und Inkohärenzen wie Blitze im Gewitter. Das eigentliche Delir beruhte für ihn ausschließlich auf falschen Empfindungen, während bei der Manie die Ideendissoziation vorherrschte. Hinsichtlich der Monomanie wollte er keine Umformung der Leidenschaft in Monomanie gelten lassen. Gerade dies habe man, wie er meint, ihm verübelt. Beachtenswert werden die Sinnestäuschungen. Ihre Rolle ist bei den beiden Delirformen verschieden. Sie können sich bei der Stumpfheit der Trinker oder Epileptiker zeigen, sie können aber auch mit den monomanen Überzeugungen einhergehen. In diesem Fall sind sie gebietrisch und drängend, sie bestimmen den gesamten Krankheitszustand, in jenem sind sie lediglich Epiphänomene.

Und die „folie raisonnante"? Falret und Brierre erklärten sie 1867 für ein Symptom, etwa als Vorstadium der Paralyse, aber auch das ganze Leben lang bestehend. 1869 schrieb *Campagne* ein Buch über den gleichen Gegenstand; es wurde preisgekrönt. Das Interesse wurde ausgelöst durch den deutschen Fall Chorinski Hagens. Die Frage war, ob ein Zusammenhang mit der englischen moral insanity bestand. Der Verfasser führte aus: es gibt eine einheitliche Menschennatur, die sich in drei Richtungen betrachten läßt, nämlich physisch, vital und psychisch. Die psychische Seite zerfällt in Intellekt, Empfindung (sensibilité morale) und Willen. Die Empfindung hat vier Grade, eine höhere (mit Glauben an Unendlichkeit, Ehrfurcht, an Gut und Böse usw.), es folgen die altruistischen Gefühle (Familie, Liebe, Achtung, Mitleid), dann die egoistischen der Leidenschaften, des Stolzes, Neides, Hasses und schließlich die niederen Neigungen zu Luxus, Faulheit, zu Trieben, Süchten usw.

Der Schlüssel der Pathologie bekunde sich in einer Übertreibung des Normalcharakters ins außerpsychologische Gebiet. Hier ist der Standort der „folie raisonnante" einfacher Art. Man kann drei Arten unterscheiden, die wohlwollende, die rein räsonierende und die böswillige Form. Hier ist der egoistische Charakter übertrieben. Und so formuliert er:

Il y a des idiots et des imbéciles par le cœur comme il y a des idiots et des imbéciles par l'intelligence.

Übertreibung ist also das Kennzeichen dieser „folie raisonnante". Kandidaten dieser Erscheinung kommen mit einer angeborenen Disposition dazu auf die Welt. Die Zustände zeigen Erregungen und Remissionen. Die gutartige Form erzeugt die monomanen Engel, die Idealisten und Erfinder, die böswillige ist rudimentär; schließlich gibt es noch die psychischen Krüppel (folie des rabougris).

In Deutschland begann das Interesse für den Gegenstand schon anhand des Begriffes von Pinel. Einen wesentlichen Beitrag lieferte *Fr. Groos*[20] (Heidelberg 1830):

Nachdem die mahnenden Stimmen besonders der deutschen Ärzte des 16. und 17. Jahrhunderts von der Existenz einer Melancholie ohne Irrereden überhört worden oder längst vergessen waren, so erschallte mit dem Anfange des laufenden Jahrhunderts von Paris her ein Laut von einer mania sine delirio, der durch seine logische Dissonanz — fast so viel als Wahnsinn ohne Wahnsinn — mindestens sicheren Beifall gewann und nunmehr auf dem Punkte steht, als stimmgebend selbst in der Strafgesetzgebung zu gelten ...

Groos, 1768 in Karlsruhe als Sohn eines Verwaltungsbeamten geboren, 1852 in Eberbach im Odenwald verstorben, hatte sich mit 20 Jahren in Tübingen als Jurist immatrikuliert, wurde dann ein Jahr Karlsschüler, belegte Medizin in Freiburg und ging 1793 nach Pavia, wo Frank, der Brownianer, Scarpa und Volta lehrten, besuchte Turin, Genua und Mailand, um in Freiburg zu promovieren. Eine wohl tuberkulöse Krankheit zwang ihn, sich mit Philosophie zu beschäftigen; die Vorliebe für die Stoiker schuf in ihm ein entsprechendes Weltbild. Nach Rollers Tode 1814 durch Typhus übernahm er die Pforzheimer Anstalt, siedelte 1826 nach Heidelberg, wo er Vorlesungen hielt, zum Kreise Friedrichs gehörte und Mitglied der physiko-medizinischen Gesellschaft in Erlangen wurde. 1836 als Hofrat pensioniert, zog er zu seinem Schwiegersohn Loog im Odenwald und erlag 1852 einem Prostataleiden.

In seiner theoretischen Haltung ist Groos, der jugendliche Brownianer — er nannte Brown einen Lavoisier der Medizin —, Vermittler zu Stahl unter Ablehnung Hoffmanns. Seine Leidenschaftsauffassung deckt sich mit den Stoikern. Moralfehler und Mangel an Weisheit sind die einzigen Ursachen der Geisteskrankheiten. Hierbei ist die Sünde nur disponierend. Dieses Weiterwirken greift auf die Ganglien über. Der Zeitfaktor ist wichtig, da ein Verharren in der Leidenschaft zur Spannung oder Schwächung der Hirnfaser führt. Teilweise nähert er sich Nasses Somatismus, obgleich er auch den umgekehrten Weg von der Seele zum Körper hin kennt. Mit Heinroth und Buzorini stimmt er nicht überein. Leidenschaften erzeugen nur vorübergehend Irresein, bleibend wird es durch den Organbefund „das somatisch Positive". In der Klassifikation wendet er sich gegen Esquirol. Es gibt Hirnerkrankungen mit solchen des Intellektes (Irrwahn), Erkrankungen der Brustorgane (Irrgefühle) und Begehrungs- und Willenstörungen (Irrtrieb). Alle drei Störungen kommen zusammen vor.

Pinels Werk kannte er in Wagners Übersetzung; er zitiert wörtlich die Ausführungen über die „manie sans délire" mit ihrer Trennung von Wille und Verstand. Er verweist auf *Conradi*, Wedel, Ettmüller und Platner, geht auf *Hartmanns* „Der Geist des Menschen in seinem Verhältnis zum physischen Leben" ein, wo es heißt:

Bei der Wut ohne wahrnehmbare Verstandesverwirrung sind es nicht die täuschenden Traumbilder der Phantasie, die den Geist zu verkehrten Handlungen bestimmen, sondern es sind krankhafte Gefühle, die von starken Affekten des Gemeingefühls und dessen Organen ausgehend die Seele heftig ergreifen ... und eben dadurch den Verstand zwar nicht verwirren, aber doch eine Zeitlang außer Tätigkeit setzen ...

Groos war ursprünglich Platoniker, hatte die Dreiteilung der Seele anerkannt, war aber davon abgekommen. Conradi habe nun zu Recht gesagt, das Problem sei eine Sache der Menschheit. Und so habe auch der Strafrechtler *K. F. A. Mittermeier* die mania sine delirio anerkannt. Es liege eine Krankheit des Willens vor. Hier beginnt also der Gedanke vom unwiderstehlichen Trieb. *J. Chr. A. Grohmann*[21] hatte 1826 in Nasses Ztschr. der Anthropologie dagegen gesprochen. Platner wiederum hatte 1800 die excandescantia furibunda als krankhafte Zornmütigkeit bezeichnet. Esquirol hatte Pinels Begriff zur Monomanie abweichend ausgeweitet im Sinne des fixen Wahns, den übrigens schon Willis kannte. *Henke* in Erlangen wiederum meinte 1829 in der Ztschr. der Staatsarzneikunde, die Psychologen unterschieden Gefühle, Begehrungen und Vorstellungsvermögen; analog dazu gebe es also Gemütskrankheiten, Willens- und Verstandeskrankheiten; indessen dürfe man diese Sonderung nicht übertreiben, da alle drei zusammenhingen. Diese Analogie entsprach der alten Irritabilität, Sensibilität und Reproduktion. So stand Henke auch gegen Conradi, der im Sinne Pinels den Unfreiheitsgrad und die Unzurechnungsfähigkeit anerkannte. Die Kranken können den Trieb nicht besiegen:

Frustra, Medea, repugnas, nescio qui Deus obstat, ait, sed trahit in vitam nova vis, aliudque cupido, mens aliud suavet: video meliora proboque, deteriora sequor (Ovid).

Henke bestritt eigentlich nur die reine Willenserkrankung bei bestehendem Selbstbewußtsein. Die Kontroverse Henke-Conradi ging um die Einheitsfrage. Lähmung des Verstandes ist kein Delir. Bei Pinel entsteht nun ein Doppelmensch, den Heinroth energisch bekämpfte mit Rücksicht auf seine theologische Haltung. Das will heißen, er anerkennt jene von Ovid vorerkannte Römerbriefstelle. Heinroths Weiser ist handlungsfrei, ist kein doppelter Mensch; der nicht geistesgestörte Mensch ist der Möglichkeit nach frei, ist also doch ein doppelter Mensch, der Geisteskranke ist unfrei. Dann ist dieser wieder wie der Weise kein doppelter Mensch. Aber als Unfreier ist der Mensch als Geisteskranker kein Mensch mehr.

Esquirol hatte gemeint:

Diese unwiderstehlichen Affektionen derjenigen, die an der Monomanie leiden, ergeben alle Zeichen einer bis zum Delir gestiegenen Leidenschaft. Die Gestörten, die unwiderstehlich zu Handlungen der Wut fortgerissen werden, können in einem lichten Zwischenraum ... alle Anstrengungen machen, um diesen Zustand zu bekämpfen; allein bald nachher gleichen sie den leidenschaftlichen Menschen, die von ihrem Irrwahn fortgerissen werden und einem Antrieb folgen, aber nicht von der Vernunft geleitet werden ...

Eine solche Parallele bekämpfte Henke als äquivok, da es sich nur um äußere Ähnlichkeit, nicht Gleichheit handle. Affekt und Leid gehören dem Gesunden ebenfalls zu. Eine strafrechtliche Gleichstellung sei unmöglich. Medeas Worte sind nicht auf die manie sans délire anwendbar. Sie passen nicht auf den Tobsüchtigen. Gibt es aber keine Ausnahmen von der Regel? Kann nicht der höchste Grad der Zornbewegung, des Schreckens oder Betrübtseins eine Hirnstörung hervorbringen? Es geht um das Problem der Schrecksekunde. Hier kann nur genaueste Exploration weiterhelfen. Henke spricht vom Milderungsgrund als Ermessensfrage. Aber Groos will argumentativ weitergehen. Hierzu, so meint er, bedürfe es einer Grundansicht über Vernunft, Verstand und Willen.

Von einem anerschaffenen göttlichen Triebe im Menschen zum Guten, zu Gott als der Urquelle zum Guten ausgehend, der allein das wahrhaft Aktive im Menschen konstituiert, ist mir dieser Trieb kein separater Wille ohne Vernunfteinsicht, kein blinder Wille, wie die Vernunft selbst keine lahme, willenlose ist. Und in der Identität von Vernunft und Wille setze ich das Göttliche im Menschen, der weder ein Lahmes noch Blindes umfassen kann. Die Vernunft als oberstes Seelenvermögen definiere ich infolge einer Ansicht Epiktets ... als das Vermögen der angeborenen allgemeinen Grundideen des Wahren, Schönen und Guten, in Platons Sinne und im Gegensatz der erst durch Sinnenerfassung erworbenen Verstandesbegriffe Lockes. Den Verstand definiere ich als das Vermögen der richtigen Anwendung dieser allgemeinen Grundidee auf besondere Fälle. Der Verstand gibt also den allgemeinen Grundideen als der Form erst die spezifische Richtung und den reellen Inhalt ...

Da nach Epiktet die allgemeinen Grundbegriffe als Kapital mit auf die Welt gebracht werden, so kann der Streit nur über deren Anwendung auf die Fälle gehen. Es erhebt sich also die Frage nach der Richtigkeit der Anwendung. Diese aber haben wir nicht von Natur aus. Und so unterscheidet Groos einen Urwillen absoluter Freiheit, der nichts Böses tut, einen gebrochenen Nachwillen und den Verstand als gebrochenen Strahl der Vernunft. Der Nachwille ist an Motive gebunden, er will auch nichts Böses, verübt es aber infolge falschen Scheins des Guten, infolge falschen Verstandesbegriffes. Hier ist der Verbrecher lokalisierbar. So wie es nun keinen Willen ohne Beziehung zum Vorstellungsvermögen gibt, so auch keine separate manie sans délire des Willensvermögens. Wenn weder Willkür noch Begehrungsvermögen herangezogen werden, so bleibt nur der somatische Grund. Es ist die reizbare Schwäche einer kranken Idiosynkrasie des körperlichen Menschen. So endet der Platoniker und Stoiker Groos beim Somatiker Nasse. Das Ganze ist ein Konflikt des Geistigen mit dem Tierischen, das Eindringen eines somatischen Elementes. Wie kann also der menschliche geistige Adel gerettet werden? Durch Streben nach dem Urwillen. Kampf des Geistes mit dem Körper ist die hohe Aufgabe.

Und die Zurechnung? Temporäre Störungen sind schwierig für das praktische Gesetz. Henke ging mit der Exkulpation zu weit, Mittermeier ist zu dogmatischhumanitär. Anderseits muß der Justizmord vermieden werden. Und Groos ist hier einer der ersten, die den Rachegedanken im Interesse der Sicherung aufgeben wollen. Und so wird die Monomaniefrage zum psychosomatischen Problem.

Grohmann hatte 1827 mildernd gemeint:

Das Leben liegt ebenso wie die Religion über alle Staatsgewalt hinaus. Mit der Religion fängt das weit über die bürgerlichen Gesetze hinausliegende Vernunftleben an. Das physische Leben liegt aber vor und außerhalb der Grenzen des Staates . . . Der Staat geht weit über die rechtliche Sphäre hinaus, wenn er auch das Leben gleichsam in Contribution nimmt oder über dasselbe verfügen will . . . Die Staatsgewalt ist eine coercierende, keine vernichtende.

W. Griesinger hat in seinem 1845 erstmalig erscheinenden Lehrbuch die Monomanie abgelehnt. Das Urteil ist schroff:

Es erübrigt sich, noch hier am Schlusse der Betrachtung der Tobsucht die sogenannte Mania sine delirio kurz zu besprechen, eine pathologische Categorie, welche von Pinel — man darf sagen, zum Unglück der Wissenschaft — aufgestellt wurde. Denn so wahr und verdienstlich die Bemerkung war, welche Pinel aus seinen Beobachtungen abstrahierte, daß die gewalttätigen Triebe und Handlungen der Tobsüchtigen nicht immer in verkehrten Vorstellungen begründet seien — heutzutage ist man der Ansicht, daß dies ursprünglich überhaupt nicht der Fall sei — so verwirrend war es schon, daß er die von ihm geschaffene Benennung zwei verschiedenen psychischkrankhaften Zuständen beilegte, nämlich einerseits periodischen, wahren Wutanfällen mit wenig hervorstechendem Delirium, andererseits und hauptsächlich jenen mäßigen . . . Exaltationszuständen, wobei die Kranken törichte Handlungen und ein verkehrtes Benehmen zeigen, dabei aber im Stande sind, durch ein noch innerhalb der Grenzen liegendes, an sich cohaerentes Raisonnement dieselben zu rechtfertigen und zu erklären, d. h. der Folie raisonnante. Von Pinels Nachfolgern wurden noch andere Zustände, z. B. die oben von uns als mäßige Grade der Schwermut mit Gewalttaten beschriebenen, ferner sogar gewalttätige Ausbrüche in Folge bisher verborgener fixer Ideen, letztere auch nicht mit einem Schein von Recht, unter den einmal gegebenen Namen subsumiert . . .

Griesinger bestreitet auch bei leichtesten Manieformen, daß die Intelligenz unbeteiligt bleibe, so sehr es auch ansprechbare remittierende Momente gebe, auf die Jessen (Berl. Enc. Wörterb. XXII, 420) hingewiesen habe. Am ehesten könne man Pinels Namen jener Folie raisonnante geben, die die eigentliche Manie oft prodromal einleite. Besser aber sei es,

den dunkeln, die Neugierde der Rechtsgelehrten und sonstigen Laien herausfordernden Namen ganz fallen zu lassen.

Mit dieser Darstellung will er aber die forensische Seite nicht bagatellisieren. Wo die Krankhaftigkeit dieser Zustände in kürzerer Zeit sich bilde, habe man Vergleichsmöglichkeiten mit dem gesunden Zustand oder finde andere nervöse oder somatische Symptome. Schwierig werde die Beurteilung dort, wo es sich um fixierte Charaktereigentümlichkeiten handle.

Im Kapitel über allgemeine Diagnostik hatte er aber betont, es gehe nicht an, das Irresein aus der begangenen Tat abzuleiten.

... die Tat selbst zum wesentlichen Kriterium eines anomalen Zustandes zu machen, hat zu der Lehre von den Monomanien (Mordmonomanie, Stehlmonomanie) geführt, die für die Wissenschaft wie für deren praktische Anwendung gleich gefährlich war und nur dazu diente, das ärztliche Urteil mit Recht bei den Richtern in Verruf zu bringen.

d) Ausweitung der klinischen Diagnostik

Nach Darlegung der beiden ineinandergreifenden Systeme der eigentlichen Pionierzeit der psychiatrischen Wissenschaft gilt es nun, die einzelnen Vertreter zu nennen, die das neue Gebiet ausweiteten und differenzierten.

Fr. J. V. Broussais[22] Name bedeutet der allgemeinen Medizingeschichte die Begründung einer allgemein-physiologischen Heilkunde. 1772 ist er in St. Malo geboren. Sein Vater war als Arzt das Opfer der Revolution geworden. Die herkulische Gestalt des Sohnes imponierte zugleich durch die nach Haeser „hinreißende Beredsamkeit". Eine Zeitlang Militärarzt, besonders im Hospital Val-de-Grâce als solcher tätig, wurde er später Professor der allgemeinen Pathologie in Paris. Seine Ansichten bezeugen die Abkunft vom Brownianismus, den er aber mit den weiteren Anschauungen Bichats, Corvisarts und *Theophile Laënnecs* verbindet. Reizung (Irritation) und deren Gegenteil (Abirritation) werden ihm zu Elementarbegriffen. So sah er in den damals so aktuell gewordenen Fiebern einen Ausdruck dieser Reizung, und so wurde aus dem irritativen Entzündungsvorgang jene „gastroentérite", aus der alle anderen Krankheiten hervorgehen sollten. Die pathologische Schule eines Bayle, Corvisart und Laënnec hat diese Überwertigkeit der Doktrin bekämpft.

Weniger bekannt ist, daß er sich 1828 über die „Folie" geäußert hat. Auch sie wird in den Begriff einer „Excitation" eingebaut. Das Hirn ist ihm Instinkt- und Intelligenzorgan. Die Leidenschaften erzeugen einen Blutandrang zum Hirn, der wiederum nervöse Innervationen zur Folge hat. Hieraus entstehen die Erregungen. Sie beziehen sich simultan auf Herz, Lunge, Magen und vor allem auf die Leber. Die Leidenschaften aller Art setzen so einen erregenden Hirnphysiologismus ins Werk, der als Bluterregung zwar nicht bei Kindern, wohl aber bei Frühreifen einsetzt. Kurze Einwirkungen einer toxischen Gastritis erzeugen Fieberdelire und Phrenesie. Weitere gastrische Entzündungen rufen das Bild einer Nostalgie, unglücklichen Liebe und intellektuellen Vermögensverlust hervor. Und so ist es also nie das Hirn allein, das betroffen ist.

„Les folies ... ne naissant pas sous l'influence d'un seul organe ..." Die psychische Fixierung des Inhalts geht auf eine Prädisposition zurück. In diesem Falle ist das Hirn zu erregbar. Dies trifft vor allem auf die Epilepsie zu. Frauen sind als Schwachhirnige überregbar. In der Einteilung bleibt er innerhalb der Nosologie Esquirols. Die einzelnen Krankheiten sind Irritationsgrade der Eingeweidesituation. Daß er die althergebrachte Magenursache etwa bei der Monomanie betont, versteht sich. Er redet von „Irritation de l'appareil trisplanchnique" einschließlich des Magens. Er kennt Esquirols Übersetzer Hoffbauer. Die gesamte Sexualpathologie wird in dieser Weise ursächlich vereinfacht.

Krankheitsausgang ist Demenz oder Paralyse, Epilepsie meist ein Vorbote der Demenz. Von pathologisch-anatomischen Veränderungen nennt er die üblichen der Verhärtung, Häuteverdickung, Plethora neben Hydatidenbildung und Petrefakten. Die Feststellung von Entzündungsschäden sieht er als fortschrittliche Ablösung des Humoralismus an. Alle nicht-entzündlichen Vorstellungen früherer Zeiten einschließlich vitalistischer Lehren oder Annahme von Fluidis hält er für Phantasie. In dieser Abwehr unterstützte ihn sein Schüler *Roche*. Ergebnis ist, daß die Entzündungstheorie auf die Psychopathologie anwendbar ist. In diesem Sinne nutzt er *Lallemands* (Bayles) Arachnoiditis von 1820 aus. Broussais lehrt:

Die Manie setzt immer eine Irritation des Hirns voraus. Diese kann lange Zeit durch eine andere Entzündung unterhalten werden und mit dieser verschwinden. Dauert sie aber an, so endet sie stets mit einer Umwandlung in wahre Enzephalitis parenchymatöser oder membranöser Art.

So habe er eigentlich schon 1808 gedacht, und er habe diese Ansicht 1818 für die gesamte Pathologie wiederholt. Der Fehler sei in der Psychopathologie der gewesen, daß man die Irritation der Läsion untergeordnet habe, anstatt festzustellen, daß sie vorausgeht. Das ist beweisbar anhand der plötzlichen Heilungsfälle sogar durch seelische Ursachen. Hier weiß er sich mit seinem Kampfgenossen Gall eins, dessen Kraniologie er begeistert aufnimmt. Besonders betont er Galls Ansicht, daß die Geisteskrankheit „uniquement" im Hirn sitze, und zwar als „affection des forces vitales". Der Hirnprimat ist für Broussais keine echte Fragestellung, da er annimmt, daß auch jedes andere irritierte oder entzündete Körperorgan das Hirn beeinflussen kann. Man frage ja bei Konvulsionen des Muskels auch nicht nach der primären Affizierung. Der Name „Folie" hat eine moralische Bedeutung soziologischer Art, und auch ein Logiker würde schwer verstehen, daß die Sitzfrage des Delirs im Hirn bedeutsam sei. Anderseits bedeute der Begriff einer Vitalstörung einen Versuch, sich zu drücken. Und so sei „affection nerveuse" schon besser ausgedrückt. Jedenfalls sei der Vitalismus von Montpellier nichts weiter als die Einführung des antiken Polytheismus. Irritation heißt Innervationssteigerung; also zeigt sich die Geisteskrankheit in der Sinnesübererregung oder im Reiz „von innen", also von den inneren Organen her. Psychische Ursache und Eingeweidereiz können zusammenfallen, und so entsteht dann die Psychose als Doppelursache. Vielleicht leite das achte Hirnnervenpaar dauernd Reize zum Hirn, und dieses Paar korrespondiere mit dem Sympathikus und den Vertebralnerven. Hier sei die Stelle der Vermittlung, die den Instinkt ausmache. Zu solcher Ansicht bedürfe es keiner Theorie der Phlegmasie; ein bißchen Alkohol oder „accumuliertes Sperma" — diese alte These hält er aufrecht — können entscheidend sein, und so wird er schon in jener Zeit ein fast positivistischer Vertreter der Ablehnung der Verantwortlichkeit. Es gebe nämlich eine Reziprozität des Einflusses zwischen verschiedenen Leidenschaften und Viszeralirritationen, die sie erregen. Mit anderen Worten macht sich Broussais hier Gedanken über das so schwierige Gebiet der Organwahl. In der Monomaniefrage ist er mit Gall nicht einig. Sei das Hirn aus verschiedenen Organen zusammengesetzt, dann sei es einfach, zuzugeben, daß jedes dieser Organe gereizt werden könne, und zwar isoliert; dann gebe es ebensoviel Monomanien wie konstitutive Organe des Hirns. Dagegen müsse man aber Bedenken anmelden. Es sei schwierig, unsere Neigungen und Fähigkeiten zu umschreiben oder sie auf eine genügend kleine Zahl zu übertragen, damit sie nicht dasjenige der Organe überschritten, aus dem Gall das Hirn zusammensetze. Die 28–30 Organe Galls seien eben Hypothesen, und so werde man die Monomanieformen kaum an den Erhebungen des Schädels vorfinden. Galls Grundlagen seien seriös, aber die neue Epoche habe eben den Begriff der Irritation geschaffen, den er nicht kenne. Begriffe wie Ich, Bewußtsein, Verstand, Krankheit müssen von Ontologismen befreit werden; es sei daher verkehrt, zu sagen, jemand habe Verstand oder habe ihn verloren oder behalten oder eine Krankheit bedrücke das Ich. Das alles sei Metaphysik. Vernunft, Ich, Bewußtsein seien nur Ausdrücke der Ergebnisse von Handlungen nervöser Hirnmaterie, die das ganze Leben hindurch wechseln.

Da Broussais selbst in einem Nachtrag auf die Philosophie *J. Damirons* und auf die gerade in den Jahren 1828/29 stattfindenden berühmten Vorlesungen *V. Cousins* zu sprechen kommt, darf folgendes kurz berührt werden. Schon *Pierre Paul Royer-Collard,* der neben seiner politischen Tätigkeit im Directorium auch Professor für Philosophie in Paris 1811–1814 war, versuchte den theoretischen Empfindungsansatz Condillacs aufzugeben, indem er die objektivere Wahrnehmung an diese Stelle setzte, die, allgemeinen Gesetzen unterworfen, auch imstande sei, dieses Dasein identisch in der Zeit fortdauern zu lassen. Hier wird Bergsons Durée vorgeformt. Diese Dauer liegt der Zeit jeweils schon voraus.

Der schon mehrfach begegnende Laromiguière, Konsulatstribun und ebenfalls später Philosophieprofessor in Paris, hatte ebenfalls Condillacs Empfindung zugunsten der Aufmerksamkeit entthront. Sie ermöglicht Vergleichung, die die einfachen Beziehungen der Dinge entdeckt, schließlich die Überlegung, die das Zusammengefaßte begreift.

V. Cousin schließlich gehört in die enge persönliche und geistige Beziehung des Deutschen Idealismus, stand er doch mit *F. W. J. Schelling* und *J. W. von Goethe,* vor allem aber mit *G. W. F. Hegel* in engstem geistigem Austausch. Vier Jahre vor der hier behandelten erschienenen Schrift Broussais' hatte er als vermeintlicher Carbonaro in einem Berliner Gefängnis etwa 6 Monate zugebracht. Er wollte die metaphysikfeindliche schottische Philosophie mit der idealistischen der Deutschen verbinden, indem er die Metaphysik auf Psychologie gründete. Hierbei benutzte er Kant gegen den damals allmächtigen Locke. Vieles seiner Gedanken erinnert an Schellings Identitätsphilosophie. Gerade 1828 lehrte er, alles gehe auf die Ideen zurück, aus denen auch alles begreifbar sei; Geschichte sei nur Ideenentwicklung.

Der Schule Cousins schloß sich auch J. Damiron (1794–1864) an, der Verfasser einer Philosophiegeschichte des 19. Jahrhunderts. Auch er ist Vertreter des Spiritualismus. Es versteht sich, daß Broussais diese psychologistischen Anregungen zugunsten des physiologischen Standpunktes ablehnte. Seine Heiligen — sit venia verbo — bleiben Descartes, Bacon, Locke und Condillac. Er fühlt sich mit den Engländern eins und sieht diese Einheit nach Cabanis als Einfluß der Eingeweide auf das Denken, den angeblich Epikur schon kannte. Deutschland und Schottland hätten die Auffassung vom Menschen in der Richtung auf Platon entformt und dies als eine Verbesserung der Lehre Lockes angesehen. Dies habe zu einer Abneigung Frankreichs gegen den platonisierenden Kant geführt. Diese Gedanken der Einleitung des Werkes zeigen deutlich, wo Broussais steht.

Der Bauernsohn *Et. J. Georget*[23], am 9. April 1795 in der Touraine geboren, studierte Anatomie und Naturwissenschaften; die Kriegswirren zwangen ihn 1814 in das heimatliche Krankenhaus, schon im nächsten Jahr kehrt er nach Paris zurück und wird „Interne"; er arbeitet im Krankenhaus St-Louis und in der Salpêtrière. Seine Dissertation über Geisteskrankheit erscheint 1820, dann über den gleichen Gegenstand ein größeres Werk, das Heinroth 1821 ins Deutsche übersetzt. Er beschreibt seine eigene Tuberkulose, zeigt die Eigenschaften eines fast apostolischen Kämpfers, setzt sich vergeblich für den als lykanthrop bezeichneten Bluttrinker Léger ein, der verbrannt, nicht hingerichtet wurde, neigt den Lehren Galls zu, betätigt sich als Magnetiseur — Rostan hält ihn hier für eine Autorität — und arbeitet mit Esquirols Neffen Mitivié in Ivry. 1828 ist er seinem Leiden erlegen.

Trélat sagt über ihn in der Biographie Leurets:

Georget, völlig vermögenslos und Kind des Volkes ... verdankte der ruhigen Gastfreundschaft (Esquirols) den Vorteil, seine Bücher schreiben zu können, die seinen Ruhm begründeten. Bei seinem Meister starb er 33jährig mitten während der Festigung seines Ruhmes, als Leuret, von Nancy kommend, beim gleichen Freund anlangte, dem er sechs Jahre zuvor als „Interne" gefolgt war ...

Georget hielt sich an die Systematik seines Meisters, nach Baillargers Meinung sogar zu vertrauensselig. Seine eigenen Worte freilich sind polemisch:

Wie man sieht, haben diese Schriftsteller, die einzigen in Frankreich, deren Stimme hier Gewicht hat, sehr wenig auf ihre Erklärungen gegeben, so daß man wohl sehr Unrecht haben würde, diese für feste Behauptungen zu nehmen.

Dieses Wort bezieht sich auf die Ursachenannahme in Brust und Unterleib. Fodéré habe sogar wie Paracelsus auf das Blut zurückgegriffen. Er stellt hingegen fest:

Die Geisteskrankheit ist ein Hirnleiden und idiopathisch. Das obwaltende organische Störungsprinzip ist uns unbekannt.

Dieser Lehrsatz wird kommentiert:

Es gibt keine Geisteskrankheit ohne Wahn (Délir) ...

Der natürliche Ausgang bei Unheilbarkeit oder im Falle einer tödlich interkurrenten Krankheit ist die Hirnatonie mit Schwinden der geistigen Fähigkeiten oder bei partieller oder totaler Lähmung ...

Es gibt sympathische Erscheinungen, es gibt Leidenschaftseinwirkungen. Da die Ursachenforschung bisher ergebnislos war, bleibt man am besten bei der Auffassung der Erscheinungen. Nüchterne Beschreibung! Dies Ursprungswort Pinels wiederholt er mahnend im Hinblick auf die bisherigen Epigonen, die wie selbst *Angeaume* 1818 Romane geliefert hätten. Nicht anders sei Fodéré zu werten. Und er wiederholt jenen Satz, der immer wieder fälschlicherweise und fast legendär Griesinger zuerkannt wird: „Das Gehirn ist besagtermaßen der Sitz der Geisteskrankheit." Somit ist Irresein gleich Intelligenzstörung. Diese kann man in Idiotie und Demenz unterteilen. Im Gebiet der Melancholie, Manie, Monomanie wird das Übliche wiederholt. Ebenso wird die räsonierende Form der Monomanie bejaht. Die Störungen des Willens und der Einbildungskraft werden berührt. Als Unterscheidungsmerkmal zwischen Manie und Monomanie gilt die geschwundene oder fixierte Aufmerksamkeit. Sie ist aber nur Wirkung, nicht Ursache. Aufmerksamkeit ist nichts weiter als „Fähigkeit des Hirns zu seinen intellektuellen Verrichtungen". Die Lehre von den emotionalen Ursachen faßt er eindeutig:

Es ist fast zur Volksüberzeugung geworden, daß man den Verstand nur durch Angriffe auf den Geist verliert.

Demgegenüber treten die physischen Ursachen zurück. Den Krisenverlauf lehnt er ab. Rückfälle kommen häufig vor. Das akute Delir ist nur Symptom irgendeiner schweren Krankheit. Die sympathische Form ist häufig. In der Auffassung der Pathologie klammert er humorale und pneumatologische Vorstellungen als überholt aus. Seine Gewährsleute sind Bichat, Bayle, Portal, Corvisart, Laënnec und *Guillaume Dupuytren*. Die Hirnanatomie verdankt Gall große Fortschritte. Die Schwierigkeit, in der sich die pathologische Anatomie hier befindet, wird eingehend erörtert. Heinroth, der die Übersetzung des Werkes mit einem Kommentar endet, sieht eine ihm unsympathische Verwandtschaft mit dem Gallianer Spurzheim. Seine 1818 erschienene Schrift über den Wahnsinn und die damit verwandten Gemütskrankheiten ist daher didaktisch an die Übersetzung Georgets angehängt. Daß Heinroth diese „Anthropodicee", wie er es nennt, bekämpft, ist selbstverständlich. In der Tat war Galls Resonanz auf Georget eindeutig, wenn Gall (V, 488 ff.) sagt:

Ich bin von diesem jungen Autor sehr eingenommen, muß aber einiges richtigstellen über mich selbst und andere Verfasser.

Gall zitiert von Georget wiederum (I, 78):

Ich sage es laut, in den Vorlesungen und Werken Dr. Galls habe ich mich versöhnt mit dem Studium der vermehrten Eigenschaften des Menschen, die ich gelernt habe durch Kenntnis mir näher zu bringen; seit dieser Zeit allein habe ich mich mit Vorliebe damit befaßt und von den Abenden des Verfassers profitiert ...

Bonnets[24] exakte Forschungen erkennt er ebenfalls an, zieht aber nicht die metaphysischen Konsequenzen; er macht Gall den Vorwurf, ihn und Kant nicht ausreichend zu zitieren; ebenso habe Gall Descartes und Locke unrichtig benutzt. Gall hat sich gegen Georgets Angriff zur Wehr gesetzt, indem er Georget einen heimlichen Metaphysiker nannte.

Zwei Jahre nach Georget wurde 1797 der Bäckerssohn *Fr. Leuret*[25] in Nancy geboren. Aus kinderreicher Familie stammend, wurde er unwillig Seminarist und studierte ab 1818 in Paris Medizin. Ebenso unwillig machte er Militärdienst, so daß er 4 Jahre bis zum Range eines Korporals brauchte. Schließlich wurde auch er Interne bei Esquirol in Ivry. 1824 arbeitete er über Morphiumazetat, es folgten anatomische und hämatologische Arbeiten. Nach Georgets Tode übernahm er dessen Stelle. Er trat in die Redaktion der „Annales d'hygiène publ. et de médecine légale" ein, an denen der bedeutende Toxikologe *Orfila* und *Parent-Duchâtelet* mitwirkten. Nach Beteiligung an der Cholerakommission in den epidemischen Schreckensjahren nach 1831 erscheinen 1834 die psychologischen Fragmente über die Geisteskrankheit. Er errettet einen Freund vom Schafott, einen anderen aus dem Gefängnis in Clairvaux, unternimmt Reisen nach Deutschland und Rußland und wird „médecin expectant" in Bicêtre als Nachfolger von Ferrus. Sein Buch über „traitement moral" ist Orfila gewidmet. Er sprach 1840 einen Nekrolog auf Esquirol, als dessen Nachfolger er bereits ein kranker Mann ist, der an der Riviera von Louis konsultativ behandelt wird. Nach der Rückkehr nach Paris zeigen sich Aszitesbeschwerden, denen er am 6. Januar 1851 erliegt.

Wie Ritti in seinem Eloge auf Moreau über Leuret berichtet, glaubte dieser die inhaltlichen Gedanken des Geisteskranken mit den Täuschungen des gesunden Geistes assimilieren zu können. Seine Grundthesen sind:

1. Man weiß nichts über die Art der Hirnveränderungen.

2. Die „moralische Therapie" ist ein Hilfsmittel.

3. Intelligenz und Leidenschaften sind nicht ohne „moralische Therapie" zu heilen.

Seine Literaturkenntnisse sind umfassend; er spricht auch von Galls Sammlung im Jardin des plantes, lehnt aber dessen Theorie ab. Als Gallanhänger nennt er *Combe, Elliot, Belhomme, Parchappe* und *Ferrus*. Die pathologische Anatomie bietet nichts Sicheres. Leuret hat den Begriff der „incohérents" geschaffen:

Ihre Ideen haben Kraft und Richtigkeit, aber die Dauer ist zu kurz, ein Gedanke folgt dem andern, ohne daß sich die Gedanken voll entwickeln können.

Die Ähnlichkeit mit dem Traum hält er für gegeben.

Bekannt wurde er durch seine psychotherapeutische Methode des „attaquer en face". So ist sie eine Intimidation, der *Pariset* heftig widerspricht. Er ist sich bewußt, mit der Methode als Rückschrittler zu gelten; *Calmeil* lehnte sie zugunsten der physikalischen Therapie ab. Mit Recht meinte dieser, bei Demenz, Epilepsie und Paralyse sei sie nutzlos. Indessen ersann Leuret eine besondere Douchetherapie, deren Beschreibung grotesk anmutet, da er den Wasserstrahl als Mittel zum Brechen des Widerstandes bei Wahnvorstellungen benutzt. Nach Besuch bei Damerow hat er die Arbeitstherapie gefördert; das von Ferrus schon eingeführte gemeinsame Essen betont er als wichtig und betrieb Anstaltstheater, das bekanntlich Esquirol abgelehnt hatte. Hier zeigt sich sogar etwas der Morenoschen Methode Ähnliches:

das Rollenfach solle therapeutische Ziele verfolgen. Die Musik hält er ebenfalls für wirksam.

Juste Louis Calmeil, 1798 in Poitiers geboren, widmete sich unter Royer-Collard und Esquirol ebenfalls der Psychopathologie, war Hilfsarzt in Charenton und dortiger Nachfolger Esquirols. Er ist neben Bayle an der Beschreibung der Paralyse als Perienzephalitis beteiligt und bekundet ein historisches Interesse, das sich in dem von *R. Leubuscher* ins Deutsche übersetzten Buch „Der Wahnsinn in den vier letzten Jahrhunderten" als Aufklärungsversuch seiner Zeit bekundet. Hierbei benutzt er typischerweise die neuerworbenen Begriffe wie Monomanie, epidemisches Auftreten des Teufelswahns, Lykanthropie, Hystero-Dämonopathie.

Den Anregungen Esquirols entsprechend, versucht er die Stilistik der Symptomatologie historisch zu erfassen, gerät aber dabei freilich in einen Circulus vitiosus, weil er nicht bemerkt, daß er die eigene Zeitstilistik den Geschehnissen aufdrängt und meint, er könne so „beinahe vorausbestimmen, wohin sich die Delirien richten werden". So handelt er soziologische Erscheinungen bis zum Mesmerismus ab.

G. Marie-André Ferrus, 1784 in der Dauphinée geboren, stammte aus einer piemontesischen Familie; sein revolutionstreuer Vater verlor während der Assignateninflation das Vermögen, so daß der bei einem Onkel erzogene Sohn unter dramatischen Umständen frühzeitig Medizin studierte. 1799 wurde er Boyer vorgestellt, der den jungen Mann als Prosector annahm; Ferrus hatte Beziehungen zu Récamier und wurde nach der Promotion Chirurg 3. Klasse in Versailles mit 20 Jahren. So nahm er an den Geschehen von Austerlitz, Eylau, Wagram und in Holland teil. Nach Napoleons Abdankung in Fontainebleau verließ er die Armee, entschloß sich aber auf Corvisarts Bitte noch einmal zu einem kurzen Gastspiel während der Schlacht von Waterloo. Durch Rostan lernte er 1818 Pinel kennen. Nach dessen apoplektischem Insult 1820 erlebte er Esquirol an der Salpétrière, und nach dessen Fortgang nach Charenton 1825 finden wir ihn bei dessen Nachfolger Pariset, bis er Chef von Bicêtre wurde. Ein rascher äußerer Aufstieg folgt: er wird Membre du Conseil sup. de santé, schließlich Inspecteur Général der Irrenanstalten, 1844 Präsident der Académie. 1847 gehört er zu den Mitbegründern der Soc. médico-psychologique. Er ist Antimesmerist, lehnt das System Conolly ab, besucht 1849 die Irrenkolonie Gheel und hält strenge Klinikerarbeit für wichtiger als Philosophie. 1850 erscheint eine Arbeit über Kretinen. 1861 stirbt er.

Umschreibungen und wissenschaftlichen Begriffen steht er skeptisch gegenüber; er hält sich daran, daß das Irrengesetz von 1838 nur von „aliénés" redet und will vereinfachen, nachdem er die Unruhe erlebt hat, die Esquirols Monomanie unter den Juristen angerichtet hat. Indessen bleibt auch hier die Störung der Verstandesfähigkeiten im Mittelpunkt. Es gibt für ihn die Gruppe der Debilität des Intellektes, dessen Perversionen und Aberrationen. Die Debilitätsformen umfassen den eigentlichen Schwachsinn aller Grade, die erworbenen Formen, die vorübergehenden Störungen intellektueller Fähigkeiten moralischen und instinktiven Gepräges (also auch die démence aiguë Esquirols und Georgets „stupidité"). Diese nennt er „stupidité ou mélancholie à forme dépressive", während die démence aiguë keine Stupidité ist, sondern stets „invasion récente de la démence quelle qu'elle soit". Die „Paralysie générale" ist Komplikation der Demenz. Dann kommt die Gruppe des allgemeinen délire maniaque und Esquirols Partialdelir neben Kretinismus. Den Vorderlappen hält er für das Sprachzentrum.

Der Belgier *Joseph Guislain,* 1797 in Gent geboren, wurde 1828 dort Anstaltschef, nachdem er zwei Jahre zuvor seinen „Traité sur l'aliénation mentale et sur les hospices des aliénés" geschrieben hatte. Auch er folgt Pinel. *K. Canstatt*[26], der sich eine Zeitlang mit dem Gedanken trug, in Belgien eine eigene Anstalt zu errichten, hat ihn übersetzt. Guislain starb an den Folgen einer eingeklemmten Hernie 1860. Rege Beziehungen, unter anderen auch mit *F. W. Hagen* aus Erlangen, verbanden ihn mit den deutschen Kollegen.

Seine in der Genter Musteranstalt gehaltenen Vorlesungen, erschienen 1825. 1833 erschien „Traité des phrénopathies". Nach geschichtlichem Abriß bis Lorry und Gall definiert er:

Die Geisteskrankheit ist für uns und in der Mehrzahl der Fälle ein Schmerzgefühl des „sens affectif". Diesen Zustand bezeichnen wir als Phrenopathie.

Er wendet sich gegen Galls Pluralismus der instinktiven Vermögen zugunsten einer einheitlichen allgemeinen Funktion der Empfindung als Grundprinzip. Zwar gebe es im Sinne Galls eine dynamische Alteration des Hirns, also auch eine Entordnung im funktionellen Sinne ohne konstante Anomalie, ohne Dauerschaden der Zirkulation, Ausdünstung, Ernährung oder der inneren Komposition dieses Organs, aber er wolle sich um eine Adaptation der Gesetze organischen Lebens mit den Phänomenen des Moralischen bemühen. So entsteht der Vertreter einer psychistischen Einheitslehre. Sie nimmt vorwiegend moralische Ursachen an und verhält sich Georget und Voisin gegenüber skeptisch. Auch die von Lallemand betonte Arachnoiditis ist nur sekundär, und so lehnt er Bayles Befund ab, da er zuwenig psychische Ursachen berücksichtige. Sein Adaptationsversuch ist im Grunde eine Analogie:

Man atme eine reizende Luftart ein, so werden die entsprechenden gereizten Lungen die Thoraxmuskeln erregen; man bringe ins Blut Spirituosen, so beunruhigt sich das Herz; man reize den Mund, so wird der Speichel reichlich fließen; man reize den Magen stark, so hat man Erbrechen oder Diarrhoe.

Dem entspricht folgender moralischer Kreis:

Man schädige ein Individuum, errege ihm irgend eine Pein, so wird eine Reihe von Erscheinungen sobald ablaufen: er wird Tränen vergießen aus Ärger oder Sorge, er wird sich gegen die Drohungen wenden, er wird handeln. Alle diese Handlungen haben den Sinn, zu beseitigen, zu entfernen oder das Agens zu zerstören, das dieses Leiden erzeugt hat. Das ist die allgemeine Reaktion moralischer Art, auf die die physische folgt ...

Guislain hält fest an Remittenz, Intermittenz, Periodik. Er kennt drei Primordialerscheinungen: 1. die krankhafte Erregung der Empfindung; 2. die Vermehrung der Aktivität im organischen Sinne; 3. Intermittenz und Periodik, die sich beide auf die erregte Empfindung und auf die Reaktion auf Reize beziehen. Daneben kommt es zu sekundären Erscheinungen: Schwäche oder Verschwinden der intellektuellen Fähigkeiten, Einfluß des Nervensystems auf Kreislauf und Gewebszusammensetzung sowie kongenitale Faktoren. Die moralischen Reize wirken als 1. Zornerregung (manie); 2. bizarre Abweichungen (folie proprement dite); 3. Spannung (Ekstase); 4. Konvulsionen; 5. exklusive Domäne der Ideen.

Der bisherige Beobachtungsfehler liege darin, daß man nur isolierte Endzustände betrachtet habe statt graduelle, d. h. man habe zuwenig physiologisch gedacht. Dies ist eine Vorahnung dessen, was bald Griesinger beschäftigen sollte. Heinroth ist ihm zu metaphysisch. In der Einteilung ist er nominalistisch konservativ; er nennt die Monomanie Monopathie, die Manie Hyperphrenie (gleich madness); die „Folie" „paraphrénie" im Sinne von Sauvages' Morosités, den Stupor Hyperplexie, Hysterie, Veitstanz, und Epilepsie nennt er Hyperspasmie; alle Zustände können sich mischen. Das eigentliche Délire ist eine Idiosynkrasie mit „égarement interne", Illusionen, Halluzinationen und Wahnwitz. Er visiert auch einen Zustand an, den Specht später als „stille Manie" bezeichnet hat. Die Inkohärenz bezeichnet er als „Rêvasserie", Imbezillität, und Albernheitszustände heißen „Noasthenie".

Die ethisch-humanitäre Wirkung Guislains hatte große Resonanz. Ein herrliches Beispiel ist seine erste Vorlesung in Gent am 7. Nov. 1849.

Fr. Em. Fodéré, dessen Vornamen auch mit Joseph-Benoît angegeben werden, hat ein umstrittenes Geburtsdatum; das Geburtsjahr wird mit 1764 angesetzt. Er stammt aus Savoyen. Armer Abkunft, verlor er den Vater früh, erhielt in einem Adligen einen Gönner und studierte in Turin Medizin; 1787 promoviert er dort und gelangt mit finanzieller Unterstützung des italienischen Königs nach Paris und London. Er wurde Feldzugsteilnehmer als Arzt, arbeitete über Truppenkrankheiten in Mantua und wurde in Marseille 1793 Schwiegersohn eines Arztes *Moulart*. Zwei Kousinen der Ehefrau heirateten Joseph Bonaparte und Bernadotte. Neben einer Professur für Physik und Chemie, neben statistischen Interessen wendet er sich vornehmlich der Gerichtsmedizin zu und arbeitet am Hôtel-Dieu und an der Marseiller Anstalt. 1814 wird er Berater der spanischen Königsfamilie, siegt im Concours für die Gerichtsmedizinstelle in Straßburg und stirbt am 4. Februar 1835.

In seiner 1817 erschienenen Arbeit über das Delir ersetzt er den Begriff durch „folie" oder „aliénation". Theoretisch ist Fodéré Brownianer. Spannung und Relaxation sind die Grundmomente, die Wachen und Schlafen erzeugen; Geisteskrankheiten betreffen das Sensorium. Bei Somnambulismus funktioniert die Seele, während der Körper schläft. Die göttliche Essenz kann nie erkranken. Seine Nosologie ist vage. Gall sieht in ihm den Gegner der Hirnthese. Er zieht den Schluß aus Fodérés Polemik gegen eine Proportionslehre der Hirnmasse. Daher wirft ihm Gall Mangel an vergleichend anatomischen Kenntnissen vor. Vor allem, so meint er, setze Fodéré an die Stelle von Organfähigkeiten ein Vitalprinzip im Blut. Da dieses sich aber im Leben nicht ändere, so müsse er auf Galls Lehren zurückkommen. Was Fodéré Prinzip nenne, sei für ihn das Hirn.

Georget hatte gesagt, da der Mensch im Leben viel Fieberattacken mitmache, habe er auch Delirien hinter sich, und so sei gewissermaßen jedes Hirn pathologisch verändert (Phys. du système nerveux II, 205). Gall meint, immerhin sei aber seit

446

Lallemand mancher Fortschritt erzeugt und schon in Wien habe er den Brownianern geantwortet, mit der passiven Kongestion sei nicht alles Nachfolgende erklärbar, was man am Hirn finde (Exsudat, Granulationen, koagulierte Lymphe, Adhärenzen). Die Therapie nun völlig auf die psychotherapeutische Seite zu verlegen sei doch kaum annehmbar, da der Geisteskranke nichts schlechter annehme als gerade den Verstand. Also bleibe die Frage nach dem Sitz unerläßlich. Fodéré ist ein historisch ungemein vielwissender Mann; er rollt in den zwei Bänden seines Lehrbuchs von 1817 die gesamte Medizingeschichte auf. Der Zeit entsprechend liebt er das Bild vom Traum:

„Ein Schlaf der äußeren Sinne, ein Wachen der inneren" Vapeurs, Einbildung, Illusion, ja Halluzinationen, Hysterie und Hypochondrie samt Gedächtnislücken rechnet er nicht unter echte Geisteskrankheiten. Aus den Definitionen und Unterteilungen lassen sich bei ihm keine neuen Schöpfungen ersehen. Zu den Esquirolschülern ist noch *Foville* (Vater) zu rechnen, der mit dem 1831 geborenen Sohn die gleichen Vornamen trägt. 1825 war er Chefarzt von St. Yon (bei Rouen), ging nach Esquirols Tod nach Charenton und wurde bekannt durch ein anatomischphysiologisches Lehrbuch mit Atlas (1844). Er war Mitarbeiter Delayes, des etwas unrühmlichen Plagiators von Bayle[27]. Der ebenfalls anatomisch interessierte Sohn, der 1866–1872 in Charenton war, wurde bekannt durch den der Académie vorgetragenen Versuch, die Verfolgungsideen aus dem „Délire de grandeur" psychologisch abzuleiten; Falret stimmte ihm zu, während *G. Ballet* opponierte (1888).

Am 13. Januar 1799 wurde im provenzalischen Örtchen Vernet *Antoine Laurent Jessé Bayle*[28] geboren. Einer seiner Vornamen, Laurent, entspricht dem Vornamen seines Onkels, der, selbst lungenleidend, wichtige Arbeiten über Tuberkulose verfaßt hat. Er war eine Zeitlang Chef an der Pariser Charité. Als der 16jährige Neffe dorthin zum Studium kam, lag der Onkel im Sterben. Es gelang ihm noch, den jungen Mann an *Madame Juliette Récamier* und Laënnec zu empfehlen. Dieser nahm ihn an seine Klinik, bis er durch Royer-Collard eine Interne-Stelle in Charenton bekam. Mit 23 Jahren schrieb er dort seine am 21. November 1822 verfaßte Dissertation „Recherches sur les maladies mentales" unter Vorsitz Royer-Collards. Bayle bemerkt selbst, er habe ab 1818 sein Interesse den Hirnveränderungen bei den Sektionen in Charenton zugewandt. Diese Bemerkung ist wichtig, weil Trélat in einem Brief an Esquirols Schüler *Delaye* schreibt: „Seit langem habe ich den Wunsch, an Sie einige Seiten über eine Krankheit zu richten, zu deren Erkenntnis Sie erheblich beigetragen haben." Es ist also kein Zweifel darüber, daß in Charenton und an der Salpétrière zu gleicher Zeit über den gleichen Gegenstand gearbeitet worden ist. Dennoch war die Deutung sehr verschieden. Der Schüler Esquirols Delaye hielt an der Auffassung des Meisters fest und glaubte an eine Dualität von Demenz und Paralyse, während Bayles Auffassung unizistisch war.

Bayle ist 1858 nach kurzer Krankheit gestorben.

Stellt man die Frage nach den Vorgängern Bayles, so läßt sich folgendes zusammenfassen.

Pinels Verhaftetsein an die Psychologie hatte zur Folge, daß er die Lähmung innerhalb seiner Nosologie als unheilbares Symptom ansah und die Schüler nicht zu anatomischen Forschungen anregte. Aber schon 1764 hatte J. F. Meckel Beziehungen zwischen anatomischen Hirnbefunden und Veränderungen der Häute einerseits, den Psychosen anderseits angenommen. Auch die französischen Klassiker hatten bemerkt, daß Größenideen oft mit Demenz zusammen auftraten und daß die Schwächung eine fortschreitende Entwicklung zeigt.

Wie weit man, wie Vinchon meint, Tissot mit der Warnung vor Getränkemißbrauch, Luxus und Leidenschaften besonders anführen soll, mag dahingestellt bleiben. Richtig ist jedenfalls seine Bemerkung, daß Georget zwei Jahre vor Bayles Dissertation die Syphilis als prädisponierend angesehen hat, wenn er sich auch über die eigentliche Rolle, die sie dabei spielt, nicht klar war. Nicht minder wichtig ist, daß die Engländer Beobachtungen über Verbindung von Demenz und Lähmung anstellten, insbesondere *Haslam* etwa 1798.

Bayle schrieb 1825 „Nouvelle doctrine des maladies mentales" und ein Jahr danach „Traité des maladies du cerveau et de ses membranes". Er bringt erstmalig ein eindeutiges klinisches Bild und dieses wiederum nach mehreren Beobachtungen in Zusammenhang mit einer chronischen Arachnoiditis, die in drei Perioden sich vollzieht. Die chronische Arachnoiditis ist „das Ergebnis eines Konkursus und einer Kombination von verschiednen Einflüssen, von denen ein jeder in seiner Art wirksam ist und so den Organismus verändert, um mit einem gemeinsamen Ziel zu enden, das die nächste Ursache der Krankheit ist".

Diese Ursache ist „ein Blutfluß zum Kopf hin, in den Hirngefäßen, vor allem aber in der weichen Hirnhaut".

Geschlecht, Alter, Temperament, Vererbung, Trauma spielen eine Rolle. Hierbei denkt er auch an die Syphilis, vermag aber trotz der Häufigkeit ihrer Feststellung nicht zum Schluß zu gelangen, daß sie nun eine Sonderrolle spielt.

Der erste Krankheitsgrad zeigt einen heiter trunkenen, geschwätzig-begeisterungsfähigen Menschen mit erschwerter Sprache und unsicherem Gang. Der zweite bekundet die Demenz als Folge der seriösen Hirnkompression, die sich „zwischen den Pia-Blättern anhäuft, das celluläre Gefäßgebiet der Hirnhaut infiltriert und sich in den Seitenverntrikeln verdichtet, die oftmals erweitert und auseinandergedrängt sind". Gerade die Kongestionen beschleunigen das Geschehen.

Die eigentlichen Esquirolschüler, also Georget, Delaye, Foville, Calmeil, hielten Demenz und Paralyse für zweierlei; sie bestritten den unizistischen Charakter Bayles, dem 1838 Parchappe beitrat; allerdings hielt er die entzündliche Erweichung des Hirns für das Primäre und fügte die Beobachtung der Pupillenstörung (Ungleichheit) hinzu. Klinisch beschrieb er eine depressive Form und bevorzugte den Namen „folie paralytique". Auch Falret ist Unizist und vertieft die klinische Beschreibung bei Betonung des gesamtprogressiven Verlaufs und Unregelmäßigkeit der Details.

Der Kampf gegen Bayles[29] Unizismus war deshalb so heftig, weil durch ihn die Nosologie Pinels und Esquirols zu Bruch gehen mußte. Der konservative Kämpfer war der Esquirolschüler Baillarger; er hielt an der Dualität fest. Diese Auffassung vertrat er bis 1890. Er unterschied eine paralytische Demenz ohne Delir, ohne Geistesstörung mit zwei Symptomreihen, eben der Demenz und Paralyse, dann eine „folie paralytique" als hinzukommendes Syndrom, das er für heilbar hielt. Diese Folie kann außerhalb der paralytischen Demenz vorkommen und entweder in Unheilbarkeit einfacher Demenz ausgehen oder in Heilung. Delasiauve schuf 1851 noch die Bezeichnung einer allgemeinen Pseudoparalyse und meinte, Alkohol und

Syphilis könnten beide echte und falsche Paralyse hervorbringen. Die Pseudo-
paralysen deckten sich mit den „folies congestives" oder „paralytiques" Baillargers.
Magnan hielt den Alkohol für den unmittelbaren Faktor der echten Paralyse, und
1863 behauptete der Däne *Kjellberg,* die Paralyse gebe es nicht ohne syphilitische
Beteiligung. Dieser Ansicht trat *Fournier* bei, hielt aber die Lues nicht für die einzige
Ursache, sondern forderte zugleich eine hereditäre Vorbelastung. Vorwegnehmend
darf hinzugefügt werden, daß 1913 Noguchi das Treponema pallidum im Hirn
nachgewiesen hat; dadurch erhielt die Paralyse als eigene Krankheitsentität auch
ihre unizistische Ursache.

Bayles 60 Seiten lange Arbeit beruhte auf sechs Beobachtungen und erzeugte
eine geistige Revolution. Bisher war der Demenzbegriff kein destruktiver, sondern
ein psychischer, der nur besagte, daß es eine Intensitätsminderung psychischer
Prozesse gibt. Erst die neue anatomische Sicherung verschob den Begriff. Zwei
Jahre vor Bayles Entdeckung entstand Georgets „Stupidité" im Einklang mit
Esquirols akuter Demenz. 1833 hatte dann *Etoc-Demazy* in jugendlichem Alter
eine Dissertation verfaßt: „De la stupidité considérée chez les aliénés, recherches
faites à Biscêtre et à la Salpêtrière". Auch hier erschien die pathologische Anatomie
führend, insofern er das „cerebrale Oedem" beschrieb, das er mit der Stupidité in
Einklang brachte. Man hat diesen Befund dann fast 100 Jahre lang vergessen, bis er
in der Neuzeit von Baruk und Ivan Bertrand neu belebt wurde. Nur Baillarger
hatte neben den agitierten Melancholien die bewegungslosen beschrieben,
deren Apathie eben jene Stupidité bekundete. Delasiauve bestritt dann
wieder den depressiven Charakter und klammerte das Bild aus der Melancholie
aus.

Am Schluß sei bemerkt, daß neuerdings *Baruk* (Traité I, 735, 1959) meint, die
gleichen Probleme hätten sich später bei *G. Kahlbaums* Katatoniebegriff wieder
gezeigt. Eine Reihe Autoren hätten sich damals bemüht, das motorische Syndrom
vom psychischen abzutrennen und die motorischen Syndrome einer anatomischen
Lokalisation zuzuführen (Graue Kerne). Leidenschaftlich betont Baruk auch für die
Katatonie einen unizistischen Gedanken. Er kommt dann auf das Demenzproblem
Bayles zu sprechen und sieht in der Schizophrenieauffassung eine einseitige anatomische Analogie, die die Arbeiten von *Emil Kraepelin, Frank Nissl, A. Alzheimer,
Spielmeyer, C. Vogt, Klippel* und *Léon Lhermitte* im histologischen Zeitalter beeinflußt habe. Die Erfahrungen der epidemischen Enzephalitis von 1914–1918 hätten
in dieser Hinsicht eine Versteifung gebracht. Zweifellos sei hier viel Neues entdeckt
worden, man habe aber dabei das immer wirksame Dazwischentreten der Per-
sonalität vergessen.

Das Ereignis von 1822 blieb nicht ohne Widerhall. Der Sohn des großen Pinel,
Scipion, ausgebildet am Krankenmaterial der Salpêtrière, ließ 1833 ein eigenartiges
Buch erscheinen „Physiologie de l'homme aliéné appliquée à l'analyse de l'homme
social". Er bezeichnet sein Unternehmen selbst als „livre grave", entstanden mitten
im Erlebnis einer entordneten Zeit, einer aus den Fugen geratenen Welt, wo das
Alte geht, das Neue kommt. Condillacs Sensualismus fühlt er sich nicht mehr verpflichtet. Man kann den Aufbruch soziologischer Interessen bemerken, die in Einklang mit dem aufkommenden System Comtes stehen. Und so baut Scipion seinen
Menschen ebenfalls stufenweise auf.

Bis heute war die Geschichte des Verstandes nur Spekulation und Theorie. Condillac allein wollte sie zumindest auf eine gewisse Sicherheit bringen und beseelte eine Statue mit allen unseren aufeinanderfolgenden Vermögen; er konnte keinen wirklichen Menschen benutzen und wandte sich dem toten Steinbild zu. Viel für seine Zeit, für uns aber nichts mehr! Es gilt mehr zu tun! Man muß in die eigentliche Intelligenz auf dem Wege der Störungen eindringen, muß sie analysieren, in ihrem Gesamt wiederordnen mit allen geistigen Abfällen und traurigen Resten, wie man sie nur in den Irrenanstalten zu sehen bekommt . . .

Er stellt eine Leiter auf, die vom Primitiven aufwärts führen soll. Sie beginnt bei der Amenz (abrutissement,) bei der alle Sinne tot sind, bei der eine moralische Nullität vorliegt; er steigt auf zur Stupidität der Idioten mit „intellektuellen Fraktionen" ohne wesentliches Gedächtnis, Aufmerksamkeit, Sprachvermögen; er gelangt zur Stultitia mit Erfassung geringer Lebensbedürfnisse bei gewisser Geschicklichkeit, schildert den höheren Grad intellektueller Debilität, dann die Demenz mit unnützen Gedächtnisanstrengungen und mangelhaftem Willen, dessen sie sich bewußt sind. So gelangt er zur Monomanie, Manie, um als 8. Grad von Divagatio zu reden, deren Beispiel die Alkoholwirkung ist; er bezeichnet den Zustand als „Festtag des Hirns", wo der Wille ruht. Er legt auf diese Feststellung Wert, weil hier wie bei der Geisteskrankheit eine Schwäche oder ein Fehlen des Willens konstatierbar ist.

Am Ende dieser aufsteigenden Leiter steht dann die Vernunft als 9. Grad, also das gesunde handelnde Bewußtsein. Nur hier herrscht freier Wille. Dieser theoretisch gewonnene Weg stellt ein Beispiel dar, wie es später bei der Konstitutionslehre Kretschmers erscheint: man erschließt das Gesunde auf dem Weg der Pathologie:

Der kranke Mensch, ja gerade seine tiefen Intelligenzstörungen sind es, auf denen diese Leiter beruht; sie zeigt uns die Grade, bei denen die Vernunft beginnt oder endet.

Diese Feststellung verleitet ihn zu einer überwertigen Bekämpfung aller Abstrakta, unter die auch der Begriff Intelligenz fällt. Das bedeutet eine Absage an alle Idealismen. 1826 aber habe er, wie er schildert, in der Académie des Sciences eine Beschreibung von Hirnschäden dargetan und diese auf die klinischen Einheiten übertragen. Damit folge er Beobachtungen Fovilles und Pinel-Grand-Champ. Das Ergebnis ist folgendes:

Die eigentliche Veränderung . . . ist eine Teilverhärtung des Hirns, eine Sonderdeformation der Hirnpulpa, die bei Idioten zu einer tatsächlichen Organatrophie führt und die ich bezeichnet und beschrieben habe in meinem Mémoire der Académie des Sciences im Mai 1822 . . .

Bei dieser verschiedene Grade annehmenden Alteration im Falle von Demenz oder Idiotie verändert das Hirn, das im gesunden Zustand weich ist, seine Natur, bekommt eine erhebliche Weißfärbung, wird hart, kompakt, fasrig und fast elastisch. Ich halte diese Verhärtung für eine ganz besondere Hirnerkrankung, die langsam einen Teil oder das ganze Organ verändert und so die Intelligenz schädigt und die Glieder lähmt . . .

Benutzt wird der Ausgangsvorgang der Reizung, wie es Broussais tat; diese wird chronisch, durchdringt das Hirn vollständig, denaturiert und dekoloriert es. Folgen sind Intelligenz- und Bewegungsstörung. Der chronische Prozeß kann bis 15 und 20 Jahre dauern. Unterschieden werden also bei der „folie" ein akuter heilbarer Verlauf, ein unheilbarer chronischer; beide Formen können bei ein und demselben Individuum auftreten. So kommt es, daß bei Dementen Tobsuchtsphasen auftreten, die periodisch verlaufen und oftmals zu fixen Zeitpunkten wiedererscheinen. An das Ende setzt er eine Hirnentzündung.

Intellektuellen Störungen entsprechen folgende Prozesse:

1. Rötung und Injektion des Hirns (Reizungszeichen).

2. Mehr oder minder ausgesprochene Verhärtung dieses Organs, die den intellektuellen Schwächungszustand hervorruft.

Die Veränderungen der grauen und weißen Substanz werden genau besprochen. Endergebnisse sind:

Wie alle anderen Organe erliegt das Hirn Reizungen und Entzündungen bis zur Desorganisation. Wie alle Organe ist es teilweise oder im ganzen krank. Das Denken als Hirnfunktion ist gestört, überregt, aufgehoben entsprechend der Ausdehnung und Tiefe der Hirnstörungen.

Die Pulpareizung . . . ist eine Sonderaffektion; sie erzeugt:

1. Das tobsüchtige Delir, wenn sie heftig ist, wenn die Pulpa rot und injiziert ist.

2. Monomanien bei Teilbetroffensein dieser Pulpa.

3. Das chronische Delir, Demenz und Imbezillität, wenn die Reizung zu unheilbarer Deformation geführt hat, was ich Hirnverhärtung nenne; sie ist besonders deutlich bei den Idioten.

Geht man von den Organläsionen zu den Krankheitssymptomen zurück, so ist es nicht mehr statthaft, von Manie, Melancholie, Demenz wie von drei verschiedenen Krankheiten zu reden; es sind drei Perioden der gleichen Krankheit, Perioden die stets eine beachtliche Zeit beanspruchen.

Damit wird vom Sohn abermals die Nosologie des Vaters gestürzt. Es tritt ein Einheitscharakter auf, der anatomisch gefaßt wird, und es ist von Perioden die Rede.

Nun werden die intellektuellen Störungen anatomisch klassifiziert. Einheitsbegriff wird die „cérébrie" in Unterteilungen. Diese wird geleitet vom dynamischen Irritationsbegriff und vom morphologischen Begriff der Hirnverhärtung: akut, chronisch, partiell, sympathisch.

Zur akuten „Cérébrie" gehört die tobende Manie, zur chronischen Demenz, Imbezillität und Idiotismus, zur partiellen die Monomanie, zur sympathischen die männliche Hypochondrie, die weibliche Hysterie der Frau, also beide der alten Einteilung von Willis folgend.

Die reich verzweigte Leidenschaftslehre schneidet er auf die Stoiker zurück.

Ich halte es mehr mit den Stoikern mit ihrer einfach abstrakten Definition; nach ihnen sind die Leidenschaften eine Geistesstörung wider die Natur, die die Vernunft zu regieren hindern, den Menschen beherrschen, den Willen ausschalten und so die freie Entscheidung stürzen ...

Hier sei man also nicht weitergekommen als Antike und Mittelalter. Hierher gehören alle weiteren Versuche des Archaeus oder der Seele Stahls; nur Helvetius sei kühner gewesen. Er habe systematisch den menschlichen Niedergang aufgestellt. Er habe den Menschen erniedrigt.

Schmach und Schande dieser Philosophie des Unglücks und der Perversion!

Im übrigen seien die großen Leidenschaften — dies klingt wie aus der deutschen Geniezeit — nur für die großen Intelligenzen da. Der kleine Mann kenne sie gar nicht. Er habe höchstens kleine Neigungen.

Die Selbsterhaltung aus Spinozas Zeiten wird übernommen, sie ist vom Hirn unabhängig, denn die Hirnentwicklung des Kindes sei gering, aber die Selbsterhaltung deutlich.

Scipion Pinel ähnelt den Vorromantikern und Romantikern von Shaftesbury bis Herder in der Anerkennung der im Herzen sitzenden Liebe, die freilich von der Selbstliebe ihren Anfang nimmt. Helvetius habe nicht recht in der Annahme, die Kleinkinder kämen mit dem Haß gegen die Eltern auf die Welt.

Aber mit den Bewußtseinsidealisten will er sich nicht einigen. Sie vergessen die Analyse dieses Vorgangs.

Das Intelligenzorgan, das Hirn, fühlt seine Intelligenz. Es hat ein Bewußtsein aller Vermögen.

Das Herz als Gefühlsorgan bemerkt seine Empfindsamkeit; es hat Bewußtsein seiner Freuden und Sorgen, die es durchdringen.

Und so bleibt von der alten Dreiteilung der Platoniker eine Zweiteilung des Bewußtseins in Hirn und Herz. Die Ausführungen über diesen Teil sind sprachlich schön und poetisch. Und der freie Wille?

Der freie Wille ist der einzige Berührungspunkt zwischen Gott und Mensch, der einzige, durch den man auf eine göttliche Analogie hoffen kann, aber zwischen einer Analogie und einer Ähnlichkeit ist ein großer Unterschied. Der Wille ist, unzweifelhaft, die unbegreiflichste geistige Operation und widersetzt sich jeder Analyse; wie das Leben ist er oder er ist nicht. Er ist des Menschen Schicksal. Aber seine Bestimmung ist es, zu wollen. Daher ist Fatalismus nur Ignoranz über sich selbst ...

Sein Glaubensbekenntnis ist: der Mensch ist gut, denn er hat Intelligenz und Herz. Und so erkennt er das christliche Evangelium an. Im Gang christlicher Geschichte schildert er Ignatius Loyola als Genie. Durch ihn wurde der Katholizismus philosophisch und freigeistig. Die christliche Verklammerung hält er gerade in seiner Zeit für unerläßlich. Das Werk Scipion Pinels endet in einer religiösen Apotheose.

Man wird bei der Rückschau *Baillargers*[30] einen Augenblick innehalten dürfen, die er vom Feldherrnhügel des Jahres 1853 sichtet.

Imbezillität bedeutete unvollkommene intellektuelle und moralische Entwicklung. Demenz war Schwächung der Wahrnehmung, des Intellektes und Willens, ohne daß der Kranke sich dessen bewußt ist.

„Folie" ist eine fieberlose Hirnaffektion von meist langer Dauer; ihre Haupteigenschaft ist eine Entordnung des Verstandes ohne Einsicht mit Neigungen zu Handlungen, die der Wille nicht unterdrücken kann.

Läßt man die beiden ersten Kategorien beiseite und betrachtet man die „Folie", so hatte Esquirol sie in Lypémanie, Monomanie, Manie eingeteilt. Georget hatte diese drei Formen anerkannt und die Stupidité als vierte hinzugefügt. Sie wurde definiert als akzidentelles Verschwinden des Denkens, sei es, daß der Kranke keine Ideen hat oder sie nicht ausdrücken kann.

Diese Vierheit wurde von den meisten Ärzten benutzt. Monomanie und Melancholie galten als partielle Delire, Manie als generelles, die Stupidité als Aufhebung des Intellektes. Hier wurde die Frage des Partiellen oder Generellen nicht gestellt.

Baillarger gliedert nun in Delire mit partieller Läsion des Intellektes und in Delire allgemeiner Läsion. Zur ersten Klasse rechnet er lediglich die Monomanie. In der zweiten erscheinen Melancholie und Manie. Die letzte generelle Einheit erfordert eine Bestimmung der Melancholie:

In ihr sind alle Fälle von Depression intellektueller und moralischer Vermögen enthalten, und so ist ihre Haupteigenschaft eine allgemeine Läsion der Intelligenz. Das war bisher anders gewesen. Man hielt sie für einen Unterteil der Monomanie (heiter und traurig).

Man muß den historischen Gang im Auge behalten:

Pinel machte den Fehler, mit Melancholie den Idiotismus zu verwechseln, bemerkte aber immerhin den höchsten Grad der intellektuellen Depression. Er beschrieb einen akzidentellen Idiotismus, der plötzlich zu den moralisch-traurigen Ideen hinzukam und oftmals mit einem manischen Anfall endete.

Esquirol hat diese Unstimmigkeiten entwirrt. Idiotie war für ihn Fehlen der Intelligenz. Dafür hat er die Demenz herausgeschält, die bei Pinel in der Idiotie unterging. So gelang ihm die Aufstellung der Kategorie „Démence aiguë", die Georget dann „Stupidité" nannte. Man sieht also, daß der höchste Grad der Melancholie drei synonyme Bezeichnungen trug: Idiotismus akzidenteller Art (Pinel), Démence aiguë (Esquirol) und Stupidité (Georget). Die letzte Bezeichnung hat Etoc-Demazy beibehalten, wenn er den höchsten Grad der Melancholie nicht mehr als Spezialform sah, sondern als Komplikation von Monomanie und Manie.

Nach diesem ersten historischen Abschnitt folgte der zweite. Die Angliederung der Stupidité an den höchsten Grad der Melancholie war Baillargers Werk. Dies war seine „Melancholie avec stupeur", die Delasiauve umdrehend „Stupeur mélancholique" nannte. Baillargers Bezeichnung ersetzte Renaudin wieder mit „Ly-

pémanie". Aubanel nannte die Stupidité eine tiefgehende Melancholie. Es bleibt
noch zu berichten, daß die heitere Form der Monomanie schwand, als Bayles progressive Paralyse gesichtet wurde.

Die bisherige Nosologie erlebte also Einbrüche; einer der bedeutendsten war
Bayles Paralyseentdeckung. Aber noch ein anderer Begriff gewann an Boden, der
der Periodizität; er war von Pinel und Esquirol bemerkt worden, wurde aber nun
ganz besonders der Melancholie und Manie verhaftet. M. Falret hatte 1851 über
„Marche de la folie" geschrieben und von „Forme circulaire" gesprochen.

1854 berichtete Baillarger am 31. Januar in der „Académie de médecine" über
eine Art „folie", deren Zustände charakterisiert sind durch zwei regelmäßige
Perioden, nämlich der Depresssion und der Erregung. Damit war die „folie à
double forme" entdeckt. In Deutschland hatte W. Griesinger ähnliches festgestellt.
Er sagt in der Auflage seines Lehrbuchs von 1876:

Übergänge in Manie und Wechsel dieser Form mit der Schwermut sind
sehr gewöhnlich; nicht selten besteht die ganze Krankheit aus einem Zyklus
beider Formen, welche oft ganz regelmäßig abwechseln (als „folie circulaire" von französischen Irrenärzten in neuerer Zeit mehrfach diskutiert).

In dieser Auflage (1876) betont er die Namengebung durch Falret. Baillarger
habe sich zu zeigen bemüht (Ann. médico-psych. 1854, 369), daß es sich hier nicht
um zwei verschiedene Anfälle, sondern um zwei Perioden eines und desselben
Anfalls handle, und habe von „folie à double forme" gesprochen.

Es kam zu Prioritätsansprüchen zwischen Falret und Baillarger, die Ritti be-
schrieben hat. Sie sind unwichtiger — wie zumeist solche Streitereien — als die
Tatsache, daß zwischen der Auffassung Falrets und Griesingers auf der einen Seite,
Baillargers auf der anderen theoretische Meinungsverschiedenheiten auftraten.
Die erste Gruppe sprach von echter Alternanz zweier unterscheidbarer Krankheiten,
während Baillarger auch hier einen unizistischen Standpunkt ein und derselben
Krankheit vertrat. Er glaubte also wie Bayle (Paralyse) an eine neue Krankheitseinheit. Er verglich sogar diese Auffassung mit der des intermittierenden Fiebers,
das ebenfalls eine Krankheitseinheit in drei Stadien sei. Vorausschauend darf schon
hier bemerkt werden, daß Kräpelins spätere Auffassung an Baillarger anschloß.
Will man also Prioritäten für wichtig nehmen, so ginge Baillarger Kraepelin in
dieser Betrachtung voraus. Für Kraepelin spielte diese Einheit eine Rolle für die
Abgrenzung zur Dementia praecox. Kraepelin unterstrich die Einheit noch durch
den sogenannten „Mischzustand". Aretaeus von Kappadozien war in Vergessenheit
geraten. Erst in neuester Zeit hat *Papadimitriu* auf ihn wieder hingewiesen (Ann.
médico-psych. 1955 Bd. II, Nr. 3) . Morel war der letzte, der Aretaeus in seinem
Lehrbuch erwähnt hat, und die intermittierenden Psychosen Esquirols deuten ebenfalls daraufhin.

Baillarger sagte:

Alle Autoren, die über Manie schrieben, haben sehr häufig die Umformung von Manie in Melancholie und umgekehrt beobachtet. Alle haben
auch in diesen Tatsachen zwei verschiedene Affektionen erblickt, zwei

unterscheidbare Anfälle, die sich mehr oder minder regelmäßig beim gleichen Kranken folgen. Das ist eine Ansicht, die ich ausdrücklich bekämpfe.
Ich wollte zeigen, daß es hier nicht um zwei, sondern um eine Krankheit
geht, daß die beiden angenommenen Anfälle nur zwei Perioden eines
einzigen Anfalls sind.

Pinel hatte, wie bemerkt, diese Periodik gesehen, nannte aber die depressive
Phase ein „lucidum intervallum", weil dabei der Verstand ungestört erschien; er
erkannte den depressiven Zustand. Man erinnere sich hier, was über Scipion Pinel
ausgeführt wurde; er sah sogar in der miteingeschlossenen Demenz eine einheitliche Psychose mit Manie und Melancholie.

II. Trieblehren

Franz Josef Gall[1], der seit 1807 bis zu seinem Tode 1828 in Paris lebte, hat mit seiner Phrenologie, aber vor allem mit seiner Lehre vom Gehirn als „Organ der Seele", wesentlichen Einfluß auf die folgende Entwicklung der Psychiatrie gehabt.

Galls Schädellehre und Phrenologie[2] ging zunächst von rein neurologischer Hirnforschung aus. Sein Mémoire „Untersuchungen über die Anatomie des Nervensystems überhaupt und das Gehirn im Besonderen", mit Spurzheim gemeinsam verfaßt, wurde von der Französischen Akademie von einer Fünfer-Kommission begutachtet, zu der *George Cuvier* und Pinel gehörten. Zunächst war die Kommission ihm freundlich gesonnen. Broussais wurde sein Anhänger, Corvisart und *Larrey* verteidigten ihn bei Napoleon, weil er wie in Wien mißverstanden wurde; man warf ihm Determinismus und Materialismus vor. Im Mémoire wurden die bisherigen Methoden der Hirnsektion beschrieben, nämlich die von Vesal, Th. Willis, *Constanzo Varolio* und *Vieussens'* Modifizierung. An die letzte schloß sich Gall an und verbesserte sie. Seine Technik war keine rein mechanische wie bei Varolio; sie hatte zur Grundidee die eigentliche Genese des Gehirns und verfolgte den Weg von den älteren Schichten bis zu den jüngsten des Groß- und Kleinhirns. Galls besondere Verdienste bestanden in folgenden Erkenntnissen: Das Hirnmark ist keine musartige Ansammlung, keine Pulpa, sondern ein schon makroskopisch feststellbares Fasersystem. Das Rindengrau ist eine Gallerte, deren Bestimmung ungewiß ist. Dieses sowie die Knotenansammlung der Ganglien dienen dem Fasersystem zur Ernährung. Gall verfolgte besonders den Weg der sogenannten motorischen Pyramidenbahnen bis zur Ausstrahlung in das Großhirn. Er betonte nachdrücklich die Tatsache der Pyramidenkreuzung, die trotz Kenntnis aus der Antike immer wieder von führenden Gelehrten bestritten wurde. Er entdeckte jenen Hirnteil, der heute noch fälschlich als „Insula Reili" bezeichnet wird. Er untersuchte den Ursprung der Hirnnerven, besonders des Trigeminus, Abducens und Oculomotorius. Er beschrieb das Kleinhirn bei Tier und Mensch. Er wurde der eigentliche Begründer einer Lokalisationslehre vor den Zeiten Brocas. Er versuchte das Sprachzentrum in den Stirnhirnteil zu verlegen. Technisch bediente er sich erstmalig systematisch der stumpfen Gewalt und nicht des Messers. Galls Lokalisationsprinzip bedeutete, daß er die Einheit des Gehirns leugnete und es lediglich als einen funktionellen Sammelplatz betrachtete. Aus diesen anatomischen Forschungen ergab sich seine Phrenologie und Kraniologie[3]. Was heute als Zentrum bezeichnet wird, nannte Gall Organ, d. h. das Gehirn ist ein Sammelplatz von Organen. Alle diese Organe, und damit auch die Anlagen, sind Menschen und Tieren angeboren. Die Gehirnverrichtungen bestehen aus folgenden Einzelteilen: 1. dem organischen Leben überhaupt, 2. dem sensitiven Leben, 3. dem denkenden Leben. Jeder dieser Verrichtungen steht ein besonderer Hirnteil vor. Daß das Gehirn überhaupt das Organ des Geistes ist, beweisen die Azephalen sowie die einfachen Tiere, die über kein Gehirn verfügen. Die Hirnhemisphären sind also Geistesorgane. Selbst der Hydrozephalus spricht nicht gegen diese Annahme, da nach Galls Ansicht das Gehirn als Membran durch das Wasser nur im Sinne einer zusammengefalteten Haut reagiert. Verletzungen sind ebenfalls kein Gegenbeweis, da das Hirn doppelt angelegt ist wie alle Organe des sensitiven und animalischen Lebens. Wenn dennoch auch die vegetativen Organe der Lungen und Nieren ebenfalls doppelt seien, so liege das daran, daß sie Übergangsorgane zum sensitiv-animalischen Leben seien. Jede besondere Geistestätigkeit hat besondere Nerven, besondere Organe, wie auch jeder Sinn.

Was für Fähigkeiten hat der Mensch, wie unterscheiden sie sich vom Tier? Hier beginnt die Psychologie Galls. Er nennt die typisch menschlichen Fähigkeiten Verstand, die typisch tierischen Instinkt. Aber Verstand und Instinkt sind nicht verschieden; ihnen liegt „gleicher Sinn und Kraft zugrunde, z. B. dem Bauen des Bibers wie dem des Architekten". Der Mensch unterscheidet sich vom Tier dadurch, daß er diese Kraft versteht. Dies geschieht mit dem inneren Sinn, der Denkkraft. Instinkt ist nur das Nichtverstehen seiner Fähigkeit. Für A. Comte wird hier der Punkt liegen, wo er die Wende vom Dualismus zum Monismus vollzieht. Dieser bewußtlose Instinkt Galls kommt zugleich als Trieb der Schopenhauerschen Lehre ungemein nahe; er ist, wie Schopenhauer meinte, ein Radikal. Gall hatte sich über den Instinkt schon in seinem romantischen Frühwerk von 1791 eingehend geäußert[4], den er als „Eigenschaft der ganzen organischen Natur" ansah, jener Natur, die als „ein allgemeines Gesetz, eine einzige Kraft" alle Wesen beherrsche und die Herder hymnisch pries. Diese naturphilosophische Sicht Galls ist später in der ausgebildeten Phrenologie — dieser Name wurde von seinem Schüler *Forster* geprägt — nicht mehr so deutlich. Dennoch steht auch hier stets neben der kausalwissenschaftlichen Betrachtungsweise die finale Denkart. Für welche Triebe oder Instinkte gibt es ein Organ? Gall nimmt ein Organ nur für ganz bestimmte und einzelne Fähigkeiten an, die einmal den Geistestätigkeiten und Handlungsweisen der Menschen wie den Instinkten und Handlungsweisen der Tiere zugrunde liegen. Für Vermögen und Talente als Ergebnis mehrerer einzelner Fähigkeiten oder Eigenschaften, die allen Fähigkeiten zukommen, kann es keine besonderen Organe geben. Zu diesen gehören Auffassungsvermögen, Gedächtnis in seinen vielfachen Formen, Urteils- und Einbildungskraft. Auch die Stufen des Empfindungsvermögens als Trieb, Begierde, Leidenschaft sind an kein einzelnes Organ gebunden. Diese Stufen liegen als Potenzen in den einzelnen Anlagen, aus denen sie sich entwickeln können. In ähnlicher Weise liegt dem Gewissen und den Affekten kein Organ zugrunde.

Die Darstellung dieser Organe, die jeweils Anlagen für Fähigkeiten oder Instinkte bedeuten, beginnt bei Gall mit dem Organ der Geschlechtsliebe, die in das Kleinhirn lokalisiert wird. Diese Lehre hat in der Sexualpathologie eine wesentliche Rolle gespielt und wird geistesgeschichtlich bis in das 20. Jahrhundert überliefert. Gall erkannte vor Freud die Frühsexualität des Kindes, nahm einen Würge- oder Mordsinn an, dessen Legitimität beim Menschen durch seinen Anteil am Karnivorentum hergeleitet wird. Er kannte einen Diebessinn, ein Nachahmungsvermögen, Sprach-, Wort-, Ort-, Farben- und Tonsinn. Er betonte immer wieder, diese Anlagen seien Möglichkeiten und nicht absolut fixiert. Gerade dieser Möglichkeitsbegriff in seiner kombinatorischen Vielfalt schafft die praktische Grundlage für Pädagogen und Richter. Gall dachte daran, diese Lehre im Sinne einer Psychotherapie und Staatspsychiatrie nützen zu können; er meinte also das gleiche, was L. Szondi heute mit seiner Trieblehre erhofft, die Kenntnis der Triebmöglichkeiten werde zu einem Selbstverständnis führen; er glaubte ferner ebenso wie Szondi, er werde imstande sein, Triebprognosen geben zu können, die forensisch verwertbar sein könnten. Ebenfalls im modernen triebpsychologischen Sinn sah er die Einheit von Triebäußerungen nach der positiven wie negativen Seite. So stellt er bei Darlegung der großen Gruppen von Sinnlichkeit, Empfindung, Darstellungs- und Erkenntnisvermögen jeweils die zur Einheit gehörenden Gegensätze dar. Er kennt den Zusammenhang von Sparsamkeit und Geiz, von Wahrung eigener Interessen und Selbstsucht, von Ehrerbietung und kriecherischer Ergebenheit, von Charakterfestigkeit und Starrheit. Im Zusammenhang mit solchen recht differenzierten Erfahrungen fällt sogar das Wort „Tiefenphrenologie". Es wird von *G. von Struve* 1843 benutzt. Diese Tiefenphrenologie hat deutlich psychotherapeutische Absichten, denn sie lehrt, welches die primitiven Kräfte der Seele sind; sie führt die Erscheinungen vor, die sie in gesunden und kranken, in entwickeltem und unentwickeltem Zustand zur Folge haben; sie lehrt schließlich, wie der kranke Zustand geheilt, der unentwickelte entwickelt werden kann; sie bezeichnet die Verhältnisse der verschiedenen Kombinationen von Organen, kurzum die Tiefenphrenologie muß zur Grundlage aller Wissenschaften werden. Vor allem wird sie zur Grundlage der Behandlung seelischer Leiden werden. Diese Phrenologie wird von der Kraniologie als Untersuchungsmethode überwölbt. Sie beruht auf der Vorstellung Galls, daß die Form des Hirns die Form der inneren Knochenlamelle des Schädels vom ersten bis zum letzten Augenblick des Lebens bestimme und man folglich von der Form der äußeren Schädelfläche auf die des Hirns schließen könne.

Galls spätes Werk über die Funktionen des Gehirns[5], zwei Jahre vor seinem Tode beendet und in französischer Sprache geschrieben, faßt seine gesamte Lehre in unveränderter, nur scheinbar rationalerer, aber klarerer Form zusammen. Seine Lehre ist eine Physiologie des Gehirns, in der dieses innerhalb seiner Organ-Spezifizierung nun funktionell ein Ganzes wird. Gerade jenes Werk hat die französischen Psychiater, besonders Morel, stark beeinflußt; denn hier wird, abgesehen von der Lokalisation der Organe, das Gehirn zum Primat aller Lebensverrichtungen, zum „Organ der Seele", zum Organ der „forces morales et intellectuelles" des Menschen, damit auch zum Träger aller geistigen Störungen. Grundlage dieser Physiologie des Gehirns sind vier „unbestreitbare Prinzipien":

1. die moralischen und intellektuellen Dispositionen sind angeboren;
2. ihre Manifestation hängt von der Organisation ab;
3. das Gehirn ist ausschließlich Organ der Seele (organe de l'âme);
4. das Gehirn ist von eben so vielen besonderen und unabhängigen Organen zusammengesetzt, wie es fundamentale Kräfte der Seele gibt.

Das Gehirn, Instrument der moralischen und intellektuellen Fähigkeiten, ist wesentlich das gleiche bei allen gesunden Menschen. Nur die verschiedenen Organe sind nicht gleich entwickelt. Die Beziehung zwischen den verschiedenen Entwicklungszuständen variieren unendlich; ihnen entsprechen die Verschiedenheiten im moralischen und intellektuellen Charakter der Menschen. „Die Funktion oder die Art der Tätigkeit eines Organs entspricht dem Grad seiner Entwicklung oder Erregung." Wachen ist der Zustand der Spontaneität über alle Organe des animalischen Lebens. Schlaf ist im Gegensatz dazu Ruhe der Organe des animalischen Lebens. Träume sind bestimmte Tätigkeiten eines einzelnen oder weniger Organe, während die übrigen ruhen. Träume erweisen also eine Teiltätigkeit. Das Bewußtsein aber ist eine allgemeine Erscheinung aller Organe und hat daher kein besonderes Organ. Der Traum kann im kranken Zustand auch ohne Schlaf entstehen; er erzeugt dann den Wachtraum bis zur Ekstase. Auch der Somnambulismus ist ein Zustand der Desorganisation. Hier ruhen viele Organe, während eines tätig ist. Wahnsinn ist die fixe Idee, ist nichts als verlorene Willkür über ein Organ des animalischen Lebens durch erhöhte Reizung oder Tätigkeit desselben.

Diese Trieblehre Galls wurde von dem Philosophen Auguste Comte[6] übernommen und innerhalb der Biologie seines Systems der „positiven Philosophie" eingebaut. Der dritte allgemeine Teil der Physiologie — die Biologie zerfällt in einen statischen Abschnitt Anatomie und in einen dynamischen, den der Physiologie — handelt vom positiven Studium der geistigen und moralischen oder das Gehirn betreffenden Verrichtungen. Hier begründet die Lehre Galls von der Identität zwischen Instinkt und Intellekt den Monismus Comtes, der seinerseits auf Descartes hinweist; ihm sei es nicht gelungen, den Dualismus zu überwinden, weil er die „denkenden und wollenden Verrichtungen der Menschen" den Metaphysikern überlassen habe. Erst Gall, ruft Comte emphatisch aus, hat die Trennung zwischen Geist und Materie endgültig überwunden, um damit als erster durch seine Phrenologie die Lehre von den höchsten, den geistigen Verrichtungen in die Wissenschaft einzuführen.

Comtes Trieblehre innerhalb der Biologie und Soziologie seiner positiven Philosophie wurde von uns[7] a. a. O. beschrieben; hier sollen nur kurz die Ergebnisse erörtert werden, die innerhalb der Psychopathologie von Bedeutung sind.

Wie bei Gall sind bei Comte Instinkt und Verstand keine Gegensätze; Instinkt ist von selbst entstehender Antrieb nach einer bestimmten Richtung, unabhängig von äußeren Einflüssen. Als autochthone Fähigkeit entspricht der Verstand völlig dem Instinkt. Der Mensch besitzt wie bei Gall alle Instinkte der Tiere, vermehrt um die wesentlich menschlichen. In der Lehre Galls erkennt Comte „zwei unbestreitbar philosophische Prinzipien" als Grundlage. Das erste ist das „Angeborensein mehrerer empfindender und geistiger Richtungen", das zweite „eine Anzahl bestimmter und voneinander unabhängiger Fähigkeiten, obgleich die wirklichen Akte gewöhnlich deren mehr oder weniger verwickeltes Zusammentreffen erfordern". Bestimmte Charaktere, Talente im Guten und Schlechten, bestätigen die Wirklichkeit des einen; ihre Verschiedenheit, die Mehrzahl der Krankheitszustände, besonders die der Geisteskrankheiten, sind Beweis für das andere. Anatomisch entspricht den Fähigkeiten oder Verrichtungen eine bestimmte Anzahl von symmetrischen Vorrichtungen. Das Gehirn ist nicht mehr ein einziges Organ, sondern eine Vorrichtung von Organen, die mehr oder weniger nach dem Grad der tierischen Natur verwickelt ist. Aufgabe der Phrenologie ist, das Organ für die jeweilige begehrende oder erkennende Fähigkeit zu bestimmen und umgekehrt.

Die Gall-Spurzheimsche Aufteilung aber in 27 oder 35 Fähigkeiten oder Organe hielt er für ungeschickt und schlug vor, auch wenn die Mannigfaltigkeit der tierischen Natur und der menschlichen Typen eine größere Anzahl von Fähigkeiten ergebe, sie in eine kleine Menge von elementaren Verrichtungen zusammenzufassen:

Wenn z. B. die volle Zahl der Fähigkeiten auf 12–15 sehr scharf getrennte zurückgebracht würde, so könnten durch deren Verbindung zu 2, 3, 4 usw.

459

doch Formen in solcher Menge aufgestellt werden, wie sie in Wirklichkeit gar nicht bestehen.

Das gleiche Prinzip hat heute L. Szondi geleitet, der die menschliche Trieb-struktur auf 4 polare Triebvektoren, also 8 Triebfaktoren begrenzte, deren Ver-bindung untereinander eine unendlich große Mannigfaltigkeit gestattet.

In einer späteren Phase seines Lebens hat Comte seine Organe auf 18 fest-gelegt. Im „Catéchisme positiviste" ist seine Trieblehre folgendermaßen dar-gestellt:

Der nervöse Apparat, das Gehirn, besteht aus drei Funktionen: den Gefühlen, den intellektuellen und den tätigen Fähigkeiten. Die Gefühle nehmen den größten Teil des Gehirns ein, insbesondere die hinteren Regionen; die intellektuellen Fähig-keiten liegen in den vorderen Teilen des Gehirns, und die tätigen Verrichtungen sind im mittleren Gehirn lokalisierbar. Alle drei Hauptfunktionen lassen sich untergliedern und bestehen aus 18 Organen oder, was das gleiche ist, aus 18 Trieben.

Die Gefühle setzen sich aus 7 persönlichen und 3 sozialen Instinkten zusammen. Die persönlichen Instinkte umfassen:

1. den nutritiven,
2. den sexuellen,
3. den mütterlichen,
4. den militärischen,
5. den industriellen;
6. den Stolz oder das Bedürfnis zur Macht,
7. die Eitelkeit oder das Bedürfnis nach Beifall.

Die drei sozialen Instinkte setzen sich zusammen aus:

1. der Anhänglichkeit,
2. der Verehrung,
3. der Güte oder der Liebe zur Humanität.

Stolz und Eitelkeit als Wille zur Macht und Liebe zum Beifall sind Übergangs-stufen von den persönlichen Instinkten zu den sozialen. Den militärischen und den industriellen Instinkt bezeichnet Comte auch als den der Vervollkommnungs-fähigkeit durch Destruktion und Konstruktion.

Diesen affektiven Fähigkeiten folgen 5 intellektuelle Triebe. Sie gliedern sich in Konzeption und Expression. Die Konzeption enthält kontemplative und medi-tative Fähigkeiten, von denen die kontemplativen in eine konkrete oder synthe-tische und in eine abstrakte oder analytische Kontemplation zerfallen. Die medi-tativen Verrichtungen umfassen eine induktive oder generalisierende und eine deduktive oder systematisierende Meditation.

Die fünfte intellektuelle Fähigkeit ist die Expression. Sie ist mimisch, oral, schriftlich und ist die Fähigkeit der Kommunikation.

Die letzten drei Instinkte sind die tätigen oder praktischen Fähigkeiten. Comte nennt sie Aktivität, zu der er Mut und Vorsicht rechnet und Beharrlichkeit. Alle drei bezeichnet er mit dem Begriff Charakter, da diese Fähigkeiten das äußere Tun der Persönlichkeit prägen.

Zwischen diesen 18 Trieben oder Organen spielt sich eine Dialektik ab, die für den Einzelmenschen wie für die gesamte Menschheit gilt. Daher ist die Soziologie, die letzte Wissenschaft in seinem System der „positiven Philosophie", auf der Biologie begründet, und zwar auf der Physiologie, die die Phrenologie einschließt.

Die Triebdialektik beruht bei Comte auf der pessimistischen Vorstellung des absoluten Überwiegens der niederen Triebe und Leidenschaften über die höheren Fähigkeiten des Menschen. Sie spielt sich ab innerhalb der begehrlichen und erkennenden und der egoistischen und altruistischen Fähigkeiten.

Zwischen beiden Triebgegensatzpaaren, um in moderner Fachsprache zu reden, herrscht eine polare Spannung, die ins Gleichgewicht gebracht werden soll. Dieses muß aber ständig labil bleiben, da ein wirklicher Ausgleich Stillstand bedeutet. Die erkennenden Triebe, die leicht dem Gesetz der Ermüdung erliegen, bedürfen eines ständigen Anreizes, damit sie nicht in mystische Spekulation verfallen. Dieser Anreiz für die Daueranspannung der geistigen Fähigkeiten kommt von der in sich viel mächtigeren Triebbewegung der niederen Fähigkeiten. Beide bedingen sich gegenseitig; ohne niedere Triebhaftigkeit erschlafft das Geistige, ohne den mäßigenden Einfluß der erkennenden Fähigkeiten überwiegt die Triebhaftigkeit zu stark. Die gleiche Beziehung besteht zwischen den egoistischen und den altruistischen Neigungen. Auch sie sind in ihrer Polarität aufeinander angewiesen und fordern sich gegenseitig. Ohne die egoistischen Triebe arten die altruistischen in unfruchtbare Nächstenliebe und Selbstzerstörung aus, diese aber mäßigen die egoistischen Triebe, die der Allgemeinheit gefährlich werden können.

Ohne dieses Kräftespiel gibt es keine moralische Natur des Menschen. Sie besteht in der Vermehrung des mäßigenden Einflusses der geistigen und altruistischen Triebe über die niederen Neigungen. Hier herrscht die Antinomie, daß das Böse das Gute hervorbringt, wenn man den niederen Trieben den negativen Akzent des Bösen beilegen will. Bei Comte besteht eine natürliche Wertung von höheren und niederen Qualitäten der Triebe. Moral und Kultur sind bei Comte, wie später bei Freud, eine Folge der Triebermäßigung.

Daß die Phrenologie Galls sich besonders in Frankreich bis zur Jahrhundertwende gehalten hat, ist lediglich durch den Einfluß Comtes zu verstehen. 1893 hat *Näcke* auf den Mißbrauch der Lokalisationstheorie in der Psychiatrie hingewiesen — er hätte ihn auf die Sexualpathologie in gleicher Weise ausdehnen können —, der dem Einfluß des Positivismus Comtes zu verdanken sei. Besonders stark aber wird sich diese weitgreifende Wirkung bei Magnan zeigen; sie erstreckt sich schließlich innerhalb der Sexualpathologie bis in die lokalistischen Hirnrindenzentrentheorien von v. Krafft-Ebing, *M. Hirschfeld* u. a. *Paul Moreau de Tour,* um die Abhängigkeit des 19. Jahrhunderts von der Phrenologie in Frankreich zu illustrieren, konzipierte auf Grund von Galls „instinct de la reproduction" einen selbständigen „sens génésique" als Grundlage für eine umfassende Sexualpathologie.

Um die allgemeinen Trieblehren der ersten zwei Drittel dieses Jahrhunderts zum Abschluß zu bringen, sei in diesem Zusammenhang auf die Triebpsychologie von *J. C. Santlus*[8] hingewiesen, der als Kantianer und Leibnizianer die Theorie Galls einschließlich Sömmerings vom Gehirn als Organ der Seele ablehnte. Für Santlus ergibt sich entgegen allen Theorien, die eine Lebenskraft annehmen oder die Seele an das Gehirn binden wollen, daß die Seele sich nicht nur des ganzen Organismus' als ihres materiellen Substrates, sondern sich ihrer selbst sogar durch diesen bewußt wird, daß sie mithin nach allen Lebensrichtungen hin tätig ist. Daß die Seele, indem sie sich in ihrer Verbindung mit dem Gesamtorganismus als Individualität, als Persönlichkeit, als Ich, und sogar sich selbst als das Prinzip desselben und des Gesamtorganismus' als Totalität bewußt wird, sie auch überall und in allen Teilen des Organismus' tätig sein müsse, ja sogar in jenen Regionen tätig sein müsse, wo das Leben der niederen materiellen Konstruktion zufolge noch nicht in die Sphäre des Bewußtseins getreten ist und auch nicht treten konnte ...

Die Seele ist der Brennpunkt. Das Nervensystem kann in seiner Gesamtheit nicht als Seelenorgan bezeichnet werden; es ist nur leibliches Abbild der Seele, und dieselben Merkmale, die bei der Seele auf reine Tätigkeit bezogen sind, sind im Gehirn räumlich dargestellt.

Die Seele ist in allen Schichten des Bewußtseins tätig, nur die Art ihres Durchbruches und ihrer Darlegung ist modifiziert. Dem Tier vermittelt die Seele nur sinnliche Wahrnehmung, hier befinden sich ihre niedersten Entwicklungsphasen, hier stellt sie das Prinzip der bewußt gewordenen Sinnlichkeit dar. Prinzip tierischer Wahrnehmungsfähigkeit ist daher das Perzeptivbewußtsein als unterste Stufe des Bewußtseins; es zerfällt mit dem Aufhören des vegetativen Lebens. Erst im Menschen erfaßt das Bewußtsein sich als Ich, und die Subjektivität, die Seele, wird im Intellektivbewußtsein zum Prinzip des Wahren, im Motivbewußtsein zum Prinzip des Guten und in der Phantasie zum Prinzip des Schönen. Diese Entwicklungsperioden fallen in die Pubertät, „wo der organische und der geistige Lebenstypus des Bewußtseins als freitätig, wiedererzeugend auftritt, wo Freiheit, Selbständigkeit, kurz selbstproduzierendes Leben auf der physischen und psychischen Seite harmonisch ihre Tätigkeit begonnen haben". Die Seele als gleichnamiges Bildungsprinzip bewegt sich durch alle Bildungsstadien des menschlichen Lebens. In der „Revolutionsperiode des Organismus, wo alle organischen Systeme absterben", treten die geistigen Tätigkeiten reiner hervor. Ist dies nicht der Fall, handelt es sich um krankhafte Rückbildung der organischen Substratmasse. Im normalen Greisenalter abstrahiert das Selbstbewußtsein immer mehr von der Sinnlichkeit, und es erwacht die „höhere Sympathie des Ichs mit dem Jenseits, die Kontemplation über die Verwandtschaft und den Beruf zum Göttlichen".

In jedem Organismus herrschen die Gesetze des Organischen und des Anorganischen. „Zentralpunkt der tätig gewordenen Lebensidee bildet die Subjektivität des Bewußtseins, die Seele ... Ohne Subjekt existiert kein Objekt, ohne Seele kein Mensch, ohne Gott keine Welt".

Das Bewußtsein in seiner Einteilung als Perzeptions- oder Konzeptionsbewußtsein, Intellektiv- und Transzendentalbewußtsein, Instinktiv- und Motivbewußtsein hat ausdrücklich nichts mit den ehemaligen Vermögen der Seele zu tun. Diese Einzelformen gehen vielmehr hervor oder emanieren aus dem absoluten Einheitsprinzip des Bewußtseins.

Das alienierte Bewußtsein wird als Prinzip der sogenannten Seelenleiden substituiert; es ist dabei nicht vollkommen aufgehoben, sondern quantitativ und qualitativ in seinen Bedingungen zur Seele und zum Körper nur regelwidrig tätig. Die Störungen des Bewußtseins umfassen 6 Klassen:

1. Störungen des Perzeptivbewußtseins, die Pseudoperzeptionen,
2. Störungen des Konzeptivbewußtseins,
3. Störungen des Intellektivbewußtseins, die Perversitäten,
4. Störungen des Transzendentalbewußtseins,
5. Störungen des Instinktivbewußtseins, die Dysthymien,
6. Störungen des Motivbewußtseins, die Manien.

Die Dysthymien umfassen die „Libidinosen" — hier tritt der Begriff Libido als Alienatio auf — als krankhafte Sinnestriebe, Hyperzepsien als krankhafte Verstandestriebe und Ekstasen als krankhafte Idealtriebe. In den Dysthymien sind die eigentlichen Gemütskrankheiten enthalten, und diese bilden die größte Klasse der Seelenleiden oder der Alienationen des Bewußtseins. Es gibt ebenso viele Anomalien, wie es Triebe, Neigungen und Leidenschaften gibt. Auch die Störungen des Motivbewußtseins entstehen zum größten Teil aus den Libidinosen. Darüber hinaus kennt Santlus „Verstandes- und Idealtriebe", d. h. einen unmittelbaren Konnex zwischen den Verstandes- und den niederen Trieben, die im Bereich des Instinktivbewußtseins aufgehoben sind. Höhere und niedere Triebe stehen schließlich als „Produktivpole" polar zueinander, d. h., Wesen, Zweck und Dasein des Menschen drehen sich um seine Produktivität. Der Mensch muß geistig produktiv sein, um sich seiner in seinen Verrichtungen und Zuständen bewußt zu werden, er muß somatisch produktiv sein, um in der Erhaltung der Gattung seine Persönlichkeit zu bewahren.

Die somatische Seite involviert das Bedürfnis ihrer höchsten Produktivität in der Genitalsphäre oder in den Geschlechtsfunktionen, in dem die Zeugung wohl den höchsten somatisch-schöpferischen Prozeß im Menschen bildet, an welchen die Erhaltung der Gattung gebunden ist, während das psychisch-produktive, das sich selbst schaffende Reich des Geistes, der Gedanken, den Fluß der Ideen usw. in sich einschließt und hierin seine Bedürfnisse zu befriedigen angewiesen ist.

Diese beiden „Produktivpole" bedingen sich während des ganzen Lebens, besonders in der Pubertät. In ihr wird durch das gegenseitige Ineinandergreifen der beiden Pole erst das wahre Ich geschaffen „oder der bewußte Mensch", aber gleichzeitig auch die Leidenschaften.

Auf der einen Seite schafft die Phantasie die herrlichsten geistigen Ideale, und auf der anderen zerstört der nicht zu zügelnde Geschlechtstrieb die ganze Menschenwürde; auf dieser zaubert sich die Seele zu den höchsten abstrakten Geistehöhen hinauf, und auf der anderen vergißt sie alle ihre Naturpflichten. Solche Zustände bildet das Leben hauptsächlich in der Pubertät, wo der Tätigkeits- oder Funktionstrieb in seiner höchsten Sphäre als Zeugungstrieb auftritt und wie gesagt bestrebt ist, das individuelle Dasein nach außen, in die Universalität zu übertragen.

Die gleichnamige und graduelle Entwicklung der beiden höchsten Produktivitätspole läßt sich auch in ihren materiellen Funktionsorganen nachweisen. Das gesteigerte geistige Gesamtleben in der Pubertät läßt auf eine materielle Metamorphose der Gehirn- und Nervenmassen schließen, wie das Erwachen der Geschlechtsfunktion auf eine ungewöhnliche Tätigkeit in den Sexualorganen. Diese Wechselwirkung zwischen Körper und Geist, zwischen Seele und Sexualität ist dem Menschen eigentümlich.

Die Verschmelzung des geistigen und somatischen Produktivpoles sieht Santlus in den verschiedenen Zeiten der Menschheitsgeschichte als „Typus" an, je nachdem der geistige oder der somatische Pol in den einzelnen Kulturen überwiegt. Er faßt sie schließlich als Funktionstrieb zusammen und stellt sie als eine Einheit dar; dies entspricht seiner Formulierung über das Bewußtsein. Damit behauptet er auch die Möglichkeit psychischer oder geistiger und sexueller Äquivalente, eine Lehre, die später zuerst *I. Bloch* und dann vor allem S. Freud betonte. Diese Äquivalentverschiebung ist eine logische Forderung monistischer Trieblehren, die auch Santlus innerhalb seiner Triebpsychologie ausdrückt.

III. Spekulative Psychopathologie

Der Weg der Psychopathologie des neuen Jahrhunderts hatte die englische Empirie, den französischen Sensualismus und einen Neurophysiologismus aufgenommen, den die Engländer mit empiristischen Gedanken verbanden und der in Frankreich Irritationstheorien hervorbrachte, die besonders durch Broussais vertreten worden waren. Daneben liefen die vermögenspsychologischen Färbungen und Trieblehren mancher Art.

Deutschland und die seiner Sprache benachbarten Länder traten in gleicher Zeit in den spekulativen Rausch der Naturphilosophie und brachten, wie a. a. O. ausgeführt worden ist, eine eigene Romantik in der Medizin hervor, die über die strengen Daten der literarischen hinauslief.

Schelling[1] bezeichnet in den Stuttgarter Privatvorlesungen 1810 die Seele als das eigentlich Göttliche im Menschen, als das Unpersönliche, dem das Persönliche als Nichtseiendes unterworfen sei. Seelenkrankheiten, so meint er, gebe es nicht. Zwar könne Gemüt und Geist erkranken, und man rede gemeinhin von böser, falscher und schwarzer Seele als einer Tugendabweichung. Indessen handle dieser lasterhafte oder ruchlose Mensch kaum mit der Seele. So sei eine solche Bezeichnung nur negative Aussage. Seele ist das Unpersönliche! Der Geist weiß, die Seele weiß nicht! Der Geist als Möglichkeit zum Bösen kann nur gut sein, die Seele ist nicht gut, sie ist Güte selbst.

Vom Gemüt als tiefster Sehnsucht zieht die stete Folge bis zur Seele. Gesundheit des Gemüts und Geistes beruht auf der stetigen Leitung von der Seele aus ins Tiefste des Gemüts. Seele ist Rapport mit Gott, ohne den sie keinen Augenblick existieren kann. Krankheit ist Unterbrechung dieses Rapports, ist Gemütskrankheit, wenn Sehnsucht über das Gefühl siegt. Gemütskrankheit ist Unterbrechung. Vollzieht diese sich im Verstand, so entsteht Blödsinn. Er ist oftmals mit viel Gemütskraft vereinbar und zeigt starken Eigenwillen. Dieser nur auf Genuß ausgehende Zustand ist unschädlich. Entsteht aber die Unterbrechung zwischen Verstand und Seele, so entsteht das Schrecklichste, der Wahnsinn.

Ich hätte eigentlich nicht sagen sollen: er entsteht, sondern er tritt hervor ...

Die Ausführungen zu diesem Satz sind wunderlich.

Was ist der Geist des Menschen? Antwort: ein Seiendes, aber aus dem Nichtseienden, also der Verstand aus dem Verstandlosen. Was ist also die Basis des menschlichen Geistes in dem Sinne, in welchem wir das Wort Basis nehmen? Antwort: Das Verstandlose und da der menschliche Geist auch zu der Seele sich wieder als Nichtseiendes verhält, so auch zu ihr wieder als Verstandloses. Das tiefste Wesen des menschlichen Geistes also, wenn er in der Trennung von der Seele und also von Gott betrachtet wird, ist der Wahnsinn. Der Wahnsinn entsteht also nicht, sondern tritt hervor, wenn das, was eigentlich Nichtseiendes d. h. Verstandloses ist, sich aktualisiert, wenn es Wesen, Seiendes sein will. Die Basis des Verstandes selbst also ist der Wahnsinn. Daher der Wahnsinn ein notwendiges Element, das aber nicht zum Vorschein kommen, nur nicht aktualisiert werden soll. Was wir Verstand nennen, wenn es wirklicher, lebendiger, aktiver Verstand ist, ist eigentlich nichts als geregelter Wahnsinn. Der Verstand kann sich nur manifestieren, zeigen in seinem Gegensatz, also im Verstandlosen. Die Menschen, die keinen Wahnsinn in sich haben, sind die Menschen von leerem, unfruchtbarem Verstand. Daher der umgekehrte Satz: nullum ingenium sine quadam dementia. Daher der göttliche Wahnsinn, von dem Plato, von dem der Dichter sprechen . . .

Der bloße Verstand in Kraft und Lebendigkeit ist „eigentlich nur beherrschter, gehaltener Wahnsinn". Dieser Verstand kann aber häufig den in der Tiefe schlummernden Wahnsinn nicht mehr bewältigen, so bei trostlosem Schmerz. So bricht die dunkle Macht des Wahnsinns hervor.

Es mag in diesem Zusammenhang darauf hingewiesen werden, daß diese Auffassung recht verwandt der v. Weizsäckers in seiner „Pathosophie" ist:

Wahn wird von Psychologen und Juristen oftmals als krankhafte Störung des Geisteslebens dargestellt. Diese Darstellung wird durchbrochen, wenn der Lauf der Geschichte als wahnhaft oder auch wenn gewisse Verbrechen als negativer Wahn bezeichnet werden.

Auch v. Weizsäcker kennt Platons Wahn als „Bringer der Wahrheit", als Übertreibung von etwas Richtigem. Und so heißt es:

Die objektive Wahrheit oder die Feststellungen der Tatsächlichkeit genügen nicht mehr, um den Wahn vom Nichtwahn zu unterscheiden . . . Wir alle verdanken dem Wahn mehr als dem Wissen.

Es ist der Begriff der steten dynamischen Latenz des Wahnes im Menschen, die ihn bei Schelling nicht entstehen, sondern hervortreten läßt, und v. Weizsäcker zieht ebenfalls das Wort „ausbrechen" vor, um der existenziellen Ebene des Vorgangs gerechter zu werden.

Des Novalis[2] Auffassung über den Wahnsinn, durch verschiedene Aperçus in seinen Fragmenten darstellbar, lehnt sich eng an Browns durch Marcus und Röschlaub modifizierte Reizlehre an:

Die Nacht ist zweifach: indirekte und direkte Asthenie. Jene entsteht durch Blendung, übermäßiges Licht, diese aus dem Mangel an hinlänglichem Licht. So gibt es auch eine Unbesonnenheit aus Mangel an Selbstreiz und eine Unbesonnenheit aus Übermaß an Selbstreiz — dort ein zu grobes, hier ein zu zartes Organ. Jene wird durch Verringerung des Lichtes oder des Selbstreizes — diese durch Vermehrung derselben gehoben, oder durch Schwächung und Stärkung des Organs. Die Nacht und Unbesonnenheit aus Mangel ist die häufigste. Die Unbesonnenheit aus Übermaß nennt man Wahnsinn. Die verschiedene Direktion des übermäßigen Selbstreizes modifiziert den Wahnsinn.

Bedenkt man, daß um 1810 herum zumindest in Frankreich durch Pinel und den danach erscheinenden Esquirol objektive Anstrengungen gemacht werden, eine nosologische Systematik der Psychopathologie zu schaffen, so wird klar, daß uns hier in Deutschland Töne begegnen, die einer völlig anderen Welt angehören. Denn der Schüler Schellings, der Skandinavier *Henrik Steffens*[3], vermag von der seelischen Erkrankung nur im Zusammenhang mit einer von ihm groß angelegten dichterischen Kosmologie zu reden. Er tat dies in einem vorläufigen Torso innerhalb der Beiträge Reils und Hoffbauers im Band II, Stück 3, des Jahres 1812. Nur mit „tiefem Grauen" unterzieht er sich der Aufgabe, aber dieses Grauen ist nicht Ausdruck jenes Humanitätsgefühls des Westens oder der britischen Insel, sondern eher ein Erschauern vor dem kosmischen Urgrund, in den dieses Problem für ihn eingegraben ist. Seelenkrankheiten rühren an das „alte Chaos nicht geordneter Dinge" der Welt. Ein früherer Hörer Walter habe 1808 eigene Versuche in dieser Richtung gemacht; indessen vermöge er selbst nur von einer allgemeinen Naturphilosophie an die Frage heranzutreten.

Ein jeder Mensch ist also als eine eigene Welt zu betrachten, um welche alle Verhältnisse des Lebens und Daseins kreisen und aus welchen er niemals heraustreten kann ...

Das klingt zunächst existenzialistisch, wird aber dann verwoben zum romantischen Bild der polaren Oszillation von Peripherie und Zentrum, in dessen Elliptik Wachen und Schlafen kreisen. Naturphilosophische Einheit läßt jedes Moment des Menschen als ganzes Dasein erschließen, jedes schöpferische Moment ist neugebärend analog dem Chaos und der Ordnung. „Dieses unverwüstliche Wesen der Seele ist das Zentrum der ganzen Natur."

Steffens vermag also an die Frage erst heranzugehen nach Klarlegung einer Kosmologie, in der zunächst auch die Planeten einschließlich der Erde zu gewisser Verselbständigung gelangen, um dann auch die menschliche Gestalt als Krönung einer Lösung aller Widersprüche hervorgehen zu lassen. Sie wurzelt in der unendlichen Tiefe des Universums. In ihr tritt eine neue Polarität zwischen Herz und Hirn auf.

Das ruhende Gehirn ist die innige Einheit aller Funktionen des unendlichen Lichts, deren schaffende Vermögen den Zentralpunkt fand in der nämlichen Gestalt.

Geschmack steht in Beziehung zu Chemie wie Geruch zu Elektrizität, und zwar im Sinne eines Spannungsverhältnisses. Gehör und Gesicht sind höhere ideelle Sinne.

Der menschliche Leib hat also als Mittelpunkt aller Verhältnisse der Welt eine unendliche Bedeutung und diese ist die Seele, die hervortretende Psyche ...

Der ganze Leib, nicht ein Teil seiner Organe ist Sitz der Seele. Seele ist Zentrum aller Leibesgegensätze. Seele in größter Reinheit ist Leibesunendlichkeit. Seele ist frei in Selbstbestimmung, also als Abglanz göttlicher Freiheit mit dieser identisch.

Steffens schildert dann die Temperamente als Konstitutionsverschiedenheit, zugleich als versöhnendes Mittel aller heraustretender Richtungsverselbständigung und als Temperatur der Funktionen. Andauer dieses Temperaments kann freilich zur Differenzierung werden und damit zu sichtbarem somatischem Ausdruck, ohne daß es aber zur Aufhebung der Ganzheit kommt. In den Altersstufen des Menschen zeigt sich ein jeweiliges somatisches Vorwalten, so beim Jüngling das Vorherrschen der arteriellen Respiration, beim Erwachsenen das des gangliösen Lebens, bei dem des Greises die Venosität. Vom Temperament her ist jedenfalls die Pathologie nicht zu bestimmen. Deren Kennzeichen ist der entzweiende Widerspruch als Urphänomen des Lebensurgrundes. Eine Abweichung allein bedingt keine Seelenkrankheit. Diese Auffassung entspricht dem Geniebegriff jener Zeit. Psychische Krankheit und Unsittlichkeit sind zwar phänomenal getrennt, haben aber eine einheitliche Wurzel. Vom inneren Seelenkern greift die Krankheit wie ein Kontagium auf den ganzen Leib über.

Die Problematik der Seelenkrankheit liegt in der Antinomie, wie die freie Seele selbst unfrei werden kann. Hier helfe weder Logik noch reflektorische Betrachtung bei der Behandlung Wahnsinniger. Mit dieser Schlußformulierung schließt dieser Torso ab.

Alexander Haindorf[4], ein 1782 geborener Westphale hatte in Würzburg, Bamberg und Heidelberg Medizin studiert und 1811 einen „Versuch einer Pathologie und Therapie der Gemüts- und Geisteskrankheiten" verfaßt, den er dem Philosophen *Jakob Wagner* widmete. Das Buch entstand vor einer Reise nach Frankreich, nach der er kulturgeschichtliche Beiträge über Medizin und Chirurgie von dort berichtete. Er lehrte in Münster neben den medizinischen Fächern auch Psychiatrie und erwies sich als Anhänger Galls als Brownianer und Adept des tierischen Magnetismus und Galvanismus. 1826 stiftete er einen Verein zur sittlichen Erziehung der Juden wohl im Zuge der Emanzipationstendenzen und starb 1862.

Der „Versuch" von 1811 entbehrt nicht einer eigenbeobachteten und fremden Kasuistik sowie therapeutischer Ausführungen, bei denen Magnetismus und Galvanismus eine erhebliche Rolle spielen. Auch vermögenspsychologische Kategorien fehlen nicht.

Haindorf betrachtet das physiologische Leben ebenfalls als integrierenden Teil des absoluten; jenes ist ein gebrochenes in zeitlich-räumlicher Erscheinung. Das individuelle Leben korrespondiert einem galvanischen Prozeß, in dem durch momentane Komposition und Dekomposition (Schaffen und Vernichten) das eine sich realisiert, das andere verschwindet, so daß der Lebensprozeß als polar gerichtet zwischen Positiv und Negativ gedacht wird. Diese polaren Prinzipien entsprechen chemisch dem Wasserstoff und Sauerstoff. Der eine Pol vermag den andern zu verschlingen, oder aber äußere Influenzen vermögen beide zu erschöpfen, so daß das innere Lebensspiel sistiert wird. So gibt es neben Harmonie Gleichgewichtsstörung oder solche der Unterordnung zugunsten irgendeiner Einseitigkeit:

Der allgemeine Grund dieser Alteration oder schiefen Gestalt des Lebens ist aber in einem kosmischen Phänomen zu suchen, welches jede Weltsphäre in ihrem Leben einmal trifft, nämlich in der schiefen Stellung ihrer Achse gegen die Sonne.

Wie Klima und Jahreszeiten als Folge der Parallaxe, so sind auch Gesundheit und Krankheit nichts Absolutes, sondern zwei relativierte Begriffe des getrübten Lebens.

„Die Idee der Seele aber in ihrer höchsten und reinsten Bedeutung ist gleich Weltseele Prinzip des Realen und Idealen im Universum." Ganz im Sinne des Schelling von 1799 ist sie Einheit von Natur und Geist der Welt, also nie erkranken könnende Gottheit. Die Seele ist nur in der Zeitlichkeit krank, weil sie Geschichte hat; so kann sie Objekt der Seelenkrankheiten werden. Das Hirn gilt ihm als Hauptsitz, doch beklagt er sich über wenig beweisende anatomische Ergebnisse. Die Seele ist entweder frei schauende Tätigkeit oder Gefühl, Trieb, Neigung, Leidenschaft. Sie ist also sowohl Geist wie Gemüt, und so gibt es zwei Zerrüttungsarten, die zueinander stehen wie männlich und weiblich, wie ideell-geistig zu reellgemüthaft. Es gibt die Gemütsstufen des tierischen Egoismus, der Empfindung und Sinnestätigkeit, der Begierde objektiver Dinge, der Selbstgefühle, es gibt die Geistesstufen der objektiv sinnlichen Anschauung der subjektiven Vorstellungen, des Verstandes und der Ideen. Diese Stufenleiter dient ihm zur Einteilung der Krankheiten. Sie beginnt mit Kretinismus und Blödsinn als Ausdruck des Absinkens auf reine Vegetation ohne wesentlichen Egoismus oder aber mit sexueller Färbung; es folgt die schwere Erregbarkeit des Gemüts mit passivem Hingegebensein an eine Reihe von Vorstellungen, dann Albernheit und Dummheit, Einfältigkeit, Stumpfheit. Die eigentlichen Gemütserkrankungen zeigen tierischen Egoismus und werden ins Rückenmark gemäß Ackermanns Darstellung verlegt. Beim Menschen imponieren sie als Hab- und Herrschsucht (Ausdruck der Nutrition und des Muskelsystems) bis zum Rückenmarkschwund einer Tabes. Hier wird auch die Onanie behandelt. Dann folgen Krankheiten des Gemeingefühls und Sinnensystems im Sinne erloschener Reizbarkeit (Exaltation und Depression). Nun benutzt er die Vermögenspsychologie und faßt die Triebstörungen unter die des Begehrungsvermögens vom Spieltrieb über Faulheit und Grausamkeit bis zu den sexuellen Perversionen einschließlich Nymphomanie und Satyriasis. Störungen des Selbstgefühls verlagert er ins Kleinhirn und nennt Melancholie attonitierter Form, Katalepsie, Entzückung, Heimweh und eine besondere nationale Melancholie der Engländer, die er für klimatisch bedingt ansieht. Im Raume der Geisteskrankheiten befinden sich Störungen der objektiven sinnlichen Anschauung. Hier wird wiederum der romantische Gedanke evident, wenn es heißt:

Der tierische Magnetismus in seiner höchsten Stufe, wo er bis zur Clairvoyance kommt, ist wahrscheinlich noch ein Fragment von der früheren Periode der Weltgeschichte, wo er allen Individuen natürlich und wodurch ihnen vorzüglich jede Heilung bedingt war.

Diesem magnetischen Zustand verwandt sind die Delirien:

... auch sie haben entweder in dem niederen Nervenleben des Gemeingefühls und des Sinnensystems oder in dem höheren Organ des Gehirns ihren Sitz.

Sie treten auf bei Gefäß- und Nervenfiebern.

Vorstellungs- und Gedächtnisstörungen werden ebenfalls vermögenspsychologisch dargestellt. Zuletzt werden die Krankheiten des Urteils genannt:

469

Die fixen Ideen werden entweder durch wirkliche krankhafte Gefühle ...
(Hypochondrie, Hysterie) oder sie werden durch bloße krankhafte Vorstellungen von oben herab erzeugt.

Hier kann schon bloßer Vorsatz oder Versinken in irgendeine Vorstellung wirksam werden.

Am Ende steht der völlige Irrtum über die eigene Individualität und die Verrücktheit als Aufhebung des Räsonnements und der Reflexion im Sinne ganz-
heitlicher Hemmung der Geistestätigkeiten.

Da nun in der Manie die ganze Macht des Zentralpunktes nach außen
wirkt, da ferner in dem Paroxysmus jedesmal die Reizbarkeit des ganzen
Organismus erhöhet ist, so muß natürlich die äußerlich erscheinende Kraft
in der Manie um vieles größer sein als im normalen Zustand des Organismus, wo Geist und Gemüt sich selber Maaß setzen. Die Riesenstärke bei
Rasenden ist demnach teils Frucht des Fieberkampfes gegen die vernichtende Ursache, teils Folge des im Zentralpunkte, d. h. im Gehirne erstorbe-
nen Lebens und der Werfung desselben auf die Organe der willkürlichen
Bewegung, welche jetzt in ihrer größten Lebendigkeit erscheinen.

Da dieser Zustand dem epileptischen ähnelt, soll man wie bei der Epilepsie alles
vermeiden, ihn zu hemmen, damit er nicht nach innen schlägt.

Unter den zitierten Autoren findet sich auch Pinel angeführt.

Wurde auch *Gustav Blumröders* [5] Schrift „Über das Irresein oder anthropologisch-
psychiatrische Grundsätze" erst 1836 veröffentlicht, so gehört der Verfasser, ursprünglicher Erlanger Theologe und Romanschriftsteller, dann ab 1828 Arzt in
Hersbruck und später Gerichtsarzt in Kirchenlamitz als Mitarbeiter an Friedreichs
Magazin, ebenfalls zu den naturphilosophisch Überwertigen. Dennoch ist er ein
Mann von literarischem Umfang, der durchaus die französische Literatur bis Bayle
gut kennt, ohne sich diesem Weg anzuvertrauen. 1853 ist er gestorben.

Man merkt dem Verfasser an, daß er sich als Romancier und Humorist zu betätigen wußte, denn der Stil ist epatierend. Er vermag nicht zu beginnen, ohne zuerst
vom Menschen als dem Gott „en miniature" zu reden; auf der zweiten Seite bekennt er, daß ihm ein Gott außerhalb der Natur zu denken unmöglich sei und er
die Natura naturans mit der naturata in eins bringen muß. Vor allem ist er grund-
sätzlicher Gegner des Cartesianismus mit dessen Abstraktion einer res cogitans.
Es könne keine Brücke zwischen Immateriellem und Materiellem geben, und er
bekennt sich zur Beseeltheit des Steines. Tiere schließen und urteilen, habe doch
auch der Hund seinen hundlichen Willen. Und dann beginnt die Polaritätslehre
der romantischen Beziehung zwischen dem Blut als Ahriman und dem Hirnmark
als Ormuzd. Diese Lehre ist eine Art Blutmystik, die literarisch von der Antike bis
zur Neuzeit untermauert wird. Blut und Hirnmark sind anfänglich eines, treten
erst später auseinander. Es gibt so nur „Blutwesen und Hirnwesen". Cabanis sei
nur bis zu den Nerven gediehen, Blut ist der „Treiber", der Sollizitator. Hier entwickelt Blumröder einen Blutsadismus des Menschen, aus dem sich alle Pathologie des Sadismus ableitet, als sei eben Blut ein Existenzial eigner Art.

Diese Schau ist vielleicht anthropologisch das Interessanteste dieser These. Das Blut als Plastisches ist das Wechselnde.

Während aber das Blut vom ersten bis letzten Herzschlag als das innere Wechselnde, sich Ändernde, Viele sich uns darstellte, sehen wir zwar im Hirn auch ein stetes Werden, aber in einer eigentümlichen Stetigkeit, es selber, namentlich in seiner Marksubstanz, als das mehr Beharrende, als das Dauernde im Wechsel ...

Burdach habe sich daher über den Hirnstoffwechsel sehr zurückhaltend geäußert. Habe Nasse von einem selbständigen Hirndenken geredet, so sei ihm das Blutdenken evident. Und so sitze die Phantasie im Blut. Der ganze Mensch ist Hirn-Blut-Einheit, alles andere sei nur der halbe. Der argumentierende Satz ist so charakteristisch in seinem historischen Geschwindmarsch, daß er hierhergesetzt werden soll:

Man mag nun Platos (dem Galen folgte) drei Seelen oder mit Melanchthon eine potentia vegetativa, appetitiva, motiva sec. locum et intellectiva oder mit einem Heer deutscher Autoren Geist, Gemüt und Wille statuieren, oder mit Kant Verstand, Urteilskraft und Vernunft oder mit Nodier Gedächtnis, Phantasie und Urteilskraft, oder man mag dividieren und subdividieren in tätiges und leidendes Wahrnehmungsvermögen, Gedächtnis, Phantasie, Einbildungskraft, Bewußtsein, Besonnenheit, Aufmerksamkeit, Erinnerung, Verstand, Vernunft oder mit Rush als Seelenvermögen: Verstand, Gedächtnis, Einbildungskraft, Leidenschaften, Glaube, Wille, moralische Fähigkeit, Gewissen und Gottesempfindung anerkennen, man mag nun die spiritus animales, vitales, naturales et genitales annehmen und mit Dolaeus den Cosmetorges, Cardimelech, Gasteranax, Bithnimalcha und Rechamalc ins Blut oder mit Gall Zeugungstrieb, Kinderliebe, Freundschaft, Mut, Würgesinn, List, Stolz, Vorsicht, Sprachforschungssinn, Ortssinn, Personensinn, Wortgedächtnis, Farbensinn, Tonsinn, Zahl- und Zeitsinn, Kunst- und Bausinn, vergleichenden Scharfsinn, metaphysischen Tiefsinn, Witz, Dichtergeist, Güte, mimischen Nachahmungssinn, religiösen Sinn und Beharrlichkeit in einzelnen Hirnpartien setzen, so fehlt entweder der halbe Mensch oder es sind dies Alles doch weiter nichts als Richtungen entweder des Hirn- oder Blutlebens oder beider oder aber Worte, Worte, Worte!

Aus beidem wird dann auch das Bewußtsein konstruiert, das freilich in Außen- und Selbstbewußtsein geschieden werden kann. Die Analogie muß hier alles leisten. Die Freiheit gehört dem höheren Ormuzd, sie kann aber durch Ahriman verdunkelt werden.

So gelangt Blumröder nun zum Irresein. Hier durchsiebt er die Literatur von Hippokrates an aufwärts, um nach der Bedeutung des Blutes Ausschau zu halten, und siehe, er findet es überall. Selbst die neuesten seiner Zeitgenossen in Frankreich und England, also Leute wie Bayle und Esquirols „monomanie-homicide", werden als Argumentatoren angeführt.

„Das Blut lockt und treibt wahlverwandt von innen nach außen." Dem Hirn wird die Geisteskrankheit vom Blut her aufgedrungen. Freilich kann das Hirn auch in sich disharmonisch sein, doch das Blut ist immer beteiligt. Es gibt keine eigene Psyche, keine Krankheiten des Vorstellungsvermögens, keine Seelenkrankheiten, keine Willenskrankheiten, und das Wort Geisteszerrüttung ist fehl am Platze.

Die Ausführungen über die Leidenschaften werden über den gleichen Leisten geschlagen.

Bemerkenswert ist, daß er auch die Entstehung des Delirium aus allgemeinen anthropologischen und entwicklungsgeschichtlichen Tatsachen abzuleiten sucht. Traum und Delir sind verwandt; das Träumen ist eine Kindereigenschaft, und das Spiel der erwachsenen Phantasie deutet auf latentes Delirieren. In diesem Zusammenhang spricht er auch von dem Halluzinationsbegriff, der ihm verschwommen erscheint. Er bezieht Außenstörungen und bewußt erlebte Sinnesirrtümer in den Begriff ein. Erst zitiert er Burdach:

Jedes Sinnesorgan stimmt vermöge seiner Substanz und Organisation mit derjenigen Welterscheinung, zu deren Perzeption es bestimmt ist, überein, so daß es dieselbe Kraft hervorrufen kann.

Dann fährt er selbst fort:

Solche Sinnestäuschungen nun, welche durch innerlich gesteigertes Leben, durch abnorm erhöhte Tätigkeit der Sinnesorgane centrifugal, zeugend nach Außen sich bilden, sind Halluzinationen im engeren, im eigentlichen Sinne und fallen, als Wirkungen der abnorm gesteigerten Sinnenphantasie, mit den Phantasmen in Eins zusammen, oder, wenn man will, es sind lebhaftere, selbstständigere, entschiedenere Phantasmen.

Auch hier zeigt Blumröder gute literarische Kenntnisse, insofern er auf Leuret und Esquirols Neffen Mitivié verweist, die wiederum seine Bluttheorie stützen: Halluzinationen und Pulsveränderungen fanden diese Autoren besonders bei Frauen in Zusammenhang stehend. An und für sich sind Halluzinationen noch kein Irresein, wenn auch „veranlassend und begleitend". Das Stimmenhören wird als elektives Zeichen von Irresein beobachtet. Esquirols Unterscheidungsmerkmal der „conviction" ist auch in den Gedanken Blumröders entscheidend. Er drückt es umgekehrt aus: wer nicht „berichtigen" kann, ist krank. Mit *Le Camus* stellt er fest:

... Gesicht und Gehör (empfangen) die von den Objekten verursachten Impressionen nicht unmittelbar, wie die anderen Sinne, sind also freier, lassen mehr Willkür zu, müssen also auch in krankhafter centrifugaler Steigerung ebenso dem willkürlichen Walten der Phantasie preisgegeben sein.

Er folgert aus *K. F. Burdachs, Ennemosers und Abercrombis* Äußerungen:

Das Gehör ist mehr Blutsinn, der höchste Blutsinn.

Jedenfalls hält er an der zeitgemäßen These fest, daß die Halluzination „je in einem Sinnesorgan ihren Grund hat", während das Delirium „in den Hirnorganen selbst" liege. Aber auch durch diese Tatsache ist das Delirium „Disharmonie des Hirn- und Blutlebens". Der Unterschied zwischen Delir und Irresein wird nur in der Flüchtigkeit jenes, in der Fixierung dieses gesehen.

Daß er mit *Friedrich Birds* These vom venösen und arteriellen Irresein übereinstimmt, ist begreiflich.

Die Formen des Irreseins hält er für miteinander verwandt, um die Einteilung in akute Manie, allgemeinen Blödsinn, partialen Blödsinn in Plus- und Minusform und Verrücktheit zu bestätigen. Die Erblichkeit spielt eine große Rolle.

Einflußreicher als diese Hirn-Blut-Polarität romantischen Gepräges wurde eine andere Lehre, der tierische Magnetismus[6]. Wir wollen hier nicht jene Fragen neu erörtern, die einer von uns a. a. O. dargelegt hat, um zumindest zu erweisen, daß die romantischen Ärzte sich dieser Theorie bedienten, um die Phänomene des Somnambulismus und Traumlebens zu erörtern. Daß die Doktor-Dissertation „De influxu planetarum" von 1766 von einem makro-mikrokosmischen „Erfahrungs"-Zusammenhang ausgeht, daß also Zusammenhänge mit Lehren des *Athanasius Kircher* bestehen, der von einem „innatus magnetismus" redete, steht außer Zweifel. Angenommen wurde ein wirksames Prinzip im Körpergefüge, das jenseits von Kohäsion, Elastizität und Irritabilität, ja auch von Elektrizität tätig wurde:

Wem wäre es je entgangen, daß die bedeutendsten Gemütsbewegungen unseres Körpers durch solche Stoffteilchen zustande kommen, die wir wegen ihrer übergroßen Feinheit fast nicht zur Klasse der Stoffe rechnen können? Die Einwirkung geschieht durch einen lichtähnlichen Stoff (materia luminosa); und doch ist dessen Macht, den Körper eines Lebewesens zu verändern, niemanden verborgen. Nur ein ganz winziger Teil des gesamten Nervennetzes im Körper eines Lebewesens ist dazu angelegt, Eindrücke von diesem Lichtstoff anzunehmen; und trotzdem genügt es, um das ganze Lebewesen zu erregen, d. h. in ihm wunderbare körperliche und geistige Veränderungen hervorzurufen.

Und so wirken die Gezeiten auf die Epileptiker als Mondsüchtige, Menses werden durch den Mond geregelt, geisteskranke Ausbrüche sind damit verbunden. Mesmer fühlt sich hier als Traditionalist und betont, diese Erfahrung sei keine „grundlose Vermutung". Wir übergehen hier die biographische Entwicklung, die zur Magnetkur der Jungfer Österlein, zum Skandal der Cembalistin Paradis in Wien führte; wichtiger sind uns die im Pariser Milieu an der Place Vendôme im März 1779 entstandenen 27 Leitsätze. Sie wiederholen eingangs die Ergebnisse der Dissertation. Sie reden dann von dieser seltsamen Kraftäußerung als Agens auf die Nerven, die es durchdringt. Polares, übertragbares Geschehen zeigt sich, und dies alles bezeugt Ähnlichkeit mit der Magnetwirkung. Die Kraft ist durch Spiegel reflektierbar, sie wird vom Schall mitgeteilt, fortgepflanzt und verstärkt. Eine „neue Theorie der Krankheiten" soll entstehen. So benutzt der Seelenstimmer Mesmer seine magnetischen Striche und Baquets. Die bekannte magnetische Technik erzeugt jene Harmonie der notwendigen Arzt-Patienten-Kommunikation. Vor allem aber war es

der Schlafzustand, dem man nachspürte. Die Kommission hielt ihn geringschätzig
für Täuschung. Aber die Romantiker sahen mehr. Ennemoser gliederte das Geschehen in die orientalische Tradierung ein, *Nees von Esenebeck* will von Materialismus nichts wissen, Reil widerspricht einer Trennung von Materie und Idee 1815
und setzt den Hellsehenden in einen absoluten Raum in absoluter Zeit. Eschenmayer redet 1816 von einem organischen Äther, oberhalb des Lichtes anzusiedeln.
Die romantische Ganzheit der Seele droht in Teile zerstückelt zu werden, da man
Polungen, Leitungen und Isolatoren bemerkt haben will. Das Hirn ist ein ganzer,
der Sympathikus ein halber Leiter, der zum indifferenten Mittel wird und Brust,
Herz und Unterleibsganglien beherrscht. Die Polspielerei der Romantiker nun dreht
die Hierarchie um und betont im Magnetismus den positiven Pol des Ganglienlebens.

Seit *Puységur* wandte man sich dem neu gesehenen somnambulen Zustand zu;
er wird zur Nachtseite des Lebens in seinem Wechsel von Traum und Schlaf:

So ist ein großer Teil der Träume wie ein großer Teil im Wachen ein
leeres Geschwätz, und die Seele hält sich oft für das überflüssige Sprechen,
was ihr im Wachen versagt ist, im Traume schadlos, so wie sie umgekehrt,
bei jenen tieferen Seelen, die wenig sprechen, im Traume sich gewaltiger
ausdrücken.

Es entsteht die Vorstellung von einer Ursprache, die gerade in Krankheitszuständen entwickelt wird. Und so dringt man wieder in die Tiefen der platonischen
Mania, zumal die Romantik die Krankheit positiv wertet. Der irrationale Ähnlich-
keitsbegriff eint hier die auseinanderliegenden Erscheinungen des Normalen mit
dem Kranken. Und doch wurde hier viel Neues gesehen: die Helligkeitsgrade des
Bewußtseins wurden erkannt, nicht minder die eigene Zeitlichkeit der Seele. Gesehen werden die Schlichtungen der Seele, aus denen die späteren Begriffe des Ichs,
des Es und Überich entstehen werden. Alle diese Erscheinungen können vom Magnetismus künstlich erzeugt werden, um den „unmittelbaren Naturzustand" zu einer
Wirklichkeit zu bringen, den Hegel für krank hält. Denn er kann sich dies nur
durch Loslösung eines besonderen Organsystems aus der Gemeinschaft vorstellen,
und darin sah er das Wesen der Krankheit. Vorgänge wie das Denken können so
in den Unterleib verrutschen, und dort geht es nicht ohne sexuelle Erregung ab.

Sieht man von den Behandlungsversuchen der Engländer ab, von dem humanitären Idealismus der Franzosen, so kann man sagen, daß der Mesmerismus und
seine Denkfolgen die psychische Behandlungsmethodik enorm befruchtet haben.
Man kann daher schon von einer Geburtsstunde der Psychotherapie reden. Gewiß
sind diese „Erfolge" recht wunderlich, denkt man an jene gegenseitige Suggestiv-
wirkung, der *Justinus Kerner* bei der Behandlung der Seherin von Prevorst erlag,
und selbst in den „Salles des crises" Mesmers in Paris zeichnet sich eine selbst-
erzeugte Krankheitsstilistik ab. Wenig erfreulich war das Laienelement, das die
Urteilskraft minderte; der romantische Mensch betrieb gern alles etwas spielerisch,
und so ist es kein Wunder, wenn *Jean Paul* sich für den Magnetismus interessiert
oder wenn der behandelnde Arzt der Kameliendame, *David Koreff*, die Therapie
mit schwungvollem Gedicht einleitete. Der Herderschüler und Freund Jean Pauls,

der einstige Theologe und spätere Arzt *Gotthilf Heinrich Schubert*[7], ein glühender Verehrer der Identitätsphilosophie Schellings, den er noch in Jena hörte, hat sich dieser „Nachtseite des Lebens" besonders gewidmet. Das Erwachen dieses inneren Menschen im magnetischen Schlaf, der ihn mit allen harmonisch verbindet, führt ihn zur Untersuchung des Traumes.

Aus dem Seelenleben des tieferen Schlafs bildet, ebenso wie aus jenem des Hellesehens, der gewöhnliche, erinnerliche Traum den Übergang. Durch diesen erscheint uns zuweilen auch jener Zusammenhang beleuchtet zu werden, in welchem die Schlafzustände ebenso untereinander stehen wie jene des Somnambulismus.

Eine innere, dem äußeren Sinn verborgene Geschichte der Entwicklung unseres Wesens steigt hier ohne Zutun des Willens auf. Schubert entdeckt eine Bilderursprache des Traums als echter Herderschüler, dem wir bekanntlich vor der Neurologenaera den Begriff der „inneren Sprache" verdanken. Es bedeutet keine künstliche Klitterung, wenn wir hier den Zusammenhang mit der Tiefenpsychologie Jungs sehen, die sich auch wie *L. Binswanger* mit der Geschichte des Traumes in der Romantik befaßt hat (*Olga v. Faxenfeld*). Schubert kennt den „Tagesrest" des Traumes, vor allem aber seine Hieroglyphensprache.

Was also Schubert einführt, ist jenes hermeneutische Moment, das sich auch nach gewisser Forschungszeit bei Freud als notwendiges Erkenntnismittel in sein naturwissenschaftliches Bild einschleicht. Schubert kann diese Deutungsnotwendigkeit nicht entbehren, er vermutet auch einen „regelmäßigen Zusammenhang", und er bemerkt den Traum als Repräsentanz eines tieferen Sinnes des Unbewußten. Die Bildwahl des Traumes ist kein Zufall. Schubert nennt dies den „Witz des Traumes". Bedeutungsbeziehungen zwischen Kot und Geld sind ihm vor Freud evident.

Im Gegensatz zu diesen Intuitionen ist das spätere Werk Schuberts „Die Krankheiten und Störungen der menschlichen Seele" als Fortsetzung seiner bekannten „Geschichte der Seele" inhaltsarm, wenn man es mit dem Wissensbestand des Erscheinungsjahres 1845 vergleicht. Er bleibt gewissermaßen romantischer Reaktionär und Magnetiseur, und seine Ausdrucksweise ist populär. Seine Nosologie erschöpft sich in der Feststellung der Polaritätsverrückung der vegetativen Systeme. Seine Definition ist dürftig:

Das Delirium entsteht, wenn die anziehende Kraft des Gehirns nach dem elementaren Nahrungsstoff im Blut bis zu einem gewissen Maße gesteigert ist, wenn mithin diese Anziehung, welche während der Tätigkeit des Wachens nach oben, nach der Welt der Erkenntnis gerichtet war, sich von dieser hinweggewendet hat.

Längst bekannte Unterscheidungen zwischen Alkoholdelir und Opiophagie werden unberücksichtigt gelassen, hatte doch *Sutton* 1813 das Delirium tremens beschrieben, dann 1819 *Rayer,* später Guislain und Esquirol, alle vor 1845. Suttons Arbeit war von Henke übersetzt, von *Albers* kommentiert worden.

Ein weiteres Beispiel seiner Anschauung ist nicht besser:

Die Epilepsie ist dem Delirium nicht nur innerlich verwandt, sondern sie tritt auch sehr häufig in seiner Gesellschaft abwechselnd mit demselben auf, ja dieses Delirium steigert sich nicht selten zu einer oder der anderen Form der bleibenden Seelenstörungen. Wir vergleichen den epileptischen Krankheitszustand mit dem einer Isolation oder Lossagung jener Region des Nervensystems, welcher die Funktion des sinnlichen Wahrnehmens und des willkürlichen Bewegens obliegt, von dem herrschenden Einfluß des Zentralorgans des Gehirns.

Hier rächt sich das romantische Vergleichen und läßt kein Streben nach Unterscheidung und Ordnung zu. Die Epilepsie war von den französischen Pionieren der Psychiatrie erkundet worden, und 1843 war *Heinrich Rombergs* Arbeit erschienen. Jahrzehnte vorher (1822) hatte sich Prichard mit der Epilepsie befaßt, und es folgten Marshall Hall, Friedreich, Parchappe und Ferrus. Es ist höchst bezeichnend, wie Schubert das damals schon längst bekannte Gesetz Bells von den vorderen motorischen und den hinteren sensiblen Rückenmarkswurzeln in seine Polarisierungstheorie einspannt. Er hält den Anfall für ein Vorwalten der motorischen Reizungen. Zugleich nennt er den Anfallsablauf „regellos". Aura und nachfolgende Zustände sind unzulänglich beschrieben. Aber auch er kennt die Literatur des In- und Auslandes; es handelt sich also um Sichtverstellung, nicht um Unkenntnis.

Der Freund des alten Heim und zweiter Arzt des Charité-Krankenhauses in Berlin, *Karl Georg Neumann*[8], der mit seiner geisteskranken Frau ähnliche praktische und tragische Bekanntschaft mit der Gewalttat der Patienten machen mußte wie der Vater Griesingers, der von dem geisteskranken Klavierlehrer der Familie getötet wurde, wird wohl nicht ganz zu Recht mit der naturphilosophischen Schule in Zusammenhang gebracht. Im Gegensatz zu Schubert verwirft er die magnetische Erzeugung somnambuler Zustände und vermag auch das Phänomen des Magnetismus als Ausdruck eingefangener Allflut nicht anzuerkennen. Er stellt allerdings ebenso zu Unrecht *Gasner, Cagliostro* und *Franz Anton Mesmer* auf eine Ebene, um dann die Verwandtschaft der somnambulen Zustände mit der Katalepsie deutlich zu machen. Neumann ist ebenfalls ein literarisch recht belesener Mann, der Asklepiades (aus den Zeugnissen des Caelius Aurelianus) für den bedeutendsten Fachmann des Altertums hält und von den Neueren seines Landes Greding, Weikard, Ehrhard, vor allem aber Langermann hochschätzte. Er verweist auf *Thomanns* Erregungstheorie, auf *Sandtmanns* Unterstützung der Methoden *Horns,* auf Frankes 1821 erschienene Arbeit „De sede et causis vesaniae", in der Vorstellungskrankheiten somatisch erklärt werden, er lobt Haindorf und bei aller Umständlichkeit Heinroth sowie den Wiener Hartmann, von dem noch viel zu erhoffen sei. Er hat Moritzens Magazin studiert, Reil-Kaysslers Zeitschrift gelesen und tritt 1822 mit einer eigenen Arbeit hervor, die die „Krankheiten des Vorstellungsvermögens systematisch bearbeitet". Sie ist beachtlich. Nach einer Übersicht des anatomisch-physiologischen Bestandes der Kenntnisse von Hirn und Nervensystem konstatiert er, die eigentliche Tätigkeit des Hirns sei die Vorstellung, über die nur der Mensch verfüge, wenn man auch Ansätze beim Tier nicht ausschließen könne. Diese Fähigkeit ist an das Gesetz des Reizes gebunden. Die Sensibilität klammert er aus dem Gesamt der Irritabilität aus.

476

Sensibilität ist nur eine Art der Irritabilität, wie sich diese nämlich in den Nerven äußert.

Notwendig ist zur Äußerung aller lebendiger Tätigkeit der Impuls von außen, Reiz genannt. Diese Grundthese verbindet ihn freilich mit dem Brownianismus, dessen Facta er anerkennt, nicht aber dessen Ausdeutungen. Das Hirn in seiner sorgfältigen Isolierung ist Blutreizen, Sinnesreizen und Außentätigkeiten zugänglich. Vielleicht gebe es unmittelbar wirkende Vitalreize auf das Hirn. Damit will er gewisse magnetische Distanzwirkungen und Ahndungen vorsichtig deuten. Die zweite Quelle der Vorstellungen beruht auf der Wiederholungsfähigkeit und Erinnerungskraft (Phantasie). Beide liefern besonders dem Menschen eine „größere Masse von Vorstellungen als jedem anderen Tiere". Über das Tier hinausreichend ist die Tatsache, daß der Mensch jede Empfindung und Erinnerung subsumiert und im Sinne Kants räumlich-zeitlich unterbringt. Die Vorstellungen richtet er nach Ideen, „die ihm nicht von außen kommen, die er auch nicht durch Abstraktion gewinnt, sondern die ihm als Regulative der Vorstellung gegeben sind, denen gemäß er sein Denken nach Zwecken richtet". Das klingt kantisch. Die alte Einteilung in Denken, Fühlen, Wollen (= Wahrheit, Schönheit, das Rechte) wird beibehalten. Während das lebendige Wirken ins Mannigfache strebt, also synthetisch ist, will die Vorstellungskraft die Sinnlichkeit beherrschen und ins Einfache streben, sie ist also ihrer Natur nach analytisch. Der Mensch ist frei, denn es steht in seiner Vernunft, auf das sinnliche Vorstellungsvermögen zu wirken oder nicht. Die Gründe, die die Dreiheit leiten, kommen nicht von außen. Seine Abwendung von der Naturphilosophie ist gekennzeichnet durch die Aufgabe des Polaritätsgedankens. Anderseits erkennt er einen Hirn-Herz-Antagonismus an. Es gibt Vegetationserscheinungen und Vorstellungen. Sie sind zu trennen.

Allein das Leben des Hirns äußert sich nicht bloß als Vegetation, sondern auch als Vorstellung, und es entsteht die Frage, ob es sich hierin krankhaft äußern könne, ohne daß der Grund davon in der fehlerhaften Vegetation liege.

Die Folgerung lautet:

Wenn denn a priori klar ist, daß die vorstellenden Kräfte graduellen Abweichungen an sich ohne Krankheit der Bildungssphäre fähig sind, so gilt es nun, zu erweisen, daß in der Erfahrung diese Abweichungen vorkommen.

Das ist sein Grundprogramm, das er durchführen will. Das Wie dieser Abweichungen werde allerdings unbegriffen bleiben. Er will also bei Integrität der Vegetation zur nichtvegetativen Krankheit des Vorstellens gelangen. Sie äußert sich in „Rede und Tat". Hier kann freilich der Untersuchende Täuschungen erliegen. Die allgemeine Klassifizierung teilt die Vorstellungskrankheiten in drei Klassen ein:

a) in solche, bei welchen offenbar die Vorstellung bloß durch körperliche Krankheiten gehindert, aber an sich gesund ist,

b) solche, wo wahrhafte Krankheit der Vorstellung durch Körperveränderung entsteht,

c) solche, bei welchen der Körper gesund erscheint, höchstens erst allmählich in Folge der Vorstellungskrankheit sich verändert.

Zur ersten Klasse gehören symptomatische Delire, zur zweiten etwa Epilepsie, Blödsinn, Somnambulismus als sympathische Krankheiten, zur dritten gehören die idiopathischen Krankheiten des Vorstellens, wie Raserei, Wahnsinn, Blödsinn. Vernunft kann nicht erkranken, nur das Sinnliche. Gefäßkrankheiten sind dynamische Krankheiten der Vegetation der Nervenmassen.

Für die (Krankheiten) der krankhaft erhöhten Vorstellungskraft hat die Nosologie nur einen Namen, obgleich die Ursachen höchst verschieden sind: Delirium. Für die Form der verminderten Vorstellungskraft hat sie drei: Schwindel, Betäubung, Schlafsucht.

Das Delirium ist klinisch schwer zu diagnostizieren. Unterscheidbar wird es dadurch, daß es „sonst verständige Leute" gleichzeitig mit Krankheiten des Bildungslebens überfällt. Als Ursachen gelten Blut- und Nervenreize, also zu hoher oder zu niedriger Blutreiz, Qualitätsveränderungen desselben und seitens der Nerven krankhafte Reizung der äußeren Sinne, Erhöhung des Kombinationsreizes, Krämpfe. Delirium ereignet sich bei Phrenesie (Hirnentzündung), beim Alkoholismus, Typhus.

Die „sympathischen Krankheiten" umgreifen solche der Sinne, des Hirns und „tiefgreifende Revolution im Vegetationsleben". Im Bereich der „Grenzen der Gesundheit" werden hier auch Störungen des Temperaments und Gemüts abgehandelt. Unter Gemüt versteht er Verbindungen des Vegetationslebens mit dem Vorstellen. Hierzu werden Hysterie, Hypochondrie und Sexualstörungen gerechnet. Die idiopathischen Krankheiten werden quantitativ unterteilt, wobei die organische Bedingung des Vorstellens entweder gesteigert oder vermindert ist. In den Unterabteilungen werden dann die üblichen Bilder der Manie, des Blödsinns und der Verrücktheit abgehandelt. Mit dem Begriff der Melancholie ist er aus Gründen falscher humoraler Vorstellungen nicht einverstanden. Eine psychologische Klassifizierung hält er auch im Hinblick auf die mangelhaften pathologisch-anatomischen Ergebnisse für zweckmäßig.

Der Wahnsinn wird definiert:

Wir benennen mit diesem Namen die partielle Krankheit des Vorstellungsvermögens, bei welcher nur ein Teil desselben sich krankhaft äußert. Da hierdurch das ganze System der Vorstellungen des Individuums verschoben und verrückt ist, so nennen wir diese Krankheitsform auch Verrücktheit.

Die Annahme eines nur partiellen Wahnsinns hält er für zweifelhaft. Bei genauer Exploration bemerke man doch ein Durchdrungensein des ganzen Menschen vom Wahn. Halluzinationen werden ohne besondere theoretische Erörterung nur als Wahnhören und Wahnsehen bezeichnet.

478

Neumann lehnt sich als Kantianer an die vermögenspsychologische Theorie an, von der er aber nur das Vorstellungsvermögen benutzt, da er die gemüthaften Anteile des Seelenlebens biologisiert. In der Einteilung bringt er Herkömmliches; daher schildert er eine systematische Einheitspsychose. Wenn auch seine physiologischen Voraussetzungen zu gewisser Anerkennung Browns führen, so kann man ihn nur sehr bedingt als Vertreter der naturphilosophischen Richtung ansehen. In der hier nicht weiter berührten Darstellung praktischer Kenntnisse des Irrenwesens und der Therapie erweist er sich als ausgezeichneter Beobachter und Organisator.

Albert Matthias Vering[9] hatte schon 1817 ein umfangreiches mehrteiliges Werk verfaßt, das mit den seelisch-körperlichen Wechselwirkungen beginnend in eine „Psychische Heilkunde" einmündet; es wurde 1821 vollendet. In Münster und Wien hatte er studiert, hatte Preisfragen der Moskauer Akademie erfolgreich gelöst und war Fachmitarbeiter am „Hermann" sowie an Nasses Zeitschrift. In seiner Heimatstadt Liesborn in Westphalen, wo er 1796 geboren ist, hatte er eine Privatirrenanstalt errichtet. Er wurde Ehrendoktor der Gießener Fakultät und starb 1829.

Vering geht die verschiedenen Grundauffassungen der Nervenphysiologie durch. Die Seelensitztheorien sind überwunden. Für Reil ist das ganze Gehirn Ausdruck seelischer Verrichtungen. Die Seele äußert in ihm ihre Wirkungen. Die körperlichseelische Wechselwirkung erfolgt vermittels der animalischen und organischen Sensibilität. Aus Bichats Ergebnissen 1805 folgt, daß die animalischen Nerven zum Teil aus dem Hirn, zum Teil aus dem Rückenmark entspringen, die organischen aus Nervenknoten. Das sympathische System oder die Ganglienkette kommuniziert nach Reil mit den verschiedenen Nervengeflechten. Die organische Sensibilität hat bestimmte Gegenden, die phrenische, das Samengeflecht und das Generationssystem. Eindrücke von außen auf die Nerven erzeugen Empfindungen, und aus der Hirnverarbeitung entsteht das Selbstbewußtsein. Die organische Sensibilität erzeugt dunkle Gefühle vom Dasein und Zustand des Körpers: dies nannte Reil Coenesthesie. Aus ihr entsteht das Instinktleben. Die Nervenleitung wird als oszillierende Bewegung, als Ausdruck eines Nervengeistes oder -fluidums angenommen. In neuester Zeit redet man von einem galvanischen Vorgang im Sinne der Voltasäule mit negativem Mark- und positivem Neurilemmpol. Erweisbar ist dieser dynamisch-chemische Vorgang nicht. Das Hirn gleicht einem die Gegenstände verfeinernden Spiegel zwecks Apperzeption durch die Seele. Kommt alles von außen? Aristoteles meinte ja, Leibniz und Descartes bedienten sich der platonischen Idee, Locke läßt diese aus Reflexion entstehen, Kant leugnet deren Angeborensein, wenn sie auch a priori da sind. Sie werden durch sinnliche Modifikationen hervorgebracht. Der Naturphilosophie folgend, nimmt er „ursprüngliche Ideen" an. Mit der Annahme eines vermittelnden Wesens zwischen Körper und Seele ist nichts gewonnen. Hier gilt ein demutsvolles Ignoramus.

Galls Hirnorganlehre ist eine „Modeangelegenheit". Dieser These sei ein italienischer Arzt *Grataloro* im 16. Jahrhundert vorangegangen.

Vering lehrt: Nicht nur Vorstellungen, Gemütsbewegungen und Wille, auch intellektuelle Operationen werden körperlich fühlbar. Affekte fühlen wir am Herzen. Nicht immer haben die seelischen Zustände die gleichen physischen Erscheinungen zur Folge. Sie sind von Stärke und Dauer der Seelenaktion abhängig. Der Unterschied zum vergangenen Zustand spielt eine Rolle. Alter, Klima, Geschlecht, Temperament, Krankheit sind von Bedeutung. Dennoch gibt es eine Denkphysiognomie und eine immer wieder auftretende Zornerscheinung. Die bisherigen Theorien von den Gemütsbewegungen von Haller bis Brown sind einseitig. Der unmittelbare Eindruck der Seelenzustände auf das Hirn ist ein Reiz. Wahrscheinlich handelt es sich bei der Wirkung um Ausströmen eines Nervenfluidum. Es gibt Vermehrung und Verminderung der Lebenstätigkeit, ferner Einzelorganwirkungen und Gesamtwirkungen. Dies führt zu sekretorischen Veränderungen. Innere und äußere Empfindungen sowie Vorstellungen sind unangenehm und angenehm. Vorstellungen und Imagination wirken physisch. Die zurückgebliebenen empfundenen Gegenstände heißen Vorstellungen, die Spuren nennt man Gedächtnis. Unwillkürliche Einbildungen heißen Phantasie. Lebhafte Einbildungen erzeugen Krankheiten. Vering übernimmt aus früheren Zeiten die Macht der Imagination. Die Rolle des Mitgefühls ist groß. Nicht minder Leidenschaften und Affekte. Zorn, Ärger und Haß werden genauer in ihrer Wirksamkeit beschrieben. Glückliche und unglückliche Liebe haben Organwirkungen. Das gleiche gilt für Neid und Eifersucht. Aus der Traurigkeit entwickelt er Gram, Kummer, Wehmut. Die Vorstellung bevorstehenden Übels erzeugt Furcht. Schamgefühl ist ein wohltätiges Attribut des menschlichen Eigentums, das der Allmächtige vergeben hat. Der Musik wird große therapeutische Wirkung zuerteilt. Es folgen die „höheren Verrichtungen der Seele", Denken und Wollen. Sie sind mit der Aufmerksamkeit an Vorstellungen geknüpft. Übermäßiges Denken schadet.

Im folgenden Abschnitt wird die Einwirkung des Physischen auf das Geistige erörtert. Hier werden Gemein- und Eigengefühle besprochen. Die geschichtliche Übersicht der Theorien von den Temperamenten stellt fest, daß Stahl als erster auch dabei den Zustand der festen Teile berücksichtigte und daß Haller Reizbarkeitstypen herausstellte, so den böotisch-quadratischen der Bauern.

Jenes Eigentümliche in der Organisation des menschlichen Körpers, welches auf die Stärke und Schwäche der Empfindungen und auf den Ausdruck der verschiedenen Seelengefühle Bezug hat, nenne ich das physische Temperament.

Es ist angeboren. Betroffen ist nur Gefühl und Begehrungsvermögen, nicht die höheren Seelenfähigkeiten. Ausgang seien die festen, nur mittelbar die flüssigen Teile. Galvanismus und Magnetismus haben nur Hypothetisches geleistet. Die Temperamente sind nur ideell eindeutig. Platner hatte von attischen, lydischen und phrygischen gesprochen. Die Folgen der Entmannung und Altersstufen werden erwähnt. Die Träume sind gesteigerte Phantasie. Er kennt den „Tagesrest". Krankheiten verändern den Seelenzustand. Nerven- und Sinnesorganveränderungen führen dabei zu „falschen Empfindungen". Fieber stören das Sensorium commune. Mesmers Magnetismus wurde in Deutschland rehabilitiert, als die Erscheinungen galvanisch erklärt wurden. Vering ist Fluidumtheoretiker und benutzt dies zur Klärung der Actio in distans. Die Zustände des Somnambulismus und Hellsehens erkennt er an.

Die Tatsache der wichtigen psychischen Einwirkung auf körperliche Krankheiten neben der materiellen Arzneiwirkung erkannte man erst im 18. Jahrhundert.

Nur dürfe, so meint er, dieser neue philosophische Arzt kein metaphysischer Grillenfänger sein. Nur so kann eine „rationelle psychische Therapie" entstehen. Erforderlich ist eine diesem Arzt eigene homiletische Technik und Deontologie. Gesicht und Ruf waren bei *Leydenfrost* wichtiger als seine vergebenen Heilmittel. Die therapeutischen Möglichkeiten werden breit und weltklug erörtert. Im einzelnen wird empfohlen, die Gemütsbewegungen therapeutisch zu verwenden. Die dabei moralisch zulässigen Mittel sind Erregung von Furcht, Schreck, Freude und Verlangen nach erlaubten Gegenständen.

Es ist vom modernen Gesichtspunkt aus wichtig, daß Vering einzelne psychische Methoden bei der Behandlung bekannter körperlicher Krankheiten durchgeht. Man lernt, daß auch die Synocha psychisch bedingt und daher ebenso geheilt werden kann. Das gleiche gilt vom Nervenfieber „im weitesten Sinne des Wortes". Es handelt sich um vorwaltende Leiden des Nervensystems entzündlicher, biliöser und rheumatischer Herkunft. Behandelt werden die dabei auftretenden stupurösen und depressiven Zustände. Kollektive Gemütsleiden einer Population können epidemisch-kontagiöse behandlungsfähige Fieber erzeugen. *Rasori* hatte solche Epidemien durch bedrückende Lebensweise der Genuesen 1799 beschrieben. So wird auch des heroischen, wirksamen Verhaltens von *Desgenettes* in der Armee während der Pest in Ägypten gedacht. Die beschriebene psychotherapeutische Technik Verings kann man als Persuasion bezeichnen. Er glaubt auch an den psychogenen Krebs. Kurzum, die gesamte spezielle Pathologie ist von dieser Sicht her angehbar.

Der letzte Abschnitt handelt von den eigentlichen Geisteskrankheiten, deren geschichtliche Entwicklung er im Abriß gibt. Die neuere Literatur beherrscht er bis Greding und Langermann bei besonderer Nennung der englischen Praktiker. Pinels Schrift hat er in der Übersetzung von Wagner gelesen. Seine psychische Therapie stellt er der des Celsus zur Seite. Heinroths historische Übersicht wird erwähnt.

Seine Einteilung ist vermögenspsychologisch: die erste Klasse umfaßt Unvermögen der Vernunft- und Willensfreiheit, die zweite einen die Freiheit nicht aufhebenden Zustand. Beide Klassen gehören in den Bereich des Arztes, der zweite nur, soweit er durch einen abnormen Zustand des Organismus bedingt ist. Die neuste Terminologie spricht von Geisteszerrüttung (Reil), Seelenkrankheit (Hoffbauer), Gemütskrankheiten (Winkelmann), Seelenstörung (Heinroth), Irrsein (Nasse). Eine letzte Einigkeit dieser Geschlechtsnamen ist auch in Frankreich und England nicht sichtbar geworden. So reden die Franzosen von Aliénation (Pinel), Folie (Esquirol), Vésanie (Dubuisson), Maladies de l'entendement humain (Dufour). Glücklicher seien Italiener und Lateiner mit den Begriffen Pazzia (Chiarugi) und Insania (Celsus). Er selbst hält die Namen Narrheit, Verrücktheit und Irrsinnigkeit für die besten:

Verrücktheit, Narrheit, Irrsein, Irrsinnigkeit, Seelenstörung wäre demnach jener selbständige Zustand im menschlichen Leben, welcher sich durch eine anhaltende Abweichung in einzelnen oder mehreren psychischen Verrichtungen und durch einen anhaltenden Mangel des Gebrauchs der Vernunft- und Willensfreiheit zu erkennen gibt.

Das Anhaltende und Selbständige ist daher wesentlich. Er übernimmt aus der bisherigen Einteilung der Autoren: Blödsinn (anhaltendes totales oder partielles Unvermögen des Gebrauches der Denkkraft und ihrer Vermögen), Wahnsinn (eine oder mehrere irrige Vorstellungen, die er für wahr hält), Tollheit (unwiderstehlicher Trieb zu verkehrten Handlungen). Es folgt die Einzelsymptomatik, auf die nicht eingegangen werden kann. Daran schließen sich die psychischen und körperlichen Ursachen. Erblichkeit wird erwähnt. Die Sektionen werden aus der Literatur von Morgagni genommen. Am Schluß werden bei der Therapie die psychischen Mittel zusammengefaßt: man findet die Forderung der von Reil so eindrucksvoll geschilderten autoritären, väterlichen Gravität und Würde, gepaart mit Herzensgüte, Teilnahme, Strenge und Milde. Die Mittel können positiv und negativ sein. Sie können auf das Empfindungsvermögen einwirken, auf Imagination und Begehrungsvermögen. Sie können den Willen beeinflussen und den Intellekt betreffen. Zu den indirekten Methoden gehört die Ekelkur, das kalte Bad in verschiedener Form, Hunger und Durst, aber auch die Zwangsmittel einschließlich des bekannten Sackes (Horn). So zeigt Vering die Gestalt des vermögenspsychologischen Theoretikers und Psychotherapeuten ohne wesentliche Änderung der Nosologie. Die Darstellungsform ist klar und einfach. Seine historische Belesenheit ist ausgezeichnet.

Der aus der praktischen Irrenbehandlung am Sonnenstein kommende spätere Anstaltsarzt in Schwerin *C. F. Flemming*[10], ein durch organisatorische Arbeit ausgezeichneter Mann, hat im Jahre der Anstaltseröffnung in Schwerin zwei Bände „Beiträge zur Philosophie der Seele" verfaßt, deren erster sich mit der menschlichen, deren zweiter sich mit der tierischen Seele auseinandersetzt. Er geht vom Vitalismus aus und benutzt mit geringer Abweichung von Krugs bekannter Lehre die Vermögenspsychologie:

. . . (wir wiederholen): daß der Mensch, vom physiologischen Gesichtspunkte aus, als Organismus betrachtet die Lebenskraft in einer gewissen Modifikation als Nervenkraft, und zwar diese teils als empfindende, teils als Bewegung weckende Kraft darstellt; und daß die letztere, nämlich die bewegende Kraft, zum Teil durch physische (mechanische, chemische oder dynamische) Reize, unabhängig von dem Einflusse der Seele, zum Teil aber auch durch psychische Reize, durch die Seele selbst, zur Einwirkung auf die Spann- und Muskelkraft angeregt wird.

Die „psychische Kraft" ist für ihn die empfindende Nervenkraft. Er nimmt keine gesonderte psychische Kraft an. Die empfindende Kraft hat Ähnlichkeit mit der Elektrizität, bedarf keiner Substanz und gilt als immateriell. Er baut das seelische Geschehen von Empfindung über Gefühl zu Bewußtsein auf. Dieses ist ohne Empfindung undenkbar, es ist „ein Wissen vom eigenen Sein, das durch die Empfindung erst geweckt wird". Wahrnehmungsvermögen ist gleich innerer Sinn, gleich Intelligenz, innere Anschauung, Geist. Weitere Erscheinungen sind Vorstellung und Idee:

Wir verstehen also unter Vorstellung eine Gesamtheit mehrerer verschiedenartiger, an einem Gegenstande wahrgenommener Merkmale, unter

Idee aber ein noch nicht zur Vorstellung gewordenes oder nicht mehr Vorstellung gebliebenes Bild von einem Gegenstande.

Inbegriff sämtlicher Tätigkeiten ist der Verstand. Höheren Tieren gibt er geistige Gefühle:

> Auf der anderen Seite würde man aber wiederum zu weit gehen, wenn man diejenigen geistigen Gefühle, die wir edlere nennen, den Tieren absprechen wollte. Für das Tier freilich sind sie nicht edle Gefühle, sondern bloß Zustandsempfindungen; für uns Menschen sind sie jenes, weil sie dem entsprechen, was wir „Adel der Seele" nennen.

Diese Auffassung deckt sich weitgehend mit Renaissancevorstellungen über den Adel gewisser Tiere.

Hatte der Psychiater Flemming sich philosophisch geäußert, so schreibt der Philosoph *F. Ed. Beneke*[11], 1798 in Berlin geboren, eine mit Anschreiben an Herbart versehene Seelenkrankheitskunde während seiner Göttinger Zeit als Privatdozent 1824. Als freiwilliger Jäger war er 1815 ins Feld gezogen, hatte die englische Philosophie, Kant und Jakobi studiert und lehrte in Berlin erfolgreich, trotzdem er im Schatten des Hegelschen Zulaufs stand. Eine Zeitlang mußte er infolge ministeriellen Verbotes das Feld räumen, kam aber nach der Göttinger Zeit wieder nach Berlin zurück, wo er einem unklaren Tode 1854 im Landwehrkanal erlag.

Schon nach wenigen einleitenden Worten über die Schwierigkeit eines verschiedenen Naturgebieten entlehnten Stoffes bringt er die Tatsache, daß Geisteskrankheiten bei Erscheinen eines schuppenartigen Ausschlages verschwinden und nach Verschwinden des Ausschlages wiederkehren. Somatische Grundlagen selbst des Hirnes sind für eine Theorie der Seelenkrankheit erfolglos gewesen. Dies gilt auch für die pathologische Anatomie. Einer Parallelismusvorstellung huldigend, sagt er:

> Wir können also nach den gegebenen Auseinandersetzungen allerdings hoffen, alle leiblichen Veränderungen, welche in der Lehre von den Seelenkrankheiten entweder als Symptome der Krankheiten oder als Wirkungen der Heilmittel aufgeführt werden, durch ihnen entsprechende Seelentätigkeiten zu fassen, um so eine aus lauter seelenartigen Gliedern bestehende Reihe von Erscheinungen zu erhalten.

So will er „eine rein seelenwissenschaftliche Theorie der Seelenkrankheiten aufstellen". Sie beruht nur auf Vorstellungen seelenartiger Veränderungen und soll „das innerste Wesen der Seelenkrankheiten" aufdecken.

> Nicht unmittelbar aus der Betrachtung der Seelenkrankheiten, sondern aus der des gewöhnlichen gesunden Seelenlebens wollen wir die Grundgesetze für unsere Wissenschaft ziehn.

Vom gesunden Seelenleben aus will er die Unpäßlichkeiten der noch nicht eigentlich Seelenkranken schildern, um dann zu „versuchen, wie weit wir diese durch die Gedanken angestellte Steigerung und Wiederholung derjenigen Einwirkungen, welche sie hervorgebracht, den eigentlichen Seelenkrankheiten anzunähern vermögen".

Sein Weg ist „genetisch", seine Denkmethode benutzt die Analogie. Er beginnt mit dem Mangel an Empfängnistätigkeit bei Blödsinnigen, kommt dann von deren Verlangsamung zur Kategorie der Denkbeschleunigung mit übermäßig schnellem Wechsel. Phantasmen und Wahnsinn unterscheiden sich durch das Augenblickliche jener, durch das Fortwährende dieser. Der Unterschied gilt als graduell. Schnellen Wechsel der Seelentätigkeiten nennt er auch „ihre Erhitzung" als Ausdruck übermäßig lebendigen Gereiztseins. Hier kommt er ohne weitere Vermögensannahmen etwa von Kraft- und Lebensvermögen nicht aus. Ihnen entsprechen Kraft- und Lebensreize. Übermaß des Kraftreizes bringt Anspannung, Übermaß des Lebensreizes eben Erhitzung. Beneke arbeitet ferner mit einem eigenartigen Raumbegriff, der als Raummangel beim Blödsinn imponiert, als Übermaß von Raum bei den Erhitzungen vorkommt. Es gibt Gattungen und Grade der Seelenkrankheit. Hier spielt die Verschiedenheit der Ausdehnung des übermäßig gesteigerten Raumes eine Rolle:

Bald haben nur wenige, bald viele Tätigkeiten die krankhafte Raumvermehrung erfahren.

Als Beispiel nennt er das Grübeln und seine Neigung zur partiellen Verrückung. Unangenehme Vorstellungen veranlassen ein krankhaftes Übergewicht. Er nimmt Abstand davon, nach der Verschiedenheit der Gegenstände zu klassifizieren.

Der angeborene Blödsinn als somatisch bedingter ist nicht „seelenartig" aufzufassen. Ist aber der Blödsinn nicht angeboren, das seelische Vermögen also einmal gegeben, so kann man wiederum Überreiz und Reizmangel feststellen. Der Altersblödsinn zeigt eine Situation, bei der die im Leben angehäuften Begriffe in immer größerem Raum zu solcher Raumvermehrung drängen, daß „sie den sinnlichen Reizen den Raum beengen und so die Empfänglichkeit schmälern". Die Manie ist eine Erhitzungskrankheit par excellence mit heftigem Begehren und Tun.

Die Erhitzung kann von allen Gattungen der Seelentätigkeiten, geringbewußten wie starkbewußten, ausgehen und sich auf alle diese fortpflanzen. Ob sie sich fortpflanzt und wohin sie sich fortpflanzt, hängt von dem individuellen Zustande der Seele während der Überreizung ab, wobei genau dieselben Gesetze ihre Anwendung finden, welche wir für die Mitteilung von Reiz und Vermögen im gesunden Seelenleben gefunden haben.

Die reichste Gattung von allen ist die der bei Fiebern eintretenden Delirien oder, um dieselbe noch allgemeiner zu fassen, die Gattung derjenigen Vorstellungserhitzungen, welche ihren ersten Grund in den tierischen Lebenstätigkeiten haben.

Solche Zustände übergeht er aber des somatischen Ursprungs halber:

Das Wesen des Fiebers besteht in übermäßigem Lebensreize. Dadurch wird freilich das Vermögen geschwächt, aber war dasselbe vorher stark, so wird es in dem Augenblicke des Überreizes, wenn dieser nicht zu übermäßig ist, noch nicht als geschwächt empfunden, sondern gibt sich vielmehr als Gefühl ausgezeichneter Lebensstärke kund.

Beneke ist gekennzeichnet als Gegner der spekulativen Philosophie Hegels. Er will Empirist sein und vertritt etwa wie *Fries* einen psychologistischen Standpunkt außerhalb Herbartscher Mathematisierung. Seine Psychologie ist Naturwissenschaft der inneren Erfahrung. So glaubt er zu seelischen Grundprozessen gelangen zu können, die er als Reizaneignung und Bildung neuer Elementarkräfte ansieht. Er kennt einen Prozeß der Angleichung und Übertragung von Reizen und Vermögen. Das Unbewußte bemerkt er und bezeichnet das Fortexistieren als „Spuren", die jeweils wieder bewußt gemacht werden können. Seelenkrankheiten werden von der normalen Psychologie her begreiflich und können ihr eingeordnet werden.

J. B. Friedreichs[12] „Skizze einer allgemeinen Diagnostik der psychischen Krankheiten", die er zur Stiftungsfeier der philosophisch-medizinischen Gesellschaft in Würzburg 1829 schrieb, ist von größerer Handfestigkeit als die Darstellungen der bisher beschriebenen Autoren. Seine theoretische Grundlage ist merkwürdigerweise an den Schluß gesetzt. Aus ihr ergibt sich zunächst eine eindeutige vitalistische Haltung, die eine Scheidung zwischen Anorganischem und Organischem, eine solche zwischen Leben und Leblosem nicht anerkennen will. Der Stein ist lebendig wie alles in der Natur. Entscheidend ist der Dualismus zwischen Materie und Kraft:

Leben überhaupt wäre demnach das Resultat oder das Produkt der Vermählung der Materie mit der Kraft, oder die Vereinigung eines materiellen und dynamischen Prinzips zur Bildung eines Dritten, dem dadurch ein mehr oder weniger selbständiges Sein im Universum gegeben ist.

Das dynamische Prinzip im Menschen ist „vis vitalis":

Die verschiedenen Verhältnisse dieser, ihre Beziehungen zum materiellen Substrate des Organismus führen uns nun dem Begriffe der Seele zu . . .

Die Dynamik ist vom materiellen Substrat abhängig; je höher differenziert die Materie, desto dynamischer kann sie sein.

Nun ist das Gehirn das höchste vollendetste Materielle im Organismus, folglich muß auch die Lebenskraft, wenn sie sich durch dasselbe ausspricht, sich dann in ihrer höchsten Vollendung äußern . . .

Demnach ist Psyche oder Seele die durch das Cerebralsystem in ihrer höchsten oder ideellsten Bedeutung tätig erscheinende organische Lebenskraft.

Er folgert, die Seelenkrankheiten haben die nächste Ursache im Leibe. Jeder Affekt hat eine Organhinordnung, jeder psychische Reiz ist zugleich ein körperlicher. Delirien mit und ohne Fieber erweisen dies ebenso wie Giftwirkungen. Er anerkennt keine abgetrennte Sünde oder Verbrecherseele, er hält all dies für Folge zugrunde liegender körperlicher Anomalien. Hierin stimmt er Galls Lehre bei aller

Übertriebenheit zu. Dieser Grundhaltung entspricht sein diagnostischer Aufbau der Seelenkrankheiten. Die Darstellung ist seinem historischen Interesse entsprechend literarisch vielseitig.

Der freundschaftliche Mitarbeiter Friedreichs, Friedrich Bird[13], ist diesem ziemlich geistesverwandt. In den Jahrgängen der „Zeitschrift für Anthropologie" von 1823 an hatte er mehrere Beiträge veröffentlicht; an Friedreichs Magazin hatte er sich beteiligt; in Henkes Zeitschrift für Staatsarzneikunde hatte er über Irrenanstalten geschrieben. 1836 erschien seine „Pathologie und Therapie der psychischen Krankheiten" bei Reimer in Berlin. Der 1791 in Wesel Geborene starb 1851 in Bonn, wo er den Betrieb der Anstalt Nasses kennengelernt hatte.

Die vielfältigen spekulativen Theorien seiner Zeit nötigen ihn zu einer rein praktischen Einschränkung seines Verfahrens. Vom „Schreibetisch" hält er wenig, viel von der eigenen Erfahrung. Juristen, Geistliche und Philosophen will er aus dem psychiatrischen Gebiet verbannt wissen. Hirn und Seele zu identifizieren sei ebenso falsch wie die Feststellung, zwischen beiden bestehe keine Relation. Und so zankten sich nun Materialisten und Spiritualisten. Psychologisch bleibt er bei der Einteilung in Denken, Fühlen, Wollen:

... es gibt nur ein Seelenleben, was sich in den Richtungen des Denkens, des Gefühls und Willensvermögens ausspricht; der gesamte Organismus ist belebt, empfindlich, reizbar und dies in normalen Leben so bestimmt und richtig verteilt, daß in der Potenz der Seele, der Vernunft, nach ihren drei Richtungen die Fähigkeit liegt, die Aufsicht über den mit Lebenskraft durchdrungenen Leib zu führen; die Seele beherrscht den ganzen Leib und gebraucht ihn zu ihren Zwecken.

Dieser letzte Satz ist bei aller somatischer Betonung gewiß nicht Ausdruck eines Materialismus.

Das Gehirn, das Seelenorgan, ist das einzige Organ, welches die doppelte Funktion hat, die intellektuelle und die somatische, der Einfluß des Gehirns auf den Körper ist ein geistiger und ein organischer, und nur da weilt eine reine Gesundheit, wo die Oberherrschaft des Gehirns über den übrigen Organismus in den beiden Richtungen ungetrübt erscheint.

Wyrsch hat zu Recht darauf hingewiesen, daß diese Auffassung mit der einstigen scholastischen Psychologie übereinstimmt. Die Vis vitalis wohnt im ganzen Körper, und sie ist der Oberherrschaft der Seele übergeben. Die Beziehung zwischen Lebenskraft und Seele ist erheblich. Die Nähe dieser Verwandtschaft ist unergründbar.

Eine besondere Dignität kommt dem Blutsystem zu, insofern die Gesundheit der Arteriellität, die Krankheit der Venosität zugehört. Dies alles wird physiologisch und historisch unterbaut.

Eine weitere Dignität, die allerdings übertrieben wurde, gehört den Brust- und Bauchorganen sowie dem Bauchgangliensystem. Bei all diesen Ausführungen stützt er sich wesentlich auf Burdach.

Geisteskrankheit zu definieren sei so schwer wie das Gescheitsein:

Verrücktheit ist ihrem Wesen nach eine Krankheit, welche auf einer Störung der normalen organischen Hirnfunktion beruht; diese Störung also ist die Ursache, und zwar die nächste, aller Geisteskrankheiten von dem niedrigsten bis zum höchsten Grade.

Diese Störungen können einmal direkt (primär), dann wahnsinnserzeugend, oder indirekt (sekundär), also melancholieerzeugend sein. Die erste Form ist ursächlich verknüpft mit einer zu starken Influenz des Arterienblutes und führt zu totaler Unordnung, die zweite, venöse führt zu einer Minderung durch das prävalierende Venenleben und ist daher meist nur eine Schwächung.

Verrückt oder psychisch erkrankt ist also derjenige, bei welchem die organische Funktion des Hirnorgans aufhörte eine normale zu sein; Verlust der normalen Hirnfunktion ist also die Causa proxima aller Geisteskrankheiten, und zwar so, daß diese Anomalie in der ersten Form, dem Wahnsinn, sich als eine totale Störung zeigt, eine Unordnung der Aktionen, während diese Anomalie sich in der zweiten Form anders zeigt . . .

Causae remotae der ersten Form liegen im Arteriensystem der Nerven, und Herz und Lungen befinden sich oft leidend. Bei der zweiten Form liegen sie im Unterleib als Ausdruck der Venosität (Störung des Ganglienlebens). Das glaubt er durch Sektionen erwiesen zu haben. Schädliche Einflüsse sind Heredität, Disposition, Geschlecht, Alter, Lebensart, Ausschweifungen und andere Krankheiten. Hinzu gehören Klima und Geographie. Nicht minder die Zivilisation. Auch den Leidenschaften ist breiter Raum eingeräumt. Giftwirkungen werden beschrieben. Kretinismus sei unheilbar und scheide aus. Kants Aufnahme der Narrheit in sein System sei verzeihlich, nicht aber Reils Einteilung in fixen Wahn, Narrheit, Wut und Blödsinn. Diese beweise, daß er wohl mehr Bücher gelesen als Kranke behandelt habe. Gall habe manches Wahre gesehen.

Es gibt Krankheitszustände mit geistigen Mißstimmungen, wie Hypochondrie, einfache Melancholie, Epilepsie, die nicht mit Verrücktheit verwechselt werden dürfen. Hierher gehören auch Entzündungszustände der Hirnhäute; ebensowenig rechnen hierzu „Zustände mit verletztem moralischem Gefühl, weil sonst eine barbarische Vermengung einer leiblichen Krankheit, der Verrücktheit, mit geistigen Gebrechen, mit Sünden und Lastern unvermeidlich wird". Bird bleibt bei der Zweiteilung in Wahnsinn und Melancholie entsprechend seiner Blutsystematik. In dieser Dichotomie sind die üblichen Kategorien untergebracht.

Der Erlanger Student und spätere dortige Professor *J. Michael Leupoldt*[14] (1795–1874) ist Vertreter einer echt romantischen Naturphilosophie, die sich eine Anthropologie nicht ohne grundlegende Biosophie denken kann. Seine Grundkategorien sind daher das Absolute, die Polarität und die Indifferenz im Sinne Schellings. Nur als Organismus ist der Mensch krank oder gesund, als Person besteht sein Normal- oder Abnormsein im Gut- und Bösesein. Die Leidenschaften gehören einer „mittleren Natur" zwischen Organismus und Person an:

Die mangelhafte Unterscheidung zwischen Bösem oder Sünde, Leidenschaft und Krankheit hat übrigens neuerlich namentlich im Gebiete der Psychiatrie zu einem ziemlich verwirrenden Streite geführt.

Seine Gewährsleute sind Schubert und *Dietrich Kieser*[15].

Und wenn man auch von Geisteskrankheiten eigentlich nicht sprechen kann, da eigentlich geistige Abnormität nur das Böse, die Sünde ist, wovon die Nichtanerkennung den wesentlichen Charakter des Menschen, seine Freiheit, gefährdet; wenn selbst psychische Krankheiten von andern, wenigstens nicht rein geistigen Abnormitäten, wie den Leidenschaften, wohl zu unterscheiden sind, so ist doch das geistige Leben, gerade mittels der zuletzt genannten Zustände, bei Erzeugung und Unterhaltung von Krankheiten überhaupt, aber auch bei ihrer Heilung, gar sehr im Spiele.

Leupoldts Denkmethode dient dem Analogieprinzip; daher sieht er etwa im Sonnengeflecht ein „Cerebrum abdominale".

Sein geistiger Vorgänger Dietrich Georg Kieser hatte 1812 in Jena die Grundzüge seiner Pathogenie geschrieben. 1847 wurde er Leiter der Jenaer Heil- und Pflegeanstalt und verfaßte 1855 „Elemente der Psychiatrik". Eine von ihm geleitete Privatanstalt nannte er „Sophronisterium". Krankheit ist das böse Prinzip, ist Afterorganisation. Den tierischen Magnetismus erkannte er als reinste magische Methode an.

Das psychiatrische Lehrbuch Kiesers von 1855 zeigt einen Pan-Animismus zu einer Zeit, als *C. von Reichenbach* seine Od-Lehre verkündete, die Kieser als die „in polare Entgegensetzung wirkende tellurische und solare Tätigkeit" empfindet, „wie sie von dem reizbareren, besonders dem somnambulen Menschen auch sinnlich empfunden wird". Jede Form des Materialismus ist für ihn Versinken der Seele in der Kloake.

Auch *Hegel*[16], aus dessen Schule der Psychiater Damerow hervorgeht, hat sich über Verrücktheit geäußert. Seine allgemeine Krankheitslehre, die er der romantischen Auffassung entlehnt, ist a. a. O. geschildert worden, ebenso seine Auffassung der magnetischen und somnambulen Zustände als Krankheit.

Bei der Betrachtung der Verrücktheit ist gleichfalls das ausgebildete, verständige Bewußtsein zu antizipieren, welches Subjekt zugleich natürliches Selbst des Selbstgefühls ist. In dieser Bestimmung ist es fähig, in den Widerspruch seiner für sich freien Subjektivität und einer Besonderheit, welche darin nicht ideell wird, sondern im Selbstgefühle fest bleibt, zu verfallen. Der Geist ist frei, und darum, für sich, dieser Krankheit nicht fähig. Er ist von früherer Metaphysik als Seele, als Ding betrachtet worden, und nur als Ding, d. i. als Natürliches und Seiendes, ist er der Verrücktheit, der sich in ihm festhaltenden Endlichkeit, fähig. Deswegen ist sie eine Krankheit des Psychischen, ungetrennt des Leiblichen und Geistigen; der Anfang kann mehr von der einen oder der andern Seite auszugehen scheinen und ebenso die Heilung.

In der Verrücktheit wird die geordnete Totalität des herrschenden Bewußtseinsgenius unterbrochen; Traum fällt ins Selbstgefühl des Wachens ein, erzeugt Irrtümer, die schon beginnender Wahnsinn sein können. Eine einfache Leidenschaft kann dies auslösen, und so wird eine „Natürlichkeit" frei, die dem selbstisch Bösen im Herzen entspricht: „Es ist der böse Genius des Menschen, der in der Verrücktheit herrschend wird, und zwar im Gegensatze und im Widerspruche gegen das Bessere und Verständige, das im Menschen zugleich ist, so daß dieser Zustand Zerrüttung und Unglück des Geistes in ihm selbst ist."

Wie die Krankheit ist auch die Verrücktheit kein abstrakter Verlust der Vernunft, nur Widerspruch. Bei dieser Schilderung lobt Hegel Pinel der psychischen Heilmethodik wegen. Hegel sieht in der Verrücktheit eine Entwicklungsstufe der Seele, durch die sie freilich nicht notwendigerweise durchgehen müsse. Das sei so wenig der Fall wie das Verbrechen in der Rechtsphilosophie als Willenserscheinung durchlaufen werde. Beide sind mögliche Extreme, die überwunden werden sollen.

Seele als einzelnes, als Individuelles, ist an sich Widerspruch und zugleich mit der „allgemeinen Naturseele", mit deren Substanz sie identisch ist. Es ist also der Widerspruch, das Entgegengesetzte, was die Verrücktheit ausmacht:

… denn erst in derselben trennt sich die Subjektivität der Seele nicht bloß von ihrer im Somnambulismus noch unmittelbar mit ihr identischen Substanz, sondern kommt in direkten Gegensatz gegen diese, in völligen Widerspruch mit dem Objektiven, wird dadurch zur rein formellen, leeren, abstrakten Subjektivität und maßt sich in dieser ihrer Einseitigkeit die Bedeutung einer wahrhaften Einheit des Subjektiven und Objektiven an.

Im ganzen ist für Hegel dieser Zustand im romantischen Sinne ein Wachträumen und hat Verwandtschaft mit dem Somnambulismus. Es handelt sich auch um eine gleichzeitig leibliche und geistige Krankheit. Hegels Nosologie übernimmt die übliche Einteilung in Blödsinn, eigentliche Narrheit, Tollheit oder Wahnsinn. Die mit physischer Therapie verbundenen psychischen Heilverfahren hält er für dringend; der Blödsinn wird von diesen ausgeschlossen.

Arthur Schopenhauer[17] äußert sich im „Versuch über Geistersehen" über den Wahnsinn. Durch äußere Ursachen verursachtes Fieber im Organismus macht Delirien, also Fieberphantasien. Der Wahnsinn ist bisweilen halluzinatorisch. Ursache sind krankhafte Vorgänge im Hirn oder sonstigen Organismus. Es gibt ohne akute Krankheit und ohne Fieber Halluzinationen wie die 1799 von Nikolai beschriebenen. Ihnen zur Seite zitiert er andere Beispiele, besonders aus Brierre de Boismonts Werk von 1845, das er hochschätzt. Er betont die somatische Ursache dieser Vorgänge. Daneben gibt es Visionen, wie das Beispiel Goethes im 11. Buch seiner Lebensbeschreibung dartue. Danach schildert er das Zweite Gesicht und eine Reihe von Geistererscheinungen, die er auch Kiesers Schriften entnimmt. Ihn interessiert am meisten die Grenzverwischung von Subjekt und Objekt der Visionen.

„Daß ein und derselbe Körper, das Licht nach allen Seiten reflektierend, ihrer aller Augen affiziert", sofern mehrere das gleiche bekunden, erscheint ihm zu mechanisch gedacht:

„ . . . (es) könnte wohl noch andere Ursachen des gleichzeitigen Entstehens derselben anschaulichen Vorstellung in verschiedenen Menschen geben." Er knüpft daran den Zweifel am absolut Objektiven, das stets relativ sei; darin habe der Idealismus recht. Wer Kant kenne, wisse, daß der subjektive Anteil als Produkt von Gehirnfunktionen erheblich sei. Er verweist auf einen kritischen Ausspruch der Seherin von Prevorst, der alles enthalte, was Kant vom Ding an sich gelehrt habe.

Folgende Zusammenfassung ist bedeutsam:

Die ganze Dämonologie und Geisterkunde des Altertums und Mittelalters, wie auch ihre damit zusammenhängende Ansicht der Magie, hat zur Grundlage den noch unangefochten dastehenden Realismus, der endlich durch Kartesius erschüttert wurde. Erst der in neuerer Zeit allmählich herangereifte Idealismus führt uns auf den Standpunkt, von welchem aus wir über alle jene Dinge, also auch über Visionen und Geistererscheinungen, ein richtiges Urteil erlangen können. Zugleich hat anderseits, auf dem empirischen Wege, der animalische Magnetismus die zu allen frühern Zeiten in Dunkel gehüllte und sich furchtsam versteckende Magie an das Licht des Tages gezogen und eben so die Geistererscheinungen zum Gegenstand nüchtern forschender Beobachtung und unbefangener Beurteilung gemacht.

Die Skeptik, die als Unglaube gegenüber Tatsachen des Hellsehens beispielsweise sich bekunde und das Phänomen der actio in distans bestreite, liege eben an unseren bloßen Anschauungs- und Vorstellungsformen, die an Raum und Zeit gebunden seien einschließlich der Kausalität.

Im Ergänzungs-Buch III, Kap. 32, seines Grundwerkes befindet sich eine Darstellung des Wahnsinns. Sie erweist Schopenhauer als Kenner der französischen Literatur Pinels und Esquirols.

Schopenhauer macht hier darauf aufmerksam, wie unangenehm es dem Willen sei, Widriges dem Intellekt vorzustellen, so daß dieser gezwungen sei, das Widrige zu „assimilieren". Es handle sich um eine „schmerzhafte", wenn auch oftmals beruhigende Operation, die nicht ohne „Widerstreben" (Widerstand?) vor sich gehen könne. Hier gerade könne der Wahnsinn in den Geist einbrechen. Am gefährlichsten werde ein Unterschlagen des Willensvorgangs vor dem Tribunal des Intellektes:

Der Mensch bildet sich jetzt ein, was nicht ist. Jedoch wird der so entstandene Wahnsinn jetzt der Lethe unerträglicher Leiden: er war das letzte Hilfsmittel der geängstigten Natur, d. i. des Willens.

Neben diesem psychischen Weg gebe es freilich auch somatische Ursachen des Wahnsinns.

A. a. O. haben wir *H. Damerow*[18] als Schüler Hegels beschrieben. Er hatte ja noch den Lauf der romantischen Medizin in allem Enthusiasmus miterlebt, doch gelang es ihm auch, kritisch zu werden in der Erkenntnis, daß das Polaritätsspiel nun aus sei. Damerow übernahm vor allem Hegels Geschichtsbegriff:

Die Geschichte ist nicht eine Mustercharte von Beispielen zu Sittensprüchen über Tun und Lassen; nein, sie ist Offenbarung der Taten des Weltgeistes in allen nur möglichen Formen, sie ist die Lehre von der Menschheit, nicht vom Menschen, die eine große Anthropologie.

Und so sah er auch einen psychiatrischen Chiliasmus anbrechen. „Das Element der Zukunft ist die Seele." Psychiatrie ist Ziel der Gegenwart, Ausgangspunkt der nächsten Zukunft. Sie wurde aus dem dialektischen Geschichtsprozeß der Medizin hervorgetrieben. Er kennt eine physiologische, pathologische und therapeutische Psychiatrie. Die erste besteht aus den Unterabteilungen „Mensch und Seele", aus vergleichender Psychologie und psychischer Physiologie. Leib, Seele und Geist ergeben die Einheit, die Substanz des Menschen. Leib und Geist ergeben die Substanz der Seele. Sie ist Realität. Selbstverständlich ist die Dreiheit ein Ganzes, ein „Pan", das mit dem großen der Welt in Harmonie steht. Man spürt hier deutlich den Dreischritt Hegelscher Gedankenführung. Daher benutzt er den Analogieweg: Natur ist Offenbarung des Lebens, Kunst Offenbarung der Seele, Wissenschaft die des Geistes. In den Grundsystemen des Menschen wiederholt sich die Dreiheit des irritablen Mittlersystems des Herzens zwischen dem reproduktiven und sensiblen System.

„Die Totalität der lebendigen Bewegungen der Seele, des bewegten Lebens der Seele, von ihrem ersten Entstehen an, durch die ganze immerhin nur mögliche Reihe ihrer Entwicklungsmomente und Erscheinungen, bis zum Tode, ist das Objekt der Psychiatrie. So weit hat die Psyche für die Psychiatrie „Realität".

Die vergleichende Psychologie hat besonders im 18. Jahrhundert große Fortschritte gemacht.

Unter psychischer Physiologie sind die leiblichen Beziehungen der Seele verstanden. Sie führt vom Zeugungsakt aufwärts bis zu Temperamenten und Leidenschaften. Sie enthält Physiognomik, Gestik und Mimik, nicht zuletzt die Hirnphysiologie. Die psychiatrische Pathologie zerfällt in die Trias der Organologie, Semiotik und Ätiologie. Bei dieser rühmt er als Vorläufer Gaub, der die Psyche berücksichtigt habe.

Therapie ist nur angewandte Lehre vom Menschen. Er benutzt wie Reil die Leidenschaften, indem er deren Gift zu edelsten Heilkräften verwendet. Er schildert Schreck-Behandlungen. Seine Gewährsleute bleiben die Romantiker, vor allem Schelling und Steffens; auch der Homöopathie versagt er sich nicht. Sein Ruf nach einer Geschichte der Psychiatrie wurde in ihren Anfängen bibliographischer Sichtung von seinem großen Schüler *Heinrich Lähr* verwirklicht.

IV. Kontrastierende Leib-Seele-Auffassungen

Der 1773 geborene Chirurgensohn *J. Chr. August Heinroth*[1] hatte in seiner Geburtsstadt Leipzig Medizin studiert, war dann Reisebegleiter eines russischen Adligen in Italien und gelangte nach dessen Tod zu Peter Frank in Wien, dessen Vorlesungen er hörte. Nach kurzer Praxiszeit in Leipzig begann er in Erlangen Theologie zu studieren, mußte das Studium aber aus äußeren Gründen abbrechen und promovierte 1805 zum Dr. med. Er habilitierte sich mit einem anthropologischen Thema, wurde in den folgenden Kriegsjahren Militärarzt, nahm aber 1810 die Vorlesungstätigkeit wieder auf und schrieb seine „Beiträge zur Krankheitslehre". Danach wurde er a. o. Professor und drei Jahre später Arzt am St.-Georgen-Spital in Leipzig. Nach Ablehnung eines Dorpater Lehrstuhls 1819 wurde er 1827 Ordinarius der psychischen Medizin und lehnte einen Ruf nach St. Petersburg 1829 ab. Als Fakultätsdekan ist er in Leipzig 1843 gestorben. 1818 schrieb er ein „Lehrbuch der Störungen des Seelenlebens" einschließlich Seelenstörungen und deren Behandlung. Schon in diesem Jahr bezeichnet er sich auf dem Titelblatt als Professor der psychischen Heilkunde.

Schon im Vorwort nimmt er den Gegnern den Wind aus den Segeln:

Endlich, den Inhalt anlangend, bescheidet sich der Verfasser selbst, daß er den empirischen Praktiker nicht befriedigen kann; er ist aber auch der Meinung, daß die Empirie für die Vollendung der psychischen Medizin nicht hinreiche.

Stolz und selbstbewußt verzichtet er auf Literaturballast, den *Ploucquet* überflüssigerweise gebracht habe, und die Sektionsergebnisse Arnolds seien ja bekannt; zudem dienten sie zu keiner Klärung. Mit der Bitte, vorgefaßte Ansichten zu unterdrücken, übergibt er das Buch dem Leser.

Heinroth setzt die Begriffe Menschheit und Ichheit identisch. Der Mensch ist ein einziges Selbst oder Ich aus Seele und Leib. Die Seele findet sich im Selbstbewußtsein als fühlendes Wesen mit Gemüt, Sinnen und Verstand, mit geistig bildendem Vermögen mit Handeln und Willen. Selbständigkeit ist sein Ziel. Wenigen ist es gegeben, die letzte Stufe des Bewußtseins zu entwickeln als innere Entgegensetzung im Selbstbewußtsein. In ihr erfährt der Mensch das in ihm keimhaft angelegte, zumeist aber nicht ausreichend habituell gepflegte Gewissen. In der Vernunft als höchstes Bewußtsein erfährt der Mensch Gott.

Der Gesundheitsbegriff wird nicht nur in der Naivität des Leibesbewußtseins erfahren, sondern Seele und Leib umfassend als „menschlich gesunder Zustand", der nicht von außen kommt, sondern „in des Menschen innerstem Wesen" wurzelt. Er wird ebenfalls habituell erzeugt und unterhalten. Dies alles leistet das Bewußtsein. Es erzeugt „Gesundheit überhaupt". Ebenso denkbar ist dann „Krankheit überhaupt". Sie bedeutet Beschränkung.

Ein menschlich krankhafter Zustand ist also derjenige, wo sich der Mensch im Bewußtsein mehr oder weniger beschränkt findet. Jedes nicht

in Gewissen oder Vernunft aufgenommene Bewußtsein (ist) ein Bewußtsein im krankhaften Zustande.

Zeichen für diesen Zustand ist Freiheit und Seligkeitsmangel.

„Der menschlichkrankhafte Zustand" ist also nur weltlich möglich. Der Leib
ist dabei stets in Gefahr, betroffen zu sein. Welt- und Selbstbewußtsein sind Stufen
zum Bewußtsein überhaupt. Bei dieser Entwicklung über das Gewissen erfährt
dieses höchste Bewußtsein eine Änderung, insofern es nicht mehr in der Welt, im
Ich, sondern für die Welt, für das Ich da ist. Diese Tatsache beinhaltet die Sünde
für Ich und für Welt. Es entsteht der Zweck an sich, nicht der für das Höhere. Die
Krankheit ist also „Herabsinken aus dem Kreis der Freiheit". Freiheit und Heiligkeit ist für Heinroth identisch.

„Vom Herzen aus geht jeder menschlichkrankhafte Zustand, und im Herzen
wohnt die Hölle wie der Himmel."

Äußere Befriedigung als stets süchtige vergebliche Sehnsucht im Gemüt ist Leidenschaft. Es versteht sich, daß sie nach der vorgetragenen Terminologie sündig ist.

Der in Leidenschaft Befangene täuscht sich über die Gegenstände und
über sich selbst.

Die ganze Entwicklung der Begriffe ist völlig rational aufgebaut. Daher heißt es:

Der Wahn ist kein krankhafter Zustand des Gemütes, sondern des Verstandes, aber im Gemüte, nämlich in der Leidenschaft, liegt der Grund des
Wahns.

Das Leben in Leidenschaft nennt er Torheit. Es ist ein Tun, ein wahnhaftes Handeln, und zwar willentlich, also sündig. Zur Gewohnheit geworden, handelt es sich
um Laster. Es geht um eine sich steigernde Willenserkrankung. Die leibseelische
Entwicklung steht unter einem Wertgedanken. Daher ist der Begriff der Seelenstörung ebenfalls wertgeladen. Seelenstörung ist Freiheitsverlust und erscheint im
Gebiet des Gemütes, Geistes und Willens. Der Gemütsstörung entsprechen Wahnsinn und Melancholie, der des Geistes Verrücktheit bis Blödsinn, der Willenstörung
die Tollheit oder Willenslosigkeit. Keine Krankheit existiert ohne Krankheitsprozeß. Sie kann also in Heilung oder Zerstörung enden.

. . . Nicht jede Seelenstörung (ist) Seelenkrankheit. Der Prozeß der Seelentätigkeiten bedarf des leiblichen Organismus und namentlich und zunächst der Integrität des Hirns und Nervensystems. Sind diese Organe
verletzt . . ., so ist das Seelenleben ebensogut gestört, als wenn etwa ein
Schreck oder eine heftige Leidenschaft dasselbe aus seinen Angeln heben.
Die Manie, die Verrücktheit, der Blödsinn, welche etwa nach solchen
äußeren Einwirkungen entstehen, sind und bleiben Seelenstörungen, d. h.
Unterbrechungen des Seelenlebens, ohne darum im geringsten Krankheiten
der Seele selbst zu sein.

Seelenstörung ist für Heinroth ein Klassenbegriff. Hinzu kommt der Dauerbegriff und die Tatsache, daß die Störungen der Seelentätigkeiten auch wesentlich

im Vordergrund stehen. Dauernde Unfreiheit ist gleich Vernunftlosigkeit. Auszuschalten sind daher von diesem Begriff Paraphrenitis, Lyssa, Katalepsis, Apoplexie, soporöse Zustände, halluzinatorische, Epilepsie, Chorea, Hypochondrie und Hysterie. Kurz, alle Zustände, die die Möglichkeit einer gewissen Vernunfthandlung bieten, gehören nicht in diese Kategorie.

Geistliche, Philosophen und Psychologen sind für das Geschäft des psychischen Arztes ungeeignet, da dieser ein Händler und kein Schreibtischmensch ist. Der Theologe befaßt sich nur mit Moral. Auch dem Erzieher fehlt die ärztliche Grundlage. Heinroths historischer Versuch ist im Ton aufklärerisch. Hippokrates habe keine Spur von Theorie gebracht, Celsus wird gelobt, das Mittelalter als „dunkle Zeiten" gekennzeichnet. Und so gelangt er rasch ins 18. Jahrhundert. Subjektive Ablehnungen sind etwa bei Zitieren Lorrys maßgebend, da er die Franzosen offenbar nicht liebt. Diese Haltung ist auch bei der Darstellung Pinels bemerkbar. Amards Leidenschaftstheorie gefällt ihm besser. Unter den Engländern lobt er Cullen, Arnold und Crichton. Besonders erwähnt er das „management" Pargeters. Die englischen Praktiker nehmen überhaupt einen weit größeren Raum bei ihm ein als die Franzosen. Indessen findet man den Namen Battie nicht. Hoffbauer und Reil werden eingehend dargestellt. Er bewegt sich bei der großen Anerkennung Reils als Begründer der psychischen Heilmethode lediglich im Praktischen, ohne auch nur den Versuch zu machen, die begründenden schwierigen Theorien zu erörtern. Horn habe die Kompliziertheit Reils gemindert und die Praktiken der Engländer in seine Behandlungsmethode eingebaut.

Nach Vorbegriffen und Historie folgt nun die Elementarlehre. Er polemisiert anfangs gegen den Begriff Ursache, den er nur als Ur-Sache, also als Unbedingtes und Geist auffassen kann; im Plural sei das Wort vollends unmöglich, so daß man besser von der Totalität der Bedingungen eines Dinges elementar rede. Das Wesen der Seele ist Kraft, erregbar durch Reize. Reizbar ist die Seele, aber nicht bestimmbar dadurch. Sie vermag sich selbst zu bestimmen. Leib ist ihre äußere Erscheinung. Das Gefühl ist das vermittelnde Band. Schon aus dieser Grundlehre ergibt sich, daß der „Psychiker" Heinroth nicht etwa den Leib negiert. Er bestreitet nur dessen Selbständigkeit, er ist Organ der Seele; dieser Betrachtungsweise habe man noch nie Raum gegeben. Heinroth setzt also einen metaphysischen Realismus a priori, denn er sagt, der Mensch sei, ohne es zu wissen, der Gottheit geweiht. Vernunft ist nur der finale Begleiter zu Gott. Daß dies mißlingt, ist des Menschen Schuld. Sie löst die Seelenstörungen aus. Das ist Heinroths Freiheitsbegriff. Er deckt sich mit Schillers Auffassung. In reziprokem Verhältnis dazu steht der Hang zur Trägheit, zum Bösen. Der Kampf zwischen beiden Gebieten spielt sich in der frei-schwebenden Existenz ab. Die bisherige Ätiologie der Seelenstörungen ist verfehlt, da sie nur relative, keine ganzheitliche Ätiologie ist. Allen diesen früher genannten ätiologischen Faktoren ist ein schon im ganzen verfehltes Leben vorangegangen. Nicht anders steht es mit der inneren Stimmung, also dem Gefühl.

... es muß viel geschehen, ehe das Gemüt für einen solchen Druck oder Anstoß in dem Grade empfänglich wird, daß, und ehe es diejenige Stimmung enthält, durch welche jenes Produkt erzeugt werden kann (Produkt-Seelenstörung).

Sehr eindringlich schildert Heinroth das ständige Gestimmtsein des Menschen in jedem Lebensmoment. Dieser Grad der Lebendigkeit ist zweifellos verschieden. Die Temperamentsfrage ist die des leiblichen Organismus. Von dort wird die materiale Kraft hergenommen. Über dieser schwebt die „von der Idee getragene und begeistete bildende Kraft". Zugleich ist die Seelenstimmung nie ohne Beziehung zum Gewissen. In echt platonischer Weise erklärt er nur das auf das Göttliche gerichtete Gemüt für gesund. Von diesem idealen Zustand gibt es dynamische Absenker. Ohne äußeren Reiz als Funken im Zunder ist keine Seelenstörung denkbar. Seine Wirkung ist immer moralisch. Jeder physische Reiz hat diese Wirkung. Heinroth vergleicht die Störungsentstehung seiner Zeit entsprechend mit dem beliebten Zeugungsprinzip, das gerade das Miasma als „Idee" der Krankheit sah. Hier bekundet sich der echt romantische Gehalt der Gedanken, der in allem „Verwandtschaften" und „polare und ausgleichende Verhältnisse" sah. Die alte Korrespondenzenlehre Swedenborgs steht dafür Modell. Auch im Sinne Schellings verkündet Heinroth eine Reizpotenzenlehre. Er ist sich bewußt, daß hinter dieser Vorstellung eine Dogmatik stecke, und er weiß, daß Brown der Urheber dieser Ausweitungen ist, die ihn zu seiner Reizlehre des Bösen als Sündenkonzeption führt. So rational die Lehre begonnen hatte, ist sich Heinroth doch darüber im klaren, daß „auch ohne willkürliches Zutun" die final gerichtete Seelenstimmung „umgewandelt" wird. Die durch Reiz und Empfängnis entstandene plötzliche oder allmähliche Seelenstörung ist ein echtes chemisches Analogon der Neutralisation, und diese ist etwas dynamisch Wirksames in ihrer Einheitsspannung der entgegengesetzten Tätigkeiten. Diese Ergebnisse der Elementarlehre bestimmen die Formlehre. Hier herrscht die Unterscheidung auf Grund der Beobachtungen. Die drei Hauptordnungsbegriffe allgemeiner Art sind Exaltation, Depression und Mischung. In jeder Art sind Gemüt, Geist und Wille enthalten. Zu den Exaltationen gehören Wahnsinn, Verrücktheit, Tollheit, zur Depression Melancholie, Blödsinn, Willenslosigkeit, zu den Mischungen die wahnsinnige Melancholie, Verwirrtheit und Scheue. Diese Ordnungen zerfallen in Arten und Formen. Diese Nosographie im einzelnen kann hier nicht aufgeführt werden, da unser Anliegen die Darstellung der Grundtheorie ist. Ihr folgt eine Wesenslehre. Die Sitzfrage der Störungen ist „veraltet", da sie Materialität und Immaterialität künstlich abstrahiert. Der Materiebegriff wird durch den der Kraft und Tätigkeit ersetzt. Diese Theorie muß auf den Begriff reiner materieller Somatik verzichten. Sie eröffnet aber zugleich den Weg zum Phänomen, wenn es heißt:

... indem das Gemüt in der Melancholie die Welt verloren hat und zum hohlen, leeren, an sich selbst nagenden Ich geworden ist, im Wahnsinn hingegen, aus sich selbst gleichsam herausgerissen und sich selbst entzogen, in die Traumgebilde und Luftgestalten der Phantasie verflattert.

Einmal also wird das „Nichts", das andere Mal die „Unendlichkeit" sichtbar. Freilich versucht der zeitgebundene Heinroth dann diese Phänomene wieder in chemische Analogien zu bringen. Nicht ganz glücklich unterscheidet Heinroth technisch den Arzt vom Künstler, da dieser es mit nur passivem Stoff zu tun habe. Daß aber nur körperliche Umstimmungen unausreichend sind, ist ihm klar, und so begrüßt er das „management" und „traitement moral" der Nachbarländer als neuen Ansatz. Freilich sei der Begriff selbst schief. Worte, moralische Betrachtungen seien dem Wahnsinnigen unzugänglich. Humane Behandlung sei schon ein besseres Wort, und dies gehe nicht ohne Beschränkung. In der technischen Heuristik kennt er die indirekte (negative, graduelle, formelle, individuelle, somatische und palliative) Behandlung, dann die direkt psychische Methode. Sie ist sein eigentliches neues Anliegen, und er fürchtet, mit ihr als unrealistisch verschrieen zu werden. Hier siedelt er zentral den aktiven Glauben an. Die Aktivität besteht im Willen, und gerade er ist es, der durch das „magnetische Agens" erwiesen wurde. Hier herrsche „absolute Kraft, eine Zeugungs- und Fortpflanzungs- oder Kraftleitungs-Fähigkeit".

Auch wir postulieren, wie Puységur, den gläubigen Willen, nur in höherer Potenz als der französische Magnetisör, als Heilkraft, und zwar, um direkt auf die Seelenstörungen einzuwirken.

Der letzte Abschnitt über Heilmittellehre darf als Ausdruck praktischer Kasuistik übergangen werden.

Maximilian Jacobi[2], der Philosophenfamilie entstammend und Direktor der Irrenheilanstalt Siegburg, hat Heinroths Dogmatik 1830 in seinen „Beobachtungen über die Pathologie und Therapie der mit Irresein verbundenen Krankheiten" auf das Heftigste bekämpft:

„Der Arzt als solcher ist Somatologe, Physiologe, Naturkündiger." In dieser Eigenschaft hat er es auch mit psychischen Erscheinungen zu tun, beobachtet aber lediglich „das organische Naturphänomen als Naturforscher" und „das Feld, welches er bearbeitet, ist das der Physiologie der psychischen Erscheinungen", gewiß nicht das Gebiet der insgemein sogenannten Psychologie. Arzt und Psychologe bewegen sich auf gesonderten Feldern. Mit dieser heuristischen medizinischen Beschränkung will er das Moralische als nichtzuständig abweisen, ohne damit sagen zu wollen, daß Philosophie dem gebildeten Arzt nicht anstehe. Er will auch noch keine doppelte Buchführung vollziehen, wie es das spätere Jahrhundert tut, er will nur gegen Mißbrauch kämpfen. Und so sieht er in Langermann einen Erwecker, dessen theoretische Arbeit leider von „anderer umfassender Tätigkeit" verdrängt wurde, so folgt er Nasses neuer Bahn, weil sie die Heilkunde wieder in ihre Rechte setzte. Das sind Worte, die das Moment eines rückschwingenden Pendels ankündigen. Und so wird Irresein nur als Symptom faßbar; es ist eine eigentümliche selbständige Krankheit. Jeder Weg, von der normalen Psychologie aus die Psychopathologie konstruieren zu wollen, ist verfehlt.

Heinroths Grunddogmatik der Seelenstörungen hält er für „durchaus unrichtig". Er zieht sich auf den naturhistorischen, also physiologischen Standpunkt zurück:

Das Charakteristische der Ansichten des Herrn H. beruht, abgesehen von der obenerwähnten Hypothese, durchgehends darauf, daß er dasjenige, das dem Seelenleben als solchem ausschließlich angehört, und insbesondere moralische Verderbnis, Ausartung und Degradation, mit gewissen von abnormen psychischen Erscheinungen begleiteten Krankheitszuständen, die aus

Störungen des somatischen Lebens entstehen, zusammenwirkt und aus dem höchst moralischen Verderbnis, aus ursprünglich rein sittlichen Momenten, die Seelenstörungen hervorgehen lassen will, während die sie begleitenden organischen Störungen nach ihm nur für konsekutive Erscheinungen jener moralischen gelten sollen.

Diese Zusammenschau allgemein anthropologischer Absicht ist ihm als Unterscheidungsforscher unmöglich. Diese romantische Kollektivschuld theologischer Provenienz, der wir sehr bald bei Morel in Frankreich neu begegnen werden, lehnt er mit krassen Beispielen des Alltags nicht allzu tiefgründig ab, da er beispielsweise in harmlosen Diätfehlern oder solchen der Lebensweise kein Schuldgefühl anklingen hört.

Die Beweismethode Heinroths liege ferner in brownianistischen Theorien, die längst abgetan seien. Die gesamte Nosographie Heinroths sei ein Märchen. Seine psychische unmittelbare Heilwirkungserzeugung sei vollends nicht mehr als ein Wunder.

Auch Georgets Übernahme des idiopathischen Befallenseins des Hirns will er in dieser Allgemeinheit nicht anerkennen, und er meint, die Frage, ob es so sei oder ob andere Organleiden primär oder sekundär beteiligt seien, sei für den Praktiker unerheblich. Pinels Prävalenz psychischer Faktoren in der Anamnese widerspricht er ebenfalls in ihrer Absolutheit und meint, in jedem Falle sei es besser, erst die somatische Ätiologie zu klären. Auch die Leidenschaften sind nur insoweit wichtig, als sie organische Schäden setzen können. Es gehe eben auch hier um Unterscheidungsmöglichkeit. Wut, Zorn sind eben nicht gleich Tobsucht, sondern zweierlei.

. . . jedes Irresein dauert nur so lange, als im Organismus die Ursache besteht, die es bedingt . . .

Keine wahre Seelenstörung, welcher Art sie auch sein möge, kann wirklich durch Sinnestäuschung erzeugt oder unterhalten werden. Die mannigfaltigsten, seltsamsten, stärksten, anhaltendsten Sinnestäuschungen bestehen, wie die Erfahrung lehrt, ohne Irresein, wenn sie nicht auf einem Krankheitszustande beruhen, durch welchen zugleich Irresein bedingt wird.

Hier spielt er wieder auf den Fall Nicolai und auf Pascal an. Der Inhalt der Wahnvorstellungen unterliege dem biographischen Zufall und der Lebensart. Der düstere oder heitere Charakter der Störung sei aber keinesfalls mit dem moralischen Charakter des Kranken in Zusammenhang zu bringen. Er ist Produkt der Krankheit selbst. Jacobi stellt also die Fremdheit des Geschehens besonders heraus. Halte man sich nicht an diese Erfahrung, so gerate man in eine bedenkliche Art, lieblose Urteile über Menschen zu fällen, die sich nicht wehren können. Das sei typisch laienhaft. Hier zeigt sich dann als Folge ein psychotherapeutischer Pessimismus.

In seinem Werk „Die Hauptformen der Seelenstörungen" von 1844, das er *Albert Zeller* und *Christian Roller* widmet, faßt er seine theoretischen Grundlagen noch einmal zusammen. Es zeigt sich, daß er nicht etwa das göttliche Element der Seele leugnet oder die angeschaffenen Ideen des Guten und Wahren verkennt, die über die anthropologisch bedingten Eigenschaften und Kräfte gebieten:

Der Organismus wird dabei in einer gewissen Weise seelisch, indem die Seele ihn in einer ähnlichen Weise beherrscht, wie der tondichtende Künstler sein Instrument, und der menschliche Geist steht zu denselben in einem analogen Verhältnisse wie jener zu diesem. Denn auch das Instrument, die Cremonageige, die Flöte, kann durch den Künstler in einem gewissen Sinne veredelt werden.

Das Instrument kann aber auch durch den Künstler vernachlässigt werden. Mit diesem Bilde, das sich der romantischen Analogie noch einmal bedient, wird also auf die Kraftwirkung des Habitus verwiesen, der immer wieder geübt werden muß, wie die Aristoteliker und Scholastiker wußten.

Jacobi meint, daß aber der Arzt es mit dem Formellen der Seele, nicht mit dem Freitätigen zu tun habe, denn nur im Formellen liege der Grund der Seelenstörung. Die einzelnen Seelenvermögen sind es, also die intellektuellen Kräfte, die Gemütseindrücke, die Einbildungskraft, das Begehrungsvermögen, an denen sich die Krankheit zeige.

Nimmer hingegen erkrankt die durch jene Formen nur in Beziehung auf die Manifestation in Raum und Zeit bestimmte höhere, eigentliche Seelentätigkeit in sich, das Innere des humanen Lebens, die Substanz der Persönlichkeit, dasjenige, was sie mittelst jener Formen freitätig in sich selbst wirkt, schafft . . .

Das sittliche und religiöse Wesen des Kranken muß dabei als vollkommen unbeteiligt anerkannt werden, wenn nicht auf der einen Seite der Begriff von Krankheit, oder der andere Begriff von sittlicher Freiheit preisgegeben werden soll.

Er bestreitet aber nur die Unmittelbarkeit der sündigen Wirkung, nicht bestreitet er, daß

Mißbrauch und Sünde Zerrüttungen des Organismus und Funktionsstörungen in seinen den psychischen Tätigkeiten dienenden Teilen bedingt.

Nur darf man, wie er im ersten Werk darlegte, diese Dinge nicht übertreiben, denn was konnte die arme Witwe Lavaters, diese edle fromme Frau dafür, daß sie in einer Altersmelancholie zeitweilig versank.

Die Einteilung folgt dem Gerippe der Alienation des Begehrungs- und des intellektuellen Vermögens. Die Hauptformen sind dann: Tobsucht (Raserei, Wut), Schwermut, Wahnsinn, Blödsinn, Delirium, Narrheit.

Das Letzte und Wichtigste, woran ich . . . noch zu erinnern habe, ist der bloß symptomatische Charakter, der allen in so verschiedenen Formen hervortretenden Seelenstörungen, insoferne sie lediglich auf Funktionsstörungen beruhen, eigentümlich ist.

Sie sind kein „abgeschlossenes Krankheitsgeschlecht". Dieser Ansicht habe sich Albers angeschlossen und Nasse habe sie vor 13 Jahren schon vertreten.

V. Psychologismus der Leidenschaften

Eine rein chronologische Darstellung hätte schon längst den Namen *J. G. Langermann*[1] erwähnen müssen. Seine und seines Schülers K. W. Idelers Lehre ist eng mit den schon behandelten Trieblehren der 30er Jahre verknüpft. Die so wesentliche Dissertation Langermanns ist daher in Idelers Werk größtenteils abgedruckt. Langermann wurde am 8. August 1768 als Sohn eines Landmanns in Maxen bei Dresden geboren. Durch die Gunst der Verhältnisse — ein adliger sächsischer Hofmarschall v. Schönberg hatte in Maxen ein Gut — gelangte er schon als Kind in diese höfische und gebildete Gesellschaft, so daß ihm nach dem Tode des Gutsherrn die Unterbringung auf der Dresdner Kreuzschule vermittelt wurde. Dort entwickelte der Jugendliche ein beachtliches musikalisches Talent, zeigte kirchenmusikalische Interessen, die ihn später sogar zu einem enthusiastischen Besuch bei Joseph Haydn veranlaßt haben. 1789 wurde er Student der Rechte in Leipzig; daneben bemühte er sich bei Platner um die Philosophiegeschichte, entfremdete sich dem Rechtsstudium und unterrichtete eine Zeitlang den Dichter Novalis. Wir finden ihn um 1794 in den Hörsälen *Johann Gottlieb Fichtes, Loders, Christoph Wilhelm Hufelands* und *Johannes Starks.* 1797 promovierte er mit einer Arbeit über Erkenntnis und Behandlung der Gemütskrankheiten, die Ideler den „Ausgangspunkt der wissenschaftlichen Seelenheilkunde" nennt. Langermann wurde Mitarbeiter der Jenaer Literaturzeitung, trat in persönlichen Umgang mit Goethe und Schiller, um von Jena aus die Anstalten zu besuchen, in denen Irre und Sträflinge untergebracht waren. Seine umfassende Bildung und Rechtskenntnis erregte das Aufsehen beim damaligen Chef der Preußischen Regierung in Franken, *v. Hardenberg*, der ihn als Assessor im Medizinalkollegium aufnahm. 1810 wurde er Staatsrat, 1819 trat er in das Zensurkollegium ein, und seine besondere Liebe zur Veterinärmedizin wurde durch die baldige Stellung als Chef der Kgl. Tierarzneischule in Berlin gekrönt. Dieser Lebensweg verlief weder gradlinig noch sorgenfrei. In stark ausgeprägtem Selbstgefühl kritisierte er schon 1794 die Leipziger Universitätsverfassung und zog sich, wie üblich, den Behördenhaß zu. Langermann war ein Verehrer Fichtes, neigte aber dann eher zum Kritizismus Kants, und sein starkes persönliches Freiheitsstreben steigerte die Begeisterung für *B. Franklin.* Gegner der Lehre vom Magnetismus und von der Homöopathie, stand er den sittlichen Grundsätzen Windischmanns nahe, dessen 1809 erschienenes Buch über Gang und Bildung der heilenden Kunst er lobte. 1803 trat er mit einer vielbeachteten Arbeit über Lösung der Nachgeburt hervor, 1805 veranlaßte die Gelbfieberepidemie in Livorno eine Facharbeit. Lange Jahre gichtleidend, erlag er im Todesjahre Goethes einer Verknöcherung des Aortenausgangs.

Mit Recht betont *K. W. Ideler* die Tatsache, daß Langermann zur Psychiatrie nicht als Anfänger stieß, sondern als gereifte philosophische Persönlichkeit, in der kurzschlüssige materialistische Anschauungen schon deshalb nicht Platz finden konnten, weil Langermann, ein begeisterter Anhänger Stahls, bei Fichte in die Schule gegangen war, weil er Kantianer war und weil der Umgang mit Schiller und Goethe geistige Spuren hinterlassen hatte, denen rohe Empirie fremd war.

Aus Stahls Einteilung in idiopathische und sympathische Krankheiten versucht Langermann, von der Idee der Anima ausgehend, abermals den Wahnsinn aus der

Psychologie abzuleiten. Dies kann nur geschehen unter Anerkennung einer fast identischen Verwandtschaft zwischen Leidenschaften und Wahnsinn; eine solche enge Beziehung fußt ebenfalls auf der Lehre der Stoa, der sich Langermann auch hingebungsvoll bedient. Dies wird bemerkenswert in der Wiederholung des alten von uns dargelegten Satzes: Der Seelenstarke wird nicht krank. Nur eine innere Haltlosigkeit der Seele vorausgesetzt, kann der Wahnsinn einbrechen. Von Stahl wird dieses Einheitsprinzip übernommen und führt zu einem Identitätssatz von Seele und Lebensprinzip. Auch die Lehre vom Motus tonico-vitalis wird in ihrem Teleologismus übernommen. Sei auch diese Lehre erfahrungsferner, so sei sie es zumindest nicht mehr als die Irritabilitäts- und Sensibilitätsthese der Zeit. Langermanns Grundansatz des Denkens wird nur verstehbar auf dem Hintergrund klassischer Bildung, an deren Spitze die sittliche Idee Fichtes und Schillers steht. Diese Idee soll kein Abstractum bleiben, sondern ins wirkliche Leben greifen. Daraus ergab sich für ihn, daß krankhafte Ausartung nur nach irrgeleitetem Streben der Seele möglich werde, daß also Leidenschaften nicht Ergebnis eines anatomischen Spiels der Muskeln oder Nervenfasern seien. Die Seele erfaßt in ihrem inneren Sinn immer noch den Widerspruch innerhalb des Kampfes mit den Leidenschaften, was „organischen Regungen" niemals möglich wäre, da diese ganz außerhalb des Bereiches solcher Fähigkeiten liegen.

Langermann holt in seiner Dissertation geschichtlich weit aus. Der somatisch untermauerte Helleborismus der Alten sei eine typisch humorale Theorie, der selbst die neueren Ärzte erlegen seien. Galen habe zwar die Seeleneinteilung dargelegt, aber schließlich nur die Sitten der Zeit gegeißelt, um einige Lehren zu erteilen, wie man die Intemperanz der Affekte einschränke. Die therapeutische Wirkung der Stoiker unterschätzt Langermann; Ideler macht ihm dies auch zum Vorwurf, zumal dieser erkennt, daß die Ablenkung der Affekte und deren Umstimmungsversuche immer noch besser waren als Arzneimißbrauch. Das frühe Christentum und Mittelalter wird für Langermann ergebnisarm. Und so gelangt er geschwinde in Platners Zeit. Schenck, Bonet und Horstius werden gestreift. Er erwähnt einen sonst übergangenen Mann, *Scipio Claramontius,* dessen Schrift „De conjectandis cuiusque moribus et latitantibus animi affectibus", von der Ideler in *J. F. K. Heckers* Annalen, Band 31 einen Auszug wiedergibt. Mit Descartes weiß er nichts anzufangen, lobt aber die psychologischen Ansätze bei Hobbes, Locke, Thomasius und Leibniz, ohne auf sie einzugehen. Glanzpunkt der Schilderung wird dann Stahls System. Gaubs Betonung des Seelischen wird anerkannt, Tissot, Zimmermann und Weikard zollt er Beifall. Falsche Stellung zur empirischen Psychologie, Aberglaube, ärztliche Trägheit, Exklusivität der Theologen und Philosophen hätten die Fortschritte behindert. An dieser Stelle errichtet er allerdings Leibniz einen Sonderaltar der Verehrung. Es folgen Definitionen über den gesunden und kranken Geisteszustand:

Gemüts- oder Geistesgesundheit besteht in der vollendeten, dauerhaften und abgestimmten Wirksamkeit aller seelischen Kräfte und Vermögen unter sich vermittels eines geeigneten Organs. Diese Wirksamkeit wird nur vom Willen und Überlegung zum Ziele der Vernunft, welche beide beratend folgen, entweder unterbrechend oder intendierend geleitet.

Langermann nennt dies die stets nur approximativ erreichbare Idee der „sanitas animi". Störelemente sind libido, imaginatio und affectus.

Geisteskrankheit ist unfreiwillige, längere Zeit andauernde oder oftmals wiederkehrende Verwirrung des bisher geistig Gesunden oder Beraubung der Denk- und Willensfähigkeiten, und zwar entweder hinsichtlich eines sicheren Gegenstandes oder hinsichtlich der Gesamthandlung der Erkenntnis, und zwar in Verbindung verstärkter oder verminderter Wirksamkeit der Einbildung und des Gefühls.

In der Anmerkung bezieht er sich auf Kant und *Salomon Maimon* (Magazin für Erfahrungsseelenkunde VIII, Stück 3, 4). Dann folgt Stahls Zweiteilung der Geisteskrankheiten. Er meint, dies habe Empedokles erkannt. Er wiederholt den platonischen Gedanken:

Corpus ... humanum multo magis ab animo pendet quam animus a corpore (hoc enim homini animi causa et tamquam eius instrumentum datum est).

Die natürlichen Eigenschaften eines jeden Individuums müssen vor jeder Diagnose geklärt werden; sie betreffen Konstitution, Temperament, Charakter. Die Pathematologie umgreift die Lehre von den seelischen Affekten und Leidenschaften sowie deren Ursachen und Wirkungen. Man teilt sie in excitierende und deprimierende „Pathemata".

Langermanns Theorie stützt sich auf die generische Übereinstimmung der Leidenschaften und der ursprünglichen Seelenkrankheiten auf Grundlage gemeinsamer Erscheinungen und innerer Verhältnisse.

Von diesem Grundsatz aus wird nun K. W. Ideler[2] seine Theorie entwickeln. Sein eigener Lebenslauf ist dem zirkulären Formenkreis verhaftet.

Westphal und Idelers Sohn haben uns dieses Leben geschildert, *W. Arndt* hat eine Zusammenfassung im „Biographischen Lexicon" (1886) gegeben. Als Neffe des Astronomen gleichen Namens wurde er bei Perleberg 1795 geboren, kam 1810 nach Berlin, trat in das Friedrich-Wilhelm-Institut mit noch mangelhafter Ausbildung ein und war 1815 Kompagnie-Chirurgus im Feldzug gegen Paris. Erst 1818 nahm er die Studien wieder auf, um die Lücken der Allgemeinbildung auszufüllen. Nach Promotion 1820 ließ er sich in Bernau als Arzt nieder, wechselte aber nach Rathenow und Genthin über. Ideler war lehrbegeisterter Literat und daher der Praxis wenig zugeneigt. 1826 schrieb er eine „Anthropologie für Ärzte"; danach berief man ihn als Leiter der Irrenabteilung der Charité nach Berlin. In dieser Zeit wurde er von Langermann weitergebildet. 1831 habilitiert, wurde er 1839 Professor und 1840 Direktor der psychiatrischen Klinik. Sein „Grundriß der Seelenheilkunde" erschien als zweibändiger umfangreicher Wälzer 1838. Nicht minder umfangreich ist sein Werk „Der religiöse Wahnsinn", Halle 1847. Vieles veröffentlichte er in den Charité-Annalen; bekannt wurde seine bibliophil seltene Zeitschrift „Der Irrenfreund". 1860 starb er auf einer Erholungsreise in einem Ort der Priegnitz.

Idelers Werk, dem Minister Altenstein gewidmet, bringt als Auftakt einen

Panegyrikus auf Stahl und Langermann, den kürzlich verstorbenen Freund. Im ersten Abschnitt „Methodologie der Psychologie" wird gewissermaßen das Subjekt eingeführt:

Alle Naturerscheinungen gelangen nur dadurch zu unserem Bewußtsein, daß sie im Anschauungsvermögen ihnen entsprechende Veränderungen hervorbringen, welche als Erscheinungen unter der Form von sinnlichen Vorstellungen vom Verstande zu Begriffen verknüpft werden. Jede Erscheinung ist also schon durch die Organisation des Anschauungsvermögens bedingt, folglich nicht mehr streng objektiver Ausdruck des durch sie bezeichneten Gegenstandes.

Zwar herrsche Ordnung im Organischen wie im Geist als Gemeinsamkeit, und die logische Kritik ist einend, aber die Sinne liefern die Einheit nicht; dies ist gegen die Empiriker gesagt. Die Einheit darf aber auch nicht zu früh geschlossen werden. Die Sinne haben nicht den Instinkt von Spürhunden, wie die Empiriker meinen. Erkenntniskräfte kämpfen dauernd gegen Irrtümer, wie auch die Tugend nur nach Überwindung der Leidenschaften siegt. Die Kritik gilt den bisherigen psychologischen Methoden.

Metaphysik war ein notwendiges Glied in der Entwicklungsgeschichte des menschlichen Geistes. Sie erzeugte leider die trügerische Überzeugung von angeborenen Begriffen. So entstand das Bedürfnis nach „positiven Kenntnissen". Das könnte Comte gesagt haben. Dieses Bedürfnis sei schon vor Bacon vorhanden gewesen. Kant erst habe die Wesenlosigkeit aller synthetischen Begriffe a priori dargetan. Die Substantialität der Seele sei dahin. Äußerer und innerer Sinn sind sehr verschieden, wenn sie sich auch nicht verneinen.

Die mystische Psychologie der Volksreligionen habe das gute und böse Prinzip angenommen, obzwar, wie Reinhard besonders dargetan, ein solches absolutes Böses nicht existiere. Alle sittlichen Gebrechen seien nur Ausartungen natürlicher Triebe. Die ethische Psychologie finde den schönsten Ausdruck in Kants kategorischem Imperativ, der als transzendentale Willensfreiheit vom psychologischen Naturmechanismus frei sei, beim Menschen sich des Antriebes bediene, die Macht der Neigungen zu bändigen, um aus Achtung vor dem Sittengesetz „aus Pflicht" zu handeln. Die Vereinigung von Wissenschaft und Moral habe aber Kant nicht vollendet und so bestehe die prüfende Kritik fort. Die Polemik Idelers gilt dem kantischen Lustbegriff, in dem er nur „Kennzeichen eines ungehindert wirkenden Triebes" sieht. Das Gemüt werde zu sehr beiseite gelegt:

Denn Sittlichkeit ist ja eben oberste Angelegenheit des Gemüts, welches durch die Vorschriften desselben mit sich in Übereinstimmung gebracht werden soll, um sich nicht im Widerstreit seiner Kräfte aufzureiben.

Gemütsinteressen lassen sich nicht in abstraktes Verstandeswesen umwandeln. Die Willensfreiheit außerhalb des menschlichen Naturmechanismus wird so zur abstrakten Formel. Und so werde man auf den psychologischen Naturmechanismus doch wieder zurückgeführt:

Wir haben es in der Seelenheilkunde vorzugsweise mit dem Gemüt zu tun, und können daher von der ethischen Philosophie nicht ihre transzendenten Formeln, sondern nur ihre aus der Erfahrung entlehnten praktischen Sätze in Gebrauch ziehen.

Die logische Psychologie erfaßt die Leidenschaften nicht und ist daher erfahrungslos. Die materialistische Psychologie wurde von Stahl widerlegt.

Betrachtet man die Quellen der Psychologie, so begegnet man der Schwierigkeit, den inneren Sinn zu erfassen. Die Überführung der Erscheinung geistiger Regungen des einen sind nicht auf einen anderen zu übertragen, auch nicht durch eine Wort- oder Zeichensprache, und so bleibt nur ein ungewisses Sichhineinfühlen. Dies gibt zu viel „Irrungen" am Menschen Anlaß. Die weitere Schwierigkeit besteht darin, daß die Seele nur in Tätigkeit des gegebenen Moments ihrer Kräfte bewußt wird, wenn man von der Treue des Gesamtcharakters des Strebens absieht. Auch die Erinnerungen sind vielen Täuschungen unterlegen, und gerade der Extrovertierte vermag das Vergangene schwer in Reflexion zu bringen:

Hier treffen wir auf die volle Abhängigkeit des Verstandes von den Gemütstrieben; denn letztere sind es, nach denen sich das Urteil bildet.

Da dies alles höchst mannigfaltig verläuft, erhöht sich die Verwirrung.

Oberste Bedingung der objektiven Seelenforschung ist es daher, daß der Psychologe alle Gemütstriebe hinreichend in sich entwickelt, und ihnen eine große Beweglichkeit verschafft habe, um sie willkürlich unter den mannigfaltigsten Verhältnissen ins Spiel setzen . . . zu können.

Hier fehle es häufig an der Fähigkeit, sich hineinzuleben. Schwierigste Aufgabe ist die Beurteilung der sinnlichen Empfänglichkeit des anschauenden Subjekts. Was entzieht sich hier nicht alles schon der äußeren Wahrnehmung. Der Verstand vermag wenig zu leisten. Dies führt daher zur Lehre von den „dunklen Vorstellungen", sie sind zurückgedrängte Triebfedern und ihrem Wesen nach antilogisch als dunkler Grund der Seele.

Im Gegensatz zum Historiker, bei dessen Arbeit es nur um eine Prototypik neben dem Gesamtcharakter geht, muß der Psychologe als Menschenkenner ein deutliches Verständnis für die individuellen Eigentümlichkeiten haben. Darin besteht der Wert der Memoirenliteratur. Dieses Individuelle erfaßt zu haben, vindiziert er Männern wie Sokrates, Epiktet und Seneca:

Alle diese Betrachtungen führen uns erst auf die Höhe der stoischen Lehre, wo sie ihre wichtigste Bedeutung für die Seelenheilkunde gewinnt. Ich meine den Satz, daß jede Leidenschaft eine Gemütskrankheit ist.

Und so wird „De beata vita" enthusiastisch gelobt. Ihre Selbstherrlichkeit habe ihren Untergang gebracht und dem religiösen Leben seien sie nicht gerecht geworden. Das Christentum sei eine Vollendung geworden, und so gebe er Leupoldts Gedanken recht, „daß alle wahre Geschichte auf das Christentum als ihren Mittelpunkt sich beziehen muß, weil dasselbe identisch mit dem eigentlichen geistigen Leben ist".

Nach einer Darstellung der Poesie, die für den Psychologen ebenfalls wichtig sei, wird die eigentliche Seelenheilkunde angegangen. Hier zollt er zunächst Esquirol großes Lob und anerkennt die Monomanie. Gerade sie lehre die Geschichte der Leidenschaften erkennen. Von der Monomanie aus will er auf alle Leidenschaftskrankheiten schließen.

Das Reizanregungsgesetz gilt auch für die Kräfte des geistigen Lebens. Diese werden „durch eigentümliche Motive in Bewegung gesetzt". Die Motive sind in den Vorstellungen enthalten, „welche von den Vernunftideen bis zu den sinnlichen Anschauungen hinab insgesamt aus dem Wirken der Denkkräfte entspringen". Die Seele schafft sich also die Reize ihrer Tätigkeiten selbst. Die Vorstellungen als Motive haben eine Beziehung zum Denkvermögen und rufen im Gemüt das Interesse hervor. Daneben gibt es die schon genannten dunklen oder stummen Gefühle. Jedenfalls strebt das Gemütsinteresse zur Bedürfnisbefriedigung, die der Verstand zu klären sucht, „um sie als Zwecke aufzustellen". Mit dieser theoretischen Vorbereitung stellt Ideler eine Trieblehre auf:

Bezeichnen wir daher mit dem Wort Trieb das Streben des Gemüts, die Gegenstände seines Bedürfnisses, die Anregungsmittel seiner Tätigkeit aufzusuchen, und eben hierdurch zur freien Entwicklung seiner Kräfte zu gelangen, muß es folglich so viele wesentliche Gemütstriebe als ursprünglich verschiedene Richtungen der strebenden Seele geben.

Die Triebmerkmale müssen der Menschheit gemein und kulturunabhängig sein, ja „vor aller Kultur rege sein". Sie müssen „zur Erhaltung des gesellschaftlichen Zustandes" existenznotwendig sein. Die Erkenntnis solcher Triebe (Kultus, Freiheit, Liebe) sind Grundlagen der geselligen Verfassung. Die Macht der Gemütsinteressen ist unbesiegbar:

... das Gemüt läßt sich über seine wahren Bedürfnisse nur eine Zeitlang täuschen, daher alle sie anfeindenden Lehren der Philosophie im Fluge der Zeit verhallten, während die Triebe mit jedem Geschlecht zum frischen Wirken wiedergeboren werden.

Das Gemüt als treibendes Vermögen, aus welchem alle durch den Verstand nur zu leitende Seelentätigkeit entspringt, muß als die Stammwurzel betrachtet werden, aus welcher die einzelnen Triebe nach verschiedenen Richtungen sich entfalten.

Es gibt somit drei Grundtriebe: religiöser Trieb, Selbständigkeit, Geselligkeitstrieb. Ideler gibt die Verwandtschaft seiner Theorie mit der Phrenologie zu, wie er auch Combes System gegen die Vorwürfe des Materialismus verteidigt hat (Heckers Annalen, Bd. 28, 202ff. und 309ff.). Lediglich die Hirnlokalisation der Gallanhänger macht er nicht mit.

Jeder Trieb ist ursprünglich blind, d. h., ohne von dem Verstande über seinen Zweck und über die Bedingungen desselben aufgeklärt zu sein, erzeugt er einen unbestimmten Drang, als solchen er sich jedesmal beim ersten Erwachen ankündigt. Sobald aber der Mensch sich über die Richtung jedes einzelnen Triebes verständigt, also sein Wirken an deutliche Vorstellungen geknüpft hat, findet zwischen beiden ein so enger Zusammenhang statt, daß die Vorstellung den Trieb und umgekehrt dieser jene hervorruft.

Aus dieser allgemeinen Gesetzlichkeit der Triebe wird die Wiederholung der nämlichen Angelegenheiten in der ganzen Weltgeschichte abgeleitet. Also auch das Idelersche „Es" regiert die Welt. Der kulturelle Segen hängt von der Rationalisierung dieses Es ab. Die Humanisierung ist logotherapeutisch nötig.

Denn da jeder Trieb sich durch einen Drang ankündigt, dessen Bedeutung der Mensch a priori nicht kennt, so muß er erst die Folgen, welche aus der durch denselben erzeugten Handlungsweise im gesellschaftlichen Leben für ihn entstehen, in hinreichender Erfahrung erleben, um sie danach würdigen zu können.

Hier stellt er die historische Relativität der herrschenden Begriffe über die Triebe fest.

Reue ist eine weise Veranstaltung der Natur als Warner und Richter unserer Handlungen:

Ebenso falsch ist es, daß in jedem Menschen ein Gewissen wohne; denn wollen wir nicht mit leeren Namen spielen, so müssen wir anerkennen, daß das Gewissen die Regung der edleren Triebe, vor allem des religiösen, voraussetzt ... Wer aber diese Triebe durch Laster und sinnliche Begierde in sich erstickt, ja geflissentlich vertilgt hat ... der bleibt von jeder Reue verschont.

Schwierig gestaltet sich die Nuancierung der Gefühle, die man deshalb eigentlich nur in Farben symbolisieren oder musikalisch darstellen kann.

Ideler ist ein christlich-antiker Ethiker. Eine grundsätzliche Dysteleologie der Triebe kann er sich nicht vorstellen, so sehr auch Lebenserfahrung lehrt, daß es mit der „wohlwollenden Gesinnung" der Menschen untereinander nicht weit her ist:

Dennoch ist mit diesen trüben Zweifeln gar nicht auszukommen, da sie den Menschen geradezu vom Schauplatz der Tätigkeit abführen würden.

Die Präsumption des guten Menschen ist unerläßlich. Vertrauen ist daher eine Grundgestimmtheit.

Die individuelle Art der jeweiligen Gemütsverfassung erheischt einen Rückgang der anamnestischen Tatsachen bis in die früheste Jugend, „von wo die Entwicklung eines Gemütsleidens sich datiert".

Jede Handlung geht zwar hauptsächlich aus dem Triebe hervor, dessen Interesse sich in ihrem Zweck am deutlichsten ausspricht; jedoch wirkt eigentlich dabei das ganze Gemüt mit allen seinen Trieben, solange es nämlich innerhalb der Grenzen der Besonnenheit sich erhält.

Die Hauptarten der Gemütsbeschaffenheit entsprechen den bekannten 4 Temperamenten. Hier gibt es Stärke und Schwächegrade des Gemüts. Die organische Bedingtheit wird innerhalb dieser Betrachtungsweise gleichsam heuristisch vernachlässigt. Sie ist ihm ein „wissenschaftliches Nichts". Zwar billigt er eine genaue Darstellung des Somatismus im Zusammenhang mit den Temperamenten:

Aber was bedeuten Temperamentsverschiedenheiten anders, als daß die Natur die Anlagen und Fähigkeiten in den mannigfachen Modifikationen und Abstufungen unter den Menschen austeilte ...

Ideler versucht nun die Leidenschaften organisch, aber nicht etwa physiologisch, aus dem Gemütsleben abzuleiten. Mittler wird die Annahme des angeborenen Dranges nach unbegrenzter Entwicklung der Triebe. Therapeutisch bedeutsam wird gerade die „beginnende Leidenschaft". Dies führt ihn nach weit ausholender Behandlung der noch gesunden Formen zur Pathogenie der Seelenkrankheiten. Daß er nach dem bisher Dargelegten quer steht zu allem Physiologismus, der die Selbständigkeit der Seele leugnet, ist klar, daß er daher Heinroth näher steht als Jacobi, ist ebenso verständlich. Indessen erkennt er, daß Jacobi kein reiner Somatologe ist. Er lobt dessen Anerkennung sittlicher Prinzipien, kritisiert aber seine nosologische Ablehnung. Pinel wird anerkannt, zugleich aber erklärt Ideler, von Stahls Tiefsinnigkeit habe der aus dem Enzyklopädismus kommende französische Arzt nichts begriffen. Verständlicherweise anerkennt er Esquirols Leidenschaftstheorie. Auch Georget findet bei ihm Anklang. Man kann die Leidenschaftstheorie Idelers nur begreifen, wenn man ihn als den Mann klassischer philosophischer Bildung sieht, für den letztlich die natürlichen Leidenschaften in ihrem gesunden Verhältnis eine Art aristotelischer Mesotes darstellen. Pathogene Bedingungen bieten sie also nur dort, wo sie als „träumerisch passiv" walten oder wo sie als Einzelgänger der Seele in ungehemmter Tätigkeit Wurzel gefaßt haben. Diese Voraussetzung ergibt sich aus der antiken Ethik. Da sie sich nicht perakut entwickeln, lassen sie dem Verstand eine gewisse Adaptationszeit. Dieses Moment ist gerade psychotherapeutisch ausnutzbar:

Der Wahnsinn ist niemals die Wirkung einer einzelnen Ursache, sondern stets Erzeugnis einer bis zur vollständigen und anhaltenden Unterdrückung der Besonnenheit gesteigerten Leidenschaft, deren Entwicklung bis zu diesem Grade als das gemeinsame Ergebnis aller vorausgegangenen Lebenszustände und ihrer Verhältnisse zur Außenwelt angesehen werden muß.

Er bezeichnet diese Darstellung als „genetisch". Die Affekte haben mit den Leidenschaften und so auch mit dem Wahnsinn engste Ähnlichkeitsverwandtschaft. Auch hier ist die Mesotes das Gesunde.

Die Einteilung folgt dem Schema Monomanie, Tobsucht, Manie und Melancholie zusätzlich der Gemütsschwächen (Dementia, Amentia, Fatuitas). Der sympathische Wahnsinn läßt keine Systematik zu. Der Krankheitsablauf ist gekennzeichnet durch den Kampf der Leidenschaften mit der Besonnenheit. Nochmals wird betont:

Da die Genesis des Wahnsinns sich oft bis in die früheste Kindheit, ja bisweilen jenseits der Zeugung in das Leben der Eltern und Großeltern der Geisteskranken verfolgen läßt, so erhellt daraus, daß die hier anzustellende Betrachtung keine Grenze haben könne.

Mit dieser zusammenfassenden Darlegung des in großer Breite verfaßten zweibändigen Werkes mit fast je 900 Seiten dürfte diese systematische Trieblehre als Ausdruck eines langen Traditionsweges aus Platonismus und Stoizismus verständlich werden. Wir haben nicht den Eindruck, daß sie innerhalb der Geschichte der Psychotherapie bisher die genügende Wertung gefunden hat[3].

Zum Schluß dieses Abschnittes sei noch des Dichters *E. von Feuchtersleben* gedacht, der als Schüler des Theresianum in Alt-Österreich sich gegen den Willen des Vaters der Medizin zuwandte und später Hausarzt der Ottilie von Goethe war. Er hatte Umgang mit Franz Schubert, Schober, Bauernfeld, verkehrte im Salon der Karoline Pichler, stand mit Grillparzer in Beziehung und veröffentlichte 1836 Gedichte, 1837 „Beiträge zur Literatur, Kunst- und Lebenstheorie". Er erkannte in Goethe den Naturforscher, fühlte sich Schlegel und Novalis verpflichtet und trat als ausgezeichneter Biograph in Erscheinung. 1838 erschien die „Diätetik der Seele", ein Jahr danach die Schrift „Die Gewißheit und Würde der Heilkunst". 1840 wurde er Sekretär der Gesellschaft der Ärzte, begann 1844 seine Vorlesungstätigkeit und schrieb 1845 ein Lehrbuch der Seelenkunde. 1845/46 war er Fakultätsdekan; dann wandte er sich in amtlicher Stelle der medizinischen Studienform des Vormärz zu, mußte aber 1848 schon sein Entlassungsgesuch einreichen und starb 1849.

Philosophisch ist er in die Linie Kant bis Jacobi einzureihen. Daher ist er auch ein Anhänger der spinozistischen Affektenlehre. Die Hypochondrie sah er als Persönlichkeitserkrankung an.

Im Band II der Allgemeinen Zeitschrift für Psychiatrie schrieb er über den Monomaniebegriff ablehnend. Sein Lehrbuch wurde 1846 von *Hirschel* in der Allgemeinen medizinischen Zentralzeitung und von *J. P. V. Troxler* in der Neuen Jenaer Literaturzeitung referiert. Er selbst hat es nur als ein „Skelett" bezeichnet. Es sollte der neuen Psychiatrik zur Aufmunterung dienen. Er lobt seinen Lehrer *Ph. K. Hartmann*[4] als medizinisch-philosophischen Verschmelzer. Auch er selbst betont die Geistigkeit des Menschen als Finalität. Sein Buch soll den Praktikern dienen. Der Geistbegriff des Menschen ist weder auf dem Wege der Naturforschung zu gewinnen, noch konnte man ihn anatomisch untersuchen; vielmehr lehre die Tatsache des Bios höhere Äußerungen des Geistes (Ästhetik, Glaube, Ethik), ein jeweils Vorhandenes des Geistes. Er ist mit der Sinnlichkeit gegeben; daher sind alle Ableitungsversuche vergeblich. Dieser Dualismus duldet keine Grenzverwischung. Er sieht nur einen Untersuchungsweg, die Feststellung einer Seele, durch die der Körper zum Leibe wird. Dieses Unternehmen bedarf der Philosophie, Physiologie, Geschichte und Ethnographie als Quellen, ferner des selbstbiographischen Materials. Freilich sei auch die Tierseelenkunde in aller Vorsicht brauchbar. Dichtkunst, Pädagogik und Psychagogik gehören dazu.

Die Auseinandersetzung der Art, wie die Nosologen, welche nicht die psychischen Zustände ausschließlich behandeln, diese in ihr System einschalteten und diese Zustände selbst wieder systematisierten, schien uns völlig unfruchtbar.

Einteilung und Abartenschilderung seien zu willkürlich.

v. Feuchtersleben beginnt in historischer Breite. Diese Darstellung ist nicht eigenständig; vieles ist von Friedreich übernommen. Er kennt Platons Philebos, und Stahls Theorie leitet er davon ab. Die Aristoteles-Darstellung ist dünn; die Stoiker sprechen ihn als seelischen Diätetiker an, und er bemerkt den Zusammenhang mit Ideler. Heinroth hält er eher für einen Platoniker. Den Stoizismus bei Groos bemerkt er. Seine Paracelsuskenntnisse sind nicht ausreichend. Der Wichtigkeit Helmonts wird er gerecht. In Ettmüller, Bonnet und Stahl bekunde sich die neue Ära. Herbart ist ihm „der schärfste Denker unter den neueren Dogmatikern, dessen System vorzüglich für die Philosophie der Natur und der Seele den rechten Haltepunkt bietet".

Mesmer und Gall sind nur am Rande behandelt.

Im physiologischen Teil steht der bemerkenswerte Satz:

Man hat den Gedanken der platonischen Psychophysiologie erneuert und im Sinne moderner Reflexion fortgesponnen. Hegel suchte zu jeder konkreten Empfindung die entsprechende Affektion eines besonderen Organs, z. B. den Mut in der Brust, den Ärger in der Leber usw. . . .

Ph. F. A. Klencke[5] habe so einen Parallelismus einer Organsymbolik aufgebaut. Dieser werde von *J. Müller* und dem Hegelianer *Rosenkranz* — bekanntlich las er in Königsberg Psychiatrie als Philosoph — reduziert auf sthenisch excitierende und asthenisch deprimierende Empfindungen, schließlich auf gemischte mit Krampf- und Konvulsionserscheinungen. Mehr könne man über die Organwahl nicht sagen:

Wenn der eine durch viel Ärger leberkrank wird, so verdirbt sich der andere dadurch den Magen, ein Dritter bekommt dadurch einen besseren Appetit . . .

In der Affekten- und Trieblehre schließt er sich Ideler an. Die Phrenologie anerkennt er unter kritischer Leitung Grohmanns. Die Traumdefinitionen beruhen auf Hartmanns Ansichten. In der Pathologie vertritt er den graduellen Standpunkt von der Physiologie ausgehend bis zum Morbus im Sinne einer Anerkennung von *Töltenys* Mittelzuständen. Rosenkranz habe gelehrt:

(Die Seelenkrankheit) kann am einfachsten als ein Rückfall ins Traumleben während des Wachens bezeichnet werden . . .

Den Begriff der Persönlichkeitskrankheit entnimmt er Ritgen. Reil hatte den Begriff schon gekannt, und Möller (vgl. Anm.) bekämpfte ihn bei Heinroth. So lehnt er alle Systematik ab und spricht von Psychopathien. Beibehalten wird lediglich die Einteilung in Blödsinn, fixen Wahn, Manie und Narrheit.

VI. Die Betonung eines neuen naturwissenschaftlichen Standpunktes

Den hier geschilderten Romantizismen einschließlich des romantischen Eklektizismus v. Feuchtersleben erstand sehr bald auch im Protest gegen die sogenannte naturhistorische Schule eine heftige Gegenerschaft, die unter Einbeziehung der Kenntnisse der französischen Pathologie und Physiologie ihre Führung in den physiologischen Theorien W. Griesingers fand.

Wilhelm Griesinger[1] wurde am 29. Juli 1817 in Stuttgart als Sohn des Stiftungsverwalters vom Hospital geboren. Überdurchschnittlich begabt und frühreif, lernte er schon als Kind Französisch und bestand noch nicht 17jährig die Reifeprüfung. Er studierte in Tübingen Medizin, ging später nach Zürich, wo er sich anfangs von *Johann Lucas Schönlein* begeistern ließ, promovierte 1838 und begab sich nach Paris. Dort fühlte er sich besonders von *Magendie* angezogen. 1839 kehrte er nach Deutschland zurück, ließ sich am Bodensee nieder, nahm aber schon 1840 eine Stelle als Assistenzarzt bei Zeller in Winnental an. Er blieb zwei Jahre bei ihm und schloß mit *Robert Maier,* der dort Patient war, Freundschaft. 1843 trat er als Assistent in die Medizinische Klinik in Tübingen ein, in der sein Jugendfreund *Karl August Wunderlich* die Leitung innehatte. *Wilhelm Roser,* der andere Jugendfreund und Wunderlich waren wie Griesinger Stuttgarter Kinder. 1847 wurde Griesinger a. o. Professor, folgte kurzfristig einem Ruf nach Kiel, um 1850 das Direktorat der Medizinischen Schule in Kairo zu übernehmen, das ihm der Vizekönig von Ägypten angeboten hatte. 1852 kehrte er nach Europa zurück, übernahm 1854 die Leitung der Medizinischen Klinik in Tübingen, um 1864 einem Ruf nach Berlin als Direktor der Irrenklinik zu folgen.

Er starb 1868 an einer Perityphlitis mit postdiphtherischer Lähmungskomplikation.

Griesingers Ausspruch als Student etwa im Hinblick auf Eschenmayers psychiatrische Vorlesungen in Tübingen: „Da lese ich lieber in Müllers Physiologie, als daß ich veraltete Ansichten mir diktieren lasse", zeigt die Linie seiner Entwicklung und den medizinischen Standort. Er ist zunächst der einer dynamischen Physiologie. Als Griesinger nach 2jähriger Tätigkeit in Winnental Zeller, der zu den Vertretern der Einheitspsychose gehörte, wieder verließ, begann er mit der Niederschrift seiner ersten psychiatrischen Aufsätze in Rosers und Wunderlichs Physiologischem Archiv, dessen Redaktion er vom 6.–8. Band später übernahm.

Der erste Artikel von 1843 lautete: „Über psychische Reflexaktionen." Die Einleitung ist programmatisch; zur Erklärung psychischer Erscheinungen bedürfe man nicht der Philosophie, sondern der empirischen Physiologie. Ein Jahr vorher hatte Griesinger seinem Freund Robert Maier[2] in einem Brief eindeutig dargestellt, welcher Art diese Physiologie sein sollte: „Die Ausbildung und Durchführung einer rein physikalischen Ansicht der Lebensprozesse halte ich für die Aufgabe der Physiologie unserer Zeit." Dieser Briefwechsel der Jahre 1842–1845 zeigt eindrucksvoll das Bemühen Robert Maiers, seinem Freund die Lehre vom mechanischen Wärmeäquivalent klarzumachen. Maier hatte diese Theorie zum ersten Male als kleinen Aufsatz mit dem Titel „Bemerkungen über die Kräfte (er nannte die

Energie noch Kraft) der unbelebten Natur" im Mai 1842 in Liebigs Annalen erscheinen lassen. Der erste Brief an Griesinger mit der Darstellung seiner Lehre stammt vom November 1842. Wie fast die meisten Zeitgenossen verstand auch Griesinger Maier zuerst nicht. Maiers Behauptung, „daß Bewegung in Wärme und Wärme in Bewegung sich verwandelt", faßte Griesinger nur abstrakt auf, und der Satz „causa aequat effectum" schien ihm aufgehoben. Erst im Jahre 1844, nach einem langen Brief Maiers, in dem dieser den Begriff der Verwandlung und seine Auffassung über das Wesen der Termini Ursache, Wirkung und Verwandlung näher definierte, ist er voll und ganz mit dem Freund einverstanden und drängt ihn, dieser Erkenntnis auch im Bereich der Physiologie Raum zu geben.

Mit der Vorstellung Griesingers von einer physikalischen Physiologie ging folgerichtig die Ablehnung aller naturphilosophischen[3] Theorien sowie die der naturhistorischen Schule Schönleins einher. Wie 20 Jahre später *Hermann von Helmholtz,* erklärte Griesinger, daß in der „Medizin nicht an den Glauben zu appellieren, sondern wie in allen übrigen Naturwissenschaften eine exakte empirisch demonstrative Methode" festzuhalten sei. So stehen die Erscheinungen, die man „psychische" nenne, wegen des „Organisch-seins" allein dem Naturforscher zu, und auf sie können alle Begriffe und Gesetze Anwendung finden, die die neuere Physiologie für eine Anzahl anderer Phänomene der organisierten Materie geschaffen habe; hierzu gehöre in erster Linie die Reflexaktion im Rückenmark. Zweck der Untersuchung ist, „die Parallele zwischen den Aktionen des Rückenmarks und denen des Gehirns, sofern es Organ der psychischen Erscheinungen im engeren Sinn ist, hervorzuheben und an normalen und abnormen Erscheinungen nachzuweisen".

Nach einem kurzen historischen Überblick über die Entwicklung des Reflexbegriffes seit *Whytt,* Haller, Reil bis Hall, J. Müller u. a. steuert Griesinger auf die für ihn zentrale Frage zu: Ist die Reflexaktion eine Bewegung ohne Empfindung (M. Hall), ohne Willen *(van Deen)* oder ohne Vorstellung (Budge)? „Auf diese aber kommt es an", erwidert Griesinger. Er erkennt die Tragweite dieses Streites: entweder gibt es passive Rezeption oder Empfindung, automatische Reaktion oder Willkür, Mechanismus oder psychische Freiheit.

Die zentripetalen und zentrifugalen Aktionen am Rückenmark und am Gehirn werden untersucht. Griesinger kommt zu dem Ergebnis, beide sind nicht verschiedenen Gesetzen untertan; es besteht eine Harmonie zwischen Rückenmark und Gehirn, eine „Analogie" zwischen den mehr oder weniger bewußten Aktionen des Gehirns, den Vorstellungen und Strebungen und den Empfindungen und Bewegungserscheinungen des Zentralorgans. Die Reflexaktion wird am Muskeltonus dargestellt. Obwohl dem Bewußtsein entzogen, ist der Tonus abhängig von Vorstellungen und ihrem Inhalt; dies zeigt sich etwa bei Tonuserschlaffung durch traurige Vorstellungen. Er wird von den zentripetalen Eindrücken der sensitiven Nerven gebildet; sie geben die „Summe aller Erregungen" des Zentralorgans ab. Die Bestimmung des Tonus, d. h. die Regulierung, erfolgt vom Rückenmark als Ganzem. Diese Regulierung ist ein Prozeß, der in zwei Akten verläuft. Der erste besteht darin, daß die sensitiven Eindrücke im Rückenmark ihrer Besonderheit entkleidet und so verarbeitet werden, daß ein „mittleres Fazit der Erregung" jeden Augenblick als Tonusregler gebildet wird. Diesen Akt nennt Griesinger „Zerstreuung" der zentripetalen Eindrücke. Der zweite ist die „motorische Anregung" für den Tonus wie für die Muskelbewegung. Ihre Stärke und die Gewohnheit ihrer Richtung erfolgt wieder direkt vom Zustand des Rückenmarks als Ganzem, die Besonderheit der Bewegung im konkreten Fall jedoch bestimmen Vorstellung und Empfindung. Der Prozeß der Zerstreuung wird selbst wieder Anregung für die motorische Tätigkeit über einen „mittleren Zustand scheinbarer Ruhe". Griesinger sieht in der Bestimmung der zentripetalen Eindrücke ein teleologisches Prinzip, da der Tonus unentbehrlich zur Erreichung des Lebenszweckes sei.

Dieser Modellfall des Tonus als Reflexaktion wird für die Vorstellung übernommen. Die zentripetalen Eindrücke werden direkt (Sinnesorgan) oder indirekt (Rückenmark) in das Gehirn aufgenommen. Dort werden sie „zerstreut" und durch eine weitere Veränderung zur Quelle von Vorstellungen. Es wiederholt sich das gleiche: aus der Zerstreuung bildet sich ein mittlerer Zustand, ein „Tonus des Vorstellungsorgans", von dem Stärke und Gewohnheit der Richtung der Aktion abhängt.

Die Darstellung der Reflexmechanismen wird genetisch, morphologisch-vergleichend und experimentell unterbaut. Reflexbewegung ist bei den niederen Tieren zweckmäßig, bei höheren und Menschen unzweckmäßig, da hier in zunehmenden Maße Vorstellungen die zentripetalen Eindrücke bestimmen, d. h., die Wahl der Bewegung ist dem freien Willen anheimgestellt. Nicht alle Bewegungen gehen aber von bewußten Vorstellungen aus. Für einige liegt die nächste Veranlassung teils in unveränderten Empfindungen, teils in so dunklen Vorstellungen, daß man sie nicht leicht trennen kann. Diese dunklen Vorstellungen schließen sich an die zweckmäßigen Bewegungen der niederen Tiere an, unterscheiden sich aber von den reinen Reflexbewegungen dadurch, daß sie dauernd von Vorstellungen überwacht werden können. Hier zeigt sich, daß der Unterschied von unwillkürlichen und willkürlichen Bewegungen nicht scharf abzugrenzen ist. Der Beginn der Vorstellung ist unbestimmt, ihre Intensität nimmt durch „unfaßbare Mittelstufen" zu, und der quantitative Unterschied in der Intensität schlägt an einem gewissen Punkte in eine „Qualitätsänderung um, nämlich in das Bewußtwerden, womit die Vorstellung erst in den Vordergrund der Seele tritt". Zwischen Erregungsintensität und bewußter Vorstellung setzt Griesinger eine Qualitätsänderung der betreffenden Energie, also eine Umwandlung. Diese Vorstellungen Griesingers sind rein physikalisch-energetisch. Er bezieht sie aus der Physik und knüpft an R. Maier an. Schwer verständlich ist aber die Auffassung von einem Umschlagen in eine Qualitätsänderung bei Steigerung der Intensität. Hier muß man sich fragen, ob nicht die Lehre vom mechanischen Wärmeäquivalent falsch verstanden wurde oder zumindest terminologisch von Griesinger nicht richtig definiert worden ist. Es ist reizvoll, diese Gedanken Griesingers mit den psychologischen Ausführungen seines Zeitgenossen *Sigwart* über Intensität und Qualität zu vergleichen. Sigwart unterscheidet bei der Vergleichung der Sinnesempfindung in üblicher Weise zwischen Intensität und Qualität. Dabei wirft er die Frage auf, ob wir diese zwei Richtungen so scharf trennten, wenn wir sie als rein subjektive Phänomene fassen könnten, ohne an ihre Bedeutung als Repräsentanten objektiver Dinge zu denken ... „ob in der Tat, was wir als nur intensiv verschieden vorstellen, gar keine qualitative Differenz zeigt und wir nicht bloß deshalb die qualitativen Differenzen zweier intensiv verschiedenen Empfindungen übersehen, weil wir wissen, daß sie von demselben Gegenstand herrühren"[4]. Griesinger hat seine Theorie nicht psychologisch gemeint, sondern expressis verbis physikalisch; diese Antinomie bleibt bestehen und ist nicht weiter zu klären.

Wie stark Griesingers energetisches Denken ist, zeigt eine charakteristische Stelle:

Wie das Rückenmark stets von einer unendlichen Menge zentripetaler Eindrücke aus der Außenwelt und dem eigenen Körper geladen, gleichsam mit ihnen angefüllt ist und doch nur ein sehr kleiner Teil von ihnen als Empfindungen bewußt wird, so muß man sich auch das Gehirn mit seiner spezifischen Energie adäquater Erregungen — Vorstellungen — geladen denken, deren unendliche Mehrzahl in dunkler Ruhe beharrt, während nur wenige intensere an das Licht des Bewußtseins herauftreten.

Geistesgeschichtlich beginnt hier das medizinisch-energetische Denken, das eine so große Rolle in der medizinischen Theorienbildung des 19. Jahrhunderts spielen wird.

Die Reflexaktion beherrscht auch das psychische Leben. Griesinger stellt die Analogie auf, die Strebung verhalte sich zur Vorstellung im Gehirn wie die Bewegung zur Empfindung im Rückenmark. Vorstellungen regen Strebungen an, werden zu Strebungen und veranlassen Bewegungen. Wie aus der Zerstreuung der zentripetalen Eindrücke im Rückenmark für dieses als Ganzes ein Zustand hervorgeht, der den Tonus reguliert, bildet sich auch im Gehirn aus der Masse der zerstreuten und kombinierten Vorstellungen ein Zustand scheinbarer Ruhe, der die Kraft und die Gewohnheit der Richtung der psychischen Bewegung, der Strebung reguliert. Griesinger nennt ihn „psychischen Tonus", Charakter oder Gemüt. Die motorische Anregung kommt von der bewußten Vorstellung, die in Bestrebung übergehen will. Dieser Vorgang beruht wie bei der Reflexaktion im Rückenmark auf organischem Zwang und Drang. Die Vorstellung vom Drang entspringt der Dynamik der Energetik, „wir fühlen, wie es uns treibt". Dieses Treiben ist organisch, und Schüle weist später besonders auf Griesinger hin, der das Organische des Zwanges so klar ausgesprochen habe.

Wie die bewußte Vorstellung sich von der unbewußten durch Intensität unterscheidet, so geschieht der Übergang von Vorstellung in Strebung durch verschiedene Intensitätsgrade. Dabei ist bewußtloses Vorstellen etwas Tätiges und für das Individuum Bestimmendes, also ein wirkendes Unbewußtes. Fällt der Übergang von Vorstellung in Strebung ins Bewußtseins, so heißt der Vorgang Wollen. Willensfreiheit ist vom Wollen zu unterscheiden; sie bedeutet Wahlfreiheit in der Motivauswahl. Die Auswahl ist um so reicher, je mehr Vorstellungen der Mensch hat. So ist Griesingers berühmt gewordener Satz zu verstehen: „Denken macht frei."

Die gesamte Auf- und Entladung von Energien im psychischen Organ wird ferner von Hemmungserscheinungen geregelt; experimentell zeigte sich, daß nach Enthauptung von Amphibien die Reflexbewegungen stärker waren, d. h., die Hemmung durch das Gehirn fiel weg. Im psychischen Organ wird der Übergang von Vorstellung in Strebung durch andere Vorstellungen gehemmt. Ist das Verhältnis von Hemmung zum Beweglichen auffallend gestört, wird die Hemmung von Griesinger Krankheit genannt. Im Gehirn handelt es sich dann um psychische Krankheiten (Seelenstörungen). Ihr Charakter besteht in der Abnormität oder im Verlust der Besonnenheit, d. h. der geistigen Freiheit. Es handelt sich also um Alterationen des Verhältnisses von Bewegung—Empfindung und Vorstellung—Strebung. Eine Alteration von Empfindung und Bewegung ruft rasch Veränderungen von Vorstellungen und Strebungen hervor; da aber, wo primär und allein oder auffallend und länger Vorstellungen und Strebungen alteriert sind, handelt es sich um Wahnsinn. Er zeigt Ähnlichkeit mit narkotischen Vergiftungen; sie beruhen beide auf Anomalien in der Zerstreuung der Vorstellung und deren Übergang in Strebung. Beide Aktionen können erhöht und erleichtert oder erschwert und gehemmt sein. Aus der Beobachtung kenne man gesteigertes Selbstgefühl und Depression. Die Depression ist ferner Ausgang für weitere Veränderungen, die den Wahnsinn konstituieren. Hier erweist sich Griesinger als Schüler Zellers[5] und beruft sich gleichzeitig auf Guislains Formulierung: „Ursprünglich ist der Wahnsinn ein Zustand von Übelbefinden, Angst, Leiden, ein Schmerz, aber ein moralischer, intelligenter, zerebraler."[6]

Depression als primärer Zustand ist für Griesinger „unantastbares Gesetz". Energetisch-physikalisch besteht er in einem Hemmungszustand; gehemmt ist die normale Zerstreuung der Vorstellung und ihr Übergang in Strebung. Diese Hemmung ist organische Nötigung. Schlimmer ist sie, wenn sie den Übergang der Vorstellungen in Strebung betrifft, so daß sie „in unberuhigter Schwebe oszillieren"; d. h., die Entladung, die sich mit dem Übergang in die Strebung vollzieht, kann nicht vonstatten gehen, die „Traurigkeit steigt zur Verzweiflung". Sekundär kann es zum Auftreten von Halluzinationen als ein nach Außen-projizieren der kranken Vorstellungen kommen.

Die zweite Grundform des Wahnsinns ist der entgegengesetzte Zustand, die Manie. Sie ist charakterisiert durch erhöhte Zerstreuung mit erleichtertem Übergang von der Vorstellung in die Strebung. Auch hier gibt es sekundäre Störungen, irrige Ideen, Selbstüberschätzung u. a. m. Griesinger unterscheidet diese sekundären Formen des Wahnsinns von den zwei Grundkrankheiten deshalb, weil sie trotz Veränderungen des psychischen Tonus und der Strebung vor allem Abnormitäten im Kreis der Vorstellungen selbst zeigen und damit als Veränderungen der Intelligenz imponieren; als solche sollen sie von den zwei Grundformen getrennt werden. Hier klingt wieder die alte Einteilung Depression, Manie und Blödsinn an.

1844 setzte Griesinger mit dem Aufsatz „Neue Beiträge zur Physiologie und Pathologie des Gehirns" die Analogie von Empfindungs- und Bewegungsphänomenen mit psychischen fort. Entspricht die psychische Reflexaktion der des Rückenmarks, muß es auch zwischen abnormen Erscheinungen des Rückenmarks eine Analogie zu denen des Gehirns geben. Griesinger benutzt bewußt den Begriff Analogie, der ihm trotz seiner Gegnerschaft zur Naturphilosophie keineswegs suspekt erscheint.

Ausgehend von der Tatsache, daß beim Wahnsinn pathologisch-anatomisch höchstens eine geringe Hyperämie, sonst aber keine weiterer Befund zu entdecken sei, wird die Erscheinung der Spinalirritation als ein ganz bestimmter Grundprozeß von Rückenmarksaffektionen, dessen Erscheinungen bekannt sind, zum Vergleich herangezogen. Es ist jene Krankheit, die trotz heftiger Symptome, vielfacher Störung von Empfindung und Bewegung, Abweichung des Temperaturgefühls, Neuralgien, Krämpfe und Lähmungen lediglich eine geringe Hyperämie zeigt. Zum Unterschied von Broussais' Irritationsbegriff engt Griesinger den seinen in bestimmter Weise ein; er meint damit etwas Nicht-entzündliches und im weiteren Sinne Krampfartiges. So wird Wahnsinn zur Zerebralirritation, und Spinal- wie Zerebralirritation zeigen die gleichen Schemata des Erkrankens:

1. Steigerung und Verminderung in den Lebensäußerungen der zentripetalen, zentrifugalen und der beide Aktionen verbindenden und regulierenden Apparate des Gehirns und des Rückenmarks;

2. Das Vorkommen freier Zwischenräume;

3. Die Möglichkeit raschen Verschwindens;

4. Die schlechte Prognose bei langer Dauer und

5. Die Ähnlichkeit der Ursachen; teils direkt und primär auf das Gehirn und Rückenmark einwirkende Stöße und Kommotionen, teils Affektionen, die von anderen Organen sympathetisch hergeleitet werden.

Die Vergleiche werden im einzelnen durchgeführt; für das Rückenmark wie für das Gehirn wird bei der Irritation ein Charakter allgemeiner Schwäche festgestellt, der beim Gehirn als „reizbare Schwäche" bezeichnet wird. Sie wird zu einer Art Disposition, die den Tonus des psychischen Organs, der schon im normalen Zustand ständig mobil ist, modifiziert und durchbricht, so daß sich die mannigfaltigsten Gemütsbewegungen, Affekte und Stimmungen des Wahnsinns zeigen. Wie aus dieser Tonusveränderung die verschiedensten krankhaften Erscheinungen hervorgehen, sei schwer zu erklären. Bei der Reflexaktion im Rückenmark ergibt sich für Griesinger eine Art gesetzmäßiger Beziehung zwischen „der Energie der Aktion der sensitiven Nerventeile" und dem spezifischen Inhalt, der Qualität der Empfindung. So gehören Kälteempfindungen einer verminderten sensitiven Aktion an; diese wird als neuer Inhalt der Empfindung, als Kälte, bewußt. „Der Quantitätsunterschied schlägt in eine Qualitätsdifferenz um." Auf das Gehirn übertragen führt ein geringerer Tonus oder Aktionszustand des Gehirns zur Empfindung neuer Inhalte, etwa Halluzinationen, die sich auf nichts Äußeres beziehen. Wieder geht es um Umwandlung von Energieformen und wieder soll die Physik das „Umschlagen" von Quantität in Qualität erklären.

Ein Jahr später, 1845, erschien „Die Pathologie und Therapie der psychischen Krankheiten". Sie besteht aus 5 Büchern; Buch I behandelt einen allgemeinen theoretischen Teil, II Ätiologie und Pathogenie der psychischen Krankheiten, III ihre Formen, IV pathologische Anatomie, V die Therapie. Das gesamte Werk ist eine Fortführung und Ausweitung der behandelten Aufsätze, wie schon Flemming betonte. Sitz der psychischen Krankheiten ist das Gehirn, psychische Krankheiten sind Krankheiten des Gehirns. Ausgangspunkt der Betrachtung ist — notgedrungen — die Physiologie; sie erkennt das psychische Leben als eine „besondere Form des Organismus an". Psychische Akte sind Funktionen bestimmter Organe. Psychische Tätigkeiten im weiteren Sinne sind an das gesamte Nervensystem gebunden, aber nur das Gehirn, und dieses auch nur in einzelnen Teilen, der Rinde, ist Sitz des Vorstellens und Strebens. Ihre inneren Vorgänge selbst sind aus der

Organisation des Gehirns nicht zu begreifen. Seele ist Summe aller Gehirnzustände, insofern könne man sagen, die Erkrankung betreffe auch wirklich die Seele; man solle aber besser von Gehirnkrankheiten reden, durch die die Akte des Vorstellens und Wollens gestört sind. In dem Wechsel der Seelen- oder Gehirnzustände gibt es ein „scheinbar Bleibendes", das Ich. Es ist eine von frühester Jugend an gewordene und erworbene Einheit. Griesinger verknüpft hier genetische mit historisch biographischen Vorstellungen, die er von Herbart übernommen hat.

Irresein beruht auf Gehirnaffektion; pathophysiologisch zeigt es sich in konstanten Symptomen von gestörter Empfindung, Bewegung und Vorstellung. Die Pathologische Anatomie spielt jetzt bei Griesinger eine wesentlich größere Rolle. Er findet in der Mehrzahl von Sektionen Geisteskranker anatomische Veränderungen in der Schädelhöhle. Eine spezifische Läsion für das Irresein gebe es selbstverständlich nicht, aber man finde anatomische Veränderungen, mit denen immer eine auffallende Störung der psychischen Tätigkeiten oder eine Geisteskrankheit verbunden sei, z. B. bei diffusen[7], über viele Windungen verbreiteten Entzündungen der grauen Rindenschicht. Die konstantesten anatomischen Läsionen finden sich auf der Gehirnoberfläche; daher ist Irresein eine Erkrankung der äußersten Peripherie. Die nervöse Irritation als Ausdruck des krankhaften Geschehens tritt zurück zugunsten einer immer stärker werdenden pathologisch-anatomischen Betrachtung.

Bei den Geisteskrankheiten im engeren Sinne handelt es sich um jene Gehirnaffektionen, in denen Anomalien in Vorstellung und Wollen die charakteristische Symptomengruppe bilden. Vorstellen ist:

Die eigentliche Energie des Seelenorgans, und alle die verschiedenen geistigen Tatsachen, die man früher z. T. als verschiedene Vermögen bezeichnet hat (Phantasieren, Wollen, Gemütsbewegungen usw.), sind nur verschiedene Beziehungen des Vorstellens auf die Empfindung und Bewegung oder Resultate von Konflikten der Vorstellungen unter sich.

Das ist die Sprache Herbarts, auf den sich Griesinger im psychologischen Teil seines Werkes, der von der zweiten Auflage ab stark erweitert wurde, beruft und der in seiner empiristisch-sensualistischen Psychologie alles seelische Geschehen in die Vorstellungen verlegt hatte. Herbart hielt die Erklärung der seelischen Erscheinungen aus den Seelenvermögen als selbstschöpferische Leistungen der Seele für illusorisch und sah in den Vorstellungsverhältnissen, die im Sinne eines psychischen Mechanismus ablaufen, die wirklichen Ursachen der psychischen Vorgänge. Wie bei ihm wird auch bei Griesinger alles geistige Leben auf Vorstellung zurückgeführt. Das klarste Denken, das Wollen, der dumpfe Trieb und das Gefühl sind nur modifizierte Vorstellungen, und die Modifikationen beruhen auf Intensitätsgraden der Energie. Damit wird auch bei Griesinger schon ein monistischer Ton angeschlagen, der ihn mit den späteren monistischen Energetikern verbindet.

Die Darstellung der Elementarstörungen der psychischen Krankheiten ist ebenfalls nur eine breitere Ausführung seiner Schriften über die Reflexaktion. Der starke Einfluß von Guislain und Zeller wird noch deutlicher. Die geistigen Elementarstörungen zeigen daher fast stets den Beginn mit Gemütsanomalien; sie beruhen energetisch auf „verminderter Kraft und Energie des Ich" infolge von Hemmung; der psychische Schmerz erscheint als Unruhe und Angst. Die gesteigerte Empfindlichkeit verstärkt diesen Zustand. Sekundär kommt es zum Irresein der Intelligenz, Wahnideen sind Erklärungsversuche für die Störungen der Affekte und Gefühle, sie sind falsche Urteile. Der Monomaniebegriff wird verworfen, es handelt sich stets um eine tiefe innere Zerrüttung der psychischen Individualität. Störungen des Wollens treten als Willenlosigkeit, gesteigertes Wollen und Störungen in den Trieben auf.

Die sensitiven Elementarstörungen zeigen verschiedenste Anomalien des Gemeingefühls; die wichtigsten krankhaften Phänomene sind hier Halluzinationen und Illusionen. Halluzinationen sind subjektive, nach außen projizierte Sinnesbilder ohne Realität, Illusionen falsche Deutungen äußerer Objekte. Griesinger bezieht sich auf Esquirol, Lélut, Bird, Leuret, Reil, Arnold, J. Müller, Hagen u. a. Halluzinationen kommen bei Nicht-Geisteskranken vor, und zwar im Traum, im Rausch, bei Schwindel und analogen Zuständen. Geistig hochstehende Menschen von starker Phantasie — Tasso, Goethe, Spinoza, Pascal, Helmont u. a. werden genannt — können halluzinieren; es komme stets auf die Einstellung zur Halluzination an. Auch wenn die Halluzination für wahr gehalten werde, bestehe noch keine Geisteskrankheit; es gehören immer eine psychische Verstimmung oder Wahnideen dazu. Örtliche Krankheiten des betreffenden Sinnesorgans, tiefere Erschöpfungszustände und vor allem der Zustand zwischen Wachen und Schlaf können ferner Anlaß zu Halluzinationen geben. Der Inhalt der Halluzination richtet sich nach der vorhandenen Gedankenrichtung und der Stimmung. Das Irresein als Ganzes wird von Griesinger mit dem Traum und dem febrilen Delir als verwandten Zuständen verglichen. Sie können als Analoga dienen. Im Traum, im Fieberdelir wie im Irresein ist der Grundton abhängig von der herrschenden Stimmung; was von außen oder von innen in den Traum gelangt, trifft auf ein „präoccupiertes Zentrum" und wird entsprechend verwendet. In den Träumen wie in den Fieberdeliren sind Halluzinationen und falsche Vorstellungen nur Ausdruck der Grundstimmung, und das akute fieberhafte Delir ist vom Irresein „in keiner Weise spezifisch verschieden".

Ätiologie und Pathogenie der psychischen Krankheiten werden im wesentlichen traditionell behandelt. Der Begriff der „sogenannten nervösen Konstitution", von Fodéré, Guislain, Lallemagne u. a. ähnlich benützt, wird stark in den Vordergrund gerückt. Diese Konstitution ist individuelle Prädisposition, beruht auf einem Mißverhältnis zwischen Reaktion und einwirkenden Reizen und kann sich nach der Theorie der Reflexaktion in allen einzelnen Abteilungen des Zentralnervensystems zeigen. Auf psychischem Gebiet sind die Folgen dieser „reizbaren Schwäche" sehr verschieden; Menschen dieser Konstitution zeigen eine größere Geneigtheit zu psychischem Schmerz bei „größerer Ausbreitung der Erschütterungskreise"; das psychische Gleichgewicht wird gestört, und es zeigen sich jene Merkmale psychischer Labilität, die später die dégénérés Morels und die déséquilibrés Magnans auszeichnen. Diese psychische Disposition kommt angeboren und „namentlich angeerbt, sozusagen häufig als Träger der Heredität des Irreseins vor".

Da die Nosologie noch nicht „nach ihrem Wesen, d. h. nach den ihnen zugrunde liegenden anatomischen Veränderungen des Gehirns", aufgestellt werden kann, beruht sie auf der Symptomatologie. Wieder an Zeller und Guislain anschließend, erfolgt, wie in den vorhergehenden Schriften, die Einteilung in die affektiven Grundzustände Melancholie—Manie mit Melancholie als Ausgangspunkt und die sekundären Veränderungen des Vorstellens und Wollens als psychische Schwächezustände. Wichtige Komplikationen des Irreseins sind die Begleitung von bestimmten Nervensymptomen; hier steht an erster Stelle die allgemeine Paralyse, die traditionell nach französischem Vorbild (Morbus Bayle) behandelt wird.

In der zweiten Auflage von 1861 werden die psychischen Krankheiten Idiotismus und Kretinismus den „psychischen Schwächezuständen" hinzugefügt, und zwar als Entwicklungshemmungen. Erweiterungen und Zusätze seines Lehrbuchs betreffen vor allem die Ätiologie, Psychologie und die pathologische Anatomie. Im Kapitel über Ätiologie wird die These Morels von der dégénérescence anerkannt, besonders die der Gruppe erblicher Seelenstörungen, deren Stadien er sorgfältig aufzählt. Diese Theorie liegt in der Weiterführung von Griesingers Begriff der nervösen Konstitution, die später zur Neuropathie wird.

Griesinger hat später seine Auffassung von den Elementarstörungen geändert. In seinem Vortrag zur Eröffnung der psychiatrischen Klinik in Berlin 1867 behandelt er „das Irrereden bei den Geisteskranken", das Delirieren[8]. Bei der Betrachtung des abnormen Inhaltes der Vorstellungen falle auf, daß immer und überall in allen Irrenhäusern Europas und Amerikas eine bestimmte Reihe von Wahnvorstellungen in stereotyper Wiederkehr auftreten. Griesinger nennt sie typische oder fundamentale oder „Primordialdelirien". Diese Feststellung ist zunächst eine rein psychologische und geht vom Inhalt der Wahnvorstellungen aus. Griesinger unterscheidet mehrere Gruppen: zwei einander gegensätzliche, wovon die eine den Charakter des Leidens, der Beeinträchtigung, der Unterdrückung und die andere den der Aktivität, Expansion und Steigerung beinhalte; daneben gebe es Sonderformen der Gruppen von Sexualdelirien mit Erotismus und dem Vorstellungsinhalt des „Andersseins". Häufig wechseln die entgegengesetzten Primordialdelirien im gleichen Individuum miteinander ab oder bestehen nebeneinander. Sie wachsen dann zusammen als Größen- und Verfolgungsvorstellungen zu einem System. Hier beginnt die Paranoiafrage, der Snell zwei Jahre zuvorgekommen war. Griesinger hält diese psychologische Tatsache, die er aus der Beobachtung der Kranken gewonnen hat, für so zwingend, daß er diese Wahnvorstellungen, diese Primordialdelirien, nicht mehr als sekundäre Erscheinungen ansehen kann. Es handelt sich vielmehr um „primäre Verrücktheit", nicht um sekundäre Entstehung aus affektiven krankhaften Zustandsbildern. Die Beobachtung zeige auch eindeutig, daß diese Primordialdelirien ohne emotive Grundlage auftauchen. Bis hierher geht Griesingers psychologische Betrachtungsweise. Die Frage nach der Entstehung dieser Primordialdelirien zeigt den Fortschritt vom physiologischen zum pathologisch-anatomischen Denken. Physiologisch sind Gefühle und konkrete Wahnvorstellungen Äußerungen eines und des gleichen Seelenzustandes. Z. T. ist dieser in Worte faßbar (Delir), z. T. besteht er auf Bewegungs- und Spannungsverhältnissen im Vorstellen, die Gefühle erzeugen, aber keine Gedanken bilden. Die Vorstellungstätigkeit als Ausdruck eines physiologisch energetischen Zustandes scheine in bestimmten Kategorien delirierend zu reagieren. Das liege daran, daß Grundlage dieser Zustände abnorme Hirnzustände sind. Es zeige sich erfahrungsmäßig, daß beharrende Größendelirien oft mit motorischen Hirnstörungen verbunden sind. Sie sind häufiger Ergebnisse palpabler (Herd) Hirnerkrankungen als die Depressiv-Delirien, die aus sympathischen Hirnerregungen oder Mitvorstellungen entstehen.

So beginnen Griesingers theoretische Konzeptionen mit einer energetischen Physiologie, integrieren — mehr nominalistisch — die sensualistische Psychologie Herbarts und später Wundts Experimentelle Sinnesphysiologie und enden in einer Neuropathologie mit Betonung des anatomischen Gedankens.

VII. Vererbung und Entartung

a) Erwachendes Interesse für Vererbungsprobleme

Morels großem Entwurf der „Dégénérescence" sind theoretische Verkünder vorangegangen, die kurz dargestellt werden müssen:

Der 1808 in St-Brieuc geborene *Prosper Lucas* studierte in dem nunmehr freigeistigen Paris nach der Revolution und veröffentlichte schon mit 23 Jahren ein preisgekröntes Werk über Erziehung, 1833 eine Arbeit über „imagination contagieuse", um sich dann von 1847–1850 dem Vererbungsproblem zuzuwenden. Nach kurzer politischer Betätigung ging er 1864 als Nachfolger *Marcé's* nach Bicêtre; dort war Magnan sein erster Interne, der ihn nicht liebte. Beide mußten aber später die Organisation gemeinsamen Unterrichts in Ste-Anne betreiben. Dies geschah zusammen mit *Bouchereau* und *Dagonet*. Die Vorlesungen Lucas' wurden infolge einer Presse-Intrige 1873 verboten, aber 1876 wieder gehalten. 1885 ist Lucas in der Nähe von Corbeil gestorben.

Das zweibändige Werk über Vererbung von 1847 gibt eine geschichtliche Übersicht. Es sieht drei historische Schulgruppen. Die erste, zu der *Maillet, Baumann, Jean-Baptiste Robinet* und *Jean-Baptiste de Lamarck* gehören, stürzt die aufgerichtete Grenze zwischen spezifischem und individuellem Typus. Die zweite, mit *Wolleston*, Helvetius, *Weikard*, Ch. Bonnet und dem Arzt *Louis*, erhält diese Grenze als unveränderlich und geheiligt; sie gelangt zur Sphäre der Species, nicht zu der des Individuum. Die dritte anerkennt die Grundthese der zweiten und schafft die spezifische und individuelle Heredität. Sie erliegt aber einem Separatismus der Systeme und Formen. Die einen begrenzen die Auswirkungen, die anderen erweitern sie auf das körperliche wie seelische Gebiet. Das gleiche gilt für die Pathologie. Veterinäre und Humanmediziner können sich nicht einigen. Es taucht die Frage auf, ob nur chronische Krankheiten hereditär sind, ob Heredität nur auf einen geschwächten Zustand wirke oder auf eine Krankheitsart, wie Syphilis. Andere behaupten das Gegenteil. Wieder andere reden nur von Prädisposition. Die einen erkennen nur eine unmittelbare Linie, die anderen eine mittelbare an. Die einen halten die Übertragung von den Erzeugern aus für gleichbleibend, für die anderen wechselt sie in unzählige Umwandlungen. Und so sind wir nicht weiter gekommen als die Antike, die lediglich von der Zeugung ausging. Im Gegensatz hierzu verwandten die Modernen das Experiment, angewandt auf Species und Individua. So schuf der Barock 300 verschiedene Theorien. Induktion und Beobachtung haben versagt, die Experimente der Hybridation, Kreuzung und Züchtung waren ergiebiger. Erfolgreich war daher *Girou de Buzareingue* (1825). Lucas hält auch diese Methode für zweifelhaft, weil auch sie den Grundfehler enthalte, die Zeugung und Vererbung zu assimilieren. Schon Montaigne habe sich über die Annahme gewundert, daß in einem Spermatropfen die unendliche Zahl der psychosomatischen Formen enthalten sein soll. Fodéré steht 1822 vor den gleichen Schwierigkeiten als Gerichtsmediziner. 1833 schreibt Isidore Geoffroy-Saint-Hilaire seine „Histoire des anomalies" und kapituliert abermals: „Die vollständige Erklärung aller dieser Tatsachen liegt außerhalb der Tragweite der aktuellen Wissenschaft." 1844 faßt die „Gazette médicale de Paris" die Ergebnisse zusammen. Sie sind wesentlich negativ. Demgegenüber will Lucas den unergiebigen Empirismus verlassen. Angesichts der Ergebnisse *Velpeaus, von Baers, Costes, C. H. E. Bischofs, Pouchets* fragt er:

Worin bestehen Ursache, Wesenheit und Grund der Vererbung im Lebensbereich?

Sicherlich vermag der Zeugungsvorgang uns dieses Rätsel nicht zu lösen. Der theoretische Gedanke geht nun von der Analogie der naturphilosophisch gedachten Kraft aus, die allem Sein zugrunde liegt. Er nennt dies

... cet accord entre les formes du principe d'activité de l'homme, palpables et manifestes dans ses actions, et les formes du principe de l'activité mère déployées et visibles dans les caractères généraux de la vie, imprimés dans les êtres par la création.

So wird die menschliche „Procréation" zur mittelbaren Schöpfung, zur Fortsetzung des Schöpferaktes vermittels der organischen Wesen.

Vererbung hat ein doppeltes Gesicht; sie erscheint uns als Natur und als Einrichtung (institution). Als Natur zeigt sie Lebensgesetze, als Einrichtung zeigt sie die rechtliche Seite und die Güter. Beides steht im Zusammenhang von Ursache und Wirkung: „Für uns wird natürliche Vererbung zur Primordialursache und wirklichen Quelle der Einrichtungsvererbung (institution)." Es ist nun interessant, Lucas als einen der wenigen Vertreter der Gefolgschaft deutscher Naturphilosophie ausgewiesen zu sehen. Er übernimmt im Naturbereich den Begriff der plastischen Existenz der Lebensform von Burdach und den Dynamismus der Wesenskraft der Organisation von Schelling.

Plastik und Dynamik beherrschen die Zeugung; jene schafft Gewebe, Flüssigkeiten, Systeme, Organe und Formungen, diese als dynamische Vererbung schafft die verschiedenen Eigenschaften und Zustände aller Vermögen und Energien. Vermittlung wird das Nervensystem, das manche Physiologen zur Grundlage der Organisation gemacht haben. 1811 hat *Lorenz Oken* dies gelehrt, aber vor ihm schon *Virey* 1803 und *Lafon* 1796. Diese Bemerkung von Lucas stiftet also einen Zusammenhang der deutschen romantischen Naturphilosophie[1] mit der Frankreichs. Daneben bestehen die humoralen physiognomischen Lehren von *Porta* bis *Lavater*; schließlich gibt es noch die Vitalisten.

Zwischen der Frage „angeboren" oder „erworben" geht der jahrhundertelange Streit; ihn interessiert daran lediglich der hereditäre Anteil. Seine Fragestellung spitzt sich zu in der Richtung:

Von wo kommen bei der Geburt die Formen und Vermögen der Fähigkeiten, die wir von ihr erhalten?

Das Geburtdatum als solches ist unerheblich, nur Durchgangspunkt zwischen embryonischem und weltlichem Leben. Die Tatsachen aber ruhen in der Organisation. Sie ist Werk und Ausdruck des Lebensprinzips in der Fortpflanzung des Wesens, sie ist eine Kraft, Leben, Aktion.

Mit Burdach hält er an einer Schöpfung fest, und die platonische weitere Frage entsteht:

Nach welchem Typusbild sind die beseelten Wesen entworfen und ge
formt, ... nach welchem Prinzip der Zusammensetzung hat die Natur sie
verflochten?

Zwei Grundgesetze zeigen sich: Das erste heißt Schöpfertum (invention), das
zweite Nachahmung oder Wiederholung.

Schöpfertum ist frei, unabhängig, ist originale Typenschaffung. Wiederholung
ist Kopie, Analogon, Gesetz.

Cuvier entdeckte die Wichtigkeit der psychologischen Unterschiede unter den
Lebewesen, Prichards Naturgeschichte des Menschen von 1843 führte diesen Gedanken für jede Tierart durch, *Weissmann* sprach vom Dispositionskontrast.

Was leistet nun die Nachahmung neben der Schöpfung? Sie unterstellt die
Existenz eines Modells, ebenso die Konformität des reproduzierten Werkes mit dem
Original. Dieses erscheint mit der Schöpfung, offenbart sich in ihr unter jeder der
primordialen Formen der Typen der Tierheit. Es gibt Pluralität, es gibt aber auch
Analogie (Ähnlichkeit), also Koordination.

Nachahmung ist nicht unmittelbar. Unterscheidbar werden Schöpfung, Umwelt, Zeugung. Wohin gehört das Phänomen der Ähnlichkeit? Sind die Species
als Elementartyp, auf dem die anderen Gruppen basieren, primär oder sekundär?
Für Lucas haben Buffon und Cuvier die Frage im Sinne fixer Species beantwortet,
sie sind also unmittelbare Abkömmlinge der Natur. Die Verschiedenheit und analoge Ähnlichkeit verfolgt Lucas bis in die Gewebelehre Bichats. Verschiedenheit
und Ähnlichkeit setzen einen Antagonismus zweier Ordnungstatsachen zusammen,
gründen aber in einer Einheit:

Einheit in sich ist Harmonie des Ähnlichen und Unähnlichen. Einförmig-
keit ist nur Korrespondenz des Ähnlichen mit dem Ähnlichen.

Schöpfung erzeugt Verschiedenes, Nachahmung Ähnliches. Beim Übergang der
Schöpfung in die „Procréation" wird aus Schöpfertum (invention) das Angeborensein (Innéité); es stellt Originalität und Einbildungskraft, ja Freiheit in der mittel-
baren Zeugung des Wesens dar. Aus der Nachahmung wird die Vererbung, also
Wiederholung und Gedächtnis des Lebens. Verschiedenartiges Schöpfertum und
Durchhalten der Art lassen die Frage zu, ob die jetzigen Arten aus sich neue er-
zeugen? Manche Autoren, so Burdach, halten es für möglich. Es ist interessant, daß
Lucas in dieser vordarwinischen Zeit diese Meinung mit dem Hinweis zurückweist,
dies bedeute den absoluten Sturz des Gesetzes von der Arterhaltung, stürze also die
Schöpfungsannahme selbst. Die Verschiedenheitstatsache in der „Procréation" wird
eingehend literarisch auseinandergesetzt. Lucas erweist sich hier als vielseitiger
Kenner der Geschichte der Naturwissenschaften. Sein Ergebnis lautet:

Wir stehen zunächst gegen alle (Theorien), die die Verschiedenheit an
sich als Anomalie der Generation ansehen, als einfaches Akzidens, als Ver-
irrung der Erblichkeit.

Diese Theorie, die er bekämpft, entspricht der des Aristoteles, der die Unähnlichkeit vor allem mit dem Vater schon als Mißbildung ansah, ja sogar die Geburt

einer Tochter so deutete. Verschiedenheit ist also keine Anomalie. Heredität ist etwas anderes:

Alle offenkundigen Verschiedenheiten, die aus Vererbung entspringen, sind ... nur Alternativen oder Interversionen innerhalb der Ähnlichkeiten; die wirklichen Verschiedenheiten gehören ihr nicht an. Von diesem Gesichtspunkt aus sind sie nur ursachelose Wirkungen.

Verschiedenheit ist in der Schöpfung als solcher schon angelegt, sonst wäre sie selbst ein Widerspruch. Zwischen der Schöpfung und der Nachschöpfung besteht in der Natur eine Identität. Unähnlichkeit entspricht nicht dem Gesetz der Nachahmung, sondern dem des Angeborenseins. Die Spontaneität des Schöpfertums verlängert sich also in die Nachschöpfung hinein.

Heredität gehört dem Gesetz der Nachahmung an. Lucas bekennt sich zu Voltaires Ausspruch, das Physische sei der Vater des Psychischen. Heredität wird zunächst in der plastischen Form angesiedelt, dann in der dynamischen weiterverfolgt.

Daß Geisteskrankheit vererbbar sei, wird nur von Leuten wie Rush bezweifelt; *Lordat* verhält sich reserviert, vor allem aber bestreitet die Schule Heinroth diese Tatsache, den Franzosen durch Vermittlung Leurets bekannt. Zwar habe Heinroth eine Heredität der Konstitution und des Temperaments anerkannt, nicht aber der Geisteskrankheit selbst. Leuret antwortete auf diese seltsame Dichotomie mit dem Satz: „Alle Temperamente, alle Konstitutionen begegnen einander in einem Irrenhaus."

Lucas meint, Leuret habe noch zu sagen vergessen, daß die Vererbung zugleich die Verbreitung aller Grade und Vermögen der Intelligenz ist und daß die Geisteskrankheit selbst vererbbar ist, nicht nur die Anlage. Diese Überzeugung hatte Ferrus. Lucas sagt:

Und bei einer großen und zu großen Zahl von Tatsachen krankhafter Heredität schließlich zeigt sich nicht nur der vererbbare Antrieb als einzige wirkliche Ursache der Krankheit, sondern es steht in keiner Macht irgendeiner Natur von Hindernissen, von irgendeinem System von Handlungen und Einflüssen der Kunst, diese Entwicklung aufzuhalten, wenn sie einmal übertragen ist; und so beobachtet man es soundso oft bei Phthise, Gicht, Selbstmord, Epilepsie und verschiedenen Formen der Geisteskrankheit. Der Betreffende ist vorbestimmt, Beute der Vererbung zu sein bis zum Ende unter dem unbesiegbaren Regiment des Schicksals, das ihn zum Tode verurteilt.

Er spricht von „reproduction séminale" des Delir, das unter jeder Form explosiv auftreten kann, wie alle Psychiater gezeigt hätten. Ihm sei unbegreiflich, wie man hier im Sinne Heinroths von Sünde oder Gewissen reden könne. Er sieht mit deutlicher Formulierung, daß dieser Gedanke über Malebranche zurück bei der Erbsündentheorie enden müsse. Andernfalls hätte Heinroth die vielen eindeutigen Familienanamnesen kennen müssen, die täglich forensisch eine Rolle spielen. Der Erbweg sei mittelbar, unmittelbar, gekreuzt und rückwirkend (en retour). Gerade die letzte Form ist von *Dubuisson* und Fodéré beschrieben worden; es handelt sich um scheinbar gesunde Leute, die irgendwo geisteskranke Vorfahren haben; zwischen 30–40 Jahren im scheinbar gesunden Zustand bricht plötzlich die Geisteskrankheit ohne jeden sichtbaren Grund aus. Es handelt sich um das Phänomen des Überspringens. Unter anderem führt er Kerners Friederike Hauffe als hereditäre Kranke an. Er verteilt aber schon vor Morel die gesamte Nosologie in Esquirols Sinne unter die Heredität.

Ph. J. Benj. Buchez[2], ein 1796 geborener sozialpolitischer Schriftsteller aus der Nähe von Namur, befaßte sich als kleiner Pariser Steuerangestellter mit Geschichte, Philosophie und Medizin; zeitweilig war er Mitherausgeber eines St-Simonistischen Blattes, bis ihm als Katholiken die Tendenzen nicht mehr paßten. So gründete er 1831 eine eigene Zeitschrift „L'Européen", in der er seinen „Buchezisme" vertrat.

Dieser stellt eine Entwicklungslehre des Fortschritts vor. Den Psychiater interessiert seine Zusammenarbeit mit Trélat und die „Studien zur Entwicklung des Irreseins", die *E. Edel*[3] 1855 in „Untersuchungen über das intellektuelle Leben" darstellt. Im Grunde stellt Buchez die alte These von der Unmöglichkeit einer Erkrankung der Seele wieder her und lehnt sich an stoische Vorbilder an. Die Seele kann von der organischen Seite her zu Irrtümern verführt werden. Krankheit sitzt also im Organismus. Er erkennt den Hirnprimat Galls an. Bichats Auffassung über die Zweiheit von Hirn und Ganglien übernimmt er. Gall verlegte die Instinktwelt, die Cabanis ins Vegetativum verlegt hatte, ins Hirn und siegte mit dieser Auffassung. Die Skala von Empfindung bis Idee greift er auf, interessiert sich aber für die physiologische Seite. Ideen sind ohne Zeichen der Sprache undenkbar, haben aber auch eine materielle nervöse Existenz. Das bemerkt man beim Gedächtnis- und Sprachschwund der Typhösen. Die Seele, deren Gedächtnis intakt ist, kann im Hirn gelegentlich die Vermögen nicht mehr finden, die sie dort gebildet hat, und findet also den Körper des Gedächtnisses nicht mehr, den sie vorbereitet hatte. Ihr Wille findet sich gehemmt und kann nur durch Übung wiederhergestellt werden. Und so glaubt er an Vererbung erworbener Eigenschaften.

Krankheitsanlagen (Skropheln, Nervenkrankheiten, Irresein) sind übertragbar. Ebenso kann es sich mit der Entwicklung verhalten, die gewisse Gehirnorgane durch das Vorherrschen gewisser Ideenreihen und Systeme geistiger Beschäftigung empfangen. Die Untersuchungen Campers und Galls seien fruchtbar, zumal Schädelform mehr bedeute als nur Umfang, und große Reihenuntersuchungen könnten so zu Stufungen der Zivilisation führen. In dieser Weise hätten sich *Abbé Frère* und *Serre* geäußert. Das Ideenwachstum habe Einfluß auf die Hirnteile. Galls Vorstellungen vom Überwiegen eines Hirnorgans begründe noch keine Pathogenie. Erst wenn die Seele im unfreien Zustand nicht mehr wählen könne, wenn sie getäuscht werde, entstünden Krankheiten. Es gibt intellektuelle und emotionale Ideen. Reine Emotivität mache noch keine Krankheit, da die Unabhängigkeit der Selbstbestimmung nicht erloschen, nur zeitweilig behindert sei. Buchez sieht die Krankheitsentstehung etwa vom Beispiel des ungezügelten Egoismus aus graduell. In stoischem Sinne ist die Zustimmung der Seele maßgebend, die dann die ganze Gewalt der fixen Idee zur Erhaltung der Organerregung aufbiete und so den Weg zur Geisteskrankheit bahne. Es geht also um einen Schwellenwert. Seine neurologischen Vorstellungen im einzelnen können nicht dargelegt werden.

Edel kommentiert Buchez' Feststellungen folgendermaßen: Irresein ist nur relative Abweichung vom normalen Zustand und also auf Physiologie reduzierbar; allerdings ist das Hirn so wenig wie Hunters Magen nur ein elektrischer Kochapparat oder ein Krämerladen; dies zielt auf die Phrenologie. Seele ist Triebkraft des Hirns, Hirn ist Seelenorgan. Alle analytische Trennung ist wissenschaftlich nötig, aber gefährlich, denn der Organismus darf nicht entseelt, die Seele nicht organisiert werden. Der entseelte Organismus des Hirns verfällt der Anatomie, die organisierte Seele gehört den Poeten. Der Begriff Seelenstörung ist zulässig, der der Seelenkrankheit ist falsch. Die Ideenfixierung der Seele im Hirn vergleicht er mit der damals aufgekommenen Daguerreotypie, wonach das Sonnenlicht haftbare Bilder mache. So wird Seele zum mikrokosmischen Licht, und Ideen sind Bilder. Edel zeigt sich als Physiognomiker. Es gibt eine angeborene Physiognomie wie angeborene Ideenkomplexe, ebenso eine erworbene, ja sogar eine der Krankheit. Die Seele an sich befindet sich außerhalb therapeutischer Einwirkungsmöglichkeit, die Ideen können Gegenstand einer Ideopathie und Ideotherapie werden. Bei der Psychotherapie wendet sich der Arzt an die noch gesunden Ideen, um der kranken habhaft zu werden. Es handelt sich also um eine umerziehende Paideia. Sie ist Nachahmungstechnik wie beim Kind. Die falschen Bilder sollen durch Vorführung richtiger und Vergleichsanregung vermittels des Gedächtnisses restauriert werden. Die Kunst besteht darin, die Eingangspforten des Intellekts zu treffen. Da ist die individuelle ärztliche Aufgabe, die aber auch nicht vor Dressur zurückschreckt. Edel fügt dann noch eine hier zu übergehende Kritik Garniers an, innerhalb deren ein geistreicher Vergleich von Franzosen und Deutschen angestellt wird: der Franzose denke, der Deutsche denke nach. Die französische Idee sei eine geborene Pallas, die deutsche ein unter Wehen geborenes anderes Kind. So werde der Franzose leichter Vater als der Deutsche. Selbstverständlich müssen die Staatsformen auch noch zum Vergleich herhalten.

Buchez war ein Freund Morels. Er hat dessen Werk 1860 in der Société médico-psychologique referiert. Flemming nennt es 1861 in der Allg. Ztschr. f. Psychiatrie. 1852 hat Buchez ebenfalls in den Annales médico-psychologiques gegen die Vertreter Lockes und Spinozas die organunabhängige Freiheit hervorgehoben, von deren „force libre" jeder Mensch im Bewußtsein eine Vorstellung habe. Organbesetztheit ist also Ausdruck der Geisteskrankheit. Hier nennt er dann das Hirn nicht nur als höheres Organ und physiologisches Zentrum der Koordination, sondern als Organ der Zeichen. Dieses Zeichen, weder ein Bild noch eine Sinnesempfindung, ist etwas Spirituelles, es ist die Beziehung eines aktiven Prinzips zur organischen Passivität. Sprachen, Töne, Bilder ändern sich, aber die Gesetze der Beziehung und Produktion der Worte sind stabil. Der Mensch schafft Zeichen, wie er neue Ordnungen von Ideen schafft. Das zeigt jede schöpferische Erfindung.

b) Erbsünde und Dégénérescence

Benedict A. Morel, der Erneuerer des Begriffes der Dégénérescence, der in der Medizin der zweiten Hälfte des 19. Jahrhunderts eine so große Rolle spielen sollte, wurde am 22. 11. 1809 in Wien als Sohn eines französischen Heereslieferanten geboren. 1815 ging der Vater nach Frankreich zurück, Morel blieb in Luxemburg beim Abbé Dupont und folgte diesem nach St-Dié, wo er 10 Jahre verblieb. Dort befand sich auch der Theologe Lamennais, mit dem er in Beziehung trat; beide wurden infolge ihrer häretischen Haltung hinausgeworfen. Morel wurde zunächst Lehrer, schrieb für „Le Revenant", studierte Medizin, lernte *Claude Bernard* kennen und kam durch ihn und Falret an die Salpêtrière, wo sich auch Lasègue befand. *Lasègue* und Bernard hielten in der Rue St-Jacques physiologische Kurse, an denen Morel teilnahm. Er war „expansif avanturieux", kannte *M. H. D. Blainville,* Flourens, vor allem Buchez, las *Cuvier* und *G. L. Buffon.* Ferrus schickte ihn 1844 mit einem Patienten auf die Reise nach Deutschland, Schweiz, Italien und Belgien. 1848 wurde er Chef in Maréville, 1857 in St-Yon; 1873 starb er an Diabetes.

Der Begriff „Dégénérescence" bestand lange vor Morel. *J. J. Moreau*[4] hatte etwa um 1850 von rascher Degeneration bei Tieren gesprochen, die, vom gleichen Vater stammend, untereinander gekreuzt werden. In der Pathologie definierte *Beaude*[5] diesen Begriff als Umwandlung eines Gewebes durch eine Krankheit, z. B. Krebs oder Phthisis. Geläufig fand er sich in der Ethnologie[6] der Zeit; er bedeutet Abweichung, Änderung, Umwandlung, Seitenzweig, Unterrasse.

Morels Begriff der Entartung meinte etwas anderes und völlig Neues; er entsprang keinen primär medizinischen Vorstellungen, sondern war vielmehr ein Ausdruck seines religiösen Weltbildes. Im „Traité des Dégénérescences physiques, intellectuelles et morales de l'espèce humaine et de ses causes qui produisent ces variétés maladives" von 1857, der nachdrücklich Vorbereitung und Voraussetzung für sein Lehrbuch über die Geisteskrankheiten sein sollte, entwickelt Morel seine Theorie der Entartung. Dieser Traité ist die „natürliche Geschichte der Menschheit". Sie soll den Ursprung der krankhaften Varietäten der menschlichen Art aufzeigen; dieser Vorgang scheint in der begrifflichen Anwendung von Varietät und Art ein ethnologischer zu sein. Aber Morels natürliche Geschichte der Menschheit steht darüber hinaus in engstem Zusammenhang mit der Schöpfungsgeschichte, der Genesis. Er setzt an den Anfang einen „type primitif"; es ist Adam, der erste Mensch vor dem Fall. Wie alle anderen Teile der lebendigen Schöpfung trägt er die Elemente seiner Kontinuität in sich, die Gott in einem dreifachen Gesetz in der Genesis ausgesprochen hat:

Dans les trois premiers chapitres de la Genèse, la loi qui assure la continuité de l'espèce selon sa forme primitive est énoncée dans trois endroits différents, aussi bien pour ce qui regarde les espèces animales que pour les espèces végétales: Dixit Deus producat terra animam viventem in genere suo, jumenta et reptilia et bestias terrae secundum species suas. Ecce dedi vobis omnem herbam afferentem semen super terram et universa ligna quae habent in semet ipsis sementem generis sui.

Daher ist der Mensch weder ein Zufallsprodukt noch die letzte Erscheinung vorangegangener Umwandlungen. Das ist eindeutig im Sinne von Lucas, Cuvier und Buffon gegen Lamarck ausgedrückt. Auch der Degenerationsbegriff Heusingers[7], der mit Degeneration die Rückkehr einer Züchtungsvarietät zum Ursprungstypus bezeichnet, wird von Morel abgelehnt.

Die Ursache von Entartung und Krankheit enthält vielmehr stets den Gedanken

einer Abweichung vom „type primitif"; verantwortlich ist „la dégradation originelle de la nature humaine, agissant seul ou avec le concours des circonstances ex-
térieures des institutions sociales et de toutes les influences occasionelles analogues"[8].
Jetzt kann die Frage der Entartung, die auch das Problem der Krankheit schlechthin
berührt, am Ursprung verfolgt werden, wo Böse und Krank zusammenfallen.
Morel will sie „wissenschaftlich" feststellen; er prüft die Bedingungen, in die der
Mensch nach seinem Fall hineingestellt ist. Sie sind in der Wirkung von Einflüssen
gegeben, die vorher wirkungslos waren; sie erweisen sich nun als Konsequenzen
seines Falles. Jetzt erst kann sich der Mensch nicht mehr dem Einfluß der äußeren
Welt, des Klimas, der Nahrung, aller Einwirkungen, die seine Gesundheit bedrohen, und der Erblichkeit dieser Einwirkungen entziehen. Sie alle führen zu Abweichungen vom „type primitif", der die Züge göttlicher Ebenbildlichkeit am
reinsten in sich trug. Diese Abweichungen konstituieren zwei große Richtungen,
die zu zwei völlig voneinander verschiedenen Arten menschlicher Spezies führen:
zu den natürlichen Varietäten des Menschengeschlechtes, zu den normalen Racen-
bildungen, und in diesen zu jenen anomalen Zuständen, die Morel Entartungen
nennt.

Wie die Varietäten mit ihren gesunden Racen typische Kennzeichen besitzen,
tragen auch die Entartungen ein charakteristisches Siegel an sich: „sie bilden Gruppen und Familien und schöpfen ihre unterscheidenden Merkmale aus der Natur der
Ursache, die sie hervorgebracht hat".

Abweichungen vom „type primitif" sind beide; nur die gesunden Racen erfüllen
das göttliche Gebot. Sie allein setzen die Einheit der menschlichen Art fort, während die Entartungen von zwei fundamentalen Gesetzen beherrscht werden: das
erste betrifft die doppelte Vererbung im Sinne des körperlichen und moralischen
Übels, das zweite ist die Progressivität der Entartung bis zum Aussterben des Geschlechtes, Morelsches Gesetz[9] genannt.

Morel klassifiziert die Entartungen nach ihren ätiologischen Gesichtspunkten,
daneben benutzt er die morphologisch-anthropometrische Methode nach äußeren
Stigmata. Gerade sie hat in der folgenden Entartungsliteratur bis in das 20. Jahrhundert hinein eine große Rolle gespielt und den konstitutionellen Charakter,
besonders in der Psychiatrie, betont.

Die Ursachen der Entartung sind die gleichen wie die der normalen Varietäten-
bildung; sie wirken aber hier übertrieben auf den Menschen ein, der in ständigem
Adaptationskampf mit der Umgebung im weitesten Sinne unterliegt. Diese Übertreibungen werden hier zu krankhaften Ursachen, die auf der ganzen Erde, in allen
Breitengraden nach uniformen Gesetzen zur Entartung des Menschen führen.

Der Ausgangspunkt der Entartung liegt außerhalb des Menschen, wiewohl der
Mensch selbst durch seinen Sündenfall letzte Ursache dieses Prozesses bedeutet.
Daher ergibt sich eine bestimmte Beziehung zwischen Entartung und pathologischer Anatomie. Diese ist niemals causa prima, sondern soweit erkennbar, ist sie
sekundäre Umwandlung durch die einwirkende Ursache. Grundsätzlich betrifft
die pathologische Anatomie innerhalb der Geisteskrankheiten allein das Gehirn,
denn seit Gall sind, wie Morel ausdrücklich betont, alle psychischen, moralischen
und intellektuellen Störungen als Ausdruck einer Erkrankung des Gehirns anzusehen, das wie bei Gall Organ der Seele bedeutet.

Was Morel für die „Entartungen" feststellt, gilt in gleicher Weise für die Geisteskrankheiten. Auch hier führen die gleichen Ursachen zu den gleichen Krankheiten, und wie bei den „dégénérescences" folgt auch in den „maladies mentales"[10] die Klassifikation nach der Ursache. Es gilt die gleiche Unausweichlichkeit:

Ist einmal die Krankheit Ergebnis der Erblichkeit, so ist sie eine Degeneration. Ist sie dagegen ein ursprüngliches Faktum, steht zu befürchten, daß sie sich in den folgenden Generationen vererbt und zum Auslöschen der Familie führt. ... Das Studium dieser letzten, ursprünglichen Erscheinungen der Krankheit in ihren Beziehungen zu der erzeugenden Ursache konstituiert die Pathologie der Geisteskrankheiten.

Diese Formulierungen Morels heben zum Teil die Vorwürfe auf, die später die Entartungstheoretiker ihm mit der Aufstellung nur einer Gruppe erblicher Geisteskranker machten, in denen er eine klinische Einheit sah und die er ausdrücklich als Entartete bezeichnete. Entsprechend seiner Theorie könnte man sagen, daß alle anderen Geisteskrankheiten, die ebenfalls ursächlich gruppiert sind, den Faktor Entartung sozusagen potentiell in sich tragen. Besonders Magnan hat betont, daß bei allen Geisteskrankheiten die Erblichkeit die wichtigste Rolle spiele.

Morels Klassifikation der Geisteskrankheiten umfaßt:
1. Aliénations héréditaires, als größte Gruppe der Geisteskrankheiten.
2. Aliénations par intoxication.
3. Aliénations déterminées par la transformation de certaines névroses.
4. Aliénations idiopathiques.
5. Folies sympathiques.
6. Démence.

Über das Ursachenstudium hinaus fragt Morel nach dem Wesen der Krankheit.

Im „Traité des dégénérescences" hatte er den religiösen Ursprung der Entartungen aufgedeckt; sie waren krankhafte Abweichungen vom ursprünglichen Menschenbild. Hier gelangt er zu einer Definition, die für alle Krankheiten gültig sein soll; Krankheit ist: „L'expression symptomatique des rapports anormaux qui s'établissent entre l'intelligence et son instrument malade, le corps."

Mit dieser Auffassung wird der christlich-metaphysische Aspekt der Krankheit erneut betont und verbindet sich harmonisch mit der durch den Fall bedingten krankhaften Abweichung vom „type primitif". Gleichzeitig wird der Unterschied zwischen den Geistes- und den anderen Krankheiten bestimmt. Jede Krankheit, ja jedes vorübergehende Leiden, jede Leidenschaft setzt anomale Beziehungen zwischen den Geist und sein Instrument, den Körper. Die anomalen Beziehungen, die durch die Geisteskrankheiten verursacht werden, verraten sich durch besondere Symptome, „ ... qui sont l'expression irréfragile de l'état pathologique du système nerveux". Insofern also sind die Geisteskrankheiten nur Symptom und daher ungeeignet zur Klassifizierung. Morel erklärt:

Unter diesen Symptomen sind die wichtigsten Erregung und Depression (Manie, Melancholie), Hyper- und Anästhesie; besondere Modifikationen des nervösen Systems bringen die so seltsamen Erscheinungen hervor, die unter dem Namen Halluzinationen und Illusionen bekannt sind, und jene außergewöhnlichen Perversionen der Gefühle, die die Kranken zu unheilvollen, gefährlichen und unmoralischen Handlungen treiben.

Die Symptome der Geisteskrankheiten sind Ausdruck eines krankhaften Zustandes des nervösen Systems, des Gehirns. Sitz der Geisteskrankheiten im Körper ist das Gehirn. Morel geht in diesem Zusammenhang noch einmal auf die Gall'sche These vom Gehirn als Organ der Seele und Sitz der Krankheiten ein.

Die pathologische Anatomie wird den unwiderlegbaren Beweis dieser Wahrheit erbringen. Wie Comte geht auch Morel auf Descartes ein, der die fundamentale Doktrin vom Sitz der Seele im Gehirn aufgezeigt habe, die Gall zur Wissenschaft erhoben habe.

Zwischen den Spiritualisten, die die intellektuellen Erscheinungen jedem Einfluß entziehen wollen, und den Materialisten, die in extremster Auffassung das Gehirn als Schöpfer der Intelligenz betrachten, entscheidet sich Morel für jene Auffassung, die schon Hufeland vertrat: Das Gehirn ist materielles Substrat einer immateriellen Kraft. Der Begriff der Läsion kann sich nur auf das Substrat beziehen, „le principe immatériel ne peut être altéré"[11].

Sechs Jahre nach seinem „Traité des maladies mentales" hat Morel eine bestimmte Gruppe von Geistesstörungen als eine Eigengruppe aus den Geisteskrankheiten herausgenommen. Er nannte sie „délire émotif"[12] und hielt sie für eine Neurose des visceralen Gangliensystems. Die Bedeutung dieser Abtrennung liegt darin, daß Morel damit eine Gruppe von Krankheiten sozusagen der Entartung entzog. Magnan hat sich später über diese Inkonsequenz Morels beklagt. Morel faßte darunter Fälle von Zwangsvorstellungen, Mord- und Selbstmordmonomanien, Zustände reizbarer Schwäche, Tics u. a. m. zusammen.

c) Verweltlichung und Ausweitung der Degeneration

Valentin Magnan, der zweite, nach Morel, bedeutendste französische Systematiker und Entartungstheoretiker wurde 1835 in Perpignan geboren. Er studierte Medizin in Lyon und Paris. Nach erfolgter Promotion 1863 ging er nach Bicêtre unter Marc, der bald starb. Nachfolger wurde Prosper Lucas. Magnan wurde „Interne" unter Baillarger in der Salpêtrière, wo sich auch *Falret jun.* befand. 1867 ging Magnan nach St-Anne, wo er bis 1912 blieb. 1865 erhielt er den Preis „Civrieux" für seine Arbeit über die Beziehungen der allgemeinen Paralyse und der Folie. Ab 1865 hielt er für die Schüler v. St-Anne klinische Vorlesungen. Seine ersten Arbeiten handelten im besonderen über die toxische Wirkung des Absinths; er arbeitete wie Cl. Bernard experimentell mit Tieren und richtet sich ein Laboratorium ein.

Morel hatte mit seiner Entartungstheorie zugleich die ätiologische Betrachtung der Geisteskrankheit in die Psychiatrie eingeführt. Magnan schloß sich gerade aus diesen Gründen dem Dégénérescence-Begriff Morels an, kritisierte aber dessen anthropologisch-religiösen Standpunkt eines „type primitif".

Mais il n'est pas possible, on le sait, de concevoir scientifiquement un type parfait à l'origine de notre espèce[13].

Als Morel seinen „Traité des dégénérescences" schrieb, hatte er sich bezeichnenderweise auf Cuvier und Buffon berufen, um seine religiöse Theorie des „type primitif" von seiten der Naturhistoriker und Naturwissenschaftler zu stützen. Zwei Jahre später, 1859, erschien Darwins „Entstehung der Arten", aber Morels „Traité des maladies mentales" von 1860 war nur die Fortsetzung seines früheren Werkes und enthielt dessen Grundpositionen.

In Magnans Entartungsbegriff drückt sich das Gedankengut Darwins und Comtes aus. Innerhalb seiner Polemik gegen Morels „type primitif" stellt er seinen eigenen Ausgangspunkt fest:

L'anthropologie nous a montré que la perfection était en tension dans toutes les espèces, que la perfectibilité est une qualité de tout être qui évolue normalement. C'est donc à l'opposé de l'origine de l'espèce qu'il faut chercher le type idéal; c'est à sa fin, en supposant qu'aucun obstacle ne s'oppose à sa marche en avant, c'est-à-dire à l'accomplissement régulier des actes qui ont pour but d'assurer sa conservation présente et future: nutrition et reproduction.

Unter diesen Voraussetzungen ist Entartung bei Magnan ein völlig anderer Vorgang.

Elle doit être constituée par un mouvement de progression d'un état plus parfait vers un état moins parfait . . .

Dieser Dégénéré existiert. Wie bei Morel ist er ein neuer Typus, der sich von den Vorfahren unterscheidet. Wichtiges Kennzeichen ist sein „état progressif d'infériorité psycho-physique". Diesen Typus grenzt Magnan, um seine eigene Theorie klarer hervorzuheben, vom „type regressif ou réversif" Lombrosos ab. Ein „type regressif" ist für Magnan „nur eine Verzögerung im Sinne der Evolution, bedeutet nur ein Zurückweichen in ein weniger vollkommeneres Stadium, das innerhalb der Evolution ein normales bedeutet. „Dégénérescence" ist, und hier findet er sich wieder mit Morel, etwas qualitativ anderes, ein krankhafter Zustand, der sich nicht mehr aus sich heraus regenerieren kann. Magnan macht den Unterschied zwischen dem Normalen und dem Dégénéré an einem Schema klar:

Unser Schema kann durch eine doppelte Stufenleiter dargestellt werden, deren aufsteigender Teil die normale Evolution der Art darstellt, deren absteigender Teil die Entwicklung im Sinne der Entartung bezeichnet (Fig. 1).

Der Ursprung des aufsteigenden Teiles ist unbestimmbar; seine Wurzeln reichen tief in die Geschichte der lebenden Wesen. A soll als Zeitpunkt der Erscheinung der Art des Menschen betrachtet werden. Die Typen dieser Art werden dann durch Wesen dargestellt, die in sich die Fähigkeit fortschreitender Verbesserungen besitzen, die sich in ihrer Nachkommenschaft aufs beste erfüllen werden. Es sind Menschen in unkultiviertem rauhem, aber normalem Zustand. Von diesem Punkt A aus entwickelt sich die menschliche Art im Sinne zunehmender Vervollkommnung gegen einen Punkt O, der, unbestimmt und fiktiv, den vollkommensten Zustand darstellt. Aber

im gesamten Verlauf dieser Evolution befinden sich in a, b, c, d usw. auf-
einanderfolgende Treppen, Hindernisse der Entwicklung, die Erzeuger der
Entartung, welche diese Fortschrittsbewegung oft mit sich führt (Fig. 2).

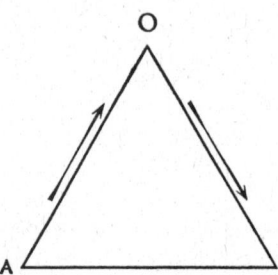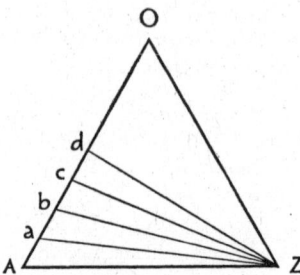

Man sieht hier, daß die physisch-moralische Bildung der Art, wo sie in
ihrem biologischen Gleichgewicht durch zerstörende Einwirkungen bedroht ist, wenig zur Bestimmung von Merkmalen der Entartung beiträgt.
Diese indessen beginnt in irgendeinem Punkt der Geschichte des Menschen
und ergreift ihn so mächtig, daß er von diesem Augenblick an in seinem
aufsteigenden Weg gehemmt wird; sie schafft den Typus des Dégénéré,
der von diesem Augenblick an — nämlich von a, b usw. — rückläufig nach
einem Punkt Z geht, wo er erlischt.

Diese Konzeption Magnans ist, wie man sieht, gegenüber der von Morel säkularisiert. Anstelle eines Theologumenon wird eine weltanschauliche Doktrin gesetzt mit einem irrationalen Prozeß, der ebenfalls spekulativ ist. In der weiteren
Folge wird sich zeigen, daß der Begriff der Dégénérescence immer mehr seinen
eigentlichen Charakter verliert und nur noch formal dogmatisch verwendet wird
als Ausdruck einer materiellen Gehirnstörung. Magnan klassifiziert die Ursachen
nicht in der Weise wie Morel. „Jede genügend energische und dauerhafte Einwirkung kann die normale Entwicklungsbewegung der Art aufhalten und zur
Entartungsursache werden." Daher ist es unmöglich, sie zu klassifizieren. Im Gegensatz zu Morel wirken die Ursachen bei Magnan nicht nur unterschiedlich auf den
Menschen, sondern ändern sich auch in jeder Epoche, so daß jede Zeit ihre besonderen Entartungsursachen hat.

Er kommt zu folgender nosologischer Grundeinteilung:
1. Aliénations survenant chez les héréditaires, c'est-à-dire chez les prédisposés.
2. Aliénations qui ne sont qu'un accident dans la vie d'un individu normal.

Die erste Gruppe umfaßt:
A) Les prédisposés simples, sans dégénérescence, mit den einfachen elementaren
   Psychosen:
   1. Manie et mélancholie;
   2. Délire chronique à évolution systématique et progressive;
   3. Folies intermittantes. (Double forme, circulaire, alterne etc.)

B) Les prédisposés maximum, les dégénérés. Diese eigentlichen „états dégénéra-
tifs" enthalten:
1. Etat mental primordial, constant;
2. Folies avec conscience à base d'obsession, d'impulsion ou d'inhibition,
   syndromes épisodiques de la folie des dégénérés;
3. Manie raisonnante; délire des processifs, persécutés persécuteurs;
4. Etats délirants.

Die zweite Gruppe umfaßt:
C) Délires nevrosiques: a) délire épileptique; b) délire hystérique.
D) Démences organiques:
1. Lésions diffuses: paralysie générale;
2. Lésions circonscrites: athérome artériel, regression sénile, ramollissement,
   apoplexie, tumeurs cérébrales, saturnisme, syphilis etc.

E) Folies toxiques:
1. Alcoolisme, absinthisme, cocainisme, morphinisme, éthérisme etc.;
2. Délires dits fébriles, délire aigu, Auto-intoxications.

Diese grundsätzliche Betrachtung geht vom Phänomen der Erblichkeit aus:
„l'hérédité rayonne sur toute la pathologie mentale". Der eigentliche Dégénéré
zeigt körperliche, intellektuelle und moralische Stigmata. Schon Morel hatte seinem „Traité des dégénérescences" einen Bildband der somatischen Entartungen
beigefügt. Zwischen beiden besteht kein Parallelismus; sie besitzen ein gemeinsames
Merkmal: das des gemeinsamen Ursprungs. Zu den körperlichen Stigmata gehören

. . . toute disposition organique, congénitale et permanente, dont l'effet est
de mettre obstacle à l'accomplissement régulier de la fonction correspondante
et de détruire l'harmonie biologique, ou l'espèce trouve les moyens de
poursuivre son double but naturel de conservation et de reproduction.

Die körperlichen Stigmata verraten daher stets eine Entwicklungsstörung,
Dystrophien, Atrophien u. a. m. Symptomatisch beherrschen Funktionsstörungen
das klinische Bild. Wesentlicher als die körperlichen sind die geistigen Stigmata.

In gleicher Weise sind Intelligenz, allgemeiner ausgedrückt die Funktionen der cerebro-spinalen Achse gestört. Die Anomalien, die in diesem System beobachtet worden sind, sind nicht weniger überzeugend charakteristisch. Die Allgemeinheit der Störungen hat nichts Überraschendes an sich:
der Entartete ist in der Tat ein Kranker vom Ursprung an, ab ovo. Er stellt
sich dar mit einem konstitutionellen Fehler, der ihn von der Wiege bis zum
Grabe begleitet, der schwer auf der Gesamtpersönlichkeit liegt und seinen
Einfluß zu allen Zeiten seines Lebens fühlen läßt.

Hauptsymptome sind hier Obsession, Impulsion und Inhibition.
Diese Stigmata sind Ausdruck einer materiellen Störung des Nervensystems.
Magnan ist aber nicht nur der Erbe des Morelschen Dégénérescence-Begriffes, er

übernimmt sogar die lokalistisch-phrenologischen Theorien Galls, die Morel abgelehnt hatte und die sich in Frankreich durch den Gall-Anhänger Auguste Comte so lange gehalten hatten. Wie stark Magnan phrenologisch dachte, geht aus folgender Stelle hervor:

> Wenn es möglich wäre, die cerebrale Bildung dieses krankhaften Typus' des Dégénéré darzustellen, so könnte man sich sein Gehirn zusammengesetzt von einer Serie von Vorsprüngen mit ungleichem Volumen vorstellen. Diese verschiedenen, ungleichen Vorsprünge stellen die verschiedenen normalen und übertrieben entwickelten Zentren dar, die voneinander durch Lücken mit echtem Substanzverlust getrennt sind. Sie bezeichnen die Stelle atrophierter oder in ihrer normalen Entwicklung gehinderter Zentren. So erscheint tatsächlich klinisch der Entartete. Bei dem einen können eine oder mehrere Fähigkeiten vorwiegen, manchmal sind sie so überragend, daß man dem Träger den Namen eines partiellen Genies gegeben hat; bei dem anderen konstatiert man im Gegenteil tiefe Lücken als Ausdruck des Mangels bestimmter Fähigkeiten, eine eigenartige Unfähigkeit, die wieder mit benachbarten Fähigkeiten kontrastiert, die übermäßig entwickelt sind.

Was sich klinisch beim Dégénéré zeigt, ist organisch-funktionell eine Gleichgewichtsstörung der cerebro-spinalen Achse, und der Grad dieser Gleichgewichtsstörung korrespondiert „stets mit einem entsprechenden Grad der Entartung".

Dieser Dégénéré ist in seinem innersten Wesen bis tief ins körperliche hinein ein Gleichgewichtsgestörter, ein „Déséquilibré". Um die unendlich vielen Variationen dieser verschiedenen Funktionsstörungen ordnen zu können, teilt sie Magnan in seiner methodischen Schematisierungssüchtigkeit, die an Comte gemahnen, nach ihren vorherrschenden Symptomen ein. Diese Einteilung benützt gleichzeitig das alte Schema der Vermögenspsychologie nach Denken, Fühlen und Wollen. Die erste Gruppe besteht aus dem „Déséquilibré de l'intelligence" und reicht von der untersten Gruppe des Idioten bis zu den „Débiles ou Dégénérés supérieurs", bei denen die intellektuellen Fähigkeiten glänzend entwickelt sind. Es fehlt ihnen aber die innere harmonische Verbindung dieser Fähigkeiten, so daß sie von ihnen einen schlechten Gebrauch machen. Die zweite Gruppe umfaßt die „Déséquilibrés de la sensibilité", die Emotionalen; ihre Reaktionsformen sind Depression und Erregung, ihr wesentliches Kennzeichen die „Obsession"; sie sind „fous moraux". Die dritte Gruppe beinhaltet die „Déséquilibrés de la volonté", die Impulsiven. Meist bestehen hier auch „Obsessions", und so sind diese Dégénérés der am stärksten signifikative Ausdruck der Dégénérescence. „Obsessions" und „Impulsions" müssen von Zwangsideen und impulsiven Handlungen als sekundäre Erscheinungen im Gefolge anderer Delire sorgfältig abgetrennt werden, da sie allein auf dem Boden der Gleichgewichtsstörung der Entarteten als elementare ursprüngliche Phänomene entstehen und allein ableitbar sind aus der Déséquilibration, die patho-physiologisch aus einem veränderten Energetismus der cerebro-spinalen Achse entspringt. Um die Klinik dieser drei Gruppen der Dégénérés zu vervollständigen, hat Magnan noch einen Katalog ihrer auffälligsten Erscheinungen zusammengestellt und ihnen

22 Eigenbezeichnungen hinzugefügt, die etwa unsere heutigen Neurosebezeichnungen umfassen. Der Katalog reicht von der Zweifelsucht über Platzangst, Kleptomanie, Pyromanie, Dipsomanie bis zu den sexuellen Perversionen.

Alle diese Entartungen par excellence sind bei Magnan: „un produit complexe formé par une accumulation de tares de diverses ordres acquises par les ascendants pendant une serie indéfinie de générations". Wie bei L. Szondi heute der Mensch schlechthin, wird bei Morel und Magnan der Entartete aus tausenden von möglichen erblichen Kombinationen zusammengesetzt; aus einer „unendlichen Generationskette" erstehen bei ihnen im Entarteten die Ahnen wieder. Diese Schicksalhaftigkeit des Geschehens hat *Jean Martin Charcot* an zwei seiner unendlich vielen Hysteriefälle[14] während der „Leçons de mardi" in der Salpêtrière eindrucksvoll ausgesprochen: „Man kann sagen, daß der eine wie der andere vom Zeigefinger antiken Fatums berührt worden ist, das heute durch die erbliche Determination ersetzt ist. Sie könnten beide ausrufen: Was haben wir getan, o Zeus, daß wir dieses Schicksal verdienen? Unsere Väter haben gefehlt, aber wir, was haben wir getan?" Sie sind, schließt Charcot, „des dégénérés, des déséquilibrés, des faibles intellectuellement et moralement".

Die Ätiologie der Hysterie wie die der meisten Nervenkrankheiten wird von Charcot auf die Entartung zurückgeführt. Sie alle gehören zur „famille névropathique", andere ätiologische Momente spielen nur eine auslösende Rolle. In Charcots Monographie mit Magnan über die Inversionen wird seine umfassende Anwendung der Entartungstheorie sichtbar. Am Beispiel der Hysterie aber zeigt sich das statische und morphologisch-lokalistische Denken dieser Entartungstheoretiker in besonders eindrucksvoller Weise. Zuvor muß kurz auf die Hysterieauffassung des 18. und 19. Jahrhunderts bis zu Charcot eingegangen werden.

Sydenham hatte die Hysterie mit der Hypochondrie gleichgesetzt und in ihr ein proteusartiges Wesen gesehen, das in völliger Regellosigkeit Phänokopien aller Krankheiten liefere, die den Menschen nur irgend treffen. Er hatte das subjektive Moment dieser Krankheit in der Affektivität des Menschen erkannt und sie, wie Lepois und Willis, in das Gehirn in Verbindung mit den Spiritus animales verlegt und damit den libidinösen Charakter entfernt. In der Folgezeit schloß man meist einen Kompromiß mit der Auffassung Sydenhams und der noch immer stark durchdringenden galenischen Betrachtungsweise. Besonders eindrucksvolle Vertreter der Kompromißtheorie im 18. Jahrhundert waren Stahl[15] und Friedrich Hoffmann[16]. Stahl hatte vom malum hystero-hypochondriacum gesprochen; bei der Frau handelte es sich um den Uterus und beim Mann um Hämorrhoiden. Bei Friedrich Hoffmann überschnitten sich psychische und biologische Auffassungen. Unter Berufung auf die bekannten antiken Theorien vom verdorbenen Samen integrierte Hoffmann biologische Erkenntnisse der Zeit in die Theorien der Hysterie.

Für Hoffmann ist die Hysterie, obwohl in der Symptomatologie mit der Hypochondrie übereinstimmend, eine völlig andere Krankheit. Ihre Ursache ist ein „semen corruptum" der Frau, das, wie in der Antike, die vapores des Körpers verdirbt, in das Nervenfluidum gelangt und jetzt Hysterie erzeugt. Wie Haller ist auch Hoffmann Präformationist, und zwar Ovist.

Obwohl kein Präformationist mehr, führt später Louyer-Villermay[17] in seiner nicht affektfreien Auseinandersetzung zwischen Hysterie und Hypochondrie die alte Polemik zwischen Ovisten und Animalkulisten in seiner Weise fort. Hysterie ist genitale Neurose der Frau; Hippokrates und Galen haben die Ätiologie in einmaliger Weise festgelegt. Wenn auch der Mann in der Hypochondrie ähnliche Symptome zeige, handele es sich doch um eine völlig andere Krankheit.

Noch Paul Moreau de Tours[18] wendet sich 1887 mit scharfen Worten gegen Louyer-Villermay und erklärt, die Hysterie habe mit dem Sexus nicht das geringste zu tun. Dies geschah 26 Jahre nach dem Erscheinen von Briquets „Traité clinique et thérapeutique de l'hystérie". Briquet verwies Louyer-Villermay ins 15. Jahrhundert. Bei Briquet[19] wurde die Hysterie zu einer Erkrankung eines „affektiven" Zentrums im Gehirn. Seinen hirnlokalistischen Vorstellungen waren diejenigen Galls vorangegangen. Mit Hilfe der Phrenologie war das Kleinhirn zum Organ des Geschlechtstriebes erklärt worden und alle Geistesstörungen, die mit erotischen Inhalten einhergingen, die Nymphomanie, Satyriasis, die „angebliche Hysterie", wie Gall sich ausdrückte, zu Funktionsstörungen des Kleinhirns. Für Morel waren die Hysterie, Epilepsie und Hypochondrie zerebrale Neurosen und hatten mit dem Uterus nicht das geringste zu tun, aber auch nichts mit einer Kleinhirnlokalisation, soweit es die Hysterie betraf. Unter Berufung auf Sydenham werden bei Briquet die Affekte nun zur causa prima der Erkrankung und ihres libidinösen Gehaltes, den Louyer-Villermay patriarchalisch dem Jahrhundert aufgedrückt hatte, erneut entkleidet. Das Subjekt ist Träger und Erdulder dieses Leidens, das alle Menschen befällt, die Frau infolge ihrer Sensibilität in verstärktem Grade. Aber aus der schändlichen Frauenkrankheit wird bei Briquet mit gleichzeitiger starker Polemik gegen Charcots „hystérie ovarienne" geradezu eine Gloriole der Frau, denn hier treten „edelste und würdigste" Gefühle auf, die zur absoluten Wertsteigerung der Frau führen.

Charcot geht auf Briquets Werk zum Teil anerkennend, zum Teil auch polemisch ein. Er nennt ihn „prüde".

Charcot hatte festgestellt, daß die sogenannte hysterische Hemianästhesie stets mit einer ovariellen Hyperästhesie auftrat und legte ihr eine diagnostische Bedeutung bei: Pression der Ovargegend löst einen hysterischen Anfall aus. Briquet leugnete alle diese Phänomene, aber auch Charcot gelangte zu der Auffassung, es gebe eine Form der Hysterie, die man mit dem Namen einer „hystérie ovarienne" bezeichnen müsse, weil — und das war der tiefere Grund — sich die organische Hemianästhesie nicht immer von der hysterischen unterscheide; d. h., es ging hier bei Charcot um den Analogieschluß von organischer und funktioneller Lähmung. Da jede sichtbare und nichtsichtbare Alteration psychischer oder nervöser Art auf eine materielle Hirnschädigung zurückgeführt werden muß, konnte eine gestörte Funktion, die frisch auftrat, zunächst noch ohne materielles und makroskopisch sichtbares Substrat bestehen. Es lag lediglich an der Technik, das noch Unsichtbare sichtbar zu machen. Bei der „hystérie ovarienne" lag natürlich der Schaden zerebral, und es handelte sich um einen irradiierenden Reflexvorgang; das hätte Griesinger auch nicht anders ausdrücken können. Im Gegensatz zu den Briquet-Anhängern nannte Charcot seine Partei die „Ovaristen". Er sprach von „suffocation hystérique" als dem Globus hystericus und benützte die alte hippokratisch-galenische Nomenklatur. Diese Auffassung einer „hystérie ovarienne" war dann die Ursache für die in allen Ländern, vor allem in Frankreich und Amerika, um die Jahrhundertwende durchgeführte Kastration als Therapie bei schwerer Hysterie. Das Analogiedenken von organischer und hysterischer Lähmung führte Charcot schließlich zur Überzeugung der Identität von hysterischen und organischen Symptomen, ja er nahm sogar an, die schwere Hysterie sei eine Kombination von Hysterie und Epilepsie, wobei die Hysterie die Grundkrankheit darstelle, aber unter der Form der Epilepsie verlaufe. Es war die Hysteroepilepsie oder Hysteria major, die Charcots Schüler *Charles Richet* 1881 in seiner berühmten Monographie beschrieb, die ein Ausdruck der Ideen der Schule Charcots war.

Die Determination der Hysterie war bei Charcot eine doppelte: gestörte Funktion im neuro-vegetativen System und in der psychischen Sphäre war stets Ausdruck einer materiellen Hirnschädigung, deren exakte Lokalisation einmal — mit technisch besseren Möglichkeiten — gefunden würde; daß sie aber auftrat, lag an der Prädisposition, an der schicksalhaften Bestimmtheit dieses Gehirns, das von der dégénérescence wie von einem antiken Fluch betroffen war.

Wie nahe war Charcot den Phänomenen seiner selbstkonstruierten Krankheit! Er nannte das dritte Stadium das der „großen Bewegungen", in dem die Phase der „attitudes passionelles" auftrat, aber „in den legitimen pathologischen Erscheinungen der Hysterie hat der Wille und die Einbildung nichts zu sagen", erklärte er ausdrücklich. Dennoch wandte er die Hypnose aus differentialdiagnostischen Gründen an, und hier anerkannte er die hervorgebrachten Effekte als Wirkung der Suggestion. Ja er verglich sie mit dem „choc nerveux" der englischen Railway-spine, der traumatisch auftrete, während der Choc nerveux spontan erscheine. Weiter kam er nicht, obwohl er, wie gerade S. Freud[20] betont, sich der Literatur der mittelalterlichen Hexenprozesse und Tanzepidemien zu eigen gemacht hatte. Er sah nur ein Fatum abrollen, hinter dem das Individuum tragisch verschwand. Seine Methode war eine nosologisch-nosographische.

Der deutsche Entartungstheoretiker *Heinrich Schüle,* 1840 in Freiburg im Breisgau geboren, studierte in seiner Vaterstadt Medizin; er trat nach Beendigung der Studien und der Promotion 1863 in die Illenau unter Roller als Hilfsarzt ein. In dieser Anstalt blieb er bis zu seinem 1916 erfolgten Tode, trotz ehrenvoller Berufungen nach anderen Wirkungsstätten, die er alle ablehnte.

Schüle wurde nach Rollers Tode leitender Arzt der dortigen Frauen- und Pensionärabteilung und Stellvertreter des Direktors, um nach dem Tode *Hergts,* des Nachfolgers Rollers, 1890 selbst Direktor der Illenau zu werden.

Für Schüle erreicht mit der Erblichkeit[21] die „Ätiologie den Höhepunkt ihrer Bedeutung . . .[22]: wir sind, was wir sind, nur zum kleineren Teil durch uns, zum größeren sind wir das Werk unserer Ahnen".

Die physische und psychische Erblichkeit gehört zu den großen Ergebnissen der Wissenschaft, die „durch die säkulare Tat Darwins" schließlich herbeigeführt wurde. Schüle übersieht, daß Morel, auf den er sich immer wieder stützt, mit seinem Dégénérescence-Begriff nicht von Darwin abhängig ist.

Diesen Irrtum teilt er mit dem seiner Zeit bis zum Ausgang des Jahrhunderts, das infolge der ungeheuren Suggestion dieses Begriffes zwischen wissenschaftlich exakter Vererbung und dem konstruktiven Entartungsbegriff nicht sorgfältig unterschied. Auch Schüle und von Krafft-Ebing verfielen diesem Dogma, das für beide ein wissenschaftliches Gesetz wurde.

Schüle unterscheidet im Gebiet der krankhaften Seelenzustände eine Vererbung hinsichtlich der Form, der Zeit des Auftretens und des Geschlechts des Übertragenden. Der Form nach ist sie in der Mehrzahl der Fälle eine gleiche, kann aber auch nur gleichwertig sein als ein „Äquivalent in neuro- oder psychopathologischer Entfaltung". Hier beginnt dann schon ein progressiver Charakter des hereditären Einflusses als Neigung zur Dégénérescence. Die Gefahr für die Deszendenz ist bei doppeltem Einfluß der Eltern am größten, bei einseitigem Einfluß überwiege der mütterliche, „d. h. daß sich das Irresein von der Mutter häufiger als vom Vater überträgt". Schüles erster, fundamentaler Satz für die Psychosen, Neurosen und Hirnleiden lautet:

Nicht nur die ausgesprochenen Geistesstörungen vererben sich, sondern Nerven- und Geistes- und Hirnkrankheiten stehen in der wechselseitigen Beziehung gegenseitigen Ersatzes, gegenseitiger Übergangsfähigkeit in der Descendenzreihe. Der zweite betrifft die progressive Natur des hereditären Giftes, d. h. die fortschreitende Entartung in einer solchen ergriffenen Descendenz.

In Abmilderung der Morelschen Unerbittlichkeit der Progression der Entartung weist hier Schüle auf die statistischen Untersuchungen *Tigges*[23] hin, die zwar bei erblicher Disposition eine erhöhte Anlage für Geisteskrankheiten ergaben, aber entgegen den nichterblichen Fällen bei der Mehrzahl der Hereditarier das Prinzip der Entartung nicht anerkennen konnten.

Trotz dieser Erkenntnisse wird der Begriff der Dégénérescence fast in vollem Umfange beibehalten. Die Erblichkeit übt einen einfachen oder einen degenerativen Einfluß aus,

einfach, insofern die Descendenz in den gleichen oder gleichwertigen Formen erkrankt, ... degenerativ, insofern prognostisch schwere Formen und endlich vollkommene Defektzustände aus den schlimmen Keimen hervorgehen, bis geistig mit dem intellektuellen und sittlichen Idiotismus und körperlich mit der Sterilität die äußerste anthropologische Entartungsgrenze erreicht wird.

Schüle unterscheidet vererbte Prädisposition von vererbter Krankheit. Jene ist ein infolge der Heredität übertragener Schwächezustand des Organismus, der durch schon normale Reize erkrankt; „es sind psychisch kränkliche Naturen", mit einem „invaliden Gehirn". Diese ist eine höhere Stufe der vorigen; es handelt sich nicht nur um das funktionelle Gleichgewicht, das labil ist und zum Ausgleich unfähig, sondern das „erbliche Gift" ist tiefer gedrungen, „die ganze neuropsychische Anlage des Deszendenten ist verschoben (verrückt): es ist eine eigenbegabte neue Menschennatur, in abnormer Mischung und Kombination erzeugt, zwar als ein ganzes, aber doch eigengeartet".

Diese Gruppe, die eigentlichen Entartungen, sind wie bei Morel und Magnan das qualitativ andere; Schüle bezeichnet es mit „eigengearteter, neuer Menschennatur". Jeder Hereditarier dieser zweiten Gruppe „ist ... ein Typus für sich, ... in den einzelnen Zügen zwar aus den verwandten generellen, als Ganzes aber nur aus sich als bestimmtes so eben angelegtes Individuum verständlich". Das „hereditäre Gift" Schüles schafft, wie bei Morel die Erbsünde, den neuen Typus des Menschen, den Entarteten. Auch das „stigma hereditatis", der psychopathische Zustand, wird von Morel übernommen, dessen Gruppe der erblichen Geisteskrankheiten bestimmte Kennzeichen des Ausbruchs, Verlaufs, der Prognose und der körperlichen Zeichen der Entartung aufweisen. Beide, vererbte Prädisposition und vererbte Krankheit, bilden die „neuropathische Konstitution" — Griesingers Begriff wird hier benutzt — als physiologischen Typus „solcher ab ovo krank angelegten oder schon kranker Existenzen".

Mit dieser Vorstellung einer „eigengearteten Menschennatur" korrespondiert — vom Psychologischen her gesehen — Schüles Begriff der Geisteskrankheit, den er von Heinroth übernimmt als Krankheit der Person. Irresein, allgemein gesprochen, ist niemals Einzelsymptom, sondern sein Wesen besteht in einer „Zersetzung des Ich". Das Ich als ein gewordenes ist etwas Komplexes von Vorstellungen und individuellen Gefühlen und Strebungen, wobei Schüle besonderen Wert auf die Feststellung legt, der Mensch sei keineswegs Person durch den Intellekt, sondern eben durch diesen Komplex, den er mit Reils „Gravitationspunkt" psychischer Funktionen gleichsetzt, den Reil in seiner Zeitsprache mit einem „dynamischen Zentralpunkt einer Gruppe von Magneten" verglich, die in verschiedener Richtung liegen, aber ihren eigenen Indifferenzpunkt haben. Dieses Bild benützte Schüle, gut anwendbar in der Ära des aufkommenden Energetismus, wo die Neurophysiologie mit Reizquantitäten und -qualitäten im Sinne Wundtscher und Fechnerscher Experimentalkunst arbeitete, auf die sich Schüle bezieht. Dieser dynamische Zentralpunkt müsse eine andere Gruppierung erhalten, wenn die Erregbarkeit ihrer Teile eine organische Veränderung durch bestimmte zentrale, direkte oder indirekte Erkrankung erleidet. Es ändert sich — ohne unsere Macht — mit dieser organischen Gruppierung die vorher geschlossene Individualität, erhält einen anderen Zentralpunkt oder zerfällt in disseminierte Bewußtseinsherde.

Dies war allgemein für die Geisteskrankheit gemeint; aber nun erhebt sich die Kernfrage: wie steht es mit jener großen Gruppe hereditärer Neurosen und psychischer Defektzustände, in denen von Jugend auf eine geistige Anomalie besteht, bei deren Trägern überhaupt kein Charakter, kein Ich im eigentlichen Sinn vorhanden ist, bei jenen „eigengearteten" Naturen, die bei Morel keine Menschen mehr sind? Bei Schüle wird nun die Heredität im Sinne der Dégénérescence ihrerseits wieder zum Beweis, daß es zur Geisteskrankheit allein durch einen organischen Faktor kommen könne. Die freie Willensbildung des Menschen, seine libertas judicii et consilii, die, wie Mittermaier betont, Kriterium bedeute zwischen Gesund und Krank, hängt ab vom physiologischen und pathologischen Zustand des entsprechenden Hirnrindengebietes der Großhirnrindenhemisphären. Bei den Hereditariern ist primär eine Gebundenheit psychischer Motive durch organische Gesetzmäßigkeit gegeben. Hier liegt auch die Grenze von Laster und Krankheit, und entgegen dem Rigorismus Heinroths verweist Schüle auf den „milden" Stoiker Epiktet und begrüßt die Einführung des § 51 in das neue deutsche Strafgesetzbuch.

Damit gibt er sich aber nicht zufrieden. Zu nahe stehen ihm historisch jene Zeiten, wo die Psychiater von einem Seelebegriff ausgingen, der die Bestimmung der

Seelenkrankheit erst ermöglichte. Wenn organische Gehirnkrankheit seelische Gebundenheit bedeutet, wo befindet sich dann die Seele? Auch der Arzt muß hier wenigstens eine Erklärung geben, wenngleich dieses Problem in die Metaphysik gehöre. Für Schüle kann sie mit einem „monistischen Realismus" einigermaßen befriedigend gelöst werden. Die Abhängigkeit der Seele vom Gehirn braucht aber keine kausale zu sein, denn der Umschlag physikalisch bedingter gesetzmäßiger Nervenvorgänge in ein Inneres, in die Empfindung, „ist ein unauflösbares Rätsel", und die Einheit des Bewußtseins ist niemals erklärbar aus der Summation kleinster Hirnteilchen. Die Problematik des Zusammenhanges von Materie und Kraft, von Gehirn und Seele zeige in der nichtkausalen Zurückführung der Seelenstörungen auf Gehirnkrankheiten vom Standpunkt des „geläuterten Atomismus" eine Befriedigung des einheitlichen Denkbedürfnisses. Auf Kants und Langes kritischen Materialismus hinweisend, sind für Schüle schließlich als Denkpostulat die Erscheinungsweisen des Geistigen und Körperlichen Wirkungen „des einen intelligibeln Realen". Sie geben sich gemäß der menschlichen Natur, nicht ihrer eigenen, uns als getrennte Welten kund.

Seinen kritisch-monistischen Standpunkt im Hinblick auf die Geisteskrankheiten formuliert Schüle in folgenden zwei Sätzen:

1. Wenn auch in einem „intelligibeln Realen" vereinigt, bleiben die geistigen und körperlichen Erscheinungen doch für uns zwei getrennte Welten; die pathologische Anatomie — auch wenn sie noch so tief dringt — wird uns nie das direkte Wie der seelischen Wirkungen begreiflich zu machen vermögen, hier steht ein „ignorabimus".

2. aber sind die Geisteskrankheiten wohl Gehirnkrankheiten, aber Gehirnkrankheiten sui generis, zu denen neben der anatomisch-physiologischen Störung ad hoc noch der individuelle Träger (erworbene und angeborene Hirnanlage) hinzukommt. Wir haben nicht nur kranke Gehirne und deren Reaktionsformen vor uns, sondern mehr als dies: kranke Personen.

Seine Klassifikation schließt an Morel an. Auch Schüle anerkennt vom symptomatologischen Gesichtspunkt aus drei grundlegende Elementarformen eines

1. krankhaft gesteigerten,
2. krankhaft gebundenen und
3. geschwächten Seelenlebens.

Ihnen entsprechen die alltäglichen Bezeichnungen der Melancholie, Manie und des Blödsinns.

Es sind Reaktionsmodi eines erkrankten Gehirns. Die Intensität der zugrundeliegenden Hirnaffektion ändert diese elementaren Formen, nicht im allgemeinen Charakter, aber in der Richtung, so daß sich auf allen „Zerebrationsstufen" jene elementaren Formen modifiziert zeigen. Sie erscheinen in zwei Hauptreihen, je nachdem die Hirnprozesse ein rüstiges gesundes Gehirn oder ein belastetes invalides treffen. Treffen sie auf ein rüstiges Gehirn, werden funktionelle Störungen als

Psychoneurosen von tieferliegenden organischen als Zerebropsychosen unterschieden. In der zweiten Hauptreihe handelt es sich um Fehler der Anlage; sie reichen von der Mikrozephalie über die Idiotie bis zum hereditären Irresein. Zwischen beiden Hauptreihen liegt eine dritte, die primäre Verrücktheit.

Ein Jahr nach dem Erscheinen von Schüles Lehrbuch, 1879[24], gab Richard v. Krafft-Ebing sein Lehrbuch der Psychiatrie heraus. Er ist mit Schüle gleichaltrig, wie jener Süddeutscher; sein Großvater mütterlicherseits war der Strafrechtslehrer und Reformer des deutschen Gefängniswesens, H. J. A. Mittermaier.

Er studierte zunächst in Heidelberg Medizin, hörte Nikolaus Friedreich, dann später in Zürich; dort stand die Psychiatrie unter dem Einfluß Griesingers. 1863 erfolgte seine Promotion in Heidelberg; im Anschluß daran besuchte er Wien, um *Josef Skoda, Theodor Oppolzer* und *Karl Frh. von Rokitansky* zu hören, die Rückreise führte ihn über Berlin zu *R. Virchow*. 1864 trat er als Assistent in die Illenau unter Roller ein, wo sich seit 1863 Schüle befand, mit dem er bis an sein Lebensende befreundet blieb. 1868 ließ er sich in Baden-Baden nieder, nahm als Feldarzt am Deutsch-Französischen Krieg teil, um sich schließlich unter Wunderlich in Leipzig zu habilitieren. 1872 wurde er durch Vermittlung Bismarcks an die Universität Straßburg berufen; dort eröffnete er eine psychiatrische Klinik. Ein Jahr später erhielt er einen Ruf nach Graz. 1886 begründete er ein eigenes Sanatorium, Mariagrün. 1889 erhielt er den Ruf nach Wien als späterer Nachfolger Meynerts. 1903 starb er in Graz.

v. Krafft-Ebing hat sein Lehrbuch der Psychiatrie dem Freund Heinrich Schüle gewidmet. Die Widmung an Schüle durchzieht sozusagen das ganze Lehrbuch, denn v. Krafft-Ebing stützt sich in vielen grundsätzlich theoretischen Erörterungen auf ihn. So spricht auch er von der Geisteskrankheit als Krankheit der Person, und er benützt den Begriff des „rüstigen" und des „invaliden" Gehirns. Wie Schüle ist auch er Entartungstheoretiker vorwiegend Morelscher Provenienz, den er wie Magnan in Ausweitung der Entartungsprozesse übertrifft; aber weniger als Magnan und Schüle ist er weltanschaulich verhaftet, wenngleich auch er als Evolutionist Darwinscher Prägung entsprechend seiner Zeit imponiert. Seine größere Bedeutung liegt auf sexualpathologischem Gebiet, auf dem er zum eigentlichen Begründer dieser neuen Wissenschaft wurde. Diese neue Wissenschaft hängt grundsätzlich mit der Psychiatrie zusammen, da sie wie diese nur verstehbar wird aus dem Dégénérescencebegriff[25].

Die ätiologische Einteilung nimmt v. Krafft-Ebing dort vor, „wo das biologische und nur auf organischer Basis denkbare Gesetz der Vererbung" wesentliche Bedeutung hat. Die Anwendung dieses Einteilungsprinzips führt, wie bei Schüle, zur Konstituierung der „Psychoneurosen", indem sich die psychische Störung auf einem „rüstigen" Gehirn entwickelt, und der „psychischen Entartungen", die sich auf der Grundlage eines durch Erblichkeit oder ungünstige Einflüsse belasteten „invaliden" Gehirns entwickeln. Beide Gruppen sind keine Gegensätze, sondern zeigen fließende Übergänge, die die erworbenen Entartungen einführen. Sein Schema oder seine Gesamtnosologie sieht gleich Schüle Psychoneurosen, psychische Entartungen und Hirnkrankheiten mit prädominierenden psychischen Störungen vor, die wieder in Unterabteilungen gegliedert sind. Grundsätzlich trennt er noch psychische Erkrankungen des entwickelten Gehirns von psychischen Entwicklungshemmungen und Kretinismus. Die funktionell-klinische Methode wird bei den Psychoneurosen zur weiteren differentialdiagnostischen Gruppierung benutzt, da, wie bei Schüle und den anderen Entartungstheoretikern, diese Krankheitsbilder im Vergleich zu den Entartungen einen regelmäßigen Verlauf mit immer wiederkehrender Symptomgestaltung besitzen. Wie Morel behält auch v. Krafft-Ebing das Gesetz der Progressivität bei:

Anthropologisch stellt die psychische Entartung eine bedeutungsvolle Erscheinung dar, insofern sie beim Einzelindividuum nur Teilerscheinungen eines physischen und psychischen Entartungsprozesses der ganzen Familie darstellt und Generationen hindurch in wandelbaren, wesentlich immer schwerer sich gestaltenden Erscheinungen sich verfolgen läßt.

Schüle und v. Krafft-Ebing sind eindrucksvolle Beispiele für die extreme Durchführung des Morelschen Gedankens einer ätiologischen Klassifikation der Geisteskrankheiten, wo die Erblichkeit zur Scheidung großer Gruppierungen benutzt wird. Diese Idee, die Dégénérescence so stark zum nosologischen Gesichtspunkt zu machen, wurde in dieser Form mehr oder weniger abgelehnt, wenngleich das Entartungsdenken sich immer mehr einbürgerte. Sogar in der psychologisierenden Psychiatrie von Ziehen vom Jahre 1894[26] wird zwar dieser Entartungsbegriff kritisiert — er stellt u. a. fest, der Fall einer einfachen Psychose, die sich auf Grund erblicher Belastung entwickelt, unterscheide sich nicht von einer solchen auf nicht erblicher Basis —, aber er anerkennt doch, daß bei schwerer Belastung oft, nicht immer, die Heredität die Symptomatik modifiziere und daß sich hier häufiger als beim unbelasteten Individuum somatische und psychische Degenerationszeichen finden. Vor allem imponiere die „Desequilibration" und gelegentlich könne es zur progressiven erblichen Degeneration kommen.

d) Das Problem der Keimschädigung und der Mutation

Noch in den hohen Auflagen von Kraepelins[27] „Psychiatrie" besitzt die Entartung legitime Bedeutung. Zu den „inneren Ursachen" von Geisteskrankheiten gehört die Erblichkeit als individuelle Prädisposition. Gleichzeitig kommt es aber auch durch schwere erworbene Leiden, wie Alkoholismus, Syphilis, Gicht, Tuberkulose, Diabetes, böse Geschwülste u. a. m., zu angeborenen, allerdings nicht ererbten krankhaften Anlagen; hier gehe der Weg „vielleicht durch unmittelbare Schädigung der Keimzellen". Er nimmt eine unmittelbare Vererbung nach den Eltern und eine mittelbare an. Diese ist atavistisch, wenn sie von den Großeltern kommt, und kollateral, wenn sie von den Seitenzweigen herleitbar ist.

Bei einer Häufung krankhafter erblicher Einflüsse entsteht eine organische Belastung, d. h., es treten in der Aszendenz „die schweren Formen psychischer Entartung" auf, die sich auf geistigem und sittlichem Gebiet zeigen.

Wir verstehn darunter, führt Kraepelin aus, alle Abweichungen, welche an sich, oder in ihrer weiteren Entwicklung die Leistungsfähigkeit, das persönliche Glück oder die Tauglichkeit für das Gesellschaftsleben ernstlich gefährden.

Morels progressives Entartungsgesetz wird sehr kritisch behandelt. Nur unter sehr ungünstigen Umständen glaubt Kraepelin an eine solche absteigende Stufenleiter, da es bei vielen belasteten Familien durch Blutauffrischung zu günstigeren Ergebnissen komme.

Von den einzelnen psychischen Erkrankungen entwickelt sich das manisch-depressive Irresein, die epileptischen und hysterischen Geistesstörungen, namentlich aber die mannigfachen Gestaltungen des Entartungsirreseins, die verschiedenartigen Formen krankhafter Persönlichkeiten, endlich wohl auch die Verrücktheit „am häufigsten auf ererbter Grundlage". Verhältnismäßig wenig durch Erblichkeitseinwirkungen beeinflußt zeigen sich ihm die Infektionspsychosen, die Erschöpfungszustände, das Irresein des Rückbildungsalters, die progressive Paralyse und die ihr verwandten Rindenerkrankungen. Dementia praecox, Idiotie und chronische Vergiftungen nehmen eine Art Mittelstellung ein.

Erblich belastete Personen, bei denen die eigentliche Ursache des Irreseins in der Gesamtlage gesucht werden muß, haben im allgemeinen die Neigung, konstitutionell, dauernd oder häufiger zu erkranken. Oft ist die Störung gering, da man es mit „aus der Art geschlagenen Menschen" zu tun habe und nicht so sehr mit einem Krankheitsvorgang von begrenztem Ablauf. Wie bei Magnan wird daher für das Irresein auf erblicher Grundlage kennzeichnend die Mischung von Krankheitserscheinungen mit bedeutenden psychischen Leistungen. Krankhafte Zustände als solche werden nur bei den schlimmsten Entartungen vererbt, meist wird nur die Anlage übertragen, die sich in einer geringeren Resistenz des Seelenlebens zeigt und erst bei Einwirkung ungünstiger, allerdings oft nur geringer Einflüsse zum Irresein führt. Dies entspricht der Magnanschen „prédisposition simple" und „prédisposition maximum". Gegenüber diesen Belasteten sieht man bei „rüstigen" — hier benutzt Kraepelin den von Schüle geprägten Begriff — nicht erblich belasteten Menschen Geistesstörungen meist nur durch sehr eingreifende Schädlichkeiten entstehen.

Kraepelin nimmt eine gleichartige Vererbung an, wie sie sich meist beim manisch-depressiven Irresein und der Dementia praecox zeigt; hier scheinen sich nach *Sioli*[28] die affektiven Formen des Irreseins einerseits und die Verrücktheit anderseits in einem gewissen Grade auszuschließen. Indessen sei die gleichartige Vererbung Regel, nicht Gesetz. Kommen verschiedene Erkrankungsformen in der Familie vor, handele es sich um eine „umwandelnde" Vererbung, d. h. bei psychischen Persönlichkeiten aus entarteten Familien, „daß einerseits die Anlage zu ganz bestimmten geistigen Erkrankungen übertragen zu werden scheint, während wir es in anderen Fällen nur mit einer allgemeinen krankhaften Minderwertigkeit zu tun haben, die sich in den verschiedensten Einzelzügen ausprägen kann". So zeigen sich psychische Entartungen auf dem Gebiet des Verstandes, und zwar neben Beschränktheit und Unfähigkeit auf einzelnen Gebieten eine einseitige Begabung, oft verbunden mit veränderter Einbildungskraft, erhöhter Suggestibilität. Auf dem Gebiet des Gemütslebens und des Willens treten diese Erscheinungen am auffälligsten auf; sie zeigen sich in großer affektiver Erregbarkeit oder Gemütslosigkeit, in Angstzuständen, in Triebhaftigkeit, Willenlosigkeit und in perversen Trieben. Diese Begrenzung der Störungen auf nur einzelne Gebiete führt zur Entstehung jener auch von Kraepelin als „zwiespältig" und „unausgeglichen" bezeichneten Persönlichkeiten, die Magnan mit „Déséquilibrés" benannte. Hier habe dann die oft große einseitige Begabung zu der Anschauung geführt, auch das Genie sei Ausdruck krankhafter Veranlagung. Kraepelin führt auch die bekannten körperlichen und nervösen Degenerationszeichen an, die neben den geistigen und sittlichen den Entarteten auszeichnen.

Entsprechend diesen allgemeinen Erörterungen über die individuelle Prädisposition als innere Ursache von Geisteskrankheiten erfolgt dann die Einteilung der Seelenstörungen zwar nach klinisch-psychologisch-morphologischen Gesichtspunkten, doch gehören die Gruppen Nr. 9–15: des manisch-depressiven Irreseins, der Verrücktheit (Paranoia), des epileptischen Irreseins, der psychogenen Neurosen, der originären Krankheitszustände oder des Entartungsirreseins (es enthält alle jene von Magnan als charakteristisch für den Dégénéré bezeichneten Symptome, nämlich Nervosität, konstitutionelle Verstimmung, konstitutionelle Erregung, Zwangsirresein, impulsives Irresein, sexuelle Perversionen), der psychopathischen Persönlichkeiten und der psychischen Entwicklungshemmungen, zu jenen geistigen Erkrankungen und Störungen, die entweder als Ursache die einfache Vererblichkeit als individuelle Prädisposition besitzen oder jene organische Belastung, bedingt durch ungünstige Häufung krankhafter Anlagen, die zur Entartung geführt hat.

Noch 6 Jahre später in der 8. und letzten von Kraepelin selbst bearbeiteten Auflage seiner „Psychiatrie" — die 9. Auflage wurde ein Jahr nach seinem Tode von *Lange* herausgegeben — wird der Begriff und der Prozeß der Entartung beibehalten.

Entartung kommt zustande:

1. durch einen ungünstigen Ausgang normaler Vererbungsvorgänge,
2. durch Keimschädigung.

Die Vererbung wird unter dem Gesichtspunkt Mendelscher Gesetze geprüft, die Statistik *Kollers, Diems, Kalmus'* herangezogen, die Begriffe unmittelbare, mittelbare und hier vor allem die kollaterale Vererbung erörtert.

Mit Entartung wird noch schärfer nur jenes Auftreten vererbbarer Eigenschaften gekennzeichnet, die beim Träger die Erreichung der allgemeinen Lebensziele erschwert oder unmöglich macht. Sie unterscheidet sich von Krankheit und Siechtum dadurch, daß ihre Wirkung nicht nur das Individuum betrifft, sondern die folgenden Geschlechter ungünstig bis zur Verschlechterung der Art beeinflußt. Gegen die These der Entartung durch Inzucht bei gesunden Vorfahren wendet er sich energisch; die körperlichen Stigmata hereditatis erscheinen ihm nicht geklärt. Entartung durch Keimschädigung wird einfacher faßbar. Sie wird durch Krankheiten und Gifte erzeugt; Krankheiten sind vor allem Lues, Gifte sind in erster Linie der Alkohol. Wie sehr der Alkohol als pars pro toto für eine allgemeine Kulturentartung galt, machen die Menge der Abstinenten und Mäßigkeitsgesellschaften um die Jahrhundertwende und noch später klar, wo der säkulare „Apostel" *August Forel*[29] mit seiner Lehre von der Blastophthorie gegen ihn kämpfte. Dieser allgemeinen Bedrohung der Kultur durch die Entartung konnte sich auch Kraepelin nicht entziehen. Bei der Erörterung der Keimschädigung wird die Frage nach der Vererbung erworbener Eigenschaften aufgeworfen. Könne man die Fortwirkung der Keimschädigung über mehrere Geschlechter der Vererbung als gleichen oder ähnlichen Prozeß zur Seite stellen? Gerade beim Alkoholismus sehe es so aus. Kraepelin zieht jene „Entartungserscheinungen" als Parallele hinzu, die durch die

„allgemeinen Lebensbedingungen" erzeugt werden. Hier sieht er einen „umwandelnden" Einfluß sich abspielen entsprechend dem Kampf ums Dasein im Sinne einer Züchtung, und so müsse man annehmen, daß nicht nur ganz allgemeine Eigenschaften, sondern „auch durch Übung erworbene besondere Fähigkeiten bis zu einem gewissen Grade die Ausbildung der Keime beeinflussen kann. Beim Menschen spielen hier in erster Linie solche Eigenschaften eine Rolle, die durch den Willen erworben und körperlich fixiert werden."

Die Einwirkung der Lebensverhältnisse auf die geistige Gesundheit der Rasse im Lauf der Entwicklung des Menschen habe sich in drei Richtungen zur Kulturentartung hin bewegt: durch die immer stärkere Verschärfung des Lebenskampfes, die einseitige Züchtung seelischer Anlagen und durch die Domestikation. Dieser Hilfeschrei der Evolutionisten gegen die Kulturentwicklung mit ihrer Zivilisation war im Lager der Monisten geläufig. Das Lebenswerk August Forels war dafür beispielhaft. Kraepelin sieht in dem durch das Industriezeitalter sich steigernden Lebenskampf mit seinem immer wachsenden Wettbewerb einmal einen Antrieb des Menschen, aber auch eine daraus resultierende Überbeanspruchung und Erschöpfung. Er erleide darüber hinaus einen „Verlust seiner inneren Freiheit", der eine verhängnisvolle Rolle spiele. Die „unbekümmerte Sorglosigkeit des Naturmenschen" sei verloren gegangen, die freie Tätigkeit des Menschen zugunsten der Gemeinschaft immer mehr abgeschnitten. Mit dieser Einengung der Person hänge ohne Zweifel das häufige Auftreten von Angstzuständen in einer gewissen Beziehung zusammen; anstelle freier Willenstätigkeit stehe die Dressur. Beispiel des Versagens des Willens sei die „gezüchtete traumatische Neurose, bei der geistiges Siechtum aus dem künstlich befestigten Gefühl hervorgehe, der Arbeit nicht gewachsen zu sein". Die Vorgänge bei der Zweifel- und Grübelsucht, bei den Phobien, bei der Erwartungsneurose und der Arbeitsunfähigkeit der Nervösen seien ähnlich anzusehen. All dies kenne man bei den Naturvölkern nicht, auch sei es bezeichnend, daß die genaueste Kenntnis dieser Entartungserscheinungen aus Frankreich komme, „in dem Anzeichen einer kulturellen Entartung am deutlichsten ausgesprochen sind".

Der zweite ungünstige Einfluß entwickele sich aus der „einseitigen Züchtung seelischer Anlagen". Die Kehrseite davon sei die Vernachlässigung des Körpers und seiner Leistungen, und die bis zur Spitze getriebene Spezialisierung im Sinne der Züchtung führe dazu, daß sich schließlich keiner mehr mit dem anderen verstehe. Die wichtigste ungünstige Wirkung der Kulturentwicklung aber gehe aus der Domestikation hervor. Sie ist die „Abkehr von der Natur", die diese neuen „Rousseauisten" besorgt konstatieren, und sie ist die Ursache der Verweichlichung, die, wie die Schrift *Ahlbecks* eindringlich über den „Adel Schwedens" beweise, zum Sterilwerden führe. „Nur im Kampfe wächst der Mensch", ruft Kraepelin aus, ohne „Willensstachel" geht der Mensch oft zugrunde. Die Entarteten, die hier entstehen, sind die „willensschwachen Müßiggänger, die oberflächlichen Genußmenschen und gewissenlosen Wüstlinge"; ihr gehäuftes Auftreten ist Zeichen alternder Völker. Folge dieser Erscheinungen sind die „Abschwächung der natürlichen lebens- und arterhaltenden Triebe". Zunahme des Selbstmordes ist Ausdruck der Schwächung des Willens zur Selbsterhaltung, Schwächung des Arterhaltungstriebes begünstige Onanie, geschlechtliche Verirrungen und ertöte den

Muttertrieb bei der Frau. Ausdruck für den veränderten Hungertrieb sei die Hysterie, in der sich aber bei den Kulturformen das allgemeine Zurücktreten aller natürlichen Triebe zeige, ebenso wie bei der Nervosität.

Diese pessimistische Kulturbetrachtung teilt Kraepelin mit den Entartungstheoretikern seiner Zeit, die sich nicht nur auf medizinische Bereiche erstreckt, sondern allgemein ist, wie wir an anderer Stelle[30] gezeigt haben. Kraepelin folgert:

> Nimmt man hinzu, daß wir unter Keimschädigungen mehr zu leiden haben als die meisten Naturvölker ... und daß die einmal entstandene Entartung die Neigung hat, sich fortzupflanzen, so werden wir es verstehen lernen, warum wir mit einer Zunahme der psychischen Störungen bei uns zu rechnen haben.

Entsprechend diesen allgemeinen anthropologisch-kulturellen Erörterungen wird in der speziellen Psychiatrie der 8. Auflage von Entartungszuständen vorwiegend bei den originären Krankheitszuständen, den Psychopathien, den allgemeinen psychischen Entwicklungshemmungen und bei Formen der Hysterie gesprochen. Diese Entartung liegt einerseits in der Erblichkeit, aber immer stärker in der Keimschädigung als Folge einer allgemeinen Lebensentwicklung der Menschen.

O. Bumke[31], um diese Problematik nur auf psychiatrischem Gebiet ganz kurz zu Ende zu führen[32], „nahm zwei Möglichkeiten für die Entstehung erblicher Krankheiten an: die Selektion im Sinne des Herausmendelns und die Mutation. Selektion kann vorhandene Eigenschaften rein herauszüchten, steigern und neu gruppieren. So können krankhafte Eigenschaften durch Selektion aus gesunden herausgezüchtet werden, d. h., die Krankheit kann durch zufällige, unzweckmäßige Auswahl der Erzeuger hervorgerufen werden. Wirkt sie also in diesem ungünstigen Sinne, können pathologische Bildungen möglich werden, wie sie in der manisch-depressiven, der hysterischen, der paranoiden Konstitution tatsächlich verwirklicht seien. Alle diese Anlagen bedeuten quantitative Abweichungen vom normalen seelischen Verhalten. Sie gehen Verbindungen miteinander ein und entfernen sich nicht allzuviel von der Form. Sie bilden sich bei weiterer Vererbung wieder zu normalen Eigenschaften zurück. Bumke faßt sie daher als „Plus- und Minusvariationen" zusammen. Die Mutation dagegen kommt „außer für gewisse erbliche Nervenkrankheiten für die genuine Epilepsie und etwaige vererbbare Formen der Dementia praecox in Frage". Innerhalb der Problematik der Entstehung erblicher Krankheiten geht Bumke auf Morel ein. Er sieht die Tatsachen, die dem Entartungsbegriff Morels zugrunde liegen, in der Keimvergiftung, die die Entartungstheoretiker in die Erblichkeit hineingenommen hätten. Keimschädigung bedeute das, was früher Entartung genannt worden sei. Dazu gehören als Ursachen Gifte, wie Alkohol, Blei, Quecksilber, Infektionen, wie Syphilis, Allgemeinleiden wie erschöpfende schwere Krankheiten, Karzinose, Arthritis, Diabetes, Anämie und Leukämie. Sie alle mindern die nervöse Widerstandskraft des nächsten Geschlechtes. In diesen keimschädigenden Ursachen sieht Bumke „nicht unbedenkliche Quellen der Entartung". Wie stark sie sind, könne man nicht genau feststellen; sicher ist, daß „Lues und Alkohol die zweite Generation verkümmern lassen". Ob sich die Keimschädigung weiter erstreckt, wird offengelassen. Im Gegensatz zu

Forels Blastophtheorie, die den alten Entartungsbegriff Morels in sich birgt, nimmt Bumke an, daß die Keimvergiftung des Erzeugers zur Vergiftung des werdenden Kindes führen kann, ohne daß dabei dessen Keimzellen miterkranken müssen. Trotzdem besteht für ihn die theoretische Möglichkeit der Weitervererbung erworbener Krankheitsanlagen, wenn man annehme, daß die keimschädigenden Ursachen vor Differenzierung der Keimzellen einwirken oder nach Differenzierung eine so allgemeine Entwicklungshemmung bewirken, daß auch die Keimzellen betroffen werden.

Wie erheblich Bumke die Rolle der Keimschädigung ansah, geht aus seiner Auffassung der Psychopathenfrage hervor. Die Psychopathien beruhen bei ihm zum größten Teil auf „konstitutioneller Nervosität", die aus der Keimschädigung gerade hervorgeht: „Eine größere Rolle als die der Vererbung spielt bei der Entstehung der konstitutionellen Nervosität meines Erachtens die Keimschädigung."

Diese Frage gewinnt ebenfalls Bedeutung für das Problem der Sexuell-Perversen, die Bumke innerhalb der Psychopathen gruppiert, und zwar als „Perverse" und als Träger einer „moral insanity". Sexuelle Abweichungen sind bei ihm einmal Symptom von bestimmten Geisteskrankheiten oder häufiger Zeichen psychopathischer Anlage.

Bumke brachte den Begriff der Keimschädigung und den der Mutation in einen inneren Zusammenhang. Die Wirkung ersterer sei eine gesetzmäßige, während Mutation selten auftrete; auch wisse man nicht, wann sie erscheine. Er hatte von der theoretischen Möglichkeit einer weiterwirkenden Keimschädigung gesprochen, wenn das schädliche Agens vor Differenzierung der Keimzellen einwirke wie die Mutation. Hier war bei ihm die Annahme eines irreversiblen Weges gegeben, und damit konnte Mutation und sehr früh einsetzende Keimschädigung zusammenfallen.

Die experimentelle Genetik hat die Vielzahl möglicher mutagener Stoffe aufgezeigt, angefangen mit der Entdeckung *Mullers,* der 1927 auf dem Berliner Genetiker-Kongreß über künstliche Erbänderungen durch Röntgenstrahlen bei Drosophila berichtete. Die keimschädigende Wirkung der Röntgen- und radioaktiven Strahlen, vieler Arznei- und Genußmittel ist heute bekannt. Für den Alkohol hat neuerlich *A. Barthelmeß* erstmals die zytogenetische Analyse durchgeführt und festgestellt, daß der Verlauf der Mitose in Alliumwurzeln durch verdünnte wäßrige Lösungen aliphatischer einwertiger Alkohole in typischer Weise abgeändert wird.

Die Mutation als irreversibler Prozeß, den Bumke über den Begriff der Keimschädigung schließlich mit aller Vorsicht an die Stelle der spekulativen dégénérescence setzte, besitzt in ihrem Wesen jedoch etwas, was dem Entartungsbegriff von Morel nahekommt: die biologisch-qualitative Änderung. Dieser Vorgang allerdings war bei Morel ein christlich-metaphysisches Geschehen, das den Menschen bis in seine Leiblichkeit hinein erfaßte als Folge seiner Hybris."

VIII. Die Hirnlokalisation und die Energetik

a) Der Streit um die „Aphémie"

Das Geschilderte ist zeitlich so vorausgeeilt, daß es nötig wird, einen Augenblick zurückzublenden. Besondere Ereignisse müssen schildernd nachgeholt werden, die sich mit den Vorgängen überschneiden.

Im Buch VII der 1585 erschienenen Observationes medicae des *Johannes Schenkius* kann man lesen:

Observatum a me plurimos post apopletiam aut lethargum aut similes magnos capitis morbos, etiam non praesente linguae paralysi, loqui non posse, quod memoriae facultate extincta verba proferenda non ocurrant.

P. J. van Rhijn hat in einer Dissertation 1868 auf diese Stelle hingewiesen. Sie ist die erste Beschreibung dessen, was man heute Aphasie nennt. Daß Gall als Jugendlicher Beobachtungen gemacht hatte, die in der gleichen Richtung liegen, ist uns bekannt. Er meinte als Kraniologe damals, Gedächtnisathleten hätten Rindsaugen, als seien sie in Taschen versteckt. Und so verlegte er damals zwischen 1810 und 1812 das Sprachzentrum in den Lobus supraorbitalis. Diese Meinung wurde dogmatisch, bis *Paul Broca* eine neue Lehre vertrat. Von *Vivent* bekämpft, setzte sich Brocas Auffassung insbesondere durch, als *Bouillaud*[1] formuliert hatte:

Die Sprache hat ihren Sitz in den vorderen Lobi des Gehirns.

Dieser Ausspruch wurde im Memorandum von 1825 erstmalig in der Kgl. Akademie verkündet. Freilich war damit zunächst Galls Lehre legitimiert, dessen großer Atlas zwischen 1810–1819 erschienen war. Der teure Preis verhinderte die Verbreitung des Werkes, so daß man eine vereinfachte Ausgabe 1822 erscheinen ließ. Bouillauds Arbeiten lernte man 3 Jahre später kennen. Sie besagten zusammengefaßt, daß die Bewegung der Sprachorgane von einem Zentrum aus regiert werde, und dieses Zentrum sei der Hirnvorderlappen. Der Sprachverlust hänge vom Verlust des Wortgedächtnisses ab und von dem für die entsprechenden muskulären Betätigungen. Weiße oder graue Substanz könnten dabei beteiligt sein. Sprachverlust habe Verlust der Sprachbewegung als Sprachaufnahmeorgan zur Folge. Kauen und Schlucken seien unbeteiligt. Die sprachvermittelnden Nerven entstammten dem Vorderlappen und seinen Verbindungen. *Andral* bekämpfte diese Auffassung 1834 auf Grund eigener Beobachtungen und benannte als Zentrum den Streifenkörper. Aus dieser Divergenz der Ansichten ergaben sich Diskussionen, an denen *Jean Cruveilhier, Castel, Blandin, Marton-Solon* und *Ferrus* beteiligt waren. Im Grunde gab es zwei Lager für und gegen Gall. Vergessen hatte man, wie uns *Mouthier* erzählt, daß Lordat schon 1823 ein Buch über Sprachenanalyse geschrieben hatte. Er unterschied die verbale Amnesie und Asynergie, nannte dies Paramnesie als Hervorbringen irrtümlicher Worte. Bouillaud nahm das Problem 1848 wieder auf. 1856 nahm Marcé ein Koordinationsprinzip für Sprechen und Schreiben an, anerkannte isolierte Störungen beider und verwarf die Lokalisation. Dies war das Vorgefecht, das zum Ereignis des Jahres 1861 führte. Die Situation dieses geschichtsträchtigen Jahres hat uns Pierre Marie geschildert.

Der aus protestantischer Familie stammende *Paul Broca*[2] wurde am 24. Juni 1824 in der Girondegegend geboren. Sein Vater war Militärarzt. Mit 16 Jahren war er Bachelier der mathematischen Wissenschaften. Nach 2 Jahren wurde er Externe bei *Philippe Ricord* im Hôpital du Midi, siegte in einem Concours 1843 und ging zu Leuret ans Hôpital Bicêtre, danach ins Hôpital Beaujon, wurde dann Assistent bei *Gerdy* und wechselte über ans Hôtel Dieu zu Blandin. Alle diese Namen sind mit dem Aphasiestreit verknüpft. Erst 1849 promovierte er, wurde 1853 Professeur agrégé und chirurgien des hôpitaux. Dieser Triumphzug steigerte den Ruhm der Schule *Lebert*, dieser hieß eigentlich Lewy, stammte aus Breslau, hatte bei Schönlein und Dupuytren studiert und war nach Zwischenstationen in Berlin und der Schweiz seit 1845 endgültig nach Paris gekommen. Er gilt als Vater der naturwissenschaftlichen Medizin.

Broca hatte chirurgische Arbeiten verfaßt, interessierte sich für Ethnographie und wurde 1861 Secrétaire der Anthropologischen Gesellschaft. Bouillaud war damals 63 Jahre alt und nach 1844 Dekan der Fakultät. *Trousseau,* 5 Jahre jünger als Bouillaud, war sein Rivale; er war Lehrstuhlinhaber am Hôtel Dieu. Charcot und *Vulpian* sind mit Broca gleichaltrig, beide an der Salpêtrière tätig.

Das Jahr 1861 begann mit Diskussionen zwischen *Gratiolet, Auburtin,* Bouillauds Schwiegersohn und Broca. Auburtin war lokalisationsbesessen im Sinne Galls. Broca wollte nicht Gallianer werden, glaubte aber nach einem Ausspruch vom 21. März an „weite unterscheidbare Gegenden, die weiten Gegenden des geistigen Lebens entsprechen". Bouillaud hatte demjenigen 500 Francs ausgesetzt, der ihn widerlegen könne. Am 11. April untersuchte Broca den Fall „Leborgne" und stellte ihn am 18. April in der Sitzung vor. Er konstatierte eine Läsion, die er „Aphémie" nannte. Die Störung sitze in der zweiten bis dritten Frontalwindung, wahrscheinlich mehr nach der dritten zu. Im Januar 1862 wurde Broca Chirurg der Salpêtrière und kam so mit Charcot und Vulpian zusammen. Seine Ergebnisse wurden mißtrauisch aufgenommen; man war auch eifersüchtig auf den Erfolg. Broca meinte, vielleicht werde auch jemand auf der rechten Seite eine Aphasie beschreiben. Die Philosophen mischten sich ein, Spiritualismus stritt gegen Materialismus.

Ab 1865 trat Broca selbstsicher auf und begründete sein Dogma. Trousseaus Haltung war wenig erfreulich; philologisch griff er den Aphémiebegriff an, wurde aber in ebenso eleganter wie souveräner Weise von Broca zurückgewiesen. Einzelgänger hielten an der Lokalisation des Streifenkörpers oder der Olive fest. Im Ausland, vor allem in Amerika und England, befaßte man sich mit der gleichen Frage, bei uns taten dies *Adolf Bastian* und andere. Es begann die Ära der Schematik. Aus der Fülle dieser Literatur sei nur erwähnt, daß *Ogle* 1867 die Agraphie beschrieb, Bastian die „Worttaubheit" sah. Weitere Schematiker waren *Baginski* (1871), *Adolf Kussmaul* unterschied Worttaubheit und Wortblindheit; so zieht sich die Forschung hin bis zu *Lichtheim, Karl Wernicke,* Freud, *Möli* und *Goldscheider.* Der Philosoph *Henri Bergson*[3] hat sich antilokalistisch geäußert. Das Apraxieproblem wurde von Wernicke aus durch *Hugo Liepmann* gefördert (ideatorische Apraxie), und noch heute hat der Theorienkampf nicht geruht. Dies bezeugen zusammenfassende Arbeiten von *R. Thiele* und *Isserlin.*

1874 entdeckte Wernicke die sogenannte sensorische Aphasie, die er in die Basis des ersten Schläfenlappens verlegte. *Pierre Marie* unterschied eine Anarthrie neben der Aphasie. Im Anschluß an Kussmaul fand *Dejerine* die Agnosie und Asymbolie, *Pitres* die amnestische Aphasie. Das Lokalisationsdenken geriet langsam ins Schwanken. Marie hatte sich 1906 von ihm abgekehrt. Zu den neueren Theorien gehört vor allem die Lehre vom Abbau des kategorialen Denkens, die *Kurt Goldstein* als Gestaltstheoretiker entwarf. Neurologische Einzelheiten gehören nicht in den Bereich der Geschichte der Psychopathologie. Brocas triumphaler Lebensweg führte 1880 zum Senatorensessel. Am 19. Februar dieses Jahres hielt er eine Festrede voll Todesahnung. Er hatte recht behalten. Am 8. Juli verstarb er nach kurzen Signalen von Schmerz in der linken Schulter auf seinem Sofa.

Trotz aller Polemik war der Gedanke der Lokalisation führend geworden.

b) Anatomische Grundlage der Assoziationsbahnen

Ein Jahr nach Goethes Tod wurde in Dresden *Theodor Meynert* geboren. Sein Vater war Belletrist und Historiker. Die Mutter war Sängerin an der Dresdner Hofoper und Tochter eines Wundarztes *Andreas Emmering*. Dieser war aus Württemberg nach Wien umgesiedelt. 1840 besuchte Meynert die Wiener Zollernschule, dann das Piaristengymnasium in der Josephstadt, das ab 1849 Lyzeum hieß. Einer seiner Lehrer war der bekannte Dichter *Johann Gabriel Seidl* (1804–1875). Er begeisterte Meynert für die Poesie, so daß Meynerts erste Gedichte im Almanach „Aurora" erschienen. 1861 promovierte er, 1865 habilitierte er sich und wurde Magister der Geburtshilfe. Zugleich nahm er eine Stelle als Sekundärarzt an der Irrenanstalt bei *Riedl* an, 1868 hat er die Habilitation auf Psychiatrie ausgedehnt.

Von Rokitansky wurde er gefördert; 1874 wurde er Chef des Allgemeinen Krankenhauses, dessen neurologische Abteilung er erweiterte. Ein Jahr zuvor war er Ordinarius geworden. Forel, *Anton und Karl Mayer* sind seine Schüler, vor allem aber Karl Wernicke, der allerdings auch Einfluß von *Heinrich Wilhelm Neumann* empfing. Meynert tat den stolzen Satz, den *Hyrtl* als „Narrheit" bezeichnete:

Das Wort Gehirnanatomie entstand ja erst durch meine Arbeiten.

Hyrtl untermauerte seine Ablehnung mit dem Satz:

Zum Bau des Gehirns verhalten sich unsere feineren Werkzeuge wie die Zimmersäge zu einem Spinngewebe.

Mit dem Tode Rokitanskys 1878 verlor Meynert seinen besten Freund. Seine erste Frau — er heiratete als zweite Frau die Tochter eines Ministerialrats aus dem Kultusministerium — und ein Sohn, der vom Vater starke musikalische Begabung geerbt hatte, starben an Tuberkulose. Meynert war mit *Theodor Billroth* befreundet. Mit 60 Jahren ist er 1892 gestorben.

Meynerts wissenschaftliches Werk[4] steht in eigenartigem Gegensatz zu seiner künstlerischen Originalität, zur Liebe von Musik, zur Begeisterung für Ferdinand Raimund und Johann Nestroy. Dieser Gegensatz wurde von ihm selbst bewußt erkannt; er hatte eine Abneigung gegen seine wissenschaftliche Produktion. Lehrbücher habe er, so sagte er selbst, seinem Verleger Braumüller zuliebe geschrieben. Und doch wurde der heimliche Romantiker Meynert vom Wissenschaftler überdeckt. Im Vorwort zu seinen klinischen Vorlesungen von 1889 bezeichnet er sich als treuen Nachfolger Esquirols; er nennt unter den Deutschen Snells Monomanie und die „primäre Verrücktheit":

Ich fand das Bedürfnis, von letzterer den akuten Wahnsinn zu trennen, als dessen Grundlage ich die Verwirrtheit erkannte.

Virchows kraniologische Forschung nimmt er an, meint aber:

Hypothetisch dagegen sind die sogenannten psychologischen Standpunkte, das Hinaustragen eines ideagenen Zentrums in die Organisation, das Rechnen mit angeborenen Gedanken.

An die Stelle bisherigen Beschreibens habe das Erklären zu treten. Er betont seine wissenschaftliche Zuneigung zu Snell, dem Erlanger Hagen, zu Kahlbaum, Westphal, *Emminghaus* und Kraepelin. Die neue Frage Meynerts lautet jedenfalls: Gibt es Lokalisationen psychischer Störungen? Er entwirft zunächst ein umfassendes Bild vom Hirn- und Seelengeschehen. Das „Leitmotiv" — um ein bald aufkommendes Wort zu benutzen — will psychisches Geschehen verräumlichen.

Auf diesen theoretischen Vorwurf wirkte das historische Geschehen Brocas suggestiv ein. Der optimistische Forschungsenthusiasmus vermeinte, die Struktur des Seelenlebens könne mit der des Hirns zusammenfallen. *Karl Jaspers* hat in unseren Tagen erklärt, diese Denkvoraussetzung sei unbewiesen.

Aber zunächst leistete Meynert ein positives Wissen um Projektions- und Assoziationsbahnen und deren Hirnfelder. Dann aber drückte er das Seelengeschehen in Formen des Hirnbaus aus, und das konnte nicht mehr sein als eine zeitgebundene Metapher. Hier wurde dann, wie Jaspers sagt, in naturwissenschaftlichem Gewande ganz unnaturwissenschaftlich phantasiert. Besonders eindrucksvoll wird dieses Denken, wenn Meynert versucht, das Physiognomische im Gegensatz zu Lavater zu mechanisieren. Er redet in ökonomischer Sprache von einem Luxus der Bewegungen, er reduziert das Geschehen auf Angriff- und Abwehrbewegung, um schließlich vom Respirationsvorgang aus die physiognomischen Erscheinungen zu erklären. Und so gewinnt man den fast tragisch anmutenden Eindruck, daß hier ein künstlerischer Geist durch die Überwertung des Zeitgeistes erdrückt wurde. Aber auf der anderen Seite bietet Meynert die Brücke zur weiteren neurologisierenden Denkweise in der Psychiatrie.

c) Non-System gegen Klassifikation

Dieser begonnene Weg wurde von Karl Wernicke fortgesetzt, der ebenfalls dem Zeitgeschehen entsprechend nun das Ganze in dynamische Form brachte. Sein Lehrer im engeren Sinne war Heinrich Wilhelm Neumann[5], über den vorangehend einiges berichtet werden muß.

1814 war er, einer Gelehrtenfamilie entstammend, in Breslau geboren. Sein Vater war ein gelehrter Jude, der an der dortigen Wilhelmschule unterrichtete. Über das nähere Familienleben ist wenig bekannt. Der im Hebräischen überragend begabte Vater wurde infolge dieses Rufes nach England geholt; Heinrich Neumanns Interesse für englische Literatur nimmt hiervon seinen Ursprung. Der durch seine forensische Rhetorik nicht minder als durch seine extemporierten Tischreden berühmte Leppmann nannte ihn einen begabten Musikdilettanten, einen geistsprudelnden „gemütvollen und liebenswürdigen Mann". Neumanns Lehrer waren *Johann E. v. Purkinje* und *Ferd. M. Wendt*. 1837 wurde er approbiert. Er tritt als Regimentschirurgus beim Ersten Schlesischen Kürassierregiment ein, später begleitet er einen russischen Offizier, dessen Leichnam er schließlich von Bad Kissingen nach St. Petersburg bringt. Er wird geburtshilflicher Assistent bei *Betschler* und leitet bald stellvertretend die Klinik. 1842 schreibt er „Wie studiert man Medizin?" Nach Habilitation für Innere Medizin gibt er einen historischen Abriß der Typuslehre von Brown an, um sich dann der Zurechnungsfrage nach psychologisch-physiologischen Betrachtungen zuzuwenden. Zugleich fesselt ihn die organische Chemie; der wissenschaftlichen Analyse des geistigen Vorgangs der Diagnose ist eine weitere Arbeit gewidmet. Ihn beschäftigt die Statistik in der Medizin und 1844 folgt: „Über die Auffassung der Geisteskrankheiten vom ärztlichen Standpunkte", 1845 „Über die Heilkraft der Natur".

Man kann deutlich eine Neigung zu wissenschaftstheoretischen Interessen feststellen. Methodik fesselt ihn, und so entwickelt er seinen Begriff der „analytischen Methode". Sie wird ihm zum eigentlichen Anliegen, und ihre Wurzeln liegen in der Beschäftigung mit Schönleins Auffassung. Nur zögernd und auf Zureden seines Freundes *W. Sachs* liest er über allgemeine Pathologie. Er bezeichnet diese Vorlesungen selbst als entscheidend für seine weitere Auffassung. Von der „analytischen Methode" kam er nicht mehr los. Das bekundet das Vorwort seines 1859 erschienenen Lehrbuches. Zur Psychiatrie gelangte er zunächst rein äußerlich als forensischer Gutachter. Mißliche Anfeindungen als Schönlein-Anhänger zwangen ihn zur Aufgabe der Dozentur. Nun wird Neumann Psychiater.

1847 folgt „Der Arzt und die Blödsinnigkeitserklärung" als Ergebnis forensischer Erfahrung. 1862 wird die Schrift neu aufgelegt. Klinische Erfahrung sammelte er an der Heilanstalt Leubus. Sie bekundete jene Trennung als Heilanstalt, die Langermann empfohlen hatte. Die Irrenärzte kritisiert er als „abgeschlossene Kaste". Er selbst schlägt anstatt der Einteilung in Heil- und Pflegeanstalten die in Polizei- und Medizinalanstalten vor. Mit anderen Worten, er greift ein Problem auf, das heute noch unabgeschlossen ist, nämlich das der eigenen Anstalten für Gemeingefährliche. Den Irrenärzten wird er ferner unangenehm durch seine revolutionäre Ansicht, es müsse eine „konstitutionelle Verwaltung mit Aufteilung in Zuständigkeiten" geschaffen werden. Oberbeamte müßten durch Sitz und Stimme an der Verwaltung beteiligt werden. Das Ende war sein Ausscheiden aus der Anstalt Leubus 1849. Wir finden ihn beim polnischen Aufstand 1850 als Militärarzt wieder. Aber schon am 17. 2. 1852 eröffnete er in eigener Initiative eine Privatanstalt in Pöpelwitz. 1862 sieht er in ihr den Typus der „Medizinalanstalt". Nun habilitiert er sich auch für Irrenheilkunde. 1859 ist das Lehrbuch abgeschlossen. Es ist Frucht einer 10jährigen Arbeit. Das darin ausgedrückte Programm lautet:

1. der vernachlässigten Seele wieder zu ihrem Rechte zu verhelfen,

2. die Schilderung der Formen möglichst kurz und möglichst naturgetreu zu geben,

3. das empirische Material fortwährend mit Gedanken zu durchweben,

4. die üblichen Klassifikationen als durchaus unzureichend darzustellen ohne im Stande zu sein, eine bessere an ihre Stelle zu setzen.

„Ebenso bedeutsam wie eigenartig" nannte *Leppmann* dieses bald ins Holländische übersetzte Werk, das auch in Deutschland viel erwähnt wurde. Maßgebend wurde es nicht. Neumann meint, man bevorzuge lieber registraturmäßig geordnete systematische Bücher, wie das Griesingers, das er als „Phraseologie und Schönrederei" abqualifiziert. Nach dem Kriege 1866 wird er Primärarzt am Breslauer Allerheiligenspital. Aus dessen Irrenabteilung wird 1874 die psychiatrische Universitätsklinik, zu deren Direktor er ernannt wurde. 1881 zwingt ihn sein Gesundheitszustand zum Verkauf der Anstalt Pöpelwitz. 1883 erscheint ein Leitfaden der Psychiatrie, in dem das Aphasieproblem anklingt. 1884 schreibt er einen forensischen Katechismus. Am 10. Oktober des gleichen Jahres ist er an diabetischem Koma gestorben.

Neumann baut folgende theoretische Stufen des geistigen Vorgehens auf:

1. Die erste heißt Beobachtung und bedeutet Tatsachensammlung; sie wird durch Sinneswahrnehmung erfaßt und ist daher individuell getrübt.

2. Die noch unzusammenhängenden Beobachtungen werden wissenschaftlich geordnet, zu Erfahrungen verarbeitet. Durch Abstraktion entsteht ein „noch künstlicheres" Faktum.

3. Vor Feststellung eines synthetisch zu begreifenden Naturgesetzes hat die Analyse einzusetzen. Deren Methode legt er dar.

Das Bild des Elementes entnimmt er der Chemie, er will also zunächst Zusammengesetztes in Bestandteile auflösen, solange es geht. Diese Analyse kann aber jeweils nur am Ganzen ansetzen. Man kann nicht etwa beim Seelenleben oder Leibesleben beginnen. Das Ideal, zu solchen elementaren Grundformen vorzudringen, ist häufig unmöglich. Also ist der Elementarbegriff relativ. Immerhin gelange man zu einer Urform. Zweite Phase ist dann Vergleichen, Werten, Zusammensetzen als tiefere Einsicht in Zusammenhänge. Erkenntnisgegenstand in dieser aufbauenden Phase sind die Elementarbeziehungen untereinander. Das Verfahren ist schöpferisch:

Wenn die Analyse sich nur darauf beschränkte, ein Ganzes in seine Teile zu zerfällen, so wäre ihre Aufgabe eine trostlose.

Es müssen Prinzipien gefunden werden, die dann das analytische System ergeben.

Auf die psychiatrische Erkenntnis angewandt heißt dies, daß Neumann bei allem Versuch, zu Elementen zu gelangen, feststellt, daß dies bis in letzte Möglichkeiten nicht gelingen kann; daher sieht er sich außerstande, ein System aufzubauen. Er bleibt also bei einer Elementarlehre stehen. Infolge dieser Unzulänglichkeit des Verfahrens vermag er ohne Geschichte nicht auszukommen. Hier werden dann die vorher genannten Stufen zu Epochen. Eine Ähnlichkeit mit dem damals aufkommenden System Comtes läßt sich nicht abweisen.

Neumanns Ganzheitsbetonung geht auf die Erkenntnisse Reils, Damerows und Nasses zurück; sie ist also romantisches Relikt innerhalb seines analytischen Denkens. Freilich muß er das Raum-Zeiterkennen benutzen, und so betrachtet seine Anthropologie den Menschen in Leib (Materie) und Funktion (Verrichtungen). Das sind seine Oberbegriffe. Beide Begriffe sind aber inkommensurabel. Sie können auf kein einheitliches Prinzip zurückgeführt werden:

Wir gelangen nie an jenen ersten Punkt, auf welchem die Funktion aus der Materie geboren wird; wir gelangen nie zur Anschauung des Aktes, durch welchen die Funktion die Materie erschafft.

Aber dennoch wird deutlich,

daß ... Veränderungen des Leibes auf die Funktionen und Veränderungen der Funktionen auf den Leib zurückwirken ...

Diesen Zusammenhang nennt Neumann „zufällig". Dieser Begriff ist nicht etwa okkasionalistisch gedacht, vielmehr erwächst er aus der naturwissenschaftlichen Skepsis. Da wir nicht alle Kausalreihen auf ein gemeinsames Prinzip zurückführen können, weil dies unsere Erfahrung übersteige, bleiben wir beim vorletzten stehen, also mit einer Mehrzahl von Erscheinungsreihen. Diese sind in sich notwendig, in bezug aufeinander aber „zufällig".

Dieser Zufallsbegriff bei Neumann ist vielleicht ein Engpaß, in den er geraten mußte, weil er einerseits von der Romantik her die anthropologische Ganzheit anerkennt, diese aber erfahrungswissenschaftlich nicht beweisen kann. An dieser Bruchstelle ist sein „Zufall" als Kompromiß aufgestellt. Er vergleicht ihn mit dem „Usus partium" Galens. Er kann sich daher auch weiter des Teleologismus nicht erwehren und führt einen weiteren Begriff des „Auftrages" ein, um aber ausdrücklich zu betonen, er entspreche gewiß nicht der Stahlschen Seele; denn Seele und Bewußtsein will er als Begriffe zeitgemäß ausklammern. Und so bleibt seine anthropologische Konzeption schwach.

Es versteht sich ferner, daß Neumann Laënnec die Vernachlässigung der Funktion vorwirft und daß er, gegen die pathologischen Anatomen gerichtet, den Physiologismus Broussais' leidenschaftlich vertritt. Zugleich ist er Vitalist. Es gibt für ihn eine Duplizität vitaler und mechanischer Erscheinungen. In der Konstitutionslehre folgt er Sigaud, dessen sensiblen, motorisch-robusten und abdominellen oder pektoralen Typus er übernimmt.

Neumanns psychologische Theorie zeigt biographische Wandlung. Das eine unteilbare Bewußtsein ist Element, einen residierenden Seelensitz gibt es nicht; Seele ist eine gewisse Funktion des Menschen. Das, was man so nennt, entwickelt sich, der Zeitpunkt der Entstehung ist ohne Interesse. Wechselwirkungen zwischen seelischen und somatischen Funktionen gibt es. Anfänglich trennte er noch neben der Seele den Geist ab, dessen Leib sozusagen die Seele sei.

Geist wird von der Seele influenziert; das Ideal ist die beiderseitige harmonische Durchdringung. Aber ab 1859 erfährt man von dieser Beziehung nur noch wenig. Indessen hält er diesen Geist für frei, wenigstens der Möglichkeit nach. Seine Einschränkung erfährt der Geist durch die Organisation und den Einfluß anderer Funktionen. Temperament nennt er „Färbung" des Geistes durch die Organisation. Die Beeinträchtigung der geistigen Freiheit ist nie total. Diese Auffassung bestimmt seine Stellung zur Zurechnungsfähigkeit. Er versuchte schon damals die verminderte einzuführen. Die Außenwelt gelangt nur indirekt ins Bewußtsein; die Aisthesis haftet noch dem Gegenstand an, während die Empfindung schon zum „Reiche der Individuation" zählt. Zwischen beiden liegt ein Hiatus, beide sind aber Tatsachen; sie zeigen sich in der Umwandlung, die unfaßlich ist und Metamorphose genannt wird. Bis zur Sinneswahrnehmung ist nur die seelische, danach die geistige Funktion beteiligt. Dann läuft der Weg über Vorstellung, deren kritische Verarbeitung zum Denken. Die Anhäufung des Bewußtseinsschatzes ist das Gedächtnis. Dieses befindet sich in dauerndem Fluß zwischen Vergessen und Erinnern. Völliges Vergessen gibt es nicht; ein gewisses Residuum ermöglicht das Besinnen. Neumann baut die Assoziationslehre hier ein. Intelligenz hat unbegrenzte Entwicklungsfähigkeit in der Menschheitsgeschichte. Seine Verwendung des ,,Zeichensystems'' entnimmt er Jessen. Hierher gehören Wort, Schrift, Sprache. Illusion ist dann eine falsche Interpretation der Aisthesen. Schmerz ist Urphänomen. Eine Physiologie habe *E. H. Weber* darzustellen versucht. Mit den Trieben und der Angst befindet er sich in Aporie, er hält sie für fordernde Bedürfnisse und Notsignale bei drohender Gefahr. Immerhin sieht er in beidem eine verwandtschaftliche Beziehung des Überganges. Affekt ist Wollensvernebelung, Leidenschaft freiwillige Herrschaft des Gefühlslebens, also ,,Gefangenschaft des Bleibenden unter das Vergängliche''. In Auseinandersetzung mit Ideler sieht er dann allerdings in der Leidenschaft eine ,,konstante Verrichtung des Menschen'' ähnlich dem Atemholen. Aus Sinneswahrnehmung, Intelligenz, Gefühl und Willen zeichnet sich für ihn eine Idealtypik ab: der Sinnenmensch (Naturforscher), der Willensmensch (Gesetzgeber usw.), der Gemütsmensch (Künstler), der Gedankenmensch (Philosoph). Eine Verwandtschaft des Traumes mit der Geisteskrankheit im Sinne Moreau de Tours lehnt er ab; ab 1883 gilt dieser Satz auch für die Halluzinationen. Seine Stellung zur Lokalisation ist gekennzeichnet durch seine Ablehnung des bekannten Hirndogmas Griesingers. *Heinz Henseler* formuliert daher:

Grundsätzlich sei daran erinnert, daß Neumann unter der Lokalisationsfrage immer nur die versteht, welches Organes sich die betreffende Funktion bevorzugt bediene,

und daß er eine Lokalisation der eigentlichen Denkfunktionen für nicht gefordert erachtet. Die Erforschung lokaler Hirnkrankheiten sei für die Psychologie erfolglos geblieben. Das Interesse für die Rindensubstanz ist ihm klar geworden.

So ausgerüstet, betritt er das Gebiet der Psychopathologie. Da sowohl ,,Geisteskrankheit'' wie ,,Seelenkrankheit'' falsche Begriffe sind, rede man am besten nur von Bewußtseinskrankheiten. 1883 sagt er ,,Psychose''. Daneben erkennt er besonders nach Lektüre Heckers gewisse historische Modekrankheiten an.

Er geht nun daran, die allgemein für ihn verbindlichen Elementarstörungen als Krankheiten des allgemeinen Lebensrhythmus darzustellen. So gibt es solche der Ästhesen, der Metamorphose, der Aufmerksamkeit, der Besonnenheit und der Kritik. 1883 hat er eine Reduktion auf solche der Metamorphose und Kritik vorgenommen. Die Ästhesen gehören mehr der Neurologie an. Sie haben nur da psychiatrisches Interesse, wo sie zum Bewußtsein gelangen. Die Krankheit wird meist durch Vorsatz von ,,Hyper'' gekennzeichnet. Ein Überhandnehmen der Sinneseindrücke heißt Hypermetamorphose, eine weibliche Sondererscheinung ist die Nymphomanie. Allgemein beibehaltene Flatterhaftigkeit und Inkonsequenz ohne eigentlichen Intelligenzdefekt bezeichnet er als sozialen Schwachsinn. Höchster Grad dieses ,,Hyper'' ist Tobsucht. Selbstverständlich gibt es auch ,,Hypo'' und A-Metamorphosen. Hierher gehören Stupor und Ekstasen. Die Melancholie ist fast mit der Ametamorphose synonym. Bei der agitierten Form hält er die Angst für wichtig. Zu diesen Ametamorphosen gehören auch alle Erschöpfungsreaktionen. Gerade hier versagt das Auffinden pathologisch-anatomischer Befunde. Aufmerksamkeitsstörungen werden auch im Sinne des Hyper oder Hypo gegliedert. Gefährlich wird hier das Hinzutreten der Illusion. Damit wird jede Form der Monomanie abgelehnt. Hyperformen führen zur Ideenflucht.

Spricht man von Neumann als Verfechter der Einheitspsychose, so ist das nicht korrekt. Die Vorläufigkeit seines Standpunktes läßt eigentlich nur ein „Non-System" zu. Jede Klassifikation sei über Bord zu werfen. Es gebe nur „Irresein".

d) Die sensorische Aphasie, die energetische Sejunktionstheorie und die Einheitspsychose

Neumann hatte eine Elementarlehre entworfen; er hatte als Physiologist den dynamischen Charakter betont, er hatte in Überspitzung der Nonsystematik mit der Einheitspsychose geliebäugelt und die Lokalisationsfrage ziemlich beiseite geschoben. In seinem und Meynerts Schüler Karl Wernicke[6], 1848 in Tarnowitz geboren, fügte sich all dies zu neuem Bilde. Nach der Tätigkeit am Breslauer Allerheiligenspital ging dieser zu Westphal nach Berlin, wurde 1878 Privatdozent, 1885 a. o. Professor in Breslau, 1890 Ordinarius und Primar der Städtischen Irrenanstalt, deren Neubau in der Einbaumstraße 1888 fertiggestellt war. 1898 ist er zurückgetreten, ging dann nach Halle, wo er 1905 während einer Radtour auf dem Thüringer Rennsteig tödlich verunglückte. Zu seinen Schülern zählen *Robert Gaupp, Karl Bonhöffer, Richard Cassirer* und der zu Beginn des Nationalsozialismus in Greifswald durch Suicid verstorbene *Forster*. Seine Schule kehrt in der Systematik Kleists wieder. Wernicke erhielt Anregungen durch Kahlbaum, war aber geistig souverän. Die Entdeckung der sensorischen Aphasie (1874), war seine Erstlingstat. Die Publikation hieß „Eine psychologische Studie auf anatomischer Basis". Anlehnungen an Gedanken seines Freundes Lichtheim sind vorhanden. Nach der Aphasiearbeit hat er zu diesem Problem 20 Jahre geschwiegen. Erst ein Jahr vor seinem Tode nimmt er den gedanklichen Faden in der Dt. Klinik wieder auf. Daneben schuf er das Lehrbuch der Gehirnkrankheiten, dessen Grundriß 1894–1900 entstand. Seine allgemeine Psychiatrie und die gedruckten Vorlesungen gelten noch heute als klassische Werke des Fachs.

Den Vorgängern Griesinger, Neumann, Kahlbaum, Meynert und Emminghaus zollt er Achtung. Den Hirndogmasatz Griesingers anerkennt er nur bedingt. Sicherlich gebe es zwei organische Hirnkrankheiten, die Meningitis und die Paralyse. Zunächst aber sind Geisteskrankheiten keine Herdkrankheiten. Durch Meynert wisse man, daß die willkürliche Muskulatur und die Sinnesorgane mit der Großhirnrinde verknüpft sind, und zwar durch leitende Bahnen, die sich durch Hirn, Rückenmark und periphere Nerven erstrecken. Die Summe dieser Bahnen, in denen das Gesetz der isolierten Leitung herrscht, nennt er Projektionsbahnen oder Projektionssystem. Der anatomischen Kontinuität setzt er also eine physiologische zur Seite. Die Mehrzahl der Herdsymptome läßt sich ungezwungen auf lokale Unterbrechung oder Reizung der im Projektionssystem enthaltenen Leitungsbahnen zurückführen. Endstätten dieses Systems sind die Projektionsfelder (z. B. Opticus, Acusticus, Sensibilität der Beine, Faciolingualsystem). Mit dieser Kenntnis ausgerüstet, greift er nun auf seine Aphasieentdeckung zurück: auf die Sprache.

Eigenschaft der Rindenprojektionsfelder sind die Stätten, wo die Erinnerungsbilder der verschiedenen funktionellen Leitungen des Nervensystems ihren Sitz haben. Die Lokalisation dieser Bilder folgt also dem gleichen Prinzip, so daß der Hinterhauptslappen zugleich die Stätte der optischen, der Schläfenlappen die der akustischen Bilder ist und das sogenannte mittlere Drittel der Zentralwindung Erinnerungsstätte der mit der Hand erworbenen Tasteindrücke. Herdsymptom ist also Funktionsstörung des Projektionssystems und seiner Endstätten in den verschiedenen Projektionsfeldern der Rinde.

Bei Geisteskrankheiten aber ist dies nicht so. Wie aber, so fragt er sich, wenn nun vielleicht die gesamte Rinde des Großhirns von solchen Projektionsfeldern besetzt wird? Jenseits der Projektionsfelder nämlich erscheint noch ein weiteres mächtiges Substrat, das als Sitz der Geisteskrankheiten gelten könnte, das System der zur Verbindung der Projektionsfelder untereinander dienenden Assoziationsfasern. Geisteskrankheiten, so schließt er, sind Krankheiten des Assoziationsorgans. Dafür spricht die sogenannte transcorticale Aphasie. Sie wird ihm zum Programm. In einem Fall entwickelte sie sich aus einer vorläufigen Motilitätspsychose. Freilich sind im allgemeinen Geisteskranke keine Aphasiker, aber jeder weiß, daß sie oft unsinnig reden. Wie ist das zu erklären? Gestört sind jene Funktionen der Nervenbahnen, die zwischen motorischen und sensorischen Projektionsfeldern eingeschaltet sind. Diese Einschaltung ist eine Konjektur, sie führt zur Annahme eines Begriffszentrums. In den transcorticalen Assoziationsbahnen hat die Störung ihren Sitz. Sie zeigt sich in der unzutreffenden Antwort, die der befragte Kranke gibt. Die unsinnige Antwort des Geisteskranken ist eine transcorticale Aphasie. Das Wiedererkennen der Wortklangbilder beruht auf der erhaltenen Funktion der Felder, und dies nennt er die „primäre Identifikation". Aber der andere Vorgang, das Anklingen des mit dem Wort verknüpften Begriffes, beruht auf Assoziationsfunktionen jenes angenommenen Begriffszentrums, das er die Stätte der „sekundären Identifikation" nennt.

Es ist eindrucksvoll, wie Wernicke sich zeitgebunden des Bildes der Depeschenübermittlung zur Erklärung bedient. Die befremdenden Äußerungen des Kranken sind also Störungen der sekundären Identifikation. Wernicke nennt selbst dieses Aperçu einen „einseitigen Standpunkt". Er wird aber heuristisch, weil an Stelle der Sprachfelder nun nur beliebige andere eingesetzt zu werden brauchen. Hinzu kommt als Hilfsthese ein energetischer Standpunkt. Die Energetik war damals durch Lichtheim, vor allem aber durch *Ottomar Rosenbach* gefördert worden. Wir befinden uns im Zeitalter des Akkumulators. Verstummt der Kranke, so ist das nichts anderes als eine zirkumskripte, auf das Sprachgebiet bezogene Beschränkungsform der Akinese. Es entstehen drei Bewegungsformen: Akinese, Hyperkinese, Parakinese. Das Bewußtseinsorgan ist gewissermaßen mit einer Summe potentieller Energien aufgeladen, den Erinnerungsbildern und ihren verschiedenen Gruppierungen, von den einfachsten aufwärts bis zu komplexen. Die Gedächtnisenergetik ist für ihn ein Urphänomen. Es ähnelt wieder einmal dem Magneten mit seinem Gedächtnis und seiner Gewohnheitsbahnung der Teilchen. Diese Tatsache führe analog im Bewußtsein zu Begleitaffekten und so zu Vorstellungswertigkeiten im Sinne des Leitmotivs. Die Einteilung der Einbildung ergibt sich nach Außenwelt, Körperwelt und Persönlichkeit, und so gibt es allo-, somato- und autopsychische Sphäre. Wernicke vollzieht als Fortsetzer von Neumanns Non-System innerhalb des klassifikatorischen Chaos der Zeit die Einheitspsychose. Im Hintergrund stehen Brocas und Meynerts Entdeckungen. Überwölbt ist diese Theorie von der Energetik der Zeit. Erinnerungsbilder werden zu potentiellen Energien. Aus der Ideler- und Heinrothzeit wird ein Wertigkeitsbegriff sichtbar, der aber nicht wie bei jenen moralisch gemeint ist, sondern den Begriff des „Leitmotivs" abgibt. *Richard Wagner* hat diesen Begriff aus der früheren Oper ebenfalls neu belebt.

In der speziellen Psychopathologie bezeichnete er als paranoische Zustände nur jene chronischen, bei denen eine Fälschung des Bewußtseins bei wohl erhaltener Bewußtseinstätigkeit vorliegt. Er folgte den älteren Autoren, die hier Verstandesstörungen annahmen. Die sonstige Einteilung entspricht der Dreiheit seiner allgemein angenommenen Sphären. Die allo-, auto- und somatopsychischen Störungen können sich kombinieren. Beim Erklärungswahn lasse freilich diese Einteilung im Stich, insbesondere in der autopsychischen Sphäre. Und so prägt er hier den Begriff autochthoner Ideen. Sie entsprächen dem Reiz einer bestimmten Örtlichkeit des Assoziationsorgans. Dieser Reiz stellt den Gipfel der psychophysischen Erregungswelle dar und stört den normalen Gedankenablauf. Ähnlich verhält es sich bei den Zwängen. Die Halluzinose gruppiert er als allopsychische Form.

Die weitere Frage ist, wie es denn überhaupt kommen könne, daß nebeneinander eine solche Unmasse falscher Vorstellungen und Urteile bei wohlerhaltener Logik bestehen, daß Besonnenheit und im ganzen richtige Auffassung erhalten sind? Wernicke nennt dies eine Auflösung des Gefüges der Assoziationen und bezeichnet diesen Vorgang als „Sejunktion". Das bedeutet so viel wie Kontinuitätstrennung. Sie kann zum Zerfall führen. Nur die Reizungssymptome selbst, also die Halluzinationen, vermag er nicht zu erklären. Dem Zwang und der autochthonen Idee entspricht verwandtschaftlich die „überwertige Idee", die aber im Gegensatz zu jenen nicht als Eindringling erlebt wird. In ihrer Bindung an affektvolle Erlebnisse ist sie an und für sich nicht krankhaft, es sei denn, sie ist in einen Sejunktionszustand integriert. In dem Begriff ist manches enthalten, was zum späteren „Komplex" führt. Forensisch hat er neben der Monomanie viel Diskussion erregt, weil man mit ihm zur Feststellung einer zirkumskripten Psychose zu gelangen vermeinte. Wernickes hier geschilderte allgemeine energetische Einheitslehre vermag die damalige Paranoiaklassifikation nicht anzuerkennen. Daher lehnt er auch die entartungsgebundene Theorie Magnans ab. Historisch tritt er für Snells Priorität von dessen Monomanie ein, erwähnt aber auch die 1867 von Griesinger beschriebenen Primordialdelire. Er sieht in ihnen Verwandtschaft zu seinen autochthonen Ideen, da eben der Zusatz „primär" das melancholische Grundelement ausschließe. Aber gerade dieses Primäre bestreitet er.

Hans Gruhle[7] hat anläßlich des 50jährigen Todestages Wernickes in kritischer Übersicht folgendes zusammengefaßt:

Charakteristisch ist die ausgeprägte Herdlehre. Sie ist allerdings nicht simpel, galt es doch die Gesamtfunktion dieser Herdstörung zu finden. Damit geht Wernicke über Broca hinaus. „Überwertig" lokalistisch ist die Vorstellung, daß das gewissermaßen zerstörte Kästchen auch den Gegenstand mithin wegnehme. Lokalisation war eben bereits Dogma geworden. Man glaubte, daß nicht nur Wahrnehmungen, sondern auch Vorstellungen fixiert seien. Das Komplizierte dieser behandelte man als assoziiert, und Vorstellung war nur Summe aller seelischen Inhalte. Es handelt sich um eine Verräumlichung des Begriffes. Erinnerungsbilder summarisch waren gleich Bewußtsein. Das Zustandekommen interessierte nicht. Das Modell des Denkens war naturwissenschaftlich und entsprach etwa dem Ankristallisieren. Jede ontologische Denkweise war durch eine summative ersetzt. Es galt der Satz: Gewisse Rindenregionen repräsentieren die Begriffe. Bestimmte Gruppierungen der Erinnerungsbilder sind geistiger Besitz. Bewußtseinsleistung wurde zu Intelligenzleistung. Und so weist Gruhle darauf hin, daß das Wort Intelligenz und Verstand im Register nicht vorkommt. Denken war nur Sprachdenken.

e) Genie und Wahnsinn

In solchem Zusammenhang darf man sich daran erinnern, daß in jenen Jahren 1886 der Begründer der Geisteswissenschaften, *Wilhelm Dilthey,* bei guter Kenntnis der französischen psychiatrischen Literatur völlig andere Wege gegangen ist. In seiner Rede über „Dichterische Einbildungskraft und Wahnsinn" anläßlich des Stiftungstages der militärärztlichen Bildungsanstalten in Berlin erwähnt er eingangs den neuen naturwissenschaftlichen Weg der Psychologie von Herbart über Weber, *G. T. Fechner* und *H. J. Lotze,* um dann Schopenhauers These von der Reizbarkeit des übermächtigen Zerebrallebens des Genies im Sinne der Irritation Broussais' zur Grundlage der Ausführungen zu machen. Das Genie in der Abnormität seiner Organisation schafft Gestalten, „die alle Erfahrung überschreiten". Sein Einbildungsschaffen grenzt an das Halluzinatorische. Es fühlt die Schmerzen seiner Gestalten wirklich. In den dämonischen Naturen zeigt sich die „Mächtigkeit der sinnlichen Organisation". Das Seelenleben wird fremdartig, und „in dem Geisteskranken steigert sich dieses alles zu Halluzinationen und Wahnideen, sein eigenes Ich kann untergehen, und er kann sich als eine andere Person wiederfinden". Wie steht es mit den Ursachen?

Dilthey[8] nimmt bei Genie und Wahnsinn als gemeinsame Grundlage „eine freie Gestaltung der Bilder und ihrer Verbindungen" an. Indessen seien die Ursachen bei beiden Gruppen verschieden. Traum und Wahnsinn fehle die Fähigkeit, den erworbenen Zusammenhang des Seelenlebens „auf die gerade im Blickpunkt des Bewußtseins befindlichen Wahrnehmungen, Vorstellungen und Zustände wirken zu lassen". Hier falle also der „regulierende Apparat" fort, „welcher die Eindrücke, Vorstellungen und Gefühle in der Anpassung an die Wirklichkeit erhält". Und so heißt es: „Das Genie ist keine pathologische Erscheinung, sondern der gesunde, der vollkommene Mensch." Was ist Geisteskrankheit also?

Der Kranke vermag nicht, den erworbenen Zusammenhang des Seelenlebens für die Vorgänge der zur Zeit bewußten Vorstellungen, Gefühle und Antriebe zu verwerten.

Es fehle der Maßstab des Wirklichen. Dieses Fehlen gründe unter anderem im Gemeingefühl. Dilthey denkt ebenfalls energetisch:

Immer ist in ihr (Geisteskrankheit) mit diesen Störungen die Minderung in der Energie des erworbenen psychischen Zusammenhanges verbunden.

Leben ist das wechselseitige Zusammenspiel zwischen Eigenleben und Milieu. Dieser Zusammenhang wirkt auf „die im Blickpunkt des Bewußtseins befindlichen Vorstellungen und Zustände".
Es ist dieser Zusammenhang, der auch Affekte und Eindrücke beherrscht.

Genie ist der Blick für das Wesenhafte, der aus der Vollkommenheit und der Energie dieses Zusammenhangs entspringt.

Das logische Schließen sei diesem Vorgang nachgeordnet. Die Geistesstörung ist „Minderung der Energie" mit Kontrollverlust des Geistes. Physiologisch heißt dies:

In der Großhirnrinde sind die Bedingungen für die Reproduktion von Vorstellungen und ihren Verbindungen angesammelt, aufgespeichert. Sie ist gegenüber den einzelnen Reizungen, welche die subkortikalen Zentren in die Hemisphäre werfen, gleichsam ein großer Ordnungs-, Hemmungs- und Regulierungsapparat. Versagt die normale Leistung dieses Apparates infolge Schwäche oder krankhafter Erregung, dann wird das Spiel frei, dann werden die Bewegungen der Vorstellungen unregelmäßig. Solche Reiz- erscheinungen, die von den subkortikalen Zentren aus in die Hemisphären geworfen werden, sind die Halluzinationen.

Erhalten sie den Charakter der Wirklichkeit, so sind sie Unterlagen von Wahn- ideen. Logisches Denken und gedächtnismäßige Reproduktion können zwar erhalten bleiben, sind aber nicht mächtig infolge geringerer Energie der Hirn- leistung. Die Wahnidee entsteht.
Bei veränderter Blutbewegung im Schlaf entsteht so der dem Wahnsinn nahe Traum. Auch hier handelt es sich um „herabgesetzte Leistung". Dilthey ist also neben der psychologischen Deutung der erste Vertreter einer physiologischen Leistungstheorie, die vom Begriff der damals im Schwange befindlichen Reizung ausgeht.
Wernickes Einheitspsychose ist in der folgenden Zeit auf energetischer Basis fortgesponnen worden. So schrieb *Harry Marcuse*[9] noch 1925 „Die psychischen Reaktionsformen". Sie fand wenig Widerhall. *Otto Juliusburger* als Schüler Wer- nickes hat ebenfalls die Sejunktionstheorie beibehalten und sie in seinen theoreti- schen Arbeiten mit voluntaristischen Gedanken Schopenhauers verknüpft.
Im Gegensatz zu Diltheys Sanierungstheorie des Genies machte sich besonders auf Grund der Neurastheniefrage *George Miller Beards*[10] aber auch eine neue nach- romantische Sicht geltend, durch die dieses in Deutschland 1881 erschienene Buch des amerikanischen Arztes in einer Weise bedeutsam wurde, die bisher meist unerkannt blieb. Wieder geht es um die Erschöpfung, und zwar als Erscheinung

einer Sozialkrankheit, die man heute Managerkrankheit zu nennen beliebt. Sie bilde mit anderen Neurosen, so meinte der Autor, eine Familie funktioneller Krankheiten. In England meldete sich *Thomas Campbell,* in Deutschland *Wilhelm Erb* zum gleichen Thema, in Frankreich *Grasset,* und so wurde die Neurasthenie zur „Königin der Neurosen". Der Historiker *Lamprecht*[11] hat dann 1902 in seinem Buch „Zur jüngsten Vergangenheit" von der „Reizsamkeit" der Zeit gesprochen. Er läßt sie ebenfalls im sozialen Verfall der Epoche gründen, der gewissermaßen das Analogon zum Darwinschen „Kampf ums Dasein" auf der Ebene des Spätkapitalismus darstellt. Diese Invektiven werden gegen die geistige Verpöbelung im Zusammenhang gemacht mit der biographischen Schilderung Richard Wagners. Nicht der Schopenhauer-Pessimismus habe Wagner ergriffen, vielmehr sei er schon in der Zeit zwischen Riga und Paris zeitkrank geworden. 1839 begann der englische Chartismus. Wagner mußte Arrangements von *G. Donizetti* und *Halévy* herstellen, um sein Dasein zu fristen. Dies ist für Lamprecht die Erscheinung eines sozialbedingten Pessimismus, den er später bei Bekanntschaft mit Schopenhauer philosophisch begründete. Wagner glaubte damals an einen Kulturverfall; auch diese Annahme ist wieder ein Analogon zu jenen düsteren Prognosen Morels, die sich im literarischen Naturalismus bei *Emile Zola* und *Henrik Ibsen* niederschlugen. Nun aber kommt es zu einer neuromantischen Wendung: Wie wäre es, wenn man diese zeitbedingte gesteigerte Reizsamkeit ins Positive verwandelte? Die Musik ist das alte geeignete psychotherapeutische Mittel. Sie wendet sich im Musikdrama an die Sinne. Aristoteles hatte sie gegen Plato therapiefähig gemacht. Vermittels eines Ausnahmezustandes konnte es gelingen, den Menschen in Schichten der Urzeit zu versetzen. In diesem Urquell sollte sich dann die Katharsis vollziehen. Und Wagner bedient sich nun der Nervosität als Vehiculum; mit seinen Synaesthesien, die Wort, Ton und Gebärde zugleich erfassen, wollte er eine homoiopathische Kur der Menschheit herbeiführen, er will synaesthetischer Synoptiker werden. Er will verwirklichen, was in dämonischer Absicht *Jacques Offenbachs* Dr. Mirakel an der reizbaren Antonia in „Hoffmanns Erzählungen" durchführt. Nicht zum Tode, zum Leben will dieser Weg führen. Der E-Dur-farbige Kragen des Kapellmeisters *Fritz Kreisler,* die musikalischen Liköre *Huysmans* fanden ernste Auffassung, wenn etwa *Hans von Bülow* das Orchester bat, mehr rot oder grün zu spielen. Wagners Musik wandte sich bewußt an die Nerven; Musik mit ihren Wechselreizen wurde zum seelischen Winternitzbad, und die physiologische Folge diente der Therapie der Zeitkrankheit. Spannungserleben, Sehnsuchtsdrang, Hindämmern, kurzum, all das, was die Antiwagnerianer gegen ihn ins Feld führten, sollte wirksam werden. Hier liegen vor Freud und *C. G. Jung* die Ansätze zur psychotherapeutischen Methode. Novalis hatte davon in seinen Fragmenten geträumt:

Chemische Musik; vom Ton usw. Unsere Seele muß Luft sein, weil sie von Musik weiß und daran Gefallen hat. Ton ist Luftsubstanz, die fortpflanzende Luftbewegung ist eine Affektion der Luft durch den Ton. Im Ohre entsteht der Ton von Neuem ... Klingt überhaupt eigentlich der Körper oder die Luft? Ist nicht das elastische Fluidum der Vokal, und der Körper der Konsonant? ...[12]

IX. Jugend- und Spannungsirresein

Aus dem Milieu eines einfachen Fuhrgeschäftes war 1828 in der Neumark der spätere Dirschauer Gymnasiast Kahlbaum hervorgegangen, dessen Studien in Königsberg, Würzburg, Leipzig und Berlin den mathematischen Naturwissenschaften galten. Zoologisch war das Thema der 1854 verfaßten Dissertation; schon 1856 ist er Zweiter Arzt an der von *Bernhardi* geleiteten Anstalt, an der er seinen Lebensfreund *E. Hecker* traf. Er bestand das Physikat und habilitierte sich in Königsberg, um es schließlich dennoch nur bis zum Sanitätsratstitel zu bringen. Astronomisch interessiert, von begeisterter Musikalität besonders als Chorsänger besaß er eine umfassende Allgemeinbildung mit Vorliebe für Goethe, Kant und Linné. Der unfreiwillige Verzicht auf das, was man äußere Karriere nennt, ergab sich nicht zum wenigsten aus seiner Aufgeschlossenheit für den politischen Fortschritt, für Abrüstung und Fragen der Humanität. Als Maler hat er sich betätigt. Zu seinen Schülern zählen neben dem Freunde Hecker bedeutende Namen: *Bresler,* der spätere ostdeutsche Anstaltsdirektor und Herausgeber der Psychiatrischen Wochenschrift, *G. Buschan,* einst Psychiater in Leubus, bekannt durch die Arbeiten über Basedow-Krankheit und Myxoedem, schließlich Anthropologe und Ethnologe, *Richard Cassirer,* einstiger Nachfolger des Berliner Neurologen Oppenheim, *Hallervorden,* der Hirnanatom und Freund *A. Bielschowskis, Scholinus,* dessen Privatanstalt bei Berlin die Tradition Mendels fortsetzte, und *Theodor Ziehen.* Kahlbaum, zeitlebens schwerer Migräniker und schließlich Diabetiker, starb 1899; in Görlitz hatte er eine weitbekannte Privatanstalt eingerichtet, die sein Sohn weiterführte.

Kahlbaum war ein Denkertypus, kein Mann der eigentlichen Schau, dem Geist *Karl von Baers* verwandt, den er liebte. Bei seiner Antrittsvorlesung murrte jener Rosenkranz, der als Philosoph und Hegelianer noch in Königsberg Psychiatrie las. Charakteristisch für ihn ist schon ein Buchtitel „Entwurf einer Wissenschaftslehre". 1863 erschien ein schmales, aber inhaltsträchtiges Buch „Die Gruppierung der psychischen Krankheiten und die Einteilung der Seelenstörungen" in Danzig bei Kafemann. Um die Denkweise des Verfassers richtig einzuschätzen, muß man es eigentlich von hinten lesen, also mit dem dritten Teil beginnen.

Er trägt gewissermaßen eine Unzufriedenheit mit der zeitgemäßen Nosologie in sich, wie sie Sydenham im 17. Jahrhundert bekundet hat. Daher holt auch er weit aus. Plater und Sauvages hätten einzelne Züge krankhaften Seelenlebens zugrunde gelegt; auf die „vielstelligen Systeme" seien die „wenigstelligen" gefolgt mit der Sonderung „bloßer Symptome und Symptomengruppen als Bildern bestimmter Krankheitsprozesse". So hätten es Guislain und Flemming gemeint. Indessen hätten sie mit der Vergangenheit noch nicht zu brechen vermocht. Aber auch radikalere Vertreter hätten übersehen, daß die Somatopathologie auf die Seelenkrankheiten nicht recht anwendbar sei. Und so habe Heinrich Neumann sein Non-System errichtet. Dies habe immerhin zur Scheidung von Elementen und Prozessen geführt. Das Element sei aber vom Prozeß abhängig. Besser rede man von Elementarformen, da an wirkliche Elemente nicht zu denken sei. Andere wieder hätten die Notwendigkeit von Übergangsbildungen bemerkt und Mischformen angenommen. Gehe man Elementarbildungen und Kombinationen nach, so bemerke man, daß der Krankheitsprozeß sich in einem beschränkenden „Ge-

wande" zeige, „während die Elemente des Krankheitsprozesses auch innere Beziehungen enthalten könnten, und bei weiterer Entwicklung der Wissenschaft
enthalten werden". Dieses Bild vom „Gewand" wird wissenschaftlich als Habitus
übersetzt, und so werden „habituale Formen" in Gegensatz zu „Elementarerschei-
nungen" gesetzt. Guislain habe es ähnlich geschieden. Doch habe er die Durchführung im speziellen Teil nicht vollzogen. Ebenso habe Flemming wieder beides
vermischt. Stark wiederum, dem psychologisch-dialektischen Standpunkte folgend
und der Vermögenslehre zeitverwandt, habe die Kategorien der Quantität, mit
Steigerung und Herabsetzung, und der Qualität benutzt. So entstanden die Ge-
fühlskrankheiten (Dysthymien), die Willenserkrankungen (Dysbulien) und die
Verstandeskrankheiten (Dysnoesien). Heinroth nannte dies Hypersthenien, Asthe-
nien und Parasthenien. Indessen sei Stark nicht Psychiater gewesen und seine Gruppierung sei allgemeinpathologischer Art und eine Gliederung der psychopathischen
Elementarsymptome.

Da sei Guislains Einteilung in Elementarformen, wie Aufregung, Verwirrung,
Unterdrückung und Vernichtung, und in Fundamentalformen besser. Freilich
führe diese als mehr oder minder graduelle wieder in die nach Quantität und Qualität zurück. Aber Guislain habe neben den Fundamentalformen noch zwei somatische eingeführt, die Hyperplexie und Hyperspasmie. Zu jener gehört die Melancholia attonita und stupida, zu dieser subkonvulsive Zustände. Hier bestehe eine
Verknüpfung mit den motorischen Organen. Es wird deutlich, daß mit dieser
Feststellung schon das Bemerken katatoniformer Syndrome anvisiert ist. Stark
führte Kahlbaums Gedanken auf die Scheidung von Gewebe und Gewand, also
von Elementarformen zu Habitualformen. Auffallend sei, daß Melancholie und
Manie eigentlich vom Altertum bis in die Neuzeit begrifflich beibehalten wurden,
während der Blödsinnsbegriff in der antiken Bezeichnung keinen ähnlichen Ausdruck besitze (Moria, Bradynoia, Anaesthesia). Er schlage Aphrenia vor, obzwar
die Deutschen Dementia mit Nebenbezeichnungen, wie acquisita, congenita, benutzten. Esquirol habe noch Idiotie eingeführt. Nasse sei bei der Dreiteilung geblieben. Dieser verstehe allerdings unter Melancholia den Wahnsinn, Reil den
fixen Wahnsinn, während er darunter nur den traurig fixierten begreife. Am
besten sei das Wort Wahnsinn zu streichen. Aber nun bleibe zweifellos ein Restbestand, bei dem geistige Schwäche auftrete, ohne echte Aphrenie zu sein. Dies
eben sei das umstrittene Gebiet der „Verrücktheit". Für sie wolle er „Turbatio"
einführen, da Dementia und Verrücktheit anderweitig besetzt seien. Auf die
Elementarformen zurückgeführt, sei die Melancholie der Hyperthymie angehörig,
die Manie der Hyperergie und die Aphrenie der Anoesie, während die Turbation
der Paranoesie zufalle. So entsteht sein Bild der Habitualformen: Melancholia
(simplex, lenis, gravis), Mania (singularis, minor, maior), Aphrenia (partialis,
media, totalis) und Turbatio (vaga, desipiens, attonita).

Die kritische Auseinandersetzung mit der französischen Psychiatrie veranlaßt
ihn, den Monomaniebegriff noch einmal zu untersuchen. Über dieses „heikle
Gebiet" sagt er:

Was man auch gegen die Existenz der Monomanie sagen möge, niemand
wird leugnen können, daß es Fälle von Seelenstörung gibt, in denen eine

Scheidung des Seelenlebens deutlich zu Tage tritt, so daß sich auf der einen Seite die Erscheinungen der Alienation gruppieren lassen, meist um einen einzelnen charakteristischen Kern, während auf der anderen Seite keine Abweichung vom normalen Denken zu bemerken ist. Diese Scheidung ist oft so strenge, daß der mit dem Patienten genau bekannte Arzt mit der Sicherheit eines exakten physiologischen Experiments das Erscheinen des kranken oder des gesunden Seelenlebens hervorrufen kann.

Gewiß sei mit dieser partiellen Psychose viel Unheil angerichtet worden, aber es bleibe die „Hauptcrux" bestehen, die „Monas":

In vielen Fällen ist die psychopathische Monas nicht zu finden, dafür bietet sich ein ganzes Nest von Irrsinnserscheinungen dar, welche indeß doch das Eigentümliche haben, daß sie aneinanderhängen und einen großen Teil des Seelenlebens unberührt lassen . . .

Kahlbaum veranlaßt diese Tatsache zu gründlichen Untersuchungen über die Nomenklatur. Die „Manie sans délire" sei eine unlogische Begrifflichkeit, sie müsse eigentlich heißen „manie sans délire avec délire spécifique". Da man auch „monomaniformes" nicht gelenk empfinde, so schlage er eine neue Komplexbezeichnung vor, die „Vecordia" als Gegensatz der Vesania. Sie deute auf einen einzelnen Körperteil hin, finde aber auch psychische Verwertung. Monomanie sei eben nur Symptom, wie etwa bei der Bezeichnung Monomania grandescens. Hervortretend beim Monomanen sei das Triebhafte. Diese Vecordia sei eine Henphrenia im Gegensatz zur Vesania als Panphrenia. Kahlbaum entschuldigt sich fast in längeren Diatriben, daß er phänomenologisch die alte Dreiteilung in Gemüts-, Vorstellungs- und Willensvorgänge beibehalten will. Daran ändere alle Ablehnung der Vermögenslehre nichts, denn zwischen Gemüt und Intelligenz müsse man unterscheiden. Anderseits geriet der Wille mit der Freiheitslehre in beschränkende Abhängigkeit; man dürfe aber Wille hier nicht mit freiem Willen verwechseln. Man spreche besser von Willensinnervationsvorgängen. Er schlage „ergetische Vorgänge" vor. Und so könne man dann in der Klasse der Vecordiae die Dreiteilung untergruppieren. Entsprechend der genannten Dreiteilung entstehen so Dysthymien, Paranoia und Diastrephia. Es versteht sich, daß im Gebiet der Paranoia als Intelligenzstörung auch die fixe Idee als Partialstörung auftritt. Infolgedessen ist es zweckmäßig, von der Veränderung des Ich-Bewußtseins aus Grade anzunehmen, die als ascensa, descensa und immota benannt werden. Die der Forma descensa zugehörige Bewußtseinsstörung des Ich beherbergt auch all das, was früher unter Besessenheit gruppiert war, also auch das historische Relikt der heutigentags fast ausgestorbenen Lykanthropie, ebenso die dämonomanischen Geschehen. Die Gruppe der Diastrephia veranlaßt ihn, von neuem auf die Monomaniefrage außerhalb forensischer Betrachtung einzugehen. Er bemerkt, das Unglück der Debatte liege in der zeitgebundenen rationalen Auffassung Pinels selbst, der es für unmöglich gehalten habe, Seelenstörungen ohne intellektuelle Einbuße anzunehmen. Die neuere analytische Kenntnis lasse diese Auffassung nicht zu. Selbst Gegner der Monomanie, wie *Leopold Casper* und *Henke*, hätten selbst maniakalische Fälle ohne Intelligenzstörung beschrieben. Die Benennung der Diastrephien übernimmt er von *Parigot*. Im Endergebnis bejaht er also die „Partialität der Seelenstörung", hält aber die klinisch aufweisbare Begrenzung für labil, so daß dynamisch gesehen alle drei „Vermögen" betroffen sein können. Diese Annahme erhält insofern Bedeutung, als er in den religiösen Inhalten eine dreifache Beteiligung sieht und sich fragt, ob hier ein Vorwalten der Intelligenz vorhanden sei:

... ich habe aber gemeint, mich denjenigen anschließen zu müssen, die in der Religion eine Seelenerscheinung erblicken, welche den ganzen Menschen, d. h. nicht nur sein Denken und Wissen, sondern auch sein Fühlen und Handeln, ergreifen soll und ergreift.

Somit werden wahnhafte Handlungen religiöser Art von Kahlbaum nicht unter die Vesaniae, auch nicht zu den Partialstörungen gerechnet, sondern in eigener Gruppierung festgehalten.

Zu den Dysphrenien („sympathischen und symptomatischen Störungen im Anschluß an einen speziellen physiologischen oder pathologischen Körperzustand sich entwickelnd, mit dem Charakter der Totalerkrankung des psychischen Lebens und der Vermischung der Symptome") rechnet er u. a. alles das, was bisher als Delirium acutum[1] von *Rostan* (1848) und Parchappe (1841) beschrieben wurde. Einerseits also Krankheiten „ohne die Grundlage einer akuten Körperkrankheit" oder solche enzephalitischer Natur, die er dann Vesania acuta nennt und zur Gattung der „Phrenitis" rechnet. Bezeichnend sind bei Anstaltskranken hier akute Zerebralzustände foudroyanter Art mit letalem Ausgang. Die Sexualstörungen reiht er ebenfalls in die Dysphrenien ein.

Die hier in großen Zügen geschilderte Systematik Kahlbaums, der ein Vergleich der bisherigen Einteilungen vorangeht, ist beachtlich. So sehr er auch Morels System kritisiert, wobei er insbesondere dessen Metamorphosebegriff bekämpft, schätzt er ihn außerordentlich, zumal dieser bei allem Versuch der Ätiologie zugleich das Pathogenetische herausgearbeitet habe. Er hält sich Morel um so mehr verpflichtet, als ihm Neumanns Non-System zu negativ ist. Und so kommt er auf Linnés System zurück, das ihm auch außerhalb des „propagativen" Standpunktes in der neuen Ära Darwins anwendbar erscheint. Es schade gar nichts, so meint er, wenn die Begriffe Genus, Species, Ordo und Familia heutigentags nur noch „Kollektionswörter" seien, „welche erst durch ihre Auswahl und gegenseitige Stellung einen relativen Wert und bestimmten Begriff erhalten". Theoretisch sei es zulässig, von der „genetischen" Färbung abzusehen und sie mathematisch zu benutzen, gewissermaßen „ohne mathematischen Gehalt".

Das große Ereignis, wie uns heute historisch erscheinen mag, das sich nach diesen Bemühungen anbahnte, erfolgte durch eine Arbeit seines Schülers und Freundes Ewald Hecker mit seinem Aufsatz in Virchows Archiv 1871: „Die Hebephrenie".

Die so bedeutungsvolle Arbeit geht aus Kahlbaums Privatanstalt in Görlitz hervor. Gleich zu Anfang wird bemerkt, selbst die Einteilungsgegner könnten am Ereignis der progressiven Paralyse als einheitlicher Krankheit nicht vorbeigehen. Westphal habe auf diese Konstanz der klinischen Verlaufsform immer wieder hingewiesen. Kahlbaum habe in den Vorlesungen nun auf eine andere Krankheit aufmerksam gemacht, die mit der Paralyse in diesen Punkten verwandt sei:

Es ist dies die von ihm aufgestellte Hebephrenie, eine Form der Geistesstörung, die ebenfalls wechselnde Zustandsformen zeigt und, im Anschluß an die Jahre der Pubertät auftretend, mit dem in dieser Zeit vor sich gehendem großem Umschwung der körperlichen und geistigen Entwicklung in engem Zusammenhange steht.

Man habe besonders in England der Kinderpsychopathologie viel Interesse zugewendet, nicht jedoch der Pubertät. Von 500 in Allenberg und Görlitz durchforschten Fällen habe er 14 Fälle bemerkt. Jeder Psychiater werde auf sie stoßen.

Da die Hebephrenie... sich besonders durch ihren schnellen Verlauf zum Blödsinn auszeichnet, so bekommen wir diese Kranken fast ausnahmslos erst in einem späteren Stadium...

Hecker bringt nun klassische Verlaufsformen.

Mit der beginnenden Pubertät erwachen in der Seele des Jünglings und der Jungfrau, angeregt durch bisher unbekannte Empfindungen, eine Reihe dunkler Vorstellungsmassen, die, mit den vorhandenen in Widerstreit tretend, eine seltsame Verwirrung hervorrufen. Das neue „Ich" will sich schaffend hineindrängen in das Alte; aber es findet gewissermaßen nicht den Raum in den vorhandenen Formen; es dehnt sich und streckt sich Körper und Geist in ungeschickten Wendungen hin und her, um sich den neuen Gefühlen und Vorstellungen anzupassen.

Heckers erste Darstellung ist also eine sozusagen psycho-analytische im weitesten Sinne des Wortes und geht aus vom Phänomen der Flegeljahre und vom Backfischalter. Die Erscheinungen werden im Zusammenhang gesehen mit dem „schwärmerischen Ernst und einer Lust an überspannten Ideen" der Frühreife. Hinzu trete „Roheit und Ungeschliffenheit des Gemüts".

Die hier eintretende prozeßhafte Krankheit hält diesen Vorgang auf und bringt „eine eigentümliche Form des Schwachsinns" hervor:

Der Kampf... hat aufgehört, aber es sind gewissermaßen die kämpfenden Elemente in der Stellung erstarrt, als ob sie noch weiter stritten.

Die weitere Schilderung ist klassisch: die Zerfahrenheit, die Auflösung der Satzkonstruktionen, das gedankliche Abbrechen, die Bizarrerie, das Jargonhafte der Diktion, das Altkluge und schließlich das Leere der Persönlichkeit ist meisterhaft dargestellt. Hecker versucht auch die prämorbide Entwicklung der Fälle darzutun.

Der Beweis der Eigenständigkeit der Krankheit sei wohl nur pathologisch-anatomisch zu führen. Indessen werde man darauf wohl lange Zeit verzichten müssen. Man müsse sich mit der klinischen Einheitlichkeit abfinden. Die Prognose müsse vorerst als außerordentlich ungünstig gelten. Auf diese Darstellung greift Kahlbaum dann noch 1889 in einem Vortrag im Verein ostdeutscher Irrenärzte zurück. Den Namen verändert er in „Heboidphrenie", sagt aber zunächst:

> Wie bekannt, habe ich in dem von mir aufgestellten Krankheitsbilde der Hebephrenie oder des Jugendirreseins diese symptomatischen Charaktere bereits zur Kennzeichnung der Hebephrenie verwendet.

Hecker habe die damalige Schilderung auf Grund seines Materials gemacht. Nun gebe es aber auch weniger stürmische Verlaufsformen, die nicht so rasch in Verwirrung und Schwachsinn geraten. Man halte diese Fälle für ungezogen oder schlecht erzogen. Daher halte er für diese Formen die Namensabänderung in „oid" für passend. Man könnte auch kurzerhand nur „Heboid" sagen. Zweifellos ist der Name nicht ganz korrekt, es müßte besser Hebephrenoid heißen.

Schon am 15. 3. 1872 hat Kahlbaum in der 13. Ord. Versammlung des psychiatrischen Vereins in Berlin über Spannungsirresein oder Katatonie[2] gesprochen. *Reimer* hatte entgegnet, es handle sich wohl nur um Melancholia attonita, aber der Redner blieb bei seiner aufgestellten Krankheitsform, die er mit der Symptomatik der Konvulsionisten und der Predigerkrankheit Schwedens verglich. *Albert Fränkel* wollte ähnliches bei Pellagra gesehen haben, insbesondere die Erscheinungen der Vociferation. 1874 erschien nun Kahlbaums eigene Monographie von 104 Seiten in Berlin über die Katatonie. Er legte darin dar, es gebe bei dieser Krankheit, die er gegen Hebephrenie und Verrücktheit abzugrenzen suchte, bestimmte somatische, und zwar muskuläre Symptome in gleicher Häufigkeit wie bei der Paralyse die psychischen, die eine wesentliche diagnostische Bedeutung hätten. Und so seien sie ein klinisches Pendant zur Paralyse im Sinne Westphals. Von der Melancholia attonita unterscheide sich das Bild durch die expansive Stimmungsfarbe, nicht minder durch die Pathetik des Geschehens. Hinzu treten Verbigerieren, Mutismus, bizarre Diminutivbenutzung, Negation und religiöse Wahnideen. Heredität spiele keine Rolle. Der Hinweis auf die Konvulsionisten entnahm er den früheren Arbeiten Calmeils. Den Zusammenhang mit der Melancholia attonita sieht er freilich ebenfalls, doch hält er sie nicht für primär, vielmehr gehe der Zustand oft in terminalen Blödsinn über, und so knüpfen diese Studien an Guislain, Zeller, Griesinger und Baillarger an, dessen mélancholie avec stupeur er heranzieht. Er bemerkt an dem Zustand etwas Epileptoides, pathetisch-Ekstatisches, das zur Dauer-Oration dränge. Er hat sich auch um autoptische Befunde bemüht, schilderte Ependymwucherungen, die er mit Virchows Arbeiten aus dem Jahre 1846 vergleicht, insbesondere weist er auf das granulierte Aussehen der Hirnventrikel. Am Prozeßhaften ist für ihn kein Zweifel, und daher gehen die üblichen Stadien der damaligen Krankheitsbilder in diese Form ein.

Die Katatonie ist eine Gehirnkrankheit mit zyklisch wechselndem Verlauf, bei der psychische Symptome der Reihe nach das Bild der Melancholie, der Manie, der Stupeszenz, der Verwirrtheit und schließlich des Blödsinns darbieten, von welchen psychischen Gesamtbildern aber eine oder mehrere fehlen können, und bei der neben den psychischen Symptomen Vorgänge in dem motorischen Nervensystem mit dem allgemeinen Charakter des Krampfes als wesentlichen Symptoms erscheinen.

Diese Darstellung wirkte auf die wissenschaftliche Welt geradezu katalytisch ein. Überall wurde sie nachgeprüft, besonders von dem amerikanischen Psychiater *G. Kiernan*, der, die Verwandtschaft zum zyklischen Charakter betonend, aber auch Verwandtschaft zur Chorea sah. Er hielt die Prognose für tödlich und im Zusammenhang mit Tuberkulose. Vielleicht handle es sich um spezifische Prozesse an der Hirnbasis. Lokalisatorisch dachte man an die Fissura Sylvii. 1884 brachte dieser Autor die Krankheit mit einer Basilarmeningitis in Zusammenhang[3].

X. Naturwissenschaftliche Psychologie

Der Fortgang der naturwissenschaftlichen Ergebnisse in Physik und Chemie hat auf die Methode der Psychologie abgefärbt. Sie will „erklären", „sie will die Konstitution der seelischen Welt nach ihren Bestandteilen, Kräften und Gesetzen genau so erklären" (Dilthey). Die bisher dargestellten Versuche, in der Psychopathologie zu einer Elementarlehre zu gelangen, drückten dies aus. Griesinger benutzte den neurophysiologischen Weg der Reflexanalogie, andere nahmen Vermögensbegriffe wieder auf, wieder andere hatten den Lokalisationsgedanken vorgetrieben. Es waren Krankheitseinheiten entstanden, so die Paralyse, die Hebephrenie, die Katatonie, und man erhoffte sich von diesen Gebilden eine pathologisch-anatomische Bestätigung. Die Seele als Begriff war nur noch ein Nomen, eigentlich existierte sie nicht mehr. Die Assoziationspsychologie der Herbart, *H. Spencer* und *Hippolyte Taine* herrschte neben materialistischen Theorien vor. Die „erklärende Wissenschaft" verlangt die Unterordnung des Erscheinungsgebietes unter einen Kausalzusammenhang. Sie benutzt dabei eine begrenzte Anzahl von Elementen der Eindeutigkeit. So glaubt sie eine Durchsicht bei der Erkenntnis seelischer Erscheinungen zu erhalten. Da diese Methode zuletzt auf Nichtgegebenes erwartend schließen muß, ist sie, wie Dilthey bewies, hypothetisch. Hierbei bedient sie sich der Mathematik und des Experiments. Hypothetisch bleiben auch die Hilfskonstruktionen, so etwa die Annahme vom Parallelismus der Nervenvorgänge und der geistigen, so daß diese Begleiterscheinungen jener werden. Oder aber dem atomistischen Denken entsprechend ließ man alle Erscheinungen aus Gefühl und Empfindung hervorgehen; dies bedeutet eine Zurücksetzung des Willens. Im Gegensatz dazu reden die Geisteswissenschaften von einem inneren Zusammenhang des Seelenlebens, der ursprünglich gegeben ist. Ihn können wir nicht erklären, sondern nur verstehen. Zuerst wird also hier der Zusammenhang erlebt, dann erst unterschieden und analysiert. Bei dieser Betrachtung tritt die Hypothese zurück.

Die Trennung in beschreibende und erklärende Verfahren geht auf Christian Wolff zurück, obzwar Kant eine rationale Psychologie für unmöglich hielt. Die Psychologie zur Naturwissenschaft zu machen war das Anliegen von Theodor Waitz, und so wird er 1849 zum Begründer der deutschen erklärenden (hypothetischen) Psychologie. Aber 1852 stellte er in den Kieler Monatsheften dieser die deskriptive Methode zur Seite. In ihr war die vergleichende Psychologie und die psychische Entwicklungslehre enthalten. Ihr Material wird von der erklärenden Methode auf allgemeine Gesetzlichkeit hin untersucht; sie treibt also Psychophysik. So entstand als beschreibende Form die Anthropologie der Naturvölker, die vom Herbertianer Drobisch anerkannt wurde. Waitz erkannte die Hilfsmittel der beschreibenden Psychologie, also Tierpsychologie, Völkerkunde, Entwicklungsgeschichte der Individuen und Gesellschaft. Trotz seines frühen Todes gehört er in die Reihe der Fechner und Lotze.

Dilthey bemerkte nun, daß die auf den Elementen der Wahrnehmung, Erinnerung mit dem Kern von Empfindung, Lust, Unlust, Vorstellung aufgebaute Zergliederungskunst der erklärenden Psychologie, zu der Assoziation, Apperzeption und Verschmelzung hinzutraten, gar keine Vorstellung von der „ganzen Menschennatur" liefern könne, daß sie keine „Realpsychologie" hervorbringe. Im naturwissenschaftlichen Lager wurden solche Probleme überhört. Der geschichtliche Gang der erklärenden Psychologie, von Hume herkommend, fand ihren Ausdruck in der „psychischen Chemie" von *James Mill,* und der von Comte beeinflußte Spencer unterwarf ab 1855 vollends die Psychologie der Naturwissenschaft. Dies bedeutete Interesse für das Studium des Nervensystems, der vergleichenden Tierbetrachtung, der Anpassung. Mit solchen Deduktionen wurde die erklärende Psychologie untermischt. Dilthey nennt diese Psychologie einen „verfeinerten Materialismus". Dieses Urteil bedeutet aber Sichtung der Gefahr für politische Ökonomie, Kriminalistik und Staatslehre; wie er meint, handle es sich doch hier nun nicht mehr um objektive Wissenschaft, sondern um Parteigängertum. Wie wir schon angedeutet haben, wurde Taine von dieser Richtung erfaßt. Sein Einfluß auf das pathographische Geschehen wurde bemerkt. Huysman, der Dichter des „Là bas" und spätere Benediktiner, nannte dies ein „notizenleimendes Saeculum".

In Deutschland wurden die quantitativen Forderungen des Herbartianismus von Fechner verwirklicht, der die Versuche Ernst Heinrichs Webers benutzte. So entstand die Lehre vom quantitativen Verhältnis zwischen der Zunahme der Stärke von Reizen und dem Wachstum der Empfindungsgrößen. Der Zeitverlauf beim Zustandekommen von Sinneswahrnehmungen wurde vom Astronomen *Friedrich Wilhelm Bessel* als „persönliche Differenz" zweier Beobachter festgestellt. Auf diese Weise untersuchte der Psychologe auch den Zeitfaktor des seelischen Geschehens. Nimmt man hinzu, daß Helmholtz eindringlich den Weg des Experimentes gewiesen hatte, so kann man leicht erkennen, daß sich auf diese Weise die experimentelle Psychologie entwickeln mußte. Man kann diese Etappen eindeutig in der Lebensbeschreibung Wilhelm Wundts wiederfinden, die er selbst 1920 bekannt machte. Beide Forscher kamen aus der Schule des Johannes Müller. Die Situation schildert Wundt so:

Die Theorie der Sinneswahrnehmung hat in der modernen Sinnesphysiologie eine höchst interessante Entwicklung zurückgelegt, die ihr charakteristisches Gepräge dadurch empfängt, daß sie mit einer streng physiologischen Auffassung der Erscheinungen beginnt, dann Schritt für Schritt zu einer Verbindung dieser mit psychologischen Hilfsbegriffen übergeht, um schließlich den ursprünglichen rein physiologischen Standpunkt vor dem Richterstuhl einer unbefangenen Kritik als einen unmöglichen darzutun.

Beide Theorien wurden Gegensätze. Helmholtz nannte diese die nativistische und die empirische Theorie. Hinter beiden Auffassungen stand Müllers „Nervenphysik", die in der Empfindung eine allgemeine Eigenschaft des Nervensystems sah. So entwickelte er einmal die spezifische Energie der Sinnesnerven, anderseits eine Raum- und Zeitanschauung als solche extensiver körperlicher Energien. Die Einzelheiten gehören nicht hierher; wichtig wurde nur, daß der anatomische Standpunkt Müllers bei Weber zum physiologischen Experiment führte, und so wurde aus Sinnesqualität die Sinnesenergie. Er ergründete eine größere Feinheit der quantitativen Funktionen und stellte die bekannten drei Spezialsinne fest. Aus der weiteren Mittelstellung zwischen Physiologie und Psychologie entwickelte Lotze seine „Medizinische Psychologie". Vermittels seines Hilfsbegriffes des „Lokalzeichens" wandelte er den physiologischen Sinnesreiz in einen Raumwert um. Für Wundts Entwicklung war bezeichnend, daß er den reinen Physiologismus zumindest durch philosophische Lückenausfüllung seiner Bildung bereicherte, wie er selbst aus dem Jahre 1858 berichtet: „Vor allem war es die Psychologie, die mich lebhaft beschäftigte." Vielleicht, so meinte er, könnte man die Irrwege der Physiologen beseitigen durch Rat, den man sich von den Philosophen holt. Herbarts Affekte gegen die scholastischen Lehren, auch gegen die Vermögenspsychologie, veranlaßten ihn zur Neuprüfung, und er stellt fest, die vermögenspsychologische Begriffsgliederung habe schließlich ihren Platz in Hegels Philosophie des subjektiven Geistes als dialektische Entwicklung erhalten. Die damals mit *Bernhard Bolzano* aufkommende Phänomenologie lehnte Wundt als ertraglos ab, und *Franz von Brentano,* der bekanntlich aus der scholastischen Methode seine Intentionspsychologie schuf, bleibt hier unerwähnt. Tatsache ist, daß Herbarts „Statik und Mechanik der Vorstellungen" jede qualitative Beinhaltung des Seelenlebens beseitigt hat. Diese Feststellung ist im Hinblick auf die spätere Lehre von Freud bedeutsam. Und so löste Herbart seines Lehrers Fichte „Ich" in „eine unendliche Reihe einander beliebig ablösender Vorstellungen" auf (Wundt). Weder der logische Schematismus der Vermögenslehre noch die Mechanik konnten befriedigen. Dies führte Wundt 1874 zur Konzeption der „Grundzüge der physiologischen Psychologie". Die 6. Auflage erschien 1908, sie endete 1911. Er betont, das Werk solle keine Psychologie der Sinneswahrnehmungen mehr sein, sondern die gesamte Psychologie „bis zu den höheren Erscheinungen des menschlichen Bewußtseins in eine innere Verbindung ... bringen, die gleichzeitig die verwickelten Vorgänge durch die elementarerern und diese durch jene" beleuchtet[1]. Die Tierpsychologie nahm den darwinistischen Entwicklungsgedanken erst später auf. Und zwar erst, als Darwins unbedingte Gefolgschaft verblaßte und De Vries die Mutationslehre, Mendel die Vererbungslehre schufen.

Die weitere neue Komponente wurde die vergleichende Psychologie der Rassen und Völker, die nun Wundts Hauptanliegen zu werden versprach. Wundts Nachfolger *M. W. Drobisch* hat diese Weiterführung als „übereilten und verfehlten Versuch" bezeichnet. Dieser Weg führte aber in die Vertiefung der Sprachwissenschaft der kolonialen Völker (*Spieth, Strehlow*). Und so weitet sich die Ethnologie unter *P. W. Schmidts* Zeitschrift „Anthropos". Von hier aus erhielt wieder die Psychologie neue Anregungen.

Wundt war — dies stellt auch Dilthey ausdrücklich fest — bei der Vereinfachung des psychophysischen Parallelismus nicht stehengeblieben, begrenzte vielmehr dessen Anwendbarkeit nur auf elementare psychische Prozesse, denen „bestimmt abgegrenzte Bewegungsvorgänge" parallel gehen; er war aber nicht der Meinung, man könne ihn auf komplizierte Geschehen übertragen (Menschen- und Tierseele). Die geistige Welt kann den Satz „causa aequat effectum" nicht benutzen. Die Entdeckung des Katalysebegriffs von *Jöns Jakob Frh. von Berzelius* führte ebenfalls zu einer Ablehnung dieses dogmatischen Satzes, wie *Alwin Mittasch* in seinen Arbeiten über Robert Maier dargetan hat. Dilthey sah vielmehr schon damals das, was später in unseren Tagen Woltereck als „Anamorphose" bezeichnet hat; er sah also neue qualitative Eigenschaften, die aus der Summation der Elemente nicht ableitbar waren, weil sie eigenschöpferisch sind. In gleicher Weise haben *W. James* und *Christoph von Sigwart* dies betont. Sie forderten eine beschreibende Psychologie.

Den experimentalpsychologischen Ansatz hat Emil Kraepelin von der Schule Wundts übernommen, ohne sich auf den philosophischen Gehalt des Wundtschen Werkes noch zu beziehen.

XI. Die Paranoia

Die Entwicklung des Monomaniebegriffes und seiner Folgen wurde beschrieben. Die Schwierigkeiten der Annahme einer partiellen Geisteskrankheit blieben bestehen. Immer wieder gab es beobachtete Zustände, die in das Begriffsbild der Delirien nicht hineinpassen und etwa der moral insanity Prichards ähnelten. Und so ging auch die Paranoiatheorie wesentlich von der Monomaniefrage aus. Das Wort „Verrückung" begegnet schon 1807 bei Hoffbauer und meint ein Mißverhältnis der einzelnen Seelenvermögen untereinander. Heinroth unterschied unter den Verrücktheiten Wahnwitz, Aberwitz und Narrheit. Blumröder spricht von halluzinatorischem fixem Wahn neben einer vagen Form, die er Verrücktheit nennt. Leupoldt redet schon 1837 von einem primären vagen Wahnsinn, der zwar selten sei, bei dem die Kranken durch ihre Reden und ihr gesamtes Benehmen auffällig seien, insofern ein rascher Wechsel der Vorstellungen bestehe, ferner ein fixer, eben primärer Wahn, der das gesamte Seelenleben beherrsche. Neben der symptomatischen Betrachtung gab es genetische Theorien, die freilich der Statuierung der Einheitspsychose dienten; einer dieser Vertreter, *Ellinger*, weiß aber von genuiner Entwicklung zu berichten und schildert „5 primitiv entstandene" Formen unter 32 untersuchten. Diese Mitteilung verhallte unberücksichtigt. Spielmann, der seine 5 Klassen (Tobsucht, Melancholie, Wahnsinn, Verrücktheit und Blödsinn) in seiner Diagnostik der Geisteskrankheiten abhandelt, meint, der Wahnsinn als eine der Etappen schaffe durch gesteigertes Selbstgefühl eine zweite Persönlichkeit, aus Melancholie und Tobsucht hervorgehend, und diese erhebe sich nie spontan. Es wird also dem Wahnsinn ein neues produktives Schöpfungsmoment personaler Art zuerkannt. Zwar bestehe der eigentliche psychische Mechanismus weiter, aber zugleich erfolge eine Umgestaltung im Bewußtseinhalt. Zur Verrücktheitsfrage führt er dann aus:

Das Bewußtsein des Kranken zeigt ein Vorstellen, worin nur Wahnvorstellungen herrschen, ein Fühlen, das weder der Verstimmung angehörig ist noch von einem starken Selbstgefühl getragen wird, sondern durch Wahnvorstellungen begründete Gefühle enthält, ferner ein Bewegen, das nur allein und in allen seinen Erscheinungen von Wahnvorstellungen angeregt ist.

Diese Bewußtseinsänderung nennt er Verrücktheit. Sie trägt aber dann keinen partiellen Charakter. Während die Vorstadien des Wahnsinns nicht persönlichkeitsverändernd wirken, entsteht hinter ihm ein zweiter Mittelpunkt psychischer Vorgänge. Zwar werde hier das Ich wahnhaft zersetzt, aber vorhandene Bruchstücke unversehrter Vorstellungsmassen flottierten gewissermaßen kernlos und ohne Halt der Einheit. Sinnesdelirien seien vorhanden und die Affektlage verblasse langsam. Die Krankheit trägt ebenfalls sekundären Charakter. Sie neigt zur Verblödung. *Leidesdorf* sah in der Verrücktheit eine Störung der Intelligenz; die Wahnideen sind von Affekten begleitet, nicht von ihnen erzeugt. Sie endet ebenfalls in Verblödung. Aber hier wird eine Partialstörung angenommen. Sinnestäuschungen sind vorhanden.

Griesinger unterscheidet innerhalb seiner Stadienlehre die fixen Ideen im Gebiete der Verstandesstörungen. Zwei Jahre nach Snells sogleich zu beschreibenden Ansichten ändert er seine Grundmeinung über die Einheitlichkeit der genetischen Vorgänge und glaubt nun an primäre Verrücktheit mit Beeinträchtigungsideen und Größenwahn; er nennt diese Form Primordialdelire, hervorgerufen durch Erregung von bestimmten Regionen oder Provinzen im Vorstellungsapparat. Zu diesen Vertretern einer primären Entstehung gehört auch Hoffmann, der von einem speziellen Motiv mit Sinnestäuschungen und krankhaften Einbildungen redet, die sich systematisieren. Die bekannten Formen nehmen an dieser Entstehung teil, und so kann man deren 4 unterscheiden (melancholische, exaltierte, halluzinatorische und instinktive). Er anerkennt das partiale Moment. Einen entscheidenden Fortschritt aber lieferte 1865 Snell durch seinen Vortrag „Monomanie als primäre Form der Seelenstörung". Sie ist gekennzeichnet

durch eine Reihe von Wahnideen mit Halluzinationen, welche sich auf der einen Seite durch gehobenes Selbstgefühl von der Melancholie, auf der anderen Seite durch den Mangel der Ideenflucht und des allgemeinen Ergriffenseins von der Manie abgrenzt, welche die Gesamtheit des geistigen Lebens weniger ergreift als die übrigen Formen der Geistesstörung.

Snell betont das Primäre, Partielle, die allmähliche Entwicklung, den Grundcharakter der Verfolgungsinhalte, während die Überschätzungsideen meist sekundär sind. Diese können manchmal vorangehen oder sich gleichzeitig mit den Verfolgungsideen entwickeln. Zweifellos ist diese Krankheitsbeschreibung der Monomanie wieder verwandt, denn das Primäre und Partielle gehört der Monomanie Esquirols an. Snell stellte diesem primären Bild ein sekundäres, uneigentliches zur Seite. Den Monomaniebegriff selbst gab er auf. Der Name primäre Verrücktheit aber wurde von *Friedrich Sander* geschaffen. Bei frühester Jugend entwickelt sich auf hereditärer Disposition eine originäre Verrücktheit. Auch er kennt Sekundärformen als Folge der Manie und Melancholie. Beschrieben wurde die Paranoia in klassischer Weise von Westphal; er sah sie nie aus Melancholie entstehen, von der er scharf die Hypochondrie abtrennte. Aus dieser glaubte er die Paranoia als Vorstadium ableitbar. Anderseits aber gebe es ganz spontan auftretende Verfolgungsideen mit Sinnestäuschungen; eine andere Gruppe entwickle sich aus massenhaften Halluzinationen, und schließlich gebe es eine originäre Grundlage, wie Sander sie darstellte. Von der Melancholie sei dieses Bild unterschieden durch den abnormen Vorgang in der Vorstellungssphäre. Die intellektuelle Schädigung gehöre nicht zum Bilde der Verrücktheit; wo sie auftrete, sei sie schon vorher vorhanden gewesen, jedenfalls sei sie kein Produkt der Paranoia. Es gebe viele Verlaufsformen, graduelle Verschiedenheiten bis zur Verwirrtheit einschließlich stupuröser und motorischer Symptome. Stimmung, Gefühl und Affekte seien vom Inhalt der Vorstellungen abhängig. Bei einer Gruppe „abortiver Verrücktheit" träten auch Zwangserscheinungen auf, die als fremdartig erlebt würden, während die Wahnideen vom Bewußtsein adaptiert würden. Dieser Aufnahme der Zwänge in das Krankheitsbild wurde dann von anderen gewichtigen Autoren (Schäfer, v. Krafft-Ebing) widersprochen; sie waren bekanntlich Entartungstheoretiker. Westphals Suggestion führte zur Anerkennung des Krankheitstypus und zur teilweisen Verwerfung sekundärer Formen. Daher wollte Koch das Wort „primär" gestrichen wissen.

Westphal verknüpfte also die sogenannte fixe Idee mit den Erscheinungen der Sinnestäuschungen; um dies zu ermöglichen, nahm er ein akutes Krankheitsbild an und hielt dieses für heilbar. So entstand die Verrücktheit als primäre Verstandesstörung, als dritte Hauptform primärer Psychosen neben Melancholie und Manie.

Es entstanden verschiedene Namengebungen. So wollte *Hertz* lieber von Wahnsinn sprechen; er unterteilte in akute und chronische Formen, glaubte an das hypochondrische Vorstadium, betonte den remittierenden Charakter, und man sprach je nach Grundstimmung von depressiven und exaltierten Formen.

Emminghaus erwähnt die Verfolgungswahnsinnigen in seinem Lehrbuch (1878) neben den Querulanten und Prozeßkrämerwahnsinnigen. Dann heißt es:

... primär Verrückte halten sich für nicht anerkannte, fremden Leuten untergeschobene Kinder vornehmer Eltern, sie wähnen sich um ihrer hohen Geburt willen verfolgt ...

Man wisse über die Entstehung dieser Wahnvorstellungen nichts Sicheres. Zwar trage das Phantasma sicher zur Festigung des Wahnes bei, aber man dürfe es nicht als Ursache ansehen. Sanders' Auffassung gibt er breit wieder. Auch Meynert kennt primäre partielle Verrücktheit neben akutem halluzinatorischem Wahnsinn. *Fritsch* nimmt eine akute Verrücktheit an und hält sie für eine selbständige Krankheitsform, die er aber Verwirrtheit nennt. Es handle sich um Unklarheit des Bewußtseins und Urteils. So leide dann das gesamte Vorstellungsleben. *Schäfer* schließt sich Westphal an, nennt den Zustand aber Wahnsinn. Er betont die pathologische Überzeugungskraft bei nicht geschwächtem Intellekt. Auch Sanders' Paranoia übernimmt er. Am meisten lobt *R. Koch* den Begriff der primären Verrücktheit:

Die primären, nicht aus Gefühlen und Affekten heraus entstehenden, sondern in dieser Hinsicht unvermittelt im Bewußtsein auftauchenden, ihre Gewißheit in sich selbst tragenden, ohne weiteres geglaubten Wahnvorstellungen ... diese Dinge sind es, welche der Verrücktheit ihr wirkliches und eigentliches Gepräge verleihen.

Nach Festigung dieses eindeutig erschienenen selbständigen Krankheitsbildes schlägt dann 1883 *Mendel sen.* das Wort Paranoia vor, das Vogel und Heinroth schon benutzten.

Die primäre Paranoia ist eine funktionelle Psychose, die charakterisiert ist durch das primäre Auftreten von Wahnvorstellungen ...

Wahnvorstellungen der primären Paranoia regieren ungestört durch Kontrastvorstellungen das gesamte geistige Leben des Kranken ... Das Fühlen richtet sich nach dem Inhalt der Wahnvorstellungen, ebenso ist das Handeln die Konsequenz des Inhalts der Wahnvorstellungen mit oder ohne Sinnestäuschungen.

Die abortive Zwangsform rechnet nicht zur Paranoia. Mendel gibt eine Einteilung in Simplexform mit und ohne Halluzinationen, in akute und chronische

Verlaufsformen. Er anerkennt die originäre Form Sanders, den Querulantenwahn und hält die hypochondrische für eine Abart der halluzinatorischen. Bei den akuten Formen besteht Bewußtseinsstörung mit späterer partieller oder kompletter Amnesie. Da er auch Formen mit folgender fieberhafter Erkrankung kennt, ergibt sich, daß seine Paranoiagruppe vielfältig ist. Th. Ziehen hat sich der Auffassung Mendels angeschlossen. In *Kramer* erreichte die Ausweitung und Zergliederung ihren Höhepunkt. Er begreift Wahnsinn, Verrücktheit und Verwirrtheit unter diesem gemeinsamen Nenner. Betont wird die Verstandesstörung. Diese stellt er den Gemütskrankheiten gegenüber. Freilich blieb auch diese sich konsolidierende Auffassung seit Mendel nicht unwidersprochen. *Siemerling* stimmte der Richtung Mendel und Ziehen zu. Die Einzelheiten der fast uferlosen Literatur können hier nicht berücksichtigt werden. Wernicke sprach von paranoischen Zuständen mit Fälschung des Bewußtseinsinhaltes bei wohlerhaltener Bewußtseinstätigkeit; im übrigen gruppiert er sie gemäß seinen allgemeinen Elementarformen. *Karl Robert Sommer* sah 1901 als wesentlich das Fortschreiten der Wahnbildung an. Mit Kraepelin wurde die Paranoia begrifflich und klinisch abgebaut.

In der 5. Auflage des psychiatrischen Lehrbuchs kann man bei Kraepelin folgendes erfahren:

Unter dem Namen der Paranoia faßt eine große Zahl deutscher Irrenärzte alle diejenigen funktionellen Geisteskrankheiten zusammen, bei denen die Störung sich hauptsächlich oder ausschließlich auf dem Gebiete der Verstandestätigkeit abspielt. Als wesentliches Kennzeichen gilt daher einfach das Auftreten von Wahnideen und Sinnestäuschungen. Der tiefere Sinn für diese ganz verschwommene Begriffsbestimmung liegt in der Entstehungsgeschichte derselben. Nach der älteren Lehre Griesingers war die Verrücktheit stets der Ausgang einer voraufgegangenen affektiven Geistesstörung. Erst die Untersuchungen von Snell, Westphal, Sander haben dazu geführt, daß man eine primäre Form der Verrücktheit allgemein anerkannte. Unter dem Eindruck dieses unleugbaren Fortschrittes kam man dazu, die neugewonnene Krankheitsform als primäre Erkrankung des Verstandes in Gegensatz zu stellen zu der Manie und Melancholie . . .

Westphals Annahme eines akuten Verlaufs wurde „besonders verhängnisvoll"' Folgerungen haben Cramer und Ziehen gezogen. Es sei eine Verschiebung des ursprünglich chronischen Begriffes eingetreten. Nun habe man Amentia und Alkoholwahnsinn nebst zahlreichen verblödenden Zustandsbildern subsumiert: „Sprach man doch ganz harmlos von einer periodischen Paranoia".

Diese Entwicklung hält Kraepelin für „völlig verfehlt". Proton Pseudos sei die symptomatische Abgrenzung der Krankheitsformen. Die Trennung von Verstand und Gefühl sei ein psychologischer, kein klinischer Gesichtspunkt.

Wem das nicht einleuchtet, der versuche doch einmal bei dem allseitig anerkannten Krankheitsbilde der Paralyse die Fälle nach der primären oder sekundären Entstehung von Wahnideen zu gruppieren.

Schuld an dieser diagnostischen Fehlentwicklung sei „(die allgemeine Unlust) zur Beschäftigung mit klinisch-psychiatrischen Fragen".

Kraepelin stellt in den Vordergrund die krankhafte Eigenbeziehung· bei sehr seltenen Sinnestäuschungen und die Erinnerungsfälschungen:

Indem der Kranke die Erfahrungen seiner Vergangenheit durchmustert, fällt es ihm wie Schuppen von den Augen. Mit voller Klarheit treten ihm eine Menge von Einzelheiten entgegen, die er früher gar nicht beachtet hat, die aber jetzt plötzlich eine hohe Bedeutung für ihn gewinnen . . .

Wichtig ist nun die „grundsätzliche Unerschütterlichkeit". Die Häufigkeit solcher klinischer Bilder schätzt er auf 1% der Aufnahmen. Das Prädilektionsalter liegt zwischen 25–40 Jahren. Sanders' Auffassung des Zurückliegens der beginnenden Symptome bis in die Kindheit wird nicht anerkannt. Abzutrennen sind die Querulanten mit dem Erlebnis wirklichen Nachteils bei vorhandener Urteilsschwäche. Eine weitere Gruppe nennt er „phantastische Verrücktheit". 1901 kennt Kraepelin in seiner „Einführung in die psychiatrische Klinik" noch unter XV die Paranoia, auf Beeinträchtigungsideen und Selbstüberschätzung bis zu wahnhafter Weltanschauung fußend. Die Systematisierung des Wahns wird herausgearbeitet.

Wir sind daher wohl berechtigt, den Querulantenwahn nur als eine Unterform der Paranoia zu betrachten.

Die folgende Vorlesung handelt von der paranoiden Form der Dementia praecox:

Namentlich Beobachtungen dieser letzten Art sind es gewesen, die mich zu der Überzeugung geführt haben, daß auch die mit Wahnvorstellungen einhergehenden Schwachsinnsformen nicht der Paranoia, sondern richtiger der Dementia praecox zugerechnet werden müssen.

Als er 1916 die Auflage der „Einführung" erneuerte, wird unter Fall 58 wieder der „stattliche 62jährige Herr" vorgeführt, ihm schließt sich dann Fall 59 mit der Bezeichnung „systematisierende Paraphrenie" an:

Nach allen diesen Richtungen hin weicht der Krankheitsfall von dem vorher betrachteten ab. Offenbar greift das Leiden hier viel tiefer in das Seelenleben ein als dort, und es ist mit quälenden inneren Zwiespältigkeiten verknüpft, anders als bei der Paranoia, die gewissermaßen eine krankhafte, aber folgerichtige, das seelische Gefüge schonende Entwicklung darstellt. Demgegenüber haben wir es hier offenbar mit einem zerstörenden Krankheitsvorgange zu tun, der den Betroffenen früher oder später unfehlbar aus dem Gemeinschaftsleben ausschließt.

Nur der langsamere Verlauf scheide diesen Fall von der paranoiden Form der Dementia praecox. Und so nimmt Kraepelin eine „systematisierende Paraphrenie" an.

Für Kraepelin wird der Krankheitsausgang signifikativ, und zwar der in Demenz. Diese Überschätzung der Demenz hat dann besonders in der französischen Kritik

(Baruk) zum Angriff gegen die Dementia praecox geführt. Man sah in dieser Auffassung eine voreilige Analogie zur Paralyse.

Die Zeit nach Kraepelin hat die Persönlichkeitsentwicklung betont. Die Fragestellung lautete: handelt es sich um eine langsame Entwicklung aus allgemeiner Psychopathie, oder ist Paranoia etwas grundsätzlich neu Einbrechendes? Für Bonhöffer gibt es beide Möglichkeiten. Dazu komme noch die Gruppe der Paranoiker, deren Krankheitsursprung in einer Labilität des Persönlichkeitsbewußtseins liege. Gaupp nahm psychogene Störungen paranoischen Charakters an. *Bonhöffer* lehnte den Begriff des Pseudoquerulanten ab, da es sich auch hier um echte Wahnbildungen auf Grund der überwertigen Idee und des Beziehungswahns handle. *Birnbaum* betonte dann den Unterschied zwischen Paranoikern und degenerativen Wahnbildungen mit einer gewissen Oberflächlichkeit und Unbeständigkeit der Ideen im Gegensatz zur Unerschütterlichkeit. *Wilmanns* trennte besonders die durch Haft entstandenen Zustände von denen Kraepelins ab:

Der Querulantenwahn ist keine endogene, aus inneren Ursachen heraus sich entwickelnde geistige Störung von unter allen Umständen progredientem Charakter, sondern die durch ein affektbetontes Erlebnis bemerkte krankhafte Entwicklung einer bestimmten degenerativen Anlage.

Die Haftpsychose ist für ihn eine pathologische Reaktion. So endet die Paranoiafrage schließlich in der Fragestellung: Entwicklung oder Prozeß? Jaspers gibt die Antwort:

Wo uns das einheitliche Erfassen der Entwicklung einer Persönlichkeit nicht gelingt, statuieren wir etwas Neues, etwas ihrer ursprünglichen Anlage Heterogenes, etwas, das aus der Entwicklung herausfällt, das nicht Entwicklung, sondern Prozeß ist.

Zwar ist damit die Paranoiafrage literarisch nicht beendet; wir beschränken uns jedoch, indem wir das Ende der Paranoiaidee zur Zeit Kraepelins zeigen, da die weitere Entwicklung noch nicht zum Gebiet der Geschichte gehört.

XII. Der Klassizismus der Krankheitseinheit und die Bekämpfung der Paralyse

Emil Kraepelin, am 15. 2. 1856 in Neustrelitz geboren, ist Mecklenburger. Seine in Leipzig und Würzburg begonnenen Studien trugen sehr bald das Ziel der Psychiatrie in sich. Eine 1878 als Preisaufgabe gestellte Thematik hat er am 2. 1. 1878 gelöst; die Arbeit wurde in Berlin 1881 mit Widmung an seinen Lehrer *Rinecker* in Würzburg gedruckt und stellt als erste wissenschaftliche Studie sogleich ein theoretisches Programm auf. Das Thema hatte gelautet: „Über den Einfluß akuter Krankheiten auf die Entstehung von Geisteskrankheiten." Nach längerer Assistentenzeit bei *Bernhard Gudden* ging er kurzfristig zu *Paul Flechsig* nach Leipzig; dieser sah wohl seine gleichzeitige Betätigung im Laboratorium Wundts ungern; Kraepelin arbeitete auch an Erbs Poliklinik. 1883 erschien ein Kompendium. Nach Habilitierung kehrte er nach München zurück, um schon 1884 eine Oberarztstelle an der Irrenanstalt Leubus anzunehmen, wechselte aber 1885 an die Heil- und Pflegeanstalt Dresden und wurde ein Jahr später nach Dorpat berufen. 1890 nahm er den Ruf nach Heidelberg an, um schließlich 1904 zugleich während des Neubaus der Universitätspoliklinik in der Nußbaumstraße nach München umzusiedeln, wo er als Ordinarius der Psychiatrie bis zu seinem Tode am 7. 10. 1926 blieb. Drei Tage vor seinem Tode hatte er noch die Vorrede zur 9. Auflage seines Lehrbuches verfaßt. Seiner Initiative verdanken wir das 1917 eröffnete Forschungsinstitut für Psychiatrie. Seine 1901 verfaßte „Einführung in die psychiatrische Klinik" erlebte mehrere Auflagen und Übersetzungen in die französische und russische Sprache.

Wir sagten, die preisgekrönte Jugendarbeit enthalte ein Programm. Es beeinflußt seine einleitende historische Sicht, deren einzelne Literaturkenntnisse von erstaunlichem Ausmaß sind. Aber die Unbedingtheit der Verkündung des Satzes von der somatischen Basis schränkt eine eigentliche Geschichtsdarstellung wesentlich ein. Das zeigt sich bei der Behandlung der Antike und des Mittelalters. Und so beginnt sein historisches Interesse eigentlich „erst im Anfang unseres Jahrhunderts", da hier die naturwissenschaftlichen Grundsätze zu „vorurteilsloseren" Methoden führten.

Solche Formulierungen deuten dann freilich auf Programmusik. Hauptverfechter dieser neuen Sicht ist für ihn Jacobi, der die Kategorie der Fieberdelire genannt habe. Esquirol, Georget, *G. Martini, Burrow* und *Morison* hätten sie wieder gestrichen. Es ist interessant, daß das Aperçu der Fieberdelire historisch für Kraepelin nur mit Jacobis Namen verknüpft wird, obwohl doch eigentlich der Vater dieser Lehre Jacobis Lehrer Reil war, dessen gesamte Psychopathologie sich aus der Fieberlehre, freilich nur im Sinne einer allgemeinen Reizlehre, ableitet. Auf ihn geht er aber nicht ein. Und dies, obzwar er feststellt, daß *Gerardt van Swieten,* Boerhaave und Friedrich Hoffmann die nach Fieberablauf fortdauernde Psychose gekannt hätten. Der Fieberthese[1] in der Literatur geht Kraepelin eingehend nach; er findet eine These *Boileaus* von 1848 aus Montpellier, zwei Jahre später eine Arbeit von *Thore* über die Rekonvaleszenz nach Pneumonie und Typhus, eine Arbeit von Albers (1852) und *Berthiers* „La fièvre dans ses rapports avec l'aliénation mentale".

Ähnliches findet er 1865 bei Weber, bei *Mugnier* und dessen Schilderung der Kollapsdelirien bei jähem Fieberabfall, und er nennt *Chéron, Moussaud, de Lucé, Becquet, Brosius, Scholz, Rühle, Dikschen* und seinen Lehrer Rinecker. *Christian* habe 1875 das Thema behandelt. Immer wieder sei „der Stand der Eigenwärme" entscheidend, während die Prädisposition zunächst zurücktritt. Es geht um die Wirkungsfolgen von Fieber und Zirkulationsstörungen in chemisch-physikalischer Hinsicht, befinden wir uns doch hier in der Ära des großen Fieberforschers *Karl von Liebermeister*[2]; auch Wundt habe die Wirkung auf die Vitalität des Nervensystems bemerkt und eine „explosionsähnliche Oxydation" einschließlich spezifisch infektiöser Fermentwirkungen angenommen. Nicht minder habe sein späterer Dorpater Vorgänger Emminghaus ebenfalls physikalisch-chemische Faktoren erklärend herangezogen und Fettsäuren im Harn Pockenkranker festgestellt. Lokale Vorgänge seien nur bei Gelenkrheuma bekannt geworden.

Diese Ansichten waren freilich undenkbar ohne Annahme einer vorgelagerten Reiztheorie, die auf die Zustandsänderungen des Nervensystems angewandt wurden. Und so begegnet man auch dem Begriff der „asthenischen Psychosen", bei denen dann freilich die Prädisposition und Heredität mitspielen. Die Reiztheorie kann auch die von der Erschöpfung nicht missen, und gerade sie sah man bei jenen plötzlichen Kollapszuständen, die in Literatur und Klinik beschrieben wurden.

Die theoretische, also physiologische Grundlage lieferte Wundts Auffassung vom physiologischen Mechanismus des Nervensystems.

Wundt nimmt an, daß in der Nervenfaser beständig zwei antagonistische Reihen von Prozessen nebeneinander verlaufen, von denen die einen komplizertere Verbindungen in einfache zerlegen und somit latente Energie in kinetische umwandeln, während die anderen einfachere Verbindungen in komplexe zu überführen streben und auf diese Weise die lebendige Kraft in vorrätige umsetzen. Die Summe der ersteren nennt er positive, die der letzteren die negative Molekulararbeit.

Kraepelin setzt also die bei Griesinger beginnende Epoche des energetischen Denkens produktiv fort. In Ruhe seien beide Reihen im Gleichgewicht, bei Reiz trete eine Änderung ein:

... zwar erleiden beide (Prozesse) eine Steigerung; die Reduktion wie die Oxydationsprozesse gehen in lebhafterer Weise vor sich, allein diese Steigerung ist für die positive Molekulararbeit eine intensivere als für die negative.

Aus der Nervenphysiologie[3] gehe aber weiter hervor, daß beim leistungsfähigen Nerven diese Erregung absinke, nur bei Verlust der Leistungsfähigkeit steige die Reizbarkeit mit flacher Erregungskurve. Das ist die reizbare Schwäche, also die Asthenie, die bei raschem Temperaturwechsel auftritt. Diese Tatsache wird analog auf die Psychosenentstehung übertragen. Freilich gibt es auch lähmungsartige Schwäche bei Dementia acuta; hier nimmt nach Wundt nicht nur die Hemmung, sondern auch die Erregung bis zum Nullpunkt ab. Die asthenischen Verlaufsformen zeigen individuellere und psychologisch reichhaltigere Gemütserregungen; hinzu treten Gelegenheitsursachen. Kraepelin schafft einen einheitlichen neurophysiologischen Gesichtspunkt.

In einem 1887 in Dorpat gehaltenen Vortrag, in Leipzig gedruckt, spricht er vom „unvergänglichen Verdienst Griesingers", Jacobis, Galls und *Gottlieb Heinrich Bergmanns*[4]; dieser sei ein naturphilosophischer Hirnanatom. Hinzugekommen seien die histologischen Färbemethoden *Camille Golgis* und die gründlichen Untersuchungen Meynerts und Guddens. Trotzdem kann er seine Zweifel nicht unterdrücken. Naiver Materialismus sei nicht imstande, die psychischen Erscheinungen zu erklären. Und so gebe es keine „moralischen Fasersysteme", keine „Logik der Hirnprozesse", keine „Herde der Innervationsgefühle". Diese Naivität sei nur Ausdruck des aus Idelers und Heinroths Zeiten umschlagenden Pendels. Anderseits sei der Psychologe heutigentags Naturwissenschaftler, und ebenso irrig sei Albert Zellers Annahme, „daß alle auseinandergehaltenen Formen der Geistesstörung im Grunde nur verschiedene Phasen eines und desselben Prozesses seien". Hier hält er also von Kahlbaums und Schüles Bemühungen mehr.

Die an Wundt geschulte experimentelle Psychologie nahm er in Heidelberg naturwissenschaftlich wieder auf. Zwar sei *Gustav Jaegers*[5] Bemühen um objektive Leistungsprüfung ebenso gescheitert wie *Fr. Galtons* Versuche, die Leistung von Staatsbeamten zu ergründen, aber dennoch dürfe man sich von der Prüfung einzelner Leistungen etwas versprechen, so z. B. könne man Ermüdung, Übung, Ablenkbarkeit untersuchen; man könne über Schlafdauer und über körperliche Anstrengung etwas aussagen. Und das hat er dann in vorbildlicher Weise zusammen mit *Gustav Aschaffenburg* und anderen getan. So entstand ein Interesse für die Schulhygiene. Nicht minder aber zeigt ein Vortrag von 1896, daß die Frage der Müdigkeit auch zu Problemen toxikologischer Art führe. Der Verbrauch der Kraftvorräte, die feststellbare Leistungsverschlechterung bei kleinen Alkoholgaben stehen am Anfang seiner Bekämpfung der Trinksitten, die ihm viel Feindschaft einbrachte, gegen die er sich in überlegener Polemik zur Wehr zu setzen wußte. Die genannten Forschungen zeitigten gewissermaßen eine Staatspsychiatrie, in der Überbürdungsfragen zu Staatsaufgaben weisen, zu denen die Bekämpfung von Lues (Gift) und Alkohol gehört. All dies ist bis 1900 literarisch von ihm formuliert. Es hat etwas vom Treppenwitz, wenn man bedenkt, daß nun München als Bierstadt zum Zentrum dieses Kampfes wurde. Aber die Alkoholfrage als Teilerscheinung der Giftwirkungen hatte für ihn zugleich eine große Bedeutung für die Keimschädigung, deren Blastophtheoriebegriff bekanntlich von Forel geschaffen wurde, obzwar er heute kaum mehr in dieser Form gültig ist. Kraepelin interessierten die Erscheinungen des Infantilismus, der Entwicklungshemmung, und 1918 hat er in seinem Werk über die Keimschädigung gesagt:

> ... nicht die Keimdrüsen selbst, sondern der wachsende Keim während seiner ersten Entwicklung

gewinne an Bedeutung. So wurde er der große Anreger der statistisch[6] zu betreibenden Massenpsychiatrie, innerhalb deren seine im eigenen Weltbild gewonnenen sittlichen Anschauungen stark hervortreten, wenn er beispielsweise die Überschätzung von Besitz und Wohlleben bedenklich tadelt. Politisch zeigte er einen zeitgebundenen nationalistischen Konservatismus des Mecklenburgers. Dieser hinderte nicht das Angesprochenwerden durch fremdländische Reisen, die er liebte, besaß er doch nahe Pallanza ein Sabinum, das er persönlich pflegte und von dessen Ertrag er manches nach München verpflanzte. Erstaunlich ist, wie eingehend sein objektivistisches Beschreiben der Psychopathentypen werden konnte, obgleich man ihm anmerkt, daß das Einfühlen dem Naturwissenschaftler nicht gut von der Hand gehen konnte.

Kraepelins psychiatrische Systematik, die sich in seinen 8 Auflagen (die 9. hat Lange herausgegeben) auslegt, hat sich folgendermaßen entwickelt.

Die geschichtliche Fortschrittsgläubigkeit Kraepelins ist auch noch 1899 aus der Einleitung des Lehrbuchs ersichtlich. Den eigenen theoretischen Weg zur Richtschnur nehmend heißt es:

> In der Lösung dieser Aufgabe waren schon die Ärzte des Altertums so weit vorgeschritten, daß sie das Irresein mit gewissen körperlichen Störungen in Verbindung brachten, namentlich mit dem Fieber und mit Veränderungen der Körpersäfte. Leider gingen diese bereits zu Lehrgebäuden entwickelten Anschauungen mit dem Zusammenbruche der alten Kultur fast völlig wieder verloren. Dafür drangen im Mittelalter einerseits scholastisch-philosophische, andererseits religiös-abergläubische Vorstellungen in die Auffassung des Irreseins ein und verdrängten rasch die vorhandenen Ansätze eines naturwissenschaftlichen Verständnisses.

Eine solche Formulierung ist geradezu ein Schulbeispiel für jene Geschichtsauffassung, die Dilthey immer wieder bekämpft hat. Und es folgt im nächsten Satz der naturwissenschaftliche Kinderschreck vom „Werk des Teufels", der Strafe „des Himmels" und „bisweilen auch (der) göttlichen Verzückung". Nun hat der bisher dargelegte Gang der Geschichte uns freilich anderes gelehrt. Es waren ja nicht bloß die Priester, die böse Geister vertrieben, wie der Autor meint, und auch die „Hexenrichter" waren nicht die einzigen, die mit Folterkammer und Scheiterhaufen die Geisteskranken für vermeintliche Sünde büßen ließen. Da der Autor auch Kant nur zum Kinderschreck des Psychiaters macht, so beginnt für ihn die eigentliche Ära erst mit dem Ende des 18. Jahrhunderts. Aber auch jetzt werden gewissermaßen die guten von den bösen Schafen getrennt: Esquirol wird gelobt, aber Heinroth ist „ein gefährlicher Feind in den moraltheologischen Auffassungen des Irreseins"; nicht besser geht es Beneke; gegen diese „ausgeklügelten Anschauungen" werden die Somatiker mit Jacobi ins Feld geführt: „Ihnen ist es gelungen, Sieger zu bleiben". Auch Nasse verdient diese Siegespalme.

Klinische Beobachtung ermöglichte die Aufstellung von „Krankheitsgruppen mit bestimmtem Verlaufe", und die weitere Möglichkeit bestand im Eindringen in das Wesen des einzelnen Krankheitsvorgangs. Die geringe Ausbeute der pathologischen Anatomie wird beklagt, das Studium der Vergiftungen als ertragreich angesehen.

> Es ist . . . nicht unmöglich, mit Hilfe jener jungen Wissenschaft zu einer Physiologie der Seele zu gelangen, die auch der Psychiatrie eine brauchbare Grundlage zu liefern vermag.

Nochmals wird die Wichtigkeit des psychologischen Versuchs betont.

Nissls bedeutsame Arbeiten aus der Allg. Ztschr. f. Psychiatrie Bd. LIV, I und XXIX, 1025 werden als neuartig erwähnt; im Gegensatz dazu werden Flechsigs Anschauungen, es gebe nur Sinnes- und Assoziationszentren, abgelehnt. Die Bedeutung des geschichtlichen Baus der Hirnrinde wird betont. Wernickes Schichtaufbau und Lokalisationslehre wird angezweifelt; bedeutsamer erscheint ihm *Ewalds* Versuch der Vereinigung psychologischer Zergliederung mit der anatomischen Betrachtung. Von den Vergiftungen und Infektionskrankheiten wendet sich der Blick zu den Stoffwechselkrankheiten, „bei denen nicht äußere Krankheitserreger, sondern innere Störungen im Haushalte des Körpers die Schädlichkeit erzeugen, die den Bestand der Hirnrinde oder doch den Ablauf der psychischen Vorgänge beeinträchtigt".

Heftige Gemütsbewegungen als Ursache werden stark bezweifelt:

Man hat zwar vielfach von „Emotionspsychosen" gesprochen und denselben eine klinische Sonderstellung eingeräumt, allein ich wäre aus eigener Erfahrung nicht imstande, dieselben genauer zu kennzeichnen. Nur für die sogenannte traumatische Neurose steht es fest, daß sie zunächst durch plötzliche, heftige Gemütserschütterungen, insbesondere den Schreck, hervorgerufen wird, so daß sie deswegen zweckmäßiger als „Schreckneurose" bezeichnet wird.

Diese Grundauffassung wird allerdings in den nächsten Sätzen wieder im Zusammenhang mit der Erschöpfung abgemildert. Vor allem scheine der Mensch dauernden gemütlichen Druck schwerer zu ertragen. In der Vererbungsfrage lehnt er Morels Dogmatik ab, behält aber, wie gezeigt wurde, den Begriff der Entartungskrankheiten; besonders die Verrücktheit entwickele sich auf ererbter Grundlage.

Stigmata der Entartung werden jedoch „wegen des Fehlens einer durchgreifenden Gesetzmäßigkeit nahezu (als) wertlos" bezeichnet.

Im systematischen Teil der 6. Auflage von 1899 wird in der Grundanmerkung auf Kahlbaum verwiesen. Das Unternehmen sei insbesondere durch die Möglichkeit der Zwischenformen erschwert:

Wenn wir somit von einer glatten Einteilung der Seelenstörungen etwa im Sinne Linnés für alle Zeiten und von einer Aufstellung wissenschaftlich begründeter Typen für jetzt noch absehen müssen, so fordert doch das praktische Bedürfnis schon heute wenigstens eine ungefähre Gruppierung des Erfahrungsrohstoffes, die um so bleibenderen Wert besitzen wird, je weniger sie sich durch vorgefaßte Meinungen in der nüchternen Verarbeitung der Tatsachen beeinflussen läßt.

Aber wo die Grundlage hernehmen? Die pathologische Anatomie läßt uns im Stich, und die Einteilung nach Ursachen ist ebenfalls ein bedenkliches Unternehmen. Nicht einmal der klinische Standpunkt reicht aus:

Aus dieser Grundanschauung ergibt sich, daß die klinische Gruppierung der psychischen Störungen sich auf alle drei Hilfsmittel der Einteilung, denen man noch die aus dem Verlaufe, dem Ausgange, ja der Behandlung gewonnenen Erfahrungen hinzufügen muß, gleichzeitig zu stützen haben wird . . .

Die begründete Einteilung hat nun folgenden Gang:
Sie beginnt mit Krankheiten durch äußere Ursachen, also mit infektiösen, mit Erschöpfungspsychosen und Vergiftungen. Es folgen Selbstvergiftungen durch Stoffwechselerzeugnisse.

Es liegen indessen, wie ich glaube, eine Reihe von Anhaltspunkten für die Annahme vor, daß auch noch andere Formen des Irreseins, insbesondere die Dementia praecox und die Paralyse, auf Selbstvergiftungen beruhen, deren Wesen und Entstehung dort freilich noch gänzlich unbekannt ist, während wir hier als letzte Ursache in der Regel eine syphilitische Anstekkung zu verzeichnen haben.

Die weitere kleine Untergruppe faßt das Irresein bei Hirnerkrankungen zusammen einschließlich der Geistesstörungen der höheren Lebensalter.
Die Rückbildungspsychosen leiten zu Krankheiten über, die durch krankhafte Veranlagung hervorgerufen werden. Hier werden Verrücktheit und manischdepressives Irresein plaziert. Es folgen die allgemeinen Neurosen von teils kürzerer Dauer des psychotischen Zustandes und die psychopathischen Zustände, „die mit geringen Schwankungen das ganze Leben hindurch wesentlich unverändert andauern". Den Schluß bilden die seelischen Entwicklungshemmungen als Ausdruck unvollkommener Ausbildung der psychischen Persönlichkeit. Hier können somatische Hemmungen zugrunde liegen.
In dieser genannten Auflage erscheint die Paranoia unter eigener Einteilungszahl Nr. X, die Dementia praecox unter dem selbständigen Abschnitt V. Das manisch-depressive Irresein wird unter Nr. IX abgehandelt. Unter den Krankheiten des Rückbildungsalters gibt es die Gruppe A Melancholie, B „der präsenile Beeinträchtigungswahn" und C der Altersblödsinn.
Von besonderem Interesse ist geschichtlich die Darstellung der Dementia praecox:

Unter dem Namen der Dementia praecox sei es gestattet, vorläufig eine Reihe von Krankheitsbildern zusammenzufassen, deren gemeinsame Eigentümlichkeit der Ausgang in eigenartige Schwächezustände bildet. Es scheint zwar, daß dieser ungünstige Ausgang nicht ausnahmslos eintreten muß, aber er ist doch so ungemein häufig, daß wir einstweilen noch an der gebräuchlichen Bezeichnung festhalten möchten. Vielleicht wären andere Bezeichnungen, wie die „demenza primitiva" der Italiener oder der von Rieger bevorzugte Ausdruck „Dementia simplex" noch zutreffender. Ich kann nach den bisher bekannten klinischen und anatomischen Tatsachen nicht zweifeln, daß wir es hier mit schweren und in der Regel höchstens teilweise rückbildungsfähigen Schädigungen der Hirnrinde zu tun haben. Ob allerdings der Krankheitsvorgang überall der gleiche ist, muß zur Zeit noch als völlig unsicher bezeichnet werden.

Dieser Wortlaut ist in mancher Hinsicht bedeutungsvoll. Man bemerkt das Vorläufige, etwas Tastende. Es wird anderseits von anatomischen Tatsachen gesprochen, und der Ausgang in Demenz ist zwar „nicht ausnahmslos", aber doch meist die Regel. Die Schädigungen betreffen die Hirnrinde.

Die klinische Unterteilung, die zwar Übergänge und Koexistenz aller drei Formen nicht ausschließt, wird in hebephrene, katatone und paranoide Form vollzogen. Grund dafür ist der „klinische Standpunkt".

Die erste derselben deckt sich mit der früher von mir beschriebenen Dementia praecox, die zweite mit der Katatonie, während die dritte die Dementia paranoides und außerdem diejenigen sonst der Paranoia zugerechneten Fälle umfaßt, die rasch zu einem erheblichen Grade geistiger Schwäche führen.

Hier wird das Merkmal der Demenz stärker betont. Darum fährt Kraepelin fort:

Das ganze Gebiet der Dementia praecox entspricht im wesentlichen den früher als „Verblödungsprozesse" bezeichneten Krankheitsbildern; ich möchte diese Verschiebung der Benennungen vorschlagen, weil auch die Paralyse und der Altersblödsinn sowie eine Reihe weiterer Krankheitsvorgänge allenfalls mit unter dem Namen der Verblödungsprozesse verstanden werden könnten.

Auch die folgende klassische Darstellung der klinischen Bilder betont nochmals

die ausnahmslos eintretende, mehr oder weniger hochgradige gemütliche Verblödung, die einen der Grundzüge des ganzen Krankheitsvorganges darstellt.

Die erste Darstellung der hebephrenen Form verdanke man 1871 Hecker im Anschluß an Kahlbaums Aufstellungen. Er selbst sagt:

... wollen auch wir hier als Hebephrenie ganz allgemein diejenigen Formen der Dementia praecox zusammenfassen, bei denen sich allmählich oder unter den Erscheinungen einer akuten Geistesstörung ein einfacher, mehr oder weniger hochgradiger geistiger Schwächezustand herausbildet.

Kahlbaums Katatonie, deren Krankheitsbild

der Reihe nach die Zeichen der Melancholie, der Manie, des Stupors, bei ungünstigem Verlaufe auch der Verwirrtheit und des Blödsinns darbietet und außerdem durch das Auftreten gewisser motorischer Krampf- und Hemmungserscheinungen ... gekennzeichnet wird,

hält er zwar in der Darstellung für meisterhaft, hingegen bezweifelt er vorerst die Analogie zur Dementia paralytica und meint:

Es handelt sich dabei im wesentlichen um das Auftreten eigentümlicher, meist in Schwachsinn ausgehender Zustände von Stupor oder Erregung mit den Erscheinungen des Negativismus, der Stereotypie und der Suggestibilität in Ausdrucksbewegungen und Handlungen.

Bei Schilderung der Fälle von Dementia paranoides gedenkt er der Ähnlichkeit mit Magnans „Délire chronique à évolution systématique", fügt aber sogleich hinzu:

Die später zu beschreibende Paranoia wäre vollständig davon abzutrennen; sie gehört nach seiner (Magnans) Ansicht zu einer wesentlich anderen Gruppe von Psychosen, zum Irresein der Entarteten.

Was aber ist nun diese Dementia praecox?

Das eigentliche Wesen der Dementia praecox ist gänzlich dunkel. Am verbreitetsten ist wohl zur Zeit die Ansicht, daß wir es hier mit dem allmählichen Versagen einer unzulänglichen Anlage zu tun haben. Wie ein Baum, dessen Wurzeln im vorhandenen Erdreiche keine Nahrung mehr finden, so sollen die geistigen Kräfte schwinden, sobald die ungenügende Mitgift eine weitere Entfaltung nicht mehr gestattet.

Diese Auffassung sei aber bedenklich. Man sei gedrängt, eher an einen greifbaren Krankheitsvorgang im Gehirn zu glauben. Seiner theoretischen Vorliebe für Vergiftungen entsprechend, hält er eine „Selbstvergiftung" für möglich. Vielleicht seien die Sexualorgane beteiligt. Zugleich macht er aber die Einschränkung:

Ob die Dementia praecox in dem hier umschriebenen Umfange eine einheitliche Krankheit darstellt, muß vorderhand zweifelhaft bleiben.

Obgleich anfangs, wie man sah, von „anatomischen Tatsachen" die Rede war, endet das Kapitel ohne solchen Befund.

Die auf 4 Bände anschwellende 8. Auflage 1913 behandelt das gleiche Thema nun auf über 300 Seiten. Die Dementia praecox wird unter Rubrum A der endogenen Verblödungen beschrieben. Unter diesen werden „vorläufig" unklare klinische Beziehungen verstanden, die die Eigentümlichkeit haben, „daß sie ohne erkennbare äußere Anlässe aus inneren Ursachen entstehen und daß sie mindestens in der großen Mehrzahl der Fälle zu einem bald stärker, bald schwächer ausgeprägten psychischen Siechtume führen". Die gemeinsamen Züge dieses Siechtums zu Paralyse und Altersblödsinn werden wiederum bemerkt. Auch *Eugen Bleuler* habe diese Bilder unter seiner Schizophrenie zusammengefaßt. Nur eine besondere Gruppe von Verstandesstörungen habe er nun als „Paraphrenie" ausgesondert. Das Schrifttum über die Krankheit war inzwischen wesentlich in Gang gekommen. Als Gegner traten auf *Marandon de Montyel* und *Serbsky* (1903 und 1905). Kraepelin erwähnt, daß er bei der 1896 aufgestellten Bezeichnung von Morel (Traité des maladies mentales 1860, 566) und von *Alois Pick* bestimmt worden sei (1891). Man könne über die Bezeichnung streiten, zumal es Heilungen gegeben habe und zumal auch die Beziehung zur Hebephrenie nicht unverbrüchlich sei. Wolff habe „Dysphrenie"vorgeschlagen, *Evensen* „Amblynoia, Amblythymie", *Bernstein*„Paratonia-progressiva" und schließlich Bleuler „Schizophrenie". Dieser führte auch die Begriffe „Ambivalenz" und „Ambitendenz" der entgegengesetzten Gefühlsbetonungen ein. *E. Stransky* sprach von einer Vernichtung der „intrapsychischen Koordination", die das Gefüge der „Noopsyche" und „Thymopsyche" lockere und zerstöre. *Weygand* sprach von „apperzeptiver Verblödung". Es wuchsen Angaben über neurologische Veränderungen, insbesondere beim Verhalten der Pupille. Diem schildert die „Dementia simplex" (Arch. Psych. XXXVII) als „ganz unmerklich sich vollziehende Verarmung und Verödung des gesamten Seelenlebens". Und nun meldet sich auch schon unter Bleulers Namen der gelegentlich festgestellte „Ödipuskomplex" Freuds; Kraepelin entgegnet:

Ich halte Verallgemeinerungen derartiger, gewiß recht seltener Fälle, wie sie zum Freudschen Lehrgebäude gehören, für gänzlich unbegründet.

Dem Leichenbefund wird Raum gegeben. Er knüpft an eine Arbeit *Alzheimers* im Zentralblatt für Nervenheilkunde von 1900, 296 an. Besonders dessen Auffinden von „tiefgreifenden Veränderungen an den Rindenzellen der tiefen Schichten" werden erwähnt. Aber auch die Glia nehme an den Veränderungen teil. Schließlich wird formuliert:

Erweist sich Alzheimers Befund als ein regelmäßiger, so dürften wir aus ihm mit einer gewissen Wahrscheinlichkeit schließen, daß in den kleinzelligen Schichten jene einheitliche Zusammenfassung der Seelenleistungen vor sich geht, deren Zerstörung die Dementia praecox kennzeichnet.

Auch das Entartungsproblem wird noch einmal berührt. Man finde Entartungszeichen. Wichtiger sei freilich die Erfassung der prämorbiden Situation. Man müsse wohl besonders angesichts der Pfropfhebephrenie den Beginn weit in die Kindheit datieren. Besonders Bleuler anerkennt eine „latente Schizophrenie", deren Wirksamkeit er sehr weit ausdehnt. Die Komplextheorie wird abgelehnt, hatte doch C. G. Jung in Bleulers Klinik formuliert:

Lassen wir einen Träumenden wie einen Wachenden herumgehen und handeln, so haben wir das klinische Bild der Dementia praecox.

Während Bleuler den Komplexen und überhaupt psychologischen Einflüssen nur für die Gestaltung des klinischen Bildes Bedeutung zuschreibt, nimmt Jung sie unter Umständen auch als wirkliche Krankheitsursache in Anspruch.

Der affektbetonte Komplex soll dabei in ähnlicher Weise als Ausgangspunkt des Leidens wirken können wie ein Trauma oder eine Infektion. Man könnte das insoweit zugeben, als die Entstehung einer D. p. durch Trauma oder Infektion ebenso unbewiesen ist wie diejenige durch Komplexe. Allein Jung gewinnt hier den Anschluß an die Vergiftungstheorie durch den Hinweis auf die Möglichkeit, daß die Gemütsbewegung etwa ein „Toxin" erzeugen könne, wie es sonst auch wohl von selbst entstehe und die Krankheit verursache.

Unter vergleichendem Hinweis auf die erregten Manisch-Depressiven wird diese Meinung abgelehnt. Kraepelin benutzt die Gelegenheit, auch die Ansichten des Psychoanalytikers *K. Abraham* ebenso wie den Pansexualismus Freuds ironisch abzuwehren. Das sei „Metapsychiatrie"[7]. Er könne Freuds „leichtbeschwingter Einbildungskraft" als philiströser Tatsachenmensch nicht folgen.

Auch die epochemachende Entdeckung der Malariatherapie der progressiven Paralyse knüpft an die Fiebertheoreme und Infektionsprobleme an. Der aus der Klinik Leidesdorfs (1818–1889) kommende *J. Wagner von Jauregg*[8] (1857–1940) hatte sich mit Elektrophorese befaßt, mit G. *Gärtner* eine Arbeit über Hirnkreislauf verfaßt und sich 1885 für Neurologie, 1888 für Psychiatrie habilitiert, um dann Nachfolger von Krafft-Ebings in Graz zu werden.

Während seiner Tätigkeit bei Leidesdorf sah er Rotlaufkranke, deren Psychosen heilten. Diese Feststellung einer Heilwirkung bei fieberhaften Erkrankungen ging schon in das Jahr 1887 zurück. Der Zusammenhang der Lues mit der Paralyse war schon 1858 behauptet worden, wenn auch der Beweis erst durch *Hideyo Noguchis* Spirochaetenfunde im Hirn angetreten werden konnte; auch fehlte damals noch das Hilfsmittel der Wassermannreaktion. Quecksilberkuren halfen so gut wie nichts, und die Hoffnung, die man auf *Paul Ehrlichs* Salvarsan baute, zerrann bald. So wurde die Infektion, besonders die Eiterung, zum Fingerzeig und veranlaßte Wagner v. *Jauregg* 1887 zu absichtlicher Hervorrufung von Erysipel und Malaria, zumal die chemischen Kenntnisse imstande waren, diese Malaria zu coupieren. Auf dem Internationalen Kongreß in Budapest 1909 erfolgten Mitteilungen; die vorgetragenen Fälle waren allerdings mit Quecksilbertherapie verbunden. Weitere Versuche wurden von ihm mit Vakzinen aller Art (Kokken und Typhus) gemacht. Aber erst 1917 wurden die Gedanken von 1887 wieder praktisch aufgenommen und 1919 in großem Maßstab durchgeführt. Wagner v. Jauregg sagt selbst in seiner Festrede anläßlich der Überreichung des Nobelpreises in Stockholm am 13. 12. 1927:

Nachdem zuerst, angeregt durch *Peter Mühlens* in Hamburg, Weygandt und *Max Nonne* die Behandlungsmethode an einem großen Material erprobt hatten, fand dieselbe raschen Eingang an vielen psychiatrischen Kliniken und Irrenanstalten und ist gegenwärtig, soweit ich unterrichtet bin, in allen Staaten Europas, in Nord- und Südamerika, in Holländisch-Indien und Japan eingeführt.

Man blieb bei der Salvarsantherapie als Nachbehandlung. *Kyrle* hat die Therapie auf die Luiker ausgedehnt. Die weitere Erfahrung seines Schülers *Dattner* wurde von ihm selbst benannt; er wies ferner auf die Gutartigkeit der Impfmalaria und deutete die Verfeinerung der Liquortechnik im Sinne der Prognosestellung an. 1936 hat er noch einmal eine zusammenfassende Arbeit über Fieber und Infektionstherapie veröffentlicht.

XIII. Psychoanalyse

Der klassischen Lehre erstand in der Psychoanalyse ein harter Gegner, den sie nur langsam im Laufe vieler Jahre ihrem eigenen Gebäude adaptiert hat.

Dieses ist in Kürze der Lebensweg Sigmund Freuds[1]: in der Freiberger Schlossergasse am 6. 5. 1856 als Sohn des aus Galizien stammenden Textilkaufmanns Jakob Freud geboren, wuchs er mit 5 Schwestern und 2 Brüdern auf. Die Eltern starben beide hochbetagt. Die väterlichen Vorfahren, vom Rhein stammend, waren nach Osten vertriebene Rabbiner. Die Mutter galt als gefühlvoll, der Vater zeigte Humor und Liberalität. In der Deszendenz eines Onkels gab es Geisteskranke. Freuds eigene Angaben verzeichnen das Symptom des Bettnässens bis zum zweiten Lebensjahr. Ein 1848 mit Antisemitismus verbundener Nationalhaß gegen Österreich veranlaßte die Übersiedlung nach Leipzig und Wien; auf der Zwischenstation in Breslau ängstigten das Kind die ersten Gaslaternen. Mit 19 Jahren lernte er England kennen, die Wiener Erziehung lag in den Händen des Vaters. Der sprachbegabte Schüler begeisterte sich an Shakespeare und für Masséna. Kompensatorische Vorbildsideale etwa des Siegers von Lodi und Rivoli wurden in antisemitischen Pöbeleien gegen den Vater erstickt. 1873–1881 studierte er Medizin gewissermaßen in Zeitlupe. Zum Arzt fühlte er sich kaum berufen, als späterer behandelnder Arzt hat er sich mit der mühevollen Technik der Praxis, die er selbst schuf, schwer geplagt und mußte Mißgunst und Neid der ihm gegenüber zu bürgerlichen Kollegen ertragen. Freud wird Darwinist, 1879 regen ihn zoologische Aufgaben an, die ihm *K. F. W. Claus* vermittelt. Der Philosoph Franz Brentano machte ihn mit Aristoteles bekannt. Seine erste Publikation auf der marinezoologischen Station in Triest galt dem Sexualorgan des Aals, das schon *Syrski* beschrieben hatte. Das war 1877. Freud nannte in dem Lehrer-Dreigestirn *F. Exner, Ernst Brücke* und *Fleischl* den Namen Claus nicht mehr. Brücke, der mit preußischem Fleiß in Wien arbeitende Helmholtzschüler, eröffnete ihm die Kenntnis exakter Naturwissenschaft, und so wurde aus dem Goethe-Pantheisten der Materialist Freud. Mit Mühe entging er einem Duell mit Viktor Adler. Er übersetzt St. Mill auf eine Empfehlung Brentanos an Gomperz. So lernte er Platon kennen, dessen „Anamnesis" ihn fesselte. *Theodor Billroth, Hebra, Alt* lassen ihn unbeeindruckt. Nach ausgezeichnetem Examen wurde er Demonstrator bei Brücke, verließ aber das Laboratorium zugunsten einer Stelle am Allg. Krankenhaus 1882. An der Einführung des Kokains ist er 1884 mit Koller beteiligt. Im Hintergrund wirkte damals der Dichterarzt *Arthur Schnitzler* auf einsetzende Mißverständnisse besänftigend ein. 1883 finden wir ihn bei Meynert. Er liest Morel und Esquirol, wendet sich 1884 der Neurologie zu, habilitiert sich 1885 und erfährt die Hemmung der Karriere durch Antisemitismus.

Freud begibt sich zu Charcot in die Pariser Salpêtrière — er wohnte damals in der rue le Goff, wo heute das Hôtel de Brésil steht — und ist von diesem Zeitgenossen des Lokalisten Broca beeindruckt. Er hört ihn zu Brouardel sagen, irgendwie habe die Symptomatik der Hysterie mit der Sexualität zu tun. Noch 1891 machte Freud selbst Aphasiestudien mit dem Ziel, Lichtheims Lokalisationsstandpunkt in eine funktionelle Analyse des Problems umzugestalten. 1886 ehelichte er in Wandsbeck Martha Bernays. Er war 53 Jahre glücklich verheiratet. Zunächst folgen neurologische Arbeiten, er erweitert die Kenntnisse über Kinderlähmung, insbesondere

über die zentrale Diplegie. Pierre Marie hat diese Arbeiten anerkannt. 1889 empfiehlt Forel ihn der Hypnosetechnik wegen an *E. Bernheim*. Dessen Werke hat er
übersetzt; im Vorwort verteidigt er Charcots Theorie gegen die Schule von Nancy.
18 Monate später schleust er die gewonnenen Kenntnisse in das kathartische Verfahren *Breuers* ein. Es erscheint in dichterischer Form in Arthur Schnitzlers Einakter
„Die letzten Masken" 1901 wieder. Die Resonanz ist gering, man findet sie im
englischen „Brain" 1896 und in Bleulers Zustimmung. Vernunftbesessen — nichts
könne ihr auf die Dauer widerstehen, sagte er einmal — hegte er gegen alle Religion
ein tiefes Mißtrauen, da sie den scientistischen Fortschritt hemme. Religion wurde
für ihn ein Analogon zur Zwangsneurose. Intuition und Selbstversenkung miß-
achtend, nahm er aber die Selbstanalyse in das wissenschaftliche Geschehen vorbehaltlos auf. Doch blieb er hier kein bescheidener Sammler, fühlte vielmehr in
sich ein Sendungsbewußtsein, wie es in jener Zeit nach Comte bei *Popper*, Forel,
bei *Bolin* und *L. Anzengruber,* nicht minder bei *E. Häckel* und *Otto Juliusburger* deutlich wird. 1894 vollzieht er den Bruch mit Breuer, die Freundschaft mit dem
Periodizitätstheoretiker Fliess scheitert an dessen eigener Überwertigkeit. Der
heuristische Wert dieses Schicksals besteht in der Aufgabe der kathartischen
Hypnosetechnik, und er ersinnt unter dem Eindruck einer Schrift Börnes von 1823
das „freie Assoziieren". Damit ist die psychoanalytische Technik geboren. Der
weitere Schritt, die Angstsymptomatik zu sexualisieren, hatte den Bruch mit Breuer
herbeigeführt. *Albert Scherner* vermittelt ihm durch sein 1861 verfaßtes Buch über
den Traum die romantischen Reste, um sie zugleich ins „feste Gesetzeswesen des
Traumes" zu wenden. Auch der Einbruch des interpretativen Moments fundiert
in der Evolutionslehre seiner Zeit. Der Schritt zum Ödipuskomplex vollzieht sich
einerseits autobiographisch, anderseits vermittels damaliger ethnologischer Tatsachen, die er *J. G. Frazer, E. B. Tylor* und Bastian entnimmt. All dies ordnet sich
in die Kenntnisse von Haeckel, Darwin, Spencer und Herbart ein. Der „Kampf
ums Dasein" ist für ihn herrschend. Dieser Glaube ist zugleich deprimierend, jedoch
längst vor Schopenhauer vorbereitet, bei Rokitansky neu belebt, von *Wilhelm
Jordan* tragisch erlebt, *Lombroso* verwandt und für *Otto Weininger* Anlaß zum Selbstmord. Im Grunde besteht eine verzerrte Naturalität als Weltbild, ein Verfall des
Homo coelestis, für den ein Skotom besteht. In diesem tragischen geistigen Verlauf
blieb dann nur als letzte Rettung die alte stoische Formel des „animo milita",
eines immerhin heroisch zu nennenden „Dennoch". Freud ist Vertreter jener
Demaskierungspsychologie, die Nietzsche kennzeichnet und zur mitleidlosen
Entschleierung des Menschenbildes unter dem Motto Vergils drängt: „Acheronta
movebo". Nietzsches „Kloake der Seele" wird zum Freudschen „Es". Traumlehre
und Ethnologie zeigen ihm, daß der Mensch in Kannibalismus, Mord und Inzest
erstanden ist und daß nur ein alttestamentarischer Verbotsrigorismus dies hindern
kann. Er allein konnte dieser verzerrten Natur eine Anti-Natur entgegensetzen,
mußte sich aber mit der stoischen Ermäßigung Senecas „lenitur arte" begnügen.

Der vorgeahnte Kannibalismus des Menschen hat sich für ihn 1938 verwirklicht.
Er konnte sich der Möglichkeit einer Wiederholung des tragischen Fenstersturzes
Egon Friedells in Wien durch die Flucht nach England entziehen. Dort ist er, eine
jedem Londoner Bobby bekannte große Erscheinung, an den Folgen eines die

Zunge behindernden schmerzhaften Krebses unter heroischer Ablehnung mildernder Mittel als Einsamer in der dunkelsten Zeit des Verfalls europäischen Geistes am 23. September 1939 gestorben.

Die ersten Anfänge der Psychoanalyse Freuds erweisen sich historisch als ein Protest gegen das Dogma der Entartung. Freud hatte 1885–86 Charcots neuropathologische Auffassung von der Hysterie kennengelernt. Aber Freud kam von Herbart, hatte ganz bestimmte psychologische Vorstellungen mitgebracht und konnte den Determinismus Charcots und der Entartungstheoretiker nicht nachvollziehen. In seinem Aufsatz über Charcot[2] wundert er sich, daß dieser trotz eingehender Studien mit mittelalterlichen Hexenprozessen nicht zu einer psychologisch-biographischen Deutung der Hysterie gelangt war. Freud dagegen betonte, daß der „rein psychologische Gegenstand ... die ausschließlich nosographische Behandlung" nicht vertrage. Er meinte damit die hypnotischen Phänomene der Hysterischen. Auch *P. Janet*[3] sah die Hysterie als Degenerationserscheinung an und faßte die Bewußtseinsspaltung der Hysteriker als primär auf, d. h., sie beruhte seiner Meinung nach auf einer angeborenen Schwäche der Fähigkeit zur psychischen Synthese; sie war Stigma der Degeneration.

Mit Breuer in der gemeinsamen Hysterieschrift[4] von 1895 sah Freud als Grundlage und Bedingung der Hysterie das Auftreten hypnoider Bewußtseinszustände mit eingeschränkter Assoziationsfähigkeit an. Diese Bewußtseinsspaltung war im Gegensatz zu den Entartungstheoretikern sekundär, erworben; die Ursache war nicht Entartung, sondern ein Trauma, ein Erlebnis, also etwas Individuelles und Psychologisches. Ein Jahr später erschien eine weitere Arbeit[5], in der die psychologische Theorie ätiologisch auf viele Phobien, Zwangsvorstellungen und bestimmte halluzinatorische Psychosen ausgedehnt wurde. Neben der traumatischen beschreibt er zwei andere Formen der Hysterie. In der ersten wird die Spaltung des Bewußtseinsinhaltes als Folge eines Willensaktes des Kranken gedeutet, „durch eine Willensanstrengung ..., deren Motiv man angeben kann", in der zweiten Form spiele die Bewußtseinsspaltung nur eine geringe Rolle; es handelt sich vielmehr um Fälle, in denen die „Reaktion auf traumatische Reize unterblieben ist und die dann durch Abreagieren ... geheilt werden, die reinen Retentionshysterien". Beide sind ihm der Beweis dafür, daß die „Bewußtseinsspaltung unmöglich als eine primäre im Sinne Janets gedeutet werden kann.

Diese neue Auffassung der Hysterie löst die Neurose aus ihrem hirnorganischen Verband und Zusammenhang. Sie erhält eine andere, völlig neue Bedeutung, die der individuell-biographischen Geschichtsschreibung. Freud fand das weite Feld jener Erscheinungen, die in seine Neurosen übergehen sollten, durchaus geordnet und gesammelt vor. Sie waren von den Entartungstheoretikern mit besonderem Interesse beschrieben worden; Magnan hatte die „syndromes épisodiques" seiner „déséquilibrés", die „obsessions" und „impulsions" mit Eigenbezeichnungen versehen und von der Zweifelsucht über die Platzangst bis zu den sexuellen Perversionen 22 Einzelformen beschrieben. Er sah in ihnen eine verbindende Gemeinsamkeit, die Entartung. Sie alle werden in einer genialen Konzeption von Freud mit seiner psychologisch-energetischen Auffassung — er war der Zeitstilistik entsprechend Energetiker — verbunden.

Erfolge bei der Hysterie „die Unschädlichmachung der unerträglichen Vorstellung dadurch, daß deren Erregungssumme ins Körperliche umgesetzt wird, wofür ich den Namen Konversion vorschlagen möchte", so verbleibe der Affekt bei denen, die nicht zur Konversion geeignet sind, auf psychischem Gebiet und hänge sich als frei gewordener Affekt (durch die Bewußtseinsspaltung frei geworden) an andere Vorstellungen an, „die durch falsche Verknüpfung zu Zwangsvorstellungen werden. Dies ist in wenig Worten die psychologische Theorie der Zwangsvorstellungen und Phobien."

Als Quelle des Affektes ergibt sich so das Sexualleben. „In allen von mir analysierten Fällen war es das Sexualleben[6], welches einen peinlichen Affekt von genau der nämlichen Beschaffenheit geliefert hatte, wie er der Zwangsvorstellung anhing. Es ist theoretisch nicht ausgeschlossen, daß dieser Affekt nicht gelegentlich auf anderen Gebieten entstehen könnte; ich habe bloß mitzuteilen, daß eine andere Herkunft sich mir bisher nicht ergeben hat. Übrigens versteht man es leicht, daß gerade das Sexualleben die reichlichsten Anlässe zum Auftauchen unverträglicher Vorstellungen mit sich bringt." Die gleiche Vorstellung gilt von der Hysterie.

Die sexuellen Triebkräfte bilden die wichtigste Energiequelle dieser Psychoneurosen, ihre Symptome drücken daher die Sexualbetätigung des Kranken aus und zeigen gleichzeitig einen Ersatzcharakter. Diese Symptome entstehen aber nicht immer wie bei der Hysterie auf dem Boden eines normalen Sexualtriebes; es zeigt sich vielmehr, daß „die Symptome keineswegs allein auf Kosten des sogenannten normalen Sexualtriebes entstehen (wenigstens nicht ausschließlich und allein), sondern den konvertierten Ausdruck von Trieben darstellen, welche man als perverse (im weitesten Sinne) bezeichnen würde, wenn sie sich ohne Ablenkung vom Bewußtsein direkt in Phantasievorsätzen und Taten äußern könnten. Die Symptome bilden sich also zum Teil auf Kosten abnormer Sexualität; die Neurose ist sozusagen das Negativ der Perversion."[7] Symptombildner bei den Psychoneurosen sind der normale Geschlechtstrieb und die perversen Neigungen. Der Neurotiker läßt alle Abirrungen erkennen, die es als Variation des normalen und kranken Geschlechtstriebes gibt. So ist aus der Kenntnis dieser Neurosen zugleich das Wesen und der Mechanismus des Sexualtriebes zu erkennen. Aus den positiven Perversionen und den negativen der Neurose ist feststellbar, daß der Sexualtrieb des Menschen auf Partialtriebe zurückgeführt werden kann, die selbst wieder nichts Primäres bedeuten. Sie lassen sich in einen aus motorischen Impulsquellen stammenden Trieb und in einen von einem reizaufnehmenden Organ stammenden Anteil (Haut, Schleimhaut, Sinnesorgane) zerlegen. Von diesen als erogenen Zonen bezeichneten Organteilen stammt der sexuelle Charakter des Gesamttriebes. In der Hysterie, in den Zwangsneurosen und in der Paranoia treten diese erogenen Zonen als Surrogate der Genitalien auf.

Diese Feststellung, daß die Symptombildner der Psychoneurosen die perversen Neigungen darstellen, hat die Zahl der Menschen gewaltig erhöht, die man als Perverse bezeichnen kann. Daher kommt Freud dazu, die Perversion auf etwas Angeborenes zurückzuführen, „aber etwas, was allen Menschen angeboren ist ... es handelt sich um angeborene, in der Konstitution gegebene Wurzeln des Sexualtriebes, die sich in der einen Reihe von Fällen zu den wirklichen Trägern der Sexualtätigkeit entwickeln (Perverse), andere Male eine ungenügsame Unterdrückung (Verdrängung) erfahren, so daß sie auf einem Umweg als Krankheitssymptome einen beträchtlichen Teil der sexuellen Energie an sich ziehen können, während sie in den günstigsten Fällen zwischen beiden Extremen durch wirksame Einschränkungen und sonstige Verarbeitung das sogenannte normale Sexualleben entstehen lassen"[8].

Das konstitutionelle Moment liegt im Geschlechtstrieb selbst, in der Beschaffenheit seiner Wurzeln oder Partialtriebe. Diese Konstitution ist auffindbar, sie liegt nicht mehr in einer Ahnenreihe und ist durch Degeneration determiniert, sondern wird individuell, biographisch erforschbar und beginnt im Kinde. „Wir werden uns aber ferner sagen, daß die angenommene Konstitution, welche die Keime zu allen Perversionen aufweist, nur beim Kinde aufzeigbar sein wird, wenngleich bei ihm alle Triebe nur in einer bescheidenen Intensität auftreten." Bei Freud wie bei Lombroso führt das evolutionistische Denken zur Auffassung einer schon beim Kinde vorherrschenden Triebstruktur, die, erst durch Erziehung gemäßigt, zur Sittlichkeit führt.

In den drei Abhandlungen zur Sexualtheorie wird die kindliche Sexualität in ihren Phasen der Oralerotik, des Sadismus und der Analerotik sowie der Phase der Genitalerotik gekennzeichnet. Freud spricht von „inzestuöser Objektwahl". Diese infantile Sexualität erhält ihre grundlegende Ausgestaltung durch die Theorie des Ödipuskomplexes. Der Weg zum Mythus[9] war über die Traumdeutung gegangen, von „gewissen typischen Träumen ergab sich ein Verständnis mancher Mythen und Märchen". Die Traumdeutung von 1900 bringt erstmals das kindliche Träumen vom Tod der Eltern in Zusammenhang mit der Ödipussage. Die Erschütterung, die diese Schicksalstragödie hinterlasse, bezieht Freud „auf die Besonderheit des Stoffes ... Es muß eine Stimme in unserem Innern geben, welche die zwingende Gewalt des Schicksals in Ödipus anzuerkennen bereit ist ... Aber glücklicher als er, ist es uns seitdem, insofern wir nicht Psychoneurotiker geworden sind, gelungen, unsere sexuellen Regungen von unseren Müttern abzulösen, unsere Eifersucht gegen unsere Väter zu vergessen."[10]

Die Sage von Ödipus wird von Freud hier noch als „uralter Traumstoff" gedacht. *Otto Rank* kommentiert diese Ödipusdeutung Freuds in seiner Schrift „Der Mythos von der Geburt des Helden" von 1909. Die Verwandtschaft von Traum und Mythos führt zur Auffassung vom Mythus als „Massentraum des Volkes"; Rank verweist auf Bastians Theorie von den „Elementargedanken der Menschheit", die er als Erklärung heranzieht, und er findet das Schema der von ihm zusammengestellten Mythen, die sich mit der Geburt des Helden und dessen Schicksal beschäftigen, in der Phantasietätigkeit der Kinder, in der psychoneurotischen Verstrickung und in den Größenvorstellungen der Paranoiker wieder. Mythus wird ein „paranoides Gebilde".

Was bedeutet dieser „Massentraum" des Volkes, woher stammt diese Übereinstimmung? Die „Ergänzungen" zur Traumdeutung führen aus, die Symbolik des Traumes gehöre nicht dem Traum, sondern dem unbewußten Vorstellen an, „speziell des Volkes, und ist im Folklore in den Mythen, Sagen, Redensarten, in der Spruchweisheit und in den umlaufenden Witzen eines Volkes vollständiger als im Traum aufzufinden"[11]. Diese Symboldarstellung ist im Traum immer nur indirekt. Das Gemeinsame zwischen Symbol und dem Eigentlichen ist hier versteckt, weil die Symbolbeziehung „genetischer Natur" ist. „Was heute symbolisch verbunden ist, war wahrscheinlich in Urzeiten durch begriffliche und sprachliche Identität vereinigt."

Die eigentliche Deutung bringen die vier Schriften, die zu „Totem und Tabu"[12] zusammengefaßt sind. Das evolutionistische Denkmodell, verkörpert im biogenetischen Grundgesetz, führt zur Lösung des Problems, warum die kindliche Sexualität durch den Ödipuskomplex determiniert wird, warum er Traumquelle und -material bedeutet, Inhalt „einiger Psychosen" und schließlich den „Kernkomplex der Neurose überhaupt" darstellt. Otto Ranks Werk „Das Inzestmotiv in Dichtung und Sage" von 1912[13], Freud gewidmet, ging unmittelbar voran. Es bedeutet keine literarhistorische Untersuchung, sondern will die „Grundzüge einer Psychologie des dichterischen Schaffens" aufzeigen. Diese Psychologie nötige dazu, „auf dem Boden der Freudschen Determinationspsychologie" jede Zufälligkeit im Seelenleben auszuschließen, und jedes seelische Geschehen „als gesetzmäßige, streng in unbewußten Vorgängen begründete Folge der gesamten psychischen Konstellation anzusehen". Die positive Inzestneigung als phylogenetisch ererbter Instinkt hat im Lauf der Kulturentwicklung ihre Verdrängung erfahren, hat ein Sittengebot geschaffen; Verbot und Neigung wiederholen sich ontogenetisch-gesetzmäßig im Individualleben.

Beim Künstler wird diese Inzestneigung zu einer der „wichtigsten dichterischen Triebkräfte im dichterischen Schaffen", die gesetzmäßig als Ausdruck eines Befreiungsversuches aus der Macht unbewußter infantiler Komplexe hervortreten.

Totem und Tabu erweitert diese Determinationspsychologie auf das Seelenleben der Primitiven. Die Ergebnisse der Psychoanalyse werden auf „ungeklärte Probleme" der Völkerpsychologie angewendet; Freud betont seinen methodischen Gegensatz zur nicht-analytischen Psychologie Wundts und der Psychologie der Züricher Schule, die, umgekehrt wie er, Probleme der Individualpsychologie durch das völkerpsychologische Material zu lösen versuche. Beide, Wundt wie Jung, werden als nächste Anregung zu Freuds eigenen Arbeiten bezeichnet; der Libidobegriff Jungs wird als nicht-psychoanalytisch aufgefaßt.

Tabu ist „gesicherter Lösungsversuch", die Erklärung des Totemismus aber nur das, was die psychoanalytische Betrachtung zur Klärung beitragen kann. Dieser Unterschied hängt damit zusammen, daß das Tabu noch wirkt; es ist Kants kategorischer Imperativ, der zwangsartig wirken will und bewußte Motive ablehnt. Der Totemismus ist eine religiös-soziale Institution, durch immer neue Formen und Verwandlungen ersetzt, und findet sich in Spuren im heutigen Kulturleben; sein ursprünglicher Sinn kann aus den infantilen Resten „erraten" werden.

Die Primitiven als „Vorstufe" unserer eigenen Entwicklung werden untersucht; folgerichtig müssen sich bei ihnen jene Erscheinungen zeigen, die sich im frühen Kindesalter und später beim Neurotiker manifestieren. Obwohl Lombroso hier keine Erwähnung findet, ist doch die geistesgeschichtliche Verwandtschaft zwischen Freud und ihm sehr groß. Bei beiden ist trotz aller „Wissenschaftlichkeit" des evolutionistischen Weltbildes eine durchaus spekulative Konstruktion nicht zu übersehen.

Der erste Aufsatz, die „Inzestscheu", untersucht die Erscheinung des Totemismus und der Exogamie. Exogamie als Ausdruck der Inzestscheu heute noch lebender primitiver Kulturen ist ebenso infantiler Zug und stimmt mit dem seelischen

Leben der Neurotiker überein. Der genetische Vorgang entspricht der Erklärung Ranks.

Die zweite Arbeit, „Das Tabu und die Ambivalenz der Gefühlsregungen", läßt das Tabu aus uralten Verboten hervorgehen, die, von außen eingedrückt, für Tätigkeiten gelten, die eine starke Neigung bedeuten.

Diese Gebote werden erhalten, in späterer Organisation vielleicht „organisiert" als ein Stück erworbenen Besitzes. Ob es nun „angeborene Ideen" sind oder durch Erziehung fixierte: aus dem Tabufesthalten geht eine Ambivalenz hervor; Verbot und Lust an dem, was verboten ist. Immer besitzt das Tabu eine Doppelbedeutung. Das Verhalten der Zwangskranken wird auf diese völkerpsychologischen Erscheinungen angewendet. Der Zwangskranke müßte eigentlich „tabukrank" genannt werden. Beide werden von unmotivierten Verboten gezwungen, bei beiden bestehe eine Sicherheit der Gewißheit, und Übertretung führe zum Unheil. Hauptverbot des Tabu sei die Berührung; ihr entspreche das „délire de toucher". Weitere Analoga sind die Verschiebbarkeit auf andere Objekte, Zwangshandlungen als Buße, Reinigung, Waschzwang. Besonders „virulent" wirke das Tabu des Totem, etwa die Berührung von Toten bis zum Aussprechen des Namens des Totems. Die Haltung des Primitiven zum Totem sei ambivalent, sie bestehe aus Feindseligkeit und Liebe; die Feindseligkeit werde zur Projektion, der Totem trete als Dämon auf. Die Neurotiker reproduzieren diesen Ambivalenzkonflikt; sie haben „eine archaistische Konstitution als atavistischen Rest mit sich gebracht, deren Kompensation im Dienst der Kulturanforderung sie nun zu so einem ungeheuerlichen seelischen Aufwand zwingt". Tabu aber wird zum Verständnis der Entstehung des Gewissens als innerer Wahrnehmung von der Verwerfung bestimmter Wunschregungen aus sich selbst. Tabu ist Gewissensgebot, seine Verletzung führt zum Schuldgefühl; es entsteht auf dem Boden der Gefühlsambivalenz.

In Teil III, „Animismus, Magie und Allmacht der Gedanken", wird, gestützt auf Spencer, Hume, Frazer, A. Lang, E. B. Tylor und Wundt, die Herkunft des Totemismus sowie der Exogamie nun wieder rückwirkend mit Hilfe der Ergebnisse der Psychoanalyse zu lösen versucht. Der Ambivalenzkonflikt des männlichen Kindes gegenüber seinem Vater, der zur Tierphobie als häufigster neurotischer Erkrankung dieses Alters führt, wird Ausdruck jenes von Darwin als Hypothese aufgestellten Vorgangs der Urhorde. Diese wird analog den Primaten von einem gewalttätigen Urvater beherrscht, der von seinen Söhnen, gefürchtet und beneidet zugleich, schließlich erschlagen und verzehrt wird. Unter Hinweis auf *Atkinson* und besonders *Robertson Smith* erfolgt mit dem Verzehren eine Identifizierung der Söhne mit dem getöteten Vater; dieser wieder wird mit dem Opfertier (= Totem-Tier) identifiziert. Die Totem-Mahlzeit wird zur Gedenkfeier des Vatermordes; da aber bei den Söhnen eine Ambivalenz besteht und der Haß befriedigt ist, können nun die zärtlichen Gefühle gepflegt werden; sie empfinden Reue, widerrufen die Tat, erklären die Tötung des Totem-Tieres als Vater-Ersatz für unerlaubt und aus dem Schuldbewußtsein werden die fundamentalen Tabu des Totemismus geschaffen: Schonung des Totem-Tiers und Verzicht auf die Frauen des Totems (= Exogamie), „die eben darum mit den beiden verdrängten Wünschen des Ödipuskomplexes übereinstimmen mußten". Mit diesen zwei Tabu des Totemismus beginnt für Freud die Sittlichkeit. Sie sind nicht gleichartig, die Schonung des Totem-Tiers beruht auf Gefühlsmotiven, das Inzestverbot hat den praktischen Wert, die neugeschaffene soziale Organisation zu retten. An das erste Tabu knüpft der Totemismus den Anspruch, als Religion zu gelten. Die Schonung entsprach der Reue und dem Wunsch zur Aussöhnung. So ging die Totemreligion aus dem Schuldbewußtsein hervor und wollte den Vater nachträglich durch Gehorsam versöhnen. „Alle späteren Religionen", schließt Freud, „erweisen sich als Lösungsversuche desselben Problems." Schuldgefühl, Opfer, Mahlzeit und Versöhnung sind immer wiederkehrende Formen aller Religionen. Der Ödipuskomplex als Symbol für den Anfang von Religion, Sittlichkeit und Gesellschaft muß also formend bleiben für die normale wie für die psychopathologische Entwicklung des Menschen. Es ist überraschend, stellt Freud fest, daß diese Probleme des Völkerlebens eine Auflösung von einem einzigen konkreten Punkt her erhalten: vom Verhältnis zum Vater.

Diesem Entwicklungsweg selbst wird eine Massenpsyche zugrunde gelegt, in der sich die seelischen Vorgänge wie im Leben eines einzelnen vollziehen. Das Schuldbewußtsein lebe über Jahrtausende fort; es lasse einen Gefühlsprozeß sich fortsetzen, wie er bei Generationen vom Vater mißhandelter Söhne entstand, und zwar auch dort, wo schon andere Verhältnisse bestanden. Ohne diese Annahme einer Massenpsyche, d. h. einer Kontinuität im Gefühlsleben der Menschen, könne eine Völkerpsychologie nicht bestehen. Diese Kontinuität wird durch die Vererbung psychischer Dispositionen hergestellt. Um zur Wirksamkeit zu gelangen, bedürfen sie aber der Anstöße im individuellen Leben. Sie wird weiter dadurch aufrecht erhalten, daß es keine seelischen Regungen gibt, die total unterdrückt werden können; immer stehen Ersatzwege zur Verfügung. Daher ist keine Generation imstande, bedeutsame seelische Vorgänge vor der nächsten zu verbergen. Die Psychoanalyse besteht darauf, jeder Mensch habe in seiner unbewußten Geistestätigkeit einen Apparat, mit dem er die Reaktionen anderer deuten könne, d. h., er habe ein unbewußtes Verständnis für alle Satzungen und Zeremonien, die das ursprüngliche Verhältnis zum Urvater zurückgelassen haben. Die Frage, ob bei den Neurotikern das Schuldgefühl eine Reaktion auf psychische, nicht auf faktische Realität sei und ob es sich bei den Primitiven ebenso verhalte, wird bei Freud nicht eindeutig entschieden; er stellt fest, daß der Neurotiker in der Kindheit infolge der infantilen Triebhaftigkeit eine „böse Zeit" mit entsprechenden Handlungen durchgemacht habe, so daß man doch wohl, ohne eine letzte Entscheidung herbeizuführen, annehmen könne: „Im Anfang war die Tat". Freud hat diese in Totem und Tabu vertretene Auffassung bis zu seinem Lebensende beibehalten[14].

Von seiten der Ethnologen hat man Freud sehr bald widersprochen, und *Ferdinand Herrmann* hat neuerlich[15] betont, daß die von Freud benutzten Autoren keine zünftigen Ethnologen waren, dagegen leidenschaftliche Theoretiker, die alle im Positivismus der II. Hälfte des 19. Jahrhunderts verwurzelt waren.

Viel schwieriger als das bisher Geschilderte gestaltet sich die Ich-Problematik Freuds. Man kann sie als Schmerzenskind der Gesamtdogmatik ansehen, als sei eben ein Forscherleben zu kurz, um das ES und ICH gleichzeitig zu bewältigen. 1899 hatte *P. Näcke* den pathologischen Begriff des Narzismus geschaffen. *Sadger* hatte ähnliches bei Homosexuellen festgestellt, und 1911 fragt sich Freud, ob auch dieser Begriff nicht auf die „reguläre Sexualentwicklung"[16] anwendbar sei. Dem Evolutionismus treu, spricht er von der „notwendigen Annahme, daß eine dem Ich vergleichbare Einheit nicht von Anfang an im Individuum vorhanden ist; das Ich muß entwickelt werden". Dem Einzeller gleich, der die Pseudopodien ausstreckt und einzieht, bedeutet Narzismus totale Objektbesetzung als Zustand der Verliebtheit oder totale Introversion; zum „uranfänglichen Autoerotismus" tritt der Narzismus hinzu. Er wird auch verwendet, um die Schizophrenie im psychoanalytischen Jargon zu deuten (Totalintroversion). Ich- und Objektlibido ergeben sich aus dem Neurosestudium. Zugleich bedeutet die Hypothese eine Sonderung in Ich- und Sexualtriebe als doppelte Funktion des Individuums. Der biologischen Vorstellung entsprechend, daß es chemische Stoffe sind, die die Wirkung der Sexualität ausüben, steht hinter dieser Annahme die „besonderer psychischer Kräfte". Diese mit gewisser Emphase vorgebrachte Grundthese entzieht ihn wenigstens teilweise der Polemik etwa *Alex. Mettes*[17] in neuester Zeit, der ihm seitens der Marxisten eindeutigen Idealismus im Denkansatz vorwirft. Freud verteidigt sich jedoch gegen die andere Seite der Gegner, die Jung repräsentiert, indem er trotz allem keine Erweiterung der Libido zur Allgemeinenergie annimmt. Aus dem Narzismus wird weiterhin der Kastrationskomplex (Penisangst und Penisneid der beiden Geschlechter) abgeleitet.

Bei dieser Konzeption tritt freilich ein idealistischer Zug auf. Was wird aus der Ichlibido im Wandel der Entwicklung? Vom Ich geht die Verdrängung aus, besser gesagt von der „Selbstachtung des Ichs". Der eine läßt Impulse und Wunschregungen gewähren, der andere weist sie empört zurück:

Wir können sagen, der eine habe ein Ideal in sich aufgerichtet, an welchem er sein aktuelles Ich mißt, während dem anderen eine solche Idealbildung abgehe. Die Idealbildung wäre von seiten des Ichs die Bedingung der Verdrängung[18].

So besteht zwischen Narzismus und Ichideal eine enge Beziehung. Narzismus ist Gegenstück zur Sublimierung, die sexualentfernt ist, während hier die Idealisierung Objektvorgang bleibt, „durch welchen dieses (Ziel) ohne Änderung seiner Natur vergrößert und psychisch erhöht wird".

Ichidealisierung ist also keineswegs Triebsublimierung. Freud hält es für möglich, daß es zusätzlich eine psychische Instanz gebe, die unausgesetzt das aktuelle Ich beobachtet und am Ideal mißt. Aus dem Beobachtungswahn der Paranoiden wird sie empirisch gewonnen, ihr regressiver Inhalt als Wahrheit anerkannt und zur Hypothese des Gewissens umgeformt. Freilich ist es dann wieder als mitgeschleppter sozialer Rest der Stimme der Eltern und Erzieher nivelliert.

War der historische Weg der analytischen Technik von der einstigen „Deutungskunst" über den „Widerstand" und dessen Aufgaben gelaufen, so tauchte ab 1920 das Bedürfnis auf, statt auf die Erinnerung mehr auf die gegenwärtige Wiederholung zu merken. Im Rahmen der analytischen Übertragung zeigte sich die Erscheinung eines Wiederholungszwangs, wie ihn schon der Wiederholungstraum der traumatischen Neurotiker gezeigt hatte. Statt bewußt und unbewußt heißt der neue Gegensatz „zusammenhängendes Ich" und „Verdrängtes". Der Wiederholungszustand geht vom unbewußten Verdrängten, der Widerstand vom Ich aus. Das Ich duldet dieses Unlustprinzip nicht zu ungunsten des Realitätsprinzips[19].

Der Theorie vom Wiederholungszwang sind Spekulationen über die traumatische Neurose vorgeschaltet, die mit zeitgemäßen hirnlokalistischen Bildern darzutun versuchen, daß eine entwicklungsgeschichtliche Aufnahmeschicht für Reize (Rinde) an der Grenze von Außen- und Innenreizung steht, so daß sich ein dynamischer „Reizschutz" ausbildet, der eine Überflutung der Außenreize abhält. An der Reizstelle treffen dann Hilfstruppen von innen auf, die bindend wirken, zugleich aber ihre alte Besetzungsstelle entblößend aufgegeben haben. Freud betont den Zusammenhang mit der Schockwirkungsthese.

Die Beseitigung der einer traumatischen Neurose ähnlichen Störung befindet sich zwar „nicht im Gegensatz zum Lustprinzip", erfolgt aber teilweise ohne Rücksich auf dieses. Dies ist beim Wiederholungszwang der Fall und enthüllt dessen „dämonischen Charakter". Erklärbar wird er durch die doxische Annahme, der Trieb sei „ein dem belebten Organischen innewohnender Drang zur Wiederherstellung eines früheren Zustandes". Er ist also eine konservative Instanz. Damit ist er historisch erworben und auf Regression gerichtet. Zu welchem regressiven Ausgangspunkt wird nun gestrebt? Zum Nichtsein, zum Tode. So entsteht Freuds Todestrieb. Das ist der Inhalt des Versuchs „Jenseits des Lustprinzips". Wie er selbst bekundet, lief er so „in den Hafen der Philosophie Schopenhauers" ein. Aus Ich- und Sexualtrieben werden Lebens- und Todestriebe. Freud steht nicht an, darauf hinzuweisen, daß er also im Gegensatz zum monistischen Jung Dualist sei.

Wir vermuten, daß im Ich noch andere als die libidinösen Selbsterhaltungstriebe tätig sind; wir sollten nur imstande sein, sie aufzuzeigen.

Diese Resignation bedeutet zugleich ein Versagen der bisherigen Ich-Analyse. Erst L. Szondis „Schicksalspathologie" hat sie weiter gefördert.

XIV. Das trojanische Pferd der Tiefenpsychologie (Mythos im Lehrgebäude der Krankheitseinheit)

Kraepelins Geburtsjahr liegt nur etwas mehr als ein Jahr dem Eugen Bleulers voraus; aus bäuerlichem Geschlecht stammend, erhielt er sich die nüchterne Liebe zum Alltagsfleiß, zur Sorgfalt und unbedingten Arbeitshingabe während des ganzen Lebens. Diese Eigenschaften wurden zugleich Forderung an seine Mitarbeiter. Klaesi, sein musisch abgewandelter Landsmann, bemerkt Bleulers Vierzehn- bis Sechzehnstundentag unter Einbeziehung des Sonntags. Bleuler ist ein Beispiel dafür, daß überstandene Tuberkulose auch mit solchem Arbeitstempo und unter Verzicht auf Bewegung in der Luft und arbeitslose Ferienzeit heilbar ist. Im akademischen Vortrag war er von unpathetischer Schmucklosigkeit. Um so eingehender war er auf den Inhalt vorbereitet. 1886–1898 leitete er die Heil- und Pflegeanstalt Rheinau, später als Ordinarius in Zürich jenes „Burghölzli", das Forel aufgebaut hatte. Ein Jahr vor Kraepelin ist er 1939 gestorben.

Mehr als Kraepelin war Bleuler darauf bedacht, die von ihm betriebene und erweiterte Psychiatrie in einem naturphilosophischen Weltbild gründen zu lassen; man findet es verhältnismäßig spät in seiner „Naturgeschichte der Seele und ihres Bewußtwerdens" (1921) vor. Schon die Titelformulierung weist auf einen naturwissenschaftlichen Verfasser. Diese Überzeugung festigt sich beim Leser, wenn er die apodiktischen Abwertungen bemerkt, die Bleuler etwa dem psychophysischen Parallelismus der Okkasionaliten zukommen läßt. Leibnizens Weltbild wird vorbehaltlos als „geniale Einfältigkeit", ja als „barer Unsinn" bezeichnet. Als seinen geistigen Schrittmacher nennt er Exner, der mit ihm in der Annahme konform ging, daß die „bekannten physiologischen Vorgänge in unserem Gehirn aus Erinnerungsbildern und aktuellen Vorgängen ein Ich schaffen und daß in diesem Ich diejenigen Funktionen, die daran assoziiert sind, bewußt werden". Man habe sie beide ignoriert. Immerhin habe E. Mach, wenn auch nicht im Sinne Exners, ähnliche Gedanken in seinem Buch „Gedächtnis, Repräsentation und Assoziation" (1917) vorgetragen. Er sympathisiert mit *Jacques Loeb, Th. Lipps* und *R. v. Monakow*. Der „Metaphysiker" *Deussen* erkenne ebenfalls eine a-priorische Materialität an. Zwischen Psyche und Nervenfunktion gebe es keine Grenze. In der Gedächtnistheorie folgt er Semons „Mneme". v. Monakows „Trieb zur Vereinigung mit dem Weltganzen" als Ausdruck eines Urgefühls habe er allerdings nie bemerkt. Und so halten beim Versuch, die Religion zu erklären, die Primitiventheorien der Zeit her.

Er ist Neuronentheoretiker und huldigt energetischen Vorstellungen:

Den psychischen Energiestrom nennen wir Psychokym. Seine Energie muß, wenigstens in der Hauptsache, im Gehirn entwickelt werden, er ist wohl eine Spezialisierung einer allgemeinen Funktion des lebendigen Kolloids. Sein Energiemaß mag abhängig sein nicht nur von der Zahl, sondern auch von der Größe der Neurone. Im übrigen ist die psychische Leistung in ihrer Komplikation oder Feinheit abhängig von der Komplikation des Zentralnervensystems.

Psychokym von bewußten und unbewußten Vorgängen ist jedenfalls das gleiche. Der Psychiater Bleuler entwickelt sich als Phylogenetiker und Deszendenztheoretiker zum Psychobiologen. Gerade diese Entwicklung trennt ihn bei allem mutigen Einsatz für Freud vom Pansexualismus, den er als Ergebnis der Patientenkasuistik sieht.

1911 hatte Bleuler schon der Theorie Freuds eine eigene Abhandlung gewidmet. Er tadelt die Unsachlichkeit der Gegner, lobt die „maßvolle Art der Ablehnung" Kraepelins und bannt den Kinderschreck der bürgerlichen Gesellschaft mit dem Hinweis, es sei keine Schande, einen Sexualtrieb zu haben. Freilich sei Mangel an Befriedigung der Liebe etwas anderes als reiner Sexus. Dann aber formuliert er eindeutig zum Entsetzen der „Schulpsychiatrie":

Meine persönliche Erfahrung bei der Schizophrenie gibt Freud in einer Weise recht, die mich selbst höchst überraschte.

Und noch eindringlicher:

Von den Hunderten von Patienten, die wir analysieren, war keiner ohne sexuellen Komplex.

1909 ist er im Gegensatz zu Forel von der infantilen Sexualität überzeugt. Seine eigene Autobiographie habe ihm den Ödipuskomplex bestätigt; Deutung und Symbolikauffassung seien nicht verwerfbar.

Dem Energetiker Bleuler mußten die Gedanken seines Schülers C. G. Jung beachtlich erscheinen:

Jung hat schließlich (fälschlich geglaubt im Anschluß an Freud) den Libidobegriff dem der psychischen Energie gleichgesetzt und genetisch in diesem Umfange zu erfassen und zu begründen gesucht, indem er auseinandersetzte, daß die anderen Strebungen, wie z. B. der Nahrungstrieb, zwar nicht als Sublimierung beim einzelnen Individuum, aber phylogenetisch, wie etwa der Nestbau, aus dem Sexualtrieb entstanden seien. Immerhin erkennt er noch eine Libido im engeren Sinne, die als bloß sexuelle Strebung bei den Neurosen eine Rolle spielt, während bei der Schizophrenie die ganze Libido im Umfange Jungs „introvertiert", d.h., von der Wirklichkeit angezogen und auf autistische Gebilde übertragen wird. So schließt bei diesem Autor die Libido alle Wirklichkeitsfunktion ein.

Zwar gebe es im Traumleben Wunscherfüllungen, aber die Traumzensur erkennt Bleuler nicht an. Dennoch, so meint er, habe die Symbolik etwas Richtiges:

... sie ist identisch (inhaltlich) mit der Symbolik der Mythologie und in der Dementia praecox, bleibt aber als Deutung Kunst.

Zweifellos laufe man hier die Gefahr der Überdeutung. Immerhin erwähnt er aber Abrahams „Traum und Mythos" (1909), Jungs „Wandlungen der Libido", Ranks und *F. v. der Leyens* Arbeiten.

Bleuler hat in seinem 1931 erschienenen Werk „Mechanismus, Vitalismus, Mnemismus", den Versuch gemacht, im Anschluß an die Kritik über *Fischer-Wasels'*

„Vitalismus und Pathologie" (1924) unter Ablehnung des „Zufalls" und der „absoluten Zweckmäßigkeit", die mnemischen Erregungen als Erklärung der Lebensvorgänge zu benutzen. Im großen und ganzen bleibt er Materialist, findet doch die Einheit des Organismus ihre volle Erklärung in den psychischen ganz entsprechenden Assoziationen der mnemischen Funktion. Die mnemischen Engramme werden hier, wie auch bei Fischer-Wasels, auf materielle Unterlagen zurückgeführt, zumal Bleuler auch in der leblosen Welt primitive Engramme annimmt, und zwar besonders in den kolloiden Systemen, deren Erforschung damals aktuell war; auch *Friedrich Kraus,* ein Anhänger Machs und *Josef Petzolds,* baute seine Syzygiologie mit der Kolloidvorstellung auf. Bleuler und Fischer sind jedenfalls der Ansicht, daß das Festhalten am „Mechanismus" durchaus nicht den „Zufall" einschließt, da selbst Präformation und Epigenese sich mit ihm vertrügen. Bleuler verlegte das spezifisch Lebendige eben in die strukturellen Eigentümlichkeiten der Engramme, die „nur durch die Arbeit ungezählter Generationen aufgebaut werden müßten" (Fischer). Die Engrammlehre Bleulers enthält dann allerdings noch mehr Irrationales als etwa die Hypothese *Jakob J. von Uexkülls,* man könne „ein chemisches Geheimgefüge ersinnen, das vielleicht allen Ansprüchen gerecht würde". Bleuler entgeht freilich einer genaueren Bestimmung seiner mnemischen Erregungen durch seinen Dogmatismus; da er nämlich Identitätstheoretiker ist, fragt er nach der Scheidung von Psychisch und Physisch nicht. Der Vater der „Mneme", *Semon,* hatte erklärt, daß „das Engramm als veränderter Zustand einer Substanz etwas notwendigerweise Substantielles oder Materielles sein muß". Der Mnemismus ist ein Mechanismus[1].

Der stark materialistische Zug Bleulers ist kein Widerspruch zur Förderung andersartiger Denkweisen im eigenen Hause. Daher kann man C. G. Jungs Anwesenheit, seine Assistententätigkeit bei Bleuler um 1900 nicht etwa als Fremdkörper des Geistes deuten. Wie schon bemerkt, paßte Bleulers mnemischer Energetismus durchaus zu Jungs ersten Versuchen, wie sie in den „Diagnostischen Assoziationsstudien" von 1904 zum Ausdruck kommen. Damals entstand die Sichtung des „Komplexes" als einer „gefühlsbetonten Vorstellungsgruppe", deren Ausarbeitung ihm später das Ehrendoktorat einbrachte. Bleuler betont Jungs Unabhängigkeit von Freud; diese polemisch zu nennende Formulierung bedarf der historischen Einschränkung; denn Jung begegnete Freud 1907 in Wien, löste sich allerdings von dessen Dogmatik schon 1909, und das Jahr 1913 kann als Ereignis der geistigen Trennung gelten. 1912 war die erste Auflage der „Wandlungen und Symbole der Libido" erschienen. Neue Termini entstanden: „analytische Psychologie . . . komplexe Psychologie". Von 1920 an wandte er sich der Ermittlung der unbewußten seelischen Prozesse seiner Patienten zu. Die Typenlehre entstand, die Aufstellung des „kollektiven Unbewußten als des universalen Fundaments der Einzelseele" und die Bestimmung der Archetypen als artbedingte Reaktionsformen der Seele. Forschungsreisen ließen ihn Analogien zwischen den seelischen Inhalten des Unbewußten bei dem modernen Europäer und der Primitivenseele ahnen; er tauchte in das Material der Mythen- und Sagenwelt. Eine spätere Indienreise (1937) brachte ihn mit fernöstlichen Religionen in lebendigen Bezug. Eine umfassende Kenntnis der Gnostik und Patristik mußte ihm Hilfsstellung leisten. Er fand Kontakte zu *Heinrich Zimmer* und *Karl Kerény.* In der Alchimie sah er die Projektion einer ganz bestimmten seelischen Verhaltensweise, und so entstanden ab 1940 „Psychologie und Religion" und eine Reihe umfangreicher Werke unter dem zusammengefaßten Titel „Symbolik des Geistes". Eine große Zahl ausländischer Mitarbeiter wuchs zu einem eigenen Institut. Sie publizierten die Bände „Naturerklärung und Psyche", die Sammlung „Zeitlose Dokumente" bis 1952. 1944 übernahm er in Basel ein Ordinariat für medizinische Psychologie.

Der 1875 im Kanton Thurgau geborene Gelehrte ist in der Vorfahrenreihe theologisch belastet. In den letzten Jahren zog er sich von der Außenwelt fast ganz zurück und befaßte sich im Anschluß an Rhines Versuche mit einer neuen Theorie der parapsychologischen Phänomene, die er „Synchronizität" nannte, ein Ausdruck, der das akausale Geschehen begreiflich machen soll. Jung hatte den Psychologismus als Weltbild der Zeit vorgefunden. Freud hatte sich der Ethnologie Frazers bedient und mit dieser Hilfsmethode sowie mit der Trauminterpretation den Boden reiner Naturwissenschaft verlassen. Jung fügte die Methode der Reizworttechnik im Sinne des „freien Einfalls" hinzu. Er erhoffte sich den Zugang zu einer neuen Unmittelbarkeit der Seele. Damit tritt eine polare Sichtverkehrung ein, die psychische Eindrücke zum einzig Wirklichen, die Naturwissenschaft zu etwas Fiktivem macht. Alles Wirkliche ist nun Bewußtseinsinhalt eines Subjekts. So wurde Jung zu einem Vertreter der mindestens seit Nietzsches Zeiten aufkommenden Demaskierungspsychologie, deren pessimistischen Zug er aber nicht mitvollzog. Jene negative Grundstimmung, die sich auch unabhängig von Schopenhauer im nachnapoleonischen Frankreich literarisch zu bekunden begonnen hatte, wendete er in einen heuristischen Optimismus. Ebensowenig konnte er dem von Lamennais bekämpften Indifferentismus verhaftet sein. Zunächst blieb Jung seinem Meister Bleuler durch den Energetismus verwandt. Ihn fand Jung bei *Grot* vor. Energie, in den Erscheinungen stets konstant bleibend, strebt nach Gleichgewicht. Der energetische Prozeß ist zielgerichtet und nicht umkehrbar. Von Intensitätsverlagerungen, meint Jung, habe schon Schiller gewußt. Das physikalische Messen ersetzte er durch Schätzung und gelangte so zu einem System psychologischer Werte, in dem Äquivalenz und Konstanz herrschten. Dieses Bedürfnis nach einer Wertordnung ist Ausdruck der Überwindung der impressionistischen Konturarmut, wie sie der junge Strawinski ebenfalls erstrebte. Freuds Pansexualismus widerstreitet er mit deutlichem Unbehagen. Er erkennt einen Spannungsreichtum der Seele, deren Ich offenbar nicht alles Erlebte in der Person verarbeiten kann. Hier bedarf es der Annahme eines anderen Raumes; er hat für Jung nicht die Enge des Inzestes und Ödipuskomplexes, vielmehr weitet er sich zum mythischen Raume. Jung findet Anschluß an das romantische Denken. Eine neue Tiefendimension wird sichtbar. *Welcker* hatte ihn seinerzeit im Gegensatz zu *J. H. Voss* bemerkt. Hatten damals die Rationalisten von Bildern gesprochen, so reichte auch Jung diese Auffassung nicht; er nahm Realitäten an. Damit ist die Phase des Energetismus bei Jung überwunden. Die „magna aula memoriae" Augustins führt in romantischer Anlehnung bei Jung zum Kollektiv-Unbewußten. Und wie die Romantiker behält er den Entwicklungsgedanken bei:

Wer ohne Mythus lebt, ist ein Entwurzelter, welcher weder mit der Vergangenheit, dem Ahnenleben, noch mit der gegenwärtigen menschlichen

Gesellschaft in wahrer Verbindung ist. Er wohnt in keinem Hause wie die anderen, er ißt und trinkt nicht, was die anderen essen und trinken, sondern er lebt ein Leben für sich, eingewickelt in einen von seinem Verstand ausgeheckten subjektiven Wahn, den er eben für die entdeckte Wahrheit hält.

Sein Werk über die Wandlungen und Symbole der Libido hat viele Auflagen und Erweiterungen erfahren; zwar geht es vom pathologischen Einzelschicksal aus, weitet sich aber zu einer Geschichte der Seele überhaupt, ohne von einer Vermischung des Biologischen mit dem Historischen zurückzuschrecken. So entsteht eine neuromantische Anthropologie. In ihr fehlt auch die romantische Androgyne nicht, bei ihm Animus und Anima genannt. Sie beide sind Verdrängungen „an sich berechtigter und notwendiger Charaktereigentümlichkeiten", deren Projektionen in die Außenwelt freilich gefährlich werden können, wenn sie ein falsches Wunschbild leisten. Der Mensch ist einer tieferen Schicht, als es das Ich ist, verhaftet, die zwischen diesem und dem Unbewußten als „Selbst" gelagert ist. Das Finden zu diesem Selbst hat Verwandtschaft mit dem religiösen Anliegen, das im Erlösungsgedanken auch im modernen Menschen manifest wird. Um es kurz auszudrücken: Jung erschließt die Objektivität der Religion aus dem seelischen Bedürfnis, das er erwiesen hat. Nur von dieser psychologischen Sicht her ist für ihn dieses Gebiet verstehbar:

Wie anders verfährt die Religion mit den Elternimagines! Sie denkt gar nicht daran, sie aufzulösen oder zu zerstören, sondern erkennt sie als Lebenstatsachen, deren Beseitigung entweder nicht möglich oder nicht vorteilhaft ist. Sie läßt sie in veränderter und erhöhter Gestalt weiterleben im Rahmen einer patriarchalischen Ordnung strengster Tradition, welche nicht bloß Jahrzehnte, sondern Jahrtausende in lebendiger Verknüpfung hält. Wie sie die Kindheitsseele der einzelnen trägt und bewahrt, so hat sie auch die Kindheitsseele der Menschheit in zahllosen lebendigen Spuren konserviert. Damit beugt sie einem der größten seelischen Übel vor, nämlich der Entwurzelung, welche nicht nur etwa primitiven Stämmen, sondern auch dem zivilisierten Menschen gefährlich ist.

Solche Wendungen haben einen deutlich deiktisch-pädagogischen Charakter und sind schon beinahe ein neues Stück Aufklärung. Dem Theologen bereitet diese Haltung manches Unbehagen, als sei nämlich die Religion nur ein psychotherapeutisches Hilfsmittel zur Neurosenerziehung. Immer wieder beteuert er, wie sehr ihm daran liege, ein „Fenster nach dem Metaphysischen" zu öffnen. Dieses Öffnen, so meint er, sei ihm schlecht gelohnt worden. Die Psychologen redeten nur im „Nur-Ton", die Theologen beider konfessionellen Provenienz übersehen den von ihm geschilderten Entwicklungsgang, also die Entstehung der religiösen Phänomene.

Seele ist für Jung eine Beziehungsmöglichkeit zu Gott, eine Entsprechung, die er psychologisch Archetypus nennt. Dieser ist unendlicher Entwicklung fähig. Mit dieser Auffassung mußte er der Dogmatik ins Gehege kommen. Der Romantiker

Jung ist nämlich zugleich ein Kind des 19. Jahrhunderts. Gewiß hatte dies die praktische Bedeutung, daß das Heer der Indifferenten bei ihm wieder Zugang zum „Fenster in das Metaphysische" fand. Aber seine Psychologie verargte dem Frommen den Konfessionalismus als Einseitigkeit der Seele, die so den Charme ihrer Paradoxien verliere. Dem Unbewußten müsse die Möglichkeit des freien Spiels gelassen werden; nur so schaffe es die Archetypik. Und er ist der Überzeugung, daß Archetypen empirisch nachweisbare Entsprechungen zu den religiösen Dogmen sind. Diese Dogmatik wird dann gelegentlich von ihm psychologisch korrigiert. So beanstandete er die Trinitätsdogmatik zugunsten der ihm archetypisch ableitbaren Quaternität. Wir haben diese Einzelheiten a. a. O. genauer dargelegt. Die Symbolerfahrungen aus der Alchimie verfehlen hier den theologischen Grundansatz. Es geht theologisch nicht an, nur aus dem „Innern des Menschen" zu schöpfen, denn so verwechselt man Symbol mit Glaubensinhalt. Jung überwertet den Wahrheitsgehalt der archetypischen Strukturen. Und so trägt er den Entwicklungsgedanken des 19. Jahrhunderts in unzuständige Gebiete. Es entsteht für ihn ein Urraum und ein Urmodell des Menschen. Das ist Eigendogmatik. Der bewußtseinsidealistische Ansatz birgt die Gefahr des Religionsersatzes. Religion wird dann geradezu, wie *L. Granjel* bemerkt, zur psychotherapeutischen Waffe.

Bei allen diesen Schwierigkeiten ist nicht zu zweifeln, daß die Psychotherapie durch seine Initiative einen erheblichen und fruchtbaren Auftrieb genommen hat. Er begann damit, die Kranken zeichnen zu lassen, er schuf den Begriff des seelischen Komplexes, die Verbindung von Mythos und psychotischem Erleben und ermöglichte durch solche außernaturwissenschaftliche Wege ein besseres Verstehen des Kranken, eine nähere Beziehung zwischen Arzt und Patient. Gewiß werden die Theologen recht haben, wenn sie seine Psychologismen auf religiösem Gebiet als Ausdruck der liberalen Richtung des vergangenen Jahrhunderts ansehen, das unter dem Zeichen des Entwicklungsgedankens stand, aber man darf wohl kaum so weit gehen wie *Frischknecht,* daß man seine Lehre nur als „Variation des Atheismus" ansieht.

Unsere Darstellung hub an mit dem Mythos; ihr historisches Ende bleibt der Mythos[2].

XV. Ausblick

Wir müssen den Vorwurf hinnehmen, mit der Darstellung des im vorigen Abschnitt Geschilderten den Rahmen der Geschichte gesprengt zu haben. Mit den theoretischen Problemen, die um 1920 herum entstehen, betreten wir das Gebiet aktueller Wissenschaft, und wir können noch nicht wissen, was von deren Ergebnissen dereinst Geschichte werden wird. Zur Entschuldigung müssen wir ins Feld führen, daß der Mediziner — nicht dessen Historiker — in dieser schnellebigen Gegenwart es liebt, aktuelle Gegebenheiten zu betrachten, als seien sie schon geschichtlich. Diese Neigung bezieht sich besonders auf die Fakta neu entstandener Technizismen: *C. F. Flemings* Penizillinentdeckung, der Dauerschlaf *Klaesis* (1922), Cardiazol- und Elektroschock sowie Insulinbehandlung[1], Benutzung psychotroper Drogen scheinen ihm schon jetzt historische Gegebenheiten wie *Werner Forssmanns* Eigensondierung des Herzens oder Moniz' Angiographie nebst psychochirurgischen Versuchen (Leukotomie usw.). Die folgenden Ausblicke erfüllen diese nicht ganz korrekte Bedürftigkeit; sie können aber über eine nur zusammenfassende Synopse nicht hinausgehen.

Wir konnten schon im Altertum das Interesse für physiognomische Fragen, für charakterologische Aphoristik feststellen und zeigen, wie spätere Jahrhunderte, etwa in der Renaissance, dieses Thema wieder aufnehmen. *A. Pfänder*[2] hat 1924 die geringe wissenschaftliche Einschätzung dieses Teils der Menschenkenntnis dargetan und sie in die bedrohliche Nachbarschaft der „Kurpfuscherweisheit" gerückt. Aber gerade die durch die Industrialisierung hervorgebrachte Vermassung des Menschen verlangt nach einem archimedischen Angelpunkt, und so befaßte sich auch die moderne Psychiatrie mit charakterologischen Fragen. Zwar war hier weniger das Moment maßgebend, die Industriekapitäne zu sichern als die Tatsache, daß ja auch die Entstehung von Psychosen eng mit der Erfassung der prämorbiden Persönlichkeit zusammenhänge. Wie aber nun zur eigentümlichen Wesensart der ganzen menschlichen Seele gelangen? Der Begründer einer biologischen „Tiefenperson", der große Berliner Kliniker Friedrich Kraus[3], pflegte zu sagen: „Charakter! Das ist mir zu schwer. Richard der Dritte, das war ein Charakter!"

Die gewohnte Berufung der Mediziner auf „die ausschließlich naturwissenschaftliche Grundlage" hat manchmal in ihrer geradezu eschatologischen Forderung „wohl für alle Zeiten" etwas vom im Walde singenden Kinde. Zugleich beklagte man nämlich das Ausweichen vor „unbequemen Erkenntnissen", und so wunderte man sich dann, daß sektiererische Nebengleise entstanden, auf die man leichten Herzens einhauen konnte; ein solches Opfer der Ablenkungstaktik war *Bachmann*[4] mit seinem 1911 erschienenen Buch „Beiträge zur Reform und Weiterbildung der Medizin auf psychobiologischer Grundlage". *F. Martius*[5] beklagte den fortreißenden Strom der Bakteriologie mit „seinem wilden Tatsachengeröll", der die theoretischen Erkenntnisse einer naturwissenschaftlich biologischen Medizin überschwemme und versumpfen lasse. Diese Epoche brachte den Irrtum „von der Gleichartigkeit des Menschen als Nährboden". Auch die Lehren *Karl von Voits* und *Max Rubners* schienen zu wanken, und die Hormonlehre brachte neue Sichten. Mit der „Anbetung des nackten Tatsachenkultus" war es wieder einmal aus. Dennoch verwies man historische Anregungen aus der Arena der Wissenschaftlichkeit. Was sollten die

Revenants „vorexakter Empiriker und Kliniker"? *Aug. Biers* Hippokratismus galt als Sektiererei. Hippokrates gilt nur dort etwas, wo er Hypothesen ablehnt. Sein Ewigkeitswert besteht lediglich darin, daß er ein „naturwissenschaftlich denkender Arzt" war. Wunderlichs Kritik von 1859 wird daher neu belebt. Sie wird zur Waffe gegen die Neo-Hippokratiker *W. A. Freund* und *van den Velden*[6] in Sachen der Konstitution. Für Martius wird die Medizingeschichte nur zur großen Irrtumsfolie für die eigenen Ausführungen.

Die Gegner der Bakteriologie, zu denen *O. Rosenbach* gehörte, wiesen auf die Wichtigkeit der Disposition. *F. Hüppe* als Hygieniker argumentierte 1893 auf der Nürnberger Naturforscherversammlung erkenntnistheoretisch, indem er Gärung und Infektion mit dem Kausalproblem und den Ergebnissen der Energetik verglich. Es erscheint ihm unbegreiflich, wie man die entscheidende Bedeutung der Krankheitsanlage vernachlässigen konnte. Ihm folgte von soziologischer Seite *A. Gottstein*[7] mit seiner Einführung der „variablen Größe". Martius übernahm Gottsteins aufgestellte Formel der Disposition für die gesamte Pathogenese. An Radikalismen der Leugnung jeden bakteriellen Einflusses hat es zeitweilig nicht gefehlt. Gestützt wurde der neue erstehende Konstitutionalismus durch *D. von Hansemann*[8]. In der Klinik bauten *Th. Brugsch* und Kraus die Lehre aus. Bedeutende Bakteriologen wie der Diphtherieerreger-Entdecker *Friedrich Löffler* erkannten die Disposition an. *Schaumann* in Helsingfors forderte die Erweiterung der pathologisch-anatomischen Krankheitslehre durch funktionelle Diagnostik im Sinne Rosenbachs.

Gefährlich wurde die Verwechslung von konstitutionellen Momenten mit konstitutioneller Krankheit selbst, der der Budapester Arzt Stiller 1907 erlag, als er den „Morbus asthenicus" schuf. In ähnlicher Richtung bewegte sich *P. Mathes'* (Graz) Auffassung über Infantilismus, Asthenie und deren Beziehungen zum Nervensystem. Diese Abhandlung ist insofern bedeutsam, als hier ein Gynäkologe 1912 konstitutionell bedingte Abarten physischer und psychischer Art bei Frauen beschrieb. Seine Feststellung einer infantilen Hemmungsbildung wurde freilich angegriffen, da auch hier eine künstliche einheitliche Konstitutionskrankheit geschaffen wurde, in die man alle Abarten und Minderwertigkeiten hineinpreßte.

Bei der Schwierigkeit, einen typischen Normalmenschen zu konstruieren, blieb nur der wissenschaftliche Ausweg, die individuellen Krankheitsdispositionen ebenso zum Gegenstand exakter Forschung zu machen wie das Studium von Epidemien und der Bedingung genereller Krankheitsentstehung. Die sich anbietenden Wege waren anatomische Untersuchung, physiologische Funktionsprüfung und klinische Beobachtung. In diese Dreiheit fließen die pharmakodynamischen Prüfungen (Eppinger, Hess) ein, die für die Psychiatrie bedeutungsvoll wurden. Hinzu traten die Ergebnisse der Genealogie und Familienforschung.

Dieses hier kurz aufgeführte Entwicklungsbild sowie die Ergebnisse der psychologischen Typenlehren Frankreichs bilden den Bestand, den E. Kretschmer vorfand, als er 1921 sein Werk von Weltruf „Körperbau und Charakter" veröffentlichte. Errichtet wurde dieses psychologische System auf den Grundpfeilern der Habitusdiagnostik (*F. Curtius*[9]). Da diese unter anderem besonders an die Modellierung der Körperoberfläche geknüpft ist, bedarf es einer gewissen künstlerischen Fähigkeit des Erfassens, und so gelangte die Methode in die Nähe intuitiver Fähigkeiten, wobei sie ohne Schulung des Blickes nicht auskommt. Die rein anthropometrische Methode hatte man ohnedies zeitweilig verlassen. Gegner hatten es daher leicht, durch Nachmessungen [10] der aufgestellten Behauptungen zumindest eine starke Interferenz der Beschreibung festzustellen. In das Gesamtverfahren trat ähnlich der Psychoanalyse ein Deutungsmoment, das der Subjektivität des Betrachters Raum ließ. Immerhin konnte man an der Tatsache des Vorhandenseins eines Längs- und Quertyps kaum etwas aussetzen. Hinzu kam ein mittlerer muskulärer Typus.

1797 hatte *Hallé* einen kephalen, muskulären und abdominalen Typ heraus-gestellt, *Restan* 1826 einen respiratorischen, muskulären und digestiven; der Roman-tiker *Carl G. Carus* unterschied 1856 einen asthenisch-zerebralen, athletischen und plethorischen Typus. Der Italiener *A. de Giovanni* beschrieb 1877 einen phthisischen, athletisch-thorakalen und plethorisch-abdominalen Typus. *R. Beneke* kannte den skrofulos-phthisischen, den normalen und den karzinomatös-rachitischen Konsti-tutionstyp. *Sigaud* sprach 1908 vom Type respiratoire, musculaire und digestif. *Tandler* benannte eine hypotonische, eine normaltonische und hypertonische Kon-stitution. Diese Angaben erschöpfen nicht die Reihe anderer Autoren mit ähnlichen Einteilungen. Kretschmer stellte nun 1921 einen leptosomen, athletischen und pyknischen Typus heraus. Andere, wie *Hugo Willy Hellpach,* kannten das fränkische und schwäbische Gesicht, *H. W. K. Friedenthal* unterschied 1925 einen Hirten-, Jäger- und Bauerntypus.

Die Behauptung eines zerebralen Typus durch Sigaud-Restan, der besondere Beziehungen zu psychischen Krankheiten andeutet, wurde von Curtius als Schul-beispiel naiver und unbewiesener Terminologie bezeichnet. Ähnlich äußerte sich der jüngst verstorbene *L. R. Grote* [11]. Kretschmers Typik ist nach dem Dargelegten nicht ganz neu. Der Vorteil seiner Begriffsbildung liegt darin, daß er vom ausge-sprochenen pathologischen Astheniker den Normaltyp des Leptosomen (Schlank-wüchsigen) abtrennte.

Die sich aus dieser Typik ergebende biopsychologische Sicht gelangte zu popu-lärer Weltverbreitung; sie war so einfach wie seinerzeit der Brownianismus. Die polaren Gegensätze des Pyknikers und Leptosomen gerieten in eine eigenartige homoiopathische Beziehung zu den beiden großen Formenkreisen der Zyklo-thymie und Schizophrenie. Aus dem Bestande der Psychopathologie, und zwar aus dem der Hauptpsychosen, entwickelte er im Redukt psychologische Typen von psychotischer Ähnlichkeit. Er fand, nach seiner Meinung natürlich streng empirisch, den kontaktwarmen syntonen Pykniker und den gefühlsarmen introvertierten asthenischen Leptosomen mit paranoider mißtrauischer Insichgekehrtheit. Leider kam er ohne Mischtypen nicht aus. So entstand eine neue Temperamentenlehre vom zyklothymen und schizoiden Typus. Zwischen gesund und krank entstand eine Gleitkoppelung, und so machte ihm *O. Bumke* [12] die Formulierung zum Vor-wurf:

Wir können das Praepsychotische, das Psychotische, das Postpsychotische und das Nichtpsychotische nicht auseinanderhalten.

Bestritten wurde Kretschmer die Ableitung dieses Schizoiden von der Schizo-phrenie; andere Autoren (Hoffmann, Bumke) waren der Meinung, das sogenannte Schizoide gehöre durchaus zum Bestand normaler Reaktionen und trete daher so häufig auch bei Zyklothymen auf. Bumke hält Kretschmers Feststellungen für landesgebunden und meint, er habe mit dem syntonen Pykniker nur eine Aristie auf seine Landsleute gestiftet. Die finstere Dapertutto-Rolle des weniger sympathischen Schizoiden wurde als „künstliche Konstruktion" angegriffen, und es wurde bezweifelt, „ob die biologischen Grundlagen der Schizophrenie wirklich in gewissen körperlichen Eigentümlichkeiten zum Ausdruck kommen". Die konservativen Schulpsychiater nahmen auch an der zutagetretenden Tendenz Anstoß, die Schizophrenie psychologisch verständlich zu machen, und entdeckten hier eine Verwandtschaft zu Bleulers Aufgeschlossenheit für Freud. Weitere genealogische Untersuchungen von *H. Hoffmann* und *E. Kahn* dienten der Festigung des „Schizoids" bei gleichzeitiger Betonung atypischer Mischpsychosen. Zugleich aber faßte man das Schizoid als Form der Psychopathie und unterschied es von der Schizophrenie sogar qualitativ, nicht graduell; nur zur Norm hin sollte die Grenze nicht angebbar sein.

Mehr Anklang bei den Fachgelehrten fand Kretschmers Herausarbeitung des „sensitiven Charakters". Es handelte sich um intelligente, ethisch wertvolle Menschen mit auffallender Gemütsweichheit und leichter seelischer Verwundbarkeit. Charakteristisch für sie ist eine Passivität, ein Mangel an Entladungsfähigkeit, so daß verhaltene Affekte angestaut werden. Sie erleben im inneren Kampf ohne äußeren Anlaß ihre deprimierenden Niederlagen.

Kretschmers *medizinische Psychologie* unterstellt besonders bei Darstellung der dumpfen, triebhaften Reaktionsweisen der Hysteriker die Idee vom primitiven oder unausgereiften Menschen. Und so geht er zumindest historisch von den entwicklungsgeschichtlich vorgebildeten Reaktionsweisen des triebhaften seelischen Untergrundes aus. Darwin und Freud waren hier theoretisch leitend. Daneben sah er das Tendenziöse, Krankheitsflüchtende, den Defekt des Gesundheitsgewissens. Hier treten dann Willensrichtungen auf:

Hysterisch nennen wir vorwiegend solche psychogene Reaktionsformen, wo eine Vorstellungstendenz sich instinktiv reflexmäßig oder sonst biologisch vorgebildeter Mechanismen bedient.

Kretschmer gelangt so zur Herausarbeitung solcher Primitivismen: Bewegungssturm und Totstellreflex.

Beides wird in der Paniksituation bestätigt. Sie haben Gemeinsamkeiten mit tierischen Erscheinungen und mit Hypnosezuständen. Nun sind diese Schrecksyndrome nicht einfache Überwältigungsfolgen, vielmehr zeigen sie die Möglichkeit aktiver Verarbeitung mit „einer direkt tendenziösen Note". Eine Verwandtschaft der hysterischen Reaktionen und der Instinkte ist gegeben. Hinzu treten wieder Konstitutionsgrundlagen, unter ihnen der Infantilismus. Schließlich stellte Kretschmer die Möglichkeit fest, gewöhnliche Reflexe willentlich zu verstärken, so daß Reflex und Willensimpuls zu einer Einheit verschmelzen, sofern dieser Impuls nicht allzu bewußt erfolgt. Die hysterischen Reaktionen moralinfrei betrachtend, kommt er zum Schluß, es gebe zwei qualitativ verschiedene Willen, und der gesundheitshemmende Verstärkungsimpuls kommt aus einer ganz anderen seelischen Räumlichkeit als der zukunftsträchtige gesunde Heilungswille. Der eine entspringt Motiven, der andere reagiert auf Reize, er entstammt der hypobulen Sphäre.

Die Rückverweisung seelischer Zustände in eine Primitivensphäre wurde der Psychopathologie nur möglich durch gewisse Theorien über den geistigen Zustand primitiver, unzivilisierter Völker. Hauptvertreter dieser Forschung war der von Hegel und Comte zunächst abhängige französische Forscher *Lévy-Brühl*[13]. Ihm ging es weniger um das Historische oder Biogenetische als um die Erfassung der Differenzen zwischen Primitiv- und Kulturmensch (Podach). Hauptmerkmal war für ihn weniger die stärkere Emotionalität als das sogenannte „prälogische Denken". Dieses mißachtet den Satz des Widerspruchs. Es handelt sich um eine noch ungefestigte Logik. So wird das Denken konturlos und schillernd. Ein weiterer Begriff war der der „mystischen Partizipation", vermittels deren nichtzusammengehörige Dinge wesenseins geschaut, identisch werden. Die Partizipation trägt Zwangscharakter. Die Ordnung aber wird gewährt durch eine Minimalisierung der individuellen Freiheit im Sinne des Kollektivs. Eine verwandtschaftliche Beziehung zu psychotischen Erscheinungen zu statuieren wäre ihm nicht beigefallen, da er feststellte, daß dieser so geartete Primitive äußerst lebenstüchtig ist. Man kann ihn also nicht als infantil oder unentwickelt bezeichnen. Phylogenetische Gesichtspunkte schied er aus. Es gab aber psychiatrische Vertreter, die dies taten (Piaget, Jung, Storch). Insbesondere bestehen solche Annahmen bei Aufstellung des Begriffes vom Archetypus. Für Lévy-Brühl war der Primitive weder ein Kind noch ein Kranker. Er war vollwertig. Podach berichtet nun von posthumen Funden — der Forscher war 1939 gestorben — in Aufzeichnungsheften von 1938, die den Krieg glücklicherweise überstanden und 1947 im Druck vorlagen, aus denen sich ergibt, daß Lévy-Brühl eine weitgehende Revision seiner Theorie anmeldete. So warf er die Lehre vom Praelogismus über Bord. Es gebe gar keinen Unterschied zwischen Primitiven und Kulturmenschen im Denken. Die „überraschende rationelle Genügsamkeit" sei weder unlogisch noch praelogisch, sie sei nur Ausdruck dafür, daß Fühlen und Wollen eines jeden Vertreters sich um andere Dinge drehe. Wo also vorher Unterschiede zu walten schienen, traten nur Nuancierungen auf. Nur die Partizipation ließ er bestehen. Sie wird aber jetzt zu einem anthropologischen Radikal. Sie ist für alles Religiöse der Mutterboden. Man treffe sie nur im genauen Beschreiben. Aus dem Entwicklungsdenken wird ein phänomenologisches. Freilich war die frühere Theorie auch kein eigentliches Entwicklungsdenken gewesen. Und so endete seine Forderung mit einem Ruf: Zu den Tatsachen.

K. Schneider hat 1924 darauf aufmerksam gemacht, es gebe zwei Methoden der Charakterlehre: die Gewinnung gewisser Idealtypen aus der Erfahrung, an denen man den Einzelfall mißt; diese Methode wurde an *Eduard Sprangers* „Lebensformen" verwirklicht, ebenso an den Psychopathenformen der klinischen Psychiatrie. Der andere Weg ist der der systematischen Logik; er arbeitet mit Gegensätzen, also mit denen der alten Temperamentseinteilung oder mit der Gegensätzlichkeit von Willensmensch und Gefühlsmensch. Besonders diese Einteilung läßt praktisch Mischungsformen zu. *Ludwig Klages* hat ein so ausgearbeitetes System zahlreicher Untergruppen geschaffen. Vor allem drang er zur Qualität der Persönlichkeit vor. Kretschmer bezeichnete die triebhafte Reaktionsform als „primitiv" und begründete eine genetisch-dynamische Theorie. Der Charakter ist keine feste Größe, sondern er wird in der „lebendigen Beziehung zu dem Erlebnis" (Schneider) gesehen. Die primitive Reaktionsform ist ein Rückgriff auf die Kindheitssituation. Hier zeigt sich eine „leichte Ein- und Ausdrucksfähigkeit". Retentionen sind selten. Gegensatz ist die expansive und sensitive Reaktionsform. Der Expansive hat ein großes Maß von Retentionsfähigkeit ohne Dämpfungsmöglichkeit, der Sensitive hat bei starker intrapsychischer Aktivität Entladungsschwierigkeiten. Da K. Schneider diese beiden Parallelen zur Primitivreaktion nicht ausreichten, ersetzte er sie durch die „bewußte" Reaktion, um das Gegenspiel Trieb und Wille zu akzentuieren. Zugleich soll diese Lösung jene Irrtümer ausschließen, die Lévy-Brühl an sich selbst kritisiert hatte. Primitiv war sowohl völkerpsychologisch wie entwicklungsgeschichtlich ein zu waghalsiger Begriff. „Bewußt" bedeutete dann nicht nur Triebhemmung, sondern gestaltende Förderung. Die Vorstellung des sich Entwickelnden ist freilich ebenfalls in dieser Gegensatzbildung mächtig. Bewußt ist zugleich Reifersein. Dies bedeutete aber ein Beibehalten der traditionsgebundenen Auffassung von der weniger reifen, da triebmäßig gebundenen Frau. Ethische Bewertung kann nämlich „grundsätzlich nie die dem Willen entzogenen Triebregungen anfassen, sondern nur den bewußten Oberbau".

Oberbau und Unterbau sind die weiteren Leitbegriffe der Hirnphysiologie und -pathologie. Das klinische Beobachtungsbild der um 1920 viel beobachteten epidemischen Enzephalitis gestattete Einblick in subcorticale Vorgänge, die experimentell und klinisch dem Wesen der Katatonie nahestanden. Entsprechende Beobachtungen und Versuche verdanken wir G. *Stertz*[14] und *F. H. Lewy*[15]. Die zurückliegenden Forschungen *Iwan P. Pavlovs* über den bedingten Reflex veranlaßten den Forscher im hohen Lebensalter zur Annahme einer Homologie zwischen tierischen Neurosen und der menschlichen Psychopathologie. Die experimentell gefundenen exzitativen und inhibitierenden Typen der Tierneurose wurden mit der Neurasthenie und Hysterie verglichen. Pavlov verglich sogar diese Zustände mit schizophrenen Symptomen der Echolalie, Echopraxie, Stereotypie und dem motorischen Stupor. Pavlov betrachtete zwar seinen Experimentierhund als Reflexmaschine, war aber später doch genötigt, spezielle Individualfaktoren anzuerkennen, ja sogar konstitutionelle Momente, die diese Maschine beeinflußten. So zeigte sich schließlich, daß die Pavlovschen Experimente zwar physiologischer Herkunft waren, daß sie aber dennoch Verhaltensweisen ausdrückten und beschrieben und daß die Vorgänge innerhalb der nervösen Zentren nur hypothetisch geschlossen waren. Eine der wenigen rein physiologisch gewonnenen Erkenntnisse war die Feststellung der Veränderungen des Elektroenzephalogramms der Striatumgegend nach rhythmischer Beleuchtung des Kaninchenauges. Guiraud sieht hier einen fruchtbaren methodischen Ansatz zum Studium der bedingten Reflexe, meint aber, dies sei erst ein Beginn, um etwa einen abnormen Zustand neurophysiologisch zu studieren. Dieser Versuchsausgang hat den Vorteil, durch besondere Lebenssituationen gewonnen zu sein, nicht auf traumatischem, toxischem oder infektiösem Wege[16].

So endete der Pavlovismus ebenfalls im Deskriptiven.

Der Entwicklungsgedanke des vergangenen Jahrhunderts war aber weiterhin bei Theorien leitend, die durch den Schüler Spencers, durch *Hughling Jackson* schon 1882–1884 verkündet worden waren. Entwicklung heißt dann der Weg von älteren gutorganisierten Zentren aus zu weniger gefestigten jüngeren, die sich erst im Laufe des Lebens ausformen. Zugleich ist es eine Entwicklung vom Einfachen zum Komplizierten und Komplexen. Schließlich heißt dies: Entwicklung vom Automatischen zum Freiwilligen. Man verglich den Aufbau dieser Hierarchie mit dem Abbau, der meist beim Komplexen begann und zum Einfachen hinsteuerte. Ein Krankheitsgeschehen produziert dann einerseits negative Symptome (Unterdrückung der Aktivität der zerstörten Zentren), aber auch positive, nämlich Illusionen, Halluzinationen, Delire, Kontrakturen, Zittern. Diese sind ein Ausdruck des Hervortretens niederer Ordnungen. Jackson gewann diese Ergebnisse innerhalb der Epilepsiebeobachtung. Diese Voraussetzungen sollten die Psychiatrie befruchten. Nun war Jackson reiner Bewußtseinstheoretiker. Für ihn waren bewußte und nervöse Vorgänge verschieden, traten aber simultan auf, so daß jedem geistigen Vorgang ein nervöser entsprach; aber dennoch gab es zwischen einem und dem andern keine Intervention.

Jackson wollte von einer schematischen Auflösung der Hirnzentren aus die Psychose graduell aufbauen. *H. Ey*[17] und *Rouart,* die Jacksons Werke übersetzt haben, sehen in seiner Theorie den Mangel echter psychiatrischer Kenntnisse. Die allgemeine evolutionistische These läßt keinen Raum für Individualität. Ey selbst hat dann die Theorie Jacksons zu neuer Sicht gebracht. Schon v. Monakow und Mourgue haben gegen Jacksons mechanistische Haltung opponiert. Ey dachte wieder ganzheitlich. Zugleich ist er Dynamist. Dynamismus, so meint auch *P. Guiraud,* ist ein Teil des Mechanismus; gerade diese Seite verbinde die Pavlovisten mit der Psychoanalyse, und die Gestalttheoretiker, wie *Wolfgang Köhler* und *Wertheimer, Kurt Koffka,* sind beides zugleich. Ey wird wieder Vitalist; er glaubt nicht, daß Organisches und Psychisches zweierlei sei, aber er hält den Geist für eine höhere Struktur, die das Organische übersteige. Daß er bei dieser Feststellung nicht weiterkommt, macht ihm Guiraud zum Vorwurf. Ey lehnt die Psychogenie der Psychosen ab. Eine rein biologische Konzeption schufen v. Monakow und Mourgue vermittels des Hormebegriffs, der eine Eigenschaft des lebenden Protoplasmas darstellt. Im Grunde ist er mit Leben identisch. Das bedeutet eine Ablehnung des Okkasionalismus und Dualismus.

Vom Neuvitalismus *H. Drieschs* unterscheidet sich aber die Horme; sie entspricht nicht der Entelechie, vielmehr enthält sie ein Zeitmoment als Tendenz eines noch unbekannten Prozesses. Horme ist Mutter der Instinkte und enthält ein Prinzip der Syneidesis, ein Regulationsprinzip des Instinktgleichgewichts zur Erhaltung. Diese Neuropsychiatrie ist dynamisch-morphologisch. Seelische und anatomisch-physiologische Kräfte sind ungetrennt. Im Grunde sind beide Autoren Entwicklungstheoretiker; so setzen sie eine telenzephale Entwicklung voraus. Vermittels des Zeitfaktors wollten sie die räumliche Lokalisation durch die zeitliche Gestalt ersetzen. Sie nannten dies chronogene Synthese. Ein weiterer Begriff war die Diaschisis; sie umfaßt die indirekten Störfolgen bei einer lokalen Läsion. Beide Autoren unterscheiden Instinkte und deren folgende Gefühle (beide dynamischer Art) und Empfindung, Bewegung und Reflex als relativ mechanischer Natur. Jene sind organisch-vegetativ bestimmt, diese zerebrospinal. Da aber wieder diese eine Verfeinerung jener sind, so bedarf es einer neuen Begriffsbildung. Die einzelnen Instinktformen der Horme mögen beiseite bleiben; unter ihnen imponiert auch ein religiöser Instinkt, der der Erhaltung dient, vor allem der harmonischen Synthese. Der eigentliche Regler innerhalb dieser Instinktformen bleibt die Syneidesis. Sie klingt nicht nur an uns bekannte scholastische Begriffe an, sie bedeutet auch so etwas wie moralisches Gewissen. Im Reiche des Unbewußten wirkt es befriedend.

Für die Psychopathologie ergibt sich: Psychosen sind keine Lokalwirkungen, sie sind Störungen des endokrin-vegetativen Systems, vor allem des Plexus chorioideus. Sie liegen im Instinktbereich. Heredität und Kindheitsträume im Sinne funktioneller Überlastung spielen eine Rolle. Die Syneidesis wird bei der Heilung bemerkt. Hier besteht eine Verwandtschaft zu Freud[18]. Sie zeigt sich besonders bei der Theorie der paranoiden Zustände, die aus einem Mißbehagen der Horme abgeleitet werden. Das „Schlechte" kann sowohl somatisch wie psychisch auftreten.

Die Theorie *G. de Clérambaults*[19] ist organizistisch, mechanistisch, ja atomistisch. Sie gehört daher in die Tradition Wernickes. Zu jedem Symptom gehört ein abnormer organischer Prozeß. Neuartig ist die Wiederbelebung des 1845 von Baillarger aufgestellten Begriffes des Automatismus als eines Gesamt psychischer Zustände, die vom Willen her nicht geleitet sind. Hatten auch Nachfolger Baillargers sich dieses Begriffes bedient, so *J. Séglas*[20], *G. Claude* u. a., so betont Guiraud, die Originalität bestehe in der neutralen und primitiven Beschaffenheit des Automatismus.

Er fand ihn vor bei Epilepsie, Alkoholdeliren und Dementia praecox. Zu Recht wird betont, daß diese Konzeption einen Protest gegen alle Versuche darstellt, die Delire in Zusammenhang mit affektiven oder coenaesthetischen Vorgängen zu bringen; er will jede moralische Bindung in den Psychosen neutralistisch ausklammern. Der Automatismus enthält keine Ideenspuren. Es handelt sich um reine thymopathische Äußerungen und bedeutungslose Worte. Die Entstehung ist organisch-mechanistisch.

Nicht nur in der neurophysiologischen Instinktlehre v. Monakows und Mourgues traten ganzheitliche Finalitäten auf, sondern auch in der Psychologie. Von 1900 an hatte sich die Ganzheitstheorie der Wahrnehmung *Christian von Ehrenfels'* entwickelt. Sie sollte das alte Klötzchenbild der Assoziationspsychologen ablösen. Grundbeispiel war die transponierte Melodie, die zwar andere Noten bot, deren Gesamtfigur aber erhalten blieb. Im Grunde handelt es sich schon um eine Phänomenologie der Formen. Für diese will man die Gesetze in Beobachtung und Experiment klären. Teil in einem Ganzen ist dann etwas anderes als isolierte Teilbetrachtung als Element. Die neue These lautet: das Ganze ist vor den Teilen da, der Teil wird vom Ganzen her bestimmt. Von der Untersuchung der Wahrnehmung aus entwickelte man die anderer psychischer Funktionen, wie etwa des Gedächtnisses. Der Ganzheitsgedanke wurde nun auch auf die physische Welt übertragen (Köhler); von hier aus wurden die Fragen über Gleichgewicht, Spannung und Feldwirkung auf die Neurophysiologie übertragen. Begriffe wie Strukturierung wurden zu biologischen Grundbegriffen, die die innere Funktion der Lebewesen in ihrer Integrationsfähigkeit darstellen sollten. Die Gestalttheorie kann als Protest gegen genetische Vorstellungen gelten. Sie arbeitet mit Grundgegebenheiten, ohne nach deren Ursprung zu fragen. Sie nimmt auch bei der Wahrnehmung der Tiere „praeexistente Formen", Schemagegebenheiten an.

Für die Neuro-Psychiatrie wurden besonders die Arbeiten der Frankfurter

Schule von Goldstein[21] und *Gelb* bedeutsam, die an Hirngestörten experimentell
gewonnen wurden. Die Ergebnisse für Ausfallserscheinungen waren antilokalistisch
zugunsten des sogenannten „kategorialen Abbaus", der im Grunde Strukturabbau
bedeutete. So sprangen beispielsweise beim Farbsortieren von Wollproben die
auszuwählenden Farben nicht mehr als Gesamt heraus, sondern es kam zu abglei-
tendem Tasten von Einzelheiten.

Aus einer ganz anderen Tradition hat sich das theoretische Bild entwickelt, das
Egas Antonio Moniz zu dem führte, was recht schauerlich als „Psychochirurgie"
bezeichnet wird. Moniz, 1874 in Portugal geboren, Schöpfer der zerebralen Angiographie von 1927, Herausgeber eines angiographischen Atlas, Anreger weiterer
ähnlicher Techniken, die *Lima* und *Carvalho* für die Nieren- und Lymphgefäße
ersannen, ist Neuronentheoretiker. Begründer dieser neurologischen Anschauung
war *Ramon y Cajál*; der Begriff wurde von *Wilhelm Waldeyer* geschaffen. Die
Neuronenlehre ist eine Vorstellung von einzelnen gesonderten Nervenabschnitten,
die sich nur gegenseitig berühren. Ganzheitliche Begriffe, wie etwa der Person,
spielen keine Rolle. Innerhalb dieser morphologischen Sicht glaubte Moniz, den
fest fixierten Wahnvorstellungen entsprächen Fixierungen an die Ganglien. Nun
hatte der Direktor von Préfargier, *Burckhardt,* schon 1891 von exstirpierten Windungen bei dementen Personen berichtet; er hatte etwa 3 Gramm Hirnsubstanz
entfernt. Er nahm sie vom hinteren Teil der ersten und vom mittleren der 2. Tem-
porosphenoidalgegend links. Zwar trat eine sensorische Aphasie auf, aber die
Sinnestäuschungen besserten sich und die tendenziösen Trieb- und Tötungsimpulse
verschwanden. Die Kranke hat sich später getötet.

1935 machte Lima Alkoholinjektionen in das Centrum ovale des Präfrontallappens
in der Annahme, man könne eine Lösung an den Synapsen erzielen, zumal ein
Gebiet getroffen werde, das vor den eigentlichen motorischen Zentren liege. Aus
diesen Versuchen entwickelte sich die sogenannte „präfrontale Leukotomie".
Walter Freeman und *Watts* haben in Amerika die Methodik geändert (Lobotomie),
sie durchtrennten die weiße Substanz transversal, und schließlich haben *Peyton* und
Haavik die vorderen Teile beider Stirnlappen reseziert. Der anfängliche Optimismus legte sich nach einiger Zeit, zumal es bei dieser Methode zu Degenerationen
von Thalamusteilen kam. Die Ergebnisse beherrschten den Lissaboner und süd-
amerikanischen Kongreß der Jahre 1948 und 1949. Ethische Bedenken (*Haddenbrock*
u. a.) wurden eine Zeitlang selbst von moraltheologischer Seite (*Trapp*) beiseite
geschoben. Sie gründeten begreiflicherweise in der Irreversibilität der Eingriffs-
folgen, zumal die Krankenauswahl nicht in terminalen infausten Fällen bestand.

Die Psychopathologie im wissenschaftlichen Sinne erlebte aber weitere frucht-
bare Einbrüche seitens der philosophischen Richtungen. Ihnen voran gingen Henri
Bergsons Gedanken. Sie sind in dem Werk „Matière et Mémoire" niedergelegt.

Unsere Erkenntnis der Außenwelt, an der unser Leib teilnimmt, ist eine Art
„Action", sei es im Sinne des Austauschs oder der Reziprozität von Bewegung.
Dem Bewußtsein erscheint unsere Wahrnehmung als Form von Bildern; sie kön-
nen nur vermittels der Erschütterung von geeigneten Nerven erscheinen, die diese
Zentren zuleiten, von denen andere Nerven ausgehen, die den Auftrag haben, auf
die äußeren Erregungen zu antworten, und zwar willkürlich und unwillkürlich.
Der stofflichen Aktion auf den Organismus antwortet eine Organreaktion. Pro-

blematisch ist, daß das Bild von einer Kette nervöser Bewegungen wie einer Verdoppelung der Funktion ersetzt wird. Der Materialismus sah im Bewußtsein nur
ein Epiphänomen; G. Maire nennt es eine Art Phosphoreszenz, die die zerebralen
Bewegungen begleitet. Jedenfalls ist diese bewußte Erkenntnis nur ein Rudiment
des Reflexes, von dem Bergson ausgeht. Aber mit der Einführung seiner „images"
setzt er sich von allem Traditionellen ab. „Bild" ist alles, was man sieht, berührt,
hört. Und so versetzt er auch den Leib unter diese Bilder. Aber er hat ein Privileg,
die Ordnung der anderen Bilder zu stürzen. Er ist nicht nur von außen her durch
Wahrnehmung bekannt, sondern auch von innen. Nerven, Hirn gehören zu diesen
Bildern ebenfalls.

Ich nenne Stoff das Gesamt der Bilder, und Wahrnehmung des Stoffes,
diese gleichen Bilder, bezogen auf die mögliche Aktion eines gewissen bestimmten Bildes, nenne ich meinen Leib.

Wahrnehmung ist keine Erkenntnis:

Das Nervensystem ist kein Apparat, der dazu dienen könnte, Vorstellungen zu machen oder nur vorzubereiten; es hat als Funktion Erregungen
aufzunehmen, motorische Apparaturen zu liefern und eine bestmögliche
Anzahl dieser Apparate einer gegebenen Erregung darzubieten.

Das alles geht nicht ohne einen langen tierischen Entwicklungsweg. Er führt vom
Reflex zum Bewußtsein, wo vorher erst nur Aktion und Reaktion war. Wie aber
entsteht das Bewußtsein? Es gibt keine noch so flüchtige Wahrnehmung ohne
Erfordernis eines Minimums an Zeitlichkeit (durée) und Gedächtnis. Diese Dar-
legung leugnet die Außenwelt als Wirklichkeit nicht und verfährt ganz positivistisch.
Die Benennung eines gegenständlichen Bildes im Heranwachsen unseres Geistes
heißt so viel, wie es aus der Realität herausschneiden. Eine benannte Rose ist wie
eine aus ihrem wesensmäßigen Zusammenhang gepflückte, sie ist wesenhaft ver-
stümmelt.
Wahrnehmung in solchem Sinne fixiert, wirkt bewegungshemmend, parzelliert.
Sie stört die Kontinuität. Zwischen Sein und bewußtem Sein ist ein gradueller
Unterschied: „Die Existenz geht nicht aus unserer Wahrnehmung hervor, sondern
sie fundiert sie." Bergson warnt davor, die Wahrnehmung als Photographie zu
deuten, als entwickle sie sich in der Hirnsubstanz quasi chemisch. Wenn das Bild
gestattet sei, so doch nur in dem Sinne, daß die Photographie schon im Innern der
Dinge stattgehabt habe. Wo auch immer im Weltall Aktionen und Reaktionen
widerstandslos vor sich gehen, gibt es bevorzugte Orte, die im Widerstreit sich zu
Bildern hemmen (im Sinne Schellings). Eine dieser Hemmungen ist etwa die Bezeichnung eines Gegenstandes, der eigentlich nur ein Träger eines Fluxus ist. Diese
bezeichnende Hemmung dient aber nützlichen oder pragmatischen Wünschen.
Sehe ich von ihnen ab, so erfasse ich den Gegenstand intuitiv, anschauend im Sinne
des interesselosen Wohlgefallens, ohne an Benutzung zu denken. Diese Schau zieht
uns hinan und hinein in den kosmischen Rhythmus. In seiner „Evolution créatrice"
bedeutet Intelligenz so viel wie Praxis, Intuition gehört zum Instinkt. Diese beiden
zusammenlaufenden Aspekte sind scheidbar. Intellektuelle und intuitive Attitude

alternieren, aber im Gegensatz zur phänomenologischen Schule koinzidieren sie nicht.

Bergsons „Durée" und „Intuition" begründen eine Art Wesensschau, die von der phänomenologischen Schule in anderer Weise verarbeitet wurde. Als Zwischenglied diente die sogenannte deskriptive Psychologie des vom Thomismus herkommenden Franz Brentano[22]. Sein erstes Werk erschien schon 1874, die Sinnespsychologie 1907, er starb 1917.

Schon der Thomismus lehrte, daß es keine Wahrnehmung oder kein Bewußtsein allein gebe, sondern nur ein Bewußtsein von etwas. Diese Tatsache bezeichnete man als „Intentio"; der Wahrnehmende ist auf einen Gegenstand gerichtet. Diese Brentanos Psychologie zugrunde liegende Begrifflichkeit wurde von *Edmund Husserl*[23] abgeändert, aber grundsätzlich übernommen. Er will die Intentionalität „im Rückgang von den Gegebenheiten, der ‚Welt', . . . enthüllen". Grundprinzip wird also der „Weg hin". Mit dieser Methode ist aufgegeben die Frage nach dem „Sinn und Sein" des Seienden. Die Frage ist so alt wie die Philosophie. Auch Aristoteles wollte von den Phainomena zu den „Archai" gelangen. Husserls Frage ist aber nicht die nach dem Grunde des Lebensprinzips, sondern nach „dem Sein des Lebendigen, wie es sich bestimmt und konstituiert". Der Weg ist umgekehrt wie in der Antike. Das Absolute wird nicht als göttlich vorausgesetzt, vielmehr ist es die Subjektivität; sie schafft nicht Seiendes, sie begründet vielmehr das Sein des Seienden. Dieser methodische Weg wird von allen Phänomenologen anerkannt. Kontrovers ist nur, ob diese Subjektivität als Grundcharakter weltlich ist oder ob es eine Art „Vor-Weltlichkeit" gibt? Eine weitere Frage ist, ob die „Einstellung der Subjektivität gegenüber dem weltlichen Seienden" . . . doxisch-erfahrend (*Ed. Husserl*) oder emotional-fühlend (*Max Scheler*) ist.

Der Weg geht also nicht naiv in die Welt hinein, sondern er fragt zurück von den weltlichen Phänomenen. Anderseits wird dabei diese Welt nie geleugnet oder unthematisch. Herkömmliche wissenschaftliche Begriffe werden als sekundäre Gebilde behandelt. Sie entstammen einem vorwissenschaftlichen Boden, den Husserl „Lebenswelt" nennt. Auf diese wird zurückgefragt. Der erfahrenden Subjektivität geht ein „Ur-Ego" voran. Das „Ichbin" ist „der intentionale Urgrund für meine Welt". Die Methode ist die einer radikalen Egologie. Husserl geht auf einen transzendentalen Boden zurück, während Heidegger „als konstitutierende Subjektivität nur das menschliche Dasein anerkennt". Aus Husserls „Ego" wird *Martin Heideggers*[24] „Dasein"; er wendet das Ganze ins Anthropologische. Husserl hat ihm dies als Rückgang in Objektivismus und Naturalismus vorgeworfen.

Eine genauere Darstellung der phänomenologischen Methode kann hier nicht unser Anliegen sein. Nur so viel soll gesagt sein, daß hier ein Klötzchenbild abgeschafft ist. Seelisches wird nicht mosaikartig zusammensetzbar, vielmehr ist Bewußtsein ein heraklitischer Fluß von Phänomenen. Was wir davon in Blick bekommen, ist nur ein „abgeblendetes Feld", das abstraktiv ist. Die einzelnen abstraktiven Momente können wir aber nur als Momente des Strömens erfassen, als „Sonderströme" im Zusammenhang der

. . . universalen Einheitsform des Strömens, in welche alle Einzelheiten selbst als darin strömende sich einordnen.

Nicht anders ist die Wahrnehmung „im beständigen Fluß des Bewußtseins und selbst ein beständiger Fluß . . .“ Schließlich wird dieses Bewußtsein zum Leben selbst, und Husserl zeigt sich als Abkömmling der Lebensphilosophie, der Dilthey[25] nahezukommen scheint. Nicht anders vollzieht sich so eine Verwandtschaft mit Bergson. Der angenommene Fluß aber wird vom lebenden Ich bestimmt, „das das All der Erlebnisse umfaßt zum Gesamt der Subjektivität“.

Die Phänomenologie, einer minutiösen Beschreibung völlig unverwandt, will Wesentliches erfassen, das das Individuelle übersteigt. In der Psychopathologie begnügt sie sich daher ebenfalls nicht mit der Oberflächlichkeit des durch klinische Exploration Gewonnenen, vielmehr arrogiert sie die Möglichkeit, allgemeinere, tiefer liegende Störungen aufzufinden, aus denen die klinischen erst hervorgehen. Nun gibt es aus der Kasuistik Fälle, an denen solche Grundeinheiten zu erschauen sind. Für *E. Minkowski* waren es beispielsweise die Zeiterlebnisse der Melancholiker. Erkennbar sind diese Phänomene bei wahnhaften Ideen, die in wahnhafter Überzeugung irreduzibel zu sein scheinen, so daß sie also nur von einer grundsätzlichen Veränderung der Persönlichkeit ausgehen können. Was bei der Psychose dann gefunden wird, ist Ausdruck eines tiefer gelegenen Störungsfeldes raumzeitlicher oder struktureller Art. So gelangt man zu einer tieferen Erkenntnis der wahnhaften Persönlichkeitsveränderung.

Im Gegensatz zur Phänomenologie befaßt sich die existenzielle Analyse mit dem partiellen Leben des Menschen. Existieren ist soviel wie das Sichzeigen in der Welt. Hier wird der absolute Gegensatz von Subjekt und Objekt vernachlässigt, denn das Subjekt existiert nur je nach dem, wie es in der Welt ist. Auch hier werden dann affektive Erlebnisse, Komplexe, wahnhafte Inhalte nur als Oberfläche des seelischen Lebens gewertet, die sich von einem Grunde erheben der von der individuellen Art des Seins in der Welt bestimmt ist. Ihn aufzufinden gelingt nur vermittels einer Erfassung der existenziellen Lebensgeschichte des Kranken; diese zeigt dann meist eine Nicht-Harmonisierung innerhalb der Entwicklung. Auch hier leitet die Methode des Zurückgehens auf einen tieferen Grund, der sich in der zunächst unverstehbaren Persönlichkeit zeigt.

Auf Husserl selbst ging der Wiener Psychiater *P. Schilder*[26] 1914 zurück. Er verweist auf die Verwandtschaft mit Külpes Untersuchungen. In „Selbstbewußtsein und Persönlichkeitsbewußtsein“ schildert er die phänomenologische Gewinnung der Wesensschau durch die bekannte neutralisierende Einklammerung, schließt sich dem Intentionscharakter der icherfüllten Wahrnehmung an, überträgt diese Schau auch auf Gefühle und Gemütsbewegungen als Ichzuständlichkeiten und sieht in krankhaften Störungen eine mangelhafte Vereinheitlichung der aktuellen Tendenzen des Icherlebnisses im Sinne einer Zersplitterung.

Dem Arzt mußte natürlich eine Methode adäquat sein, die bei dieser Wesensschau Körper und Seele als Einheitlichkeit voraussetzte, und so wurde besonders diejenige Richtung der Phänomenologie für die Psychopathologie bedeutsam, die von Max Scheler ausging. Er kennt körperliche, sinnliche, Sympathiegefühle, nicht nur einfache Strebungen, sondern zu wertende Gesinnungen. Schilder erkennt eine Sachstruktur der Welt, der der gesunde Mensch sich zuwendet, und sieht in ihr den Unterschied zwischen Genie und Paranoiker. Er vermischt die phänomenologische Betrachtung mit bio-teleologischen.

Die daseinsanalytische Methode hat sich in den letzten Jahren ausgeweitet; *L. Binswanger*[27] ist der Nestor des Verfahrens, *H. Tellenbach, Häfner, Zutt, v. Baeyer* sind weitere Vertreter in Deutschland, *Roland Kuhn* in der Schweiz.

Unerachtet dessen, wie man zu der Daseinsanalyse steht, muß jedenfalls festgestellt werden, daß sie praktisch eine neue unmittelbarere Zuwendung zum Kranken gebracht hat. Die Wertung des Geisteskranken hat sich geändert; man stellt nicht scheinobjektiv irgendeinen Ausfall an ihm fest, man versucht, ihn einfühlend zu verstehen, die Struktur der noch weiter vorhandenen Persönlichkeit aufzuspüren, kurzum, man treibt auch an ihm „Existenzerhellung".

Daß die theoretischen Voraussetzungen des Existenzialismus auch zum Bürgerschreck werden können, zeigt die Abwandlung bei *Jean Paul Sartre*[28]. Hatte Husserl die phänomenologische Methode, Heidegger die Wahrheits- und Freiheitsfrage bearbeitet, so dehnte Sartre den intentionalen Charakter des Bewußtseins auch auf die „émotion" aus, die nunmehr von einer affektiven Verwirrung zur geistigen Bewegung wird; er nennt das „évasion". Sie kann einer Gefahr gegenüber Aggression, Flucht oder Angsthaben bedeuten. Aus dem Begriff des intentionalen Bewußtseins geht seine Metaphysik über Sein und Nichts hervor; sie findet weiteren Ausdruck in der Form zweier Romane „Nausée" und „Le Mur". Die Ideenreduktion zwecks Erzeugung von Phantasien zu ungunsten aller Wirklichkeit wird ein wenig monoman. Die Erlebnisergebnisse fließen hier nur noch aus pathologischen Zuständen. Das ist ihnen dann auch anzumerken. Man spürt fast einen Haß gegen das im naiven Sinne Normale. Auch Sartre arbeitet mit dem Begriff des Bildes neben der Emotion. Die Vorstellung ist ebenfalls intentional, sie vermag die Erinnerung von Bildern hervorzurufen, oder sie faßt diese zur geistigen Schöpfung zusammen. Das Bild selbst steht zwischen Konkretem und Abstraktem. Es hat einen etwas verwässerten Charakter. Das Bild wird schließlich zu einem Mittel, den Gegenstand nicht existent zu sehen, sondern wie nicht-seiend. So führt er das Nichts ein. Das Bewußtsein ist mit einer synthetischen Aktivität begabt. Das Bild eines abwesenden Freundes ist noch Erinnerung, aber dieses folgt nicht unmittelbar einer Wahrnehmung. Vielmehr ist die Hervorrufung dieses Bildes Produkt einer synthetischen Aktivität des Bewußtseins. So wird das Bewußtsein in verschiedene Serien spezieller und unterschiedener Bewußtheiten zerteilt. Maire macht darauf aufmerksam, daß das intentionale Bewußtsein Husserls hier einer Art Verdoppelung unterliegt.

Einerseits wendet es sich gegen das Objekt, das es formt, anderseits wird es reflektierend und wendet sich gegen sich selbst; daraus ergibt sich, daß das Bild des Freundes, das durch die Erinnerung hervorgerufen ist, nicht dazu gelangt, ein Bild zu konstituieren, außer wenn es vage Wiedererinnerung einer vorangegangenen Wahrnehmung ist; es oszilliert gewissermaßen zwischen einem realen Gegenwartsgefühl und dem einer lediglich fiktiven Gegenwart. Für diese Bildkonstitution unterscheidet Sartre im vorstellenden Bewußtsein Wissen und Denken.

So gibt es für ihn ein reines Wissen, das vom Abstrakten polarisiert ist, und ein vorstellendes Denken, das zum Konkreten hin orientiert ist.

Bewußtsein als intentionales ist das Lichtbündel, das im Gerichtetsein auf die

Welt ein Stück herausschneidet. Das Bewußtsein von etwas heißt Bewußtsein von etwas, was nicht ist. Die Zusicherung, daß dieser Gegenstand existiert, fügt keinerlei Eigenschaften hinzu, die man ihm zuerteilen könnte, lediglich ist jede Eigenschaft in die Existenz eingeschlossen, die man an ihm erkennt. Einen Baum sehen bedeutet vielleicht, daß er existiert, aber kein Raisonnement dieser Sicht erlaubt den Schluß auf die Existenz des Baumes. Das heißt in der Fachsprache der Existenzialisten: die Existenz ist dem Bilde transzendent oder das Sein des Phänomens ist nicht das des Seins. Das Sein-hier darf nicht mit dem Sein an sich verwechselt werden. Dieses zeigt sich nur in einem Fehlen, in einem Abwesendsein, und gerade dieses gibt der Erkenntnis etwas Transluzides. Um das Sein zu erreichen, muß erst das Bewußtsein sich negieren, und so entspringt das Sein nur aus dem Nichts. Da aber das Nichts nicht aus sich heraus entsteht, bedarf es der Gegenwart des Seins. Das Bewußtsein kann aber das Sein nur erfühlen, wenn es sich vom Für-etwas-sein abwendet. Hier wird das Nichts erhellend, weil es die Verdunkelung des Für-etwas erleuchtet. Bezeichnenderweise gelingt dies dem Helden des Romans nur in den „lendemains d'ébriété".

Wir haben hier nicht die gesamte Lehre Sartres[29] wiederzugeben, verzichten daher auf seine Freiheitsdarstellung. Der kurze Ausschnitt wird hier nur gegeben, um zu zeigen, daß die Existenzerhellung seinen Personen nur in mehr oder minder pathologischen Zuständen gelingt. Dieses Kuriosum ist dann die geistige Gegenbewegung zu jenem Anfang der Phänomenologie in der Medizin, die vermittels der Methode die Existenz der Krankheit erhellen sollte. De Plinval und Maire haben dies erkannt, wenn sie feststellen: Götz fühlt sich frei, wenn er im Zornaffekt ist, Mathieu fühlt sich frei und sublim, wenn er schließt:

In dem Bewußtsein dieser heruntergekommenen Versager (raté) und entsprechend dem Grade der Luzidität dieser Rasenden oder Fanatiker zeigt sich letztlich (nur) der Wert der Welt.

Diese Haltung ist es dann auch, die ihn dazu bestimmt, für einen Literaten wie *Genet* sich einzusetzen. Man darf aber nicht vergessen, daß nicht er diese schmutzige Welt konstruiert hat, sondern daß er als Zeitkind diese Welt vorfand. Er hat sie dichterisch hervorragend eingefangen. Es ist die Welt der „Schmutzigen Hände".

Die moderne Psychopathologie erfuhr eine wesentliche Ausweitung durch Arbeiten der Franzosen, an deren Spitze *Laignel-Lavastines* Begrifflichkeit einer „psychiatrie endocrinienne" (1908 Kongreß in Dijon) steht. In deutscher Sprache tritt der gleiche Begriff in systematischer Behandlung bei *Manfred Bleuler* auf (1954). Seine „endokrinologische Psychiatrie" will die psychischen Besonderheiten und Krankheiten bei endokrinen Besonderheiten und Krankheiten beschreiben und eine Lehre geben „ob und wie die beobachteten endokrinen und psychischen Vorgänge zusammenhängen, ob sie verschiedene Seiten ein und desselben Lebensvorganges sind, oder ob sie sich gegenseitig beeinflussen". Am wichtigsten ist die Fragestellung, „ob und wie sich die Persönlichkeit und ihre Störungen durch das Endokrinium treffende Behandlungen beeinflussen lassen und umgekehrt." Bleuler macht darauf aufmerksam, daß der Forschungsweg, wie zumeist, nicht gradlinig war, daß also die Endokrinologie nicht etwa am normalen Menschen gewonnen wurde, sondern weitgehend aus Tierexperiment und Humanpathologie. Der Terminus a quo dieser Forschung ist mit dem Jahre 1849 gegeben. Die Annahme einer inneren Sekretion ist älter: Bordeu hat sie schon 1774 mit dem Satz formuliert: „J'en conclus que le sang roule toujours dans son sein des extraits de toutes les parties organiques . . ." Claude Bernard hatte dann den Begriff gestiftet. Es folgten Brown-Séquards Versuche, die sich nicht nur auf Hodensaft bezogen. *Serge Voronoff* hat sie 1926 anschaulich wiedergegeben. Bis 1883 lagen 397 Arbeiten vor. 1864 teilte *Werga* mit, daß die Hypophyse bei Wachstumsstörungen verändert sei. Zwei Jahre später beschrieb P. Marie die Akromegalie. Um 1900 hat *J. Benda* die Hyperfunktion herausgestellt und die Beteiligung eosinophiler Zellen betont. 1901 beschrieb *Alfred Fröhlich* die Dystrophia adiposogenitalis; die Exstirpationsergebnisse von *Harvey Cushing* und *Aschner* folgten, und 1913 beschrieb *Simmonds* die mit Atrophie des Hypophysenvorderlappens einhergehende Kachexie. 1932 hat Cushing das Sonderbild des basophilen Hypophysenadenoms beschrieben.

Die Hoffnung, die man auf die endokrinologischen Ergebnisse setzte, waren bereits vor der Erforschung des Gebietes, wie Kraepelins Ansicht zeigte, hochgespannt. Nicht minder nennt Bleuler selbst Freud in solcher eschatologischer Hoffnung befangen, erwartete Freud doch gerade von Steinachs Versuchen viel. Für die endogenen Formenkreise war das Ergebnis entmutigend. Das gleiche galt für die offenbar zu grob gestellte Frage der Homosexualität. Bleuler betont die falsche Zielsetzung aller solcher Fragen. Hie endokrine Ursache—hie Krankheitseinheit wäre eine zu simple Entsprechung. Er selbst knüpfte schon 1929 an das Schizophrenieproblem an, als die Aschheim-Zondek-Reaktion aufgekommen war. Von 1942 an baute er eine entsprechende Gemeinschaftsarbeit in Burghölzli aus. Besonders bevorzugt wurde die Konstitutionsanalyse als Hilfsmittel. Jedenfalls wurde die Kraepelinsche These eines besonderen Vergiftungszustandes, der eine besondere psychische Erregung zeitigen sollte, widerlegt. So einfach, wie man die Situation beim Basedowkranken annahm, war es gar nicht. Schon *Wolf* hatte in seinem Buch über Kastration festgestellt, daß die Folgen nicht einfach privativ sind. Auch die umgekehrte Folgerung stimmte nicht, daß etwa bestimmten emotionellen Konflikten bestimmte psychosomatische Krankheiten entsprächen. An Stelle dieses eingleisigen Denkens mußte vielmehr ein konditionales treten, das die Beziehungen zwischen Einzeleinflüssen und dem gesamten Organismus betrachtet. Es geht also um eine „Bestandsaufnahme des vielfältigen gemeinsamen Vorkommens endokriner und psychischer Störungen" und somit um Feststellung der Wechselwirkungen zwischen endokrinen Einzelerscheinungen und gesamthafter Persönlichkeitsentwicklung. Hierbei gewann dann die von Bonhoeffer ersonnene Begrifflichkeit des akuten exogenen Reaktionstypus neue Bedeutung. Bleuler schuf den Namen des „endokrinen Psychosyndroms" für häufige leichte Geistesstörungen dieser Art. Er ist klinisch gemeint. Die Erscheinungen betreffen Störungen einzelner Triebe, (Hunger, Durst, Schlafbedürfnis, Sexualität, elementare Mütterlichkeit, Drang, das Heim zu verlassen oder beizubehalten, Lust und Unlust des zwischenmenschlichen Umgangs) weniger die Verrücktheit als das Gebiet der Sonderlinge. Wohl aber traten Ähnlichkeiten mit hirnlokalen Störungen zutage. Der Begriff der Psychopathie geht aber keinesfalls in dem des endokrinen Psychosyndroms auf.

Auch auf diesem neuen Gebiet erwies sich die phänomenologische, einem Kausalismus abgewandte Betrachtungsweise als nützlich. Emotionen und endokrine

Vorgänge stehen nicht in einfacher Wechselwirkung, fundieren eher im einheitlichen Vorgang des Lebens. Der triviale Satz von den Hormonen als Schicksal des Menschen ist unwissenschaftlich. Die Tatsachen lehren nämlich: „Bei vielen Psychopathien und vielen Neurosen erscheint das Endokrinium völlig stumm." Und es gilt weiter der Satz: „Soweit wir feststellen können, fließt das psychische Leben reich, auch unabhängig vom endokrinen Geschehen." Es ist mehr der tiernahe Triebteil des Seelischen, der in engerem Zusammenhang mit dem Endokrinium steht.

Mit einer fast als Literaturinflation zu bezeichnenden Schnelligkeit entwickelte sich das, was *Walther-Büel* 1953 als Pharmakopsychiatrie bezeichnet hat. Der geschichtliche Abriß darüber, den *H. Lippert*[30] in seiner bemerkenswerten Monographie 1959 gibt, ist freilich zu kurz. Alles, was aus den Problemata des Aristoteles dargestellt wurde, des weiteren die Napellusversuche Helmonts gehören hierher. Moreau de Tours' Haschischbuch und Beaudelaires „Paradis artificiels" gelangten zu neuer Bewertung, als nach *Louis Lewins* „Phantastica" die Selbstversuche mit Mescalin von dem verstorbenen Freiburger Psychiater *Kurt Beringer* durchgeführt wurden. In die literarischen Kreise drangen *J. Cocteaus* Schilderungen und *A. Huxleys* neue Selbstversuche mit bedenklicher Hymnik auf die Pharmakologen. Die besonders von dem französischen Kinderpsychiater verteidigte Narkoanalyse glitt in die Niederungen eines „Wahrheitsserum" ab. In der Öffentlichkeit mehren sich Strafprozesse, in denen die Benutzung etwa des Preludin zu Diebstählen vorher Unbescholtener geführt hat. „Appetitzügler" werden zu Hilfsmitteln der Diätetik von übergewichtigen Filmstars. Der philosophische Begriff der „Ataraxia" wird zum Namen der „Ataractics" und „Tranquilizer" herabgewürdigt, und nach *H. Lippert* hat eine amerikanische pharmazeutische Fabrik 1956 von einem einzigen Ataracticum 20 Milliarden verkauft: „Die Ära der Ataractica wurde 1951 mit dem Siegeszug des Chlorpromazins eingeleitet, das heute in breitestem Umfange zur Behandlung von Psychosen eingesetzt wird."

Für die Theorienbildung der Psychopathologie liegt der Wert dieser Pharmakopsychologie und -psychiatrie in der Tatsache, daß diese Drogen psychoseartige Syndrome erzeugen, wie sie der Schizophrenie etwa eigen sind. Und so bedeutet diese Richtung der Forschung einen weiteren Schritt zur Auflösung der klassischen Krankheitseinheiten. Wie weit diese Verwirklichung gehen wird, ist vorerst nicht abzuschätzen, und der Historiker hat daher die Pflicht, mit interpretativen Versuchen zurückzuhalten. Eines freilich mag fragwürdig sein, ob nämlich alle diese Mittel, die etwa übersteigerte Erregbarkeiten abstumpfen sollen, wirklich auch geeignet sein sollen, verfehlte Lebenseinstellungen und Konflikte therapeutisch zu bannen. Gerade an dieser Wurzel, so betont auch Lippert, greifen sie nicht an. Der Versuch der Behauptung, die heutige Vermanagerung des Lebens mit ihren überorganisierten Ansprüchen treibe derartige Ataractica hervor, erscheint uns recht zweifelhaft. Der bisherige Darstellungsverlauf beweist eigentlich — sofern Geschichte überhaupt etwas beweisen kann —, daß jede Zeitepoche ihre schwersten seelischen Konflikte gehabt hat und daß es kaum angeht, die der heutigen übertechnisierten Zeit als besonders gefährdend zu kennzeichnen, um daraus die Notwendigkeit der „Ataractics" und „Tranquilizers" zu rechtfertigen. Wir müßten es daher bedauern, wenn die Simplifizierung des Commentator S. C. im American

Journal of Psychiatry ernst gemeint wäre, es sei am besten, dem täglichen Trinkwasser sogleich Tranquilizer zuzusetzen, um die Segnungen der Entspannung allen Menschen in gleichem Maße zuteil werden zu lassen (nach Lippert). Wir würden in solchen Wünschen etwas Ähnliches erblicken wie in der Behauptung radikaler stoischer Autoren, die Affekte müßten von Grund aus aus dem Menschen ausgerottet werden. Wir halten es mit Aristoteles, der sie in der Überwölbung seiner Mesotes als ethischer Forderung anerkannt hat, und glauben, daß diese Auseinandersetzung im Sinne des „eu prattein" menschenwürdiger ist als die Bekämpfung des heutigen motorisierten Sadismus lediglich durch Antidote der pharmazeutischen Industrie.

ANMERKUNGEN

1) Eingehender hat sich *Fr. Nasse* mit diesem Begriff befaßt. Vgl. Allg. Ztschr. Psych. Bd. 4, 1847, 541 ff. Er beschreibt als eine der Arten die grundlosen Ängstigungen und Verstimmungen des Lebensgrundes, zu denen erst später Beinhaltungen des Erkenntnisirreseins dazukommen; er erwähnt die Gemütsreizbarkeit als Platners Excandescentia furibunda, zu der die sexuellen Eifersuchts- und Ehrsuchtskomponenten treten und schließlich die Gemütlosigkeit als Fehlen der Zuneigung, des Vertrauens, der Achtung anderer im Sinne der moral insanity Prichards. *Flemming* hat gegen diese Darstellung polemisiert im Bd. 5 der gleichen Zeitschrift, 141. Insbesondere erkennt er Angst als Krankheit nicht an. Sie sei lediglich Symptom, ferner könne man Erkenntnis-Irresein und Gemütskrankheit nicht trennen, beides sei dieselbe Krankheit. Diese Polemik hatte weitgehende praktische Folgen, denn Nasse hielt die präcordial Geängstigten nicht für gefährlich und nicht für internierungsbedürftig, anderseits fragt Flemming, wie man denn Unterabteilungen für Gemütskranke schaffen wolle? 2) Vgl. *Kluge-Götze*, Deutsches Wörterbuch. 3) *A. Glaus, E. Grünthal, H. Heimann, R. Kuhn, Th. Spörri* und *J. Wyrsch*, Beiträge zur Geschichte der Psychiatrie und Hirnanatomie, Basel – New York 1957. *J. Wyrsch*, Zur Geschichte und Deutung der endogenen Psychosen, Stuttgart 1956. 4) *H. Ellenberger, M. Dongier*, Criminologie, in: Encyclopédie médico-chirurgicale, Paris 1959. 5) *H. Tellenbach*, Gestalten der Melancholie, München. 6) Große Nervenärzte, hrsg. von *K. Kolle*, 2 Bde., Stuttgart 1956. Die kritischen Bemerkungen beziehen sich besonders auf die Abschnitte über Charcot und Pinel. 7) H. Damerows geschichtliches Bild ist dargestellt in: *W. Leibbrand*, Die spekulative Medizin der Romantik, Hamburg 1956. Derselbe äußerte sich über H. Lähr in: Nervenarzt, 1955, 390–394. 8) *H. Lähr*, Die Literatur der Psychiatrie, Neurologie und Psychologie, Bd. 1–3, Berlin 1900. Ders., Gedenktage der Psychiatrie, Berlin 1893. Hierher gehören auch die beiden Bände von *Th. Kirchhoff*, Deutsche Irrenärzte, Berlin 1921. 9) *J. B. Friedreich*, Hist.-kritische Darstellung der Theorien über das Wesen und den Sitz der psychischen Krankheiten, Leipzig 1836. Ders., Versuch einer Literärgeschichte der Pathologie und Therapie der psychischen Krankheiten, Würzburg 1830. Ders., Zur psychiatrischen Literatur des 19. Jh. (1801–1836), Regensburg 1842. Historische Darstellungen finden sich weiter bei *Heinroth* in dessen Lehrbuch (1818), bei *N. Jäger* im Handbuch der Pathologie und Therapie der Geisteskrankheiten, Leipzig 1846, Teil 1, 11–78, bei *Schnizer*, Seelenheilkunde, gestützt auf psychol. Grundsätze, Leipzig 1844 und 1846, 38–109, bei *A. Henke*, Abh. aus dem Gebiete der gerichtlichen Medizin, Leipzig 1823, 227–250, und bei *Ritter* in: Dt. Zt. f. Staatsarzneikunde, N. F. Bd. 8, 1856, 311–361. Die an und für sich dürftige geschichtliche Übersicht *Kahlbaums* von 1863 beginnt erst bei Felix Plater; der Teil I seiner „Gruppierung der psychischen Krankheiten" enthält aber ab S. 12 eine Übersicht der nosologischen Schematik bis Morel. Im Handbuch der Geschichte der Medizin von *M. Neuburger* und *Jul. Pagel* wurde die Geschichte der Psychiatrie von *S. Kornfeld* (Wien) im Bd. 3, 601–728, behandelt. — Kleinere Übersichten schrieben *Kraepelin* und *K. Bonhoeffer*. Die Geschichte der Psychologie und Psychiatrie von *J. B. Ullersperger* aus München (1871) wurde 1954 in Madrid von *Peset* (Valencia) kommentiert und neu herausgegeben. Eine Dissertation über Ullersperger wurde in unserem Institut von *W. D. Mann* 1959 abgefaßt. — *Trino Peraza* schrieb in Madrid 1948 „La psiquiatría en España durante el siglo XIX" (Col. de monogr. de hist. Vol. IV). Mit Teilgebieten befaßte sich *L. Granjel* in Salamanca (Interpretation C. G. Jungs) u. der Schüler *Laín-Entralgos*, der Vertreter der Med. Geschichte in Valencia, *Piñero* (über Geschichte des Neurosebegriffes). — In England schrieb *C. Fr. Brockington* „A Short History of Public Health", London 1956, in der sich die Geschichte der englischen Mental Treatment Act befindet. — Aus Amerika sei angeführt *Norman Dain* und *E. T. Carlson* in seinem Übersichtsreferat im Bull. of History of Medicine 1959, 454. *J. M. Schneck*, Hist. of Psychiatry, 1959. 10) *H. Baruk*, Traité de psychiatrie, 2 Bde., Paris 1959. 11) Vgl. Allg. und spez. Psychopathologie im Corpus Hippocraticum, Anm. 98.

GRIECHISCH-RÖMISCHES ALTERTUM

I. Der vorwissenschaftliche Bereich

a) Der Wahnsinn im griechischen Mythos

1) Die hier dargelegten Untersuchungen sind das Ergebnis eines zweisemestrigen Symposions im Münchener Institut für Geschichte der Medizin. Die Durchführung der Referate lag unter unserer Leitung in Händen des Herrn *Helmut Waldmann*, der über diesen Gegenstand in der Münchener Vereinigung für Geschichte der Naturwissenschaften, Medizin und Technik am 10. 12. 1959 einen Vortrag hielt. Er befaßte sich mit dem Teilproblem der Muttermörder. Wir haben ihn veranlaßt, das Problem in einer Dissertation zu behandeln. 2) *Benno von Hagen*, Lyssa etc. Jena 1940 3) *S. Bezdechi*, Archiv für Geschichte der Medizin, Bd. 25, H. 3, 1932. Vgl. weiter *J. Habermass*, Der befremdliche Mythos: Reduction oder Evocation, in: Phil. Rdsch. H. 3/4, 1958, 215 ff. Der Bericht des Agathias in dessen Hist. II, 3 (B. G. Niebuhr, Bonn 1828, 69–71). 4) *P. Laín-Entralgo*, Introducción histórica, 1950.

b) Seelische Ordnung und Störung bei den Vorsokratikern

1) *Aristoteles*, De anima 405 a, 19 ff. 2) Ebd. nach Hermippos. 3) *Hesychios*, Onomatologos bei Suidas. 4) *Diels-Kranz* 1, 95 frg. 2. 5) Ebd. 6) *Simpl.* Phys. 25, 1. 7) *Augustinus*, De civ. Dei V III, 2. 8) *Theophrast*, De sens. 39 ff. 9) *Aristoteles*, De anima 405 a 21, und Aëtius IV, 7, 1; V, 7. 10) *Aristophanes*, Nub. 225 ff. 11) *Littré* VIII, 576 a; II, 1. 12) *W. Leibbrand*, Homines bonae voluntatis, Nürnberg 1946. 13) *J. Schumacher*, Antike Medizin, Bd. I, 34 ff. 14) *Jamblichos* V. P. 267. 15) *W. Leibbrand* a. a. O. 16) *Diogenes* VIII, 24. 17) Ebd. Diels-Kranz I, 450 (30). 18) *Diogenes* VIII, 34. 19) Ebd. 20) Diogenes VIII, 34. 21) *Aelian* V. H. IV, 17. 22) *Porphyrius* V. P. 41. 23) Diogenes VIII, 35. 24) Ebd. 25) Jamblichos V. P. 82–86. 26) Aristoteles, Oecon. 1344 a 8. 27) Diels-Kranz I, 467. 28) Ebd. 165. 29) Ebd. 30) Ebd. 468, Zeile 20. 31) Jamblichos V. P. 174. 32) Diels-Kranz I, 476 zu § 205. 33) Ebd. 478. 34) Ebd. 479. 35) Ebd. 479. 36) Ebd. 480. 37) *Leibbrand-Kranz*: Ztschr. psych. Hyg. 1943. 38) Diogenes IX, 6. 39) *R.-A. Gauthier*, La magnanimité. 40) Diels-Kranz I, 150. 41) Ebd. 152. 42) Diels-Kranz I, 158. 43 Ebd. 160. 44) Ebd. 160. 45) Ebd. 161. 46) Ebd. 166. 47) Ebd. 167. 48) Ebd. 177. 49) Ebd. 177. 50) Ebd. 202 u. 204. 51) *Theophrast*, De sens. 25 ff. 52) *Chalcidius* in Timaeum 279 (Wrobel). 53) Phaidon in: Schleiermacher, Berlin 1826; 2. Aufl. Bd. I S. 88 (vgl. griech. Ausg.). 54) Aëtius IV 17, I. 55) W. Leibbrand, Homines bonae voluntatis und Heilkunde; Diels-Kranz I, 350. 56) *Hippolytos*, Phys. 23, 22. 57) E. Howald, Die Schrift des Philolaos (Ess. of the History of Medecine), Oxford 1924. E. Frank, Plato und die sogenannten Pythagoreer, 1923. *Boeckh*, Philolaos, 1819. Dazu Macrobius, S. Scip. I, 14; 19: „Philolaos und Pythagoras sagten, die Seele sei Harmonie"; dazu Aristoteles, De anima 407b 27, sowie *Plato*, Phaidon 86 B C. 58) Schon frg. 31 (Diels-Kranz II, 152) lautet: Arzneikunst heilt des Leibes Krankheiten, Weisheit befreit die Seele von Leidenschaften. 59) Vgl. frg. 40 Diels-Kranz II, 155. 60) Ebd. 184.

II. Der Beginn der Wissenschaft

a) Allgemeine und spezielle Psychopathologie im Corpus Hippocraticum

1) Die angeführten Zitate richten sich nach der Ausgabe von *Littré* (Œuvres complètes d'Hippocrate, Paris 1839–1861) und nach der deutschen von *Kapferer-Fingerle* (Die Werke des Hippokrates, Stuttgart-Leipzig 1934). Zusätzlich wurden benutzt die lateinischen Texte von *Anutius Foesius*, Frankfurt 1596, und von *Joanus Cornarius*, Paris 1546. Unerachtet der Unterstellung der Literatur bei Diller, Pohlenz, Deichgräber, Wellmann, Kühn werden

philologische und Echtheitsfragen bei der vorliegenden Darstellung zugunsten einer solchen der begrifflichen Systematik zurückgestellt.

Auf folgende Grundpositionen darf nach *Wellmann* (Die Fragmente der Sikelischen Ärzte, Berlin 1901) hingewiesen werden. Grundsätzlich wird die Lehre vom Seelensitz zur theoretischen Scheidung der Geister. Während der Autor der Epilepsieschrift mit der Hirntheorie der koischen Schule angehört, gibt es auch im Corpus selbst Schriftstellen, die die Theorie der knidischen oder sikelischen Schule darstellen. So wird Littré III, 128 ausgeführt, daß zwar die Galle wirksam sei, jedoch nicht im Kopf, sondern in Eingeweiden und Zwerchfell. Ebenso sagt der knidische Autor in Littré VI, 200, Galle trete ins Blut, zersetze dieses und erzeuge so Delirien. Diese Auffassung ist empedokleisch und somit sikelisch. In Littré VI, 218 wiederum wird sogar das Zwerchfell zum eigentlichen Träger. Auch Ariston, der Schüler Petrons, vertritt die Zwerchfelltheorie. Man wird sehen, wie diese verschiedenen Auffassungen dann nach Hippokrates bei Diokles von Karystos verschmelzen. Der empedokleischen Bluttheorie folgte der Gorgias-Schüler Kritias und der Verfasser von Krankheiten I, 30 sowie Winde Kap. 14. Bei Diokles verschiebt sich diese Bluttheorie zum Pneuma hin. Hippokrates, Herophilos und Erasistratos sind von Alkmaions Hirnlehre abhängig. Die genauere Analyse bei Diokles siehe dort. Im Zusammenhang damit steht das Brüsseler Vindician-Fragment 1348–1359 fol 48r, abgedruckt bei Wellmann. Vindicianus war Leibarzt am Hofe Kaiser Valentinians (364–375); Augustin hat ihn zum Christentum bekehrt; Vindician war zugleich Lehrer des Theodorus Priscianus. Vgl. V. Rose Herm. VIII, 42. Anecd. 2, 177. Ebenso Wellmann, 3ff.; ebenso F. Rüsche, Das Seelenpneuma, Paderborn 1933, 1ff.   2) *Littré* VI, 111–112; *Kapferer* V, 27.   3) *Littré* IX, 88; *Kapferer* XVI, 68 einschl. Anm. 42. Gnome bedeutet sowohl Erkenntniskraft wie Geist, Vernunft, aber auch Gemütsstimmung, so bei Isokrates; bei *Xenophon*, Anab. I, 7, soviel wie jemandes Herz befriedigen. *Aristoteles*, 405 a 21, berichtet von Diogenes von Apollonia, er sage, im linken Ventrikel sei Pneuma im Sinne des Hegemonikon der Seele. Littré nennt die gleiche Stelle. 4) *Littré* VI 387, 391, 393; *Kapferer* V, 59–60, 61–62. In den Hippokratesstudien von *M. Pohlenz* (Nachr. von der Ges. d. Wiss. zu Göttingen, Phil.-Hist. Kl. Altertumswiss., N. F. II, 4, 67) geht Vf. besonders auf Epid. VI ein, in welcher Schrift sich 2 Aphorismen befinden, die von der Seele handeln. Die erste Stelle spricht von: ψυχῆς περίπατος φροντὶς ἀνθρώποισιν. – Vf. verweist auf *Galen* XVIIB, 263 und auf Palladios in den Scholien zu Hipp. ed. Dietz II, 136 u. 132, um darzulegen, daß Hippokrates nicht von der immateriellen Seele im Sinne Platons redet, vielmehr das Pneuma als Dynamis zotiké ansieht. Das schwierige Wort Phrontis wird mit Phronein in Beziehung gebracht und mit Phronesis identifiziert. Luft ist also Trägerin des Seelischen. Ferner wird VI, 5, 2 zitiert: ανθρώπου ψυχὴ ἀεὶ φύεται μέχρι θανάτου · ἢν δὲ ἐκπυρωθῇ ἅμα τῇ νούσῳ καὶ ἡ ψυχὴ τὸ σῶμα φέρβεται. – Vf. betont, daß hier die Seele keine konstante Größe ist, sie entstehe auch nicht nur einmal bei der Geburt, sei vielmehr in ständigem Wachsen und Entstehen bis zum Tode. Die Seele sei auch hier in dieser Beziehung zu einem Fieber materiell gedacht. Vf. betont, diese Auffassung befinde sich gerade in der Epilepsieschrift, und die Grundauffassung decke sich mit der Lufttheorie des Diogenes von Apollonia: Seele-Pneuma; bei der Respiration entsteht sie eben immer neu bis zum Tode.   5) Vgl. auch *Platon*, Phaidon 96A, B, und *Aristoteles*, Anal. post. 100a3f. 6) *Littré* VI, 393; *Kapferer* V, 62–63.   7) *Littré* VI, 389; *Kapferer* V, 60–61.   8) Vgl. Anmerkung 1.   9) *Littré* VI, 143; *Kapferer* XVII, 70.   10) *Littré* VI, 209; *Kapferer* XVII, 21.   11) *Littré* IV, 539; *Kapferer* XIV, 53 (Aph. V, 18).   12) *Littré* VI, 123; *Kapferer* VIII, 101. 13) Wir vermeiden ausdrücklich eine Analogie zum heutigen Begriff des Endogenen im Sinne Bonhoeffers, da diese unstatthaft ist. Hormonal bedingte psychische Störungen — etwa des Morbus Basedow — sind humoral bedingte Leiden, die jedoch gerade heute als exogen bezeichnet würden. Die Säfte im hippokratischen Sinne als Qualia sind ontische Gegebenheiten.   14) *Littré* VI, 39–45; *Kapferer* VII, 20–22.   15) Im Buch IV der Krankheiten (Littré VII, 543; Kapferer XX, 18) ist die Rede von 4 Flüssigkeitsarten des

Körpers: Schleim, Blut, Galle und Gewebewasser (Hydrops). Im folgenden Kapitel wird ausgeführt: Für das Blut ist nun das Herz die Quelle, für den Schleim die Kopfhöhle, für das Wasser die Milz, für die Galle der Raum an der Leber. Ebenso wird in der Schrift vom Samen (Littré VII, 475; Kapferer XVI, 21) vom Sperma gesprochen, das von den 4 Erscheinungsformen des Feuchten, nämlich Blut, Galle, Wasser, Schleim abgesondert wird. 16) Schon Alkmaion von Kroton sprach von der Monarchia eines der Säfte, die zur Krankheit führt. Dieser Verselbstung eines einzelnen Momentes spielt bekanntlich in der Medizin der Romantik wieder eine große ursächliche Rolle, insbesondere hat Hegel in seiner Philosophie des subjektiven Geistes gerade diesen Gedanken besonders betont und mit ihm auch manche der romantischen Ärzte. Vgl. *W. Leibbrand,* Die spekulative Medizin der Romantik, Hamburg 1956.   17) Allgemein kann gesagt werden, daß die hippokratischen Ärzte ihr Interesse von den kosmischen Elementen zu den analogen Säfteverhältnissen verschieben, wenngleich auch der Bezug zu jenen, wie hier und in der Diätschrift I, noch deutlich durchschimmert.   18) *Littré* VI, 47; *Kapferer* VII, 23–26.   19) *Hermann Nasse,* De insania commentatio sec. libros Hippocraticos Dissertatio 1829. – Vf. ist Sohn des Christian Fr. Nasse, wie dieser in Bielefeld 25. 5. 1807 geboren. Er studierte in Bonn, Paris, Berlin, wurde 1831 Privatdozent in Bonn, 1837 Professor der Physiologie in Marburg und war Mitarbeiter an Wagners Handbuch. Vor ihm hatte 1790 *E. H. Döring* eine Arbeit über die Lehre vom Delirium verfaßt. – Nasse scheint uns den Delirbegriff bereits zu sehr im Sinne seines Zeitgeistes eingeengt zu haben. Insbesondere sind Einteilungen in akute und chronische, fieberhafte und fieberlose Psychosen im Corpus Hippocraticum u. E. unstatthaft. – Ein Jahr nach Nasses Arbeit erschien eine gleichartige von *Thomée,* Historia insanorum apud Graecos, Bonn 1830.   20) *P. Laín-Entralgo,* La Historia clinica, Madrid 1950.   21) *Littré* II, 538 ff.   22) *François Cl. Maillot,* Traité des fièvres ou irritations cérébro-spinales intermittentes, d'après des observations réveillées en France, en Corse et en Afrique, Paris 1836.   23) *M. J. Clark,* Observations on the diseases in long voyages to hot countries, London 1773.   24) *M. W. Twinning,* Clinical illustrations of the more important diseases of India, London 1833.   25) *Fr. Chomel,* Considérations sur les fièvres intermittentes 1818.   26) *C. W. Hufeland,* Journal der practischen Heilkunde, 1834, IV. Stck. April, 29.   27) Berl. Med. Ztg., 1834, 191.   28) *O. Temkin,* Kyklos, Bd. 2, Leipzig 1929. 29)   *Littré* II, 223 ff.   30) Vgl. Anm. 20.   31) In *Platons* Phaidros 270 (Schleiermacher) heißt es: „Sokrates: Es hat dieselbe Bewandtnis mit der Redekunst wie mit der Heilkunst ... In beiden mußt Du die Natur des Leibes in der einen, der Seele in der andern einteilen, wenn Du nicht nur hergebrachterweise und erfahrungsmäßig, sondern nach der Kunst jenem durch Anwendung von Arznei und Nahrung Gesundheit und Stärke verschaffen, dieser durch angeordnete Belehrungen und Sitten, welche Überzeugung und Tugend Du willst, mitzuteilen begehrst ... So sieh nun zu, was über die Natur Hippokrates sagt und die richtige Vernunft. Muß man nicht so nachdenken über eines jeden Dinges Natur, zuerst, ob das einerlei ist oder vielgestaltig, was wir selbst als Künstler behandeln und auch andere dazu wollen geschickt machen. Denn daß man, wenn es einerlei ist, seine Kraft untersuche, was für eine es hat von Natur, um auf was für Dinge zu wirken, und was für eine, um Einwirkungen und von was für welchen aufzunehmen; wenn es aber mehrere Gestalten hat, diese erst aufzählen und so von jeder wie vorher von dem einen sehe, was sie ihrer Natur nach ausrichten und was sie von welchem andern erleiden kann ...“   32) *Fr. Falk* (Berlin), Studien über Irrenheilkunde der Alten, Allg. Ztschr. Psychiatrie Bd. 23, 1866, 429 ff. Heiberg.   33) *Littré* VI, 201; *Kapferer* XVII, 100 ff.   34) *Littré* VI, 219; *Kapferer* XVII, 27.   Bei den beiden genannten Stellen ist expressis verbis von Phrenitis die Rede und nicht von phrenitischen Zuständen.   35) *Littré* VI, 205; *Kapferer* XVII, 102. 36) Unter Benutzung des griechischen Textes (*Littré* VII, 128, *Kapferer* 18, 98/99) weichen wir vom Übersetzungstext Kapferers ausdrücklich ab, der von phrenitischen Zuständen redet. Der Text spricht aber eindeutig von Phrenitides im Plural; der Apparat bei Littré kennt auch bei anderer Leseart Phrenitis. Im Prorrhetikos I gibt es mehrere Stellen, wo von Phrenitis die Rede ist. Hier sind die Ausdrücke gleitend; es ist die Rede von Phrenitikoi, also von Trägern der Phrenitis, so etwa I, 15, 16 (*Littré* V, 511 ff.), es gibt aber auch „das Phrenitische" in 9, das Littré mit phrenitischen Zuständen übersetzt. Die Stelle variiert dann mit Coac. 96.   37) *Littré* V, 519; *Kapferer* XIII, 20.   38) *Littré* V, 433.   39) *Littré* V, 500; *Kapferer* XIV, 40.   40) *Littré* V, 611 (136); *Kapferer* XIII, 48.   41) Lazare Rivière aus Montpellier (1589–1655), Praxis medica, Paris 1640.   42) *Littré* VII, 101; *Kapferer* XVIII, 76.   43) *Littré* VII, 122; *Kapferer* XVIII, 96.   44) *Littré* III, 90; *Kapferer* XI, 90.   45) *Littré* V, 540 unter Nr. 102, ferner Nr. 109 und 116, 117.   46) *Littré* V, 623 unter Nr. 182; *Kapferer* XIII, 53.   47) *Littré*, 604 unter Nr. 103 (dito 346).   48) *Littré* V, 618 unter Nr. 158 und V, 532 unter Nr. 88 u. 137.   49) *Littré* 5, 536 unter Nr. 96.   50) *Littré* VI, 364; *Kapferer* V, 46.   51) *Littré* VI, 366 ff.; *Kapferer* V, 46 ff.   52) *Littré* VI, 368; *Kapferer* V, 48.   53) Über den Ort der Schleimbildung heißt es *Littré* VII, 544 und *Kapferer* XX, 19 folgendermaßen: . . . Für das Blut ist nun das Herz die Quelle, für den Schleim die Kopfhöhle, für das Wasser die Milz und für die Galle der Raum der Leber . . . Von diesen sind die Kopfhöhle und die Milz am hohlsten, denn darin ist die Weiträumigkeit am größten . . .   54) *Littré* VI, 372 ff.; *Kapferer* V, 51 ff.   55) *Littré* VI, 384; *Kapferer* V, 57 ff.   56) Ebd.   57) *Littré* VI, 378; *Kapferer* V, 55.   58) *Littré* V, 354; *Kapferer* XII, 84.   59) *Littré* IV, 568; *Kapferer* XIV, 63; über den Begriff vgl. auch W. Müri, Museum helvet. X, 21, 1953.   60) *Littré* IV, 576 unter Nr. 56; *Kapferer* XIV, 67.   61) *Littré* V, 272; *Kapferer* XII, 58.   62) *Littré* VI, 46 ff.; *Kapferer* VII, 25.   63) *Littré* IX, 74; *Kapferer* XV, 96.   64) *Littré* VII, 108 ff.; *Kapferer* XVIII, 81.   65) *Littré* V, 466; *Kapferer* XII, 121.   66) *Littré* VII, 328; *Kapferer* VIII, 79.   67) *Littré* V, 205; *Kapferer* XII, 31.   68) *Littré* V, 514; *Kapferer* XIII, 18.   69) *Littré* V, 528; *Kapferer* XIII, 23.   70) *Kapferer* XVI, 81, Nr. 5. Das Wort χολή = a) Galle, b) Gift. Der Sinn des Wortes jeweils aus dem Zusammenhang geschlossen werden. Schon nach Philolaos von Kroton hängt diejenige χολή, die Krankheit erzeugt, gar nicht mit dem Leben zusammen, sondern sei (nach dem Anonymus Londinensis XVIII, 37–41) eine Jauche der Weichteile (= Autotoxin), vgl. auch Anm. 71 in VIII, 63. Menon Anon. Londin, 18, 8–31; λέγει δὲ γίνεσθαι τὰς νόσους διά τε χ ο λὴν καὶ αἷμα καὶ φλέγμα, ἀρχὴν δὲ γίνεσθαι τῶν νόσων ταῦ-τα · ἀποτελεῖσθαι δέ φησιν τὸ μεν αἷμα ταχὺ μὲν ἔσω παραθλιβομένης τῆς σαρ-κός, λεπτὸν δὲ γίνεσθαι διαιρουμένων τῶν ἐν τῇ σαρκὶ ἀγγείων · τὸ δὲ φλέγμα συνίστασθαι ἀπὸ τῶν ὄμβρων φησίν · λέγει δὲ τὴν χολὴν ἰχῶρα εἶναι τῆς σαρ-κός · παράδοξόν τε αὐτὸς ἀνὴρ ἐπὶ τούτου κεινεῖ · λέγει γὰρ μὴ δὲ τετάχθαι ἐπὶ τῷ ἥπατι χολήν, ἰχῶρα μέντοι τῆς σαρκὸς εἶναι τὴν χολήν · τοτ'αὖ φλέγμα τῶν πλείστων ψυχρὸν εἶναι λεγόντων αὐτὸς θερμὸν τῇ φύσει ὑποτίθεται · ἀπὸ γὰρ τοῦ φλέγειν φλέγμα εἰρῆσθαι. Bei der Übersetzung der von Diels in Hermes 53 mitgeteilten Textstelle von Urbinas 68 (f 427ʳ ff.) weichen wir insofern von der Übersetzung Kapferers (XVI, 83 ff.) ab, als der Begriff Chole mit Galle und nicht mit Gift bezeichnet wird. Kapferer ist der Ansicht, es gebe zwei Übersetzungsmöglichkeiten (Galle, Gift), die je nach Sinn verwendet werden müßten. Er beruft sich dabei auf die Lehre des Philolaos in Zusammenhang mit Anonymus Londinensis XVIII 37–41, in der von einer Galle die Rede ist, die nicht von der Leber stammt, Krankheiten erzeugt und ein Abkömmling des Fleisches ist (Ichor sarkos). Kapferer überträgt diesen Begriff „Jauche der Weichteile" sogleich im Sinne des modernen Autotoxins. Da u. E. diese Auffassung nicht genügend gesichert zu sein scheint, wird der alte Begriff Galle bei-behalten. — Unsere Auffassung wird gestützt durch das Auftreten des Wortes Gift (Ios) bei 427ʳ 36. Dieses Wort wird besonders für Tiergifte verwendet, so bei *Sophokles*, Trachin. 722, *Euripides*, Ion. 1015. Pindar spricht vom unschädlichen Gift der Bienen; umgekehrt gibt es auch die Redewendung: Gift und Galle speien: ἰὸν ἐμεῖν (*Aischylos*, Eum. 730); „und Galle" ist deutsche Redewendung, im griechischen Text steht nur Ios.

71) *Littré* V, 248 unter Nr. 80 u. 81; *Kapferer* XII, 49–50 enthalten folgenden Text, dem Epid. VII, §§ 85 und 86 entspricht. „Androphanes verlor die Sprache und faselte (Leresis). Als dies verging, kam er für geraume Zeit zu sich. Dann gab es Rückfälle. Die Zunge blieb die ganze Nacht trocken, und wenn er nicht den Mund spülte, war er unfähig zu sprechen. Auch war die Zunge meistens sehr bitter. Zeitweilig hatte er Schmerz in der Herzgrube, der durch einen Aderlaß gelöst wurde. Den Schmerz bezwang er mit Trinken von Wasser oder von Honigmischung. Er trank schwarze Nieswurz, aber keine Galle ging ab, oder wenig. Zu Ende des Winters wurde er bettlägerig und war unbesinnlich. Das Leiden der Zunge blieb. Die Körperwärme war niedrig, er war hilflos, seine Zunge bleich, Stimme wie bei der Lungenentzündung, Nasenbluten. Er warf die Bedeckung ab und verlangte, daß man ihn ins Freie führe, nichts konnte er richtig ausdrücken. In der Nacht starb er ... Das Leiden des Nikanor. Wenn es ihn zum Trinken trieb, bekam er Furcht vor der Flötenbläserin. Wenn er beim Trinkgelage die ersten Töne der Flöte tönen hörte, wurde er von Ängsten geplagt. Er könne es zur Nachtzeit kaum aushalten, sagte er. Wenn er aber die Flöte am Tage hörte, so mache ihm das nichts aus; das dauerte bei ihm eine geraume Zeit. „Wir fügen den folgenden § hinzu: „Demokles, der mit jenem verkehrte, schien blödsichtig und körperlich schwach zu sein. Er wäre nicht über einen Abgrund und auch nicht über eine Brücke gegangen und nicht einmal über den seichtesten Graben geschritten, aber durch denselben Graben hindurchzugehen, dazu war er imstande. Das erlitt er eine gewisse Zeit lang."

Mit Rücksicht auf Angaben des *Caelius Aurelianus* in „de Hydrophobia (Haller-Ausgabe, Lausanne 1774) zitieren wir weiterhin: *Littré* V, 514 unter Nr. 16, wo Phrenitiker als Brachypotai bezeichnet werden, die leicht von Geräuschen übermannt werden und zittern. Vgl. dazu *Littré* V, 603 unter Nr. 95 (analoge Stelle). Des Caelius Aurelianus Ausführungen über die Hydrophobie sind inhaltliche Wiedergaben der soranischen Zeit, die wiederum in Zusammenhang mit dem Verf. der sogenannten Briefe stehen. Von Bedeutung wird nun der Fund von Diels (urbinatischer Fund). Dieser vervollständigt den 19. Brief.

Caelius Aurelianus kennt die Begriffe Hydrophobie als timor aquae, ferner den allgemeineren Begriff der Hygrophobie, die sich auf alle Flüssigkeiten allgemeinhin bezieht. Er kennt den Phobodipson und Pheughydron des Polybos. Zugleich aber kennt er den Kynolysson des Andreas in bezug auf die rabies canina (Hundebiß). Zu dieser gehören die Bißfolgen der Wölfe, Bären, Leoparden, Pferde und Esel. Er kennt weiterhin Klauenverletzungen seitens der Tiere einschließlich Katze, die zu Hydrophobie führen. Er kennt sogar Übertragung des Infektionsstoffes durch Wäsche (Beispiel einer Näherin, die den Stoff mit dem Munde anfeuchtete und erkrankte). Seine Definition der Hydrophobie lautet: adpetentia vehemens atque timor potus sine ulla ratione ob quandam in corpore passionem. Zu corporis passio rechnet er dann auch die bekannten Klimaeinflüsse; die Furcht vor Wassertrinken trägt den Charakter wahnhafter Vergiftungsvorstellung (veneni admixti suspicione). In Kap. 13 erörtert er die Frage, ob es sich um eine seelische oder körperliche Krankheit handelt. Dort, wo der Biß vorangeht, ist es eine körperliche, dort wo sine ulla causa phobische Symptome sich zeigen, ist es eine seelische: Hydrophobi igitur phantasia jactantur. Allerdings besteht durch den timor auch körperlicher consensus. Er nennt die lokalistischen Versuche, denen gemäß Demokritos von den Nerven, Asklepiades vom Hirn und dessen Membranen, andere vom Zwerchfell reden. Daneben besteht eine Magen- und Unterleibslokalisation bei Erasistratos-Anhängern. Schließlich wird die Frage aufgeworfen, ob es sich hier um eine neuartige Krankheit handle. Hier wird gesagt, Demokritos, ein Zeitgenose des Hippokrates, habe sie erwähnt, und zwar bei Beschreibung des Opisthotonos; Hippokrates selbst aber ebenfalls, wenn er von den oben angeführten Brachypotai rede. Er meint, sogar Homer habe in der Teukros-Darstellung etwas davon gewußt. Sicher wüte sie in Karien und Kreta als Hundswut. Hippokrates rechne sie zur Sonderform der Phrenitis. 72) *Kapferer* XVI, 85 ff. Ergänzungsteil Briefe 60 ff.   73) *Kapferer* XVI, 87.   74) *Kapfe-*

rer XVI, 87. 75) *Kapferer* XVI, 89–90.　　76) *Littré* VI, 472; *Kapferer* III, 27.　　77) Ebd.
78) *Littré* VI, 480; *Kapferer* III, 33.　　79) *Littré* VI, 478; *Kapferer* III, 31.　　80 *Littré* VI,
512; *Kapferer* III 52 ff; K. übersetzt περιοδος mit „Stoffwechsel".　　81) *Littré* VI, 522;
Kapferer III, 57 ff.; K. übersetzt πόροι mit „Nerven".　　82)) *Littré* V, 128 ff.; *Kapferer* XI,
70 ff.　　83) In Script. physiognomonici Graeci et Latini (ed *R. Foerster*), Leipzig 1893,
wird in den Prolegomena XIII ff. ausgeführt, daß nach Pseudoplutarch die Physiognomik zu
Sokrates' Zeiten nicht betrieben worden sei, daß aber Pythagoras der Erfinder der Physiognomonia gewesen, wie auch *Hippolytos,* Refut. haeres. 1, 2, mitgeteilt habe. Ebenso *Porphyrius,* in Vit. Pyth. 13. Hier wird besonders betont, der Meister habe niemanden zu einem
Freund oder Bekannten gemacht, den er nicht vorher physiognomonisch erkannt hatte.
Physiognomonein ist nach *Gellius,* Noctes Atticae 19, 2, ein Terminus technicus, ebenso
Cicero, De fato V, 10: id verbum significat mores naturasque hominum coniectatione
quadam de oris et vultus ingenio deque totius corporis filo atque habitu sciscitari. Galen
sagt (Kühn IV, 798), der göttliche Hippokrates habe als erster von allen Ärzten und Philosophen diese Theorie (der Physiognomonia) als Zeugenschaft benutzt. Galen kommt auch
a. a. O. (Kühn XIX, 530) auf das Thema zurück, mit der Behauptung, Hippokrates habe
denjenigen Arzt, der sich mit Physiognomonia nicht befasse, für einen in geistigem Dunkel
Herumtappenden gehalten. Der pseudoplutarchischen Ansicht schließt sich Foerster nicht
an, meint vielmehr, gerade die sokratische Zeit habe diesen Wissenschaftszweig aufgenommen. Er weist u. a. auf *Xenophon,* Memor. III, 10, 5, hin, wo von der Beziehung des Sokrates
mit dem Maler Parrhasios die Rede ist. Auch hier ist die Rede von Physiognomonia.

Zusammenfassend kann man also folgendes feststellen: Zu dem durch die urbinatische
Fassung vervollständigten Krankheitsbild der 19. Briefstelle (trajanische Zeit), die ausdrücklich auf die Epidemienstellen des Hippokrates zurückkommen, gehören psychosomatische Zustände, die von der engeren Diagnose einer Hydrophobie, ausgelöst durch Tier-
und besonders Hundebiß, durch infektiöses Material, durch klimatisch erzeugte Miasmen,
bis zu mehr oder minder unklaren phobischen Zuständen reichen, bei denen Speisen- und
Flüssigkeitsverweigerung aus wahnhaften Angstvorstellungen eine wesentliche Rolle
spielen. Aus diesem Grunde folgt auch der Beschreibung in den Epidemien die eines Falles
von agoraphober Neurose eines an Hydrophobie erkrankten Freundes. Faßt man nun das
Corpus Hippocraticum im Sinne Littrés als Einheit, so hat es die Hydrophobie tatsächlich
gekannt; da aber die Briefe vom eigentlichen engeren Werk zeitlich und inhaltlich abliegen,
so ist es zumindest fraglich, inwieweit der Autor der Briefe berechtigt war, die Epidemie-
stellen als Hydrophobiekenntnis anzusehen.
84) Hier zeichnen sich Anfänge einer Affektenlehre ab, die zwar noch recht kasuistisch
anmuten, immerhin aber Vorboten für die später von den Stoikern ausgebildete Lehre
sind. Stoisch-pneumatisches Gedankengut findet sich in der Schrift Περὶ τροφῆς; vgl.
Ditter, Sudhoff-Arch. Bd. 29, 578 ff.　　85) *Littré,* VIII, 466; *Kapferer* XXIII, 136. Diese
Stelle bezieht sich auf jene Krankheiten, die durch Affekte, besonders durch furchterfüllte
Gemütserregungen, entstehen. M. Pohlenz geht in seinen schon unter Anm. 3 genannten
Hippokratesstudien auf die gleiche Stelle ein und spricht von „hysterischen Erscheinungen".
Diese Auffassung wird von uns nicht geteilt. Von einer charakteristischen Pnix hysterike ist
nicht die Rede, vielmehr bezieht sich die korrupte Eingangsstelle auf allgemeine pathologi-
sche Erscheinungen beiderlei Geschlechts, die zur Hysterie im engeren Sinne keine Beziehungen haben. Im übrigen scheint uns in diesen Anfangsworten nicht unmittelbar von der
Epilepsie die Rede zu sein, sondern gewissermaßen von Hypochondern, die vor einer vermeintlichen Epilepsie Angst haben und daher in Ausnahmezustände affektiver Art geraten.
Mit der übrigen Auffassung knidischer Beeinflussung (Bluttheorie) stimmen wir überein.
86) *Littré* V, 316; *Kapferer* XII, 71.　　87) *Littré* V, 126; *Kapferer* XI, 70.　　88) *Littré* V,
488; *Kapferer* VII, 77.　　89) *Littré* VII, 466 ff.; *Kapferer* XXIII, 136 ff.　　90) *Littré* VIII,
16; *Kapferer* XIII, 26 ff.　　91) *Littré* VIII, 32; *Kapferer* XXIII, 35–37.　　92) *Littré* VIII,

273; *Kapferer* XXIV, 34.   93) *Littré* VIII, 311 ff; *Kapferer* XXIV, 52 ff.   94) *Littré* VIII,
309; *Kapferer* XXIV, 51.   95) *Littré* VIII, 32 ff; *Kapferer* XXIII, 35 ff.   96) *Littré* VIII,
267; *Kapferer* XXIV, 30 ff.   97) *Littré* VII, 95; *Kapferer* XXIII, 67.   98) *Littré* VIII,
269; *Kapferer* XXIV, 31.   99) *Littré* VIII, 385; *Kapferer* XXIV, 90.   100) *Littré* VIII,
327; *Kapferer* XXIV, 60 ff.   101) *A. Wettley*, M. M. W. 1959, 5.

b) Platons Beiträge zur Psychopathologie und Trieblehre

1) *Platon*, Sophistes 228; vgl. auch Galen V 451 ff.   2) *Platon*, Kratylos 399 ff.   3) *Platon*, Kriton 44, 48.   4) *Platon*, Laches 186a, 189e–190a.   5) *Platon*, Hippias Minor 375 ff.   6) *Platon*, Gorgias 452e, 521a.   7) *Platon*, Gesetze 720, 792c.   8) *Platon*, Charmides 154 ff.   9) *Platon*, Phaidros 244.   10) *Platon*, Jon 533.   11) *Platon*, Phaidon 66; vgl. auch bei *Lichtenstädt*.   12) Diese Ansicht einer Vertiefung teilt auch *P. Lain-Entralgo* in: Hermes Bd. 86, H 3, 298–322. Seine Ansatzpunkte gehen aus vom Begriff der EPOIDE, dem Zauber durch Worte, aus dem sich eine Rationalisierung entwickelt, die durch Stellen im Charmides und in den Gesetzen belegt wird. Die ursprüngliche Metapher wird zu einer echten Analogie, „in der die pars loquentis vorherrscht, und die Analogie eine Metapher, in der die pars rei überwiegt". Die Epoide gehört zum Bereich des Dämonischen, sie trägt religiösen Gehalt in der Würde des Kalos Logos. Innerhalb der Situation besteht eine Polarität zwischen Darreichen und Hingeben. So entsteht die Figur des „Redner-Arztes" (270b). In diesem Zusammenhang darf darauf hingewiesen werden, daß gerade diese Analogie zwischen Rhetorik und Medizin im Mittelalter eine große Rolle spielt; in den handwerklichen Abbildungen wird auf diesen analogen Zusammenhang mit den Artes angespielt, und *Petrarcas* „Invectivae contra medicum quendam" werden von hier aus erst verständlich. Eine nicht metaphysisch geleitete Tätigkeit des die Rhetorik anstrebenden Arztes wird dann für Petrarca zum Grauen der Zukunft, zu einer Verzerrung, in die er die großen Geister, wie Hippokrates und Galen, natürlich nicht einbezieht; lediglich wenn der Arzt als Mechanicus zugleich Rhetor sein will, zeigt sich dessen Hybris. Da die Philebosliteratur uns so textwichtig erschien, haben wir der Übersicht wegen die Stellen- und Autorenzitate an Ort und Stelle aufgeführt.

c) Wahrnehmung, Trieb und leibseelischer Konstitutionalismus bei Aristoteles

1) *P. Kalthoff* hat in seinem 1934 erschienenen Werk „Das Gesundheitswesen bei Aristoteles" im Abschnitt XXX auch die Psychiatrie abgehandelt. Ein stattliches Verzeichnis der Stellen im Sachregister zeigt, daß er das Material eingehend gesichtet hat. Indessen glaubten wir in mehr systematischer, theoretisch begründeter Ordnung vorgehen zu sollen. Die Textstellen wurden in diesem Kapitel nicht als Anmerkungen ausgesondert, damit es der Leser leichter hat, die Originalstellen sogleich nachzuschlagen. Für alle Textstellen wurde der Urtext benutzt, zumeist in der Teubnerausgabe; daneben wurde die englische Kommentierung von Ross beigezogen. Die Schrift „De somno et vigilia" wurde in der neuen holländischen Ausgabe von *H. J. Drosaart-Lulofs* gelesen einschließlich der dort befindlichen lateinischen Versionen und des Kommentars des *Theodorus Metochitat*, Templum Salomonis, 1943. An deutschen Übersetzungen wurden benutzt *Franz Dirlmeier*, Nikomachische Ethik, Darmstadt 1956, und *P. Gohlke*, Über die Seele, Paderborn 1947. Der Darstellung der Wahrnehmungslehre liegt *W. Broecker*, Aristoteles, 1935, zugrunde.   2) *G. Lieberg*, Über die Lehre von der Lust in den Ethiken des Aristoteles, Diss. Tübingen 1953 (Maschinendruck). Die Arbeit wird auch von Fr. Dirlmeier besonders lobend erwähnt.   3) *P. Szilasi*, Macht und Ohnmacht des Geistes   4) Vgl. auch *W. Leibbrand*, Der göttliche Stab des Aeskulap, 3., erw. Aufl., Salzburg.   5) *R. A. Gauthier*, Magnanimité. L'idéal de la grandeur dans la philosophie païenne et dans la théologie chrétienne, Paris 1951. Gauthier zeigt, daß schon der Zorn des Achilles den Charakter der Megalopsychie trägt; aller-

dings kannte Homer das Wort selbst nicht, benutzte vielmehr „megáthymos" und „Megaletor"; auch Platon verwendet in Rep. 375C noch „megalóthymos" für die Wächter. Aristoteles selbst nennt als Vertreter der Megalopsychie neben Achill, Aias vor allem Alkibiades. Isokrates nennt Evagoras (um 365 v. Chr.) einen Megalópsychos; der gleiche Titel gebührt Alexander (Demosthenes) und seinem Vater Philipp. Aristoteles kennt physiologische und psychologische Quellen dieses Zustandes: einmal eine gewisse allgemeine, im Körper verbreitete Wärme; sie zeitigt psychologisch den erforderlichen mutvollen Optimismus; hinzu kommt die Erfahrung, wie man Gefahren begegnen kann. Der Autor der Physiognomonica (Pseudo-Aristoteles) macht den Löwen zum Sinnbild dieser Magnanimität. Platon kannte den Ausdruck nicht, benutzte Megaloprépeia (Prot. 388a, Kratylos 418a). Dieser Begriff entspricht der heute noch gebräuchlichen Magnifizenz.

d) Pneuma, Tonus und Affektenlehre der Stoiker

1) Für die Dokumentation war maßgebend *J. v. Arnim*, Stoicorum veterum fragmenta, 4 Bd., Leipzig 1903. *L. Stein*, Psychologie der Stoa, 1886. *Barth-Gödekemeyer*, Die Stoa, 1941. *M. Pohlenz*, Die Stoa, Göttingen 1948. *P. Rabbow*, Seelenführung, Methodik der Exerzitien in der Antike, München 1954. *A. Bonhoeffer*, Die Telosformel des Stoikers Diogenes, Philol. 1908. Ders., Die Ethik des Stoikers Epiktet, Stuttgart 1894. *Ch. Burnier*, La morale de Sénèque et le néostoicisme, Lausanne 1908. *A. Dyroff*, Die Ethik der alten Stoa, Berlin 1897. *P. Geigenmüller*, Vernunft und Affekt in der Philosophie Senecas, M. Jhb. 3 u. 5, 1927–1929. *E. Holler*, Seneca und die Seelenheilungslehre und Affektpsychologie des Mittelalters, 1934. *G. Ibscher*, Der Begriff der Sittlichkeit in der Pflichtenlehre des Panaitios, München 1934. *E. Benz*, Das Todesproblem, 1929. *E. Bréhier* Chrysippe, Paris 1910. *K. Reinhardt*, Poseidonios, 1921. *W. Leibbrand*, Die Stellung der stoischen Affektenlehre innerhalb einer Geschichte der Allgemeinen Psychopathologie, Actas del XV Congreso de Hist. de la Med., Vol. I, Madrid-Alcalá 1956. Ders., Stoische Relikte usw., in: Confinia Psychiatrica, Basel 1959. Die Frage, ob die stoische Theorie und Praxis zur Geschichte der Psychopathologie gehöre, kann unserer Meinung nach nicht negativ beantwortet werden, so sehr die Stoiker auch in den früheren Ansätzen einer solchen Geschichtsbeschreibung vernachlässigt wurden. Diese Tatsache bedeutet nur einen Sichtwandel, der dort anzusetzen ist, wo die Psychotherapie bewußt zum integrativen Bestand der Psychopathologie geworden ist. Diese Tatsache kann wiederum für die heutige Zeit nicht bestritten werden. Da nun jede psychotherapeutische Methode wertbezogen ist, muß sie mit anderen psychagogischen Methoden der Vergangenheit verwandt sein. Die Psychotherapeuten haben stets erklärt (V. v. Weizsäcker), sie befaßten sich damit, den Kranken je zu seiner eigenen Freiheit zu führen, über die er nicht verfüge, solange er krank sei. Mag der stoische Krankheitsbegriff des Weisen etwas anders geformt sein, inhaltlich bedeutet er jedenfalls nichts anderes. Nun läßt sich aber außerdem, wie gezeigt werden kann, der stoische Bezug in der Geschichte der Psychopathologie auch zu verschiedensten Zeiten deutlicher machen. Das betrifft zumal die Ermäßigungsproblematik innerhalb der medizinischen Triebauffassungen. Verwiesen sei daher z. B. auf *W. Leibbrand*, Schopenhauer Jhb. 1953, ferner: *A. Wettley*, Comtes Trieblehre, in: Confinia psychiatrica, Basel 1959. 2) *F. Ed. Beneke*, 1798 in Berlin geboren, Schüler Schleiermachers. Ebenso zeigt die ethisch betonte Philosophie des großen Anthropologen und Freundes des Physiologen Ludwig, *Fr. Th. Waitz*, stoische Züge. 1846 erschien die „Grundlegung der Psychologie, nebst einer Anwendung auf das Seelenleben der Tiere". 3) *Galen* V, 403 (Kühn). 4) *Galen* V, 306 (Kühn). 5) *Galen* V, 783 (Kühn). 6) *Galen* V, 283 (Kühn). 7) *Galen* VI, 481 (Kühn). 8) *Galen* V, 332 (Kühn), ebd. 189, 328. 9) *Lactantius*, Epist. ad. Pentad. 38. 10) *Diogenes Laertius* VII, 115; *Galen* V, 432, 435, 438; *Cicero*, Tusc. IV, 10; *Seneca*, Epist. 75. 11) *Diogenes Laertius* VII, 158. 12) *Tertullian*, De anima cap. 43. 13) *Diogenes Laertius* VII,

51.   14) *Diogenes Laertius* VII, 46.   15) *Sextus* M. VII, 247.   16) *Stobaeus*, Ecl. I,
843.   17) Ebd. II, 110.   18) *Galen* V, 219 (Kühn); *Seneca*, Epist. 113, 9 u. 50, 6.
19) *Diogenes Laertius* VII, I, III, I u. VIII, 642.   20) *Diogenes Laertius* VII, 4 u. 39.   21) Ac.
post. I, 41.   22) *Plutarch, Plac.* phil. IV, II.   23) *Varro* V, 59.   24) *Eusebius*, Praep.
ev. XV, 20, I und *Galen* IX, 370 (Kühn).   25) *Tertullian*, De anima V.   26) Somn.
Scip. I, 14, 19.   27) *Galen* V, 283 (Kühn).   28) *Eusebius*, Praep. ev. XV, 20, 2.   29) De
natura hominis 96.   30) *Tertullian*, De anima 14.   31) De anima apud *Stobaeum*, Ecl.
1, 48, 8.   32) *Stobaeus*, Ecl. II, 77, 20.   33) Ebd. II, 57.   34) *Diogenes Laertius* VII,
110.   35) Tusc. IV, 110.   36) *Stobaeus*, Ecl. II, 7, 2.   37) Ac. Post. I, 38; V, 429 u.
377, 332.   38) Tusc. III, 74 und IV, 7.   39) *Seneca*, De ira I, 16, 7.   40) *Stobaeus,*
Ecl. II, 7, II.   41) Paedagog. IV, II, 74.   42) *Sextus*, Adv. math. XI, 191.   43) *Diogenes Laertius* VII, 168.   44) *Galen* V, 476 (Kühn).   45) *Aetius*, Plac. IV, 12, I.   46)
Diogenes Laertius VII, 50.   47) *Sextus*, Adv. math. VII, 372.   48) *Aetius*, Plac. IV, II.
49) Das folgende bezieht sich auf Galens Schrift De Placitis Hippocratis et Platonis libri IX.
V (Kühn); hier bes. Buch II, III.   50) *Gell.*, Noct. Att. VII, I, 7.   51) *Stobaeus*, Ecl.
II, 89.   52) *Plutarch.* Moral. cap. 10.   53) Περὶ παθῶν 4.   54) *Stobaeus* II, 93.
55) *Diogenes Laertius* VII, 115.   56) Tusc. IV, 27, IV, 10, 23, 12, 32. Cicero versucht nicht
nur eine Adaptation seiner Begriffe an die griechische Tradition, sondern meint, die lateinische Sprache sei sogar reichhaltiger (III, 5). Im ganzen geht er von der stoischen Grundauffassung aus, nur der Weise sei gesund; die Aufspaltung der Einzelpathe mit ihren Begriffen morbus, perturbatio, insipiens, aegritudo, insanitas, amentia, dementia wirkt verwirrend. Er meint, die Griechen hätten die mania, deren Wortherkunft ungriechisch ist,
unter die Melancholie gerechnet; er aber trennt sie als furor besonders ab (II 5). Die Griechen sähen nur die Ätiologie der schwarzen Galle und nicht die „iracundia gravior", den
„timor" oder „dolor", der die „mens" bewege; als Beispiele aus dem Mythos halten Atha-
mas, Alkmaion, Aias und Orestes her. Obgleich furor mehr sei als insania, könne ein Weiser
von furor befallen werden, nie von insania. Durchschnittliche stultitia hindere nicht durchschnittliche Geschäftsfähigkeit.   57) *Lactantius*, Div. Inst. VI, 14.   58) Ders., De ira
17.   59) Vol. Mang. II, 348.   60) Epist. 132.   61) *Diogenes Laertius* VII, 117.
62) *Galen*, De placitis Hipp. et Plat., Buch V 1, 2, Buch IV, 4, 6.   63) Epist. II, 1.   64)
Tusc. III, 14.   65) *Augustinus*, De beata vita, cap. 25.   66) *Th. Ruether*, Die sittl.
Forderung der Apatheia, Freiburg 1949.   67) *Diels-Kranz* frg. I, 305 und I, 405 frg. 102.
68) Vgl. A. I.   69) *K. Hönn*, Die Bibliothek der Alten Welt, Griechische Reihe. Stoa und
Stoiker, die Gründer, Panaitios, Poseidonios, eingeleitet und übertragen von *Max Pohlenz*,
Zürich 1950. Die Arbeiten von Pohlenz über die Stoa, insbesondere auch über Poseidonios,
sind für die Medizingeschichte von wertvollster Bedeutung. Sie werden daher hier benutzt.
Eine Fragmentesammlung existiert von Bake, Leyden 1810, wird aber von Pohlenz als
veraltet bezeichnet. Weiterhin sind zu nennen: *Reinhardt*, Poseidonios, München 1921 und
1926; ders., „Kosmos und Sympathie". — *Heinemann*, Poseidonios' metaphysische Schriften, Breslau 1921 und 1928. Weitere Poseidonios betreffende Stellen finden sich bei Galen
(Kühn-Ausgabe: IXIX 227; IV 819 ff.; V 397, 416 und 429; XIX 710 und 717. Schließlich
auch Tertullian, De anima 14. — In neuester Zeit erschien noch eine Arbeit: Vicente Peset,
Valencia, „Enfermedad mental y enfermedad de Alma según los Estóicos", Zaragoza
1959.

III. Der Aufbau der Wissenschaft

a) Symptomatologische und soziologische Verfeinerungen

1) Das Werk von Celsus ging wahrscheinlich schon zur römischen Kaiserzeit verloren.
Es blieb bis zur Renaissance unbekannt. 1478 gab Papst Nicolaus V. den medizinischen Teil
des Werkes, den er unter gekauften Handschriften fand, in Druck. Celsus war der erste
antike Schriftsteller, dessen Werk in Druck kam. Erst 1483 erfolgte der Druck kleiner

lateinischer Übersetzungen von Galen und Hippokrates. Vgl. auch *C. Kissel*, A. Corn. Celsus, Gießen 1844.   2) Benutzt wurde: *A. Corn. Celsi*, De Medicina, von *Joh. Ant. van der Linden,* ed. sec. Leiden 1665; ferner ders., Über die Arzneiwissenschaft, übers. *Ed. Scheller,* 2. Aufl. nach der Textausgabe von Daremberg neu durchgesehen von *Walther Frieboes.*   3) Leidener Ausgabe 118; Scheller-Frieboes 109.   4) Leidener Ausgabe 157; Scheller-Frieboes 137.   5) Leidener Ausgabe 157; Scheller-Frieboes 137/38.   6) *Friedr. Falk,* Studium über Irrenheilkunde der Alten, in: Ztschr. f. Psychiatrie 1866.   7) Leidener Ausgabe 162; Scheller-Frieboes 141.   8) Leidener Ausgabe 163; Scheller-Frieboes 141.   9) Leidener Ausgabe 163; Scheller-Frieboes 141.   10) Leidener Ausgabe 164; Scheller-Frieboes 142.   11) Der Kranke wird im Sinn einer ärztlichen Pädagogik von Celsus getäuscht. Diese Auffassungen reichen bis in das 18. Jahrhundert und werden erst mit dem Begriff der Moral Management von H. Monroe abgelöst; den Kranken zu täuschen entsprach Monroe nicht der ärztlichen Ethik.   12) Leidener Ausgabe 160; Scheller-Frieboes 139.   13) Leidener Ausgabe 164; Scheller-Frieboes 142.   14) Leidener Ausgabe 182; Scheller-Frieboes 156.   15) Innerhalb der therapeutischen Anwendungen, die hier nur insoweit ihre Berücksichtigung finden, als sie die Theorien der Psychopathologie in besonderer Weise beleuchten, muß auf die Bemerkung von Celsus eingegangen werden, die die Heilung der Epilepsie durch das Blut eines getöteten Gladiators betrifft. Celsus sieht sie als ein „klägliches Mittel" an, „das zu gebrauchen ein nur noch traurigeres Leiden die Menschen bestimmen kann" (Buch 3, Kap. 23, Scheller-Frieboes). Die gleichen Angaben macht Plinius, und hier findet sich auch der Kommentar zu dieser Bemerkung. Plinius empfiehlt (Hist. nat. Buch 30, Kap. 27) gegen Epilepsie Blut des Schafsviehs und vom Geier, „und zwar nachdem er sich an einer menschlichen Leiche gesättigt hat", ferner Blut des Menschen (Buch 28, Kap. 10). Hier wird erklärt, warum das Blut Heilkräfte besitzt. Plinius ist noch durchdrungen von der magischen Wirkung des Blutes, die es im mythischen Raum besaß; er sagt: „Orpheus und Archelaus behaupten, bei der Bräune habe das Blut des Menschen selbst, aus welchem Teil es auch gelassen sein möge, wenn es auf die kranke Stelle, und bei der Fallsucht, wenn man es auf das Gesicht des Befallenen streiche, die beste Wirkung, denn der letztere stehe sogleich auf". Im gleichen Buch (Kap. 41) heißt es vom Tierblut: „Ja sogar das Blut der Pferde hat eine beizende Kraft und auch das Blut der Stuten, mit Ausnahme der noch nicht belegten, nagt aus und enträndert die Geschwüre. Das Stierblut gehört indessen ebenfalls zu den Giften, nur zu Aegira nicht, denn daselbst trinkt die Priesterin der Erde, wenn sie wahrsagen will, Stierblut, ehe sie in die Höhle hinabsteigt" (Buch 28, Kap. 41). Vgl. auch Kapitel Mythos.   16) Leidener Ausgabe 246; Scheller-Frieboes 203.   17) *Aretaeus von Kappadokien* lebte in der 2. Hälfte des 1. Jh. n. Ch. Ende der Regierung Neros, Pneumatiker. Sein Werk umfaßt die gesamte Heilkunde, ist gegliedert in Pathologie und Therapie. Die Pathologie unterscheidet akute und chronische Krankheiten. Die Einteilung benützten nach ihm die Methodiker. 18) *Aretaeus,* Corp. med. graec. Ed. C. G. Kühn, Leipzig 1828, Kap. 5, 74.   19) Ebd. 74. 20) Ebd. 74.   21) Ebd. 75.   22) Ebd. 75.   23) Ebd. 77.   24) Ebd. 76.   25) Ebd. 78.   26) Ebd. 79.   27) Ebd. 80f.   28) Ebd. 84.   29) Vgl. Welcker, F. G. Lykantropie ein Aberglaube und eine Krankheit, in: Kleinschriften zu den Altertümern der Heilkunde der Griechen, Bonn 1850.   30) *Oribasius, Ed. Raeder,* Corp. med, graec. VI, 3 = Synopsis VIII, Θ. *Aetius von Amida,* Corp. med. graec. VIII, 2, lib. medic. Nr. 6, Kap. 10/11, Ed. Olivieri. *Paulus von Aegina,* Buch III, 16, Ed. Heiberg. Über Lykanthropie s. auch *Böttinger:* Älteste Spuren der Wolfswut in der griechischen Mythologie in Sprengels Beiträge für Gesch. d. Med. 2. Stück.   31) *Aetius von Amida,* Corp. med. graec. VIII, 2, lib. medic. Nr. 6, Kap. 10/11.   32) *Aretaeus,* Corp. med. graec. Ed. C. G. Kühn, Kap. 5, 82.   33) Ebd. 72.   34) Ebd. 60ff.   35) *Cael. Aurelianus,* Ed. Haller De morbis Arutis et Chronicis, Bd. I, 286.   36) Im Zuge der Entwicklung des Begriffes des circulären Irreseins von Baillarger über Falret-Griesinger zu Kraepelin sei darauf hingewiesen, daß die

Rückbeziehung auf Aretaios durch Papadimitriou in neuester Zeit erfolgt ist. Vgl. Annales médico-psychologiques, Jg. 113, Bd. 2, Nr. 3 (Oktober 1955) 424–460. Ebenso erwähnt bei *Baruk*, Traité de psychiatrie, Bd. 1, 286.   37) Die Historia naturalis von *Plinius*, wie die Artes von Celsus ein enzyklopädisches Sammelwerk, fällt in die letzten Regierungsjahre Vespasians. Das Werk enthält 37 Bücher. Das erste Buch enthält die Vorrede, Buch 2 beschäftigt sich mit Kosmologie, 3–6 mit Geographie, 7–11 mit Zoologie, 12–19 mit Botanik, 20–32 mit Arzneimittellehre, der Rest mit Mineralogie und den entsprechenden Arzneimitteln. Die hier benutzte Ausgabe: Cajus Plinius Secundus, Naturgeschichte, übers. *Ph. Külb*, Stuttgart 1840, in: Römische Prosaiker, Hrsg. Tafel, Osiander, Schwab. 38) *Plinius*, Hist nat., Buch 11, Kap. 75, 1341.   39) Ebd. Buch 25, Kap. 22, 2769. 40) Ebd. Buch 11, Kap. 49, 1316.   41) Ebd. Buch 11, Kap. 51, 1317.   42) Ebd. Buch 11. Kap. 51, 1317f.   43) Ebd. Buch 11, Kap. 54, 1320.   44) Ebd. Buch 11, Kap. 58, 1325. 45) Ebd. Buch 11, Kap. 91, 1353.   46) Ebd. Buch 14, Kap. 28,   47) Ebd. Buch 14, Kap. 28.

b) Erster wissenschaftlicher Versuch einer Neurologie, Psychopathologie und Psychopädagogik (Galen)

1) Vgl. *R. Fuchs*, Geschichte der Heilkunde der Griechen, Neuburger-Pagel, in: Hdbch. der Gesch. der Med., Bd. 1, Jena 1902; *K. Sprengel,* Versuch einer Pragmatischen Geschichte der Arzneikunde, Halle 1793, Teil 2. *F. Falk,* Studien über Irrenheilkunde der Alten, Ztschr. f. Psychiatrie, 1866. Ders., Galens Lehre vom gesunden und kranken Nervensystem, Leipzig 1871, benutzt wurde Galen, ed. Kühn, Leipzig 1821–1833.   2) K. XIV, 732. 3) K. VIII, 329.   4) K. VII, 225 ff.   5) K. VIII, 331.   6) K. XIX, 413.   7) K. XIX, 415.   8) K. VII, 665.   9) K. XIX, 414f.   10) K. XVI, 826f.   11) K. VIII, 485. 12) K. IX, 189.   13) K. XVI, 684.   14) K. VIII, 179–193.   15) K. VIII, 182. 16) K. VII, 191.   17) K. VIII, 193.   18) K. VIII, 338.   19) K. VIII, 340.   20) K. VIII, 193f.   21) K. VIII, 194.   22) K. VIII, 195f.   23) K. VIII, 196.   24) K. XIX, 418.   25) Damokrates, oder nach Plinius Servilius Damokrates, ein griechischer Arzt in Rom, Mitte des 1. Jh. n. Chr., schrieb über Bereitung von Gegengiften.   26) K. XIV, 195 ff.   27) K. XVI, 621 ff.   28) K. XIV, 278 f.   29) K. XII, 335.   30) K. VII, 202. 31) K. XIV, 741.   32) K. XVII A, 699.   33) K. XVII A, 624.   34) K. VIII, 414 ff. 35) A. a. O.   36) *A. Wettley,* Von der Psychopathia sexualis zur Sexualwissenschaft, Stuttgart 1959.   37) K. XIX, 426.   38) Vgl. *W. Creutz,* Die Neurologie des 1.–7. Jahrhunderts nach Christi, Leipzig 1934. *A. Souques,* Etapes de la Neurologie dans l'antiquité grecque, Paris 1936. *W. Sudhoff,* Die Lehre von den Hirnventrikeln in textlicher und graphischer Tradition des Altertums und Mittelalters, in: Sudhoff-Arch., Bd. 7, 1913. *J. Leyacker,* Zur Entstehung der Lehre von den Hirnventrikeln . . . in: Sudhoff-Arch., Bd. 19. *Soury,* Le Système nerveux central, structure et fonction, Bd. 1, Paris 1899. *Meyer-Steinegg,* Studien zur Physiologie des Galenus, in: Sudhoff-Arch., Bd. 5. *M. Neuburger,* Die historische Entwicklung der experimentellen Gehirn- und Rückenmarksphysiologie, Stuttgart 1897.   39) K. V, 505.   40) K. V, 604f.   41) K. V, 606f.   42) K. V, 607ff. 43) K. V, 608.   44) K. V, 608f.   45) K. V, 611.   46) K. VIII, 231.   47) K. VIII, 231ff.   48) K. VII, 60.   49) K. VII, 60ff.   50) K. VIII, 166ff.   51) K. V, 433. 52) K. V, 454ff.   53) K. V, 433.   54) K. V, 463f.   55) K. V, 506.   56) K. V, 7. 57) K. V, 29.   58) K. V, 24.   59) K. V, 596.   60) K. V, 36.

c) Vorbereitende Ventrikel-Lokalisation und byzantinische Kompilation

1) *Caelius Aurelianus* aus Sicca in Numidien; zu Anfang des 5. Jh. als Arzt vielleicht auch als Lehrer der Medizin in Rom. Bearbeitete vor allem Soranus. Hauptwerk: De Morbis acutis et chronicis. Caelius ist wesentlichste Quelle für die Lehre der methodischen Schule. — Vgl. auch: *K. Sprengel,* Versuch einer pragmatischen Geschichte der Arzneikunde, Teil 2,

23 ff. *Neuburger-Pagel,* Geschichte der Heilkunde bei den Griechen von R. Fuchs, Teil 1. Zusammenstellung der Schriften von Caelius Aurelianus S. 344 ff. Benutzter Text: *Caelius Aurelianus,* De morbis acutis et chronicis, ed. A. v. Haller, Bd. 1 u. 2, Lausanne 1774. ferner: *Ch. Daremberg,* Aurelius de acutis passionibus, Janus II, 1847, 469 ff. *F. Falk,* Studien über Irrenheilkunde der Alten, in: Allg. Ztschr. f. Psychiatrie 1866. 2) *Cael. Aurel.,* De morbis acutis et chronicis, ed. A. v. Haller, Bd. 1, 1774. 3) Ebd. Bd. 2, 137 ff. 4) Ebd. Bd. 1, 286 ff. 5) *Posidonius,* Sohn des Arztes Philostorgius, lebte gegen Ende des 4. Jh. n. Chr., beschäftigte sich vornehmlich mit Gehirnphysiologie und Pathologie. Nicht zu verwechseln mit dem gleichnamigen Stoiker zur Zeit des Pompeius. Vgl. auch: *Levy-Landsberg,* Über die Bedeutung des Antillus Philagrius und Poseidonius, Janus 1847 und 1848. *Neuburger-Pagel,* Geschichte der Heilkunde der Griechen von R. Fuchs, Bd. 1. Ders., Griechische Ärzte des 3. und 4. nachchristl. Jh. von I. Bloch, Bd. 1. *C. F. Heusinger,* Philagirius und Poseidonius, Janus 1847. *W. Sudhoff,* Die Lehre von den Hirnventrikeln in textlicher und graphischer Tradition des Altertums und Mittelalters, in: Sudhoff-Arch., Bd. 7, H. 3, 1913. *J. Leyacker,* Zur Entstehung der Lehre von den Hirnventrikeln als Sitz psychischer Vermögen, in: Sudhoff-Arch., Bd. 19, 1927. 6) *Aëtius von Amida,* lat. Ausgabe: Gryphius, Venedig 1953, griech. Ausgabe: Corp. med. graec., ed. Olivieri, 1935, VIII, 2. 7) *Aëtius von Amida,* ed Gryphius 278; Corp. med. graec. VIII, 2. 8) *Aëtius von Amida,* Corp. med. graec. VIII, 2, 125. 9) Leyacker betont in seiner Abhandlung zur Entstehung der Lehre von den Hirnventrikeln, daß Nemesius und Poseidonius die Lokalisierung der Seelenvermögen von einem Dritten, nämlich von dem Polyhistor Porphyrius, haben könne, der auch bei Augustin als Quelle eine Rolle spiele. Porphyrius könnte durch seine Verschmelzung der Lehre des Philosophen Poseidonius und Galens der Schöpfer der Lehre der Lokalisation der psychikai dynameis in den Gehirnventrikeln sein. 10) *Oribasios* aus Pergamos, 325 n. Chr., 403 in Byzanz gest. Vgl. auch *J. Bloch,* Byzantinische Medizin, *Neuburger-Pagel,* Bd. 1; benutzt wurde *Oribasios,* ed *Bussemaker-Daremberg,* Bd. 1–6, Paris 1851–76. 11) *Aëtius von Amida,* 6. Jh., Comes obsequii in Byzanz; vgl. *J. Bloch,* Byzantinische Medizin, *Neuburger-Pagel,* Bd. 1; benutzte Texte: Corp. med. graec. VIII, 2; lat. Ausgabe: *Aëtius von Amida,* ed. Gryphius, Venedig 1553. 12) *Aëtius von Amida,* ed. Gryphius, Sermo Sextus, Kap. IV, 265; Corp. med. graec. VIII, 2, 131. 13) Siehe Marcellus von Sidon. 14) *Aëtius von Amida,* ed. Gryphius, Sermo Sextus, Kap. IV, 275; Corp. med. Graec. VIII, 2, 152. 15) *Alexander von Tralles,* 525 n. Chr. in der lydischen Stadt Tralles geb., starb um 605, in Rom große Praxis, Hauptwerk: Pathologie und Therapie innerer Krankheiten in 12 Büchern und eine Schrift über Eingeweidewürmer. 16) *Paulus von Ägina,* 1. Hälfte des 7. Jh., Werk über Medizin in 7 Büchern und ein Buch über Frauenkrankheiten; das sechste Buch ist das bedeutendste, es handelt von der Chirurgie, die selbständig beschrieben wird. 17) *Alexander von Tralles,* griech.- lat. Ausgabe, ed. W. v. Andernach, Basel 1556, Cap. 15, 62. 18) Gagathesstein: vgl. *Dioskorides,* Materia medica, libri V, Ausgabe Sprengel, Leipzig 1829, Bd. 1, 812: „Bei dem Gagathesstein ist vorteilhaft, daß er schnell angreift und einen Asphaltgeruch machte... er hat eine erregende diaphoretische Wirkung. Er ist ein Test für Epileptiker und Hysterikerinnen." 19) *Paulus von Ägina,* Medici opera, ed. W. v. Andernach, Venedig 1589, lib. III, Cap. 14. 20) Ebd. lib. III, Cap. 17. 21) *J. Fr. Boissonade,* Anecdota Graeca e Codicibus Regiis, Vol. I, Paris 1829, 205, Vers. 728–851. *Psellos* unterscheidet auch in einer anderen Schrift Satyriasis und Priapismus, 233.

IV. Die Lokalisationslehren und deren Folgen

1) *Nemesios von Emesa,* De natura hominis. Ed. Ch. F. Mathaei Halae 1802. Migne, P. G. 40, 504–817. Nemesii Emeseni liber Περὶ φύσεως ἀνθρώπου Versio latina, ed. C. Holzinger, Leipzig 1887. Eine weitere lateinische Übersetzung machte *Georgius Valla Placentius,* Lyon

1538. *Eibl,* Augustin und die Patristik,380. *Nemesius v. Emesa,* Quellenforschungen zum Neuplatonismus u. seinen Anfängen bei Poseidonios, von *W. W. Jaeger,* Berlin 1914, (Alois-Riehl-Festschrift). Nemesii Episcopi Premnon physicon sive a N. Alfanao Archiepiscopo Salerni in Latinum translatus, recognovit Carol. Burkhard, Teubner Leipzig.   2) *W. Sudhoff,* Die Lehre von den Hirnventrikeln in textlicher und graphischer Tradition des Altertums und des Mittelalters, in: Sudhoff-Arch., B. 7.   3) Dieser Poseidonios ist nicht zu verwechseln mit dem Stoiker zur Zeit des Pompeius. Der hier gemeinte wird als Sohn des Philostorgius bezeichnet, lebte zu Ende des 4. Jahrhunderts und wird genannt bei *Aëtius,* Sermo II, 2.   4) *Johannes Damascenus* ist am Ende des 7. Jahrhunderts geboren, der sarazenischen Familie Mansur angehörig und von einem sizilianischen kriegsgefangenen Mönch Kosmas im Christentum unterrichtet. Er starb 754 als Presbyter eines Klosters in Palästina. Er wird häufig vom hl. Thomas zitiert.   5) *Quosta ben Luca* war ein aus Baalbek stammender Arzt christlichen Bekenntnisses. Über die Zusammenhänge mit Alfredus Anglicus vgl. *W. Leibbrand,* Der Göttliche Stab des Aeskulap, Salzburg 1939, 125 ff.   6) Die Brüder der Reinheit wurden im 10. Jahrhundert als Mitglieder eines arabischen Ordens zusammengefaßt zur Pflege und Verbreitung der Wissenschaft. Sie verbreiten sich von Arabien aus bis Spanien.   7) Für die Darstellung der Lehre Augustins wurde folgende Literatur benutzt: *Windischer,* Die Psychologie Augustins und ihre Beziehung zur Gegenwart, in: Arch. Psychol. 95, 1936, 347–393. *K. De la Haye,* Die memoria-interior-Lehre des hl. Augustin und der Begriff der transcendentalen Apperzeption Kants, in: Abh. Phil. und Psychol. der Rel., H. 38/39C, Würzburg. *Erich Dinkler,* Die Anthropologie Augustins, Stuttgart 1939. *H. Eibl,* Augustin und die Patristik, München 1923. *Leisegang,* Denkformen, Berlin 1928. *F. Überweg,* Grundriß der Geschichte der Philosophie, Berlin 1915. Gesamtausgabe der Werke von *J. Amerbach,* Basel 1506. Patrologia Latina (Migne), Paris 1845, 32–47, *F. van der Meer,* Augustinus, der Seelsorger, Köln 1953. *A. Dempf,* Philosophie des Mittelalters.   8) Marius Victorinus stammte aus Afrika, war Rhetor und Grammatiker des 4. Jahrhunderts; nach Studium Plotins und der Neuplatoniker wurde er 355 Christ. Unter anderem übersetzte er auch Porphyrius (Eisagoge) und die Kategorienlehre des Aristoteles. Er war Antiarianer und Antimanichäer.   9) Kühn III, 663.   10) Zum folgenden vgl. *J. Leyacker,* Zur Entstehung der Lehre von den Hirnventrikeln als Sitz psychischer Vermögen, in: Sudhoff-Arch., Bd. 19.   11) Kühn, XIV, 8.

MITTELALTER

I. Zwischen Arabismus und Scholastik

1) *M. Horten,* Die Metaphysik Avicennas, Halle 1907. *S. Landauer,* Beitrag zur Psychologie des Ibn Sina, Diss., München 1872. *M. Winter,* Über Avicennas Opus egregium de anima (Lib. VI Naturalium), Diss., München 1903. *Wüstenfeld,* Gesch. der arabischen Ärzte und Naturforscher, 1840. *Carra de Vaux,* Avicenna, Paris 1900. Der Kanon wurde in der lateinischen Version des Gerard von Cremona (castigiert durch Petrus Antonius Rusticus) usw. benutzt. Leyden 1522.   2) *M. Horten* 568.   3) *M. Horten* 422.   4) *M. Horten* 644.   5) *A. Bumm,* in: M. m. Wschr., 1898, 632.   6) Die Ausgabe Vattiers erschien in Paris bei J. Huart 1659.   7) *A. Bumm,* Die Identität der Abhandlung des Ishak Ibn Amran und des Constantinus Africanus über Melancholie, München.   8) *M. Steinschneider,* C. Africanus und seine arabischen Quellen, in: Arch. Path. Anat. und Physiologie (Virchows Archiv Bd. 37, 351–410).   9) Kühn VIII, 191.   10) Kühn XIX, 708.   11) Über Zusammenhänge der Lehre des Maimonides mit aktuellen psychiatrischen Theorien siehe *Abraham Litvak,* in: Revue de l'histoire de la médecine hébraïque H. I, 1948. Rabbiner *Dr. Kroner,* Die Seelenhygiene des Maimonides aus Kapitel III des Sendschreibens an den Sultan Al

malik Alafdhal, Stuttgart 1914. *J. Gorfinkle,* The 8 chapters of M. on Ethics, New York 1912. *S. B. Scheyer,* Das psychologische System des M., eine Einleitungsschrift zu dessen More Nebuchim, Frankfurt 1845. *Foucher de Careil,* Leibniz, la philosophie juive et la cabale. Trois lectures à l'académie de sciences et politiques avec les manuscrits inédits de Leibniz, Paris 1861.   12) Medicina Salernitana i. e. conservandae bonae valetudinis praecepta (mit Exegese des Arnald v. Villanova) von *J. Curio,* 1594. Dieser Curio, nicht mit dem Arzt Jakob Curio aus Hof zu verwechseln, war Prof. der Medizin in Erfurt.   13) *C. v. Megenberg,* Das Buch der Natur, dt. Übersetzung von Hugo Schulz, Stuttgart 1897. 14) Hildegardis causae et curae, ed. Teubner 1910 (Paulus Kaiser). Die „Scivias" wurde in der Patrologia (Migne) eingesehen. *Hugo Schulz* hat ebenfalls eine Übersetzung der Causae et curae 1933 mit Vorwort von Sauerbruch geschaffen (München 1933). Vgl. auch „Therapeutische Monatshefte" von O. *Liebreich,* 1902. *H. Schipperges,* Hildegard v. Bingen, Salzburg 1957 (mit interpretativen Erläuterungen).

II. Passiones animae

1) *O. Lottin,* Problèmes de psychologie, Louvain 1942. *H. Lecoultre,* Essai sur la psychologie des actions humaines d'après les systèmes d'Aristote et S. Thomas d'Aquin, Paris 1883. *Ph. Lersch,* Die Strebungen des Menschen, in: Ztschr. Phil. Forschung, 1950, 204. *St. Strasser,* Zur Gefühlssteuerung des menschlichen Aktes, in: Ztschr. Phil Forschung 1953, 171. Dort werden auch andere Autoren der letzten Zeit benannt, die den selbständigen Charakter der Bedeutung des Gefühls betonen, so M. Kudewig 1942, Gardener, R. Clarc Metcalf, G. Beeba-Center 1937, Larguier des Baucels im Nouveau traité de psychologie, Bd. 2, Paris 1932, 498; *R. Déjeau,* L'émotion, Paris 1938, Pradines, Traité de psychologie générale, Bd. 1 Paris 1949, 659. Selbstverständlich gehört hierher Bergsons „Les deux sources de la morale et de la religion" sowie die Psychologie Franz v. Brentanos, der vom Thomismus herkam. Strasser versucht eine Ergänzung zu Thomas (bes. S. th. I II, q. 22–48). Er verweist auch auf *J. P. Sartres* „Esquisse d'une théorie des émotions", 1946. Er betont die Ähnlichkeit des Satzes: „ce monde est difficile" mit dem Arduum der scholastischen „irascibilis vis".   2) Migne, L. 182, 1003B.   3) Migne. L. 178, 110 A.   4) Mit der Lehre der passiones bei Thomas beschäftigen sich u. a.: *M. Meier,* Die Lehre des Thomas von Aquino de passionibus animae in Quellen analytischer Darstellung, Beiträge zur Gesch. der Phil. des Mittelalters, Bd. 11, H. 2, Münster 1912. *H. Siebeck,* Geschichte der Psychologie, Gotha 1884. *E. Zeller,* Die Philosophie der Griechen. *A. Stöckl,* Geschichte der Philosophie des Mittelalters, Mainz 1865. *V. Cathrein,* Moralphilosophie, Freiburg 1890. *A. Rietter,* Die Moral des heiligen Thomas von Aquin, München 1858. *K. Werner,* Der heilige Thomas von Aquin, Regensburg 1859. *Ch. Jourdain,* La Philosophie de S. Thomas d'Aquin, Paris 1858. *F. Z. Gonzales,* Die Philosophie des heiligen Thomas von Aquin, dt. von Nolte, Regensburg 1885. *P. Morgott, Fr. von,* Die Theorie der Gefühle im System des hl. Thomas, Eichstätt 1864.   5) S. th. I II, q. 22–25 umfaßt die passiones im allgemeinen, q. 26–48 die speziellen, die concupisciblen und irasciblen passiones.   6) Vgl. Aristoteles, Eth. N. II, 4. 1105b 21 und II, 1. 1378a 20; Reth. II, 12. 1388b 33; Polit. III. 15. 1286a 34; De an. I, 5. 410a 25; De An. II, 5. 417b 2.   7) Vgl. S. th. I II, q. 22–25.   8) S. th. I II, q. 22. 9) Ebd.   10) Quaest. disput. de ver., übertr. von *E. Stein* Teil II, S. 320 (q. 26, Art. 2). 11) S. th. I II, q. 22.   12) Ebd.   13) Vgl. Quaest. disput. de ver., übertr. *E. Stein:* übersetzt in q. 25 iraszibles Vermögen mit dem Terminus „affektives Reaktionsvermögen". 14) *Joh. Damascenus,* De fide orth. II, cap. 12, P. G. 94, 928.   15) *Nemesius,* De nat. hom., cap. 16 u. 22, P. G. 40, 672 u. 692.   16) *Aristoteles,* De an. III, 9, 432 b 6; Eth. N. I, 13, 1102a 27ff.   17) S. th. I II, q. 23.   18) Ebd.   19) S. th. I II, q. 25.   20) M. Meier veranschaulicht die thomistische Lehre von den 11 Grundaffekten in folgender Tabelle (*Meier,* Die Lehre des Thomas von Aquino ..., 36); in Worten ausgedrückt lautet dies:

637

passiones vis concupiscibilis vis irascibilis absens: amor odium bonum
futurum: spes — desperatio futurum: desiderium bonum simpliciter
malum fuga arduum futurum: audacia — timor malum praesens:
delectatio tristitia praesens: ira
21) S. th. I II, q. 25. 22) S. th. I II, q. 24. 23) Ebd. 24) Ebd. 25) *J. Wyrsch*,
Zur Geschichte und Deutung der endogenen Psychosen, Stuttgart 1956, und Referat von
Häfner, in: Nervenarzt 1957, 44. 26) *A. Usenicnik*, Das Unbewußte bei Thomas v. Aquino, Regensburg 1930. Hier werden noch folgende Stellen angeführt: S. th. I II, q. 51 a 1,
De virtute a 8, S. th. I, q. 85 a 7 und De pot. q. 3 a 9 ad 7; De malo q. 5 a 4, S. th. I II, q.
51 a 1 und q. 61 a 1. Zuletzt wird hingewiesen auf *R. E. Brennan*, Thomistische Psychologie,
Gemeinschaftsverlag Kerle-Styria 1957. Hier heißt es entsprechend dem Zitat Kretschmers
in neuer Formulierung: „Die thomistische Betrachtungsweise kommt nicht nur der tag-
täglichen Erfahrung näher, sie erweist sich auch als die erfolgreichere im Vergleich mit den
führenden Richtungen in der modernen Psychologie, in der sich ganzheitliche Betrachtungsweise mehr und mehr Geltung verschafft." – Besonders scheint es dem Vf. wichtig zu sein,
daß die alten Begriffe „rational" und „empirisch" zugunsten der anthropologischen Sicht
verschwinden. Es ist daher bezeichnend, daß eine Zeit wie die unsere, die sich der Anthropologie zuwendet, fast notwendigerweise zum Thomismus finden muß. Gerade Thomas
hat die Frage des Aristoteles nach der Seele zur Frage nach dem Menschen erweitert. –
Zur Bedeutung des psychosomatischen Zusammenhanges bei Thomas sei noch aus De
veritate 26, 10 folgendes Dokument gebracht (siehe Brennan 66/67): „Die Seele ist nämlich
mit dem Körper verbunden und folgt seiner Beschaffenheit, wie es sich in psychopathologischen Erscheinungen oder in den Graden verschiedener Begabung und ähnlichem äußert.
In gleicher Weise beeinflussen die höheren Seelenkräfte die niederen; denn auf einen intensiven Willensakt folgt eine Regung im sinnlichen Strebevermögen; durch angestrengte
Denktätigkeit werden die Akte der sinnlichen Kräfte gebunden oder ausgeschaltet. Umgekehrt wirken die niederen Kräfte in die höheren hinein. So wird mit den heftigen Regungen
im sinnlichen Strebevermögen der Verstand verdunkelt, so daß jemand schlechthin das als
gut ansieht, was seiner Leidenschaft gemäß ist."

III. Zusammenfassung einer humoralpneumatischen Psychopathologie

1) Benutzt wurde der griechische Text bei *J. L. Ideler*, Berlin 1841: Physici et medici
Graeci minores. Es gibt ferner eine griechische Ausgabe Paris 1557. (ed. J. Goupyl). Ver-
glichen wurde der lateinische Text, Leyden 1556 (J. Tornaesius); vgl. auch *Neuburger-Pagel*
Bd. 1 (I. Bloch).

RENAISSANCE

I. Der naturphilosophische Auftakt

1) *P. Pomponazzi*, De immortalitate, Nimae Ed. Principato Messina 1925 nach Original
von 1516. Ders., De naturalium effectuum admirandorum causis, Basel 1556. 2) *Jul.
Caesar Scaliger*, De subtilitate ad Hier. Cardanum, Frankfurt 1592. 3) *Erasmus von
Rotterdam*, Das Lob der Torheit (Encomium moriae) Ausgabe Hersch-Bubbe, Stuttgart
1952. 4) *B. Telesius*, De natura juxta propria principia, Neapel 1586. Deutsche Aus-
züge bei *Rixner* und *Siber*, Leben und Lehrmeinungen berühmter Physiker des 16. und 17.
Jh., 1819. *K. Heiland*, Erkenntnislehre und Ethik B. Telesios, Diss. Leipzig 1891.

II. Die Auffassung der Ärzte

1. *J. Dubois* (Sylvius), Opera omnia, Genf 1630.   2) *M. Levinius Battus* ist 1545 in Rostock geboren, studierte Mathematik in Antwerpen, dann Philosophie und Medizin; er wurde 1559 Magister in Wittenberg, blieb einige Jahre in Italien und kehrte nach Rostock zurück. Dort starb er 1591. Seine Epistolae medicae sind als Miscellanea von H. Smetius herausgegeben worden. Vgl. auch *Blank*, Mecklenburgische Ärzte II, 135.   3) *G. Baillou*, Opera omnia, Genf 1762, mit Vorwort von Tronchin.   4) *H. Capivaccio*, Opera, ed. J. H. Beyer, Frankfurt 1603.   5) *T. Garzoni*, L' Hospidale de pazzi incurabili, Ferrara 1586.   6) *G. Fracastoro*, Opera omnia, Venedig 1574.   7) *Joannis Fernelii* Neotericorum Principis et Franciae Archiatri Universa Medicina, Genf 1638.   8) *G. Rondelet*, Opera omnia, 1619 (Sam. Crispinus).   9) *J. Lommius (Joost val Lom)*, Opera omnia, Lyon 1761. 10) *G. B. da Monte (Montanus)*, Medicina universa, Ed. M. Weinreich, Frankfurt 1587. 11) *J. Schenck von Grafenberg*, Observ. med., Basel und Freiburg 1584–1597.   12) *F. Valleriola*, Observ. med. libri VI, Lyon 1573.   13) *F. Trincavalla*, Consilia medica, Basel 1586. *Zacutus Lusitanus* (1575 in Lissabon geb.), Praxis medica admiranda, Amsterdam-Lyon 1643.   14) *Ch. Wirsung*, Neues Arzneybuch, Heidelberg 1568.   15) *R. Solenander*, Consilia, Frankfurt 1596, bes. Sect. III.   16) H. *Petraeus:* Nosologia harmonica dogmatica et hermetica, Dissertationibus quinquaginta in celeberrima Academia Mauritania, que est Marpurgi, publice et probatim disceptata, Marpurgi Cattorum 1615· 17) *J. Goraeus* (de la Gorée), Defin. med., 1601.   18) Benutzt wurde die Ausgabe in 10 Bänden von *Spon* (Opera omnia), Lugduni 1663. Die Schrift De subtilitate erschien 1552, De veritate rerum 1556. *Scaliger* hat die Schrift De subtilitate in den Exercitationes exotericae, Paris 1557, bekämpft. Cardanus hat diese Polemik beantwortet; sie ist als Apologie den späteren Ausgaben De subtilitate beigefügt. Die hier ausgebreitete Übersicht ist im einzelnen in der von uns angeregten Dissertation von *F. Herz* genauer durchgeführt (München 1960). Vgl. außerdem *E. Rivari*, Riv. die Storia delle Scienze mediche e naturali, 1923, 121ff., und *G. Tánfani* eb., 1930, 433ff.   19) *F. Plater*, Praxeos Tractatus, Waldkirch 1602.   20) *A. Vesalius*, Die hier zitierten Stellen siehe bei M. Foster, Lecturers on the History of Physiology, Cambridge 1924.

III. Neuplatonische Variationen

a) Dämonologie

1) *F. van Meer*, Augustin, der Seelsorger, Köln 1953; insbesondere das Kapitel über Dämonologie.   2) Magnum Bullarium Romanum Bd. 1, Lyon 1692, 443. Bull. Dipl. et Privil. S. S. Rom. Pontif. Taurinensis Editio Bd. 5, 1860, 296ff.   3) *E. Klingner*, Luther und der Dt. Volksaberglaube, Diss. Berlin, 1912. *J. Grimm*, Dt. Mythologie 4 A 2, 925. *J. Hansen*, Zauberwahn, Inquisition und Hexenprozesse im Mittelalter, 1900. *G. Roskoff*, Geschichte des Teufels. – Folgende Stellen aus der Weimarer Ausgabe sind wichtig: I, 410; XIV, 185; I, 46 und X, 591; I, 407; XXIX, 557, XL 314. Das schon genannte Sündenalphabet findet sich in der Summa des *Antonius Florentinus;* verfaßt wurde es von *Johannes Dominici:* Summa III, t. I, cap. 25.   4) De magorum daemonomania, bes. cap. VI. 5) *L. Meyer*, Die Periode der Hexenprozesse, Hannover 1882.   6) *O. Snell*, Hexenprozesse und Geistesstörung, München 1891.   7) A. *Kircher*, Mundi subterranei VIII cap· IV De daemonibus subterraneis.   8) *L. Lavater*, De spectris, lemuribus et magnis fragoribus, Lugd. Batav. 1570.   9) *J. Bodinus*, De magorum Daemonomania libri IV, Basel 1581.   10) *Th. Erastus*, Zwei Dialoge über die Macht der Hexen und von der Bestrafung, die sie verdienen (Bibl. diabolique) 1885.   11) *A. Du Laurens*, Gesamtausgabe, Frankfurt 1627, Paris 1628.   12) *J. Weyer* (Wierus), De lamiis, Basel 1577. Pseudomonarchia daemonum, 1580. De irae morbo, Basel 1577. De praestigiis daemonum et incantationibus ac

veneficiis libri V, Basel 1563.   13) *J. C. Westphal* (war Schüler Ettmüllers, stammte aus Rügenwalde in Pommern, starb 1722); Pathologia daemoniaca, id est observationes circa Daemonomanias et morbos convulsivos, Leipzig 1707.   14) H. *Samson,* Neu auserlesene und wohlbegründete Hexenpredigt, Riga 1626. – Der Vollständigkeit halber sei noch im 17. Jh. der reformierte Theologe *Balthasar Becker* genannt, der die Teufelsbesessenheit ganz leugnete. Er mußte dieser Ansicht halber die Kanzel verlassen. Er starb 1698. Vgl. Jöcher I, 895. – Eine zwar positivistische Auffassung vertritt *Behr* in: Allg. Ztschr. Psychiatrie 1906, 1 ff., lehnt aber doch klugerweise die Verwendung des psychiatrischen Jargons zugunsten historischer Methoden ab. Dennoch erliegt er wieder der Hysterieanalogie. – Von neueren Arbeiten sei vor allem genannt die Antrittsvorlesung *H. Heimanns* über „Prophetie und Geisteskrankheiten", Bern 1955. – *J. F. C. Hecker* schrieb 1865 über die großen Volkskrankheiten. In diesem Werk handelt Teil III über die Psychopathien des Mittelalters. Er versteht darunter eine Reihe abnormer Erscheinungen im Gebiet des geistigen Lebens. Er spricht von „epidemischer Psychopathie" und rechnet hierher Tanzwut und Kinderfahrten. Alles wird reduziert auf Hysterie und verbrauchte Hypochondrie; es ist die Rede von Manie des Märtyrertums im 4. Jh. – *Ed. Mudrak* schrieb 1936 über Grundlagen des Hexenwahns (Reden und Aufsätze z. nord. Geb., Leipzig).   15) *M. Molino,* 1640 in Aragonien geboren, starb sakramental versorgt 1696. Vgl. *Denzinger-Bannwart,* Enchiridion symbolorum, Freiburg 1928, Nr. 1261 1262; ferner *W. Leibbrand,* Vinzenz von Paul, Heidelberg 1953.

b) Paracelsus

1) *H. Damerow,* Paracelsus über psychische Krankheiten, in: *Heckers Annalen* der gesamten Heilkunde, Berlin 1834, 28. Bd., 389 ff. Diese Abhandlung beschäftigt sich als erste mit dieser Thematik. In neuester Zeit findet sich entsprechende Literatur bei *W. Pagel,* Paracelsus, An Introduction to Philosophical Medicine in the Era of Renaissance, Basel-New York 1958. *E. Ackerknecht,* Kurze Geschichte der Psychiatrie, Stuttgart 1957. *O. Temkin,* „The Falling Sickness, A History of Epilepsie", Baltimore 1945. Bullet. Hist. Med. 1950: The Psychiatry of Paracelsus. *A. Wettley,* Hysterie, ärztliche Einbildung oder Wirklichkeit?, MMW 1958, 193–196.   2) *Paracelsus,* De morbis amentium, Sudhoff Bd. 2, 421.   3) Diese Schrift findet sich weder bei Huser noch bei Sudhoff.   4) De morb. ament., Sudhoff Bd. 2, 394.   5) A. a. O. 395.   6) Spiritus vitae . . . „ist ein geist, der da ligt in allen glidern des leibs . . . und ist in allen gleich der eine geist die eine kraft . . . ist das höchste korn des lebens aus dem alle glider leben"; ist also virtus membrorum. (De virtutibus membrorum, Sudhoff Bd. 3, 14 ff.) Ohne den spiritus vitae gibt es keine Gesundheit, gibt es kein Leben. Er ist sterblich im Gegensatz zur „Quinta essentia". Diese ist „ein spiritus gleich dem spiritus vitae", mit dem Unterschied, daß sie „nicht aus Fleisch und Blut ausgezogen" ist, sondern unsterblich ist und „spiritus des dings" bedeutet (Sudhoff Bd. 3, 118). Der Begriff des Spiritus vitae entspricht häufig dem der „mumia". Vgl. etwa De vita longa (Sudhoff Bd. 3, 247 ff.), Opus paramirum, Teil 2. Er ist hier Balsam des lebendigen Leibes, der alles Lebendige zusammenhält und ohne den es keine Gesundheit gibt.   7) De morb. ament., Sudhoff Bd. 2, 395.   8) A. a. O. 396.   9) Sudhoff Bd 1, 143 ff.   10) Von den hinfallenden Siechtagen, Sudhoff Bd. 8, 267.   11) A. a. O. 273.   12) Vgl. *Sievers,* Die Naturanschauung von Paracelsus, Würzburg, 1937.   13) Sudhoff Bd. 8, 331.   14) A. a. O. 367.   15) A. a. O. 328.   16) A. a. O. 346.   17) A. a. O. 356.   18) Sudhoff Bd. 2, 400.   19) A. a. O. 400.   20) A. a. O. 400f.   21) Unter complexio verstand man entsprechend der galenischen Auffassung die Zusammensetzung eines animalischen Körpers besonders von Hauptflüssigkeiten und Säften. Damit waren noch immer die 4 Kardinalsäfte gemeint. So umfaßte der Begriff complexio noch bei Thomas v. Aquino: 1) complexio aequalis, 2) c. calida et frigida, 3) c. cholerica, 4) c. debita, 5) c. extrema und c. media s. temperata, 6) c. hominis s. humana, 7) c. mollis et c. sicca, 8) c. naturalis, 9) c.

propria, 10) c. terrestris. (Vgl. *L. Schütz*, Thomas-Lexikon, Paderborn 1895.) Bei Paracelsus handelt es sich ausdrücklich nicht um die 4 Kardinalsäfte und ihre Qualitäten, sondern complexiones bedeuten bei ihm die Verbindungen der prima materia, also die Elemente Feuer, Erde, Wasser, Luft, aus denen alles besteht. Sie sind zusammengesetzt aus Mercur, Sulphur und Sal, bedeuten chemische Grundsymbole und haben mit der eigentlichen alten complexio nichts mehr zu tun. Die humores, sagt Paracelsus, „seints doch nur von der krankheit (verändert) worden und die krankheit nit von inen" (Sudhoff Bd. 11, 202). 22) Sudhoff Bd. 12, 107. 23) A. a. O. 107. 24) Damerow fragt sich hier, ob Paracelsus mit der genannten „Mania ebriecata" die spätere Dämonomanie gemeint habe, und möchte das Wort „aliena sapientia" im Sinn des französischen aliéné behandelt wissen. 25) Sudhoff Bd. 12, 101 f. 26) A. a. O. 108. 27) Hier taucht der Begriff Phrenesis auf, der mit dem des Lethargus gelegentlich genannt wird. Selbständige Krankheitsbilder dieser Art werden nicht geschildert; Phrenesis wird als schwere Krankheit neben Mania, Lethargus, Melancholie u. a. einmal lediglich aufgezählt (vgl. Sudhoff Bd. 8, 195) oder kommt in Verbindung mit der Pulsqualität vor (Huser I, 763 b). Lethargus wird in Verbindung mit rotfarbenem Urin genannt (Huser I, 761 c). 28) Sudhoff Bd. 12, 108. 29) A. a. O. 108. 30) A. a. O. 108. 31) *K. Jaspers* sagte einmal gesprächsweise: Ein Schizophrener kann viele Gesunde überzeugen, aber niemals einen andern Schizophrenen. 32) Sudhoff Bd. 1, 97 ff. 33) A. a. O. 97. 34) A. a. O. 97. 35) A. a. O. 102. 36) A. a. O. 102. 37) *J. F. G. Hecker* hat in seiner Monographie, Die Tanzwuth, eine Volkskrankheit des Mittelalters, Berlin 1832, das Verdienst des Paracelsus betont, als erster den sog. St.-Veits-Tanz ärztlicher Untersuchung unterzogen zu haben. 38) Sudhoff Bd. 2, 407. 39) A. a. O. 439. 40) Über die unsichtbaren Krankheiten vgl. *W. Leibbrand*, in Nova acta Paracelsica, Bd. 8, 1957. 41) *Sudhoff* Bd. 1. 163 ff. 42) Sudhoff Bd. 9, 268. 43) *Sudhoff* Bd. 2, 420. 44) A. a. O. 422. 45) A. a. O. 420. 46) A. a. O. 425. 47) Paracelsus spricht hier von complexio im alten Sinn und fügt ausdrücklich hinzu, er schreibe darüber nichts weiter, sondern überlasse es „den andern, die de complexionibus schreiben". 48) *Sudhoff* Bd. 2, 42. 49) *Sudhoff* Bd. 14, 43. 50) A. a. O. 43. 51) A. a. O. 45 f. 52) A. a. O. 46. 53) A. a. O. 46 f. 54) A. a. O. 47. 55) A. a. O. 56. 56) A. a. O. 68. 57) A. a. O. 71. 58) A. a. O. 73. 59) *B. A. Morel*, Traité des dégénérescences physiques, intellectuelles et morales de l'espèce humaine et des causes qui produisent ces variétés maladives, Paris 1857. 60) *Sudhoff* Bd. 14, 75. 61) A. a. O. 76. 62) A. a. O. 76. 63) A. a. O. 84. 64) A. a. O. 82. 65) A. a. O. 84. 66) A. a. O. 84 f. 67 A. a. O. 90 f. 68) A. a. O. 91. 69) *Sudhoff* Bd. 14, 5 ff. 70) A. a. O. 9. 71) A. a. O. 10. 72) A. a. O. 10. 73) A. a. O. 10. 74) A. a. O. 11. 75) A. a. O. 12. 76) A. a. O. 23. 77) *Sudhoff* Bd. 14, 539. 78) *Sudhoff* Bd. 14, 33. 79) A. a. O. 38. 80) A. a. O. 36.

DER BAROCK

I. Fortsetzung der ärztlichen Überlieferung

1) *W. Pinder*, Das Problem der Generation, Berlin 1926. 2) *L. Rivière*, Praxis medica, Paris 1640. *R. Semelaigne*, Les pionniers de la psychiatrie française, Bd. 1., Paris 1930, 45. *W. Leibbrand*, Intern. Congr. Med. Gesch. in Montpellier 1958. 3) *D. Sennert*, Opera, Lugdun. 1676. *Klaus Küster*, Die Psychopathologie des D. Sennert, Diss. München 1959. *P. Zacchias*, Question. medico-legalum Tomi III, Frankfurt 1688. 4) *M. Helms*, Die psychopath. Anschauungen bei P. Zacchias in Hinsicht auf den Beginn einer forens. Medizin, Diss. München 1956/57. 5) Vgl. Anm. 2. 6) Vgl. Anm. 3. 7) Vgl. Anm. 3. 8) Vgl. Anm. 4. 9) Die juristische Intelligenzprüfung in England im

17. Jh. ergibt sich aus folgenden Definitionen (*H. E. Bell,* An Introduction to the History and Records of the Court of Wards and Liveries, Cambridge 1953): Aus Prerogativa Regis (Staunford f. 33): If a man knew his own age and the nams of his father and mother, and could tell up to 20 he was adjuged no idiot (ebd. 583 NNB: A. Fitzherbert, New Natures Brevium, 1652) by a state of Eduard III the power to be get children became another qualification or proof of sanity (vgl. Les termes de la Ley of 1671, S. 419): Idiot is he that is a natural fool from his birth, and knows not how to count 20 pence or name his father or mother, nor tell his own age, or such like easi and comman matters, so that it appears he hath no manner of understanding, reason or government of himself. But if he can read, or learn to read by instruction and information of others, or can measure an Ell of Cloth, or name the days of the week, or beget a child, or such like, where by it may appear he hath some light of reason; such one is no Idiot naturally . . ." Man unterschied zwischen „Lunatic" (vorübergehend geisteskrank) und Idiotismus. . Wurde eine Idiotie festgestellt, so war der Kanzler gehalten, den Kranken in eigener Examinierung vorzuladen. Solche Schutzmaßnahmen waren im Interesse des Idioten nötig, da dieser automatisch aller Eigentumskontrolle verlustig ging. Alle dieser Feststellung der Geisteskrankheit vorangehenden Geschäfte waren ungültig. Erworbener Landbesitz fiel an die Krone, es blieb nur ein Lebensminimum. Landesverwüstung wurde nicht entschädigt. Wurde der Betreffende später gesund, so verblieb sein Eigentum in der Hand des Königs bei Lebzeiten, es sei denn, er stellte einen schriftlichen Antrag auf Neubegutachtung.   10) *M. Geiger,* Microcosmus hypochondriacus sive de melancholia hypochondriaca Tractatus, Monachii 1652.   11) *G. Horstius,* Opera medica, Norimb. 1660.   12) *W. Wedel,* Pathologia medica dogmatica, Jena 1692.   13) *W. Leibbrand,* Vinzenz von Paul, 3. Aufl., Heidelberg 1953. Eine finnländische Arbeit über Vinzenz von Paul von *Siri* ist etwas einseitig psychoanalytisch ausgerichtet. J. *Vié,* Les aliénés et les correctionnaires à St-Lazare, Paris. 1930. *Fosseyeux,* Les maisons de correction à Paris sous l'ancien régime, Bull. de la Soc. d'Histoire de Paris, 1929. *Sérieux et Libert,* Régime des aliénés en France au XVIIᵉ siècle, Paris 1915/16. Über Renaudot und Guy-Patin vgl. Leibbrand a. a. O. Das Jahr 1960 kann den 300jährigen Todestag des Heiligen begehen.   14) *J. Ferrand,* R. Semelaigne, Bd. 1, 47.

II. Die neuen philosophischen Affekt- und Trieblehren

1) *R. Descartes,* Traité de l'homme et de la formation du foetus, Paris 1664. Les passions de l'âme, Amsterdam 1650. Ders., Lettres sur la morale. Correspondance avec la Princesse Elisabeth, Chanut et la Reine Christine. Texte revu et présenté par Jacques Chevalier, Paris. Benutzt wurde auch die deutsche Ausgabe von *Arthur Buchenau,* Leipzig 1911. *P. Plessner,* Die Lehre von den Leidenschaften bei Descartes, Diss. Leipzig 1888.   2) a. a. O.   3) a. a. O. 4) a. a. O.   5) a. a. O.   6) a. a. O.   7) a. a. O.   8) a. a. O.   9) a. a. O.   10) a. a. O.   11) a. a. O. 12) *B. Spinoza,* Ethica, Ed. J. van Vloten-Land, Haag 1914. *Gedicke*; Spinozas psychologische Ansichten, in: Allg. Ztschr. Psych. Bd. 9, 25 ff. *K. Hissbach,* Über den durchgehenden Gegensatz zwischen Spionza und Leibniz, Diss. Jena 1889. *J. Nenitescu,* Die Affektenlehre Spinozas, Diss. Leipzig 1887. *J. Kniat,* Spinozas Ethik gegenüber der Erfahrung, Diss. Leipzig 1888. 13) Eth. II, 7.   14) Eth. II, 6.   15) Eth. II, 7.   16) Eth. III, 2.   17) Eth. III, 2. 18) Eth. III, 9.   19) Eth. III, 9.   20) Eth. III, Def. I.   21) Eth. I, 32.   22) Eth. IV, 5.

III. Die neuen ärztlichen Theorien

1) *S. de le Boë,* Idea Praxeos Medicae, Frankfurt 1671.   2) *M. Ettmüller,* Kurzer Begriff der gesamten Arzneikunst, Leipzig 1717.   3) *Th. Willis,* Opera omnia, Tomus posterior: De anima brutorum, Genf 1680 (de Tournes).   4) Über die neurologischen und psychiatrischen Ansichten W. Harveys sind in neuerer Zeit wichtige Arbeiten erschienen. Im J. of the

History of Med. an Allied Sciences Bd. 11, 1957, 126–139, haben sich *Richard Hunter* und *Ida Macalpine* mit dieser Frage befaßt. Harveys Forschungen erfolgten ohne Mikroskop; sie besagen, daß man Venen und Arterien im Hirn nicht unterscheiden kann und daß die Vogelhirne ventrikellos sind. Embryologische Untersuchungen am 7. Tag ergaben kein Hirn. Das Herz hielt er für gefühllos. Die Autoren behaupten, H. habe die nervöse Faser als nur in einer Richtung arbeitend aufgefaßt und so Bells Ergebnisse vorweggenommen. Sie stützen diese Behauptung auf indirekte Dokumente Digbys und Charletons. Diese Auffassung wird von *V. Busacchi* und *M. Arrigo* in Riv. di Storia della medicina, 1959, 25 ff., bestritten. H. sei über die galenische Unterscheidung der harten und weichen Nerven nicht hinausgegangen. Die genannten Autoren lassen Harvey ebenfalls vor Glisson Irritabilität und Kontraktilität unterscheiden. Die italienischen Autoren machen aufmerksam auf die Glisson vorangehenden Arbeiten des *Tommaso Cornelio* und bestreiten die Auffassung der H. und M. Diese wiederum machen darauf aufmerksam, daß Harvey galenische „Opuscula varia" besaß, die über Geisteskrankheiten handelten und die 1908 von Moore entdeckt wurden. Die Autoren H. und M. hätten aber das Ms. nicht entziffert. Es ergebe sich jedenfalls, daß dieses Ms. nur auf ein Interesse Harveys deute, nicht auf seine eigenen Konzeptionen.   5) *N. Stenon*, Opera philosophica, Vol. II, Copenhagen 1910. Abschnitt XVIII: Discours sur l'anatomie du cerveau.   6) *Th. Sydenham*, Praxis medica experimentalis, Leipzig 1711. Ders., Sämtl. med. Schriften (deutsch), Ulm 1838.   7) *Ch. Lepois* (Piso), Selectionum, observationum et consiliorum de praetervisis hactenus morbis etc., Pont à Mousson 1618.   8) *Th. Willis* De morbis convulsivis, Cap. X.   9) *G. Hofer*, Kasus und Norm, Confinia psychiatrica, 1959, H. 2, 95 ff.   10) *J. B. Morgagnis*, De sedibus et causis morborum libri V, IX. Ed., Paris 1820.   11) *G. Baglivi*, De fibra motrice V corr. 10.   12) *A. Borelli*, De motu animalium, Leyden 1681.   13) Die Texte wurden folgender *Helmont*-Ausgabe entnommen: Ortus medicinae etc., Lugd. 1655; Tract. 40, 169 ff.; Tract. 39, 163; Tract. 41, 176 ff.; Tract. 42, 179 ff.; Tract. 43, 184 ff.; Tract. 48, 213 ff. — Eine allgemeine Interpretation des Werkes hat *W. Pagel, J. B. Helmont* unternommen. Er ist auf die Geisteskrankheiten nicht eingegangen. Diese werden zentral behandelt im Traktat „Idea demens". Ferner finden sich aber weitere Äußerungen über den Gegenstand in der Abhandlung „Jus duumvirati" und im Abschnitt „Der Sitz der Krankheiten wird in der anima sensitiva bestätigt". Hier befindet sich auch eine besondere Theorie der Epilepsie, deren primärer Beginn ebenfalls im Magenmund angenommen wird; dies wird aus den auralen Magenbeschwerden sowie aus dem häufigen Durstgefühl geschlossen. Der zerebrale Vorgang ist für Helmont auch bei dieser Krankheit deuteropathisch. Die dabei auftretenden muskulären Ereignisse werden als Eigenvorgänge angesehen, also als Ausdruck eines besonderen Muskellebens. — Die Hexentheorie ist bei Helmont traditionell. Er nennt ihre Wirkungen „Injecta a sagis", also Folgen des Hexenschusses (unter die Haut). Diese Injecta sind ein Teil der sogenannten Recepta, zu denen „Inspirata ab Endemicis" gehören, ferner „Suscepta ab irruentibus" (Wunden aller Art) und Asumta (potu, cibo, veneno, pharmaco). Heteroklite Entia sind die Tortura noctis und Sterilitas. Die sogenannten Relicta gehören zur Gruppe der Retenta und sind mit den Transmutata Verdauungsstörungen.   14) Das Ms. Swedenborgs wurde von *Dr. med dent. Anneliese Fenzl* als Dissertation übersetzt und kommentiert, München 1960.   15) *E. Benz*, Swedenborg in Deutschland, Frankfurt 1947. Ders., *Emanuel Swedenborg*, Naturforscher und Seher, München 1948. *M. Lamm*, Em. Swedenborg, Ausgew. rel. Schriften, Marburg 1949. Ders., Swedenborg, Leipzig 1922. *S. Toksvig*, Em. Swedenborg, Scientist and Mystic, New-Haven 1948. *Em. Swedenborg*, Principia rerum nat. sive novorum tentaminum phaenomena etc., Dresden und Leipzig 1734. Über die große Wirkung Swedenborgs auf A. Strindberg vgl. *W. Leibbrand* in: Hochland, 1948. Die neuere Literatur über Swedenborg faßte *W. Leibbrand* in: Hochland, 1950, zusammen. *B. A. Morel* hat 1859 (in: Mélanges d'anthrop. path.) eine Pathographie versucht, ebenso *Maudsley*, London 1869/70 und *G. Ballet* 1899 (Masson), *Hitschmann* sprach von Paranoia 1913. *Jaspers* berührt das Thema in seiner Arbeit „Strindberg und van Gogh", Leipzig, 1922; *Gruhle* hielt 1924 einen Vortrag (Ztschr. ges. Neur. 1924) und behandelte besonders die Träume in: Psych. Forschung 1924, 273. Weitere Angaben findet man bei *Tafel* und *Baron v. Geymüller*. Wir können uns auch der pathographischen Darstellung *Maja Schäfers* (Diss. München 1952) nicht anschließen.   16) *J. B. Porta,* De humana physiognomia libri IV, 1601.   17) Samuelis Fuchsii Cuslino-Pomeranis Metoposcopia et ophthalmoscopia, Argentin. 1615.   18) Folgende Autoren des 17.Jahrhunderts haben sich über psychopathologische Fragen geäußert: Über die Spiritusauffassung *Louis de la Forge,* eines Arztes aus Saumur in der 2. Hälfte des 17. Jh. vgl. *W. Leibbrand,* Confinia Psychiatrica II, 1959, Nr. 1, 1–18. Der in Trento 1571 geborene *Hyppolytus Guarinonius* (gest. 31. 5. 1654 in Hall-Voldern), bekannt durch seine Pestschrift, durch sein architektonisches und künstlerisches Interesse, seine Bergwerks- und Steinbruchuntersuchungen, mußte sich von seinen Kritikern sagen lassen, er kümmere sich mit seinen psychotherapeutischen Interessen um Dinge, die nur den Geistlichen angingen. Er verwies deshalb auf die antike Tradition und verfocht die These, daß die Wurzel vieler Krankheiten in falschen sittlichen Handlungen gründe. In diesem Sinne spricht er sich auch für Trinkerfürsorge aus und forderte eine Wirtshausreform (vgl. *F. Grass* in Schlern — Schriften Bd. 126, Innsbruck 1954. 89). — *Hieronymus Mercurialis* (1530–1606) sieht den Grund für das Anwachsen der hypochondrischen Melancholie im zunehmenden Luxus; die Melancholie sei eine Störung der Imaginatio, nicht nur im Hirn, sondern auch im Herzen Fuß fassend. Er kennt drei Manieformen, die sanguinea, die von der Galle und die von der schwarzen Galle ausgehende. — *Fabricius Hildanus* (1560–1634), ein Schüler Solenanders und somit mitbeteiligt an der Behandlung des geisteskranken Herzogs Wilhelm von Cleve (vgl. Allg. Ztschr. Psych. X, 148) betont besonders das Hirntrauma als Ausgang der Geisteskrankheiten. In der Gesamtausgabe von 1646, Frankfurt, finden sich Irrenheilerfahrungen besonders in der Praefatio ad lectorum u. Obs. cent. II, 173, V, 405; er kennt eine gute Amsterdamer Anstalt (1616) für Melancholiker. — *Wolfgang Hoefer* (1614–1681) berichtet im „Hercules medicus" Wien 1657 und Nürnberg 1675 von steirischen Kretins als Folge des Genusses fetter Speisen. — *J. Johnston* (1603–1675) betont die monomane Form der Melancholie.   *Lucas Tozzi* (1638–1717) bringt Eifersucht und Tollheit in Beziehung zu gestörter Imaginatio. — *Arnold Weikard* (1578–1645) scheidet bei Manie natürliche und außernatürliche Ursachen; nur die letzte Form geht den Arzt an; er empfiehlt Trepanation und Kastration. — Ausnahmezustände sind in dem sektenreichen 17. Jh. reichlich beschrieben. Eine allgemeine Orientierung gibt *W. Leibbrand,* Der göttliche Stab des Äskulap, Salzburg 1939, 1941, 1953. In den „Ecclesiae catholicae Currus, Triumphalis, Vaenalia apud J. Gottfr. Schonvetterum", Frankfurt 1652, ist die Rede von anabaptistischen „Ecstatici" „veluti cometiali morbo laborantes" unter Bezug auf Mohammed „in terram elapsis diu tamquam mortui jacebant"; speichelschäumend hätten sie ihre Visionen berichtet, wobei sie Zwingli in der Hölle gesehen hätten. Die Enthusiasten erwarteten göttliche Anhauchung (afflatus) und himmlische Visionen. Ein Schneider namens Joh. Bokeldi aus Holland sei von ihnen zum König berufen worden, was der Autor für eine der „caeterae insaniae" hält. Die Adamiten (Adamiani) liefen in Nachahmung des Ersten Menschen nackt durch die Gärten, hielten unter Bäumen blattumkränzt Hochzeit und vermeinten Stimmen zu hören. Die Antidaemoniaci leugneten den Teufel. — Unter dem irreführenden medizinischen Titel „Medicina mentis" schrieb der mit A. H. Francke in Beziehung stehende pietistische Theologe und Rektor *Joachim Lange* (1670–1744) ein Buch, in dem die Sündenkonzeption der Krankheit im Vordergrund steht. Er war 1709 als Professor der Theologie in Halle tätig und las Dogmatik und Moral. Im übrigen half er die Intrigen gegen den inzwischen beliebten Wolff schüren, über dessen Ausweisung er freilich dann erschrocken war.

AUFKLÄRUNG:

I. Auflockerung des Seelenbegriffes

1) *De la Mettrie*, L'homme machine, anonym erschienen 1748 in Leyden bei Elie Lusac Fils. Eine deutsche Übersetzung nach dieser seltenen Ausgabe besorgte der frühere Mitarbeiter Salkowskys am Krebsinstitut der Berliner Charité, *Max Brahn*, in Phil. Bibl. Bd. 68, Leipzig 1909. 2) *J. Claucius Hadrian Helvetius*, Werk vom Menschen, von dessen Geisteskräften und von der Erziehung desselben. Deutsche Ausgabe ohne Nennung des Übersetzers, 2 Bde., Breslau 1774. 3) *J. F. Zückert*, 1737 in Berlin geb., zuerst Apotheker, dann Arzt und Mitglied des Obercollegium medico-chir. seiner Heimatstadt, schrieb 1768 ein Werk über die Leidenschaften und starb 1778. Im Grunde ist er Popularpsychologe. 4) *M. Wundt*, Die deutsche Schulphilosophie im Zeitalter der Aufklärung, Tübingen 1945. 5) *W. Leibbrand*, K. Ph. Moritz und die Erfahrungsseelenkunde, in: Allg. Ztschr. Psychiatrie Bd. 118, 392–414 (dort auch Bibliographie). Ders., Sturm und Drang in der Deutschen Psychologie, in: Nervenarzt, 1943. — Im Beisein des Herzogs verteidigte der Regimentschirurgus *Friedrich Schiller* am 30. November 1780 seine Dissertationsthese „Über den Zusammenhang der tierischen Natur des Menschen mit seiner geistigen" in der Stuttgarter Militärakademie. M. Romberg hat sie veröffentlicht in der Zeitschrift für psychische Ärzte von Nasse im Jahrgang 3, H. 2 (1820). O. Müller berichtet darüber 1859 in der Allg. Ztschr. Psych. Bd. 16, 751, als Petersburger Vortrag.

Der von Abel und Garve innerhalb des beginnenden Sensualismus geistig erzogene Schiller, dessen ärztliche Tätigkeit ihn auch zur Behandlung eines depressiven Kameraden führte, dessen Franz-Moor-Gestalt den materialistischen Sensualismus besonders erkennen läßt, zeigt hier deutliche Neigung zum rationellen Entwicklungsdenken; von besonderem Wert aber wird diese Jugendarbeit durch den stark ethnologischen Einschlag in einer Zeit, die Pinels Werk etwa ein Dezennium vorangeht. Die Schilderung dieses menschlichen Ganges ist ebenso temperamentvoll wie aufklärerisch naiv. Hunger und Blöße erzeugen zuerst den Jagdmenschen, Fischer, Viehhirten, Ackermann und Baumeister, Wollust stiftete Familien, Wehrlosigkeit des Einzelgängers die Horde als erste gesellschaftliche Wurzeln. Der anwachsenden Menschenmenge wird der Platz zu eng, so strebt sie in ferne Klimata und Lande, um sie zu bearbeiten und deren schädlichem Einfluß zu begegnen. Solche vererbten Erfahrungen von Urgroßvater auf Enkel erweiterten sich. Man lernte die Kräfte der Natur wider diese selbst benutzen und ersann so die ersten heilsamen Künste. Sie begannen zuerst bei der Tiererfahrung, um sich auf den Menschen auszudehnen, dessen Mischungskräfte Boerhaave bestimmte. Aus dem Zirkelmaß, das einst nur dem Maß für den Hufbeschlag diente, wird Newtons Instrument zur Messung Himmels und der Erde. Anfeuerndes Prinzip ist eine drängende innere tätige Natur. Sie reichert die technischen Erfindungen und Entdeckungen an: Fluctibus ignotis insultavere carinae. Indessen stießen tierische Triebkollisionen Horde gegen Horde und schmiedeten das rote Erz zum Schwert.

Nach Abenteurern, Helden und Despoten entstehen Staaten mit bürgerlichen Rechten und Pflichten, mit Künsten, Gesetzbüchern, schlauen Priestern und Göttern. Die „Bedürfnisse" arten zum Luxus aus: der Erde Adern werden durchwühlt, der Grund des Meeres betreten, Handel und Wandel blühen und der Geist verfeinert sich im feineren Klima. So entstehen Weichlichkeit und Schwelgerei; sie toben in der Menschen Gebein und brüten Seuchen aus, die die Atmosphäre verpesten. Der Mensch, von einem Reich der Natur zum andern eilend, muß lindernde Mittel ersinnen, er findet die Chinarinde, den mächtig wirkenden Merkur und preßt aus dem Mohn den kostbaren Saft. Schiller erwähnt Swamerdams anatomische Forschungen. Die Pest schulte unsere Hippokrat und Sydenham, wie der Krieg Generäle gebar. Der einreißenden Lustseuche verdanken wir die Reformation des medizinischen Geschmacks. Folgendermaßen sieht er den psychosomatischen Zusammenhang:

In den Krankheiten ist diese Sympathie noch auffallender. Alle Krankheiten, diejenigen vorzüglich, die man bösartige nennt und die aus der Ökonomie des Unterleibes hervorgehen, kündigen sich mehr oder weniger mit einer sonderbaren Revolution im Charakter an. Damals, wenn sie im stillen noch in den verborgenen Winkeln der Maschine schleichen und die Lebenskraft der Natur untergraben, fängt die Seele an, den Fall ihres Gefährten in dunklen Ahnungen voraus zu empfinden, daher die Morosität dieser Leute, davon niemand die Ursache anzugeben weiß, die Änderung ihrer Neigungen, der Ekel an allem, was ihm sonst das Lichte war. Der Sanftmütige wird zänkisch, der Lacher mürrisch und der sich vorher im Garaus der geschäftigen Welt verlor, flieht dann den Anblick der Menschen und entweicht in düstere und melancholische Stille. Unter dieser heimtückischen Ruhe rüstet sich die Krankheit zum tödlichen Ausbruch.

Schiller war begeisterter Physiognomiker, er wollte den „Dialekt der spezifischen Affektäußerungen" entziffern und bezeichnet den Charakter als den zur Festigkeit gewordenen Affekt. Dies alles ist noch fern von Kenntnis der Transzendentalphilosophie, vom Ich Fichtes, vom sittlichen Rigorismus und der Begeisterung für die Kritik der Urteilskraft, mit deren Inhalt er später Goethes Spinozismus korrigieren will. — Vgl. auch *K. M. Sutermeister*, Berner Beitr. Gesch. d. Med. u. Ntw. 1955.

II. Der neue Kraftbegriff und das Unbewußte

1) Vgl. *W. Leibbrand,* Heilkunde, München 1953, 251 ff.   2) Ebd. 263 und *Th. Bilikiewicz,* Die Embryologie im Zeitalter des Barock und Rokoko, 1932.   3) *K. Fischer,* Gottfried Wilhelm Leibniz. Leben, Werke und Lehre, 5. Aufl., Heidelberg 1920. *God. Guil. Leibnitii,* Opera Philosophica, ed. J. E. Erdmann, Berlin 1840. *Leibniz,* Monadologie, übers. *H. Glockner,* 2. Aufl., Stuttgart 1954. *R. Herbertz,* Die Lehre vom Unbewußten im System des Leibniz, Diss. Bonn, Halle 1905. *H. Ganz,* Das Unbewußte bei Leibniz in Beziehung zu modernen Theorien, Diss. Basel. *G. Glöckner,* Der Gottesbegriff bei Leibniz, Diss. Leipzig, Langensalza 1888.   4) *Leibniz* (Ed. Erdmann), De ipsa natura etc., 157, 9. 5) Ebd. 126, II.   6) Ebd. 692. Die Schönheit der Sprache veranlaßt uns, diese Textstellen französisch zu zitieren.   7) Ebd. 466.   8) Monadologie (Glockner) 19, 15.   9) Ebd. 20, 15.   10) Ebd. 26, 17.   11) Ebd. 28–29, 18.   12) Ebd. 30, 18.   13) *Schaarschmidt,* Übersetzung von „Neue Abh. über den menschlichen Verstand", Berlin 1873, 11–12.   14) A. a. O.   15) *Leibniz* (Ed .Erdmann) 197.   16) Ebd. 197.   17) Ebd. 198.   18) Monadologie (Glockner) 15.   19) *Leibniz* (Ed. Erdmann) 225. Der Entwicklungsbegriff wirft die Frage nach dem Ursprung auf. Bei Leibniz hat jede Monade ihren eigentümlichen Körper, mit dem sie zusammen ein lebendes Wesen ausmacht. Sie ist schon in ihrem Ursprung eine lebendige Individualität; der Körper, der ihr sofort zugleich gegeben ist, ist ein Lebenszustand, in dem sich jede Monade von Anfang an befindet. So ist die Seele in ihrer Urform durch die Anlage gegeben, sie macht das Individuum aus, das erst vorgebildet ist. Die Biologie und Physiologie der Zeit kommt den philosophischen Vorstellungen Leibniz' in den Präformationsgedanken der Animalkulisten entgegen; sie erbringen den Beweis für seine Gedanken über die Präexistenz des ganzen Individuums in der Anlage. In der Monadologie Nr. 74 heißt es:

Die Philosophen sind über den Ursprung der Formen, Entelechien oder Seelen sehr in Verlegenheit gewesen. Nachdem man aber heutzutage durch genaue Untersuchungen an Pflanzen, Insekten und anderen Lebewesen beobachtet hat, daß die organischen Naturkörper niemals aus einem Chaos oder aus einer Fäulnis hervorgehen, sondern immer aus Samen, in welchem ohne Zweifel irgendeine Präformation bestand, ist man zu der Ansicht gekommen, daß nicht allein der organische Körper schon vor der Empfängnis im Samen vorhanden war, sondern auch eine Seele in diesem Körper und mit einem Wort das Lebewesen selbst. Vermittels der Empfängnis wird dieses Lebewesen lediglich zu einer großen

Umbildung befähigt; es wird dadurch ein Geschöpf anderer Art. Etwas Ähnliches bemerkt man selbst ohne Zeugung, wenn zum Beispiel die Maden zu Fliegen und die Raupen zu Schmetterlingen werden.

Aus den „animalcula spermatica" entsteht alles tierische und auch das menschliche Leben. Leibniz betont ausdrücklich:

Die a posteriori gemachten und aus der Erfahrung gezogenen Schlüsse stimmen auch hier vollkommen mit meinen a priori abgeleiteten Prinzipien überein (Monadologie Nr. 76).

Swammerdam, Malpighi, Leeuwenhoek, Regis und *Hartsoeker* werden als Kronzeugen für seine philosophische Präformationslehre benützt, und in der Theodizee heißt es:

So glaube ich, daß die Seelen, die eines Tages menschliche Seelen sein werden, im Samen dagewesen sind wie die anderen Gattungen, und daß sie immer in einer Art organisierter Körper in den Ahnen bis zu Adam, seit dem Anfang der Dinge, existiert haben: hierin sind, wie es scheint, Swammerdam, Malebranche, Bayle, Pitcarne, Hartsoeker und eine Menge anderer gelehrter Männer meiner Überzeugung. Und diese Anschauung ist genügend durch die mikroskopischen Untersuchungen von Leeuwenhoek und anderen guten Beobachtern bestätigt. *Leibniz* (Ed. Erdmann) 527. — Vgl. auch *W. Leibbrand*, Heilkunde, 261 ff.   20) *Ch. Wolff*, Philosophia rationalis etc., Frankfurt und Leipzig 1728. Ders., Psychologia empirica etc. 1732. Ders., Psychologia rationalis etc. 1734.   21) *Ch. Thomasius*, Kl. deutsche Schriften, Halle 1701.

III. Anima, Physis und Tonus

1) *G. E. Stahl.* Theoria medica vera, Ed. altera, Halle 1737. Deutsche Übersetzung von *K. W. Ideler*, Bd. 1–3, Berlin 1831/1832.   *R. Koch*, Sudloff-Archiv Bd. 18, 1926.   3) *H. Driesch*, Geschichte des Vitalismus, 2. Aufl., Leipzig 1922.   4) *Stahl (Ideler)* I 19–20. 5) Ebd.   6) Ebd. I, 89.   7) Ebd. I, 28.   8) Ebd. II, 17.   9) Ebd. II, 46–47. 10) Ebd. I, 199.   11) Ebd. I, 201.   12) Ebd. I, 205–206.   13) Ebd. III, 290.   14) Ebd. III, 300.   15) Ebd. III, 291.   16) Ebd. III, 103.   17) *M. Leconte*, Ann. méd.-psychol. Bd. 116, 1958, 209–223,   18) *Stahl (Ideler)* III, 292.   19) Ebd. III, 294. 20) Ebd. I, 262–263   21) Ebd. II, 242–243.   22) Ebd. II, 247.   23) Ebd. III, 236.

IV. Status Strictus, Status Laxus

1) *Gerardi van Swieten*, Commentaria in Hermanni Boerhaave Aphorismos etc., Hildburghausen 1754. Die zitierten §§ sind im Text angegeben.   2) *Ch. L. Wucherer*, Pathol. specialis, Jena 1721, bes. 112–113.   3) *David Voltherius* war ein vielseitig literarisch tätiger Arzt und Schüler des Jenaer Jatrochemikers Wedel.   4) *F. F. Zittmann* geb. 1671 in Teplitz, bekannt geworden durch das Decoctum Zittmanni gegen Lues (Sarsaparilla), war an einer medicina forensis beteiligt, die in Frankfurt a. M. 1706 erschien.

V. Empirische Psychologie und Neuro-Physiologie

1) *J. Locke*, An essay concerning human understanding, in four books, ed A. C. Fraser, Oxford 1894, übersetzt von *Th. Schultze*, Leipzig 1897; nach dieser Ausgabe wird zitiert. 2) *Locke (Schultze)* 19–20.   3) Der Begriff „tabula rasa" wurde schon im Mittelalter, wie *Prantl*, Geschichte der Logik III, 261, ausführt, gebraucht. Zuerst bei *Aegidius Romanus*, dann bei *Erasmus* als „tabula complanata".   4) Ebd. 101.   5) Ebd. 132. 6) Ebd. 171.   7) 172.   8) Ebd. 183–184.   9) Ebd. 506–507.   10) *W. Battie*, geboren 1704 in Modburry / Devonshire, studierte in Cambridge Medizin, praktizierte ab 1730 dort. 1737 M. D. in Cambridge. Seit 1738 in London. Bis 1764 Arzt am St. Lucke's

Hospital. Besaß eine eigene Irrenanstalt. 1758 Treatise on madness, 1776 gest.   11) The Journal of Mental science, Vol. 102, Nr. 429 (1956). 12) *J. Monro,* 1715 in Greenwich geboren, Sohn eines Arztes, promovierte nach längeren Auslandsreisen in Oxford und betätigte sich als praktischer Irrenarzt. Er veröffentlichte 1758 „Remarks on Dr. Batties Treatise on madness". Er starb 1791.   13) Guy's Hospital reports, Vol. 105, Nr. 4 (1956). 14) *Leigh, Denis:* Recurrent themes in the history of psychiatry; Medical History, Vol. 1, Nr. 3 (1957).   15) *J. Conolly,* Die Behandlung der Irren ohne mechanischen Zwang, übersetzt von C. M. Brosius, Lahr 1860.   16) *W. Cullen,* 15. 4. 1710 in Hamilton/ Grafschaft Lamark geboren, 1740 M. D. in Glasgow, 1751 Prof. d. Med., 1755 Prof. d. Chemie in Edinburgh. Seit 1766 Prof. d. „Institute of Physic" (theort. Mediz.). Von 1773 bis 1775 Präsident des College of Physicans, 1790 gestorben; Freund W. Hunters.   17) Über den Begriff des Nervensaftes s. K. E. Rothschuh, Vom Spiritus animalis zum Nervenaktionsstrom, CIBA Zeitschrift Nr. 89, Bd. 8, Wehr/Baden, 1958.   18) *W. Cullen* (deutsche Ausgabe 1786), Anfangsgründe, 71.   19) *W. Cullen,* Synopsis nosologiae methodicae . . ., Leyden 1772. Deutsche Übersetzung: Kurzer Inbegriff der medizinischen Nosologie, Leipzig 1786.   20) *Th. Willis,* Cerebri anatome nervorumque descriptio et usus, cap.: De passionibus quae volgo dicuntur hystericae, 102ff. Über den Begriff Neurose s. *Joh. Seb. Maier,* Beitrag zur Geschichte des Neurosebegriffes, Diss. Erlangen. *Ders.,* Beitrag zur Geschichte des Neurosebegriffes, in: Med. Monatsschrift H. 6, 1950. 21) *W. Cullen* (Deutsche Ausgabe 1786), Synopsis, 249.   22) *Fr. Boissier de Sauvages* führte diese Systematik zuerst in „Nouvelles classes des maladies", Paris 1731 und Avignon 1733, durch. *K. von Linnés,* Genera morborum, Upsala 1763.   23) Schon 1678 hat der Basler Arzt *J. J. Hascher* eine Dissert. med. de nostalgia verfaßt. Die Wortbildungen kommen aus der Schweiz: heimwehig, geheimwehlig, Heimsucht, heimsiech. Das englische home-sickness ist aus dem Deutschen übernommen seit etwa 1760. In der Mignondichtung Goethes, in Schillers Tell ist zwar der Zustand geschildert, nicht aber der Begriff vorhanden, der erst durch die Lyrik der Romantiker sich durchsetzt (Chamisso, Brentano, Eichendorff). In dem religiösen Schrifttum besonders um Zinzendorf ist er bekannt. Am deutlichsten zeigt sich die Rückkehrstimmung N. Lenaus als Heimweh in „Wandel der Sehnsucht". Hierzu paßt auch ein Brief an K. Schurz aus Baltimore vom 16. 10. 1832 „. . . mit welcher Sehnsucht ich da zurückdachte an meine lieben Berge, meine lieben Menschen in der Ferne . . ." In Crichtons hier behandeltem Werk von 1782 wird von „maladie du pays" geredet, die die Deutschen Heimweh nennen, die Ärzte Nostalgie. – Literatur: *E. Bormann,* Der Nervenarzt, 1943, 390 (Das Heimweh gehört zu den psychogenen Gemütsverstimmungen). *V. le Goic,* La nostalgie, Thèse Lyon 1890. Dort wird festgestellt, daß Jean Hoffer in Basel 1685 von Nosomania, Philopatridalgia sprach. In den Memoiren *Desgenettes* wird bemerkt, daß besonders die Leute aus der Bas-Bretagne an Nostalgie litten, *Larrey* und *Andral* kennen eine Disposition dazu, *Requin* meint, das Heimweh arte in Geisteskrankheit aus, und *Delasiauve* gruppiert es unter die „folie partielle morale" (1865). Die Académie veranstaltete 1870 ein Preisausschreiben, an dem sich *Benoit de la Grandière* und *Haspel* beteiligten. – Bedeutsam ist auch ein Brief der Droste an Speickmann vom 8. 2. 1819. – Stifter spricht von der „Rückliebe" des Bauernsohnes in der Stadt, Rosegger lief als Jugendlicher aus einer Arbeitsstelle in Laibach den Schienen entlang zurück nach Graz. Dies alles fällt unter die Lyrik der Abschiedslieder (vgl. W. Danckert, Das europäische Volkslied 1939: „Innsbruck, ich muß dich lassen", und das bekannte Lied: „Ich stund an einem Morgen", ebenso: „Zu Straßburg auf der Schanz". – *F. Strunz,* Das Heimweh, Sudhoff-Arch. Bd. 32, 138. *P. Bommersheim,* Heimat und All. Philos. und päd. Forschungen in der Heimat, Leipzig 1936. – *W. Ganzenmüller,* Das Naturgefühl im Mittelalter. Beitr. zur Kulturgeschichte des M. A. und der Renaissance, Leipzig 1914. *K. Günther,* Studien zu einer vergl. biol. Landschaftskunde, in: Geogr. Ztschr. 37, 1931. – *F. Knipp,* Die Sinnwelt des Schmerzes, Frankfurt 1937. – Nach Grimm hat *Steinbach* „Desiderium patriae" zuerst aufgeführt, ein Wort, das er aus Schleuchzers selts. Naturgeschichte des Schweizerlandes entnahm, einem Journal, das unter 20. 5. 1705 in Nr. 15, 57 das Heimweh als Krankheit beschrieb. – Vgl. auch *K. Jaspers*. Vgl. zugleich Anmerkung 36. 24) *Th. Arnold*, Mitte des 18. Jh. in Leicester geboren, gründete dort eine Irrenanstalt, war später Mitglied des College of Physicians in London und der Royal medical society von Edinburgh, 1816 gestorben. 25) *Th. Arnold*, Observation on the nature, kinds, causes and prevention of insanity, lunacy or madness, Leicester 1782. Deutsche Ausgabe von *G. J. Chr. Ackermann*, Leipzig 1784. 26) *J. Brown*, geb. 1735 oder Anf. 1736 in einem Dorf bei Berwickshire in Schottland. Studierte zunächst Theologie, ging zur Medizin über, und da er mittellos war, nahm er eine Hauslehrerstelle bei Cullen an, der ihm wirtschaftlich half. Das anfängliche Freundschaftsverhältnis wurde bald zu einer Feindschaft. 1779 wurde Brown M. D., 1788 starb er. 27) *J. Brown*, Elementa medicinae, Edinburgh 1780, Deutsche Ausgaben von *M. Weikard* (2. Aufl.), Frankfurt 1798 und *E. H. Pfaff*, Wien. Vgl. *W. Leibbrand*, Die spekulative Medizin der Romantik, Hamburg 1956. 28) *W. Perfect*, 1740 in Oxford geboren, war Arzt in Westmalling/Grafschaft Kent, starb 1789. 29) *W. Perfect*, Select cases in the different species of insanity, lunacy and madness, Rochester 1787, Deutsche Ausgabe von *Chr. Fr. Michaelis*, Leipzig 1789. 30) Auf Perfects Werk bezieht sich ausführlich *Fr. Bird* in Bd. I seiner Praktisch-psychiatrischen Schriften, Stuttgart 1840, 186 ff. 31) *Pargeter*, Observations on maniacal disorders, London 1792. 32) *W. Falconer*, 1744 geb., 1824 gest., war Direktor des General Hospital in Bath. 33) *W. Falconer*, On the influence of the passion upon disordres of the body, London 1788, Deutsche Ausgabe von *Chr. Fr. Michaelis*, Leipzig 1789. 34) Die Londoner Sozietät der Ärzte ließ auf Veranlassung von *Dr. J. C. Lettsom* als Stifter 1784 zum Gedächtnis von *Dr. J. Fothergill* eine Goldmedaille anfertigen, die seinen Namen erhielt. Sie wurde seit 1886 jährlich am 8. 3. dem Verfasser der besten Abhandlungen über eine Preisfrage, deren Gegenstand die Heilkunde oder Naturgeschichte betraf, überreicht. Dr. Fothergill, 1712 zu Carr End/Yorkshire geboren, 1780 gest., war Arzt und Naturwissenschaftler. Er wurde vor allem durch seine Züchtung exotischer medizinischer Pflanzen berühmt. 35) Einige Jahre später wurde von der Akademie der Chirurgie in Paris eine fast gleichlautende Preisfrage gestellt. Sie wurde von *C. J. Tissot* beantwortet; seine Schrift lautete: De l'influence des passions de l'âme dans les maladies, Paris 1798. Tissot betonte den günstigen Einfluß des Lachens auf rachitische Kinder und empfahl Musik als Heilmittel bei trauriger Verstimmung. 36) Das letzte Kapitel enthält den Krankheitszustand der Nostalgie, der in besonders eindrucksvoller Weise den Einfluß der Leidenschaften auf den Körper beweise. Das Verlangen nach der Heimat führe zu Traurigkeit, Melancholie, Hang zur Einsamkeit und Stille, Appetitverlust, Fieber u. a. m. Einzige Therapie ist Stillung dieses Verlangens. Dieser Zustand, besonders bei Schweizern im Ausland anzutreffen, könne von einer „gewissen musikalischen Komposition", die in der Schweiz sehr geliebt werde, ausgelöst werden. Dies habe zur Folge gehabt, daß diese Musik in allen französischen Zeltlagern und Garnisonen, wo sich Schweizer Regimenter befanden, bei Todesstrafe verboten wurde. Diese Bemerkung Falconers wird von seinem deutschen Übersetzer Michaelis, der die Nostalgie mit Vogel für eine Art Melancholie hält, mit einer Bemerkung in Meinerts Briefen über die Schweiz von 1788 berichtigt, indem das Verbot dieses Liedes eines Appenzeller Kuhreigens in Frankreich und Holland bestätigt wird. Indessen wird die Wirkung dieses Liedes für die aktuelle Gegenwart nicht mehr angenommen, da es im Laufe der Zeit seine Volkstümlichkeit eingebüßt habe. – Vgl. auch Anmerkung 23. 37) *A. Crichton*, 2. 12. 1763 in Edinburgh geboren, 1785 M. D., 1789 Niederlassung als Arzt in London. Reisen nach Leyden, Paris, Stuttgart, Wien, Halle. 1794 Physician am Westminster Hospital, Vorlesungen über Chemie, Materia medica und praktische Medizin. Später Leibarzt des Herzogs von Cambridge und 1804 des Kaisers Alexander von Rußland, wurde von diesem an die Spitze des Zivil-Medizinaldepartments gestellt; war beteiligt an der Redaktion der „Pharmacopoea paup. Petropolit."

und an der Herausgabe der „Russischen Sammlung für Naturwissenschaft" (seit 1815). 1819 Rückkehr nach England, erhielt von Georg IV. die Ritterwürde. 1856 gestorben. 38) *J. C. Reil,* Rhapsodien über die Anwendung der psychischen Curmethode auf Geisteszerrüttungen, Halle 1803. 39) Benutzt wurde *A. Crichton,* An inquiry into the nature and origin of mental derangement, London 1798, Deutsche Übersetzung von *H. Chr. Hoffbauer,* Leipzig 1810. 40) Zeitgenossen von Crichton sind: *A. Harper,* englischamerikanischer Arzt in Fort Nassau, Wundarzt der englischen Garnison auf den Bahama-Inseln, studierte wahrscheinl. in Europa und hielt sich längere Zeit in London auf. Dort erschien 1789 „A treatise of the real cause and cure of the insanity . . ." Harper versteht unter Wahnsinn eine Tollheit, die sich durch Verstandesverrückung, eine Störung aller Seelenkräfte und ein unbezwingbares Aufeinanderdrängen unzusammenhängender Ideen äußert. Er unterscheidet zwei Arten des Wahnsinns, den melancholischen und den hypochondrischen. Der melancholische zeigt sich in Niedergeschlagenheit, Furchtsamkeit und Kleinmut der Seele; er entsteht aus einer den Körper schwächenden und das Gemüt verändernden Ursache. Der hypochondrische Wahnsinn hat seltsame Grillen und eine verkehrte Einbildung. Harper ist der Auffassung, daß Wahnsinn durch keine körperlichen Einflüsse oder Beschaffenheiten entstehen kann, sondern dadurch, daß sich die Seele mit einem besonderen Gegenstand beschäftige, so daß eine einzige Vorstellung zum Mittelpunkt werde. Dies geschehe hauptsächlich durch die Leidenschaften.

Faulkner, Observations on the general and improper treatment of insanity; with a plan for the more speedy and effectual recovery of insane persons, London 1790. Faulkner besaß eine eigene Irrenanstalt, behandelte vorwiegend mit psychischer Therapie.

J. Haslam, 1764 in London geboren. Medizinische Erziehung in den vereinigten Borough Hospitälern und in Edinburgh, wurde Apotheker des Bedlam Hospital. 1816 M. D. in Aberdeen, trat in das Pembroke-College in Cambridge ein, ohne zu graduieren, wurde Lizenziat des Londoner College of Physicians 1824. Publizierte vielfach über Geisteskrankheiten. Sein Hauptwerk lautet: Observations on insanity with practical remarks on the disease and an account of the morbid appearances on dissection, London 1798. Seine Definition des Wahnsinns: Wahnsinn ist eine fehlerhafte Verknüpfung bekannter Begriffe, die von dem Vorurteil der Erziehung unabhängig, immer vom Glauben an die Richtigkeit derselben und häufig entweder von heftigen oder mutlos machenden Leidenschaften begleitet ist. Diese Begriffsbestimmung entspricht derjenigen Lockes. Formen des Wahnsinns sind Manie und Melancholie. Sie stellen bei Haslam keine entgegengesetzten Krankheiten dar, sondern wechseln vielmehr in einem und demselben Individuum ab, auch hinsichtlich des Behandlungserfolgs und des Leichenbefundes unterscheiden sie sich kaum. Bei beiden ist der Verstand in gleicher Weise gestört. Sie weichen nur durch die sie begleitenden Gemütsstimmungen voneinander ab. Ätiologisch nimmt er entfernte und nächste Ursachen an. Entfernte Ursachen sind physische und moralische. Die Therapie teilt Haslam ein in die Beherrschung der Kranken und in Behandlung mit Arzneimitteln. Er behandelt vorwiegend psychisch mit moral management und verwirft Zwang- und Strafmittel. Neuro-physiologisch entspricht er der Auffassung der Zeit. Wichtig ist, daß Haslam bereits auf einen Symptomenkomplex von Paresen, Sprachstörungen, Gedächtnisschwäche und Mangel an Krankheitsgefühl vor Bayle hinweist.

J. Simes, Memoires of the medical society of London, Vol. 5, 1799. Die Seelenkrankheiten werden eingeteilt in 1. Stumpfsinn, der in Albernheit und Blösdinn zerfällt; 2. Raserei (madness) mit den Unterabteilungen Manie und Melancholie; 3. Delirium, das in Faseln (desipience) und völligem Phantasieren (raving) besteht.

B. Fawcett, Prediger und Seelsorger. 1780 erschien seine für Seelsorger bestimmte Schrift „Observations on the nature, causes and cure of Melancholy especially of that, which is commonly called religious Melancholy". Diese Schrift, die sich auf bekannte Ärzte der Zeit stützt, vor allem auf Tissot und den Stahlianer Whytt, aber auch auf Burtons „Anatomy of

Melancholy" von 1624, führt die Melancholie auf körperliche Krankheiten zurück, die sich dem Gefühl mitteilen. Er bezeichnet sie als Nervenkrankheit. Hauptsymptome sind Selbstvorwürfe und Furchtsamkeit; dabei besteht Irrereden ohne Fieber. Die mildere Form zeige sich in Niedergeschlagenheit, die sich zur Angst vermehre oder auch bis zur Verzweiflung reiche. Der Kranke erscheine traurig ohne Ursache, freue er sich, züchtige ihn sein Herz dafür. Im Zustand der Verzweiflung sinne er darauf, sich das Leben zu nehmen. Eigentliche Ursache sei „eine besondere Anlage im Bau, Bildung und Zustand des Körpers". Mit dieser Anlage, also Erblichkeit, treffen stets Nebenursachen als auslösende Ursachen, wie Leidenschaften und Gemütsbewegungen, zusammen. Die Anlage betrifft vor allem das Nervensystem. Bei vielen Melancholikern erfahre man, daß Vorfahren am gleichen Übel gelitten hätten. Fawcett bezeichnet diese Krankheit als Melancholie, wenn der Gegenstand der Unruhe das gegenwärtige Leben und die Welt betreffe; sei ihr Inhalt die Religion, handle es sich um religiöse Melancholie. Hierbei werden drei Arten von Menschen unterschieden: bei der ersten beginnt die Aufmerksamkeit auf Religion mit der Melancholie und endet mit ihr, bei der zweiten Art entsteht unter der Krankheit die Religiosität und bleibt „als eine glückliche Frucht" bestehen und bei der dritten handelt es sich um Menschen, die stets fromm waren. Diese religiöse Melancholie ist als körperliche Erkrankung nicht anders wie ein Fieber zu werten. Dabei muß man zwischen religiöser Melancholie und echter Frömmigkeit unterscheiden, weil auch der Fromme von solcher Krankheit befallen werde. Hier müsse man besonders aufpassen, um die verständlichen religiösen Auffassungen und Gefühle von den krankhaften abtrennen zu können. Damit wird einmal die Religion von dem Vorwurf befreit, „melancholisch" zu sein, anderseits spürt man trotz aller Dogmatik den aufklärerischen Zeitgeist. Als Therapie schlägt Fawcett Beobachtung folgender Regeln vor:
„1. Man nehme an ihrem unglücklichen Zustand herzlich teil;
2. Man bemühe sich, sie zu überzeugen, es sei die körperliche Krankheit, die auf ihre Seele wirkt;
3. Man verbessere und berichtige ihre irrigen Vorstellungen von diesem oder jenem Religionssatze;
4. Man warne vor anderen Dingen, die ihre Krankheit vermehren und verlängern könnten;
5. Man nenne ihnen Leute, die von einem ebenso schlimmen Zustand wiederhergestellt sind."

Diese Regeln, die im einzelnen behandelt werden, bedeuten eine reine Psychotherapie unter gleichzeitig bewußt religiöser Führung des Kranken. Interessant ist, wie sich die einzelnen sensualistischen Theorien in dem „Versuch einer Anthropologie oder Philosophie des Menschen nach seinen körperlichen Anlagen" von *J. Ith* (1747–1813), Bern 1794/95 widerspiegeln. Der ursprünglich in Göttingen und Berlin kantianisch interessierte Theologe und Philosoph, späterer Akademierektor in Bern und schließlich oberster Pfarrer am Berner Münster, zeigt einen erheblichen Umfang an zeitgenössischer literarischer Kenntnis.

Ith sieht das Wesen des Organischen im Naturzweck, nicht im Naturprodukt. Er folgt Kant gegen Erxleben und Bonnet. Er betont den genetischen Charakter entsprechend Blumenbach und Unzers Physiologie und sieht im Kunstwerk ein Zwischending zwischen physischem und organischem Naturprodukt, das mit beiden verwandt ist. Es kann Nachahmerin der Natur sein, besitzt aber keine innewohnende Kraft für Dasein und Form. Organische Wesen sind Naturprodukte mit Zwecken zugleich. Die Frage nach präformierten Keimen ist kontrovers. Ith kennt die Präformationslehre von C. F. Wolf bis Spallanzini, kurzum das, was Kant „Praestabilism" nannte; aber auch Bonnets Vorstellungen seien Hypothesen. Den Stufengang von Herder bis Linné beurteilt er positiv. Es gebe zwei Richtungen: Die einen erhöhen das Tier zum Menschen (so Linné als schlechter Philosoph), die anderen würdigen den Menschen zum Tier herab, so Rousseau, L. Kaimes und Moscati. Enthusiastisch setzt er sich für den neuen Anthropologiebegriff ein, der im Entstehen sei und die organischen Körper einschließlich Seele behandle. Ausgang müsse die Physiologie sein als Anthropologie in engstem Sinne, aber die Seele bleibe das Band, und so bedürfe es der psychologischen Anthropologie, schließlich der historischen. Endergebnis werde die moralische oder teleologische Anthropologie. Sie stelle die Regeln des gesamten menschlichen Verhaltens auf. So werde sie wertbestimmend für Religion und Sittenlehre. Im ersten Band behandelt er die organischen Grundelemente, geschult an Haller. Neurologisch behandelt er die Nervenleitertheorie elastischen und fäulniswiderstehenden Charakters mit blinden und tubulösen Fasern, Ganglien und Berührungen infolge häutiger Bänder, die Plexus werden nach Scarpa beschrieben. Im zweiten Buch werden die allgemeinen Kräfte genannt, deren Blumenbach zu viele, Haller zu wenige benannt habe. Er tritt Blumenbachs Bildungstrieb bei gegen Kielmeyers Einteilung und erweist sich als Vitalist gegen Borelli und Eberhard, anerkennt die Irritabilität als Grund des Lebens. Sensibilität faßt er als Grenze zwischen Körper und Seele, als Verbindung beider mit Sitz besonders im Hirn, dessen Anatomie er unter Zitierung von Haller, Martini, Vic d'Azyr, Sömmering, Arnemann, Ruysch und Genaro schildert. Die Hirnzwecke seien hypothetisch, insbesondere die Annahme eines Etwas, das die Empfindung hervorbringe. Die Nervenflüssigkeit könne ein elektrisches Fluidum sein, das chemische Affinität zum Mark habe. Empfindung überhaupt sei ein eigentliches tätiges Vermögen in seinen Modifikationen, die sie durch die Sinneswerkzeuge erhalten. Hier bestehe ein ausgebreiteter Spielraum vieler Organe, auf die sie zugleich beschränkt sei. Die Verschiedenheit der Empfindung sitze nicht in der Nervensubstanz, auch nicht im Eindruck, also im Organismus selbst. Sinnlichkeit sei eine Anlage, die, durch die Organisation modifiziert, verschiedene Sinne und Empfindungen zulasse. Das sei in der Ästhetik Kants bestimmt. Le Camus rechne Hunger und Sexus in der „Médecine de l'esprit" dazu, Haller halte dies für lächerlich. Die Fünfzahl der Sinne sei für menschliche Vervollkomnung ausreichend, wie Irwing gesagt habe.

Das Gefühl entwickle sich beim Menschen als erster Sinn und Grundlage der übrigen, sitze außen und innen. Als Träger habe Descartes und Euler eine Lichtmodifikation als Äther, Gassendi und Newton eine wirkliche unbegreifliche Materie angenommen. Der Unterschied der Sinne liege im Organ und dessen Struktur, in der Beschaffenheit des Objektes und der Natur der Impressionen. Tissot habe dies im „Traité des nerfs" mit verschiedenen Nervengattungen erklären wollen. Zweifellos gebe es einen Feinheitsaufstieg der Empfindung in der Richtung auf Reinheit und Deutlichkeit. Ith behandelt die Theorien der Sprachentwicklung auf Meiners basierend, bespricht die Affensprachwerkzeuge Linnés, Hermanns, Monbosos gegen Campers Ansicht, erwähnt Herder, berührt das Phänomen der Zeichensprache nach Engel (1785) und das kontroverse Problem der Natursprache Condillacs, Sulzers und Süßmilchs (1766). Im Buch V stellt er fest, daß der Physiologe dennoch gezwungen ist, außerkörperliche und außersinnliche Prinzipen anzunehmen. Mayer faßte sie im Bildungstrieb zusammen, ebenso Gmelin, Krüger und Zimmermann. Dieses Postulat sei gegeben durch die Umwandlung der Empfindung in Vorstellung, die keine körperliche Bewegung sei, wie auch Haller feststelle. Also sei die Existenz geistiger Kräfte unverkennbar, wie Jakobs Erfahrungslehre § 37 (Halle 1791) dartue. Das Dasein der Seele als Substanz sei freilich nicht so einfach, wie Cicero oder heute Reimarus gedacht hätten. Wo aber Aktion und Reaktion seien, da sei auch Kraft. Freilich sei Leibnizens Auffassung eine Petitio principii. Die Seele sei aber eine Substantia Phainomenon und habe als Gemüt zweierlei Fähigkeiten und Kräfte, einerseits als körperlich, andererseits als Zusammenwirkung mit dem Körper als Mischung von Kräften. So gebe es ein oberes und unteres Vermögen, wobei die Sinnlichkeit Band zwischen Geist und Körper sei. Der Schlaf sei die typische Erfahrung der beiderseitigen Verbindung. Wachen sei hellstes Bewußtsein nach Rüdiger. Nach Haller sei der Schlaf Ausdruck eines gewissen Verfalls des Nervensystems aus verschiedenen Ursachen (Tonusschwankung, Blut). Er weist auf die Arbeiten von Unzer (Halle 1746), Nudow

(1793) und Erxleben. Temperament sei Resultat aller materieller Bestimmungen im Körper. Hier gebe es je nach humoralem oder neuralem Standpunkt viele übertriebene Theorien. Indessen sei die Annahme eines Habitus wohl berechtigt, der auf Intellekt und Moral einwirke.

VI. Vermögenspsychologie

1) *J. Kants* sämtliche Werke, herausgegeben von *G. Hartenstein* Bd. VII, Leipzig 1868, 429 ff.   2) *Adam Bernds* Lebensbeschreibung erschien 1738 bei Heinsius. Das Milieu ist deutlich pietistisch. Er selbst bezeichnet sich als sanguinisch-melancholisch-cholerisches Gemüt, er leide an verstopfter Milz. Ort der Handlung ist Breslau zur Zeit der Türkenkriege und des Schwedenmarsches nach Pommern. Viel Zwangsdenken und phobische Zustände werden beschrieben. Fragen der Ich-Verdoppelung, Prophylaxe und Umgang mit suicidalen Depressiven werden erörtert. Auch eine enttäuschende Konsultation bei Stahl wird erwähnt, der des Patienten „Hectica" nicht ernst genommen habe, obzwar er darüber geschrieben. Max Dessoir hat in seinem „Buch der Erinnerung" 1946 ebenfalls auf diese Literaturgattung aufmerksam gemacht. Bernd ist 1676 geboren.   3) *Moritzens* „Anton Reiser" (heute in der Insel-Ausgabe neu gedruckt) gehört zu den wichtigsten Erziehungsromanen der Weltgeschichte.   4) Zum Typus der von Kant gemeinten Tagebücher gehört auch beispielsweise die Korrespondenz Hallers mit Gesner, die uns *H. Sigerist* erschlossen hat.   5) *Lessing* meinte „zerstreut" entspreche „distrait", empfand aber die Übersetzung von Regards Stück „Der Zerstreute" 1697 als neuartig. *E. Lerch* (Arch. f. Psychol. 1943, 388–460) konnte die Abkunft von der pietistischen Literatur (Thomas a Kempis) zeigen. Gegensatz ist „Sammlung", der heutige Begriff ist also säkularisiert. Tersteegen schrieb noch „sich divertieren". Die französische Entwicklung des Wortes „distrait" zeigt, daß die Anwendung auf Personen erst spät auftritt. Nach Kant wird die Zerstreuung in *Reils* Rhapsodien 1818 abgehandelt. Der Zerstreute will nach Reil alles beachten, faßt daher das Notwendige nicht auf und kann keinen Gegenstand hinlänglich festhalten. Der Zustand ist transitorisch und habituell bei permanenter Verstandesschwäche und Schwäche der gesamten Seelenkräfte. Diese Bedenken teilt *O. Meyerhof* in „Beiträge zur psychol. Theorie der Geistesstörungen" (Göttingen 1910) nicht, wenn er auf S. 33 ff. von einem „System von Vermögen" spricht, deren Wirkungsweise eine „erregbare Selbsttätigkeit" ist. Meyerhof baut auf der Theorie des Kantschülers Jakob Friedrich Fries auf.   6) Kant nennt die von ihm verurteilte willkürliche Selbstentleibung in der Tugendlehre 1, § 6 Homicidium dolosum. Sie ist „ein Verbrechen (Mord)". Der Mensch hat den von Gott anvertrauten Posten in der Welt zu verlassen, ohne davon abgerufen zu sein. Daran ändert auch die Stellung der Stoiker zum Selbstmord nichts. Höher als das Leben ist die Pflicht einzuschätzen. Selbstverstümmelungen gelten ihm als partieller Selbstmord. Hierher rechnet er auch die damals bekannten Verschenkungen und Verkäufe des Zahnes. Besonders die Savoyarden vom Lande verkauften damals auf dem Stadtmarkt die Zähne den „arracheurs des dents". Dies hat eindrucksvoll später noch Victor Hugo in den „Misérables" geschildert. Termini technici für Selbstmord entstanden im 18. Jahrhundert: Suicidium, Autochiria. Sauvages sagte Melancholia anglica. In *Voltaires* Dictionnaire philosophique (Bd. 8 der Gothaer Ausgabe) befindet sich ein Artikel über „suicide", auch „homicide de soi-même" im Zusammenhang mit Voltaires Gegener, dem Abbé Desfontaines. Das Libell eines angeblich englischen Advokaten hieß „Voltairomanie". — *J.-C. Oeconomo* (Études Intern. de psycho-sociologie criminelle, Nr. 5, Paris Sept. 1959, 77 ff.) teilt mit, daß der Begriff Suicid erstmalig in Frankreich um 1750 entstanden ist und im Dictionnaire de l'Académie 1762 erscheint. Das Wort selbst ist mittelalterlichen Ursprungs und erscheint im klassischen Latein nicht. Der Selbstmörder wird im Zuge der Befreiung des Menschen vom politischen und religiösen Joch neu eingeschätzt. Vgl. hierzu den Brief XXII von St-Preux an Milord Edward (Rousseau, Nouvelle

Héloise 1761). Hier liegt die Wurzel zur Auffassung vom Selbstbestimmungsrecht des Menschen. Weitere tolerante Definitionen schufen *Littré* und *M. Halbwachs. A. Delmas* definiert: „Le suicide est l'acte par lequel un homme lucide, pouvant choisir de vivre, choisit cependant de mourir, en dehors de toute obligation éthique." 7) *G. Hall*, Der Beitrag des Philosophen J. Chr. Hoffbauer zur Entstehungsgeschichte der Psychiatrie, Diss. München 1959. 8) *J. Chr. Hoffbauer*, Untersuchungen über die Krankheiten der Seele, Bd. 1 u. 2, Bd. 3, Psychologische Untersuchungen über den Wahnsinn, 1802–1807, Ders., Naturleben der Seele in Briefen, 1796. 9) Hier zeigt sich in Hoffbauers Psychologie ein daseinsanalytischer Ansatz. H. erkennt auch die Aporie von Jaspers, der in Philosophie I die Schwierigkeit darlegt, die darin besteht, daß der Arzt nicht mit allen Patienten zugleich in Kommunikation stehen kann.

VII. Vermögenspsychologie innerhalb der Physiologie

1) *J. F. Goldhagen* erhielt 1787 die Leitung des neugegründeten klinischen Universitätsinstituts in Halle. 2) Hier sei auf die Dissertation von *A. Boldt* „Über die Stellung und Bedeutung der ‚Rapsodien über die Anwendung der psychischen Curmethode auf Geisteszerrüttungen' von *Johann Christian Reil* (1759–1813) in der Geschichte der Psychiatrie" (1935) verwiesen, mit dessen These eines „Materialismus" in den Rhapsodien unsere Auffassungen sich nicht decken. 3) *J. Ch. Reil*, Von der Lebenskraft, Klassiker der Medizin, Leipzig 1910 (K. Sudhoff). 4) Reil (Sudhoff) 3. 5) Ebd. 8. 6) Ebd. 13. 7) Ebd. 20. 8) Ebd. 23. 9) Reil, Über die Erkenntnis und Cur der Fieber, Bd. 1, 3. Aufl., Wien 1811, 29. 10) *Ch. F. Hübner*, Coenaesthesis, Diss. Halle 1794. Vgl. auch „Reils gesammelte kleine physiologische Schriften", Wien 1811. 11) *M. V. G. Malacarne*, 1744 geborener Anatom in Turin und Pavia, 1816 in Padua gestorben. 12) In den Rhapsodien wird das Selbstbewußtsein als zentrale Kraft angesehen, in dem alle Seelenkräfte zusammenlaufen. Es ist „Grundveste unserer ganzen moralischen Existenz". Anomalien zeigen sich in einem fehlerhaften Bewußtsein der Objektivität — hier kommt es zu Sinnestäuschungen, Traumzuständen und völliger Außerachtlassung der Außenwelt — und in einer Störung der Subjektivität und der Persönlichkeit. Hier kommt es zu Ich-Störungen, Ich-Verdoppelung oder vertauschter Persönlichkeit. 13) *J. Ch. Reil*, Rhapsodien über die Anwendung der psychischen Curmethode auf Geisteszerrüttungen, Halle 1803. 14) In der Bundesrepublik gibt es bis heute noch keinen derartigen Lehrstuhl. 15) *Reil*, Rhapsodien, 38–39. 16) *Bodamer*, Fortschr. Neur. 1953, H. 11, und Nervenarzt 1948 (Jg. XIX). 17) Das Ende des 18. Jahrhunderts hat sich unter dem Eindruck der Exekutionen der Revolution literarisch viel mit dem Vorgang der Enthauptung befaßt. Am bekanntesten ist die Arbeit *S. Th. Sömmerings*, Über das Organ der Seele, Königsberg 1796, die Kant gewidmet ist. Sömmering stellt ein Proton Aistheterion in der Feuchtigkeit der Hirnhöhlen fest und erörtert die Seelensitzliteratur. *C. F. Clossius* schrieb 1797 „Über die Enthauptung". Er hält sich an Sömmering und hält die Erhaltung des Bewußtseins nach der Exekution für wahrscheinlich. Er wendet sich gegen die Handhabung der Enthauptung. 1797 schrieb auch *C. A. Eschenmeyer* „Über die Enthauptung gegen die Sömmeringsche Meinung". Er hält die konstatierten Gesichtsmuskelbewegungen für einen Rest partieller Nerventätigkeit, nicht für Bewußtsein. Diese Tätigkeit sei mit Elastizität identisch. Er tritt für die Enthauptungsmethode ein. *J. Wendt* hat 1803 „Über die Enthauptung im Allgemeinen und über die Hinrichtung Troers insbesondere" geschrieben. Er berücksichtigt die bisher vorhandene literarische Diskussion und bekämpft Eschenmayers Ansicht von der Schmerzwirkung. Im gleichen Jahr schrieb *E. F. Klein* „Über die Hinrichtung der Verbrecher, mit Rücksicht auf den v. Troerschen Fall" im Archiv für Kriminalrecht. Er tritt für ein Experimentierungsverbot an den abgeschnittenen Köpfen ein. *F. v. Paula Gruithuisen* schrieb 1810 „Anthropologie oder von der Natur des menschlichen Lebens für angehende

Philosophen und Ärzte", 1811: :„Organozoonomie oder über das niedrige Lebensver-
hältnis, als Propädeutik zur Anthropologie . . .", 1808 hat er sich mit Enthauptung in einer
Sonderarbeit, in Augsburg erschienen, befaßt. Er bringt Tierversuche. Er stellt experi-
mentelle Bedingungen auf für Versuche an abgeschlagenen Köpfen. Man solle möglichst
nahe am Hinterkopf köpfen. Das Thema wurde ferner behandelt von *J. Aldini,* 1803,
Cabanis (Œuvres complètes II, 161–183), *Gastillier,* 1796, *Léveillé,* 1798, *Rossi,* 1803,
Schmidtmüller, 1803, *Sédillot le Jeune* (An IV de la République), *J. B. Sue,* 1796, *A. Zadig,*
Breslau 1802.

VIII. Physiologischer Scheinmaterialismus

1) *E. Lesky,* Gesnerus 1954, 152–182. *L. Alberti-Lopez,* La medicina esperimental y el
naturalismo literário (Arch. Ibero-Amer. 1957, Vol. IX, Fasc. 1, 21.)   2) Ähnliches stellt
heute Lain-Entralgo dar.   3) *J. L. Alibert,* Dissertation sur les fièvres pernicieuses ou
ataxiques intermittentes, 1799.

NEUZEIT:

I. Beginn der klinischen Psychiatrie

a) Nachzügler der englischen Schule

1) *A. Ch. Lorry,* De melancholia et morbis melancholicis, Lutet. Paris 1765, bei Cavelier,
rue St-Jacques.   2) *A. Terreni,* 1693 geb., wandte sich nach Lektüre Borellis der Medizin
zu und war Professor der Anatomie in Montpellier, später in Paris.   3) *Vincenzo Chiarugi,*
Della pazzia in genere e in spezie, trattatto medico-analitico, con una centuria di osservazioni
1793-1794. Deutsche Übersetzung bei D. Meyer, Leipzig 1795.   4) Die Stelle bei *Morgagni,*
ep. VIII, I, lautet: Melancholiae autem mania, ut Willisii utar verbis in volumine eodem
prolatis (in Schol. ad Obs. I, sect 8 eiusd. I), in tantum affinis est, ut hi affectus saepe vices
commutent, et alteruter in alterum transeat . . .

Heinroth hat im Lehrbuch der Störungen des Seelenlebens I, 110 Chiarugi kritisiert,
ebenso *Kornfeld* in seiner Abhandlung auf S. 639–641. *Boldt* (1935) bemerkt, zu einzelnen
klinischen Formen sei Ch. nicht vorgedrungen.

Die Ausweitung der Melancholiearten in jener Zeit wird deutlich bei *J. B. Erhard,* 1766 in
Nürnberg als Drahtzieherssohn geboren, später selbst in diesem Beruf und als Graveur
tätig, der in Würzburg und Jena Naturwissenschaften studierte und Kantianer wurde. 1792
nach einer Italienreise zurückgekehrt, promovierte er in Altdorf. In M. Wagners Beiträgen
zur phil. Anthropologie verfaßte er verschiedene psychiatrische Schriften, so auch über
Melancholie 1794. 1827 starb er als Obermedizinalrat. Er kennt 3 Ordnungen: 1. dauernde
falsche Wahrnehmungen (hall. Verwirrungen), 2. Verstimmungen der Triebe. Tollheiten,
Morositäten, 3. Verstimmungen der ganzen Handlungsweise (Deliria), darunter Amentia,
Melancholia, Moria, schließlich die Mania. Melancholie könne mit Paraphrosyne verwechselt werden. Seine Gruppierungen des gemeinen Wahnsinns (Schwermut) kennt: Mel.
vulgaris mit Taedium vitae, Verwandlungsmelancholie (Mel. metamorpheo – Threscia)
mit Thanatophobie, Mel. bascanophobia, Daemonomania (Mel. sagarum, Vampirismus
etc.); zum faselnden Wahnsinn gehört Mel. delira, ferner gibt es Erotomania, Zelotypia,
Mel. malitiosa, Mel. energica, fanatica, enthusiastica, dann die verzweifelnde catacrise-
ophobia, die ratlose errabunda, die symptomatica der Schwangeren.

Ph. Fischer, Von den Gebrechlichkeiten des menschlichen Verstandes, München 1790, geht
psychologisch von den inneren Empfindungen, die in der Intensität ausarten können, aus; so

entstehen Gemütskrankheiten und Leidenschaften. Der weitere Schritt ist die Geisteskrankheit als Vermischung von äußeren Eindrücken mit Einbildungskraft; ähnliches geschieht bei Hirnunordnung, Nervenstörung, durch Blutdruckänderung und Verdauungsstörung. Bei völliger Verrückung ist die äußere Verarbeitung der Eindrücke durch Einbildungskraft beherrscht, so daß das Hirn maschinell arbeitet und der Selbsterhaltung trotzt. Am Schluß werden die Leidenschaften behandelt.

Buffon, den die Autoren kennen, hat sich in Bd. 21 der Naturgeschichte (E. Sonnini) über Geisteskrankheiten geäußert: „Une passion sans intervalle est démence et l'état de démence est pour l'âme un état de mort . . ." Davon unterschieden: „De violentes passions avec des intervalles sont des accès de folie." Er entwertet die Leidenschaften erheblich, da sie nur Unmögliches in kritikloser Weise wollen, ihr Begehren ist stets übertrieben, erregen falsche Hoffnungen, und die Seele wird erst nach Ablauf dieses Zustandes kritisch.

Der französische Leibarzt *De la Caze* (1703–1765), ein Verwandter Bordeus, ging vom Stahlianismus aus. Zugleich zeigt er helmontischen Einfluß auf Grund der Gedanken des Dolaeus (Instit. medicinae e novo medicinae conspectu, Paris 1754). Daher spielt der Zwerchfellwinkel als Empfindungssitz eine Rolle und ist Bewegungsprinzip. Organ der Bewegung ist der aponeurotisch-membranöse Apparat. Das Gleichgewicht zwischen Zwerchfell und Meningen wird durch die Leidenschaften gestört (Idée de l'homme physique et moral pour servir d'introduction à un traité de médicine, Paris 1755). Ein Anhänger dieser Lehre ist *M. J. Clair Robert* aus Caën und Barthez.

J. F. Dufour, der 1765 der Pariser Fakultät inskribiert ist, behandelte als Militärchirurg auch Geisteskranke. Im „Essai sur l'operation de l'entendement humain et sur les maladies qui les dérangent", Paris-Amsterdam 1770, verteidigt er die sympathetischen Ursachen wie später der Engländer Seymour (London 1832) und nennt Seelenkrankheiten „déraison", während démence eine Art der Unrichtigkeit des Urteilens und vernünftigen Redens ist (bêtise, niaiserie, radoterie). Ätiologisch greift er die Fasersteifheit, Hirntrockenheit, Weichheit und Wäßrigkeit auf. Er stützt sich auf Boerhaave.

In die Reihe der natürlichen Systematiker gehört auch *C. H. Masius* mit „Commentatio medico-psychol. de vesaniis in genere et praesertim de insania universali", Göttingen 1796. 1771 in Schwerin geboren, später dort Hofmedikus und Stadtphysicus in Gnoien, 1806 Prof. in Rostock, 1823 gestorben. Die Arbeit bringt eine reichhaltige Literaturübersicht internationaler Art; dem Pädagogen Salzmann nahestehend, bekämpft er den Zeitluxus wie die Empfindelei. Er definiert „morbus mentis seu error seu debilitas iudicii, imaginationis, memoriae". Er ordnet in fatuitas, tarditas ingenii, dementia, amentia, amnesia.

Das Delir ist „falsa quaedam et errabunda judicandi vis, vigilando, a mutatione organorum mentis praeternaturalis, insolitis affectibus aut vehementioribus, quam proportione objecti eos causatis". Hierzu gehören Paraphrosyne und Insania. Die Melancholie ist ein partielles, teils periodisches chronisches Delir mit „moerore et tristitia" oder „cum iracundia et furore". Zu den Vesaniae rechnet er Vogels Paranoia, die bekannten Gemütskrankheiten. Er wiederholt die Faserlehre. Unter prädisponierenden Ursachen geht er auf Rougemonts Abhandlung über die erblichen Krankheiten von 1794 mit Überarbeitung ein; hier führt er an, ein Patient sei an der Lektüre Kants verrückt geworden.

b) Die ersten Kliniker

5) So bekannt die Ruhmesgestalt *Philippe Pinels* ist, so lückenhaft ist die exakte Kenntnis seiner Biographie. Diese Tatsache wird besonders deutlich, liest man die völlig unzulängliche Darstellung in *K. Kolles* „Große Nervenärzte" I, 216–235 (R. de Saussure). Sie enthält mindestens 21 Unrichtigkeiten. Aufschlußreicher ist *R. Semelaignes* Versuch von 1894 (Les grands aliénistes); der Verfasser ist mit Pinel verwandt. Eine weitere Arbeit des gleichen Vf. 1912 in „Aliénistes et Philanthropes" ist brauchbar. Diese Mangelhaftigkeit eindeutiger

Kenntnisse, die sich schon auf das Geburtsdatum bezieht, veranlaßte uns, Herrn Kollegen *W. Lechler* (Würzburg) die Anregung zu neuer Forschung zu geben. Das Ergebnis war erstaunlich und liegt zunächst in einer Diss. 1960 (München) vor, der wir folgende verkürzte Angaben entnehmen:

Wie *P. Chabbert* feststellt, ist die Familie seit Generationen in St-Paul Cap-de-Joux (bedeutet Caput Jovis) ansässig. Der dort nicht seltene Name Pinel deutet auf „pin" als Deminutivform, also kleine Föhre, Kiefer. Männliche wie weibliche Ahnen entstammen dieser Gegend des Tarn. Der 1744 verstorbene Urgroßvater Scipion P. war „maître-serger" und mit Suzanne Olier verheiratet; beider Sohn (1640 geb.), also der Großvater des Psychiaters, war der als Alleinerbe eingesetzte Barthélémy; auch der Bruder der Urgroßmutter war Schuhmachermeister in St-Paul; ein anderer Philippe Olier lebte in Castres. Unrichtig ist die Behauptung, Barthélémy sei Chirurg gewesen; vielmehr war er Steuereinnehmer und später „conseiller politique" und „consul moderne" (1718). Der 1716 geborene Vater des Psychiaters, ebenfalls Philippe, in St-Paul lebend, heiratete 1744 Elis. Dupuy, die Tochter des Chirurgen Charles. D. und dessen Ehefrau Marg. Bugarel aus Roques (Gibrondes). Sie war zugleich Base dritten Grades von Philippe sen. Das Ehepaar lebte in Roques beim Chirurgen Charles D. Vielleicht war der Schwiegersohn beim Schwiegervater in die Lehre gegangen. Der Psychiater wurde am 20. April 1745 dort geboren, 1746 sein Bruder François. Die Familie verließ Roques 1747 und zog ins Vaterhaus Philippe sen. nach St-Paul. Dort starb Vater Pinel als Chirurg und Politiker. Der Psychiater hatte aus erster Ehe (1792) mit Jeanne Vincent 2 Söhne (Scipion 1795–1859 und Charles 1802–1871 Brasilien); die zweite Ehe mit Marie Madelaine Françoise Jaqueline de Lavallée blieb kinderlos. Scipion hatte eine Tochter und zwei Söhne (Honoré, Redactor des Journal des Débats, und Charles, 1828–1895, Arzt und Begründer eines elektrotherapeutischen Instituts in Paris). Dieser heiratete eine Lemaire; beider Sohn Charles war Dichter, lebte eine Zeit in St. Petersburg, wurde nach der Rückkehr staatspolitisch verdächtigt und ging nach Brasilien, wo er heiratete und 8 Kinder hatte. Familie Dupuy: Sie ist zurückzuverfolgen bis 1617. Ein Apotheker in Castres, um 1716 geboren, heiratete ebenfalls eine Dupuy und war Onkel der Marie Escrive, Ehefrau Barthélémys. Der 1683 geborene Großvater des Psychiaters war von 1719–1731 Chirurg und heiratete 1719 die Bugarel; 1731 wurde er Konsul von Gibrondes, 1751 starb er.

Zu Roques: Dieser Weiler gehört zur Gemeinde Jonquières, früher Gibrondes im Canton de Lautrec und liegt auf der Anhöhe der Ebene Castres, bekannt durch die mittelalterlichen Kämpfe der Katharer und Albigenser.

Zur Geschichte des Chirurgenstandes: 1637 trennte sich die Zunft der Barbiere und Chirurgen von den Barbiers-Perruquiers-Baigneurs-Étuvistes und brachte als Firmenschild eine Messingschale an. 1731 kam es zur Bildung der Académie des chirurgiens. 1743 trennten sich die Chirurgen von den Barbieren. Am 10. Aug. 1756 erhielten die Chirurgen Titel und Privilegien eines notable bourgeois; 1765 kam es zu einer Einschränkung, nämlich der Anerkennung eines Unterschiedes zwischen Ärzten und Chirurgen. Der Arzt wurde dem Advokaten gleichgestellt (hohe Bürgerschaft), der Chirurg der Klasse der Großhändler und Kaufleute, die einen Laden zur Straße hin betrieben. Erst die lettres patentes von 10. 8. 1786 machte die Chirurgen zu gleichwertigen Gliedern der Bürgerschaft. Biographie des Psychiaters Philippe Pinel:

Der am 20. 4. 1745 Geborene erhielt wegen Lebensschwäche die Nottaufe. St-Paul Cap-de-Joux (auch Cadajoux) wurde in der Revolutionszeit in Agoût-Rousseau umbenannt. Die Languedoc war jahrhundertelanger Boden religiöser Kämpfe der Intoleranz. Die berüchtigte Affaire „Calas", in die Voltaire mutig verwickelt war, geschah 1761; ein Jahr später trat Pinel als Theologe bei den Novizen der Doctrinaires von Lavaur, 15 km von seinem Heimatort entfernt, ein. Die dortigen Patres galten als teils jansenistisch, teils enzyklopädisch interessiert; zwei der dortigen Lehrer machten 1773 Laromiguière zum Novizenmeister im Collège d'Esquille in Toulouse. Der als hochbegabt erkannte junge Pinel verließ mit 21 Jahren (nicht mit 17, wie Dupuytren meinte) die Schule und kam nach Toulouse eben in jenes genannte Collège, das neben Laromiguière den napoleonischen Chirurgen Larrey, den Begründer der Dermatologie Alibert und Pinels großen Schüler Esquirol aufnahm. P. schrieb sich bei Prof. Bourges im Oktober 1767 ein; zur gleichen Zeit trat Bruder François als garçon-barbier bei einem Perückenmeister ein und nahm 1768 an einem Kurs f. Anatomie bei Bost teil. Philippe Pinel blieb bei Bourges bis 1770, als François bei Becane Knochenlehre, bei Villar Operationskurs belegte. April 1770 entschließt sich Philippe zum Medizinstudium und trägt sich vor der theologischen Gelübdeablegung bei Daubons ein. Es gab damals 4 Lehrstühle (Maynard für Anatomie und Chirurgie, Dubernard für Pharmakologie, Botanik, Chemie, Daubons und Latour je für Medizin; Latours Nachfolger 1773 wurde Gardeil.) Pinels letzte Eintragung bei Dubernard ist 1773. Gardeil war früherer Oratorianer, Schüler Jussieus und Freund D'Alemberts und Diderots. Pinel promoviert am 17. 2. 1773 im Todesjahr seines Bruders François zum Baccalaureus und Lizentiaten mit Praxiserlaubnis. Im gleichen Jahr doktoriert er. Als zugleich mathematisch-philosophisch gebildeter Akademiker geht er nun nach Montpellier.

Er hat selbst in der Nosographie von 1818 mitgeteilt, daß er imstande war, den Stand der damaligen Medizin zu erfassen. Boissier de Sauvages, der große Systematiker, nahm mit seinem Tode auch seine Methode ins Grab. Barthez las 1776 Physik, Pflanzen, Mineralien und Tierreich, Venel war Chemiker, Ch. Leroi belebte den Hippokratismus und lehrte Physik. Der 11 Jahre jüngere J. Antoine Chaptal stand diesen Lehrern sehr kritisch gegenüber und promovierte 1777 in allen drei Graden. Am 5. Juni gleichen Jahres verlas Pinel in der Société Royale des Sciences sein Mémoire sur le talent qu'exige l'application des mathématiques au corps humain und danach ein Mémoire sur les courbes qui décrivent les extrémités de nos membres dans leurs divers mouvements. Er wird von Bordeu beeinflußt und verneint jede Systematik und Philosophie zugunsten der deskriptiven Beobachtung. Seine Beobachtungen über Mucosa und Serosa wirken auf den Bordeu-Anhänger Bichat. 1778 schuf Gamelin seine mit 102 herrlichen Abbildungen versehene Anatomie. Im gleichen Jahr verläßt Pinel Montpellier. In Paris machte er mit Chaptal gewissermaßen eine Pilgerfahrt an Rousseaus Grab; sein Leben fristet er durch Privatunterricht in Mathematik für Schüler, die ihm V. Cousin empfiehlt; im Salon der Mme. Helvetius begegnet er Roussel und Cabanis; Benjamin Franklin beeindruckt ihn, so daß er nach Amerika auswandern will. Er verfaßt populäre Artikel, übernimmt eine Schriftleitung; an Sitzungen D'Eslons, eines Schülers von Mesmer, beteiligt er sich voll Interesse; ab 1784 betätigt er sich als Hausarzt. Bei zwei Preis-Beteiligungen hat er Mißerfolg. In dieser Zeit lernt er die ersten Geisteskranken in der Privatanstalt des Tischlers J. Belhomme (1737–1824) kennen. Zu Beginn der Revolution ist er „officier municipal", aber sein politischer Ehrgeiz schwindet, zumal nach der Hinrichtung des Königs, die ihn erschüttert. 1793 wird er mit Unterstützung seiner Freunde Cabanis, Cousin und Thouret „médecin chef de l'hospice de Bicêtre"; dort übernimmt er am 13. Sept, den Dienst, um am 13. Mai 1795 die Leitung der Salpétrière aufzunehmen. 1792 hatte er die 23jährige Jeanne Vincent geheiratet, die 1795 den Sohn Scipion zur Welt brachte. 1798 erscheint die „Nosographie philosophique" als mustergültiges Compendium. 1802 wird der später nach Brasilien auswandernde Charles geboren. Die Nosographie wird 1809 preisgekrönt. 1801 erscheint der Traité médico-philosophique sur la manie. Der seit 1794 mit dem Titel eines Professors für Physik und Hygiene ausgezeichnete Lehrstuhlinhaber (seit 1795 als Nachfolger Doublets für „Pathologie interne") wird nun unter den Studenten populär. 1804 wird er Ritter der Ehrenlegion. Seine Praxis wächst. In Torfou kauft er ein Landhaus; 1812 stirbt die Ehefrau; er heiratet 1815 Marie-Madeleine-Françoise-Jaqueline de Lavallée. Zwischen 1820 und 1826 erleidet er mehrere Apoplexien ohne geistige Einbuße. Am 25 Oktober 1826 ist er morgens gegen 6 Uhr an Pneumonie gestorben.

6) Dieser Pussin — sein eigentlicher Amtstitel war Directeur de police intérieure — hat auch Idelers Aufmerksamkeit angeregt. In seinem Grundriß, Bd. 2, 1838, 99, behandelt er Pinels Werk und meint, das Verhältnis Pinels zu Pussin, dessen Ehefrau offenbar auch große psychologische Begabung hatte, sei ganz eigentümlich gewesen; eigentlich habe Pussin die Disziplin gehandhabt, und Pinel sei nur „beobachtender Zuschauer" gewesen. Reklamationen gegen Pussins Anordnungen habe er nie gelten lassen. Vielleicht habe Reil dieses Vorbild gehabt, als er dem Irrenarzt einen Psychologen habe beiordnen wollen. Im übrigen ist Ideler Pinels Einteilung im Sinne der Ableitung von den Leidenschaften nicht ausreichend genug, und er kritisiert auch den Begriff des fixen Wahns, da sich gezeigt habe, daß Esquirols Monomanie eindeutiger sei. Ganz allgemein bedauert Ideler den zu großen Sensualismus Pinels, der ihm das Verständnis für eine religiöse Natur wie Stahl versagt habe. So habe er den „inneren Zusammenhang der Erscheinungen des Wahnsinns" nicht erfaßt und er sei auf die Zusammenstellung ähnlicher Fälle zurückgewichen. Eine wissenschaftliche Einheitlichkeit der Begriffe habe ihm gefehlt. Der psychologische Ansatz der Gedanken habe sich zur Somatik hin verschoben. Besonders erwähnt wird die Nachlaßschrift, die in den Mémoires de l'Académie mitgeteilt ist (vgl. auch Berends Journalistik des Auslandes, Nov. 1838).   7) Gemeint ist *Winckelmanns* „Erinnerung über die Betrachtung der Alten Kunst" (Winckelmanns Kleinere Schriften, Insel-Verlag 1913).   8) Diese Belegstelle konnten wir nicht ausfindig machen, auch Prof. L. Schücking konnte sie nicht angeben.   9) *A. Schopenhauer,* Welt als Wille und Vorstellung, Bd. 2, Kap. 32.

Der Délire-Begriff: Littré u. A. leiten das Wort ab von delirare, abweichen vom gewohnten Weg. Ball und Ritti (Dict. encycl. des sciences méd. 1882) befassen sich mit der Historie des Wortes. Sie meinen, Hippokrates habe Paraphrenitis gesagt. Sie führen alle hier schon geschilderten hippokratischen Worte an. Der Versuch der Differenzierung scheitert u. E. Die Maniabegriffe Platons werden ebenfalls als délires bezeichnet (Mania des Phaidros). Im Dict. de médecine et de chir. prat. 1869 hat sich Foville jun. geäußert. Hier bedeutet délire allgemein „désordre des facultés mentales" wie bei Esquirol, vor allem „des facultés intellectuelles", so daß es nötig wird, zur Differenzierung Adjektiva hinzuzufügen (d. des sensations, d. affectif, instinctif, des actes). So haben schon Georget, dann Monneret, Hardy und Béhier das Wort benutzt. Dupuytren kannte ein fieberhaftes délire nerveux neben dem essentiellen fieberlosen. Im Laufe der Jahre kamen hinzu délire aigu und tremens (Lasègue). Von Esquirols Definition geht die Einteilung in sensation, pensée und acte aus, Daneben gibt es das begrenzte subjektive Delir, das vom Kranken, wie im Falle Nikolai, erkannt wird. Es gibt nicht-halluzinatorische oder nicht-illusionäre Delire ohne sonderbare Handlungen, deren Geist aber doch von deliranten Ideen erfüllt ist, die den Kranken plagen. Im Willensbereich ist das selten. Nach *Baruk* (1959) bezeichnet man mit D. teils den Gesamtzustand der geistigen Störungen, teils ein Einzelsyndrom, so daß die Verwendung des Wortes vage ist. Die Klinik kennt zwei Varietäten: 1. der ganze Psychismus ist umgestürzt, die Persönlichkeit wie vom Traumgeschehen ergriffen unter massivem Organgeschehen. Hier ist dann das D. im Mittelpunkt des Ideenumsturzes. So bei den Infektions- und toxischen D. 2. entspricht das D. der „confusion mentale primitive" (= Idiotisme Pinels), einem Begriff Delasiauves, der in Vergessenheit geriet, bis ihn Chaslin wieder belebte. In Deutschland haben ihn Meynert, O. Binswanger, v. Krafft-Ebing (amentia), in Rußland Korsakoff gekannt. Die zweite Form kann Phasen zeigen, etwa traumhaft-wahnhafte oder systematisierende. *J. Cotard* (Interne Charcots und Vulpians) schrieb über Melancholie und deren „Délires de négation avec idées d' immortalité" einschließlich variabler Halluzinationen. Séglas hat diese Form der „cénesthésie" Beaunis' angeschlossen als Varietät der Sensibilität (später 1907 ausgeweitet von Dupré und Camus als Vorbegriff der Depersonalisation). Das spätere D. émotif Morels steht im Zusammenhang mit „obsession", wie sie sich aus Janets Psychopathologie entwickelt.

Flemming (Allg. Ztschr. Psych. Bd. 30, 1874, 442) sagt: „In der Regel versteht man unter

D. im Allgemeinen solche in Gedanken und Worten sich kundgebende psychische Vorgänge, welche von dem gewöhnlichen und normalen Wege abweichen, ohne daß diese
Abweichung dem so verkehrt Denkenden zum Bewußtsein kommt, weshalb von ihm der
Vorgang für einen richtigen und normalen gehandelt wird. Dies entspricht sehr gut der
Etymologie des bildlichen Wortes delirare, welches eine Abweichung des Pfluges von der
geraden Furchenlinie bezeichnet. Man hat aber dabei vornehmlich die Beschaffenheit der
geistigen Tätigkeiten, eines fehlerhaften Denkprozesses im Sinne: es wird dabei ein unge-
höriger Vorgang des Vorstellens, der Ideenbildung und der Verbindung, überhaupt eine
Störung des Intellektes, des Verstandes und der Vernunft verstanden . . . Unter D. sind demnach solche psychischen Zeichen zu verstehen, die, angeregt entweder durch gegenwärtige
oder reproduktive Eindrücke in dem Bewußtsein auftreten und dasselbe unabhängig von
den Einflüssen des Willens und der Kontrolle der Besonnenheit, eigenmächtig mehr oder
weniger nach Macht und Dauer beherrschen . . ."

Das D. acutum, von *H. Schüle* in Allg. Ztsch. Psych. Bd. 24, 1867, 316, bearbeitet, wird
als Ausweg aus dem seit alters her vagen Phrenitisbegriff statuiert, und zwar mangels
pathologisch-anatomischen Befundes rein klinisch als abgrenzbarer Symptomenkomplex,
bald mit anderen Leiden vergesellschaftet, bald idiopathisch bei vorher Gesunden. Das
„delirare" ist dafür typisch (von Jensen bestritten). Man kannte ruhig-träumerische Formen,
häufiger aber die maniakalisch erregte mit ängstlicher Zerfahrenheit, hochgradiger Bewußtseinsstörung und Ausgang unter hohem Fieber in inkomplete Paralysis generalis.
Manische Formen hielt man für enzephalo-meningitisch, melancholische gliederte man der
Reihe der (typhösen) Konsumationsfieber an. Schüle bezeichnete das D. a. als Modus, nicht
als Genus von Zerebralsymptomen. *Thulié* (1865) nahm mit Abercrombie und Calmeil
Zirkulationsstörungen des Hirns an. Inanitionsdelire wurden von *Becquet* (1866) und *Andral*
beschrieben. Er hielt sie für depressive Formen des D. Schüle hat in Bd. 25 11 Thesen über
das D. a. verfaßt. Gegen den Begriff schrieb *Mendel* B. Kli. Wo 1879, Nr. 50. Eine Dissertation von *K. Grethe*, Berlin 1880 (?), war uns nicht zugänglich (Westphalsche Klinik).
Über anatomische Grundlagen vgl. *Hertz* in Allg. Ztschr. Psych. Bd. 39, 1883. Für ein
eigenes Krankheitsbild entschied sich *Pauly* in einer Diss. in Bonn 1869.

Das D. de persécution hat *Lasègue* 1852 (Arch. gén. de. méd.) abgetrennt als spezifisches
Syndrom mit obwaltender Verfolgung. J. Falret hat diese Sicht vervollständigt, und Foville
studierte die Größenideen in Charenton. Die Erklärung wurde 1888 von *Ball* bestritten,
und so zieht die geistige Linie dann über *Legrand du Saulle, Marandon, Charpentier* bis zu
Magnans chronischem D., um so zu *Kraepelins* Gedanken zu gelangen.

Folgende zeitgenössische Ärzte werden benannt, die sich mit Psychopathologie befaßt
haben: *J. d'Aquin*, 1732 in Chambéry geboren, bis 1815, er schrieb „La philosophie de la
folie" mit Geleitwort an Pinel neben anderen Gebieten. Unkritisch und unphilosophisch
schildert er die schlechten Anstaltsverhältnisse. Er hat eingehende Literaturkenntnisse von
Cullen an. Theoretisch bringt er nichts Neues. – *L. V. F. Amard*, Chirurg in Lyon, schrieb
über la folie 1807. Bekämpft Moralisten in der Psychopathologie; tritt für Kennerschaft
ein; stützt sich auf Pinel. Behandlung der Geisteskrankheit ist Freiheits- und Vervollkom-
nungsproblem. Er lehnt Camper und Lavaters Physiognomik ab und glaubt an Intimida-
tionswirkung. Guislain zitiert ihn als Vertreter der Splanchnicuslokalisation. – *Ch. L. F.
Andry*, 1741 in Paris geboren, Gründungsmitglied der Soc. Royale de méd. Begutachter
d' Eslons 1784. Er arbeitete über Lyssa und Mel. 1776, 1778. – *Ch. Chr. H. Marc*, 1771 in
Amsterdam geboren, bis 1840, lebte als Sohn eines deutschen Vaters und einer Holländerin
in Holland und Deutschland, wurde in Schnepfenthal erzogen, studierte in Jena, Erlangen
(dort war der Vater Finanzrat). 1792 promovierte er mit einer Arbeit über seltene spastische
Krankheiten, befand sich in Österreich und Böhmen als Reisebegleiter der Prinzessin
Löwenstein, kam 1795 nach Paris, wurde 1811 Franzose. Er wurde ein bekannter forensischer Sachverständiger, Vorstand der Académie de médecine (1833) und erster Arzt des

Königs. Er war Mitarbeiter Pinels, Esquirols und Ferrus'. In dem Prozeß gegen Henriette Cornier (1826) vertrat er die Monomanie gegen den Staatsanwalt. Von ihm stammt der Begriff der „folie transitoire". 10) *M. W. v. Mandt,* 1800 geboren, ist Chirurgensohn. Er wurde Militärchirurg, studierte in Berlin, machte eine Exkursion nach Grönland, war 1825 Physicus in Küstrin und publizierte in Rusts Magazin. Er war Leibarzt der Großfürstin Helene von Rußland und des Zaren Nikolaus. 1858 ist er gestorben. Pirogoff nennt ihn in seinen Erinnerungen. Die hier angeführten Ergebnisse der Frankreichreise sind den Akten des ehemaligen Berliner Geheimen Staatsarchivs entnommen: „Acta betr. den Reisebericht des Prof. Dr. Mandt und des prakt. Arztes Dr. Rust in specie über die Irrenanstalten in Frankreich, England." Greifswald-Berlin 20. Mai 1833. 11) Vgl. auch *Pariset,* Eloges II, 476 und 482. 12) Die Anstalt wird heute von *H. Baruk* vorbildlich geleitet. Wir möchten ihm an dieser Stelle unseren besonderen Dank für die Unterstützung unseres Unternehmens sowie für seine Gastfreundschaft danken, die uns ermöglichten, Esquirols Anstaltsbibliothek durchzuarbeiten. 13) Einige kurze historische Daten: *Bicê*tre ist ab 1656 Hôpital Général. Der Name hängt zusammen mit Wincestre oder Wicestre des Jean de Pontoise, Bischofs von Winchester aus dem 13. Jahrhundert. Das Schloß gehörte ab 1346 zum französischen Königshaus, wurde unter Karl V. ausgebaut, 1411 geplündert und kam 1416 an die Chanoines von Notre-Dame als Ruine. Später war es eine Retraite für Militär, bis es bei Gründung des Hôpital des Invalides (Ludwig XIV.) zum Hôpital Général zählte. In Bicêtre wurde die Guillotine ausprobiert. Vor der Revolution war es „maison de force", Aufenthaltsort für Syphilitiker. Bis 1836 gab es dort eine Gefängnisabteilung. Vgl. *A. Husson,* Études sur les hôpitaux, Paris 1862. – Die Salpêtrière war durch Edikt vom 27. 4. 1656 „Établ. de l'Hôpital Général pour le renfermement des pauvres mendiants de la ville et des faubourgs de Paris". Zugleich war aber schon 1653 ein neues Gebäude des Petit Arsénal vorgesehen. Unter Ludwig XIII. beherbergte es viele Tausend von Armen, die eine soziale Gefahr waren. Vgl. *Leibbrand,* Vinzenz v. Paul, Heidelberg. Die Salpeterfabrik wurde dann Unterbringungsort für Frauen. 1669 errichtete Ludwig XIV. die Kuppelkirche. In der Mitte befand sich ein Gefängnis. Erst ab 1791 wurden geisteskranke Frauen vom Hôtel-Dieu dort aufgenommen, 1814 trat eine Verbesserung der Verhältnisse ein, 1818 wurden die berüchtigten „basses loges" abgeschafft. Vgl. *Husson* a. a. O. 14) *J.-L. Moreau de la Sarthe* ist 1771 geboren und wurde nach militärärztlicher Tätigkeit Unterbibliothekar der med. Fakultät, nach deren Aufhebung er ausschied. Er starb 1826; 1812 schrieb er Fragmente zum Studium der Geschichte der Geisteskrankheiten und medizinischen Moral. 15) *Brierre des Boismont,* 1797 in Rouen geboren, begann seine literarische Tätigkeit mit einem botanischen Werk 1825. Schon 1826 folgten Beobachtungen über die homicide Monomanie und ein anatomisches Lehrbuch. Nach vielen weiteren Publikationen widmete er sich ab 1834 der Psychiatrie. 1845 erschien die bedeutende Arbeit über die Halluzinationen, 1855 eine weitere über Suicid. Er gehörte zu den Mitredakteuren der Annales médico-psychol. Noch 1870 schrieb er über die Geisteskranken Englands. 1881 starb er in St-Mandé bei Paris. Seine Tochter, Mme. Rivet, schrieb 1875 „Les aliénés". Sie schildert darin die Irrenversorgung während der Pariser Belagerungszeit 1871. Sie gab ferner einen Kommentar zum Irrengesetz (von Tardieu). Mit 18 Jahren war sie schon amtlich bestätigte Leiterin einer Anstalt. Sie zitiert in ihrem Buch A. Lemoines „L'aliéné devant la philosophie, la morale et la société". 16) *L.-J. F. D. Delasiauve* arbeitete an der Salpétrière und wurde neben anderen Arbeiten bekannt durch seinen „Traité d'épilepsie" 1854. Er redigierte von 1861–1870 das Journal de médecine mentale. 17) *Jean P. Falret,* 1794 geboren, Schüler des Collège de Cahors war schon mit 16 Jahren Mediziner in Montpellier, kam im Geburtsjahr 1811 des „roi de Rome" nach Paris und nach dem Externat bei den „Enfants malades" hörte er Pinel und wurde Interner a. d. Salpêtriè. Er war auch Esquirols Mitarbeiter zusammen mit F. Voisin und Rostan. Er begleitete einen suizidalen Kranken auf Reisen, heiratete 1822 und gründete mit Voisin ein Établissement in Vanves. Im gleichen Jahr erschien „De l'hypochondrie et du suicide". Er veröffentlichte preisgekrönte anatomische Arbeiten. 1830 wurde er Titulaire der Académie, Leitender Arzt a. d. Salpêtrière. In der zweiten Phase seines Schaffens resignierte er über die path. Anatomie und wandte sich wieder der Psychologie zu. Zugleich bereiste er die Britischen Inseln. Am Irrengesetz von 1838 ist er beteiligt. 1839 schrieb er einen Dictionnaireartikel. 1840 hielt er die Totenrede auf Esquirol, wechselte zur Division Rambuteau der Salpêtrière, wo er bis 1867 blieb. An seinen Visiten beteiligten sich Lasègue, C. Bernard, Morel, Billod. Ab 1841 hielt er Vorlesungen, die 1854 veröffentlicht wurden. 1843 schrieb er „Considérations gén. sur les maladies mentales, besuchte die Illenau. Er bestritt Esquirols Monomanie und stiftete den Begriff der „folie circulaire" im Prioritätsstreit mit Baillarger. Er betätigte sich als Heimatdichter, erlebte noch den beginnenden Krieg und starb in Marcillac am 28. 10. 1870. Jules Cotard ist sein Schüler.   18) *L. F. E. Renaudin,* zu Anfang des 19. Jahrhunderts geboren, wurde Psychiater, arbeitete in Stephansfeld, später in Fains, wurde 1849 Direktor von Maxéville (b. Nancy), später leitete er die Asyle in Auxerre und Dijon, starb 1865 in Maxéville. Neben organisatorischen Arbeiten schrieb er 1854 Studien über Geisteskrankheiten.   19) *E. Billod,* 1818 in Briançon geboren, wurde von Ferrus an Voisin zur Ausbildung gewiesen. Dann ging er zu Moreau de Tours in Bicêtre. Er verteidigte die Tradition Pinels gegen Leurets Ideen. Dies bezeugte er in seinem 1846 betitelten Buch „Considérations médico-psychologiques sur les traitement de la folie". 1849 übernahm er die Anstalt in Blois, 1853 die gleiche in St-Méen. Dann blieb er 15 Jahre in St-Gemmes, 1868 ging er nach Vaucluse. 1886 ist er gestorben.   20) *F. Groos,* Schriftenverzeichnis in Arch. Psych. Bd. 87, 1929. Betr. über die moralische Freiheit, Tübingen 1818. Über Spontaneität, moralische Freiheit und Naturwiss. Ztschr. Anthr., 1824. Entwurf einer philosophischen Grundlage für die Lehre von den Geisteskrankheiten, 1828. Psychiatrische Fragmente, 1828. *H. B. Hubert, Fr. Groos,* Diss. München 1957.   21) *J. Ch. A. Grohmann* (1769–1847), durch des theologischen Vaters Ehe mit Gottsched verwandt, wandte sich nach der Theologie der Philosophie und Psychologie zu, wurde von Lavaters, später von Galls Lehren angezogen und veröffentlichte Arbeiten über Kant und Fichte. 1808 schrieb er eine „Philosophie der Medizin", die stark von Gall beeinflußt ist, wurde in Hamburg Gymnasialprofessor und schrieb mehrere Aufsätze in Hufelands Magazin sowie in Nasses Ztschr. für psychische Ärzte und in Friedrichs Magazin. 1833 zog er als Pensionist nach Leipzig, trat gegen die Todesstrafe mit verschiedenen Arbeiten auf, so 1832 „Über das Prinzip des Strafrechts" und 1835 „Christentum und Vernunft für die Abschaffung der Todesstrafe". – *Brierre de Boismont* berichtet in Ann. médicopsychol., 1868, 377, auch über *K. J. A. Mittermaier,* 1778 in München geboren, Neffen des Cook-Piloten Zimmermann und Großvater v. Krafft-Ebings. Er gehörte der Soc. médicopsychol. als Mitglied an und wollte ursprünglich Arzt werden. Er gehört als Jurist zu den Vertretern des Tatpositivismus. Mit 24 Jahren wurde er Professor in Heidelberg und starb 1867.

c) Ausweitung der klinischen Diagnostik

22) *F. J. V. Broussais,* De l'irritation et de la folie, Paris 1828. Im Zusammenhang mit Br.' phrenologischer Begeisterung, die neben seinem Physiologismus einherlief, entbehrt es nicht gewisser Komik, daß der Bildhauer Bra an ihm die Zunahme von 3 mm an seinem Organ des übersinnlichen Denkens feststellte; der Atheist Br. war restlos überzeugt. In der phrenologischen Gesellschaft traf er als Mitglied auch seinen Freund A. Comte. Vgl. *Wettley,* Conf. psychiatr., Bd. 2, Nr. I, 1959, 37.   23) *E. J. Georget,* De la folie, Paris 1820, übersetzt von Heinroth 1821.   24) *Charles Bonnets* Auswirkung auf die Autoren des Magazins für Erfahrungsseelenkunde und auf Lavater war bedeutungsvoll. Er ist neben *J. G. Krüger* der meist zitierte Autor. Hierauf wies schon *Heinrich Maier* „An der Grenze der Philosophie" 1909 hin. In ihm ist ein Nebeneinander mechanistischer und spekulativer Ge-

danken mächtig. Vgl. *W. Leibbrand*, Nervenarzt, 1941, H. 1.   25) *F. Leuret*, Du traitement moral de la folie, 1840.   26) Vgl. Festschrift *Creutzfeld* (*Leibbrand*, Ein unbekannter
Brief Canstatts). Vgl. ferner *W. Leibbrand*, Um die Menschenrechte der Geisteskranken,
Festschrift der Heil- und Pflegeanstalt Erlangen–Nürnberg 1946; dort auch über *F. W. Hagens*
theoretische Aussichten S. 50. ff. – Wie uns Herr Baruk in Charenton mitteilte, habe Esquirol
Schüler seiner Heimatstadt Toulouse bevorzugt; Bayle sei gegenüber Delaye ins Hintertreffen geraten. Bayle habe es nur zu einer Stelle als Sous-Secrétaire der Fakultätsbibliothek
gebracht. Diese Mitteilung deckt sich mit *R. Semelaigne*, Les pionniers de la psychiatrie
française, Bd. 1, Paris 1930, 246.   28) Die wichtigsten Arbeiten Bayles sind im Text
genannt. Biographisches findet man bei *R. Semelaigne*, Bd. 1, 1930, 244. Ferner
vgl. Ann. médico-psych., Bd. 2, 1922 13 ff. (Laignel-Lavastine, J. Vinchon, R.
Semelaigne, F.-L. Arnaud, F. Pactet). *Légal-Lassalle*, De quelques points de l'histoire de
la paralysie générale, 1843. Der Lueszusammenhang wurde auch von *A. Esmarch* und
J. Jensen behauptet. 1891 ersann Quincke die Lumbalpunktion. Bayles Traité 1826 ist
Royer-Collard gewidmet und beginnt mit einem Hymnus auf Charenton; insbesondere
wird der Vorteil der Klinik darin gesehen, daß man hier Familienanamnesen aufnehmen
konnte, da die Angehörigen zu Besuch kamen, während in den anderen alten Anstalten die
polizeiliche Einweisung dieses Vorhaben ausschloß. Ferner schickte man andernorts aus
Gründen statistischer Verbesserung Sterbende wieder heim. Sektionen habe er gemeinsam
mit Govin und Roberts-Roche gemacht. Dann folgt ein langer historischer Exkurs, in dem
er auch Meckels Fälle erwähnt.   29) *M. Baillarger* hat eine Aufstellung der Bibliographie über die progressive Paralyse von 1791–1888 gemacht; man findet sie in den
„Recherches sur les maladies mentales, Bd. 2, 703 ff. Darin ist Delayes Dissertation 1824
genannt. Im gleichen Band 1 ff. steht seine Arbeit 1860 „Du délire hypochondriaque
considéré comme symptome et comme signe précurseur de la paralysie générale".
Die Beziehungen einer paralyseähnlichen Krankheit bei Pellagra, über die Strambio berichtet hatte, sind ebendort 36 ff. erörtert. Über Schieferfärbung des Hirns bei Paralyse
ebendort 202 ff. Der dritte Teil des 2. Bandes befaßt sich noch einmal mit der Krankheits-
entdeckung und ihren Doktrinen. Hier werden die Standpunkte Esquirols, Georgets (1820)
entwickelt; Delayes Arbeit von 1824 wird begünstigt dargestellt. Es wird darauf hingewiesen, daß Bayle noch keinen Zusammenhang mit den Größenideen dargelegt habe;
erst 1825 ist davon etwas feststellbar. Esquirol hatte die größenwahnhafte Euphorie schon
beschrieben bei der Monomanie. *Bayle* sagt: „Diese Krankheit beginnt mit einem Zustand
von ‚monomanie ambitieuse' und mit einer mehr oder minder großen Erregung, die im
Verein mit leichter, unvollständiger Lähmung allgemeiner Art diese Periode kennzeichnet.
Die Kranken halten sich plötzlich für reich, mächtig, in hoher Würde, ausgezeichnet und
mit Titeln versehen . . ." Bayle nennt die Demenz schon im ersten Stadium, aber die
geistige Schwäche wird vom Wahn so überlagert, daß sie zweitrangig erscheint. Georget
hat die Arbeit von 1825 in „Archives de médecine", 1826, 323, sehr schlecht referiert;
sie sei langatmig und ungenau.   30) *Jules Gabriel François Baillarger* ist am 25. 3. 1809 in
Montbazon geboren, studierte in Paris Medizin und zeigte als Externe früh Symptome
einer Lungentuberkulose. Cloquet brachte ihn zu Esquirol, der ihn freudig aufnahm. In
Charenton wurde er Interne, betätigte sich aber auch in der Privatanstalt in Ivry. Später
gelang es ihm, bei Falret (Vater) eine Stelle in der Salpétrière zu erhalten. Sein Interesse
galt humanitär dem geheilten unvermögenden Kranken. Leider waren hier seine organisatorischen Erfolge nicht wesentlich. Seine theoretischen Anschauungen über Halluzinationen
gingen von Gedanken Bottex' aus. *A. Bottex* (1796–1849) schrieb 1836 „Du siège et de la
nature des maladies mentales". In der Académie gehörte Baillarger einer Komission an,
die das Studium des Kropfes und Kretinismus förderte. Am 31. 12. 1890 ist er gestorben.

II. Trieblehren

1) *F. J. Gall,* geboren 9. 3. 1758 zu Tiefenbrunn bei Pforzheim, studierte Medizin in Straßburg u. Wien; Lehrer: Stoll und van Swieten. Erste ärztl. Praxis in Wien. Hirnana-tomische Arbeiten. Durch seine Lehre von der Phrenologie in den Ruf des Atheismus ge-kommen, wurde seine Lehrtätigkeit wegen materialistischer Lehren verboten u. so ging er 1807 nach Paris, wo er bis zu seinem Tode 1828 blieb. Vgl. *W. Leibbrand,* Spekulative Medizin der Romantik, Hamburg 1956. 2) *C. H. E. Bischoff,* Darstellung der Gall'schen Gehirn- und Schädellehre, in Hufelands Journal der prakt. Heilkunde, Bd. 21, 3. Stück, Berlin 1805. Vgl. auch *G. von Struve,* Die Phrenologie in- und außerhalb Deutschlands, Heidelberg 1843; *R. R. Noël,* Grundzüge der Phrenologie, 2. Aufl., Dresden 1847; *J. C. Fr. Leune,* Entwicklung der Gall'schen Theorie über das Gehirn, Leipzig 1803; *J. Th. F. Arnold,* Dr. Josef Galls System des Gehirn- und Schädelbaues, Erfurt 1805. *E. Grünthal,* Beiträge z. Gesch. d. Psychiatrie, Bibl. psych.-neurol. Fasc. 100 (Kerger) Basel N G 1957. 3) *A. Wettley,* Von der „Psychopathia sexualis" zur Sexualwissenschaft, Stuttgart 1959. *A. Wettley,* Die Trieblehre Auguste Comtes, Conf. Psychiatr., Vol. 2, Nr. 1, 1959. 4) *Fr. J. Gall,* Philosophisch-medizinische Untersuchungen über Natur und Kunst im kranken und gesunden Zustand des Menschen, Wien 1791. *Fr. J. Gall,* Sur les fonctions du cerveau et sur celles de chaque de ses parties, Bd. 1–6, Paris 1825. 6) *A. Comte,* Die positive Philosophie (hrsg. von J. H. Kirchmann), Heidelberg 1883. Ders., Die Soziologie, Jena 1907. Ders., Catéchisme positiviste, 2e Ed., Paris 1874. 7) Vgl. Anm. 3. 8) *J. C. Santlus* (1809–1873) war erst praktischer Arzt, dann Anstaltspsychiater und schrieb: Aliena-tionen des Bewußtseins, Allg. Ztschr. Psych. Bd. 13, 1856. Ferner: Über die Zunahme der Geisteskrankheiten und ihren Zusammenhang mit den Geschlechtsfunktionen und Ge-schlechtskrankheiten, Erlangen 1859. Nicht auffindbar war: Zur Psychologie der Triebe, Neuwied 1864.

III. Spekulative Psychopathologie

1) *F. W. J. Schellings* Werke, Ed. M. Schröter, 1927, IV, 309 ff. 2) *Novalis,* Fragmente (Ed. Minor) IV, § 326. 3) *H. Steffens,* Über die Geburt der Psyche, in: Reil-Hoffbauer, Beiträge zur Beförderung einer Kurmethode auf psychischem Wege, Bd. 2, Wien 1816, 249. 4) *A. Haindorf,* Versuch einer Path. und Therapie der Geistes- und Gemütskrank-heiten, Heidelberg 1811. 5) *G. Blumröder,* Über das Irresein, Leipzig 1836. 6) *W. Leib-brand,* Die spekulative Medizin der Romantik, Hamburg 1956. 7) *G. H. Schubert,* Ge-schichte der Seele, Stuttgart 1830. Ders., Die Krankheiten und Störungen der Seele, Stutt-gart 1845. Ders., Ansichten von der Nachtseite der Naturwissenschaften, Dresden 1808. Ders., Die Symbolik des Traumes, Bamberg 1814. 8) *K. G. Neumann,* Die Krankheiten des Vorstellungsvermögens, Leipzig 1822. 9) *A. M. Vering,* Über die Wechselwirkung zw. Seele u. Körper im Menschen, Leipzig 1817. 10) *C. F. Flemming,* Beiträge zur Philosophie d. Seele, 2 Bde., Berlin 1830. 11) *F. E. Beneke,* Erfahrungsseelenlehre als Grundlage alles Wissens, Berlin 1820. Ders., Beiträge zu einer rein seelenwissenschaft-lichen Bearbeitung der Seelenkrankheitskunde, Leipzig 1824. 12) *J. B. Friedrich,* Ver-such einer Literärgesch. der Path. und Therapie d. psychischen Krankheiten, Würzburg 1830. Ders., Handbuch der allg. Pathol. der psychischen Krankheiten, Erlangen 1839. Ders., Hist.-kritische Darstellung der Theorien über das Wesen und den Sitz der psychischen Krankheiten, Leipzig 1836. 13) *F. Bird,* Pathol. u. Therapie der psychischen Krank-heiten, Berlin 1836. Ders., Praktisch-psychiatrische Schriften, Stuttgart 1839. 14) *J. M. Leupoldt,* Die gesamte Anthropologie neu begründet durch allgemeine Biosophie und als zeitgemäße Grundlage der Medizin, 2 Bde., Erlangen 1834. 15) *D. Kieser* in: *W. Leib-brand,* Die spekulative Medizin d. Romantik, Hamburg 1956. 16) *G. W. F. Hegel,* Sämt-

liche Werke, Jubiläumsausgabe Bd. 10, 1929, 204 ff., 191 ff.   17) *A. Schopenhauer*, Sämtl. Werke, Ausg. Frauenstädt, Bd. 3 u. 5, 1916.   18) *H. Damerow*, Über die relative Verbindung der Irren-Heil-und-Pflegeanstalten, Leipzig 1840. Vgl. auch *W. Leibbrand*, Die spekulative Medizin der Romantik, 226 ff., 277 ff.

IV. Kontrastierende Leib-Seele-Auffassungen

1) *F. C. A. Heinroth*, Lehrbuch der Störungen des Seelenlebens, Leipzig 1818.   2) *M. Jacobi*, Beobachtungen über die Pathologie u. Therapie der mit Irresein verbundenen Krankheiten, Elberfeld 1830. Ders., Die Hauptformen der Seelenstörungen, Leipzig 1844. – Zu den unter 1) und 2) genannten Autoren werden noch folgende Ausführungen gemacht:

L. Buzorini, ein 1801 in Württemberg geborener Arzt, hatte 1822 im Jahre der Entdeckung Bayles eine Preisaufgabe der Tübinger Fakultät gelöst über das Thema der Beziehungen zwischen Geisteskrankheiten und körperlichen Bedingungen. Nach 1824 bestandenem Staatsexamen ließ er sich als Praktiker in Ehingen nieder und vertrat 1830 den Oberamtsarzt. Klinische Anstaltspsychiatrie hat er nie getrieben, aber 1832 erschien in Stuttgart „Pathologie und Therapie der Geisteskrankheiten". Später arbeitete er über das Typhusproblem und Bleitherapie. Er war ein kunstliebender Mann und Förderer des Ehinger Theaterspiels und starb 1854.

Theoretisch ist er platonischer Vermögenspsychologe. Das geht aus seiner Preisarbeit schon hervor:

Was die Psyche, die Seele des Menschen, selbst ist, wissen wir nicht. Wir erkennen sie nur in Verbindung mit dem Körper. Wir kennen nur die Äußerungen der Seele, zu diesen bedarf sie des Körpers, und diese vereinten Wirkungen sind es eigentlich, was wir Psyche nennen.

Buzorini fußt auf *K. G. Neumann*, hält aber an der alten Auffassung fest, daß es im Nervensystem drei Zentren gibt, Hirn, Brust- und Bauchgangliensystem. Sie sind gleichbedeutend. Die Hauptvermögen werden diesen drei zugeordnet.

. . . Die materiellen Veränderungen sind . . . oft so fein, daß sie unserem Auge entgehen müssen, in diesem Fall pflegt man die Krankheit eine dynamische zu nennen . . .

Psyche ist an den Körper gebunden, nur durch diesen ist sie imstande, sich zu äußern . . . Deshalb erscheint die Seele nur dann krank, wenn Veränderungen oder Leiden des körperlichen Nervensystems eingetreten sind. Krankheiten des Geistes sind also blos Symptome einer körperlichen Krankheit . . .

Seine Einteilung ist:

Geisteskrankheiten, deren Sitz und Ursache ein Gehirnleiden ist. Krankheiten des Vorstellungsvermögens — vesaniae encephalopathicae.

Geisteskrankheiten bei Betroffensein des Brustganglions, Krankheiten des Gefühlsvermögens = vesaniae gangliothoracicae.

Geisteskrankheiten bei Erkrankung des Unterleibsganglions oder Begehrungsvermögens = vesaniae ganglioabdominales.

Eine eigentliche Geisteskrankheit entsteht nur bei Beteiligung aller drei. Zudem gibt es immer ein erkranktes Organ. Hinzu treten die Gelegenheitsursachen psychischer und physischer Art. In dieses Schema werden die üblichen Krankheitsformen eingetragen. In diesem Sinne kritisiert er die Literatur. Halluzinationen und Täuschungen beruhen auf gesunkener Lebenstätigkeit. So nennt er die akute Form des ein Delir begründenden Prozesses „akute Neuropathie", die chronische Form entsprechend.

Der Tübinger Professor *C. A. v. Eschenmayer* schrieb 1830 „Grundriß der Psychiatrie in ihrem theoretischen und praktischen Teil". Er kennt die physische, nach Naturgesetzen arbeitende Ordnung, die freie geistige Ordnung durch Selbstbestimmung und dazwischen die stoffgebundene organische, die er mit dem Lebensprinzip gleichsetzt. In ihr walten blindes

Naturgesetz und freie Selbstbestimmung, und zwar diese in freien Richtungen formend und bildend „von innen heraus". Hier erscheint also eine Kategorie des Lebendigen, wie sie in unserer Zeit Woltereck statuiert hat. Sie zeigt sich als unbewußte Zweckmäßigkeit (unbewußtes Gesetz plus bewußter Zweck). Das Störungsgebiet gehört ins Feld ärztlicher Betätigung. Es kommt zu einfachen Gleichgewichtsstörungen und zu Seelenstörungen. Es gibt konsensuelle und idiopathische Störungen des Selbstgefühls der Persönlichkeit.

Zur Verwirklichung des Wahren, Guten, Schönen besitzt die Seele Anlagen oder Vermögen, die er vermögenspsychologisch in üblicher Weise einteilt. Verbindungsglied zwischen Leib und Seele ist das Nervensystem. Die Vernunft bleibt rein, die unteren Kräfte können sich empören, so daß jene die Kraft verliert. Das gleiche gilt für die Phantasie. Reiner Wille, Glaube und Tugend sind ebenfalls an sich unantastbar. Im gesunden Herzen herrscht im romantischen Sinne Indifferenz auch im Sinne chemischer Analogie. Im Hirn werden Leib und Seele Individuum. Wenn er ein individuelles Zentrum annimmt, so bedeutet dies keinen Seelensitz im engeren Sinne. Indessen belebt er die alte Zirbellehre. Im Selbstgefühl wurzelt der Geist. Störungen entstehen aus der Ich-Verdrängung. Bei Fehlen dieses Leitsterns wird der Mensch irre. Seelenkrankheit ist also eine Art Verdrängungsvorgang. Auch dieses Schema wird auf die Vermögen angewandt.

Heinroths Lehre wurde von *K. J. H. Windischmann* aus Bonn (1775–1839) abwandelnd übernommen:

Aus diesen Betrachtungen ergibt sich, daß Krankheit, aus einem in Unruhe und Begierlichkeit geratenen und so in sich entzweiten Mittelpunkt entsprungen, den Menschen in seinen drei wesentlichen Elementen, dem Leib, der Seele und dem Geiste, untergräbt und, von ihren Extremen, den leiblichen und geistigen Leiden, nach jener Mitte zurückwirkend, die Seele in stets furchtbarere Qualen und unerhörte Leiden hineinziehen muß und wird, soferne nicht der Geist, in seinen Tiefen erstarkend, und die Seele, nach ihrer ganzen Innigkeit in ihm sich sammelnd, den tragischen Fortschritten der Krankhaftigkeit ein Ziel setzen. Ob sie dies aber aus sich vermögen, wird sich noch weiter zeigen.

Gebet, Gnade und Sakramentenwirkung gehören zur Vorbedingung der Heilung. *Wyrsch,* Zur Geistesgeschichte und Deutung der endogenen Psychose, Stuttgart 1956, verweist darauf, daß zwei Jahrzehnte später auch Jeremias Gotthelf diese These lebensnahe wiederholt, und nennt als weitere Parteigänger dieser Auffassung selbst Leute wie Burrow und Friedreich. Daß diese Anschauung im ärztlichen Leben bedeutungsvoll geblieben ist, beweist die Forderung des vor kurzem verstorbenen Münchener Chirurgen Lebsche vor jeder Operation.

C. Ph. Möller, ein Physikus aus Nidda und Solbaddirektor zu Salzhausen, hat 1838 ein polemisch gehaltenes Buch „Über den empirischen, theoretischen und praktischen Zweck der psychischen Medizin", Mainz, bei Kupferberg, geschrieben, in dem er auch Groos, Blumröder, Jessen und Leupoldt, vor allem aber Heinroth behandelt. Die recht umständlich geschriebene Auseinandersetzung ist aber deshalb von Interesse, weil sie sich dagegen wehrt, daß es eine Krankheit der Person gebe:

Da Person die selbstbewußte, d. h. reflektierte Selbstbestimmung in Denken und Wollen ist, so kann ein Leiden der Persönlichkeit nur ein freiwilliges, von sich selbst bestimmtes oder gedachtes, daher nur scheinbares Leiden sein, weil es mehr wissend als unwissend, selbsttätig als leidend sich verhält. Unter Seelenstörung als Verrücktheit versteht man aber, der Erscheinung zufolge, ein schuldloses, d. h. unfreiwilliges Leiden oder Irren der nicht reflektierenden, sondern unmittelbaren Selbstbestimmung, daher allerdings wohl ein psychisches und kein somatisches, aber doch auch kein psychologisches und moralisches.

Er ist der Ansicht, daß weder somatische noch psychische Ursachen imstande sind, das unfreiwillige Irresein zu erzeugen. Eine kurze Zusammenfassung über den in jener Zeit auftretenden Begriff Psychiater und Psychiatrie mag hier gegeben werden: Es wird behauptet, Reil habe den Namen Psychiater erstmalig benutzt. Wir konnten leider die Stelle nicht dingfest machen. Im Lexikon von *L. A. Kraus* von 1832 fanden wir das Wort nicht, wohl aber 1834: *Most* bringt in seiner Enzyklopädie der ges. med. und chem. Praxis Psychiatria. *Kieser* in Allg. Ztschr. Psych. Bd. 5, 136, gibt eine längere Ausführung über seine Auffassung: Die Griechen nannten ἰατρεία das Heilen, die Heilung, die Kur und ferner ἰατηρία die Techne, die Arzneikunst. Sie trennten die psychische Heilung, Theorie und Praxis der psychischen Medizin, Psychiatrie, von der Kunst und Wissenschaft „Psychiaterie Techne", also Psychiatrie. Er setzt sich für „Psychiaterie" begrifflich ein. Rede man hingegen von dem Heilungsprozess der psychischen Krankheiten, von Vorgängen und Erscheinungen, so solle man Psychiatrie gebrauchen. Psychiaterie sei also die geistige Grundlage, das innere, ideale geistige Moment der Psychiatrie. Freilich sei es auch philosophisch richtiger, von Otiaterie, Ophthalmiaterie zu reden. Die Philologen haben mit der Antwort nicht gezögert und von den weiteren Begriffen wie Iasis, Iama, Iatrine, Iatraine bei Hebammen berichtet. Psychiatrie wäre also tatsächlich das Heilen der Seelenleiden. Als Wissenschaft und Kunst aber gibt es keine andere Bezeichnung wie „Iatriké Téchne" (Plato, Aristoteles), und so käme man am besten weg mit Psychiatrik. Psychiaterie sei kaum belegbar, es sei denn, man bemühe dichterische Formen.

V. Psychologismus der Leidenschaften

1) *J. G. Langermann,* De methodo cognoscendi curandique animi morbos stabilienda 1797.   2) Allg. Ztschr. Psych. Bd. 19, 352–361 (Lähr).   Allg. Ztschr. Bd. 51, 1895, 851–883. *Th. Kirchhoff,* Deutsche Irrenärzte Bd. 1, 152. *Bandorf* in: Allg. Dt. Biogr. *K. W. Ideler,* Grundriß der Seelenheilkunde, 1832. Allg. Ztschr. Psych. 1846. *K. W. Ideler,* Der Wahnsinn in seiner psychol. und sozialen Bedeutung, 1848.   3) *Heinrich Lähr* schreibt in seinen Gedenktagen, Siemens habe unrecht, Ideler Förderung der Zwangsmaßnahmen anzudichten. Ideler habe in der Charité nur übernommen und man tue oft so, als sei er Stahls Schüler; das ist historisch unmöglich. Lähr bemängelt auch Siemerlings Nekrolog auf Westphal; dort stehe, Westphal habe sich nicht gegen Ideler und Heinroth durchgesetzt. Lährs Würdigung Idelers steht in Allg. Ztschr. Psych. Bd. 19, 352–361. Siemerling hat die Sündenkonzeption Heinroths mit der Leidenschaftslehre Idelers fälschlich identifiziert. Aber Ideler ist durchaus untheologisch, so sehr er einen christlichen Standpunkt vertritt. Von Langermann übernahm Ideler das moralische Unterscheidungsvermögen der Wahnsinnigen. Dies führte damals oft zu pädagogischem Rigorismus. Nicht richtig ist die weitere Auffassung, Ideler habe die Gesamtmedizin vernachlässigt. Er hat beispielsweise die Indigotherapie der Epilepsie verwendet, war mit Dieffenbach in praktischer Verbindung, wenn er auch Schönleins physikalischen Untersuchungen fernstand. Mit Hecker in München war er befreundet.   4) *Ph. K. Hartmann,* 1773 geboren, 1799 als Arzt promoviert, wurde nach Bekanntwerden seiner Kritik am Brownianismus 1803 Physikus einer Versorgungsanstalt bei Wien und 1806 Professor am Lyzeum in Olmütz mit Stellung als Primararzt am Krankenhaus. 1811 erhielt er einen Ruf nach Wien als Ordinarius für allgemeine Pathologie und Arznei. 1829 wurde er Professor am Allgemeinen Krankenhaus. 1830 erlag er einem Schlaganfall. Neben seinem Buch „Einfluß der Philosophie in die Theorie der Heilkunde" von 1802 wurde seine Schrift „Glückseligkeitslehre für das physische Leben der Menschen" populär, die ab 1808 viele Auflagen über seinen Tod hinaus erlebte. Nach Gaubs Arbeit über allgemeine Pathologie ist er der erste, der dieses Thema wieder behandelte; vor allem wurde sein Lehrbuch der Psychologie bekannt: „Der Geist des Menschen in seinen Verhältnissen zum physischen Leben, oder Grundzüge einer Physiologie des Denkens", das 1820 in Wien erschien. In seiner Kritik der Naturphilosophie und der Erregungstheorie geht er auf die Materie als wichtigen Grundfaktor zurück. Auch den philosophischen Standpunkt des Idealismus schneidet er auf die Grundpositionen Kants zurück. Von S. 326 dieses Werkes an äußert er sich über Geisteskrankheiten. Kants Auffassung der Ressortverteilung der Psychopathologie beantwortet er noch genauer: weder der Psychologe

noch der Arzt sei zuständig, vielmehr nur derjenige sei berufen, „der psychische, physiologische, pathologische und therapeutische und noch dazu Welt- und Menschenkenntnisse in einem hohen Grade in sich vereinigt". Bei solchem Bezug sei die Fakultät eine zweitrangige Frage. Geistesgebrechen psychischen Ursprungs seien die logischen und moralischen Geistesverwirrungen; sie fallen ins Gebiet der menschlichen Freiheit. Anders die physischen Ursprungs. Hier herrscht die Organmangelhaftigkeit ursächlich vor. Die erste Gruppe ist also mehr metaphorisch als „Seelenkrankheiten" zu bezeichnen. Freilich sei die Seele dabei nicht krank. Die systematischen Versuche nach den Hauptvermögen einzuteilen sei zweifellos künstlich, aber nicht ganz verwerfbar:

Alle diese Bemerkungen müssen uns zu der Einsicht führen, daß das Wesen der Geisteskrankheiten im engeren Sinne, entweder in einem Unvermögen oder in einer Verwirrung des Verstandes und in widersinnigen Willensbestimmungen und Handlungsweisen begründet sei und sich demnach zunächst auf das höhere Erkenntnisvermögen beziehe.

Bei der Zweifelhaftigkeit der vielen Unterteilungen empfiehlt er die in Verstandes- und Gemütskrankheiten. Zu jener gehören also die intellektuellen graduellen Störungen, zu dieser Gefühls- und Willensstörungen, also Melancholie und Manie. Die Mania sine delirio lehnt er wie Hoffbauer ab. Was H. physiologische Analyse der graduellen Verstandesstörungen nennt, ist die Annahme von geschwächten oder übererregten Hirnorganen, die sich bei der Tätigkeit etwa der Einbildungskraft, des Assoziationsvorgangs, der Aufmerksamkeit bemerkbar machen; hier liegen die fehlenden „Bedingnisse", und sie heißen „krüppelhafte Entwicklung der Gehirnorganisation". Dies kann prae- und postnatal erscheinen. Es handelt sich um „Sinken der Lebenstätigkeit dieser Organe". Dies verhindert „wirkliche Erkenntnis". Narrheit ist dann ein Träumen im wachen Zustand. Seine Beschreibung der Melancholie als Gemütskrankheit macht den Versuch, den katathymen Grund als Ursache zu fassen. Was ist die Ursache? Wiederum ein Hirnvermögensorgan. Seine Störung kann mannigfache Veranlassungen haben, unter ihnen die Affekte und Leidenschaften. Bei besonderer Stärke dieser entsteht die Manie. Entscheidend für die Ausbildung der echten Geisteskrankheit ist der „beharrlich krankhafte Zustand in den Organen der Einbildungskraft und Willkür". Ferner gibt es krankhafte Wechselwirkung zwischen Blut, Blutgefäßen und Nerven. Im Nerv selbst nimmt er eine dynamische Spannung an; er hält die Häute- und Hüllenisolation der Nerven für wichtig. Reils Gemeingefühl kann ebenfalls erkranken. Zuletzt macht er die Bemerkung, daß Geisteskrankheiten auch von der Sprache her auftreten können. Dies ist im Hinblick auf die weitere Zukunft der vom Sprachgebiet ausgehenden Forschung bedeutungsvoll.   5) *Th. F. H. Klenike,* 1813 in Hannover geboren, schrieb als Arzt unter Pseudonym Romane und gilt nicht als streng wissenschaftlicher Autor, wenn auch von erheblicher Produktivität. Er starb 1881.

VI. Die Betonung eines neuen naturwissenschaftlichen Standpunktes

1) Vgl. *Th. Kirchhoff,* Deutsche Irrenärzte, Bd. 2, Berlin 1924. *R. Thiele,* Große Nervenärzte, hrsg. K. Kolle, Stuttgart 1956. *R. Kuhn,* Griesingers Auffassung der psychischen Krankheiten und seine Bedeutung für die weitere Entwicklung der Psychiatrie, in: Beitr. z. Gesch. d. Psych. u. Hirnanat., Basel – New York 1957. *J. Bodamer,* Zur Phänomenologie des geschichtlichen Geistes in der Psychiatrie, in: Nervenarzt, 1948, 299. Ders., Zur Entstehung der Psychiatrie als Wissenschaft im 19. Jahrhundert, Fortschr. Neurol. Psych., 1953, 511. Ferner: *W. Griesinger,* Gesammelte Abhandlungen Bd. 1 u. 2, Berlin 1872. Ders., Die Pathologie und Therapie der psychischen Krankheiten, 1. Aufl. Stuttgart 1845, 2. Aufl. Stuttgart 1867.   2) *W. Preyer,* Robert von Mayer über die Erhaltung der Energie, Berlin 1889.   3) *W. Griesinger,* Gesammelte Abhandlungen Bd. 2.   4) *Ch. Sigwart,* Logik, Bd. 2, 4. Aufl., Tübingen 1911, 103.   5) *E. A. v. Zeller,* Zweiter Bericht über die Wirksamkeit der Heilanstalt Winnenthal, in: Württembg. med. Korrespondenzblatt 1840.

Ders., 28 Seiten langes Vorwort in: J. Guislain, Abhandlung über die Phrenopathie, übers. v. Wunderlich, Stuttgart, Leipzig 1838.   6) *J. Guislain*, Traité des phrénopathies, Bruxelles 1833.   7) *Griesinger* hat in seinem Aufsatz „Diagnostische Bemerkungen über Hirnkrankheiten", Ges. Abhdlg. I, 339ff., die „diffusen" von den „herdförmigen" Gehirnerkrankungen getrennt.   8) A. a. O., Ges. Abhandlg. I, 127ff.

VII. Vererbung und Entartung

1) Der Franzose gewordene Gall hat in seinen „Fonctions du cerveau" von 1825 proleptisch die Rolle Heinrich Heines vertreten, insofern er den Franzosen die romantischen Gedankengänge seiner einstigen Landsleute schildert. Das geschieht mit viel Ironie, und so gelangt er schließlich zu der interessanten Feststellung, die Franzosen selbst seien Schüler der deutschen Spekulation geworden und hätten sich der transzendenten Philosophie in die Arme geworfen. Er nennt als Vertreter Bérard, Jourdan, ja selbst Flourens, vor allem aber Serre, den Proselythen Okens. Serre habe aber auch Carus imitiert und anerkenne dessen Theorie des Somnambulismus. Wie könne man rebus sic stantibus noch behaupten, die Franzosen mißachteten die Deutschen. Der Fall Lucas, den Gall natürlich nicht kennt, ist also ein weiterer Beitrag solcher geistiger Verwandtschaft. Vgl. auch *W. Leibbrand*, Max Picard zum siebenzigsten Geburtstag.   2) *Ph. J. B. Buchez*, Introduction à la science et de l'histoire, Paris 1842. *Buchez* et *Trélat*, Précis élémentaire d'hygiène, Paris 1825. 3) *E. Edel*, Untersuchungen über das intellektuelle Leben, Hannover 1855. *Buchez*, Annales médico-psychol., 1854, 157ff., ebd. 1852, 509ff. *Ackerknecht* in: Schw. med. Wschr., 1957, 136ff. Statistische Untersuchungen über Erblichkeit der Geisteskrankheiten waren von *Baillanger* (Bull. de l'Acad. Royale de méd. vom 30. Juni 1847) über Royer-Collard veröffentlicht worden. Sie wurden von *Hohnbaum* in Allg. Ztschr. Psych. Bd. 5., 1848, wiedergegeben. Hohnbaum ist Gegner der statistischen Methode. Er vertritt den Standpunkt der Anlagevererbung als organische Bedingung. Diese beruht entweder auf der gesamten Gesundheit oder Constitution, dem Temperament oder auf Idiosynkrasie. So stellt er bei guter Kenntnis der ausländischen Literatur eigene 13 Vererbungsregeln auf. Sie sind aufgeführt in der Diss. über Hohnbaum von *Heidenreich*, München 1960.   4) *J. J. Moreau de Tours* hatte 1850 in der „Union médicale" demonstriert, daß blutsverwandte Paarungen bei Tieren im allgemeinen schlechte Nachkommen erzeugen, und sprach von rascher „Degeneration". In einem „Mémoire sur la prédisposition héréditaire aux affections cérébrales" von 1854 beschäftigte er sich mit der Frage der Anerkennung der Stigmata der erblich Belasteten. In seiner „Psychologie morbide dans ses rapports avec la philosophie de l'histoire" von 1859 anerkennt er neben körperlichen Zeichen auch psychisch-moralische als Stigmata der Vererbung.   5) *Beaude*, Dictionnaire de médecine usuelle, Bd. 1, 1849, 492. Vgl. ferner G. *Hertel*, Der Begriff der Degeneration bei *R. Virchow*, Diss. München 1959.   6) *G.-L. Buffon*, Hist. nat. de l'homme, oeuvres cpl., Paris 1846. 7) *F. Heusinger*, Recherches de pathologie comparée, Kassel 1844–1853.   8) *Morel* meint hier die sogenannte Trias Buffons: Klima, Nahrung und Sitten. Vgl. *Buffon*, Hist. nat. de l'homme, Bd. 2: variété dans l'espèce humaine.   9) *Morel* stellt für diese Klasse von aliénations héréditaires im Stufengang der erblichen Entartung folgende Regeln auf: 1. Generation: nervöses Temperament, sittliche Unfähigkeit, Ausschweifungen. 2. Generation: Neigung zu Schlaganfällen und schweren Neurosen, Alkoholismus. 3. Generation: psychische Störungen, Selbstmord, geistige Unfähigkeit. 4. Generation: angeborene Blödsinnsformen, Mißbildungen, Entwicklungshemmungen.   10) *B. A. Morel*, Traité des maladies mentales, Paris 1860.   11) Hier deckt sich Morels Auffassung mit seinem stoischen Freunde Buchez.   12) *B. A. Morel*, Du délire émotif, Paris 1866.   13) *Magnan–Legrain*, Les Dégénérés, Paris 1895.   14) *J.-M. Charcot*, Œuvres cpl., 1886–1890, hrsg. von Bourneville. Vgl. *A. Wettley*, Hysterie, ärztliche Einbildung oder Wirklichkeit, in M. M. W.

1959.   15) *G. Stahl*, Theoria medica vera, ed. Juncker, Halle 1757.   16) *F. Hoffmann*, Opera omnia, Bd. 3–5, Genf 1761.   17) *J. B. Louyer-Villermay*, Traité des maladies nerveuses ou vapeurs et particulièrement de l'hystérie et de l'hypochondrie, 3. Aufl., Paris 1816. 18) *P. Moreau de Tours*, Des aberrations du sens génésique, 4. Aufl., Paris 1887.   19) *P. Briquet*, Traité clinique et thérapeuthique de l'hystérie, Paris 1859. Für Frankreich hat *Genil-Perrin* 1913 in seiner „Histoire des origines et de l'évolution de l'idée de dégénérescence en médicine mentale" einen ausgezeichneten Überblick über diese spekulative Richtung in der Psychiatrie gegeben und gleichzeitig Morel kritisch gewürdigt. Für unsere Darstellung einer Geschichte der Theorien genügt die kurze Skizzierung der beiden Hauptvertreter Morel und Magnan in Frankreich.   20) *S. Freud:* Charcot, Gesammelte Schriften, Bd. I. Internat. psychoanalytischer Verlag Leipzig–Wien–Zürich, 1925–1928.   21) Schüle nennt von deutschen Entartungstheoretikern besonders Ed. Reich, dessen Werk: Über die Entartung des Menschen, 1867, zeigt, wie allgemein verbreitet diese Theorie schon war. 22) *H. Schüle*, Handbuch der Geisteskrankheiten, 2. Aufl., Leipzig 1880.   23) *H. Tigges*, Marsberger Statistik 1867.   24) *R. v. Krafft-Ebing*, Lehrbuch der Psychiatrie, 1. Aufl. 1879, Bd. 1–3; vgl. auch 4. Aufl. 1890. *R. v. Krafft-Ebings* Biograph, *Alfred Fuchs*, Wien, hat in „Deutsche Irrenärzte", Bd. 2, von *Th. Kirchhoff*, Berlin 1924, die erste Auflage seiner Psychiatrie 10 Jahre früher datiert, und zwar in das Jahr 1869 anstelle 1879. Damit ergab sich ein anderer Fehler: Fuchs schreibt die Klassifikation, die Unterscheidung von Psychoneurosen und psychischen Entartungen v. Krafft-Ebing zu, der sie dagegen erst von Schüle übernahm.   25) Vgl. *A. Wettley*, Von der „Psychopathia sexualis" zur Sexualwissenschaft, Stuttgart 1959.   26) *Th. Ziehen*, Psychiatrie, Berlin 1894.   27) *E. Kraepelin*, Psychiatrie, 7. und 8. Aufl.   28) Sioli ist nach *Tigges* der eigentliche große Kritiker der Morelschen Dégénérescence. Vgl. Archiv für Psychiatrie u. Nervenkrankheiten, red. von Westphal, Bd. 16, H. 3, Berlin 1885.   29) *A. Wettley*, August Forel, Salzburg 1953.   30) Mit dieser Formulierung zeigt sich bei Kraepelin das geistige Erfaßtwerden durch jene morphologische geschichtliche Auffassung, die sich vom Spätidealismus her besonders bei Max Weber zeigt, um schließlich in populärer Form bei C. Spengler offenbar zu werden. Diese Grundidee besagt, daß man geschichtliche Epochen als Geistesvorgänge unter dem Bilde des biologischen Pflanzenlebens begreiflich zu machen sucht. So entstehen angeblich Jugendreife und Alterserscheinungen ganzer Völker. Vgl. auch *A. Wettley*, Der Einfluß des medizinischen Entartungsbegriffes auf den literarischen Naturalismus, in: Hochland H. 4, 1959.   31) *O. Bumke*, Lehrbuch der Geisteskrankheiten, 2. Aufl., München 1924.   32) Dieses Zitat ist entnommen aus *Sudhoff-Archiv* 1959 (*A. Wettley*). Vgl. außerdem „Von der Psychopathia sexualis zur Sexualwissenschaft", Stuttgart 1939; *A. Nachtsheimer*, Die Genetik als Brückenwissenschaft, in: Naturwiss. Rundschau, 1955. *A. Barthelmeß*, Chemisch induzierte multipolare Mitosen, 1957. Über die Beendigung des Entartungsdenkens in der Sexualpathologie vgl. *A. Wettley*, Von der „Psychopathia sexualis" zur Sexualwissenschaft, Kap. D. Dies., Zur Problemgeschichte der Dégénérescence, Sudhoff-Arch. 1959.

VIII. Die Hirnlokalisation und die Energetik

1) *J.-B. Bouillaud*, 1796 in Angoulème geboren, promovierte 1832 in Paris. Zwei Jahre zuvor schrieb er „Recherches expérimentales sur les fonctions du cerveau en général". 1865 verfaßte er „Discussions sur l'organologie phrénologique en général et sur la localisation de la faculté du langage articulé en particulier. Er starb 1881.   2) Vgl. Exposé des titres et travaux scientifiques de *M. Paul Broca*, Paris 1868. · 3) Vgl. über diesen Gegenstand die Dissertation von Brandt, München.   4) Anatomie der Hirnrinde als Träger des Vorstellungslebens und ihrer Verbindungen mit den empfindenden Oberflächen und den bewegenden Massen in Leidesdorfs Lehrbuch der Psych. 1865. Jhb. der Ges. der Ärzte Wiens 1866. Der Bau der Großhirnrinde und seine örtliche Verschiedenheit, 1868. Über

670

Fortschritte im Verständnis der krankhaften psych. Gehirnzustände, in: Psych. Centralblatt 1878. Über allgemeine Verrücktheit und was sonst damit zusammenhängt, in: Wiens
med. Blätter 1880. Psychiatrie, Klinik der Erkrankungen des Vorderhirns, Wien 1884.
5) Eine gute Biographie und bibliographische Zusammenstellung des Werkes von H. Neumann bringt die Dissertation von *Heinz Henseler,* München 1959.   6) Lehrbuch der
Gehirnkrankheiten, 3 Bde., 1881–1883. Ges. Aufsätze und kritische Referate zur Path. des
N. S., Berlin 1893. Grundriß der Psychiatrie in klinischen Vorlesungen, Leipzig 1894.
Krankenvorstellungen aus der psych. Klinik in Breslau, 1899–1900. Über die Klassifikation
der Psychosen, Breslau 1899.   7) *H. Gruhle,* Nervenarzt, 1955.   8) *W. Dilthey,* Gesammelte Werke VI, 90 ff.   9) Eine Zusammenfassung des genannten Herzberger Psychiaters *Harry Marcuse* findet sich in einem von ihm 1928 in Berlin gehaltenen Vortrag
„Die energetische Psychologie und ihre Bedeutung für die Psychiatrie", in: Allg. Ztschr.
für Psych. Bd. 90, 419 ff. Er gründet in der Psychologie Jodls und stellt den Begriff der
psychodynamischen Proportion auf. Als Energetiker erkennt er dem Traumleben jeden
diagnostischen Wert ab, er nennt „Träume ... Defektreaktionen, ihr Kennzeichen ist der
Schwachsinn". — Marcuses Freund und Kollege *Otto Juliusburger,* einer der Pioniere des
damaligen Monismus Haeckels und Forels, führende ethische Persönlichkeit in der Ab-
stinenzbewegung bis 1933 — er mußte nach Amerika auswandern —, verband den Monismus
mit Ottomar Rosenbachs Energetik und Schopenhauers Voluntarismus. Schüler Wernickes
in Breslau hat er den Gedanken der überwertigen Idee durch Verfechtung der zirkumskripten Psychose ausgeweitet und mit dem Begriff der „Idée force" Jean Marie Guyeaus
und Fouillées verknüpft. — *Wernickes* Programmatik der Aphasie wurde 1914 (M.M.W.
1914, 8 ff.) von dem damals in Erlangen wirkenden *K. Kleist* wieder aufgenommen. Er
meint, W. sei durch die Theorie der transkortikalen Aphasie in eine Sackgasse geraten.
Er wendet sich der Schichtung der „Expressivsprache" zu, deren Aufbau er in allen „Stock-
werken" analysiert. Vgl. auch ders. Ctbl. Neur. Bd. 33, 1923, 82. — Auch aus Kli. Wo.,
1923, 962, geht hervor, daß Kleist das ihm evident erscheinende Krankheitsgruppenbild
der Schizophrenie besonders bei deren inkohärenter Form durch Sprachsymptomatik zu klären versucht. Er findet dort Paralogien und Paraphasien (vgl. auch Allg. Ztschr. Psych. 70,
850). Zu den Bekämpfern der Lokalisation nach der Kritik Maries gehört neben Bergson
vor allem R. v. Monakow.   10) *George Miller Beard,* 1839 in Connecticut geboren, hatte
sich mit Elektrotherapie befaßt, über Heufieber geschrieben und das Bromkalium therapeutisch eingeführt. Bekannt wurde er durch seine Arbeit „American nervousness with
its causes and consequences", zuerst 1880 erschienen und 1881 ins Deutsche von Neisser
übersetzt. 1882 ist er gestorben.   11) Vgl. hierzu *W. Leibbrand,* Der Musik-Almanach
1948, 212, München.   12) Die Stiftung eines Zusammenhangs zwischen Genie und
Wahnsinn ist französischen Ursprungs. Sie bedeutet nach Dilthey jenes Neue, das Hippolyte Taine der erklärenden Psychologie Spencerscher Form hinzugefügt hat. Das anomale Seelenleben wurde für das Studium der Gesetze der Psychologie herangezogen. Taine
glaubte an eine Erweiterung der psychologischen Methoden durch dieses Studium der
Psychopathologie. Dies ging so weit, daß er äußere Wahrnehmungen zu Halluzinationen
machte. Diese Einseitigkeit führte dazu, aus der Geschichtsbeschreibung, etwa der Französischen Revolution, eine große Pathographie zu machen. Der französische Einfluß dieser
Art hat sich auf Italien übertragen; dort wurde Lombrosos Werktitel „Genie und Irrsinn"
zu einem populären Schlagwort. Vgl. *Dilthey,* Ges. Werke, Bd. V, 162 ff.

Anders wie bei Dilthey hängen bei Lombroso Genie und Wahnsinn zusammen. Lombroso (1836–1909) hatte mit seiner These vom „geborenen Verbrecher" eine den Entartungstheoretikern ähnliche Lehre konzipiert. Nach ihr gehörten 25 % der Verbrecher
einem besonderen Typus an. Dieser Typus war wie der des „dégénéré" durch anatomische,
biologische und psychologische Abnormitäten gekennzeichnet, die aber zum größten Teil
Ausdruck eines Atavismus, einer Rückschlagsbildung waren. Gleichzeitig weisen sie auf die

Verwandtschaft des geborenen Verbrechers mit Geisteskranken, Degenerationen im psychopathologischen Sinn und vor allem mit der Epilepsie hin. Zu den „geborenen Verbrechern" gehörten vor allem jene Menschen, die an „moral insanity" litten. Das Gros der übrigen Verbrecher setzte sich aus Gelegenheits- und Affektverbrechern zusammen; sie sind Übergangsformen zwischen Geisteskranken und normalen Menschen. So vervollkommnen Geisteskranke und Halbgeisteskranke (Mattoide), Anarchisten, politische Verbrecher und durch Erziehung und Angewöhnung entstandene dieses Bild. Als weiblicher Gegentypus stellt sich die Prostituierte dar.

Dieser Verbrechertypus ist eine psychologisch definierte Einheit und kann auch anatomisch-biologisch Abnormitäten zeigen. Beide sind atavistischer Natur; das trifft vor allem für den psychischen Defekt zu. Hier liegt die eigentliche Abgrenzung von den Entartungstheoretikern, aber zugleich auch die Verwandtschaft mit ihnen. Genil-Perrin hat in seiner Monographie über die Geschichte der Idee der Entartung (a. a. O. 220) übermittelt, was Lombroso selbst zur Konzeption von seiner Theorie des Atavismus mitgeteilt hat. Eine seiner Töchter hat darüber an Genil-Perrin berichtet: „An einem kalten Dezembermorgen im Jahre 1870 untersuchte Lombroso den Schädel des Räubers Villela. Er fand an ihm eine Reihe von Mißbildungen, so daß er dem Schädel eines niederen Affen glich. Er zeigte vor allem eine mittlere okzipitale Schädelgrube, die mit einem anomal entwickelten Wurm korrespondierte, ähnlich dem niederer Affen, Nagetiere und Vögel. Dies wurde ein zur Entdeckung führender Blitz. Beim Anblick dieses Schädels, sagte mein Vater, erschien mir plötzlich das Problem von der Natur des Verbrechers wie eine weite Ebene unter einem flammenden Horizont erhellt, das in unserer Zeit die Merkmale des primitiven Menschen bis zu den Carnivoren reproduziert."

Den Unterschied zwischen Atavismus und Degeneration hatte Morel und vor allem Magnan im qualitativ Neuen des Entartungsproduktes gesehen, während Atavismus bei Lombroso nur einen Rückschlag auf einer an sich normalen Evolution darstellte. Was sie aber alle drei verband, war das Irrationale, das Intuitive der Konzeption. Diesem irrationalen Intuitus vom Atavismus Lombrosos lag das darwinistische Denkmodell zugrunde. Daher sind Kinder und Wilde Verbrecher, es gilt aber für den Wilden nur, wenn er in die zivilisierte Menschheit versetzt wird, und für das Kind wird vor Freud die Möglichkeit einer polymorphen Perversität im weitesten Sinne zugestanden.

Dieser Verbrecher besitzt eine starke Beziehung zur Geisteskrankheit, und zwar zur Epilepsie. Die Vergleichung von Merkmalen, die sich bei beiden finden, führt schließlich zur Annahme einer Analogie, ja einer Identität, so daß die Epilepsie zur Grundlage der Verbrechernatur wird. Diese Benutzung der „Analogie" geschieht hier in so großzügiger Weise wie in der Zeit der Romantik. So erfahren schließlich beide, Verbrechernatur und Epilepsie, eine Analogie mit der „moral insanity", verschmelzen, und Verbrechertum und moral insanity werden zu Varianten der Epilepsie. In gleicher Weise wird Genialität und Irresein analog gesetzt. Es gibt Genialitätspsychosen als Steigerung dessen, was den genialen Menschen in allen seinen Varietäten auszeichnet. Wie den geborenen Verbrecher kennzeichnen körperliche und geistige Stigmata das Genie; auf psychischer Seite finden sich vor allem Defekte des Gefühlslebens im Sinne der „moral insanity". Für die Analyse der Phänomene der Genialität werden die Epilepsietheorien herangezogen: das Wesen der Epilepsie besteht in einem Reizzustand bestimmter Hirnrindenbezirke, die sich in motorischen, sensorischen und psychischen Störungen „entladen". Diese Erscheinungen sind degenerativer Natur und gehören zur Epilepsie. Epilepsie und Genialität werden identifiziert; schöpferische Akte der Genies sind epileptische Äquivalente auf Grund unbewußter Hirnreizung. So wird das Genie eine „spezielle, titanische Varietät des morbus sacer". Dieser degenerativ-atavistische Zustand wird mit der biologischen Theorie Roux' und Metschnikows über den Kampf der Teile im Organismus vermittels der Phagozythen erklärt. Es kommt zu einem Vorherrschen des einen Organs über das andere und zur Atrophie des anderen; es ist ein Kampf im Zellgeschehen, und dieser erklärt die atavistischen Erscheinungen. Je mehr das Gehirn und damit die Intelligenz wächst, um so schwächer sind Muskeln, Eingeweide und Knochen ausgebildet, um so mehr wird auch im Gehirn selbst die Entwicklung anderer Fähigkeiten gehemmt, so vor allem jene Funktionen und Zentren, aus denen die Kräfte für das Wollen und Fühlen entspringen. So sind Geniale „an Gefühl und Willen Kinder oder Wilde" bei aller überlegenen Geistestätigkeit. Literatur:

C. *Lombroso*, Der Verbrecher in anthropologischer und juristischer Beziehung; dt. M. O. *Fraenkel*, Hamburg 1887. *Lombroso-Ferrero*, Das Weib als Verbrecherin und Prostituierte; dt. H. *Kurella*, Leipzig 1894. H. *Kurella*, Cesare Lombroso als Mensch und als Forscher; Wiesbaden 1910. E. *Bleuler*, Der geborene Verbrecher, München 1896. W. *Roux*, Der Kampf der Teile im Organismus, Leipzig 1881. E. *Metschnikow*, Studien über die Natur des Menschen, 2. Aufl., Leipzig 1910.

IX. Jugend- und Spannungsirresein

1) 1847 hatte schon *Brierre de Boismont* in einer Sonderarbeit geschrieben: Il existe un genre de délire que les anciens ont appelé frénésie (Phrenitis), les modernes délire aigu fébrile (délire aigu, maniaque, frénétique) . . . „Man entsann sich also an Hand von Zuständen von Bewußtseinsstörung, motorischer Unruhe bis Tobsucht, Nahrungsverweigerung und Kreislaufstörungen bei Zeichen einer Entzündung der alten Bezeichnung. Wir verweisen auf das früher Gesagte. Auch Fodéré beschrieb 1817 in seinem Traité du délire das „délire aigu". Er kennt eine phrenitische und febrile Form. Es ist für ihn kein morbus sui generis. Das gleiche meint Georget 1841. Lélut stellt es der akuten Manie gegenüber. Es endige, so meint er, in Paralyse und Demenz oder in Konvulsionen. Jensen (1854) widerspricht der Zweiteilung in eigentliches und maniakalisches Delir. Falret in „du délire" 1839 und in „maladies mentales" 1864 unterscheidet akute Formen mit und ohne Fieber. Es handele sich um keine besondere Psychose. Brierre de Boismont will es abgrenzen. Er beschreibt 11 Fälle und zählt folgende Symptome auf: Bewußtseins-, Motalitäts-, Sensibilitätsstörungen, Nahrungsverweigerung, Fieber, Decubitus, Schlafstörungen, infauster Verlauf. Dazu meint er: „Le délire aigu est le plus souvent bruyant" und „la desordre des idées prend un charactère qui lui est propre". Es treten hysterische und epileptische Syndrome auf. Halluzinationen sind vorhanden. Ebenso Zeichen der Hydrophobie. Ein organisches Substrat ist ihm unbekannt. 19 Ursachen werden benannt, zu denen auch Eifersucht und religiöse Exaltation neben Heredität und larviertem Rheuma zählen. In England schloß sich L. Bell dieser Auffassung 1851 an (1700 Beobachtungsfälle, unter denen 40 akute Delire angenommen wurden). Jensen 1854 bestritt die Ergebnisse. In Deutschland hielt 1867 Schüle einen Vortrag über diese Krankheit. Er ist Entartungstheoretiker. Die maniakalischen Formen rechnet er zu den enzephalitischen, die melancholischen in die Reihe der Konsumptionsfieber und Typhoide. Er hält den Vorgang nicht für einen Morbus. Weitere Arbeiten erschienen von Thulié 1865, von Pauly 1869. Der pathologisch-anatomische Standpunkt trat mehr hervor. So besonders Jehn (Allg. Ztschr. Psych. 1879, 365), Mendel 1879, Hertz 1883, v. Krafft-Ebing 1888 im Lehrbuch. Mendel löste den Begriff wieder auf; er zerfällt langsam. Die Scheidung entzündlicher von nicht entzündlichen Formen vollzog Baillarger (vgl. *Marcel Briand*, Arch. de neurol. 1883, 419). Auch die folgende bakteriologische Ära nahm das Thema auf (*C. Ceni*, Neurol. Centralblatt 1898, 711). Sander machte Kokken dafür verantwortlich (1900). 2) Herr Baruk hat seine Andeutungen über Morels Beschreibung hebephrener und katatoner Zustandsbilder vor Kahlbaum und Hecker, die er in seinem genannten zweibändigen Lehrbuch von 1959 gemacht hat, uns gegenüber in einem Brief vom 17. 1. 1960 nochmals genauer präzisiert.

In Morels Études cliniques des maladies mentales von 1853 (Bd. 2, 256 u. 303) wird das Thema der Stupidité Georgets wieder aufgenommen; sie erscheint als Syndrom bei verschiedenen Krankheiten, so symptomatisch bei Melancholie und Lypémanie, aber auch gemäß Delasiauve als Demenz Jugendlicher. Schließlich betont Morel S. 275: Die Stupidité kann bei einigen Kranken nur eine Übermittlung der Demenz sein. Er gibt das Beispiel eines Falles von marmorhafter Statuenhaftigkeit, von Unbeweglichkeit bei einem in die Luft ragenden Bein und meint: Einer unserer Dementen verharrt fortwährend in gleicher Lage mit geneigtem Kopf, geschlossenen Augen, konvulsivisch geballten Fäusten auf die Brustgegend gestützt ... — Häufig sind es akut maniakalische Verlaufsformen, bei denen diese Erscheinungen des Nihilismus, Automatismus, Widerstandes und der Bizarrerie erscheinen, und auf S. 285 beeindruckt ihn diese Verlaufsform so, daß er von „dunkler Tiefe des menschlichen Herzens" spricht. Insbesondere wird dann notiert, daß es sich um Jugendliche handelt, deren Krankheitsverlauf sich günstig anläßt, um dann rasch zu einer infausten Verblödung zu gelangen. Auch in einer preisgekrönten Arbeit von 1851–1853 „Klinische Studien" hat er über diese Mißentwicklung bei Jugendlichen berichtet, bei deren Ablauf erregte Formen und Torpor bestehen, der schließlich zu einem Endzustand völliger psychischer Auflösung führe. Regis erinnert daran, daß Morel gerade die Suggestibilität, Stereotypie, Katatonie, Negativismus und Nihilismus beschrieben habe.   3) Einen völlig anderen selbständigen Weg der Theorie ging der 7 Jahre jüngere *Rudolf Arndt*, aus dem Kreise Marienwerder stammend. Er war noch Volontärarzt bei Damerow gewesen, habilitierte sich 1867 in Greifswald zunächst für Innere Medizin, der die Psychiatrie mitangehörte. 1873 wurde er Professor und 1875 Direktor der Psychiatr. Klinik. 1900 ist er einer Angina pectoris erlegen. — Er ist überzeugter darwinistischer Monist. Bewußtsein ist für ihn wie Schwungkraft, Elektrizität, Licht und Magnetismus nur Modifikation einer Urkraft. Krankheiten des Geistes lehnt er ab. Soma ist „der Kraftkomplex, den wir so heißen"; er wirkt auf Seele, Geist, Psyche. Psychische Vorgänge sind nur eine besondere Leistung derselben Kraftvorgänge. Alle Kräfte gehen ineinander über: „Ich kann mir keinen Organismus und damit wieder keinen Menschen recht vorstellen, ohne im Zusammenhang mit seiner Umgebung, ohne die Welt, in der er geworden, ohne das Weltganze, aus dem er hervorgegangen ist. „Er untersucht die Beziehung zwischen Reiz und gereiztem Organ für die verschiedensten Gebiete. Psychisches Geschehen ist ein Nebenprodukt des Nervenlebens, und so geht seine Theorie vom Pflügerschen Zuckungsgesetz aus. Psychische Störungen werden analog darauf bezogen. Er benutzt das Gesetz von Erb und Brenner für den ermüdeten und absterbenden Nerv. So wird die Psychopathologie auf Physiologie und Pathophysiologie reduziert. Es gibt keine Krankheitsprozesse wie bei Kahlbaum, sondern nur Reaktionsverschiedenheiten des Nerven. Kann diese Reaktion nicht mehr ausgeglichen werden, so kommt es zur Unheilbarkeit, zu geringerem oder stärkerem Schwachsinn. So entstand wieder die Theorie der einen Geisteskrankheit, wie sie von Neumann, Griesinger und Zeller aufgestellt war. Diesen Vorgang hat er in abstrakten Kurven dargelegt. Seine Theorie fiel, allgemein biologisch benutzt, bei dem Greifswalder Pharmakologen Hugo Schulz auf fruchtbaren Boden. Es versteht sich, daß er so der Neurasthenie besonderes Interesse zuwandte. Und so ersteht die „reizbare Schwäche" Browns von neuem in anderem Gewande. Seine Nomenklatur betont die Grundthese, und so gibt es Hyper-, Hypo-, Dysästhesien und -kinesen. — Vgl. die aus dem Münchener Institut hervorgegangene Dissertation von *Fritz Findl*, 1960.

X. Naturwissenschaftliche Psychologie

1) *Wundt* kennt keine „innere" oder „äußere Natur". Psychologisch untersuchbar ist alles: „Ein Stein, eine Pflanze, ein Ton, ein Lichtstrahl sind als Naturerscheinungen Objekte der Mineralogie, Botanik, Physik usw. Aber insofern die Naturerscheinungen zugleich Vorstellungen in uns sind, bilden sie außerdem Objekte der Psychologie, die über die Entstehungsweise dieser Vorstellungen, über ihr Verhältnis zu anderen Vorstellungen

Rechenschaft geben kann." (Phys. Psychol. III, 5.) *Meyerhof* (vgl. Beiträge usw.) wirft W. vor, er identifiziere Inhalt (Tätigkeit) und Gegenstand der Erkenntnis; hieraus ergebe sich eine Verwirrung, die auch *W. Hellpach* in seiner „Psychologie der Hysterie" übernommen habe.

XI. Paranoia

H. Bals hat auf unsere Veranlassung eine historische Übersicht über die Paranoiafrage in einer Dissertation (München 1960) gegeben. Aus der gewaltigen Literaturmasse werden hier nur folgende Angaben gemacht: *Spielmann,* Diagnostik d. Geisteskrankheiten, Wien 1855. *Hoffmann,* Über d. Einteilung d. Geisteskrankheiten in Siegburg, in: Allg. Ztschr. Psych., 1862. *Snell,* Über Monomanie als primäre Form d. Seelenstörungen, in: Allg. Ztschr. Psych., 1865. *Sander,* Originäre Verrücktheit, in: Arch. f. Psych., 1868. *Snell* in: Allg. Ztschr. Psych., 1873. *Leidesdorf,* Die psychischen Schwächezustände, Psych. Krankheiten, 1875. *Snell,* Irrenfreund, 1876. *Schüle* in: Hdb. d. Geisteskrankheiten, 1878. *v. Krafft-Ebing,* Über Geistesstörungen durch Zwangsvorst., in: Allg. Ztschr. Psych., 1878. *Schäfer,* Über d. Formen d. Wahnsinns mit bes. Rücksicht auf das weibl. Geschlecht, in: Allg. Ztschr. Psych., 1879, 254. *Koch,* Die primäre Verrücktheit, in: Irrenfreund, 1880. *Jung,* Über die Verrücktheit, in: Allg. Ztschr. Psych., 1881. *Mendel* in: Allg. Ztschr. Psych., 1883. *Rauch,* Paranoia primordialis, 1883. *Mendel* in: Realenzykl. d. ges. Hkde., 1888. *Orschansky,* Über Bewußtseinsstörungen u. deren Beziehungen zur Verrücktheit und Dementia, in: Arch. Psych., 1889. *Snell* in: Allg. Ztschr. Psych., 1890. *Werner* in: Allg. Ztschr. Psych., 1890. *Werner,* Die Paranoia, 1891. *Neisser,* Erörterungen über die Paranoia usw., in: Ztbl. Nvhkde., 1892. *Schüle* in: Allg. Ztschr. Psych., 1894, 298. *Hertz,* Wahnsinn, Verrücktheit, Paranoia, in: Allg. Ztschr. Psych., 1896. *Salgo,* Noch einmal Paranoia, in: Allg. Ztschr. Psych., 1897. *Köppen,* Über akute Paranoia, in: Ztbl. Nvhkde., 1899. *Kreuser,* Über Paranoia, in: Allg. Ztschr. Psych., 1900. *Specht,* Über d. pathol. Affekt in d. chron. Paranoia, Erlangen 1901. *Sommer,* Paranoia, in: Dt. Klinik, 1901. *Tilling,* Zur Paranoiafrage, in: Psych. Wchschr., 1902. *Jolly,* Degenerationspsychosen und Paranoia, in: Charité Annalen, 1903. *Specht* in: Ztbl. Nvhkde., 1905. *Gaupp* in: Ztbl. Nvhkde., 1907 (zu Bonhöffers Degenerationspsychosen). *Specht* in: Ztbl. Nvhkde., 1908. *Thomson,* Die akute Paranoia, in: Arch. Psych., 1909. *Gaupp,* Über paranoische Veranlagung und abortive Paranoia, in: Ztbl. Nvhkde., 1910. *Kleist,* Die Streitfrage der akuten Paranoia, in: Ztschr. Neur., 1911. *Kleist,* Involutionsparanoia, in: Allg. Ztschr. Psych., 1913. *Schnizer,* Die Paranoiaforschung in d. letzten 20 Jahren, in: Ztschr. ges. Neur., 1914. *Kretschmer,* Der sensitive Beziehungswahn, 1918. *Gaupp* in: Kli. Wo., 1924. *Kolle,* Paraphrenie and Paranoia, in: Fortschr. Neur., 1931. *Kolle,* Über Querulantenwahn, Arch. Psych., 1931. *Kretschmer* in: Nervenarzt, 1950.

XII. Der Klassizismus der Krankheitseinheit und die Bekämpfung der Paralyse

1) Die von Kraepelin angeführte Fieberliteratur findet sich: Irrenfreund 1866, VIII 5, 65, Arch. Psych. III, 3, 731, Allg. Ztschr. Psych. 1873, XXIX 3, 252, Dikschen Dissertation 1873, Würbg. Med. Phys. Ges. N. F. II. Ferner mag angegeben werden: Ann. méd. psych. II, 586, VII, I, med. chir. Tranactions LVII, 135.   2) *K. v. Liebermeisters* Arbeit „Beobachtungen und Versuche über die Anwendung des kalten Wassers bei fieberhaften Krankheiten" erschien mit Hagenbach, Leipzig 1868. Das Handbuch der Pathologie und Therapie des Fiebers, Leipzig 1875. — Der Schüler und Nachfolger Wernickes, *Karl Bonhoeffer,* späterer Ordinarius und Klinikdirektor in Berlin, 1868 in Neresheim geboren, 1948 in Berlin gestorben, ging ebenfalls von den Fieberdelirien aus, als er seine 1912 in Neubearbeitung erschienene Monographie über „Die Psychosen im Gefolge von akuten Infektionen, Allgemeinerkrankungen und inneren Erkrankungen" (Leipzig-Wien) veröffentlichte. Nur die Entstehung der Psychiatrie vor dem Hintergrund des Anstaltswesens habe diese Erkrankungen aus der

Fachdisziplin ausgeklammert; die Schaffung von Stadtasylen ermögliche eine bessere Ein-
gliederung, zumal Liebermeister den klinischen Verlauf der Fieberkrankheiten erschlossen
habe. Im Gegensatz zu Kraepelins anfänglicher, später etwas revidierter Meinung hält
er eine Absonderung der sogenannten Erschöpfungsdelire (Kollapsdelire) für unzweckmäßig. Erschöpfung und Intoxikation seien klinisch verwandt. Jedenfalls sei die Erschöp-
fungspsychose keine klinische Einheit. Die Zeiten der gastrointestinalen Ursache seien endgültig vorbei, wie Griesinger schon festgestellt habe. Bonhoeffer schuf (vgl. auch Berl. Kli.
Wo., 1908, 2257, und Ztschr. Nervenheilkunde, 1909) die Aufstellung sogenannter exogener Grundtypen dieser Delire, die nur durch endogene Momente modifiziert würden.
Sein Anliegen war, auf diese Weise aus den geistigen Störungen auf die ätiologische Noxe
zu schließen. Ein endogenes Moment nahm er auch für die Paralyse an (Berl. Kli. Wo.,
1910, 29 u. 50), hatte er doch vorher im Anschluß an die Habilitationsarbeit 1897 besonders
für das Delirium tremens eine Autointoxikation angenommen, deren Stoffwechselpro-
bleme damals noch unbekannt waren. Bonhoeffer hat mit seiner Einteilung und Ordnung der
auf chronischem Alkoholismus beruhenden Alkoholpsychosen (pathologischer Rausch,
Verbalhalluzinose usw.) den ätiologischen Standpunkt vertreten (vgl. Deutsche Klinik,
VI, 2, 1906). Der Begriff der „exogenen Grundtypen", von Neisser seinerzeit anerkannt,
hat sich als begrifflicher Bestand erhalten. (Biographisches bei Sterz, Große Nervenärzte,
Bd. 1, 17 ff.)   3) *W. Wundt,* Grundzüge der physiol. Psychologie, Heidelberg 1874,
2. Aufl. Leipzig 1880.   4) Der Obermedizinalrat *Gottlieb Heinrich Bergmann,* 1781 geboren und als Direktor der Hildesheimer Anstalt 1861 gestorben, stand mit jenem Edel in
literarischer Beziehung, der als Übersetzer Buchez' hervortrat. Wie der Organismus überhaupt aus verschiedenen Organen besteht, die, aus einer Idee stammend, eine Einheit darstellen, so hat auch das Hirn verschiedene Organe, die dem geistigen Prinzip als Riß und
Fundament dienen. Nicht die Materie an sich ist das Tätige, sondern das durch die ganze
Natur waltende und mit ihr vereinte Lebensprinzip macht sie tätig und offenbart sich als
Lebenskraft im Stoffe. Jedes Organ im Gehirn hat seine spezifische Lebenskraft. Das Leben
hat Grade, ist wandelbar, aber ebenso ewig und unendlich wie das unwandelbare geistige
Prinzip, das nur durch das Prisma des Lebens im Organ wandelbar erscheinen kann. Bergmann beruft sich auf den Romantiker Troxler und zitiert den Hegelianer Rosenkranz. Auch
Schubert und Novalis steht er nahe. Summarisch meint er, nur die Dynamik des Hirns wird
alteriert, alieniert, modifiziert, gekränkt. 1831 schrieb er „Neue Untersuchungen über die
inneren Organe des Gehirns". Schließlich entdeckte er gewisse zarte Markfasern der Hirnventrikel als „Chorden"; sie sind Emanationen des Hirnpneuma mit Rückwirkungen auf
den Geist. So belebt er also die Pneumalehre mit seiner Chordentheorie. Vgl. Allg. Ztschr.
Psych. 19, 128 und 4, 3. In Bd. 7 ebd. „Zum Charakter der verschiedenen Hirnorgane und
ihrer Funktionen" (1850). Schon 1831 war in Hannover erschienen „Innere Organe des
Gehirns". F. *Hoffmann-Siegburg* würdigte ihn in Allg. Ztschr. Psych. Bd. 19, 128–140, als
naturphilosophischen Mittelsmann zwischen Meckel, Sömmering, Reil, Tiedemann, Burdach und den Gallanhängern, und so wurde er gewissermaßen ein Gall der Ventrikel-
oberfläche und Gegner der französischen Rindentheoretiker (Calmeil, Bayle); dies begründet seine Vorliebe für den Hydrocephalus chron. adultorum (Nasses Ztschr., 1828),
und er rühmt sich, den Sand der Plexus chor. entdeckt zu haben. Lokalisatorisch interessierte ihn die Ammonshorngegend, wo sich Manie, Katalepsie, Lethargus und Paralyse
abspielen sollten. Er dachte auch an seine Schlaflokalisation, interessierte sich ferner für die
Nebennieren, worüber sein Sohn Karl promovierte. Manches klingt an eine Vorwegnahme
von Kraus' Tiefenperson an.   5) *Gustav Jaeger,* 1832 in Burg am Kocher geboren, betätigte
sich als vergleichender Zoologe in Wien, später wurde er Professor an der Landwirtschaft-
lichen Hochschule in Hohenheim bei Stuttgart sowie an der dortigen T. H. und Tierärztl.
Hochschule. Ab 1884 wurde er Privatgelehrter und verbreitete eine Theorie der „Duft-
stoffe" als Erzeuger der Affekte und Triebe usw. Er war bekannt durch seine auffällige

Propaganda für Wollkleidung. 1917 ist er gestorben. — *F. Galton,* 1822 in Dundeston geboren, ein Vetter Darwins, war Statistiker und Vererbungstheoretiker; er schuf den Begriff der Eugenik. 1883 erschien „Inquiries into human faculty and its development". 6) Die Statistik in der Medizin begann mit dem Zehlendorfer Arzt Süsmilch (vgl. *W. Leibbrand,* Der Göttl. Stab des Äskulap); wissenschaftliche Bedeutung erlangte sie zur Zeit Quetelets (1838) und Andrals, in Deutschland erschien 1865 das Handbuch der medizinischen Statistik von *F. Österlin* in Tübingen, und 1906 gab *F. Prinzing* (1859 in Ulm geboren) ein gleichnamiges Handbuch in Jena (Fischer) heraus. Pinel, Bayle und Esquirol bedienten sich schon statistischer Methoden. Die Erfolge von Parent-Duchatelet, der zusammen mit Villermé und Foderé von statistischen Methoden viel Gebrauch machte, beeinflußten deren Verwendung in der französischen Klinik nach Trousseau. Vgl. *Ackerknecht* in: Bull. Med. Hist. 26, 1952, 317.   7) Was Kraepelin bei seiner Abneigung gegen die „Metapsychiatrie" nicht bemerkt hat, ist die Tatsache, daß es Freud jedenfalls gelang, den bisherigen Weg der Erklärung einer psychotischen Wurzel durch einzigen Rückgriff auf „somatische Korrespondenzen" aufzugeben; so zeigte er für eine Reihe pathologischer Bilder aus der Entartetengruppe den Weg, „das Eintreten eines psychotischen Zustandes durch Steigerung eines der gesunden Seele gehörenden Mechanismus aus dem normalen Bewußtseinsleben zu erklären" (Meyerhof a. a. O.) Vgl. Die weitere Darstellung bei *A. Wettley,* Psychopathologia sexualis . . ., a. a. O.   8) *von Wagner-Jaureggs* theoretische Grundlagen ruhen, wie seine noch 1941 herausgekommene Schrift „Über die Lebensdauer" zeigt, auf Weismann und Metschnikoff, auf Gregor Mendel, Tschermak-Seisenegg, Correns, de Vries und Th. Morgan. Weitere Anregungen vermittelten ihm Brücke, Billroth, Bamberger, Salomon und Stricker. Besondere Beschäftigung fand der Kretinismus und die Jodtherapie (1898). Vgl. Wiener Kli. Wschr., 1912; Psych. neur. Wschr., 1918/19; Med. Klinik, 1925; Wiener Kli. Wschr., 1927. Biographisches bei Schönbauer-Jantsch, Große Nervenärzte. Die Festrede befindet sich in „Les prix Nobel en 1927, Stockholm 1930. *E. Stransky,* J. Wagner-Jauregg, in: „Große Österreicher", Amalthea Verlag. Ders. in: Wiener med. Wschr., 1927, No 430. Ders. in: Wiener Kli. Wo., 1957, 177. Schönbauer-Jantsch, *J. Wagner-Jauregg,* Lebenserneuerungen, Wien 1950. *Pilzc* in: Wiener med. Wschr., 1928, No 28. Ders. in: Monatsschrift Psych. u. Neurol. CIII, 1940.

XIII. Psychoanalyse

1) *L. Binswanger,* Erinnerungen an Sigmund Freud, Bern 1956. *E. Fromm,* Sigmund Freuds Mission, London 1959. *L. Marcuse,* Sigmund Freud, Hamburg 1956. *Ch. F. Maylan,* Freuds tragischer Komplex, München 1929. S.-Freud-Gedenkfeier zur 100. Wiederkehr seines Geburtstages am 27. Juli 1956 *(Leibbrand-Matussek-Guardini)* München 1956. *E. Jones,* S. Freud, London.   2) *S. Freud,* Gesammelte Schriften, Bd. 1–21, Internat. Psychoanalyt. Verlag Leipzig-Wien-Zürich 1925–1928, Bd. 1, 243 ff.   3) *P. Janet,* État mental des hystériques, Paris 1893. Ders., Quelques définitions recentes de l'hystérie, in: Arch. de Neurol. 1893.   4) *S. Freud,* Ges. Schriften, Bd. 1, 7 ff.   5) *S. Freud,* Ges. Schriften, Bd. 1, 290 ff.   6) Freud betont in Bd. 4, 417 ff., daß er von Breuer, dem Gynäkologen Chrobak und vor allem von Charcot auf die beherrschende Rolle der Sexualität bei der Hysterie aufmerksam gemacht worden ist.   7) *S. Freud,* Drei Abhandlungen zur Sexualtheorie, 2. Aufl. 1910, 35. 8) *S. Freud,* a. a. O. 33.   9) Vgl. *K. Abraham,* Traum und Mythos, Leipzig-Wien, 1909. 10) *S. Freud,* Traumdeutung, 2. Aufl. 186.   11) *S. Freud,* Ges. Schriften, Bd. 3, 67–68. 12) *S. Freud,* Ges. Schriften, Bd. 10.   13) Vgl. *E. Jones,* Das Problem des Hamlet- und Ödipuskomplexes, 1911. *S. Ferenczi,* Über den Ödipuskomplex, auf einer Briefstelle Schopenhauers fußend, Imago I. *O. Rank,* und *H. Sachs,* Die Bedeutung der Psychoanalyse für die Geisteswissenschaften, Wiesbaden 1913.   14) Vgl. *S. Freud,* Die Zukunft einer Illusion, Ges. Schriften Bd. 11, 411 ff., und *S. Freud,* Der Mann Moses und die monotheisti-

sche Religion, Amsterdam 1939.   15) *F. Herrmann,* Zur Beurteilung der Sexualsymbolik
bei Naturvölkern, Studium Generale, 1953, 303 ff. — Ferner *H. Petri,* Tiefenpsychologie
und Ethnologie, Studium Generale, 1950, 348 ff. — Von psychoanalytischer Seite hat *Br.
Malinowski* in „Mutterrechtliche Familie und Ödipuskomplex" zwar nicht den „Komplex"
selbst angegriffen, aber die Einseitigkeit Freuds, den Ödipuskomplex generalisierend bei
der Menschheit schlechthin finden zu wollen.   16) Vgl. S. Freud, Ein Beitrag zum Nar-
zißmus, Ges. Schriften Bd. 6, 155 ff.   17) *A. Mette,* Freud und die sozialen Zeitprobleme,
Periodikum für wiss. Sozialismus Nr. 14, 43 ff., München 1959.   18) *S. Freud,* Ges. Schr.
Bd. 6, 178.   19) *S. Freud,* Ges. Schriften Bd. 6, 191 ff.

XIV. Das trojanische Pferd der Tiefenpsychologie
(Mythos im Lehrgebäude der Krankheitseinheit)

1) Im „Nervenarzt", 1960, 67 ff., wird von *A. Melcher* die französische Auffassung der
Schizophreniefrage, worüber 1930 schon *A. Kronfeld* berichtet hatte, dargelegt. Auch er
betont die ablehnende Haltung der französischen Psychiatrie gegenüber der „teutonischen
Maßlosigkeit der Kraepelinschen Synthese" und verweist auf Séglas „paradescence"; ein
weiteres Hemmnis bedeutete Janets „Psychasthenie"; die chronischen Wahnpsychosen
waren bei Magnan einer besonderen Gruppe zugeordnet (délire chronique). Der deutschen
Paranoia schließlich setzte erst Sérieux 1909 mit Capgras die „folies raisonnantes" zur Seite
und Ballet 1911 die „psychose hallucinatoire chronique"; die Anerkennung behinderte
weiter die „confusion mentale" und der „Quirismus"; besonders jene wurde von Chaslin
neu belebt; in Frankreich gehen auch amentielle und schizoforme Atypien in die Zyklo-
thymie ein („Zyklophrenie" J. Gevaudous 1937). Bleulers Psychologisierung fand durch
E. Minkowski Anerkennung, ebenso durch die Schule von St-Anne, innerhalb deren aber
Claude die „Démence précoce" aus der Schizophreniegruppe herausbrach. Andere Autoren
benutzten die biologische Konzeption (Delay, Guiraud).   2) Ein weiterer Sezessionist
der Psychoanalyse, *Alfred Adler,* hat von Wien aus eine eigene Lehre aufgestellt, deren kurz
Erwähnung getan werden soll. Adlers Anthropologie geht vom Machtmenschen aus; er ist
sein Urtypus, ein prometheisches Wesen also, das jedoch durch das Perspektiv des sozialisti-
schen Kleinbürgers betrachtet wird, wie er sich in der Zeit nach dem ersten Weltkrieg entwickelte. Da der Mensch aber zugleich ein gebrochenes Wesen ist — diese Tatsache ganz
untheologisch gemeint —, so ist er gar nicht imstande, seine Hybris wunschgemäß zu befriedigen. Kindheits- und Erziehungserlebnisse, Stellung in der Familie haben Spuren
hinterlassen. So entstehen Minderwertigkeitsgefühle, die der bürgerliche Prometheus nun
kompensieren will. Die Minderwertigkeiten zeigen sich oftmals auch als Organschäden, die
überkompensiert werden. Wer also nicht zum Sportler konstitutionell geboren ist, will ein
Sportler des Geistes werden. Dieser Gedankengang überwertet dann zweifellos die Trai-
ningsmöglichkeiten, und da Adler keine große psychiatrische Kenntnis besaß, überschätzte
er deren Möglichkeiten bei organischen Gegebenheiten (etwa Schwachsinn). Da aber
Adlers Mensch kein echter Prometheus ist, sondern ein kleinbürgerlicher, so besitzt er auch
ein ebenso apriorisch angenommenes Gemeinschaftsgefühl. Das Seelenleben besteht in der
Dialektik beider Strebungen. Adler läßt aber auch die Denkmöglichkeit zu, daß das Gemeinschaftsgefühl aus dem Machtwillen hervorgeht. Immerhin ist dieses Gefühl keine
ethische Kategorie, sondern besitzt eine gewisse Ursprünglichkeit. Der Begriff „Gefühl" ist
allerdings nicht weiter analysiert. Beide Urkräfte sind der Sexualität vorgegeben, d. h.,
diese wird auch nur als Dialektik zwischen Macht und Liebe gefaßt. Daß eine solche, wie
gesagt, bürgerliche Idee für einen Sturm und Drang, für das Genie wenig Verständnis
finden kann, ist klar, denn die Durchschnittsnorm wird hier zur Idee des Menschen. Die
Menschen sind grundsätzlich alle gleich. Nur die Zielsetzungen sind verschieden. Adler ist

Finalist; die Vergangenheit, auf die Freud aufbaute, ist sekundär. Die Therapie ist von der Einsicht geleitet, sie ist also intellektualistisch, bis zu gewissem Grade sokratisch. Freilich wollte Adler das nicht wahrhaben, und er hat insofern recht, daß er die emotionale Seite der Affekte berücksichtigte. Der Behandlungsverlauf nimmt aber auf das affektive Symptom wenig Rücksicht und geht von der Ganzheit der Persönlichkeit aus, behandelt also die Symptomatik nur akzidentell. So gilt es, das Krankheitsarrangement des Patienten zu entlarven und einsichtig zu machen. Hier ist dann Adler und seine Schule (z. B. L. Seif) wesentlich über das Ziel der psychiatrischen Kennerschaft hinausgegangen, sahen sie doch etwa in der cyklothymen Schwankung, in endogenen Vorgängen weitgehend nur Tricks des Kranken, der zur Abschirmung oder aus Neurosegewinn von der manischen oder depressiven Phase Gebrauch zu machen wünschte. Fruchtbar wurde die Lehre praktisch im Gebiet der familiären Kindererziehung (Hanselmann). Adler erkannte die Bevorzugung des Benjamin, die Verhätschelung des Jüngsten in der Reihe, vor allem auch die traditionelle Abschätzung des nicht erwünschten weiblichen Nachkommen. Seine Feststellung des „männlichen Protestes" beim heranwachsenden Mädchen ist ein kluges Aperçu. Ob von hier aus allerdings die Homosexualität verständlich gemacht werden kann, ist zweifelhaft. Die individualpsychologische Lehre findet ihren Niederschlag in einem eigenen Handbuch sowie in einer Internationalen Zeitschrift, die sie herausgab. — Vgl. weiter *R. Allers*, Jhb. der Charakterologie Bd. 1, 1924, 1–40.

XV. Ausblick

1) Die Cardiazol-Schocktherapie wurde von dem 1896 in Budapest geborenen *L. von Meduna* ab 1933 begonnen und 1935 veröffentlicht. Über die theoretischen Grundlagen orientiert *W. Leibbrand*, Koisches und experimentelles Denken bei der Konvulsionstherapie, in: Nervenarzt, 1954. Der Elektroschock wurde von *V. Cerletti* und *L. Bini* 1938 in Rom eingeführt. Die Insulintherapie stammt von dem 1900 geborenen *Manfred Sakl*; vorausgegangen waren Versuche u. a. von *Leibbrand* und *A. Hirsch* (†), die Entziehungserscheinungen der Morphinisten mit Insulin zu dämpfen. Sakl erhielt den Nobelpreis. 2) *A. Pfänder* in: Jahrbuch der Charakterologie von Utitz, Bd. 1. 3) Der aus Bodenbach stammende *Friedrich Kraus* wurde von Graz nach Berlin berufen; er war ein geistiger Schüler des Philosophen Petzold, gründete mit *H. Driesch* eine Gesellschaft für empirische Philosophie und ist der Schöpfer seiner wesentlich biologisch gemeinten „Tiefenperson". Vgl. *F. Kraus*, Klinische Syzigiologie, 1919. 4) Im Verlag der Münchener ärztl. Rundschau erschienen. 5) *F. Martius*, Konstitution und Vererbung, Berlin 1914. 6) Vgl. F. *Martius*, a. a. O. 7) *A. Gottstein*, 1857 in Breslau geboren, wurde 1911 St. M. R. in Berlin-Charlottenburg und 1919 Leiter des Preuß. Medizinalwesens bis 1924. 8) *D. v. Hansemann*, 1858 in Eupen geboren, war Pathologe an den Berliner Krankenhäusern am Friedrichshain und am Virchowkrankenhaus; er starb 1920. 9) *F. Curtius*, Konstitution, in: Handbuch der Inneren Medizin Bd. 6, 2, Berlin 1944. 10) Zum Beisp. *F. Möllenhoff*, ein Schüler P. Schroeders. 11) *L. R. Grote*, 1886 in Bremen geboren, a. o. Prof. in Halle 1922, später Chefarzt des Sanatoriums Lahmann in Dresden, zuletzt Initiator der Karlsruher Therapiewoche und Chefarzt des Sanatoriums Glotterbad; er starb März 1960. 12) Vgl. Handbuch der Psychiatrie. 13) *F. Podach*, Ztschr. für Ethnologie, Bd. 76, H. 1, 1951, 42 ff. 14) *G. Stertz*, Kraepelin-Schüler, geboren 1878; „Der extrapyramidale Symptomenkomplex", Abh. Neur. 1921. 15) *F. H. Lewy*, Kraus-Schüler, 1885 geboren, Die Lehre vom Tonus und der Bewegung, Berlin 1923. 16) *Erwin Straus*, einer der deutschen Begründer einer phänomenologischen Methodik in der Psychopathologie und Neurologie, jetzt in Lexington, hat in seinem bedeutsamen Werk „Vom Sinn der Sinne" (1936, Berlin 1956) eine eingehende Kritik der Lehre Pawlows gegeben. Er sieht in ihr die Spätwirkung des Cartesianismus; daher ist sie atomistische

Empfindungslehre. 1901 begann die Forschung an den bedingten Reflexen, 1904 wurde P. Nobel-Preisträger, 1926 erscheint in deutscher Sprache eine Vortragssammlung, 1929 erst eine systematische Darstellung in französischer Sprache. Straus kritisiert die Aufteilung der „Näherung" in zwei diskrete Begriffe des bedingten und unbedingten Reflexes. Er kritisiert ferner die künstliche Laboratoriumsstille, die das Tier umfängt, die Monotonie und Öde, die aus Reizen nur „isolierte Erreger von Sinnesorganen" macht. Er stellt den Dressurcharakter der Ergebnisse heraus und stellt fest, daß P.s Physiologie aus einer universellen Atomistik erwächst: „Das Psychische ist für ihn nichts anderes als eine Komplikation nervöser Mechanismen." So wird das Sichbewegen nur zusammengesetzt „aus einer Serie von mechanischen Einzelbewegungen". Straus stellt im Gegensatz zu diesem das Kausale mit dem Intentionalen verwechselnden Standpunkt fest:

Die objektive Psychologie irrt gründlich, wenn sie sich damit tröstet, daß sie ihr physikalisches Ideal nur vorläufig noch nicht erreicht habe. Die Biologie kann nicht im Sinn der Physik exakt sein. Auch die Anwendung der Mathematik, Messungen und Zeitbestimmungen machen die Biologie nicht exakt. Exakt ist ja nicht die Beobachtung und Induktion; sie ist bei aller Strenge und Genauigkeit wesensmäßig unexakt auch in der Physik. Exakt sind erst die mathematischen Formulierungen der Physik. In solchen Formeln jedoch, die den Gleichungen der Physik nachgebildet wären, läßt sich das Wesen der Lebenserscheinungen nicht ausdrücken.

P. verdeckt nach Straus den Hiatus „zwischen dem kausalen Geschehen und dem intentionalen Gerichtetsein . . . völlig". Er formuliert schließlich: „Erst in der intentionalen Sphäre gibt es überhaupt die Beziehung: ein Reiz — eine Empfindung, die P. in das kausale Geschehen verlegt.   17) Vgl. *P. Guiraud,* Psychiatrie générale, Paris 1950.   18) Vgl. *M. Waser,* Begegnungen am Abend.   19) *G. de Clérambault,* Œuvre psychiatrique, Paris 1942.   20) *J. Séglas,* Leçons cliniques sur maladies mentales, Paris 1895.   21) *M. Goldstein,* aus Frankfurt kommend, gehörte als Leiter der neurologischen Abteilung des Moabiter Krankenhauses bis zu seiner Vertreibung aus Berlin 1933 zu den Mitbegründern der Vereinigung „Die Hirnrinde", die mit dem Tierpsychologen Pfungst und dem Musikpsychologen v. Hornbostel im Berliner Schloß tagte.   22) *F. Brentano,* Psychologie vom empirischen Standpunkt, hrsg. von O. Kraus, Hamburg 1955.   23) *E. Husserl,* 1859 geboren, schrieb 1891 „Philosophie der Arithmetik", 1900 „Logische Untersuchungen", 1910 „Philosophie der strengen Wissenschaft", 1928 „Form. Logik", 1931 „Méd. Cart."; er lehrte und starb in Freiburg i. Br.; zu seinen Schülern gehört M. Heidegger. *A. Diemer,* Ed. Husserl, Meisenheim 1956.   24) *M. Heidegger,* Sein und Zeit, 1927. 25) Nähere briefliche Beziehungen zu Dilthey vgl. *Diemer* a. a. O.   26) *P. Schilder,* Selbstbewußtsein und Persönlichkeitsbewußtsein, 1914. Ders., Wahn und Erkenntnis, 1918. Ders., Über das Wesen der Hypnose, 1922.   27) *L. Binswanger,* 1881 geboren, schrieb 1922 „Wandlungen in der Auffassung und Deutung des Traumes". Er ist Besitzer und Leiter des Sanatoriums Bellevue in Kreuzlingen und Inhaber der Kraepelin-Medaille zusammen mit E. Kretschmer. Wichtig sind die Arbeiten: „Der Fall West", ferner über das Phänomen des Steigens und Fallens in Ibsens „Baumeister Solne" sowie in „Die Antike".   28) Vgl. *W. Leibbrand* in: Med. Klinik, 1959, 2308 ff. Das Epatierende Sartres wirkt aber auch, wie *G. Bosch* in Nervenarzt, 1960, 138 ff. auseinanderzusetzen weiß, auf die Medizin, spricht den Mediziner heuristisch zurück. Da das „Ansich" sich nichten muß, um zum „Fürsich", zum Dasein, zu werden, da das Dasein nicht sinnschaffend, sondern sinnstiftend ist, muß die Leiblichkeit in die Subjektheit gezogen werden. Mein Leib wird nur erfahren infolge der Standpunktgebundenheit, also innerhalb des Zeugzusammenhangs; das bedeutet zugleich seine Zufälligkeit innerhalb der Notwendigkeit. Der Leib ist bei Sartre wie bei Husserl Gesamtbeziehungszentrum. Der Leib ist stets gelebt, nicht erkannt. Er ist ständig der Überschrittene. Der Leib für mich kann nicht transzendenter Gegenstand der Erkenntnis sein. Auch der Leib des anderen ist mir nicht objektiv gegeben:

er ist der andere selbst, insofern er Transzendenz-als-Werkzeug und als erkennend erkannter Sinn ist. Faktizität des anderen nennt Sartre „Fleisch" und als solches reine Zufälligkeit der Gegenwart des anderen. Der andere ist immer transzendierte Transzendenz; Fleisch ist also nie objektivierbar. Der andere ist immer Leib-in-Situation. Das haben die vergegenständlichenden Wissenschaften übersehen. Sartre knüpft hier — ohne es zu wissen — mit dem gleichen Namen „Leichnam" an das an, was Paracelsus „anatomia mortis" im Gegensatz zur „anatomia essata" nannte. Leib ist nie Ding wie andere Dinge; dies haben alle Naturwissenschaften übersehen. In Deutschland hat sich Frhr. E. V. v. *Gebsattel* um solche umgreifende anthropol. Sicht bemüht (vgl. Jhb. Psychol. und Psychother., Alber, München).   29) Vgl. auch G. *Maire,* La régression mentale, Paris 1960. *W. Leibbrand* in: Phil. Rdsch. H. 3/4, 1958.   30) *H. Lippert,* Einführung in die Pharmakopsychologie, Bern 1959.

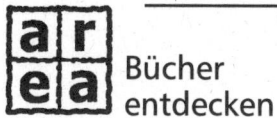

Bücher
entdecken

Das faszinierende Standardwerk über die kultischen
Phänomene und religiösen Überlieferungen der
Menschheit mit all ihren Festen, Opferriten und Symbolen.

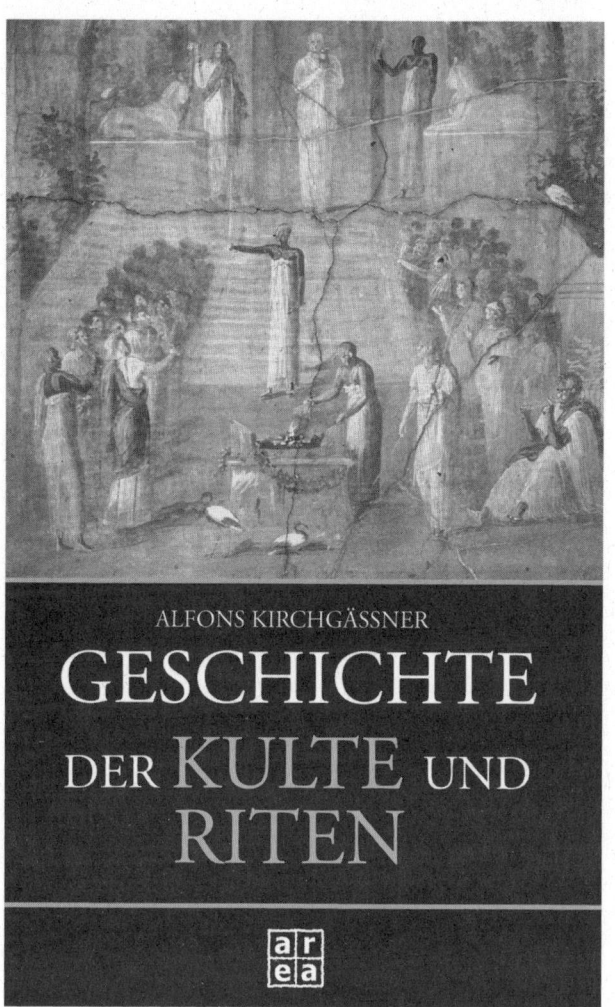

ALFONS KIRCHGÄSSNER

GESCHICHTE
DER KULTE UND
RITEN

ISBN 3-89996-451-9

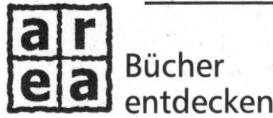

**Bücher
entdecken**

**Sachbücher, die
Geschichte schrieben**

Das Standardwerk des Religionswissenschaftlers
Alfonso di Nola mit allen Facetten des Teufels, von
antiken und exotischen Religionen bis in unsere Tage.

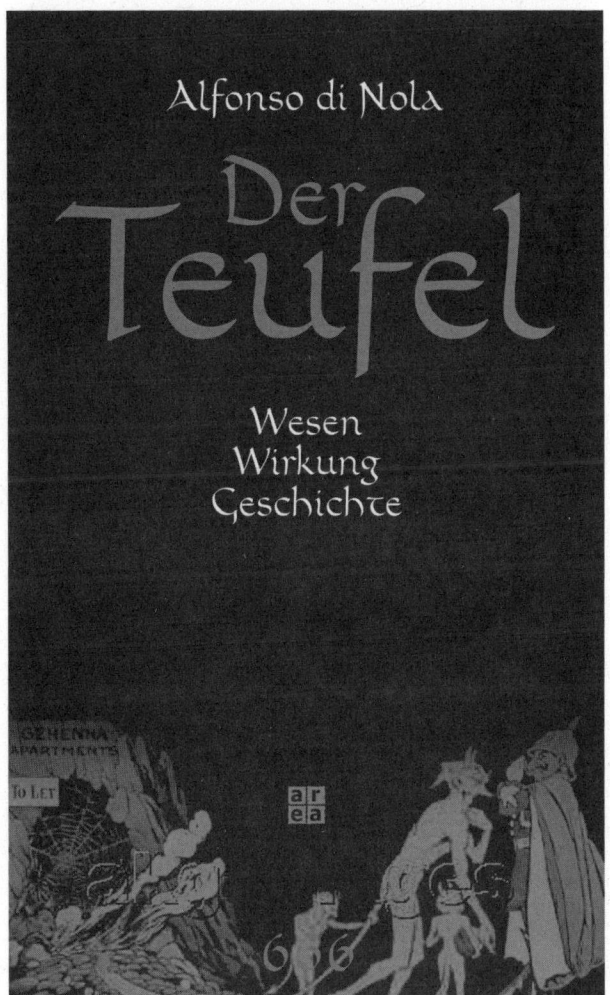

Alfonso di Nola

Der Teufel

Wesen
Wirkung
Geschichte

ISBN 3-89996-199-4

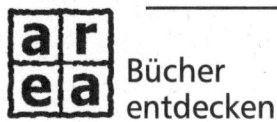
Die Neuausgabe des „Malleus Maleficarum" von 1487,
der in Europa die grausame und wahnwitzige
Menschenjagd einleitete, in der
klassischen Übersetzung von J.W.R. Schmidt (1902).

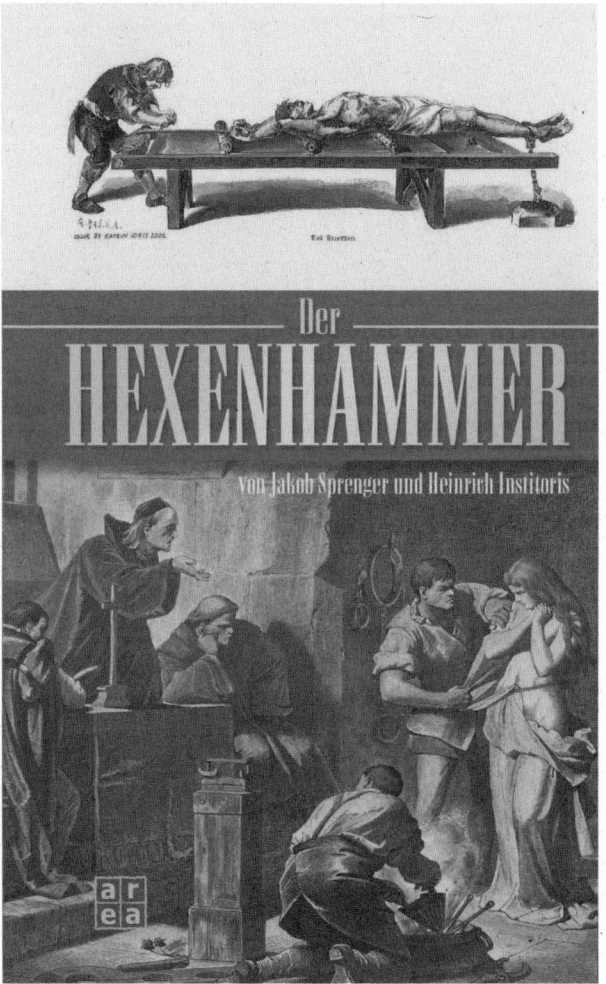

ISBN 3-89996-069-6

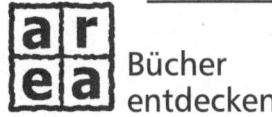

Bücher
entdecken

**Sachbücher, die
Geschichte schrieben**

Die überarbeitete Neuausgabe von Helbings
„Geschichte der Folter im Kriminalverfahren aller
Völker und Zeiten" aus dem Jahre 1910.

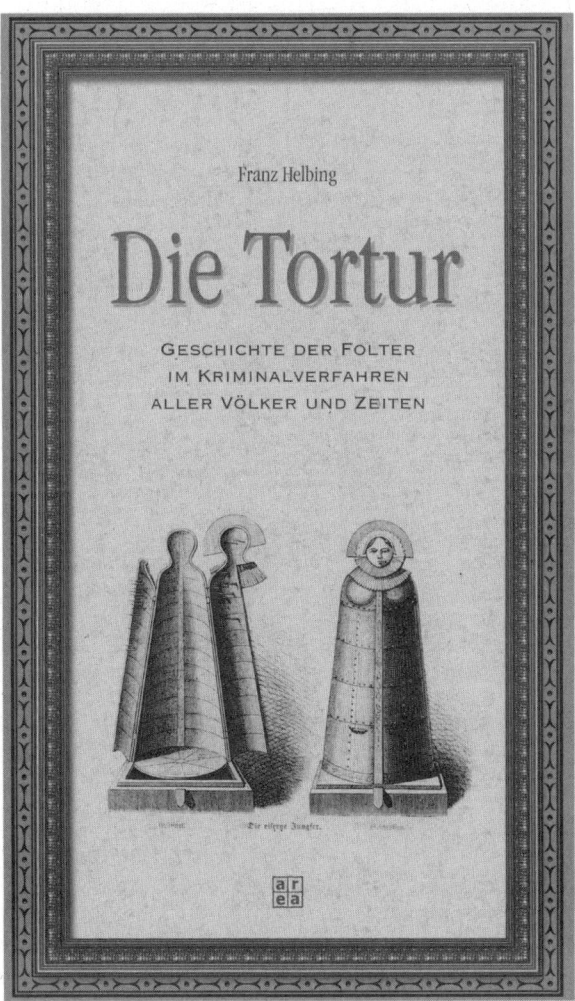

Franz Helbing

Die Tortur

GESCHICHTE DER FOLTER
IM KRIMINALVERFAHREN
ALLER VÖLKER UND ZEITEN

ISBN 3-89996-200-1

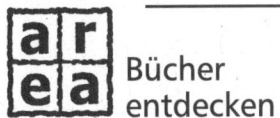
Diese Neuausgabe – erstmals im Jahre 1864 erschienen –
schildert die erschreckende Phase der päpstlich gestatteten
Folter anhand von rührenden Einzelschicksalen.

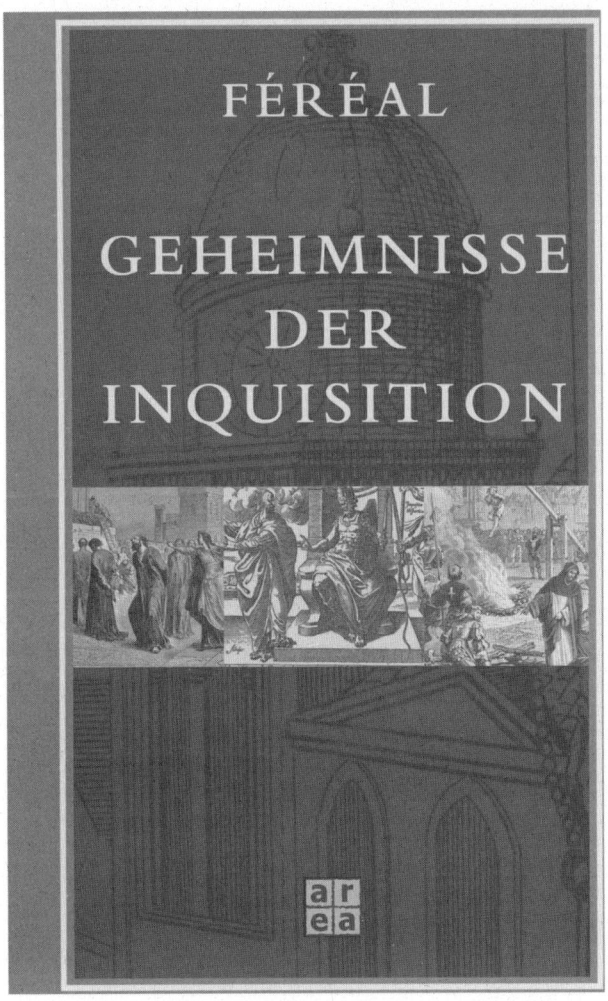

ISBN 3-89996-015-7